W.-J. Mayet (Hrsg.)

Rationelle Diagnostik und Therapie in der Inneren Medizin – Gastroenterologie und Hepatologie

Werner-Johannes Mayet (Hrsg.)

Rationelle Diagnostik und Therapie in der Inneren Medizin – Gastroenterologie und Hepatologie

1. Auflage

Mit Beiträgen von: Salah-Eddin Al-Batran, Frankfurt/Main; Hans-Dieter Allescher, Garmisch-Partenkirchen; Angelika Behrens, Berlin; Jan Best, Essen; Stephan C. Bischoff, Stuttgart; Silke Cameron, Göttingen/Hann. Münden; Ali Canbay, Bochum; Matthias M. Dollinger, Landshut; Wolfgang Fischbach, Aschaffenburg; Guido Gerken, Essen; Thorsten Oliver Götze, Frankfurt/Main; Manfred Gross, München; Klaus Herrlinger, Hamburg; Leonie Jochheim, Essen; Dietmar M. Klass, Lüneburg; Alexander Kleger, Ulm; Henriette Kreimeyer, Bochum; Torsten Kucharzik, Lüneburg; Frank Lammert, Hannover; Werner Langer, Ratingen; Peter Layer, Hamburg; Philipp Lutz, Bonn; Julia Mayerle, München; Markus Möhler, Mainz; Sebastian Mueller, Heidelberg; Christian Pox, Bremen; Martin Raithel, Erlangen; Philipp Reuken, Jena; Christoph Römmele, Augsburg; Jochen Rudi, Mannheim; Jörg Schlaak, Essen; Marcus Schmitt, Wilhelmshaven; Marcial Sebode, Hamburg; Thomas Seufferlein, Ulm; Simon Sirtl, München; Jan Spürkel, Essen; Andreas Stallmach, Jena; Eduard F. Stange, Tübingen; Martina Sterneck, Hamburg; Christian P. Strassburg, Bonn; Wolfgang Stremmel, Baden-Baden; Alexander von Werder, München; Marlies Vornhülz, München

ELSEVIER

Elsevier GmbH, Bernhard-Wicki-Str. 5, 80636 München, Deutschland
Wir freuen uns über Ihr Feedback und Ihre Anregungen an kundendienst@elsevier.com

Rationelle Diagnostik6 und Therapie in der Inneren Medizin – Gastroenterologie und Hepatologie, 1. Auflage, Werner-J. Mayet (Hrsg.)

ISBN 978-3-437-21164-5 eISBN 978-3-437-05696-3

Aus Gründen der Barrierefreiheit sind die Bilder in elektronischen Ausgaben dieses Buches mit Alt-Text-Beschreibungen versehen, die von Elsevier bereitgestellt werden. Mehr Informationen erhalten Sie unter https://www.elsevier.com/about/accessibility.

Bücher und Zeitschriften, die von Elsevier veröffentlicht werden, entsprechen den geltenden Produktsicherheitsanforderungen. Für etwaige Bedenken oder Fragen zur Produktsicherheit wenden Sie sich bitte an unseren autorisierten Vertreter, Elsevier B.V., product-safety@elsevier.com.

Elsevier nimmt eine neutrale Position in Bezug auf territoriale Meinungsverschiedenheiten oder Zuständigkeitsansprüche in seinen veröffentlichten Inhalten ein, einschließlich Landkarten und institutionellen Zugehörigkeiten.

Wichtiger Hinweis: Die medizinischen Wissenschaften unterliegen einem sehr schnellen Wissenszuwachs. Der stetige Wandel von Methoden, Wirkstoffen und Erkenntnissen ist allen an diesem Werk Beteiligten bewusst. Sowohl der Verlag als auch die Autorinnen und Autoren und alle, die an der Entstehung dieses Werkes beteiligt waren, haben große Sorgfalt darauf verwandt, dass die Angaben zu Methoden, Anweisungen, Produkten, Anwendungen oder Konzepten dem aktuellen Wissensstand zum Zeitpunkt der Fertigstellung des Werkes entsprechen.
Der Verlag kann jedoch keine Gewähr für Angaben zu Dosierung und Applikationsformen übernehmen. Es sollte stets eine unabhängige und sorgfältige Überprüfung von Diagnosen und Arzneimitteldosierungen sowie möglicher Kontraindikationen erfolgen. Jede Dosierung oder Applikation liegt in der Verantwortung der Anwenderin oder des Anwenders. Die Elsevier GmbH, die Autorinnen und Autoren und alle, die an der Entstehung des Werkes mitgewirkt haben, können keinerlei Haftung in Bezug auf jegliche Verletzung und/oder Schäden an Personen oder Eigentum, im Rahmen von Produkthaftung, Fahrlässigkeit oder anderweitig übernehmen.

Für die Vollständigkeit und Auswahl der aufgeführten Medikamente übernimmt der Verlag keine Gewähr.

Geschützte Warennamen (Warenzeichen) werden in der Regel besonders kenntlich gemacht (®). Aus dem Fehlen eines solchen Hinweises kann jedoch nicht automatisch geschlossen werden, dass es sich um einen freien Warennamen handelt.

Bibliografische Information der Deutschen Nationalbibliothek
Die Deutsche Nationalbibliothek verzeichnet diese Publikation in der Deutschen Nationalbibliografie; detaillierte bibliografische Daten sind im Internet über https://www.dnb.de abrufbar.

26 27 28 29 30 5 4 3 2 1

In ihren Veröffentlichungen verfolgt die Elsevier GmbH das Ziel, genderneutrale Formulierungen für Personengruppen zu verwenden. Um jedoch den Textfluss nicht zu stören sowie die gestalterische Freiheit nicht einzuschränken, wurden bisweilen Kompromisse eingegangen. Selbstverständlich sind **immer alle Geschlechter** gemeint.

Planung: Ursula Jahn, M. A.
Projektmanagement: Annekathrin Sichling; Michaela Mohr/Michael Kraft, mimo-booxx | textwerk., Augsburg
Redaktion und Abbildungsmanagement: Michaela Mohr/Michael Kraft, mimo-booxx | textwerk., Augsburg
Herstellung: Michaela Mohr/Michael Kraft, mimo-booxx | textwerk., Augsburg
Satz: STRAIVE, Puducherry/Indien
Druck und Bindung: EGEDSA, Sabadell (Barcelona)/Spanien
Umschlaggestaltung: SpieszDesign, Neu-Ulm
Titelfotografie: © iStock.com/yodiyim

Aktuelle Informationen finden Sie im Internet unter **www.elsevier.de**

Vorwort

Die Gastroenterologie erfährt als wichtiges Teilgebiet der Inneren Medizin eine rasante Dynamik neuer diagnostischer und therapeutischer Möglichkeiten. Dies ist prinzipiell erfreulich, jedoch können im medizinischen Bereich Tätige leicht den Überblick über relevante Entwicklungen verlieren. Hier kann das vorliegende Buch aus der Reihe „Rationelle Diagnostik und Therapie in der Inneren Medizin" helfen.

Adressaten sind alle Ärztinnen und Ärzte mit Tätigkeit in einer internistischen bzw. allgemeinmedizinischen Praxis oder im Krankenhaus. Das Buch ist auch im Rahmen der Facharztweiterbildung nützlich und beschränkt sich nicht auf die Vermittlung klassischen Lehrbuchwissens. Für den Einsatz bei der täglichen praktischen Arbeit ist es ebenfalls geeignet.

Diesem Anspruch trägt das neue Layout des Buches Rechnung: Auf ihrem Fachgebiet ausgewiesene Spezialisten bieten eine State-of-the-Art-Synopse für die in der Gastroenterologie relevanten Themenkomplexe.

Das Buch gliedert sich in mehrere Kapitel, die sich jeweils mit folgenden Organen und Themen beschäftigen: Ösophagus, Magen/Duodenum, Dünn- und Dickdarm, Pankreas, Gallenwege, Leber sowie neuroendokrine Neoplasien.

In den Kapiteln behandeln mehrere Beiträge die jeweiligen Themen vertiefend und ausführlich. Die interdisziplinäre Verzahnung der Gastroenterologie – z. B. mit der viszeralen Chirurgie, der Onkologie oder der klinischen Immunologie – wird dabei deutlich.

Orientiert an den jeweils neuesten Leitlinien und wissenschaftlichen Erkenntnissen werden aktuelle Standards der Diagnostik und Therapie vermittelt.

Der Transfer des Expertenwissens in Theorie und Praxis wird durch den Einsatz von anschaulichen Abbildungen und Grafiken, Merkhilfen oder Tipps für die tägliche Praxis im Text unterstützt.

Jeweils am Ende eines Kapitels werden die Quellen der aktuell relevanten Leitlinien aufgeführt.

Die über viele Jahre bekannte und renommierte Loseblatt-Reihe „Rationelle Diagnostik und Therapie in der Inneren Medizin" hat für das Fachgebiet „Gastroenterologie" in dem vorliegenden Buch inhaltlich und didaktisch aufbereitet eine gelungene Transformation in die Gegenwart erfahren. Dank gebührt den Autorinnen und Autoren, ohne deren kongenialen Einsatz für das Projekt dies nicht möglich gewesen wäre!

Sei es bei der ersten Lektüre oder beim Nachschlagen, ich wünsche den Leserinnen und Lesern dieses Buches einen für sie nützlichen Erkenntnisgewinn!

Werner-J. Mayet
August 2025

Fehler gefunden?

https://else4.de/9783437211645

An unsere Inhalte haben wir sehr hohe Ansprüche. Trotz aller Sorgfalt kann es jedoch passieren, dass sich ein Fehler einschleicht oder fachlich-inhaltliche Aktualisierungen notwendig geworden sind.

Sobald ein relevanter Fehler entdeckt wird, stellen wir eine Korrektur zur Verfügung. Mit diesem QR-Code gelingt der schnelle Zugriff.

Wir sind dankbar für jeden Hinweis, der uns hilft, dieses Werk zu verbessern. Bitte richten Sie Ihre Anregungen, Lob und Kritik an folgende E-Mail-Adresse: kundendienst@elsevier.com

Herausgeber

Prof. Dr. Werner-J. Mayet
Nord-West Krankenhaus Sanderbusch
Gastroenterologie, Kardiologie, Rheumatologie
Sande

Autorinnen und Autoren

Prof. Dr. Salah-Eddin Al-Batran
Institut für Klinisch-Onkologische Forschung (IKF)
UCT – Universitäres Centrum für Tumorerkrankungen Frankfurt
Krankenhaus Nordwest gGmbH
Frankfurt/Main

Prof. Dr. Hans-Dieter Allescher
Klinikum Garmisch-Partenkirchen
Murnau

Dr. Angelika Behrens
Klinik für Gastroenterologie, Pneumologie und interventionelle Endoskopie
Evangelische Elisabeth Klinik
Berlin

Prof. Dr. Jan Best
Klinik für Gastroenterologie, Hepatologie und Transplantationsmedizin
Universitätsklinikum Essen
Essen

Prof. Dr. Stephan C. Bischoff
Institut für Ernährungsmedizin
Universität Hohenheim
Stuttgart

PD Dr. Silke Cameron M. A.
Abteilung für Gastroenterologie und allg. Innere Medizin
Klinikum Hann. Münden
Hann. Münden
und
Klinik für Gastroenterologie und GI-Onkologie
Universitätsmedizin Göttingen
Göttingen

Univ.-Prof. Dr. Ali Canbay
Medizinische Klinik
Knappschaft Kliniken Universitätsklinikum Bochum
Bochum

Prof. Dr. Matthias M. Dollinger PhD
Medizinische Klinik I
Klinikum Landshut
Landshut

Prof. Dr. Wolfgang Fischbach
Gastroenterologische Gemeinschaftspraxis Aschaffenburg
em. CA Medizinische Klinik II
Klinikum Aschaffenburg
Aschaffenburg

Prof. Dr. Guido Gerken
Klinik für Gastroenterologie, Hepatologie und Transplantationsmedizin
Universitätsklinikum Essen
Essen

PD Dr. Thorsten Oliver Götze
Institut für Klinisch-Onkologische Forschung (IKF)
UCT – Universitäres Centrum für Tumorerkrankungen Frankfurt
Krankenhaus Nordwest gGmbH
Frankfurt/Main

Prof. Dr. Dr. Manfred Gross
Internistisches Klinikum München Süd
Klinik für Allgemeine Innere Medizin und Gastroenterologie
München

Prof. Dr. Klaus Herrlinger
Innere Medizin I
Asklepios Klinik Nord
Hamburg

Dr. Leonie Jochheim
Klinik für Gastroenterologie, Hepatologie und Transplantationsmedizin
Klinik für Nuklearmedizin
Universitätsklinikum Essen
Essen

Dr. Dietmar M. Klass
Klinik für Allgemeine Innere Medizin, Gastroenterologie und Pneumologie
Zentrum für Innere Medizin
Städtisches Klinikum Lüneburg
Lüneburg

Prof. Dr. Alexander Kleger
Institut für Molekulare Onkologie und Stammzellbiologie
Sektion für Interdisziplinäre Pankreatologie, Klinik für Innere Medizin I
Gastroenterologie, Endokrinologie, Stoffwechsel, Ernährungswissenschaften, Nephrologie
Zentrum für Innere Medizin
Universitätsklinikum Ulm
Ulm

Dr. Henriette Kreimeyer
Medizinische Klinik
Knappschaft Kliniken
Universitätsklinikum Bochum
Bochum

Prof. Dr. Torsten Kucharzik
Klinik für Allgemeine Innere Medizin,
Gastroenterologie und Pneumologie
Zentrum für Innere Medizin
Städtisches Klinikum Lüneburg
Lüneburg

Prof. Dr. Frank Lammert
Center for Health Economics Research
Hannover (CHERH)
Medizinische Hochschule Hannover (MHH)
Hannover

Dr. Werner Langer
Krebszentrum Ratingen
Ratingen

Prof. Dr. Peter Layer
Medizinicum
Hamburg

Prof. Dr. Philipp Lutz
Klinik und Poliklinik für Innere Medizin I
Universitätsklinikum Bonn
Bonn

Prof. Dr. Julia Mayerle
Medizinische Klinik und Poliklinik II
LMU Klinikum
München

Prof. Dr. Markus Möhler
Universitätsmedizin Mainz der Johannes-Gutenberg-Universität Mainz
I. Medizinische Klinik und Poliklinik
Research Center for Immunotherapy (FZI)
Mainz

Prof. Dr. Sebastian Mueller
Zentrum für Alkoholforschung
Universität Heidelberg
Heidelberg

Priv.-Doz. Dr. Christian Pox
Medizinische Klinik
St. Joseph-Stift Bremen
Bremen

Prof. Dr. Martin Raithel
Malteser Waldkrankenhaus St. Marien
Erlangen
Med. Klinik II Gastroenterologie, Interventionelle Endoskopie, Hämato-Onkologie,
Diabetes- und Stoffwechselerkrankungen
Erlangen

Prof. Dr. Philipp Reuken
Universitätsklinikum Jena
Klinik für Innere Medizin IV
Gastroenterologie, Hepatologie,
Infektiologie
Jena

Dr. Christoph Römmele
Universitätsklinikum Augsburg
III. Medizinische Klinik
Augsburg

Prof. Dr. Jochen Rudi
Brüderklinikum Julia Lanz
Theresienkrankenhaus
Mannheim

Prof. Dr. Jörg Schlaak
Essen

Dr. Marcus Schmitt
Medizinische Klinik II; Gastroenterologie,
Stoffwechsel und Infektiologie
Klinikum Wilhelmshaven
Wilhelmshaven

Priv.-Doz. Dr. Marcial Sebode PhD
I. Medizinische Klinik und Poliklinik
Universitäre Transplantations Centrum
Universitätsklinikum Hamburg-Eppendorf
Hamburg

Prof. Dr. Thomas Seufferlein
Klinik für Innere Medizin I
Gastroenterologie, Endokrinologie,
Stoffwechsel, Ernährungswissenschaften,
Nephrologie
Zentrum für Innere Medizin
Universitätsklinikum Ulm
Ulm

Dr. Simon Sirtl
Medizinische Klinik und Poliklinik II
LMU Klinikum
München

Dr. Jan Spürkel
Philippusstift Essen
Klinik für Gastroenterologie
Essen

Prof. Dr. Andreas Stallmach
Universitätsklinikum Jena
Klinik für Innere Medizin IV
Gastroenterologie, Hepatologie, Infektiologie
Jena

Prof. Dr. Eduard F. Stange
Innere Medizin I
Universitätsklinikum Tübingen
Tübingen

Prof. Dr. Martina Sterneck
I. Medizinische Klinik und Poliklinik
Universitäre Transplantations Centrum
Universitätsklinikum Hamburg-Eppendorf
Hamburg

Prof. Dr. Christian P. Strassburg
Klinik und Poliklinik für Innere Medizin I
Universitätsklinikum Bonn
Bonn

Prof. Dr. Wolfgang Stremmel
Facharzt für Innere Medizin und
Gastroenterologie
Medical Center Baden-Baden
Baden-Baden

Dr. Alexander von Werder
Innere Medizin 2 und Zentrum für
Neuroendokrine Tumoren
(NET-Zentrum)
Universitätsklinikum der TU-München
Klinikum rechts der Isar
München

Dr. Marlies Vornhülz
Medizinische Klinik und Poliklinik II
LMU Klinikum
München

Abkürzungen

A

ACLF	akut-auf-chronisches Leberversagen (Acute-on-Chronic Liver Failure)
ACPO	akute kolonische Pseudoobstruktion
ACTH	adrenokortikotropes Hormon
AD	autosomal-dominant
ADH	Alkoholdehydrogenase
AEG	Adenokarzinome des ösophagogastralen Übergangs
AFL	alkoholische Fettleber
AFP	Alpha-1-Fetoprotein
AIDS	Acquired Immunodeficiency Syndrome
AH	alkoholische Hepatitis
AIH	autoimmune Hepatitis
AIP	Autoimmunpankreatitis
AK, Ak	Antikörper, Autoantikörper
AKIN	Acute Kidney Injury Network
ALD	alkoholische Lebererkrankung
ALE	Alkoholische Lebererkrankung/en
ALT	Alanin-Aminotransferase
ALV	akutes Leberversagen
AMA	antimitochondriale Antikörper
ANA	antinukleäre Antikörper
AP	akute Pankreatitis, alkalische Phosphatase
APDL	adulte polyzystische Degeneration der Leber
ARFI	Acoustic Radiation Force Impulse
ASA	Aminosalizylsäure
ASCO	American Society of Clinical Oncology
ASH	alkoholische Steatohepatitis
ASS	Azetylsalizylsäure
AST	Aspartat-Aminotransferase
AZ	Allgemeinzustand

B

BB	Blutbild
BCAA	Branched-Chain Amino Acids (verzweigt-kettige Aminosäuren)
BCLC	Barcelona Clinic Liver Cancer
BDA	biliodigestive Anastomose
BilIN	biliäre intraepitheliale Neoplasien
BMI	Body-Mass-Index
BSC	Best Supportive Care
BSG	Blutsenkungsgeschwindigkeit
BWS	Brustwirbelsäule

C

CAP	Controlled Attenuation Parameter
CAPOX	Capecitabin/Oxaliplatin
CCA/CCC	Cholangiokarzinom
cCT	kraniale Computertomographie
CDAD	*Clostridioides-difficile*-assoziierte Diarrhö
CDED	Crohn's Disease Exclusion Diet
GDH	Glutamatdehydrogenase
CDT	Carbohydrate Deficient Transferrin (Carbohydrat-defizientes Transferrin)
CDI	*Clostridioides-difficile*-Infektion
CEA	carcinoembryonales Antigen
CED	chronisch entzündliche Darmerkrankung
CEUS	kontrastverstärkte/r Ultraschall/Endosonographie
CFF	Critical Flicker Frequency
CIPO	chronische intestinale Pseudoobstruktion
Cis/Tis	Carcinoma in situ
CMV	Zytomegalievirus
COPD	chronisch obstruktive Lungenerkrankung
CRP	C-reaktives Protein
CT	Computertomographie/-tomogramm

D

d	Tag/e
DAA	Direct-acting Antivirals
DALYs	Disability Adjusted Life Years
DAMPs	Damage-associated molecular Patterns
DAO	Diaminoxidase
DCP	Des-Gammacarboxyprothrombin
DCR	Erkrankungskontrollrate
DD	Differenzialdiagnose/n
DDGP	deamidierte Gliadinpeptide
DF	Discriminent Function
DFS	Disease-free Survival (krankheitsfreie Überleben)
DGAV	Deutsche Gesellschaft für Allgemein- und Viszeralchirurgie
DGE	Deutsche Gesellschaft für Ernährung
DGVS	Deutsche Gesellschaft für Verdauungs- und Stoffwechselkrankheiten
DHC	Ductus hepatocholedochus
DIPI	Drug-induced Pancreatic Injury
DKZ	Drüsenkörperzyste/n
dMMR	Mismatch-Reparatur-Defizienz

E

EAEC	enteroaggregative *Escherichia coli*
EBV	Epstein-Barr-Virus
eCCA	extrahepatisches Cholangiokarzinom
ECP	eosinophiles kationisches Protein
ED	Einzeldosis/-dosen
EEG	Elektroenzephalographie
EG	Empfehlungsgrad
EGIDs	eosinophile gastrointestinale Erkrankungen
EHEC	enterohämorrhagische *Escherichia coli*
EHL	elektrohydraulische Lithotripsie
ELISA	Enzyme-linked Immunosorbent Assay
EMA	Endomysium

EMR	endoskopische Mukosaresektion
EMVI	extramurale Gefäßinvasion
ENETS	European Neuroendocrine Tumor Society e.V. (Europäische Gesellschaft für Neuroendokrine Tumoren)
EoE	eosinophile Ösophagitis
EPBD	endoskopische papilläre Ballondilatation
EPEC	enteropathogene *Escherichia coli*
EPS	Epigastrische-Schmerzen-Syndrom
EPT	endoskopische Papillotomie
ER	endoskopische Resektion
ERC	endoskopische retrograde Cholangiographie
ERCP	endoskopische retrograde Cholangiopankreatikographie
ERD	erosive Refluxkrankheit
ESD	endoskopische Submukosadissektion
ESGE	European Society of Gastrointestinal Endoscopy
ESMO	European Society of Medical Oncology
ESWL	extrakorporale Stoßwellenlithotripsie
ET	Eurotransplant International Foundation
ETEC	enterotoxinproduzierende *Escherichia coli*
EtG	Ethylglucuronid
EUS	Endosonographie, endoskopische Sonographie

F

FAP	familiäre adenomatöse Polyposis
FBDG	Food-Based Dietary Guidelines (lebensmittelbezogene Ernährungsempfehlungen)
FDG-PET	^{18}F-Fluordeoxyglukose-Positronenemissionstomographie
FIGC	familiäres intestinales Magenkarzinom
FMT	fäkaler Mikrobiomtransfer
FNA	Feinnadelaspiration/Feinnadelaspirationszytologie
FNB	Feinnadelbiopsie
FNH	fokal noduläre Hyperplasie
FODMAPs	fermentierbare Oligosaccharide, Di- und Monosaccharide sowie Polyole
FOLFIRI	5-Fluorouracil/Folinsäure/Irinotecan
FOLFOX	5-Fluorouracil/Folinsäure/Oxaliplatin
FP	Fluoropyrimidin
FTRD	Endoscopic Full-thickness Resektion (endoskopische Vollwandresektion)
FU	Fluorouracils

G

GAHS	Glasgow Alcoholic Hepatitis Score
GAPPS	gastrales Adenokarzinom mit proximaler Polypose des Magens
GAVE	Gastric Antral Vascular Ectasia
GBP	Gallenblasenpolyp/en
GCP	Good Clinical Practice
GEJ	gastroösophagealer Übergang
GEP	gastroenteropankreatisch
GERD	chronisch ösophagogastrale Refluxkrankheit
GGT	Gamma-Glutamyltransferase
GH	Growth Hormone (Wachstumshormon)
GHRH	Growth Hormone Releasing Hormone
GIST	gastrointestinale Stromatumoren
GIT	Gastrointestinaltrakt
GLDH	Glutamatdehydrogenase
GLP	Glucagon-like Peptide
GOT	Glutamat-Oxalacetat-Transaminase
CPS	Combined Positive Score
GPT	Glutamat-Pyruvat-Transaminase

H

h	Stunde/n
HAART	hochaktive antiretrovirale Therapie
HAI	hepatische arterielle Infusion
HAV	Hepatitis-A-Virus
HBV	Hepatitis-B-Virus
HCC	hepatozelluläres Karzinom
HCV	Hepatitis-C-Virus
HDGC	hereditäres diffuses Magenkarzinom
HDV	Hepatitis-D-Virus
HE	hepatische Enzephalopathie
HELLP	akute Schwangerschaftsfettleber
HEV	Hepatitis-E-Virus
HGD	hochgradige Dysplasie/n
HGIEN	high-grade intraepitheliale Neoplasie
HBIG	Hepatitis-B-Immunglobulin
HIS	Histaminintoleranz-Syndrom
HIV	Human Immunodeficiency Virus (humanes Immundefizienzvirus)
HJV	Hämojuvelin
HLA	Humane Leukozytenantigen
HNMT	Histamin-N-Methyltransferase
HNPCC	hereditäres nichtpolypöses kolorektales Karzinom
HOPE	Hypothermic Oxygenated Machine Perfusion
HPS	hepatopulmonales Syndrom
HPV	humane/s Papilloma-Virus/en
HRM	High-Resolution-Manometrie
HRS	hepatorenales Syndrom
HSV	Herpes-simplex-Viren
HU	High Urgency
HUS	hämolytisch-urämisches Syndrom
HWS	Halswirbelsäule
HWZ	Halbwertszeit

I

IAIHG	International Autoimmune Hepatitis Group
iCCA	intrahepatisches Cholangiokarzinom
IDUS	intraduktaler Ultraschall
IE	internationale Einheiten
iFOBT	immunological Faecal Occult Blood Test (immunologischer fäkaler Okkultbluttest)
IfSG	Infektionsschutzgesetz
Ig	Immunglobulin
IGRA	Interferon-Gamma-Release-Assay
i. m.	intramuskulär
IMC	idiopathisches Megakolon
INR	International Normalized Ratio

IPMN	intrapapilläre muzinöse Neoplasie
IPNB	intraduktale papilläre Neoplasien der Gallenwege
ITBL	Ischemic Type Biliary Lesions
ITP	idiopathische thrombozytopenische Purpura
i. v.	intravenös

J

JAK	Januskinasen

K

KG	Körpergewicht
KHK	koronare Herzkrankheit
KM	Kontrastmittel
KM-CT	kontrastmittelverstärkte Computertomographie
KRINKO	Kommission für Krankenhaushygiene und Infektionsprävention am Robert Koch-Institut
KRK	kolorektales Karzinom

L

LAL	lysosomale saure Lipase
LAPC	Locally Advanced, Unresectable Pancreatic Cancer (lokal fortgeschrittenes inoperables Pankreaskarzinom)
LGD	niedrig-/geringgradige Dysplasie/n
LGIEN	low-grade intraepitheliale Neoplasie
Lj.	Lebensjahr/e
LKM	Leber-Niere-Antikörper
LKW	Lendenwirbelkörper
LOLA	L-Ornithin-L-Aspartat
LPAC	Low-Phospholipid Associated Cholelithiasis
LS	Lynch-Syndrom
LSM	Lebersteifigkeitsmessung
LTP	Lipidtransfeproteine
LTT	Lymphozytentransformationstest
LTx	Lebertransplantation
LWS	Lendenwirbelsäule
LZA	Leberzelladenom

M

MAK	Mycobacterium-avium-Komplex
MALT	Mucosa Associated Lymphoid Tissue
MANEC	Mixed Adeno-Neuroendocrine Carcinoma
MASH	metabolische dysfunktionassoziierte Steatohepatitis (Metabolic Dysfunction-Associated Steatohepatitis)
MASLD	metabolisch assoziierte Fettlebererkrankung (Metabolic Dysfunction-Associated Steatotic Liver Disease)
MCAS	Mastzellaktivierungssyndrom
MCC	Merkelzellkarzinom
MCN	muzinös-zystische Neoplasie
MCV	mittleres korpuskuläre Volumen
MD-CT	Multidetektor-Computertomographie
MDF	Maddrey Discriminant Function
MELD	Model for Endstage Liver Disease
MEN	multiple endokrine Neoplasie
MHE	minimales hepatorenales Syndrom
min	Minute/n
MIO	maligne intestinale Obstruktion
mKRK	kolorektales Karzinom mit Fernmetastasen
MMF	Mycophenolat Mofetil
moAB	monoklonale Antikörper
Mon.	Monat/e
mPAP	mittlerer pulmonalarterieller Druck
mPDAC	metastasiertes Pankreaskarzinom
MRCP	Magnetresonanzcholangiopankreatikographie
MRE	Magnetresonanzelastographie
MRT	Magnetresonanztomographie
MRT/MRCP	Magnetresonanztomographie/Magnetresonanzcholangiopankreatikographie
MSI	Mikrosatelliten-Instabilität
MTX	Methotrexat
MUST	Malnutrition Universal Screening Tool
MWA	Mikrowellenablation
MZBZL	Marginalzonen-B-Zell-Lymphom

N

NAC	N-Acetylcystein
NAFLD	nichtalkoholische Fettlebererkrankung
Nal-Iri	nanoliposomales Irinotecan
NAS	NAFLD Activity Score
NASH	nichtalkoholische Steatohepatitis
NB	Normalbefund
NEC	neuroendokrine/s Karzinom/e
NEN	neuroendokrine Neoplasie/n
NERD	nichterosive Refluxkrankheit
NET	neuroendokrine/r Tumor/en
NGS	Next-Generation Sequencing
NM	Nahrungsmittel
NMA	Nahrungsmittelallergie
NMI	Nahrungsmittelintoleranz
NMP	normotherme Maschinenperfusion
NMU	Nahrungsmittelunverträglichkeit
NO	Stickstoffmonoxid
NOAK	neue orale Antikoagulanzien
NOS	Not Otherwise Specified
NOTES	Natural Orifice Transluminal Endoscopic Surgery
NRS	Nutritional Risk Screening
NSAID/NSAR	nichtsteroidales Antirheumatikum
NSAR	nichtsteroidale/s Antirheumatikum/a
NSE	Non-Standard Exceptions
NSP	Nicht-Stärke-Polysaccharide
NTBI	nicht transferringebundenes Eisen
NTRK	Neurotrophic Tropomyosin-related Kinase
NZGS	Nicht-Zöliakie-Gluten-Sensitivität

O

ÖGD	Ösophagogastroduodenoskopie
OHE	overtes (oder: klinisches) hepatorenales Syndrom

OMD	Oligometastatic Disease
ORR	Objective Response Rate
ORS	orale Rehydratationssalzlösung
OS	Gesamtüberleben (Overall Survival)

P

PAMPs	Pathogen-associated Molecular Patterns
PanIN	pankreatische intraepitheliale Neoplasie/n
PBC	primär biliäre Cholangitis
PCI	Peritoneal Carcinomatosis Index
PCR	Polymerase Chain Reaction (Polymerase-kettenreaktion)
PD	pneumatische Dilatation
PDAC	duktales Adenokarzinom des Pankreas
PDGFRA	Platelet-derived Growth Factor Receptor-Alpha
PDS	postprandiales Distress-Syndrom
PEG	perkutane endoskopische Gastrostomie; Polyethylenglykol
PET	Positronenemissionstomographie
PFS	progressionsfreies Überleben
p. o.	peroral, per os
POEM	perorale endoskopische Myotomie
POPH	portopulmonale Hypertonie
PPI	Protonenpumpeninhibitor(en)
PPS	portopulmonale Hypertonie/portopulmonales Syndrom
PSC	primär sklerosierende Cholangitis
PTCD	perkutane transhepatische Cholangio-drainage
PTLD	Posttransplantationslymphome

R

RAAS	Renin-Angiotensin-Aldosteron-System
RCT	Radiochemotherapie
RDS	Reizdarmsyndrom
REE	Ruheenergieverbrauch
RFA	Radiofrequenzablation
RFS	rezidivfreies Überleben
RFTA	Radiofrequenzthermoablation
RKI	Robert Koch-Institut
ROS	reaktive Sauerstoffradikale
RT	Radiotherapie

S

s	Sekunde/n
SARS-CoV-2	Severe Acute Respiratory Syndrome Coronavirus Type 2
SBP	spontan bakterielle Peritonitis
SBRT	Stereotactic Body Radiotherapy (Hoch-präzisionsradiotherapie)
s. c.	subkutan
SCC	Squamosazellkarzinom (Squamous Cell Carcinoma)
SCLC	kleinzelliges Lungenkarzinom
SCN	serös-zystische Neoplasie
SE	Standard Exeptions
SIBO	Small Intestinal Bacterial Overgrowth
SILS	Single Incision Laparoscopic Surgery
SIRS	Systemic Inflammatory Response Syndrome
SIRT	selektive intraarterielle Radiotherapie
s. l.	sublingual
SLA/LP	Antikörper gegen lösliche Leberantigene
SLD	steatotischen Leberkrankung
SLE	systemischer Lupus erythematodes
SMA	Antikörper gegen glatte Muskulatur
SMI	Skelettmuskelindex
SoC	Standard of Care (Standardtherapie)
SPN	serös-pseudopapilläre Neoplasie
SSA	Somatostatin-Analoga
SSC	sekundär sklerosierende Cholangitis
SSRI	selektive/r Serotonin-Wiederaufnahme-hemmer (Selective Serotonin Reuptake Inhibitor)
SSTR	Somatostatinrezeptor/en
SSW	Schwangerschaftswoche/n
STC	Slow Transit Constipation
STIKO	Ständige Impfkommission
STZ	Streptozotocin

T

TACE	tranarterielle Chemoembolisation
TBG	Transplantationsgesetz
Tbl.	Tablette/n
TEE	transösophageale Echokardiographie/-gramm
TFR	Transferrinrezeptor
TIPS	transjugulärer intrahepatischer porto-systemischer Shunt
TK	Tyrosinkinase
TKI	Tyrosinkinase-Inhibitor/en
TME	totale mesorektale Exzision
TNT	totale neoadjuvante Therapie
TPS	Tumor Proportion Score
TTP	Zeit bis zur Tumorprogression; thrombo-tisch-thrombozytopenische Purpura

U

UAW	unerwünschte Arzneimittelwirkung/en
UDCA	Ursodeoxycholsäure
ULN	Upper Limit of Normal (obere Grenze des Normalwerts)
UÖS	unteree Ösophagussphinkter

V

V.a.	Verdacht auf
VCTE	vibrationskontrollierte transiente Elastographie
VHL	Von-Hippel-Lindau-Syndrom
VKA	Vitamin-K-Antagonisten
VZV	Varizella-Zoster-Virus

W

WDHA — WDHA Watery Diarrhea, Hypokalemia, Achlorhydria (Verner-Morrison-Syndrom)
WHO — World Health Organization (Weltgesundheitsorganisation)
Wo. — Woche/n
WT — Wild-Typ

Z

ZNS — Zentralnervensystem
ZVK — zentraler Venenkatheter
VZV — Varizella-Zoster-Viren

Abbildungsnachweis

E819-002 Burt AD, Zaki SR, Hale GL et al. MacSween's Pathology of the Liver, 8th Edition. Elsevier 2024

E1449 McNally PR. Gastrointestinal and Liver Secrets. 6th ed. Elsevier; 2024

E1450 Debes J. Treatment and Management of Tropical Liver Disease. Elsevier 2023

E1484 Arguin PM, Kozarsky PE, Reed C. CDC Health Information for International Travel 2008. Elsevier 2007

F329-002 Jacobsen KH, Wiersma ST. Hepatitis A virus seroprevalence by age and world region, 1990 and 2005. Vaccine. 2010;28(41):6653–6657. doi:10.1016/j.vaccine.2010.08.037

F581 Siersema PD. Esophageal cancer. Gastroenterol Clin North Am. 2008;37(4):943-x. doi:10.1016/j.gtc.2008.09.012

F1221-001 Polaris Observatory Collaborators. Global prevalence, treatment, and prevention of hepatitis B virus infection in 2016: a modelling study. Lancet Gastroenterol Hepatol. 2018;3(6):383–403. doi:10.1016/S2468-1253(18)30056-6

F602-012 Fischbach W, Bornschein J, Hoffmann JC et al. Aktualisierte S2k-Leitlinie Helicobacter pylori und gastroduodenale Ulkuskrankheit der Deutschen Gesellschaft für Gastroenterologie, Verdauungs- und Stoffwechselkrankheiten (DGVS) – Juli 2022 – AWMF-Registernummer: 021–001 Z Gastroenterol 61 (2023) 544–606. doi: 10.1055/a-1975-0414

F602-015 Gutt C et al. Aktualisierte S3-Leitlinie der Deutschen Gesellschaft für Gastroenterologie, Verdauungs- und Stoffwechselkrankheiten (DGVS) und der Deutschen Gesellschaft für Allgemein- und Viszeralchirurgie (DGAV) zur Prävention, Diagnostik und Behandlung von Gallensteinen. AWMF-Register-Nr. 021/008. Z Gastroenterol 2018; 56(08): 912–966. DOI: 10.1055/a-0644-2972

F816-005 Cornberg M, Sandmann L, Protzer U et al. S3-Leitlinie der Deutschen Gesellschaft für Gastroenterologie, Verdauungs- und Stoffwechselkrankheiten (DGVS) zur Prophylaxe, Diagnostik und Therapie der Hepatitis-B-Virusinfektion – (AWMF-Register-Nr. 021-11). Z Gastroenterol. 2021;59(7):691–776. doi:10.1055/a-1498-2512

F816-012 Sarrazin C, Zimmermann T, Berg T et al. S3-Leitlinie „Prophylaxe, Diagnostik und Therapie der Hepatitis-C-Virus (HCV) -Infektion". Z Gastroenterol. 2018;56(7):756–838. doi:10.1055/a-0599-1320

G362 Guerrant RL, Walker DH, Weller PF. Tropical Infectious Diseases: Principles, Pathogens and Practice, 3rd Edition. Elsevier 2011

G752-002 Rumack CM, Levine D. Diagnostic Ultrasound, 6th ed. Elsevier 2023

G924 Wittekind C, Brierley J, Gospodarowicz M. TNM classification of malignant tumours, 8th ed., published by UICC. John Wiley & Sons, 2017

G1041 Shaaban AM. Diagnostic Imaging: Oncology. 2nd ed. Elsevier; 2019

H182-002 Ohtsuka T, Fernandez-Del Castillo C, Furukawa T et al. International evidence-based Kyoto guidelines for the management of intraductal papillary mucinous neoplasm of the pancreas. Pancreatology. 2024;24(2):255–270. doi:10.1016/j.pan.2023.12.009

L106 Henriette Rintelen, Velbert

L157 Susanne Adler, Lübeck

L231 Stefan Dangl, München

M512 Dr. Peter Banholzer, München

M529 Prof. Dr. Peter E. Goretzki, Neuss

M1060 Prof. Dr. med. Hans-Dieter Allescher, Garmisch-Partenkirchen

M1065 Dr. Christian Pox, Bremen

M1540 Prof. Dr. Dr. med. Manfred Gross, München

M1669 Dr. Silke Cameron, Göttingen

M1670 Dr. Marcus Schmitt, Wilhelmshaven

M1671 Dr. Dietmar Klass, Lüneburg

M1672 Prof. Dr. Torsten Kucharzik, Lüneburg

M1673 Prof. Dr. Klaus Herrlinger, Hamburg

M1674 Prof. Dr. Eduard F. Stange, Stuttgart

M1675 Dr. Jochen Rudi, Mannheim

M1676 Dr. Sebastian Mueller, Heidelberg

M1677 Dr. Marcial Sebode, Hamburg

M1680 Dr. Markus Freistühler, Essen

R217 Berchtold R, Bruch H-P, Trentz O. Chirurgie. 5. A. Elsevier Urban & Fischer; 2005

T498 Prof. Dr. Jens-Martin Träder, Lübeck

T991 Klinikum der Universität München. Medizinische Klinik II. Prof. Dr. Julia Mayerle

T1299 Dr. med. Martin Reuther, Gastroenterologisches Zentrum am St. Joseph-Stift – MVZ Gmbh Gastroenterologisches Zentrum, Bremen

Inhaltsverzeichnis

I Ernährung

KAPITEL

1 Aspekte der Ernährung in der Gastroenterologie

Stephan C. Bischoff

Kein äußerer Faktor beeinflusst den Gastrointestinaltrakt stärker als die Ernährung. Dies gilt nicht nur für den Darm, sondern auch für Leber, Gallemetabolismus und Pankreas. Die Ernährung umfasst dabei nicht nur die Zufuhr von Nahrungsstoffen und Flüssigkeit, sondern auch die Regulation zentraler Funktionen des Gastrointestinaltrakts wie Motilität, Immunabwehr und intestinale Endokrinologie. Dies erklärt, warum die Ernährung an der Pathophysiologie von zahlreichen gastrointestinalen und metabolischen Erkrankungen beteiligt ist, außerdem an der Entwicklung von Übergewicht und Adipositas ebenso wie Malnutrition und Sarkopenie inklusive damit assoziierter Erkrankungen. Darüber hinaus sind Nahrungsmittelallergien und Nahrungsmittelintoleranzen in diesem Kontext zu nennen, die viele Menschen betreffen, besonders wenn sie hochverarbeitete Nahrungsmittel konsumieren.

1.1 Was ist „gesunde Ernährung"?

Unter einer gesunden Ernährung wird eine ausgewogene Mischkost verstanden, die „im Mittel" alle essenziellen Mikronährstoffe und Energie in ausreichender Menge und Verfügbarkeit – möglichst für alle Bevölkerungsgruppen – enthalt. Sie tragt langfristig zur Minderung des Risikos für die Entwicklung altersabhängiger „Zivilisationskrankheiten" bei.

Zunächst muss eine gesunde Ernährung die Grundbedürfnisse des menschlichen Körpers hinsichtlich der Aufnahme von essenziellen Amino- und Fettsäuren, Vitaminen, Mengen- und Spurenelementen decken. Die Ernährung ist allerdings nicht nur die Summe aller für das Überleben notwendiger Nährstoffe, vielmehr ergibt sie sich als Ergebnis aus dem Zusammenspiel aller Bestandteile einer vollwertigen Ernährung (DGE 2004).

Die alte Volksweisheit „Essen und Trinken hält Leib und Seele zusammen" zeigt auf, dass die Ernährung neben der Kalorienaufnahme weitere wichtige Funktionen erfüllt. Essen kann ein Genuss sein und soziale Funktionen erfüllen. Eine gesunde Ernährung soll darüber hinaus dem Menschen helfen, gesund zu bleiben. Nach der World Health Organization (WHO) ist die Gesundheit „ein Zustand vollständigen körperlichen, geistigen und sozialen Wohlbefindens und daher weit mehr als die bloße Abwesenheit von Krankheit oder Gebrechen" (WHO 2025a). Eine gesunde Ernährung kann somit zur Steigerung der Lebensqualität führen, eine falsche Ernährungsweise dagegen die Lebensqualität vermindern und das Entstehen von Krankheiten begünstigen.

INFO

Eine gesunde Ernährung aus Sicht der Menschen
- stellt eine ausgeglichene Energiebilanz (Aufnahme vs. Verbrauch) sicher.
- enthält die energieliefernden Makronährstoffe (Kohlenhydrate, Fette, Proteine) in richtiger Kombination.
- enthält alle essenziellen Mikronährstoffe (Vitamine, Mineralstoffe, Spurenelemente) und Aminosäuren (Eiweißbausteine) in individuell ausreichender Menge.
- ist frei von Toxinen und Schadstoffen.

Eine gesunde Ernährung aus globaler Sicht
- muss den Bedürfnissen des Verbrauchers gerecht werden (Akzeptanz, Sicherheit, Genuss, Vollwertigkeit – aber nicht jeder Verbraucher hat dieselben Bedürfnisse!).
- muss den Bedürfnissen der Produzenten und Handelswege gerecht werden (Preis, Gewinn, Convenience etc.).
- muss den Bedürfnissen der Natur gerecht werden (alle Nahrungsmittel kommen von Pflanzen und Tieren, d. h. sind von Klima und natürlichen Ressourcen abhängig).

1.1.1 Neu: Planetary Health Diet

In den letzten Jahren wurden Konzepte zur Ernährung der Weltbevölkerung entwickelt, die nicht nur die Gesundheit und das Wohlbefinden der Menschen, sondern auch die Gesundheit der Tiere und Pflanzen sowie der Umwelt inklusive Klima und Ressourcenmanagement berücksichtigen. Besonders prominent trat die EAT-Lancet Commission hervor, die seit 2019 untersucht, wie eine Planetary Health Diet aussehen könnte, die den o. g. globalen Ansatz zugrunde legt.

Die EAT-Lancet-Kommission konzentriert sich auf gesunde Ernährung aus nachhaltigen Lebensmittelsystemen und die Ermittlung der Herausforderungen, die mit der Aufrechterhaltung von Lebensmittelsystemen verbunden sind, die sowohl ökologisch nachhaltig als auch für die menschliche Gesundheit vorteilhaft sind. Dabei steht das Zusammenspiel von Klima, Ernährung und Gesundheit im Mittelpunkt. Daraus ist das Konzept der Planetary Health Diet hervorgegangen, das über die Fachzeitschrift Lancet einem breiten neuen Publikum nahegebracht werden soll. Ziel ist es, sowohl die körperliche Gesundheit als auch die Ernährungssicherheit für 10 Mrd. Menschen bis 2050 und die Sicherung der Gesundheit unseres Planeten zu gewährleisten. Das Ergebnis ist eine „flexitarische Ernährung" (➤ Abb. 1.1), die laut der EAT-Lancet Commission etwa 11 Mio. vorzeitige Todesfälle durch ernährungsbedingte Erkrankungen verhindern könnte (Willett et al. 2019).

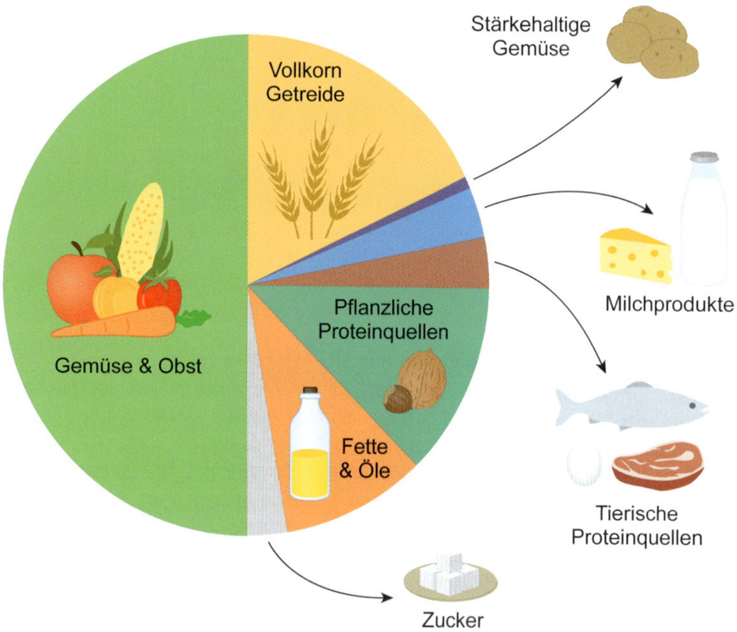

Abb. 1.1 Flexitarische Ernährung nach den Prinzipien der Planetary Health Diet (n. Willett et al. 2019) [L231]

Grundlage dieser neuen „flexitarische Ernährung" ist, dass derzeit zu viel rotes Fleisch, zu viele Getreideprodukte und Eier, aber zu wenig Gemüse, Obst, Hülsenfrüchte, Vollkornprodukte und Nüsse verzehrt werden. Regional unterschiedlich fallen die Verzehrmengen für Milchprodukte, Geflügel und Fisch aus. Die Umstellung auf die Planetary Health Diet ist auch ein Beitrag zum Klimaschutz, denn die Lebensmittelproduktion ist derzeit eine Hauptquelle für Methan und Lachgas, die das 56-Fache bzw. 280-Fache des globalen Erwärmungspotenzials (über 20 J.) von Kohlendioxid haben (Willett et al. 2019). Methan entsteht bei der Verdauung von Wiederkäuern wie Kühen und Schafen oder bei der anaeroben Zersetzung von organischem Material in überfluteten Reisfeldern. Stickstoffmonoxid (NO) entsteht hauptsächlich aus Bodenmikroben in Ackerland und Weiden und wird durch die Bewirtschaftung der Bodenfruchtbarkeit, z. B. durch die Ausbringung von Düngemitteln, beeinflusst. CO_2 wird bei der Bodenbearbeitung und bei der Verbrennung zur Beseitigung von Pflanzen etc. sowie bei der Verbrennung fossiler Brennstoffe, bei der Herstellung von Düngemitteln und beim Transport landwirtschaftlicher Produkte freigesetzt. Auch bei der Umwandlung von Wäldern in Landwirtschaftsfläche wird CO_2 freigesetzt.

Die meisten Studien zu Klima und Nahrungsmittelproduktion deuten auf einen Gesamtrückgang der künftigen landwirtschaftlichen Produktivität hin, insbesondere in Regionen mit niedrigen Breitengraden. Es wird erwartet, dass die Effekte des Klimawandels erhebliche Auswirkungen auf die Landwirtschaft und auf die menschliche Gesundheit haben werden. Darüber hinaus wird sich die Nährwertqualität von Nahrungs- und Futtermitteln aufgrund erhöhter CO_2-Konzentrationen verringern. Beispielsweise enthalten Getreide und Hülsenfrüchte weniger Eisen und Zink sowie weniger Protein- und Aminosäurekonzentrationen, wenn sie bei erhöhtem CO_2 angebaut werden. Eine höhere Pflanzenvielfalt und -anpassung könnte eine Lösung für den Rückgang der Erträge und der Nährstoffqualität sein (Willett et al. 2019).

In der Zwischenzeit wurden die Konzepte aktualisiert, denn in den Jahren seit dem ersten Bericht der EAT-Lancet Commission 2019 über Lebensmittel im Anthropozän hat sich viel verändert:

- Weltweit schwankende Lieferungen und Kosten für Nahrungsmittel, Auswirkungen der COVID-19-Pandemie, Ungerechtigkeiten und Ungleichheiten im Lebensmittelsystem haben zugenommen.
- Die Great Food Transformation, wie sie 2019 von der EAT-Lancet Commission gefordert wurde, ist bis heute nicht umgesetzt.
- Eine nicht nachhaltige Nahrungsmittelproduktion gefährdet die Stabilität der Biosphäre.
- Ungesunder Lebensmittelkonsum ist für bis zu 10,8–11,6 Mio. vorzeitige Todesfälle/J. verantwortlich.
- Seit 2019 ist die Zahl der Menschen, die von akuter Ernährungsunsicherheit betroffen sind, von 135 auf 345 Mio. gestiegen.
- Negative Folgen: Konflikte, Verlust der biologischen Vielfalt und das ungenutzte Potenzial der Menschen, die davon betroffen sind.

Es ist klar, dass ein neuer Überblick erforderlich ist, um ehrgeizige Lösungen für eine so komplexe globale Herausforderung zu finden. Deshalb wurde eine neue EAT-Lancet Commission 2.0 initiiert, um die neuesten Erkenntnisse zur Definition und Quantifizierung einer gesunden Referenzdiät zu prüfen und zu bewerten, ob und wie Diäten weltweit dazu beitragen, Gesundheitsziele zu erreichen und gleichzeitig gesunde Lebensmittel für alle zugänglich zu machen (EAT-Lancet Commission 2.0 2023).

Die Gegenüberstellung der Lebensmittelmengen der Planetary Health Diet und der DGE-Empfehlungen sowie der Lebensmittelzufuhr in der NVS-II-Kohorte zeigt deutliche Abweichungen durch eine Umstellung auf Planetary Health Diet (Breitenassel et al. 2022):

- Soja und Erdnüsse kommen hinzu.
- Obst kommt hinzu.
- Kartoffeln werden halbiert.
- Milchprodukte werden halbiert.

- Fleischsorten sind zu differenzieren.
- Öle werden deutlich erhöht (v. a. ungesättigte).
- Zucker wird weiter reduziert.

Die Deutsche Gesellschaft für Ernährung (DGE) hat daraus neue „lebensmittelbezogene Ernährungsempfehlungen“ (Food-Based Dietary Guidelines, FBDG) entwickelt, denen ein mathematisches Optimierungsmodell unter gleichzeitiger Berücksichtigung von Ernährungs-, Gesundheits- und Umweltaspekten zugrunde liegt (Schäfer et al. 2024). Dabei bilden eine angemessene Energiezufuhr und die ausreichende Versorgung mit Nährstoffen den Rahmen einer gesundheitsfördernden Ernährung. Der Schwerpunkt in der überarbeiteten Ableitung lag auf der Reduzierung des Verzehrs von Lebensmittelgruppen, die mit der Entstehung von ernährungsmitbedingten Krankheiten verbunden sind. Gleichzeitig wurde die Minimierung von schädlichen Umwelt- und Klimaeffekten (Treibhausgasemissionen und Landnutzung) in der Ableitung der FBDG berücksichtigt. Durch unterschiedliche Gewichtung von „Reduktion der Krankheitslast“, „Reduktion der Umweltlast“ und „Nähr zum üblichen Verzehr“ ergeben sich verschiedene Modellvarianten, außerdem wurden zwei Szenarien berechnet (Szenario 2 enthält im Gegensatz zu Szenario 1 eine Vorgabe zur Fleischmenge, die auf der bisherigen Empfehlung der DGE, das sind 300 g Fleisch/Wo., basiert). Auffallend ist, dass alle Modellvarianten in beiden Szenarien eine Reduktion von Krankheits- und Umweltlast durch vergleichbare Änderungen in den meisten Lebensmittelgruppen erzielen. Hierzu zählen die Steigerung des Anteils an Gemüse, Obst, Nüssen und pflanzlichen Ölen und eine Reduktion von Fleisch sowie die Senkung der Energiezufuhr durch diskretorische Lebensmittel (z. B. Softdrinks und Süßigkeiten).

1.1.2 Offene Fragen

Die neuen Ernährungsempfehlungen erfordern eine subtile Kommunikation mit der Bevölkerung. Insbesondere muss vermittelt werden, wer welchen Benefit von den neuen Empfehlungen hat und dass es nicht nur um die Bedürfnisse des Menschen, sondern auch um die der Gesellschaft und des Planenten geht.

Die neuen Ernährungsempfehlungen erfordern eine kontinuierliche Überprüfung und ggf. Anpassung, um mögliche Ernährungsdefizite zu verhindern. Konzepte zur Kompensation von einschränkenden Empfehlungen müssen ebenso entwickelt werden wie zum Umgang mit individuellen Verträglichkeiten. Die neuen Ernährungsempfehlungen sind möglicherweise für Subgruppen der Bevölkerung nicht bzw. nur eingeschränkt geeignet. Welche Subgruppen (z. B. Betagte, Schwangere etc.) müssen ausgenommen werden?

Die neuen Ernährungsempfehlungen könnten auch derzeit noch kaum absehbare negative Auswirkungen auf den Planeten haben. Beispielsweise stellt sich die Frage, wie solche Empfehlungen den Planeten verändern, da sich das Berufsfeld Landwirtschaft dadurch ändert oder weil Aussehen und Pflege von Landschaften beeinträchtigt werden.

Diese offenen Fragen sind kein Grund, das Konzept der Planetary Health Diet bzw. das daraus abgeleitete Konzept der lebensmittelbezogenen Ernährungsempfehlungen nicht weiter zu verfolgen, allerdings sollte eine Umstellung auf breiter Basis, d. h. interdisziplinär wissenschaftlich begleitet werden. Möglichkeiten zur Anpassung der Empfehlungen sollten großzügig gewährleistet sein.

1.2 Kritische Nährstoffe in der Normalbevölkerung

In den Industriestaaten ist eine kalorische Überversorgung verbreitet. Ein Mangel an Energie und Makronährstoffen kommt in diesen Ländern i. d. R. nur infolge von Krankheiten vor. Nur wenige Nährstoffe, die von einem großen Prozentsatz der Bevölkerung defizitär aufgenommen werden, gelten in den westlichen Industriestaaten als kritische Nährstoffe.

Verschiedene Studien zeigen, dass bei den meisten Vitaminen in Deutschland die Referenzwerte für die Nährstoffzufuhr von den in Privathaushalten lebenden Personen im Mittel erreicht oder überschritten werden und somit die Versorgung ausreichend ist (DGE et al. 2016). Ausnahmen hier bilden Vitamin D und Folat in allen Altersgruppen und die Vitamine A, E und C in bestimmten Altersgruppen (Bechthold et al. 2012). Bei Pflegeheimbewohnern ist zusätzlich die Zufuhr von einigen B-Vitaminen kritisch (Thiamin, Riboflavin, Pyridoxin, Vitamin B_{12}). Das Nichterreichen der Referenzwerte darf jedoch nicht mit einem Mangel gleichgesetzt werden (Bechthold et al. 2012).

Vitamin D ist für die Regulierung des Kalzium- und Phosphatstoffwechsels erforderlich. Ein Vitamin-D-Mangel führt im Erwachsenenalter zur Demineralisation des Knochens, was das Frakturrisiko stark ansteigen lässt und zu Myopathien führen kann. Eine unzureichende Vitamin-D-Versorgung erhöht außerdem das Risiko, im Alter an Osteoporose zu erkranken. Da Vitamin D sowohl mit Lebensmitteln zugeführt wird als auch in der Haut über UV Strahlung selbst synthetisiert werden kann, ist die Erfassung der Vitamin-D-Zufuhr nicht geeignet, den Versorgungszustand zu beurteilen. Bei regelmäßigem Aufenthalt im Freien liegt die Vitamin-D-Eigensynthese unter unseren Lebensbedingungen schätzungsweise bei 80–90 %. Über die Ernährung mit den üblichen Lebensmitteln werden nur etwa 10–20 % Vitamin D mit der Nahrung zugeführt, was nicht ausreicht, um den Schätzwert für eine angemessene Zufuhr bei fehlender endogener Synthese zu erreichen und die 25(OH)D-Serumkonzentration in Höhe von mind. 50 nmol/l sicherzustellen. Bei fehlender endogener Synthese muss die Differenz über die Einnahme eines Vitamin-D-Präparats gedeckt werden. Bei häufiger Sonnenbestrahlung kann die gewünschte Versorgung ohne Einnahme eines Vitamin-D-Präparats erreicht werden. Vitamin-D-reiche Lebensmittel sind insbesondere fette Fische (z. B. Hering und Makrele) und in deutlich geringerem Maße Leber, Margarine (mit Vitamin D angereichert), einige Speisepilze und Eigelb (Bechthold et al. 2012).

Nach Auswertung der Daten der Nationalen Verzehrstudie II (NVS II, 2005–2006) lag die mediane Zufuhr von **Folat**-Äquivalenten in Deutschland bei Männern bei 207 µg/d und bei Frauen bei 184 µg/d. Um die Versorgung mit Nahrungsfolat zu verbessern, empfiehlt es sich, täglich mind. 2–3 Portionen Gemüse und Salate zu verzehren und bei der Zubereitung darauf zu achten, Gemüse nur unzerkleinert zu waschen, zu dünsten, statt zu kochen und nicht warm zu halten. Außerdem sollten täglich Vollkornprodukte und fettarme Milch und Milchprodukte sowie hin und wieder Leber verzehrt werden (Bechthold et al. 2012). Im Handel wird in Deutschland mittlerweile auch mit Folsäure angereichertes Salz angeboten. Da folatwirksame Verbindungen insbesondere an Prozessen der Zellteilung und -differenzierung beteiligt sind, manifestiert sich ein Mangel primär an Zellsystemen mit hoher Zellteilungsrate (z. B. Erythrozyten, Leukozyten, Mukosazellen des Darms und Urogenitaltrakts) und insbesondere in der Schwangerschaft und in Wachstumsphasen (siehe auch Nährstoffdefizite in Risikogruppen – Schwangerschaft; DGE et al. 2016).

Die **Jodversorgung** in Deutschland hat sich in den letzten Jahren verbessert. Jedoch ist sie nach wie vor in bestimmten Regionen und Lebensphasen nicht ausreichend (DGE et al. 2016). 2003 wiesen 56,9 % der europäischen Bevölkerung eine unzureichende Jodversorgung auf (WHO 2025b). Jod wirkt als Bestandteil der Schilddrüsenhormone. Bei unzureichender Jodversorgung treten als Jodmangelerscheinungen der endemische Kropf (Struma; Schilddrüsenvergrößerung) und der endemische Kretinismus (Störung des Körperwachstums und der geistigen Entwicklung von Neugeborenen bedingt durch einen Mangel an Schilddrüsenhormonen) auf (DGE et al. 2016). Tierische und pflanzliche Lebensmittel weisen je nach Jodgehalt des Bodens bzw. der Futtermittel einen unterschiedlichen Jodgehalt auf. Diese Gehaltsschwankungen können sehr groß sein. Zur Sicherstellung der Versorgung wird in Deutschland das Speisesalz mit 15–25 mg Jod pro kg Salz angereichert. Bereits 1959 wurde das Jodsalz in der damaligen Bundesrepublik Deutschland auf den Markt gebracht. Zunächst galt es allerdings als diätetisches Lebensmittel (Lux, Walter 2005). Heute findet es sowohl in Privathaushalten und in der Gemeinschaftsverpflegung als auch in der industriellen Produktion von Lebensmitteln Verwendung. Futtermittel dürfen in Deutschland mit 10 mg Jod/kg angereichert werden. Dadurch wird erreicht, dass der Jodgehalt in Milch, Fleisch und Eiern erhöht wird (Flachowsky et al. 2006). Die alimentäre Jodzufuhr sollte bei Erwachsenen 500 µg/d nicht überschreiten, da in Deutschland als Folge eines lange dauernden Jodmangels vielfach mit unerkannten funktionellen Autonomien der Schilddrüse zu rechnen ist, insbesondere bei älteren Menschen. Werden Patienten mit solch einer Schilddrüsenautonomie hohen Jodmengen ausgesetzt, kann es durch Fehlen der normalen Autoregulation zu einer ungehemmten Aufnahme und Organifizierung von Jod, zur vermehrten Synthese von Schilddrüsenhormonen und schließlich zu einer Hyperthyreose kommen. Die Häufigkeit derartiger Hyperthyreosen wird mit zunehmender Verbesserung der Jodversorgung der Bevölkerung deutlich zurückgehen (DGE et al. 2016).

Fluorid fördert die Zahngesundheit, indem es die Widerstandsfähigkeit gegen Säureangriffe kariogener Mundbakterien verbessert und die Remineralisation von Primärläsionen steigert (DGE et al. 2016). Das Trinkwasser stellt für den Menschen eine wichtige Fluoridquelle dar. In den meisten Regionen Deutschlands liegt jedoch der Gehalt im Trinkwasser < 0,3 mg/l. Die tägliche Fluoridaufnahme eines Erwachsenen mit einer Mischkost liegt in diesen Regionen bei 0,4–0,6 mg/d. Die DGE empfiehlt für einen Erwachsenen eine Aufnahme von 2,9–3,8 mg/d (DGE et al. 2016). Aufgrund des geringen Fluoridgehalts der Lebensmittel und des Trinkwassers wurden in Deutschland verschiedene Prophylaxemaßnahmen ergriffen. 1992 wurde fluoridiertes Speisesalz mit einer Fluoridkonzentration von 250 mg/kg eingeführt (Lux, Walter 2005). Des Weiteren ist eine topische Prophylaxe durch die Verwendung von fluoridierter Zahnpasta gegeben. Erwachsene und Kinder ≥ 6. Lj. sollen zusätzlich zum angereicherten Speisesalz Zahnpasta mit 1000–1500 mg Fluorid/kg Zahnpasta verwenden. Außerdem erhalten ein großer Teil der Säuglinge (ca. 80 %) und die Hälfte der Schulkinder regelmäßig Fluoridtabletten (DGE et al. 2016). Für die optimale Zahngesundheit darf die Fluoridzufuhr auf der einen Seite nicht zu niedrig sein. Auf der anderen Seite kann eine chronisch überhöhte Fluoridzufuhr typische Schmelzflecken (Zahnfluorose) zur Folge haben, die aber als gesundheitlich unbedenklich gelten. Es sollte darauf geachtet werden, dass Säuglinge und Kleinkinder, die Fluoridtabletten erhalten, ihre Zähne nicht mit Erwachsenenzahnpasta geputzt bekommen. Zahnpasta für Kinder < 6 J. muss eine niedrige Fluoridkonzentration aufweisen (≤ 500 mg/kg). Die maximale Fluoridzufuhr sollte bis zum Alter von 8 J. 0,1 mg/kg KG nicht übersteigen. Ab einem Trinkwasserfluoridgehalt von 0,7 mg/l sind weder Fluoridtabletten noch -speisesalz zulässig. Jenseits eines Alters von 8 J. spielt die Dentalfluorose als Folge einer chronischen Fluoridüberdosierung keine Rolle mehr, da die Schmelzbildung dann im Wesentlichen abgeschlossen ist (DGE et al. 2016). Beträgt die tägliche Zufuhr allerdings über mind. 10 J. ≥ 10 mg, kann es zu einer Skelettfluorose kommen; hierbei treten Gelenkschmerzen und -versteifungen infolge von Verkalkungen der Sehnen und Gelenkkapseln auf (DGE et al. 2016).

Die Zufuhrempfehlungen für **Eisen** liegen für erwachsene Männer bei 10 mg/d und für Frauen bei 15 mg/d. In Deutschland liegt die durchschnittliche Eisenzufuhr zwischen 13 und 14 mg/d. Aufgrund monatlicher, menstrueller Eisenverluste der Frauen weisen diese etwa doppelt so häufig einen Eisenmangel auf wie Männer. Die Häufigkeit eines ernährungsbedingten Eisenmangels ist in den letzten Jahrzehnten geringer geworden. Risikogruppen für einen Eisenmangel sind heranwachsende Frauen aufgrund von Wachstum und Menstruation sowie Patienten mit Erkrankungen, die mit Eisenresorptionsstörungen einhergehen (z. B. chronisch-entzündliche Darmerkrankungen; DGE et al. 2016). Gute Eisenlieferanten sind Fleisch- und Wurstwaren, Vollkorngetreide, v. a. Hirse, Roggen und Weizen, Hülsenfrüchte sowie Gemüsesorten wie Wirsing, Spinat und Fenchel. Die Bioverfügbarkeit von Nichthämeisen aus pflanzlichen Lebensmitteln ist deutlich geringer als von Hämeisen aus tierischen Lebensmitteln. Die Absorption von Eisen aus pflanzlichen Lebensmitteln kann durch die Kombination mit Vitamin-C-reichen Lebensmitteln verbessert werden. Schwarzer Tee und Kaffee sollten nicht unmittelbar zu den Mahlzeiten getrunken werden, da sie die Eisenresorption hemmen (DGE 2009).

1.3 Ältere Menschen

Mit zunehmendem Alter nimmt der tägliche Energiebedarf ab. Die Ursache liegt zum einen an der verminderten körperlichen Aktivität und zum anderen an der Abnahme von stoffwechselaktivem Gewebe (fettfreie Körpermasse) und der Zunahme von stoffwechselinaktivem Gewebe (Körperfettmasse; DGE et al. 2016). Für ältere Menschen werden in den Referenzwerten generell vergleichbare empfohlene Zufuhrmengen angegeben wie für Erwachsene im mittleren Lebensalter. Lediglich die Referenzwerte für die Zufuhr der B-Vitamine nehmen bei Männern aufgrund des abnehmenden Energieumsatzes mit zunehmendem Alter leicht ab (Bechthold et al. 2012). Aufgrund des verminderten Energiebedarfs und des weitgehend gleichbleibenden Nährstoffbedarfs ist die Auswahl von Lebensmitteln mit hoher Nährstoffdichte äußerst wichtig.

Im Gegensatz zu jüngeren Menschen sind ältere häufiger von einer Mangelernährung betroffen. Verschiedene Faktoren wie z. B. die physiologischen Altersveränderungen, das Ernährungsverhalten, Krankheiten und Medikamenteneinnahme, geistige und psychische Beeinträchtigungen und sozioökonomische Faktoren beeinflussen die Nahrungsaufnahme und den Ernährungszustand im Alter. Die Folgen der Mangelernährung älterer Menschen sind:

- Verminderte psychische und physische Leistungsfähigkeit
- Gesteigertes Morbiditäts- und Mortalitätsrisiko
- Müdigkeit
- Gesteigerte Kälteempfindlichkeit
- Schwindel
- Verlangsamte Wundheilung
- Vermehrtes Infektionsrisiko
- Depressionen
- Klinische Mangelzeichen

Generell stellen ältere Menschen jedoch eine sehr heterogene Gruppe dar, von gesunden leistungsfähigen bis hin zu multimorbiden, gebrechlichen Seniorinnen und Senioren (Bechthold et al. 2012).

Kritische Nährstoffe bei älteren Menschen sind die Vitamine A, B_{12}, D und Folsäure, die Mengenelemente Kalzium und Magnesium sowie die Spurenelemente Eisen, Jod, Selen und Zink (DDGE et al. 2016). Ein Vitamin-B_{12}-Mangel ist bei älteren Menschen – wahrscheinlich als Folge der Atrophie der Magenschleimhaut und/oder durch eine vermehrte Aufnahme von Vitamin-B_{12}-armen Lebensmitteln – häufiger zu beobachten als bei jungen Menschen. Ungefähr 30 % der > 65-Jährigen sind von einer atrophischen Gastritis betroffen. Durch diese Erkrankung werden durch die verminderte Produktion des Intrinsic-Faktors die Aufnahme von mit der Nahrung aufgenommenem Vitamin B_{12} sowie die Rückresorption von in den Darm sezerniertem Vitamin B_{12} vermindert (DGE et al. 2016; Ströhle et al. 2004).

Bei älteren Menschen ist im Vergleich zu jungen Erwachsenen die Fähigkeit zur Bildung von Vitamin D in der Haut herabgesetzt. Aufgrund der zunehmenden Immobilität der > 65-Jährigen ist die endogene Synthese von Vitamin D vielfach zusätzlich vermindert, wenn eine ausreichende Sonnenexposition fehlt. Die DGE empfiehlt daher für solche Senioren eine tägliche Aufnahme von 20 µg, was über die normale Ernährung nur schwer zu erreichen ist und eine Einnahme eines Vitamin-D-Präparats erforderlich macht (DGE et al. 2016; Bechthold et al. 2012).

Ältere Menschen weisen häufig einen Kalziummangel auf. Zum einen ist dieser Mangel auf eine verminderte Aufnahme von Milch und Milchprodukten zurückzuführen und zum anderen auf die mit dem Alter und der Ernährung abnehmenden Absorptionsrate.

Wenn sich der Bedarf an Vitaminen (und anderen essenziellen Nährstoffen sowie ggf. Energie) im Alter durch eine Modifikation der Ernährung nicht decken lässt, sollte möglichst frühzeitig supplementiert bzw. die Ernährung mit bilanzierter Trinknahrung ergänzt werden (Bechthold et al. 2012).

1.4 Ernährung bei Tumorerkrankungen

Bei Menschen mit Tumorerkrankungen geht der Diagnosestellung häufig ein Gewichtsverlust voraus. Die Ursachen für den Gewichtsverlust liegen zum einerseits in der verminderten Energie- und Nährstoffaufnahme und andererseits in einem gestörten Stoffwechsel. Die herabgesetzte Nahrungsaufnahme kann zum einen die Folge einer direkten tumorbedingten Veränderung bzw. Obstruktion im Mund- und Halsbereich sowie im Gastrointestinaltrakt sein. Zum anderen kann sie auch ein Effekt des malignen Tumors auf den Appetit und den Stoffwechsel sein. Häufig leiden Menschen mit Tumorerkrankungen an Anorexie, ein Symptomkomplex, bestehend aus Appetitlosigkeit, Geruchs- und Geschmacksstörungen (Zürcher 1996).

Ein häufiger Befund einer malignen Erkrankung ist die Kachexie (Sato et al. 2025). Im Gegensatz zum Fastenzustand, bei dem die benötigte Energie durch die Mobilisierung der Fette bereitgestellt wird, werden bei der Kachexie Fett- und Muskelmasse gleichermaßen zur Energiegewinnung herangezogen. Tumorerkrankte mit schlechtem Ernährungszustand bzw. Kachexie leiden häufiger an Komplikationen wie z. B. Wundheilungsstörungen oder Infektionen. Die Mortalität von Patienten mit Tumorkachexie ist im Vergleich zu Patienten ohne Tumorkachexie deutlich erhöht. Eine Malnutrition kann die Durchführung von zytoreduktiven Therapien erschweren und Anlass zur Einweisung in ein Krankenhaus sein. Es ist sinnvoll, zu Beginn einer Tumorerkrankung den Ernährungszustand und die Kalorienaufnahme des Betroffenen zu erfassen. Eine Mangelernährung liegt vor, wenn der Patient in 6 Mon. > 10 % oder in 3 Mon. > 5 % des Ausgangsgewichts verliert bzw. wenn der BMI auf < 20 kg/m² sinkt (Cederholm et al. 2019).

Aufgrund der unterschiedlichen Lokalisation der Tumoren und der verschiedenen Behandlungsmethoden (z. B. Operation, Chemo-, Strahlentherapie), die die Nahrungsaufnahme und -verwertung sowie den Stoffwechsel auf unterschiedliche Weise beeinträchtigen, gibt es für die Betroffenen keine allgemeine Krebsdiät. Um eine Verbesserung der Lebensqualität zu erreichen, kann bei bestimmten Patienten eine parenterale oder eine enterale Ernährung angezeigt sein. Das muss allerdings für jeden Betroffenen individuell entschieden werden. Für alle Patienten gilt, dass eine ausgewogene Ernährung wichtig ist, da die Beseitigung einer Malnutrition die Verträglichkeit der Therapien und die Genesungsprozesse positiv beeinflusst.

Das Ziel der Ernährungstherapie ist daher die Prävention bzw. die Behandlung eines Nährstoff- und/oder Energiemangels. Besonders wichtig ist eine solche Therapie für Patienten mit Funktionsstörungen im Gastrointestinaltrakt, denn diese Störungen machen eine spezielle Nahrungsauswahl erforderlich. Gegebenenfalls muss eine entsprechende Substitution (z. B. mit Pankreasenzymen) oder eine adaptierte Kostform (z. B. MCT-Fette) erfolgen (Arends et al. 2023).

1.5 Ernährung bei Adipositas und assoziierten metabolischen Erkrankungen

Adipositas ist definiert als eine über das Normalmaß hinausgehende Vermehrung des Körperfetts. Beurteilungsgrundlage für die Gewichtsklassifikation ist der Body-Mass-Index (BMI), der sich mithilfe des Quotienten aus Gewicht und Körpergröße zum Quadrat (kg/m^2) errechnet. Übergewicht ist definiert als BMI 25–29,9 kg/m^2, Adipositas liegt bei einem BMI ≥ 30 kg/m^2 vor (DAG et al. 2024).

Die Adipositasprävalenz steigt weltweit. Schätzungen nach werden 2030 ca. 500 Mio. Menschen betroffen sein (Kelly et al. 2008). Adipositas ist ein ernst zu nehmendes Gesundheitsproblem und mit Folgeerkrankungen wie dem metabolischen Syndrom, Diabetes mellitus Typ 2 und kardiovaskulären Erkrankungen verbunden. Insgesamt geht Adipositas mit einer höheren Mortalität und dem vorzeitigen Tod einher. Allerdings haben nicht alle Adipösen ein erhöhtes kardiometabolisches Risiko. Es gibt die sog. metabolisch gesunde Adipositas, die mit keinen metabolischen Veränderungen wie Dyslipidämie, Insulinresistenz, Hypertonie und unerwünschtem inflammatorischen Profil verbunden ist (Phillips 2013).

Eine Behandlung bei übergewichtigen und adipösen Menschen ist nach Leitlinie indiziert, wenn der BMI bei ≥ 30 kg/m^2 liegt oder Übergewicht mit einem BMI zwischen 25 und 30 kg/m^2 zuzüglich übergewichtsbedingten Gesundheitsstörungen (z. B. Hypertonie oder Diabetes mellitus Typ 2) oder eine abdominale Adipositas vorliegt (DAG et al. 2024). Ziel der Gewichtsreduktionstherapie ist die langfristige Senkung des Körpergewichts, verbunden u. a. mit einer Verbesserung adipositasassoziierter Risikofaktoren und die Reduzierung von adipositasassoziierten Krankheiten sowie einer Verbesserung der Lebensqualität. Bei einem BMI zwischen 25 und 35 kg/m^2 sollte eine Reduktion des Körpergewichts innerhalb von 6–12 Mon. um > 5 % angestrebt werden. Bei einem BMI > 35 kg/m^2 sollte das Ziel für die Gewichtsabnahme innerhalb von 6–12 Mon. > 10 % des Ausgangsgewichts betragen. Grundlage jeder Gewichtsreduktion sollte eine Kombination aus Ernährungs-, Bewegungs- und Verhaltenstherapie sein. Zur Gewichtsreduktion kann ein stufenweises Vorgehen hilfreich sein:

- Alleinige Reduktion von Fett oder Kohlenhydraten
- Reduktion von Fett und Zucker
- Mahlzeitenersatz durch Formulaprodukte
- Alleinige Ernährung mit Formuladiät (zeitlich begrenzt, 800–1200 kcal/d)

Das Energiedefizit sollte in Abhängigkeit von den Wünschen des Patienten und den medizinischen Gegebenheiten festgelegt werden. Üblicherweise wird ein Energiedefizit von mind. 500 kcal/d angestrebt. Damit ist ein Gewichtsverlust von ca. 0,5 kg/Wo. über einen Zeitraum von etwa 3 Mon. zu erwarten. Bei höherem Energiedefizit ist ein größerer Gewichtsverlust pro Zeiteinheit möglich (Low Calorie Diet mit einer Zufuhr von 800–1200 kcal/d). Extrem einseitige Kostformen (z. B. totales Fasten oder Crash-Diäten) sind grundsätzlich abzulehnen. Zum einen stellen sie ein unnötiges und nicht absehbares Risiko dar, zum anderen ist deren Nutzen nicht nachgewiesen. Wenn eine konservative Therapie nicht zum Therapieziel geführt hat, sollte ein chirurgischer Eingriff erwogen werden. Da die Adipositas als chronische Erkrankung mit hoher Rezidivneigung anzusehen ist, sollten dem Patienten nach der Phase der Gewichtsreduktion geeignete Maßnahmen zur langfristigen Gewichtsstabilisierung angeboten werden (DAG et al. 2024).

1.6 Ernährung bei chronisch-entzündlichen Prozessen am Beispiel von Morbus Crohn und Colitis ulcerosa

Zur Gruppe der chronisch-entzündlichen Prozesse gehören die Tuberkulose, die chronisch-entzündlichen Darmerkrankungen, die rheumatoide Arthritis und andere Erkrankungen. Die wichtigsten chronisch-entzündlichen Darmerkrankungen (CED) sind Morbus Crohn und Colitis ulcerosa, deren Häufigkeiten in allen Industrieländern zunehmen. Die Prävalenz reicht von 0,6–505/100.000 Individuen bei Colitis ulcerosa und von 0,6–322/100.000 Individuen bei Morbus Crohn (Bischoff et al. 2024).

Häufige Folgen der CED sind eine generelle Mangelernährung sowie spezifische Mangelzustände. Die Ursachen des Mangels an Makro- und Mikronährstoffen sind multifaktoriell. Schmerzen, Übelkeit und Durchfall während des akuten Schubs sowie die zytokininduzierte Appetitlosigkeit (TNF-α, IL-1, IL-6) können zu einer reduzierten Nahrungsaufnahme und -absorption führen. Bei schweren Schüben ist der Grundumsatz erhöht und man findet eine Erhöhung der Fett- und eine Verminderung der Kohlenhydratoxidation. Patienten mit Morbus Crohn sind häufiger von einer Mangelernährung sowie spezifischen Mangelzuständen betroffen als Patienten mit Colitis ulcerosa. Eine Einschränkung der Nahrungsaufnahme liegt i. d. R. ausschließlich während eines akuten Schubs, nicht jedoch während der Remissionsphase vor. Im Verlauf dieser Schübe ist die bedarfsgerechte Aufnahme sowohl von Energie als auch von Proteinen gestört. Spezifische Mangelzustände, die bei den Betroffenen beobachtet wurden, sind z. B. Anämie, Eisenmangel, Vitamin-B_{12}-Mangel sowie Osteopenie und Osteoporose.

Zur Kontrolle des Ernährungszustands sollte ein Screening auf Unterernährung bzw. Mangelernährung initial und im Verlauf mind. alle 6 Mon. durchgeführt werden. Bei Erwachsenen kann das Screening mittels des NRS 2002 erfolgen (Bischoff et al. 2024). Zur Bestimmung des Ernährungszustands dienen anthropometrische Messungen (Hautfalten, Oberarmumfang) sowie die Impedanzmessung (BIA). Wird eine Mangelernährung (Gewichtsverlust > 10 % in den letzten 6 Mon. oder/und Serum-Albumin < 30 g/l, deutliche Anorexie) diagnostiziert, ist es wichtig, dass zeitnah eine Ernährungstherapie durch einen ernährungsmedizinisch geschulten Arzt oder durch eine andere qualifizierte Fachkraft erfolgt, basierend auf den ernährungstherapeutischen Grundsätzen einer Stufentherapie, da eine Mangelernährung den klinischen Verlauf, die Rate der postoperativen Komplikationen, die Mortalität und die Lebensqualität verschlechtert (Cederholm et al. 2019; Bischoff et al. 2024).

Isolierte Mikronährstoffmangelzustände müssen diätetisch, durch geeignete Supplemente oder im Rahmen einer künstlichen Ernährung korrigiert werden. Insbesondere ist auf spezifische Defizite für Kalzium, Vitamin D, Folsäure und Vitamin B_{12} sowie Eisen und Zink zu achten. Betroffene mit einer Mangelernährung sollten zusätzlich eine Supplementierung mit ca. 600 kcal/d Trinknahrung erhalten. Wenn > 600 kcal/d supplementiert werden müssen, sollte die Sondenernährung (enterale Ernährung) gegenüber einer Trinknahrung i. d. R. bevorzugt werden. Parenterale Ernährung sollte bei CED nur in Ausnahmenfällen durchgeführt werden, und zwar dann, wenn Unterernährung vorliegt oder droht und eine orale oder enterale Therapie nicht oder nicht ausreichend durchgeführt werden kann oder wenn spezielle Komplikationen vorliegen, die gegen eine enterale Ernährung sprechen. Ausgewählte Prä- und Probiotika können zur Remissionserhaltung bei Colitis ulcerosa, aber nicht bei Morbus Crohn erwogen werden. Zur Vermeidung einseitiger Kostformen ist die regelmäßige Durchführung von Ernährungsberatungen (mind. 1 ×/J.) ab Diagnosestellung und im Verlauf sinnvoll. Spezielle Diätformen sind i. d. R. nicht notwendig. Eine allgemein gesunde Ernährungsweise unter Berücksichtigung individueller Unverträglichkeiten kann empfohlen werden. Im akuten Schub des Morbus Crohn kann eine CDED (Crohn's Disease Exclusion Diet) empfohlen werden (Gleave et al. 2025).

1.7 Ernährung bei chronischen Lebererkrankungen

Leberzirrhose ist in den meisten Fällen durch eine schwere Malnutrition mit Sarkopenie gekennzeichnet und erfordert entsprechende ernährungsmedizinische Diagnostik und Therapie (Plaut et al. 2024). Die Sarkopenie stellt einen unabhängigen Prognosefaktor dar, weshalb auch bei fortgeschrittenen Lebererkrankungen die Proteinzufuhr mind. 0,8 g/kg KG/d betragen sollte.

Neuerdings macht die Adipositas nicht mehr vor chronischen gastroenterologischen Erkrankungen halt, die bislang eher mit Unter- und Mangelernährung assoziiert waren. Deshalb sind unter den Patienten mit chronischen gastroenterologischen Erkrankungen Subgruppen mit Übergewicht bzw. Adipositas zu berücksichtigen, die gesonderten Therapiemaßnahmen zugeführt werden sollten (Bischoff et al. 2023).

LEITLINIEN

Bischoff SC et al.: S3-Leitlinie Klinische Ernährung bei chronisch-entzündlichen Darmerkrankungen. Aktuel Ernahrungsmed (2024).

Deutsche Adipositasgesellschaft e. V. (DGA): S3-Leitlinie Prävention und Therapie der Adipositas. Version 5.0. Stand 07.10.2024. AWMF-Reg.-Nr. 050-001 (2024). https://register.awmf.org/de/leitlinien/detail/050-001.

Plaut M et al.: S2k-Leitlinie Klinische Ernährung in der Hepatologie. Aktuel Ernahrungsmed 49 (2024) 256–317.

LITERATUR

Arends J, Muscaritoli M, Anker S et al.: Overcoming barriers to timely recognition and treatment of cancer cachexia: Sharing Progress in Cancer Care Task Force Position Paper and Call to Action. Crit Rev Oncol Hematol. 185 (2023) 103965. doi: https://doi.org/10.1016/j.critrevonc.2023.103965.

Bechthold A, Albrecht V, Leschik-Bonnet E et al.: Beurteilung der Vitaminversorgung in Deutschland – Teil 2: Kritische Vitamine und Vitaminzufuhr in besonderen Lebenssituationen. ErnährungsUmschau (2012) 396–401.

Bischoff SC, Ockenga J, Eshraghian A et al.: Practical guideline on obesity care in patients with gastrointestinal and liver diseases – Joint ESPEN/UEG guideline. Clin Nutr. 42 (2023) 987–1024. doi: https://doi.org/10.1016/j.clnu.2023.03.021.

Breitenassel C et al.: Ernährungsumschau 5 (2022).

Cederholm T, Jensen GL, Correia MITD et al.; GLIM Core Leadership Committee; GLIM Working Group: GLIM criteria for the diagnosis of malnutrition – A consensus report from the global clinical nutrition community. Clin Nutr. 38 (2019) 1–9. doi: https://doi.org/10.1016/j.clnu.2018.08.002.

Deutsche Gesellschaft für Ernährung (DGE), Österreichische Gesellschaft für Ernährung, Schweizerische Gesellschaft für Ernährungsforschung, Schweizerische Vereinigung für Ernährung (Hrsg.): Referenzwerte für die Nährstoffzufuhr. Bonn, 2. A., 2. aktual. Ausgabe (2016).

Deutsche Gesellschaft für Ernährung (DGE): DGE-Beratungs-Standards. 10., vollständig überarbeitete A. Bonn, 2009, inkl. Ergänzungslieferung 2011 und 2013.

Deutsche Gesellschaft für Ernährung. Ernährungsbericht (Hrsg.) Deutsche Gesellschaft für Ernährung e. V., Bonn (2004).

EAT-Lancet Commission 2.0: securing a just transition to healthy, environmentally sustainable diets for all. Lancet. 402 (2023) 352–354. doi: https://doi.org/10.1016/S0140-6736(23)01290-4.

Flachowsky G, Schöne F, Jahreis G: Zur Jodanreicherung in Lebensmitteln tierischer Herkunft. Ernährungs-Umschau 53(1) (2006) 17–21.

Gleave A, Shah A, Tahir U et al.: Using Diet to Treat Inflammatory Bowel Disease: A Systematic Review. Am J Gastroenterol. 120 (2025) :83–97. doi: https://doi.org/10.14309/ajg.0000000000002973.

Kelly T, Yang W, Chen C et al.: Global burden of obesity in 2005 and projections to 2030. Int J Obes 32 (2008) 1431–1437.

Lux R, Walter U: Präventionsstrategien durch Anreicherung von Grundlebensmitteln mit Jod, Fluorid und Folsäure: eine Chronologie. Ernährungs-Umschau 52(11) (2005) 444–447.

Phillips CM: Metabolically healthy obesity: Definitions, determinants and clinical implications. Reviews in Endocrine and Metabolic Disorders 14 (2013) 219–227.

Sato R, da Fonseca GWP, das Neves W, von Haehling S: Mechanisms and pharmacotherapy of cancer cachexia-associated anorexia. Pharmacol Res Perspect 13 (2025) e70031. doi: https://doi.org/10.1002/prp2.70031.

Schäfer AC, Boeing H, Conrad J, Watzl B für die DGE-Arbeitsgruppe Lebensmittelbezogene Ernährungsempfehlungen. ErnährungsUmschau 71(3) (2024) M158–M166. e5–7.

Ströhle A, Wolters M, Hahn A: Vitamin-B_{12}-Mangel im höheren Lebensalter. ErnährungsUmschau 51(3) (2004) 90–95.

Willett W et al.: Food in the Anthropocene: the EAT-Lancet Commission on healthy diets from sustainable food systems. Lancet 393 (2019) 447–492. doi: https://doi.org/10.1016/S0140-6736(18)31788-4.

World Health Organization (WHO): Constitution of the World Health Organization (2025). www.who.int/about/governance/constitution.

World Health Organization (WHO): Iodine Status Worldwide, WHO Global Database on Iodine Deficiency. http://apps.who.int/iris/bitstream/10665/43010/1/9241592001.pdf?ua=1.

Zürcher G: Maligne Tumoren: Ernährung 1996. Aktuelle Ernährungsmedizin (1996) 298–305.

KAPITEL

2

Martin Raithel

Nahrungsmittelallergien und -unverträglichkeiten inkl. Zöliakie

2.1 Definition und Basisinformation

Bei der **Nahrungsmittelallergie** (NMA) und der **Nahrungsmittelunverträglichkeit** (NMU) handelt es sich um zweierlei Entitäten, die sich hinsichtlich des Beschwerdebilds ähneln können, jedoch vom Mechanismus und der Genese vollkommen unterschiedlich sind. Kernsymptomatik beider Krankheitsbilder ist eine akute oder chronische Symptomatik, die durch Nahrungsmittel (NM) oder mit dem Essen aufgenommene Substanzen ausgelöst wird (Boyce et al. 2010; Collin et al. 2017; Nowak-Węgrzyn et al. 2015; Raithel et al. 2013; Wechsler, Hirano 2018).

2.1.1 Nahrungsmittelallergie

Die **Nahrungsmittelallergie** (NMA) ist eine immunologisch bedingte Hypersensitivitätsreaktion des systemischen oder lokalen ortsständigen Immunsystems, die an verschiedenen Manifestationsorten (Haut, Gastrointestinaltrakt [GIT], Mundhöhle, Lunge, Kreislauf etc.) auftreten kann. Sie kann als Soforttyp-Allergie (Typ I, Soforttyp-Reaktion, IgE-vermittelt) oder als T-Zell-vermittelte Spätreaktion (Typ-IV-Allergie, nicht IgE-vermittelte Reaktion) bzw. auch als eine gemischte IgE- und nicht IgE-vermittelte Reaktion auf ein mit der Nahrung zugeführtes Allergen hin ablaufen (**Empfehlungsgrad A;** Boyce et al. 2010; Aguilera-Lizarraga et al. 2019; Collin et al. 2017; Raithel, Bischoff 2020; Skypala 2011; ➤ Abb. 2.1). Die Überempfindlichkeitsreaktion auf das Allergen kann systemisch und/oder lokal auftreten, auf eines oder mehrere Organe übergehen und im Extremfall das klinische Bild einer Anaphylaxie hervorrufen.

Derzeit wird intensiv beforscht, inwieweit das Nichterkennen einer allergischen Reaktion zum zunehmend häufiger feststellbaren Auftreten der eosinophilen gastrointestinalen Erkrankungen (EGIDs) und der anhaltenden Mastzellaktivierung (MCAS) führt, da bei diesen Krankheitsgruppen Subpopulationen an Personen sowohl Zeichen der IgE- als auch der nicht-IgE-vermittelten NMA aufweisen und erfolgreich therapiert werden konnten (Dellon et al. 2022; Raithel, Bischoff 2020; Raithel et al. 2022; Wechsler, Hirano 2018).

2.1.2 Nahrungsmittelunverträglichkeit

Bei der **Nahrungsmittelunverträglichkeit** (NMU) handelt es sich um eine Reihe verschiedener Intoleranzreaktionen bzw. Unverträglichkeitsmechanismen, bei denen das Immunsystem i. d. R. nicht spezifisch involviert ist. Ursachen können u. a. ein genetisch bedingter Enzymmangel (primäre NMU), nichtallergische Intoleranzreaktionen, eine verstärkte Metaboliten- und Gasbildung durch die Darmmikrobiota, eine unspezifische Effektorzellaktivierung (z. B. Lektine, Weizenagglutinine), Infektionen oder toxische Reaktionen sein, die zu Intoleranzreaktionen auf Nahrungsmittel führen (Worm et al. 2021; Raithel et al. 2013; Stein et al. 2011; Tuck et al. 2019).

Bei schweren Infektionen oder Enteritiden kann ein entzündungsbedingter sekundärer Enzymmangel oder eine toxische Genese zur passageren NMU führen, die nach Abheilung der Entzündung prinzipiell wieder reversibel ist (sekundär erworbene NMU oder Nahrungsmittelintoleranz, NMI). Allerdings besteht später oft ein erhöhtes Risiko für die Entwicklung postinfektiöser Reizdarmbeschwerden (Armstrong et al. 2012). Hierunter fallen u. a. die Intoleranzen auf Laktose, Fruktose, Sorbit oder biogene Amine (Raithel et al. 2013; Stein et al. 2011; Weidenhiller et al. 2012) sowie lokale IgE-Sensibilisierungen, die zur lokalen NMA führen können (Aguilera-Lizarraga et al. 2019; Raithel et al. 2020).

Eine Sonderform der immunologisch vermittelten, aber nicht IgE-vermittelten Erkrankungen stellt die **glutensensitive Enteropathie (Zöliakie)** dar (früher Sprue). Sie ist gekennzeichnet durch die Bildung von Autoantikörpern gegen unverdauliche Glutenpeptide und die Gewebstransglutaminase (anti Transglutaminase 2 AK vom IgA-Typ). Die Zöliakie stellt eine wichtige Differenzialdiagnose bei der Unverträglichkeit von Getreideprodukten dar (Al-Toma et al. 2019; Felber et al. 2020; Armstrong et al. 2012; Collin et al. 2017; Frossi et al. 2019). Da die Transglutaminase in vielen Geweben vorhanden ist, können im Spektrum der weizen- bzw. getreideassoziierten Erkrankungen – unabhängig von einem gastrointestinalen Befall – auch epidermale anti-Transglutaminase-3- bzw. neuronal -6-Autoantikörper (anti-TG 3 bzw. 6) bei prädisponierten Personen mit Hauterscheinungen (z. B. Dermatitis herpetiformis, Morbus Duhring) oder neurologischen Manifestationen (z. B. Glutenataxie, Parästhesien, Kopfschmerzen, Subpopulationen bei Nicht-Zöliakie-Gluten-Sensitivität, NZGS) induziert werden (**Empfehlungsgrad A;** Al-Toma et al. 2019; Felber et al. 2020; Armstrong et al. 2012; Collin et al. 2017; Frossi et al. 2019; Studerus, Schumann 2023).

MERKE

- **Nahrungsmittelallergien** (NMA) sind spezifische IgE- oder nicht-IgE-vermittelte Überempfindlichkeitsreaktionen des Immunsystems.
- **Nahrungsmittelunverträglichkeiten** (NMU) sind pathophysiologisch durch verschiedenste nichtimmunologische Mechanismen gekennzeichnet und verlaufen dosisabhängig bei individuell prädisponierten Personen.
- Die **Zöliakie** gilt heute als autoimmune Multisystemerkrankung.

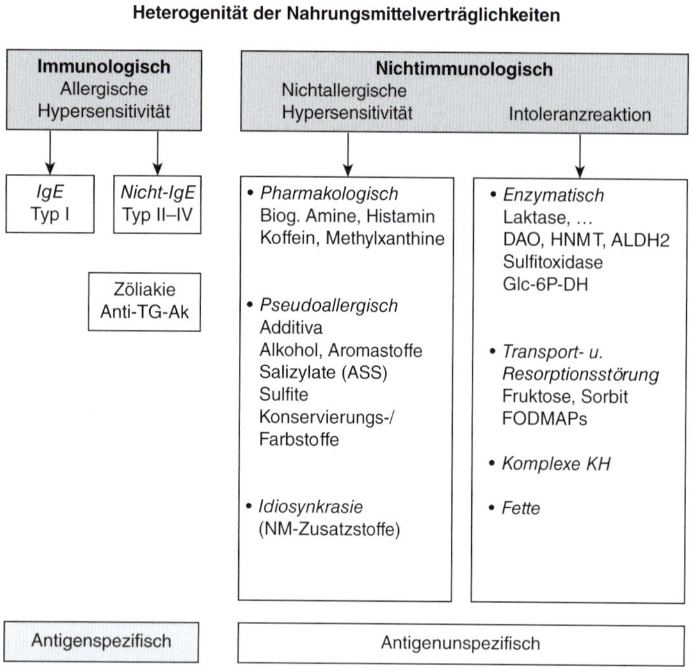

Abb. 2.1 Spektrum der immunologisch und nichtimmunologisch vermittelten Nahrungsmittelreaktionen [L231]

Die Prävalenz der NMA, der NMU und von Zöliakie bzw. weizenassoziierten Erkrankungen ist je nach geographischer Lokalisation ethnischer Herkunft, Genetik und phänotypischen Einflüssen (z. B. Mehlstaub) sehr unterschiedlich. Die immunologisch induzierte NMA ist selten; sie betrifft ca. 5–8 % der Kinder und 2–5 % der Erwachsenen (Boyce et al. 2010; Worm et al. 2021; Raithel, Bischoff 2020; Wechsler, Hirano 2018). Die nichtimmunologisch induzierte NMU ist wesentlich häufiger (15–40 %), wenn die verschiedenen Typen (Alkohol, Fruktose, Histamin-, Salizylatunverträglichkeit und komplexe Kohlenhydrate, z. B. FODMAPs) kumulativ in der Bevölkerung erfasst werden (Schnedl et al. 2021; Skypala 2011; Stein et al. 2011). Ihre Häufigkeit variiert aber auch stark, was sich z. B. gut an der Laktoseintoleranz zeigt, die je nach untersuchter ethnischer Gruppe zwischen 2 und 75 % der erwachsenen Bevölkerung betreffen kann (Raithel et al. 2013).

Die Zöliakie tritt mit einer Häufigkeit von 1–2 % auf, während weizen- bzw. getreideassoziierte Krankheitsbilder insgesamt häufiger sind (2–25 %) je nach Vorliegen von IgE-abhängiger Weizenmehlallergie (0,3–1 %), weiteren Getreidemehl- und/oder Getreidepollensensibilisierungen, Atopie, nichtimmunologischen Mechanismen oder Reizdarmsymptomatik etc. (z. B. NZGS; Aguilera-Lizarraga et al. 2019; Armstrong et al. 2012; Bojarski et al. 2022; Frossi et al. 2019; Mumolo et al. 2020; Tuck et al. 2019).

2.2 Symptomatik und klinisches Bild

Im Prinzip kann durch NMA und NMU eine Vielzahl an Beschwerden und Symptomen induziert werden, die mittels gezielter Anamnese und danach ausgerichteter Diagnostik abgeklärt werden. Postprandial akut auftretende Krankheitsbilder können am besten nur durch strukturierte Anamnese, gezielte Diagnostik, Provokationstestungen oder standardisierte Expositions- und Karenzversuche exakt gesichert werden. Sie können prinzipiell alle Organsysteme inklusive des zentralen Nervensystems oder des Herz-Kreislauf-Systems betreffen (Aguilera-Lizarraga et al. 2019; Raithel et al. 2002; Skypala 2011; Stein et al. 2011).

Es sind aber auch verzögerte Reaktionen (2–12 h postprandial) und späte Reaktionen (> 24 h) abzutrennen von einer chronischen Symptomatik. Letzteres ergibt sich häufig aufgrund der oft mit Unverträglichkeiten einhergehenden Barrierestörung am Darm (z. B. unspezifische Arthralgien, Benebeltsein im Kopf, Kopfschmerzen, psychische Veränderungen, okkulte Effektorzellakkumulation im Darm, Mikrobiotaveränderungen und/oder Nährstoffdefiziten; Aguilera-Lizarraga et al. 2019; Raithel, Bischoff 2020; Vivinus-Nebot et al. 2012).

Am häufigsten sind Symptome der Haut (Exanthem, Flush, Urtikaria etc.) und des GIT. Dessen oft zunächst unspezifische Symptome wie Übelkeit, abdominelle Bauchschmerzen oder Bauchkrämpfe sind nicht diagnostisch und können sowohl bei der NMA als auch der NMU auftreten. Ebenso lassen eine Reizdarmsymptomatik, Pruritus, flüchtige Erytheme oder psychosomatische Beschwerden keine strenge Differenzierung zwischen NMA und NMU zu.

Für die IgE-vermittelte NMA ist ein rascher Beginn innerhalb von Minuten bis Stunden nach Allergenaufnahme typisch. Die Allergene sind üblicherweise proteinbasierte Antigenstrukturen (Ausnahme: Fleischallergie durch Kohlenhydratallergen Alpha-Gal). Eine Reaktion der Mundhöhle (orales Allergiesyndrom) wird oft schon beim Verzehr festgestellt, während Reaktionen von Magen, Dünndarm oder Dickdarm oft erst mit einer gewissen Latenz auftreten, je nachdem wie schnell das Allergen im Mahlzeitengemisch den mit Allergiezellen betroffenen Abschnitt des GIT erreicht (Boyce et al. 2010; Worm et al. 2021; Aguilera-Lizarraga et al. 2019; Raithel, Bischoff 2020; Stein et al. 2011; Wechsler, Hirano 2018). Denn es ist nicht immer der gesamte GIT Reaktionsort der Allergie, oft sind es nur bestimmte Abschnitte. Es gibt auch IgE-vermittelte Soforttyp-Reaktionen, die gewöhnlich erst mit 4- bis 6-stündiger Verzögerung nach bestimmten Allergenen (z. B. spezielle Fleischallergien Alpha-Gal) auftreten. Manche Reaktionen erfordern die Anwesenheit von Co-Faktoren wie Alkohol oder Schmerzmittel oder treten erst im Zusammenhang mit bzw. nach körperlicher Betätigung auf (z. B. Weizenprodukte – Omega-5-Gliadin). Dies erschwert die Differenzialdiagnose.

Eine Sonderform bildet das **orale Allergiesyndrom,** das bevorzugt bei pollensensibilisierten Patienten auftritt, mit Reaktionen gegenüber pflanzlichen hitzelabilen Lebensmittelallergenen aus Obst, Nüssen, Karotten etc., die mehr oder weniger stark kreuzreaktiv zu Pollenallergenen sind. Es findet sich besonders im Rahmen der allergischen Rhinokonjunktivitis, kann ebenso isoliert auftreten und hat selten auch systemische Folgen. Die Symptomlokalisation betrifft den Oropharynx und schließt Juckreiz, Pelzigkeitsgefühl, Niesreiz sowie eine milde Lippen- und Zungenschwellung ein (Muraro et al. 2014; Worm et al. 2021; Raithel et al.2002; Skypala 2011).

Symptome des oberen GIT können durch hitzelabile, hitzestabile und verdauungsresistente Allergene ausgelöst werden (s. o. sowie Fleisch, Milch, Zerealien etc.) und umfassen Schluckstörungen, Bolusobstruktion, Übelkeit, Erbrechen, Sodbrennen und Oberbauchschmerzen (Stein et al. 2011; Wechsler, Hirano 2018). Hautreaktionen wie das Aufflammen eines atopischen Ekzems, Urtikaria und ein Angioödem sind die häufigsten dermalen Manifestationen. Es wird vermutet, dass bis zu 10 % der akuten Urtikaria-Fälle durch NMA ausgelöst werden. Bei systemischem Mitbefall kann es zu respiratorischer oder kardiovaskulärer Symptomatik bis hin zur generalisierten Anaphylaxie mit Blutdruckabfall, Herzrhythmusstörungen und schlimmstenfalls Tod kommen (Boyce et al. 2010; Muraro et al. 2014; Worm et al. 2021).

In ➤ Tab. 2.1 werden die mittlere Häufigkeit der Organmanifestation und die individuelle Patientengefährdung aufgezeigt (Mumolo et al. 2020). Je nach untersuchtem Krankengut können diese Häufigkeitsangaben schwanken (**Empfehlungsgrad B;** Boyce et al. 2010; Worm et al. 2021; Raithel, Bischoff 2020; Schwab et al. 2001; Skypala 2011; Stein et al. 2011). Bei Reizdarmpatienten ist mit einer höheren Frequenz an lokalen gastrointestinalen Symptomen zu rechnen (Grad IA 30–46 %; Bojarski et al. 2022; Vivinus-Nebot et al. 2012); bei atopischer Dermatitis finden sich stärker ausgedehnte Allergiegrade mit mehr extraintestinalen Manifestationen (Grad III).

Symptome des unteren GIT werden i. d. R. durch hitze- und verdauungsstabile Allergene ausgelöst und können Diarrhöen, Schmerzen, Koliken, Flatulenz etc. induzieren. Die Symptome treten gemäß der Passagezeit des Allergens in die tieferen Darmabschnitte meist verzögert, im Schnitt ca. 2–12, manchmal auch 24 h später, auf und sind dann von nicht-IgE-vermittelten Reaktionen klinisch nicht zu trennen.

Bei der nicht-IgE-vermittelten Reaktion der NMA sind die Symptome meistens subakut oder chronisch, umfassen im Wesentlichen aber die gleichen klinischen Beschwerden und treten oft mit noch stärkerer zeitlicher Latenz auf (24–72 h postprandial) als die Soforttyp-Reaktionen. Wichtige klinische Bilder der nicht-IgE-vermittelten NMA sind das Enterokolitissyndrom bei Kindern und Erwachsenen (z. B. Sojaproteine, Weizen, Muttermilch), während sich kutane Reaktionen oft als Ekzeme äußern (Nowak-Węgrzyn et al. 2015; Paajanen et al. 2005). Verzögerte Reaktionen können auch zu Migräneanfällen, Gelenkschmerzen, Kreislaufdysregulation, Malabsorption etc. führen.

Tab. 2.1 Klassifizierung der Ausbreitungsgrade bei Nahrungsmittelallergien (gastrointestinal vermittelte Allergien Grad I–IV)

Grad	Ausbreitungsgrad	Gefährdungsgrad	Häufigkeit
Isolierte Organmanifestation (Grad I)			
IA	Lokale gastrointestinale Manifestation am GIT o. nur bestimmten Abschnitten	–	30 %
IB	Lokale extraintestinale Manifestation (Auge, Bronchialsystem, Haut, Herz etc.)	+	< 5 %
Mehrere Organmanifestationen (Grad II–IV)			
II	Gastrointestinale Allergie u. Manifestation an einem extraintestinalen Organ	++	30 %
III	Gastrointestinale Allergie u. Manifestation an mehr als einem extraintestinalen Organ	++	35 %
IV	Gastrointestinale u. mehrere extraintestinale Organmanifestationen mit Kreislaufreaktion u./o. anaphylaktischen Symptomen	+++	< 1 %

–: keine Gefährdung; +: geringgradig; ++: mittelgradig; +++: schwergradig

Zu den kombinierten IgE- und nicht-IgE-vermittelten (zellulären) Immunreaktionen der NMA werden heute nicht nur die eosinophile Ösophagitis (EoÖ), sondern auch andere Formen der verzögerten gastrointestinalen Allergie gezählt, bei denen sowohl spezifische IgE-Nachweise möglich als auch Zeichen einer lymphozytären Hypersensitivität anzutreffen sind (Dellon et al. 2022; Nowak-Węgrzyn et al. 2015; Wechsler, Hirano 2018). Aktuell ist noch unklar, wie hoch der Anteil realer allergischer Mechanismen bei den anderen eosinophilen Organmanifestationen am GIT (EGIDs), bei mikroskopischen und lymphozytären Enterokolitiden ist, es ist jedoch von einer relevanten antigengetriggerten Reaktion auszugehen.

Bei der **eosinophilen Ösophagitis** (EoÖ) wurde schon bald nach ihrer Erstbeschreibung die nahrungsmittelinduzierte Exazerbation und ihre erfolgreiche Therapie durch Eliminationsdiäten beschrieben (z. B. Six-food Elimination Diet). Sie gilt heute als eine Th2-vermittelte Immunreaktion mit progredientem Verlauf, wenn auslösende Allergene nicht erkannt und eliminiert werden bzw. wenn keine Therapie erfolgt (Dellon et al. 2022; Wechsler, Hirano 2018). Besonders betroffen sind Atopiker, pollen- und inhalativasowie nahrungsmittelsensibilisierte Personen, junge Männer sowie von anderen Th2-Erkrankungen betroffene Personen (z. B. polypöse Rhinokonjunktivitis, Asthma bronchiale, atopische Dermatitis etc).

Eine Sonderstellung nimmt die **Zöliakie** ein, die heute als eine durch weizen-, gluten- und gliadinvermittelte spezifische Autoimmunopathie klassifiziert wird. Aufgrund des multiplen Vorkommens ihres Autoantigens Transglutaminase in verschiedenen Geweben wird sie heute als Multisystemerkrankung aufgefasst (Al-Toma et al. 2019; Armstrong et al. 2012; Collin et al. 2017; Frossi et al. 2019; Schuppan, Zimmer 2013; Studerus, Schumann 2023). Ihr Beschwerdebild reicht über Durchfälle, zahlreiche abdominelle Symptome und Malabsorption bis hin zum Fehlen jeglicher intestinalen Beschwerden; es können aber auch extraintestinale gluteninduzierte Symptome wie Anämie, Osteoporose, Depression, neuropsychiatrische Manifestationen, Dermatitis herpetiformis Duhring, Glutenataxie oder eine chronische Hepatitis auftreten (Frossi et al. 2019; Hahn et al. 2014; Petzak 2012). Charakteristisch bei der manifesten Zöliakie am GIT ist der serologische Nachweis von anti-TG-2-Autoantikörpern sowie histologisch die mukosale Zottenatrophie, eine Infiltration durch intraepitheliale Lymphozyten bei negativem spezifischem IgE gegenüber Weizen, während eine NMA gegenüber Weizen nur selten eine Mukosaatrophie zeigt (**Empfehlungsgrad A;** Al-Toma et al. 2019; Boyce et al. 2010; Felber et al. 2020; Collin et al. 2017). Bei der NMA gegenüber Weizen kann neben dem lokalen oder systemischen Nachweis von spezifischem IgE gegenüber Weizenallergenen eine Eosinophilen- oder Mastzellinfiltration anzutreffen sein.

PRAXISTIPP

Bei NMA und NMU gibt es typische Symptome (z. B. Angioödem, Flush, Urtikaria etc.) und leider auch viele untypische Symptome (Glieder- und Kopfschmerzen, Müdigkeit, Stimmungsschwankungen etc.). Ausgangspunkt für eine gezielte Diagnostik bei beiden Symptomgruppen sollte eine ausführliche Diät- und Ernährungsanamnese sein. Danach erfolgen die gezielten Tests zur stufenweisen Abklärung.

Die Symptomatik bei der NMU ist ebenso vielgestaltig und kann u. a. abdominelle, kutane, respiratorische, systemische und zentralnervöse Beschwerdebilder umfassen, allerdings jeweils ohne einen spezifischen immunologischen Bezug. Eine spezifische Immunreaktion ist nicht nachweisbar, weswegen hier auch nie eine IgE-induzierte Anaphylaxie auftritt. Beispiele für einige wichtige klinische Entitäten der nichtimmunologischen Unverträglichkeiten sind in ➤ Tab. 2.2 und ➤ Tab. 2.3 aufgelistet. Sie können pharmakologischer, pseudoallergischer (nichtallergischer) oder idiosynkratischer Natur sein oder durch Enzymdefekte, Transportstörungen oder einfache und komplexe Kohlenhydrate ausgelöst werden (Jarisch et al. 2013; Raithel et al. 2013; Stein et al. 2011; Tuck et al. 2019; Weidenhiller et al. 2012). Gerade bei der Abklärung einer Reizdarmsymptomatik wurde nicht nur auf die Unverträglichkeiten bei einfachen Kohlenhydraten hingewiesen, sondern auch auf Reaktionen gegenüber komplexeren Kohlenhydraten (Oligo- und Polysaccharide; fermentierbare Oligo-, Mono- und Disaccharide sowie Polyole FODMAPs; Peitzak 2012; Raithel et al. 2018; Zhang et al. 2021).

Tab. 2.2 Häufige Differenzialdiagnosen bei Unverträglichkeiten von Nahrungsmitteln und zugeordnete Diagnostiktests

Erkrankung – Pathophysiologie	Testverfahren
Kohlenhydratintoleranz (Malassimilation)	
Laktosemaldigestion	H2-AT 50 g Laktose, biochemische Enzymaktivitätsbestimmung (Biopsie)
Fruktosemalabsorption	H2-AT 25 g Fruktose
Sorbitmalabsorption	H2-AT 10 g Sorbit
FODMAPs-Intoleranz Fruktose-Oligo- u. -polysaccharide (Fruktane) Galaktose-Oligo- u. -polysaccharide (Galaktane)	Gezielte Provokation bzw. Elimination Fruktan-Provokation, Provokation mit FODMAPs-reichen Lebensmitteln (z. B. Artischocke, Chicorée, Hülsenfrüchte, Schwarzwurzel)
Bakterielle Überwucherung	H_2-AT 50 g Glukose
Chronische entzündliche Darmerkrankungen	Differenzialblutbild, CRP, Calprotectin, Endoskopie und Histologie
Eosinophile Ösophagitis (EoÖ) **Eosinophile Gastro-Enterokolitiden (EGIDs)**	Diff.-BB, ECP u. IgE Serum, Endoskopie u. Histologie Ausschluss Parasiten
Chronische Pankreatitis **Autoimmune Pankreatitis**	Elastase im Stuhl, Lipase im Serum, Sono Abdomen, ggf. EUS IgG4 im Serum, IgG4-pos. Plasmazellen im Pankreas o. in der Papille
Infektionen	Stuhluntersuchungen (inklusive Parasiten)
Nahrungsmittelunverträglichkeiten (Intoleranzen)	
Fettunverträglichkeit	Testmahlzeit, Sono Abdomen
Histaminunverträglichkeit	Provokation 75–100 mg Histamin (Bojarski et al. 2022; Raithel et al. 2015; Raithel et al. 2013)
Genussmittel (Koffeinintoleranz)	Provokation
Intoleranz gegen Salizylate u. NSAID	Provokation 10–100–250 mg ASS; funktioneller Bluttest (Raithel et al. 2015)
Nahrungsmittelallergien	Anamnese, Ernährungstagebuch, Prick-Test, spezifisches IgE in Serum o. Darm, Urin-Methylhistamin, Provokation, ggf. Differenzierung durch molekulare Allergiediagnostik (z. B. Multiplex-Tests mit simultaner Analyse vieler spezifischer IgE-Allergenkomponenten, ISAC- o. MADX-Test)
Pollenassoziierte NMA	Wie oben u. Pollen- u. Kreuzsensibilisierung
Kreuzreaktive NM (Gewürze, Sellerie, Hausstaub)	Wie oben u. Pollen- u. Kreuzsensibilisierung
Stabile Nahrungsmittelallergene (Milch, Weizen, Ei)	Wie oben; hitzestabile, verdauungsresistente Allergene
Schimmelpilze, Umweltantigene	
Mastozytose, Mastzellaktivierungssyndrom (MCAS)	Tryptase im Serum, Urin-Methylhistamin, Histologie u. ggf. Immunhistochemie (Eosinophile, Mastzellen, intraepitheliale Lymphozyten)

Tab. 2.2 Häufige Differenzialdiagnosen bei Unverträglichkeiten von Nahrungsmitteln und zugeordnete Diagnostiktests – *(Forts.)*

Erkrankung – Pathophysiologie	Testverfahren
Reizmagen-, Reizdarm-syndrom	Differenzialdiagnostik s. o., bei entsprechenden Hinweisen interdisziplinäre Diagnostik mit Allergologie/Dermatologie, Gynäkologie, ggf. Endokrinologie, Psychosomatik
Zöliakie	• IgA im Serum, Screening IgA-Antikörper gegen Transglutaminase anti-TG2-Ak, bei V. a. extraintestinale gluteninduzierte Manifestationen ggf. auch anti-TG3- bzw. -TG6-AK; zur Bestätigung bzw. in unklaren Fällen auch IgA-AK gegen Endomysium (EMA) o. gegen deamidierte Gliadinpeptide (DGP) • Bei IgA-Mangel entsprechend IgG-basierte Diagnostik • Endoskopie u. Histologie (Marsh-Klassifikation)

H_2-AT = H_2-Atemtest; FODMAPs= Fermentierbare Oligosaccharide, Di- und Monosaccharide sowie Polyole

Tab. 2.3 FODMAPs (fermentierbare Oligosaccharide, Disaccharide, Monosaccharide und Polyole)

F	Fermentable	Darmbakterien	
O	Oligosaccharide	Ø Absorption	Weizen, Gerste, Zwiebel, Lauch, Knoblauch, Artischocken, rote Bete, Erbsen, Chicorée, Linsen, Hülsenfrüchte, Pistazien, Cashewkerne
D	Disaccharide	↓ Absorption	Milch, Eis, Joghurt, Eiscreme
M	Monosacharide	↓ Absorption	Äpfel, Birnen, Mango, Kirschen, Wassermelone, Honig
A	And		
P	Polyole (Sorbitol, Mannitol, Xylit)	Langsame passive Absorption	Äpfel, Birnen, Kirschen, Nektarinen, Pfirsiche, Pflaumen, Wassermelone, Pilze, Blumenkohl, Kaugummi, Diabetikerkost, Konditoreiwaren

Auch die Fettunverträglichkeit ist bei wichtigen gastroenterologischen Krankheitsbildern (z. B. Reflux, autoimmune oder chronische Pankreatitis) zu beachten und stellt eine häufig bei diesem Kollektiv berichtete nichtimmunologische NMU dar.

Ein Teil der Intoleranzen wird durch Veränderungen der Dünndarmfunktion hervorgerufen, sodass die Beschwerden meistens etwas zeitverzögert nach Nahrungspassage in den Dickdarm auftreten. Diese können, z. B. bei der Laktoseintoleranz (Mangel des Dünndarmenzyms Laktase), die typischen Bauchschmerzen, Blähungen und Diarrhöen nach Genuss von Milch bzw. laktosehaltigen Produkten umfassen.

Die häufigste NMU ist die **Laktoseintoleranz (Laktosemaldigestion)** bei 10–20 % der deutschen Bevölkerung. Hier kommt es zu uncharakteristischen abdominellen Symptomen wie Blähungen, Flatulenz, Schmerz und wechselndem Stuhlverhalten nach Laktoseeinnahme (ab > 10 g). Durch den genetisch bedingten Verlust der Disaccharidase Laktase im Dünndarm kann Laktose nicht mehr in seine Bestandteile Glukose und Galaktose gespalten werden (Raithel et al. 2013; Stein et al. 2011). Das nicht resorbierte, osmotisch wirksame Disaccharid gelangt in tiefere Dünn- und Dickdarmabschnitte und wird dort von Bakterien verstoffwechselt. Die dabei entstehenden Produkte induzieren die klinische Symptomatik. Da bei der Verstoffwechselung der Laktose durch die Bakterien Wasserstoff entsteht, kann eine Zunahme über einen bestimmten Schwellenwert in der Ausatemluft im H2-Atemtest nach der gezielten Provokation mit Laktose gemessen werden. Eine direkte Laktasetestung kann mittlerweile auch an der endoskopischen Biopsie erfolgen. Im Rahmen der provokativen Gabe von Laktose kann auch der Blutzuckerspiegel im Blut bestimmt werden, der trotz Laktoseverzehr beim laktoseintoleranten Patienten nicht (bzw. nicht über einen bestimmten Schwellenwert) ansteigt. Spezifische IgE-Antikörper gegen Milchproteine sind bei nur laktoseintoleranten Patienten negativ.

Ähnlich verhält es sich bei der **Fruktose- und Sorbitmalabsorption** (Raithel et al. 2013; Stein et al. 2011; Zhang et al. 2021). Hierbei sind die Fruktosetransporter in der Dünndarmmukosa reduziert (GLUT-5) oder quantitativ überfordert, sodass das Monosaccharid Fruktose oder der sechswertige Alkohol Sorbit ebenfalls im Kolon durch Bakterien verstoffwechselt wird. Da Sorbit intestinal in Fruktose umgebaut wird, den GLUT-5-Transporter hemmt und ebenso osmotisch wirksam ist, gleicht die Sorbitintoleranz der Fruktosemalabsorption. Die Beschwerden sind, wie bei der Laktoseintoleranz beschrieben, eine unspezifische Reizdarmsymptomatik und NMU ohne relevante systemische oder histologische Entzündungsaktivität. Die Diagnostik erfolgt mit dem H_2-Atemtest auf Fruktose und Sorbit.

Die FODMAPs-Intoleranz umfasst nicht nur die Malassimilation der Mono- und Disaccharide, sondern beinhaltet auch Reaktionen gegenüber längerkettigen Fruktose- und Galaktosemolekülen (Fruktane, Galaktane) sowie gegenüber Zuckeralkoholen (Mannitol, Xylit, Polyole etc.) und Polyfruktose (Inulin, Glykoside), Nicht-Stärke-Polysaccharide (NSP) und resistente Stärke (Zhang et al. 2021). Als osmotisch wirksame Substanzen induzieren sie – ähnlich wie bei der Mono- und Disaccharidunverträglichkeit – einen Wassereinstrom in das Darmlumen, sind schnell durch Bakterien metabolisierbar, mit entsprechender Gasproduktion, und verschieben das Gleichgewicht der Mikrobiota. Diese Veränderungen spielen oft eine Rolle bei Reizdarm, NZGS, bei Beschwerden nach Bohnen, Kohl, Artischocken und anderen Unverträglichkeiten von Gemüsen und pflanzlichen Lebensmitteln (Raithel et al. 2018; Zhang et al. 2021),

Laktose-, Fruktose- und Sorbitmalabsorption treten oft gemeinsam auf, weshalb es ratsam ist, bei entsprechenden Symptomen alle drei abzuklären und nach einer gemeinsamen Ursache einer Bürstensaumschädigung des Dünndarms zu suchen (z. B. bakterielle Dünndarmüberwucherung, gastrointestinale Allergie, Infektion, Zöliakie; Hahn et al. 2014; Posserud et al. 2007; Raithel et al. 2013).

Auch eine rasche Aufnahme großer Mengen an Laktose, Fruktose oder Sorbit (Fruchtsäfte, Smoothies) und/oder eine beschleunigte Dünndarmpassage (z. B. peri- oder postinfektiös), die zur unzureichenden Resorption führt, können zum Auftreten einer rein osmotisch induzierten Diarrhö führen und so ggf. den Fehlschluss auf das Vorliegen einer NMU oder Allergie gegen Milch bzw. Obst, Früchte und Gemüse induzieren. Hier sollte die genaue Ernährungs- bzw. Trinkweise erfragt und ggf. verändert werden.

In bestimmten Situationen kann die Nahrungsmittelintoleranz sekundär im Rahmen anderer Erkrankungen (mit möglicher extraintestinaler Organmanifestation) auftreten, so z. B. bei einer chronisch entzündlichen Darmerkrankung (CED), bei Infektionen oder einer Zöliakie, sodass sich die abdominellen Intoleranzbeschwerden, z. B. auf die Zufuhr von Laktose oder exogenem Histamin, zu den Symptomen der Grundkrankheit reihen und so ein buntes Krankheitsbild entstehen kann.

2.3 Diagnostik und Differenzialdiagnose

Am Anfang der Diagnostik steht bei Personen mit NMU die detaillierte Anamnese. Eine organische Erkrankung, eine CED, eine mikroskopische Kolitis, eine gastrointestinale Infektion und eine Neoplasie sollten bei Erwachsenen prinzipiell mittels Gastro- und Koloskopie, eine virale oder bakterielle Infektion via Stuhlkulturen sicher ausgeschlossen werden (Moneret-Vautrin et al. 2001; Psserud et al. 2007; Raithel et al. 2002). Bei Kindern kann mittels Calprotectin oder Laktoferrin im Stuhl das Vorliegen einer organischen Erkrankung gut nichtinvasiv getestet werden. Die Führung eines Ernährungstagebuchs über 2–4 Wo. kann hilfreich sein und bei der Identifizierung eines Allergens oder eines Intoleranztriggers helfen (**Empfehlungsgrad A;** Al-Toma et al. 2019; Boyce et al. 2010; Felber et al. 2020; Skypala 2011; Wechsler, Hirano 2018). Wie in ➤ Tab. 2.2 aufgelistet, gehören dazu auch Pankreaserkrankungen, denn Störungen der enzymhaltigen Sekretion bei autoimmuner und chronischer Pankreatitis können zu Störungen der Fettverdauung und der proteolytischen Digestion führen, was zu Unverträglichkeitserscheinungen und Verdauungsbeschwerden führen kann.

2.3.1 IgE-vermittelte NMA

Die Diagnostik erfordert bei dieser Form der NMA entsprechend der Anamnese die Durchführung von Hauttests (Prick-Tests, Ablesung nach 20 min) auf Lebensmittel (➤ Abb. 2.2), Schimmelpilze, Gewürze und evtl. weitere Umweltantigene (Pollen, Hausstaub etc.). Gegebenenfalls kann auch eine spezielle intradermale Injektion mit dem vermuteten Agens erfolgen. Insgesamt ist die Aussagekraft der Hauttests allerdings eingeschränkt. Der negativ prädiktive Wert überwiegt den positiven, d. h., ein negativer Hauttest lässt eine Allergie eher unwahrscheinlich erscheinen, bei einem positiven Testergebnis kann sie jedoch nicht sicher diagnostiziert werden, denn eine Hauttestsofortreaktion gilt zunächst nur als IgE-Sensibilisierung (**Empfehlungsgrad A;** Boyce et al. 2010; Worm et al. 2021; Moneret-Vautrin et al. 2002; Skypala et al. 2011).

Die eingeschränkte Sensitivität ergibt sich auch aus der mittlerweile gut erkannten Beschränkung von Allergien auf bestimmte

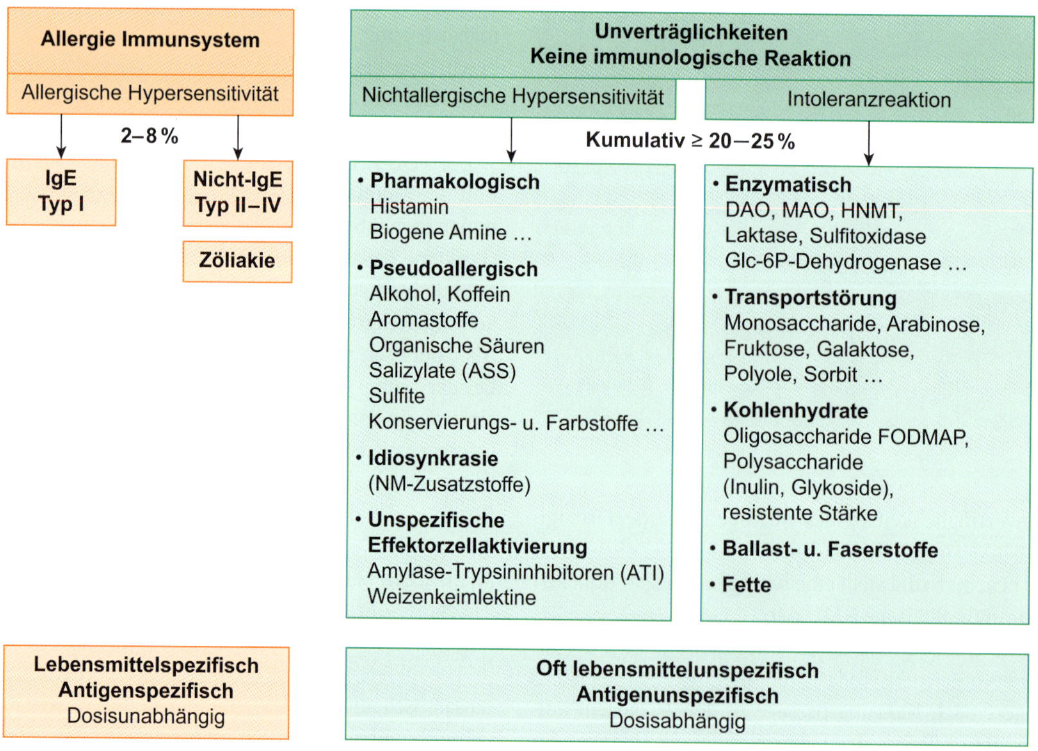

Abb. 2.2 Allergie oder Unverträglichkeit bei Lebensmittelreaktionen [L231]

Kompartimente (z. B. isolierte Mukosamanifestation, Haut und/oder Blut). Allergien, die sich nur am ortsständigen Gewebe des GIT abspielen, müssen keine positive Hautreaktion oder einen spezifischen IgE-Test im Blut zeigen (sog. seronegative gastrointestinal vermittelte Allergie; Paajanen et al. 2005; Raithel et al. 2002; Raithel et al. 2013).

Im Blut erfolgt danach die Bestimmung des Gesamt-IgE, des NM-spezifischen IgE und die Anfertigung eines Differenzialblutbilds mit der Frage nach Eosinophilie zur Beurteilung einer Sensibilisierung bzw. einer allergischen Diathese. Bei anamnestisch deutlichem Hinweis mit symptomatischer Reaktion auf ein spezielles Allergen mit positivem Haut- oder Bluttest ist die Diagnose klinisch bereits gesichert. Bei unklarem Bezug zum aufgenommenen Allergen sollte dieses jedoch klinisch unter ärztlicher Kontrolle eliminiert und erneut verabreicht (Benutzung Scores) oder mittels einer Provokation (z. B. verblindet) am Patienten überprüft werden, um die Diagnose zu sichern (**Empfehlungsgrad A;** Boyce et al. 2010; Worm et al. 2021; Dellon et al. 2011; Stein et al. 2011; Wechsler, Hirano 2018).

Zudem ist bei unklaren Fällen, Beteiligung des GIT, bei verzögerten Reaktionen oder vermuteten nicht IgE-vermittelten Allergietypen bzw. chronischem Krankheitsbild sowie zur Feststellung von histaminassoziierten Erkrankungen (z. B. Mastozytose) die Konzentration von Methylhistamin im 12-h-Sammelurin hilfreich (Jarisch et al. 2013; Raithel et al. 2015). Hier kann einerseits eine Erhöhung der Methylhistamin-Konzentration im Vergleich zu Gesunden nachgewiesen werden, andererseits kann, nach Einhaltung einer hypoallergenen Kost, ein Abfall der Methylhistamin-Konzentration bei NMA verzeichnet werden (**Empfehlungsgrad B;** Raithel et al. 2015; Raithel et al. 2002).

Weitere Hinweise auf oft schwer erkennbare gastrointestinale Allergien, Mastzellaktivierung (Mastozytose und MCAS) oder eosinophile gastrointestinale Erkrankungen (EGIDs) kann die Messung von eosinophilem kationischem Protein (ECP, Entzündungsmediator aus eosinophilen Granulozyten) im Blut, Stuhl oder aus der intestinalen Lavageflüssigkeit bzw. von Mastzelltryptase im Serum liefern. Diese Untersuchungen könnten auch Hinweise auf die selteneren EGIDs und/oder eine Mastozytose geben (Skypala 2011; Stein et al. 2011; Wechsler, Hirano 2018).

Als weiterführende endoskopische Diagnostikmöglichkeit steht die Ileokoloskopie mit endoskopisch gesteuerter Darmlavage zur Verfügung (Raithel et al. 2002; Schwab et al. 2002; Stein et al. 2011). Hier werden an drei Abschnitten des unteren GIT (z. B. terminales Ileum, Zökum, rektosigmoidaler Übergang) während einer Koloskopie je 50 ml NaCl in den Darm gespült und nach 1 min wieder abgesaugt. Ziel ist es, die dort vorhandenen, lokal gebildeten spezifischen IgE-Antikörper und Entzündungsmediatoren zu bestimmen. Dadurch können Personen, die verstärkt im Darm Allergieantikörper bilden, identifiziert und es kann eine entsprechende Karenz eingeleitet werden. Diese Form der lokalen schleimhautgebundenen IgE-Allergie (GIT, Nase) wird heute als Entopie bezeichnet im Gegensatz zur Atopie, bei der IgE an mehreren Organkompartimenten und im Blut erhöht nachweisbar ist. Die Existenz entopischer, seronegativer gastrointestinaler Allergien erklärt, weshalb manche Formen der lokalen allergischen Reaktion auch nur mit lokal wirksamen Verfahren detektiert werden können (z. B. Biopsieaustestung, endoskopische Lavage, Endomikroskopie; **Empfehlungsgrad B;** Worm et al. 2021; Bojarski et al. 2022; Raithel et al. 2002; Schwab et al. 2001).

Die vielen Diagnostikbausteine legen oft nur eine Vermutung der NMA nahe und bedürfen stets einer klinischen Evaluation. Diese kann entweder durch eine dokumentierte Expositions- und Karenzphase erfolgen oder – bei schwierigen Fällen, psychischer Belastung, Polysensibilisierung – in Form des „Goldstandards" mit einer placebokontrollierten, doppeltblinden oralen Provokationstestung (**Empfehlungsgrad A;** Boyce et al. 2010; Muraro et al. 2014; Worm et al. 2021; Raithel et al. 2002; Raithel, Bischoff 2020; Stein et al. 2011). Bei beiden Formen sollte aufgrund der Gefahr einer anaphylaktischen Reaktion ein Patientenmonitoring mit Bereitstellung der üblichen antianaphylaktischen Medikation erfolgen (Muraro et al. 2014; Raithel, Bischoff 2020; Wechsler, Hirano 2018).

2.3.2 Nicht-IgE-vermittelte NMA (Spättyp, verzögerte Reaktionen)

Bei V. a. eine verzögerte NMA vom Spättyp empfiehlt sich primär die gleiche Diagnostik wie bei der IgE-vermittelten NMA, da zunächst Soforttyp-Reaktionen ausgeschlossen werden müssen (Nowak-Węgrzyn et al. 2015). Hier ist es allerdings sinnvoll, die an der Haut angelegte Prick-Testung nochmals nach 24–48 h abzulesen, da ein kleiner Teil der Patienten verspätete kutane Reaktionen zeigen kann. Weitere Bausteine zur Objektivierung nicht-IgE-vermittelter Reaktionen sind die Bestimmung des Methylhistamins im Urin, die Bestimmung der Proliferationsrate von Lymphozyten auf ein Allergen hin (LTT), die Durchführung von Provokationstestungen und/oder unter wissenschaftlichen Aspekten die Bestimmung der Zytokinantwort im Blut oder an der Darmschleimhaut nach Provokation des Patienten bzw. der Darmbiopsien (Moneret-Vautrin et al. 2001; Paajanen et al. 2005; Raithel et al. 2002; Stein et al. 2011). Auch hier ist zur definitiven Diagnosesicherung eine standardisierte Provokation sinnvoll, die aber ausreichend lange und mit ausreichender Dosis des vermuteten Allergens durchgeführt werden muss (Nowak-Węgrzyn et al. 2015; Paajanen et al. 2005; Raithel, Bischoff 2020; Stein et al. 2011).

Wichtige Allergene bei IgE- und nicht-IgE-vermittelten NMA

Beispiele für häufig vorkommende Nahrungsmittelallergene sind in ➤ Tab. 2.4 und ➤ Tab. 2.5 nach Herkunft des Lebensmittels, nach relevanter Proteinstruktur und kreuzreaktivem Potenzial und ihrer klinischen Bedeutung aufgelistet.

MERKE

Sensibilisierungen mit der spezifischen IgE-Bestimmung oder im antigenspezifischen Lymphozytentransformationstest (LTT) sind noch keine Allergiediagnose, denn das dabei jeweils auffällige Allergen muss auf seine klinische Relevanz hin überprüft werden (Exposition – Provokation). IgG4-Antikörper auf Lebensmittel sind nicht als krank machende Antikörper anzusehen (Worm et al. 2021).

Tab. 2.4 Häufig vorkommende Nahrungsmittelallergene nach Herkunft (Auswahl)

Pflanzlich	Tierisch
Nüsse (Erd-, Wal-, Haselnuss)	Milch u. Milchprodukte
Obst (v. a. frisches Stein- u. Kern-obst)	Hühnereiweiß
Gemüse (Sellerie, Karotten, Paprika etc.)	Rotes u. weißes Fleisch
Getreide u. Getreideprodukte (Weizen, Roggen, Gerste, Hafer)	Fisch u. Meeresfrüchte
Sojaprodukte u. Mais	
Hülsenfrüchte	
Gewürze	
Lupinen	
Senf	

Tab. 2.5 Häufig vorkommende Nahrungsmittelallergene nach relevanter Proteinstruktur und kreuzreaktivem Potenzial und ihrer klinischen Bedeutung (Auswahl)

Proteingruppen	Nahrungsmittel	Bedeutung
PR-10-Proteine (bet-v-1)	Apfel, Haselnuss, Sellerie, Birkenpollen-kreuzreaktive NM	Pollenallergie u. Pollenkreuzreaktive NMA, hitzelabil
PR-14-Proteine (LTP)	Apfel, Aprikose, Pfirsich, Pflaume, Kirsche	Stabile Lipidtransfeproteine (LTP), verdauungsresistent
Profiline (bet-v-2)	Zitrusfrüchte, Tomate, Banane	Pflanzliche, kreuzreaktive Allergene, hitzelabil
Speicherproteine (2S-Albumin, 7S/11S Globulin)	Erdnuss, Soja, Getreide, Hanfsamen	Resistente Allergene
Glykoprotein	Tomate, Zucchini, Sellerie	Pflanzliche hitzelabile Allergene
Glykoprotein Galaktose-α-1,3-Galaktose	Rotes Fleisch, Innereien, Zecken, Gelatine, Milch, Katze	Verzögerte Reaktion auf Säugetierfleisch, bestimmte Biologika

Zöliakie

Hierbei handelt es sich um eine zellvermittelte autoimmune Reaktion gegen das Peptid Gliadin, Bestandteil des Klebereiweißes Gluten, das aufgrund einer gestörten Barrierefunktion des Darmepithels bis in das Endomysium der Darmzelle vordringen kann. Die hier lokalisierte Gewebstransglutaminase modifiziert die eingedrungenen Peptide (Armstrong et al. 2012; Frossi et al. 2019; Hahn et al. 2014; Pietzak 2012; Schuppan, Zimmer 2013). Über Aufnahme des Peptid-Gewebstransglutaminase-Komplexes in antigenpräsentierende Zellen und anschließende Präsentation an T-Helferzellen kommt es besonders bei HLA-DQ2- und -DQ8-positiven Personen zur intestinalen Aktivierung von T-Killerzellen und (über B-Zell-Aktivierung) zur Antikörperproduktion einerseits gegen Gliadin, Endomysium und andererseits körpereigene Bestandteile wie die Gewebstransglutaminase (**Empfehlungsgrad A;** Al-Toma et al. 2019; Felber et al. 2020; Armstrong et al. 2012; Collin et al. 2017; Frossi et al. 2019; Schuppan, Zimmer 2013; Studerus, Schumann 2023).

Bei V. a. Zöliakie kann daher serologisch nach Antikörpern gefahndet werden. Hier versucht man primär, Gewebstransglutaminase-IgA-Antikörper (anti-TG2) nachzuweisen. Zum Ausschluss eines IgA-Mangels muss hierbei noch das Gesamt-IgA im Serum bestimmt werden. Im Falle eines IgA-Antikörpermangels soll auf die Gewebstransglutaminase-IgG-Antikörper ausgewichen werden (**Empfehlungsgrad A;** Felber et al. 2020; Armstrong et al. 2012; Frossi et al. 2019; Hahn et al. 2014; Pietzak 2012). Bei unzureichender Beurteilbarkeit stehen zur Diagnostik auch Endomysium-IgA- und deaminierte Gliadin-Peptid-IgA-Antikörper (anti-EMA, anti-DGP) zur Verfügung (Frossi et al. 2019).

Zur Sicherstellung der Diagnose gehört bei Erwachsenen auch der histologische Nachweis von typischen histologischen Veränderungen in Dünndarmbiopsien mit unterschiedlichen Graden der Zotten- und Mukosaatrophie entsprechend der Marsh-Klassifikation (Al-Toma et al. 2019; Felber et al. 2020; Aguilera-Lizarraga et al. 2019, Frossi et al. 2019; Hahn et al. 2014; Pietzak 2012). Bei Zunahme der intraepithelialen Lymphozyten (infiltrativer Typ, > 40/Blickfeld, Marsh 1), Kryptenhyperplasie (hyperplastischer Typ, Marsh 2) oder verschiedenen Graden einer Zottenatrophie (destruktiver Typ, Marsh 3) bzw. bei kompletter Atrophie (hypoplastischer Typ, Marsh 4) ist bei Kombination von zwei Befunden eine Zöliakie hochwahrscheinlich. Da zur Zottenatrophie einige Differenzialdiagnosen in Betracht kommen, sollte die Diagnose mit einer positiven anti-TG2-Serologie gesichert werden (seropositive Zöliakie; Aguilera-Lizarraga et al. 2019). Gelingt der Nachweis der zöliakiespezifischen Antikörper im Blut nicht, sollte im Stuhl nach anti-TG2 oder anderen Antikörpern (anti-EMA, anti-DGO) gesucht werden (sog. seronegative Zöliakie; **Empfehlungsgrad C;** Felber et al. 2020; Paajanen et al. 2005; Pietzak 2012; Raithel et al. 2018).

2.3.3 Nahrungsmittelunverträglichkeiten

Für die sehr häufigen Kohlenhydratmalassimilationen (➤ Abb. 2.1 und ➤ Tab. 2.2) erfolgt heute die Diagnostik bei den Mono- und Disacchariden mit guter Sensitivität am schnellsten mit dem H_2-Atemtest (Posserud et al. 2007; Raithel et al. 2013). Hier werden die klinische Reaktion auf eine vorgegebene Testmenge des jeweiligen Zuckers sowie die Konzentration von Wasserstoff in der Ausatemluft gemessen. Bei einem gesunden Probanden wird der Großteil der Zucker im Dünndarm verstoffwechselt und gelangt somit nicht in das Kolon. Bei Unverträglichkeiten z. B. gegenüber Laktose, Fruktose, Sorbit etc. findet unter Entstehung von Wasserstoff die Zersetzung der Zucker durch Bakterien im Kolon statt. Der ausgeatmete H2 wird in der Exhalationsluft über 2–4 h gemessen und liegt bei Intoleranz mit Beschwerden gewöhnlich > 20 ppm. Bei Personen, die keine H2-Gas-produzierende Mikrobiota aufweisen (10–20 % der Bevölkerung) kann bei der Milchzuckerunverträglichkeit der Blutzuckeranstieg im Blut, bei den anderen Mono- und Disacchariden ersatzweise die Methangasproduktion gemessen werden (Stein et al. 2011).

Milchzucker, Fruktose und Sorbit spielen zwar die Hauptrolle bei der Kohlenhydratmalassimilation, in der Gruppe der fermentierbaren Oligosaccharide, Disaccharide, Monosaccharide und Polyole (sog. FODMAPs) finden sich aber auch die sog. Frukto- und Galaktooligosaccharide (Fruktane, Galaktane; s. a. Oligosaccharide ➤ Abb. 2.3), die im H_2-Atemtest nicht direkt erfasst werden (Raithel et al. 2018; Zhang et al. 2021). Bei Unverträglichkeit dieser Oligosaccharide hilft es, einen gezielten Expositionsversuch z. B. mit FODMAP-reichen Lebensmitteln über 2–3 d durchzuführen, um derart sensitive Patienten zu erkennen (z. B. Reizdarm, Blähungen, Dysbiose). Danach kann eine gezielte FODMAP-reduzierte bzw. -freie Diät eingeleitet werden (Raithel et al. 2018).

Histaminintoleranz

Eine Sonderstellung nimmt die **Histaminintoleranz** ein, die als pharmakologische Intoleranz gesehen werden kann. Definitionsgemäß liegt sie bei prädisponierten Personen dann vor, wenn < 150–200 mg Histamin zugeführt werden, die zu Beschwerden führen (Hoffmann et al. 2013; Jarisch et al. 2013; Weidenhiller et al. 2012). Bei Ingestion höherer Histaminmengen liegt eine Intoxikation vor, die bei allen Personen eine Symptomatik auslöst (sog. Scromboid-Vergiftung).

Die Histaminintoleranz wird als eine nichtallergische Hypersensitivität eingestuft, die durch ein Übermaß an Histamin im Körper entsteht. Sie ist heute am besten als Histaminintoleranz-Syndrom (HIS) definiert, da sie an verschiedenen Organen auftreten kann (**Empfehlungsgrad B;** Worm et al. 2021; Hoffmenn et al. 2013; Jarisch et al. 2013; Weidenhiller et al. 2012). Die Diagnose wird bei > 2 typischen histaminvermittelten Symptomen (Flush, Urtikaria, Diarrhö, Tachykardie, Rhinitis) vermutet. Wenn gleichzeitig in Verbindung mit histaminreicher Kost und/oder Inhibitoren des Histaminabbaus eine Verschlechterung (Score) oder nach Karenz von histaminhaltigen Lebensmitteln eine Besserung eintritt bzw. durch antihistaminerge Medikation die Symptome verschwinden, wird die Diagnose HIS wahrscheinlicher (Jarisch et al. 2013; Tuck et al. 2019). Es existieren jedoch dazu viele Differenzialdiagnosen (NMA, Atopie, Mastozytose etc.), die ausgeschlossen werden müssen (Hoffmann et al. 2013; Schnedl et al. 2021). Problematisch bei der HIS ist das akute Auftreten, das häufig Allergien imitieren kann, während das chronische Auftreten keine typischen Histaminsymptome zeigen muss, aber mit funktionellen und immunologischen Störungen (Barriere, Reizdarm, Bauchschmerz) einhergehen kann (Hoffmann et al. 2013; Jarisch et al. 2013; Tuck et al. 2019; Weidenhiller et al. 2012).

Zum HIS können verschiedene Mechanismen beitragen, z. B. die exogene Zufuhr histaminhaltiger Produkte (Käse, Rotwein, Thunfisch etc.). Zudem wird ein verminderter Histaminabbau vermutet (Jarisch et al. 2013; Weidenhiller et al. 2012). Die Symptome können denen einer IgE-vermittelten NMA oder einer anderen Soforttyp-Allergie entsprechen und bis zum hypotensiven Schock durch hohe Histaminmengen gehen. Ursächlich für das Ungleichgewicht zwischen anfallendem Histamin und Histaminabbau kann ein Mangel an der im Dünndarm lokalisierten Diaminoxidase (DAO) oder deren Blockade sein (z. B. Alkohol, Antibiotika, Mukolytika etc.). Mittlerweile sind auch Störungen im Abbauschenkel der Histamin-N-Methyltransferase (HNMT) bekannt. Laut Jarisch et al. (2013) können die Histaminkonzentration im Plasma, die DAO-Aktivität, die Methylhistamin- und Histaminkonzentration im Urin bestimmt werden, um weitere Hinweise für einen gestörten Histaminabbau oder eine verstärkte endogene Produktion zu erhalten (**Empfehlungsgrad C;** Worm et al. 2021; Hoffmann et al. 2013; Jarisch et al. 2013; Stein et al. 2011). Mittels biopsiebasierten Tests wird heute versucht, die Histaminabbaukapazität im GIT individuell zu bestimmen sowie die DAO immunhistochemisch darzustellen. Bei begründetem V. a. HIS, erniedrigten Konzentrationen an DAO im Blut oder im Darm, erhöhten Plasmahistaminspiegeln kann die ergänzende Bestimmung der DAO- und HNMT-Genpolymorphismen zur Klärung einer derartigen genetischen Konstellation herangezogen werden (Tuck et a. 2019; Weidenhiller et al. 2012).

FODMAPs =
fermentierbare Oligosaccharide, Disaccharide, Monosaccharide und Polyole

F	Fermentable		Darmbakterien
O	Oligosaccharide	Ø Absorption	Weizen, Gerste, Zwiebel, Lauch, Knoblauch, Artischocken, Rote Bete, Erbsen, Chicorée, Linsen, Hülsenfrüchte, Pistazien, Cashewkerne
D	Disaccharide	↓ Absorption	Milch, Eis, Joghurt, Eiscreme
M	Monosaccharide	↓ Absorption	Äpfel, Birnen, Mango, Kirschen, Wassermelone, Honig
A	And (und)		
P	Polyole (Sorbitol, Mannitol, Xylit)	Langsame passive Absorption	Äpfel, Birnen, Kirschen, Nektarinen, Pfirsiche, Pflaumen, Wassermelone, Pilze, Blumenkohl, Kaugummi, Diabetikerkost, Konditoreiwaren

Abb. 2.3 Substanzgruppe bei nichtimmunologisch vermittelter Kohlenhydratmalassimilation [L231]

Definitiv nachgewiesen wird die Histaminintoleranz durch eine orale Provokation mit 75–100 g Histamin mit Dokumentation der dadurch ausgelösten Symptome, am besten über einen definierten Beschwerde-Score, z. B. Erlanger Score zur Objektivierung allergischer Symptome (Jarisch et al. 2013; Weidenhiller et al. 2012).

INFO

Weiterführende Hinweise

Histaminintoleranz-Syndrom (HIS) und Allergien sind z. T. sehr ähnlich und werden oft miteinander vermischt. Der Begriff HIS wird oft fälschlicherweise benutzt, ohne dass eine konsequente allergologische, gastroenterologische und/oder immunologische Diagnostik erfolgt ist.
Kutane und systemische Reaktionsformen bei NMA sind leichter mit der IgE-Diagnostik an Haut und Blut erfassbar als lokale IgE-seronegative Allergien bzw. verzögerte Allergietypen (lokal, systemisch Typ II–IV) im GIT oder in anderen Organen. Sie erfordern entweder eine weiterführende lokale IgE-Bestimmung und/oder eine endoskopische oder klinische Provokationstestung, um zu klären ob aus dem GIT endogen verstärkt Histamin freigesetzt wird. Zur exakten Differenzierung sind weiterführende Informationen unter www.vaem.eu und unter www.mein-allergie-portal.com oder www.histaminintoleranz.ch abrufbar.

Andere Nahrungsmittelunverträglichkeiten

Weitere diagnostische Tests zur Fett- oder Koffeinunverträglichkeit, Salizylatintoleranz (NSAID-Intoleranz) etc. sind in ➤ Tab. 2.2 aufgelistet. Die zunehmende Inzidenz von Reizdarmbeschwerden wurde kürzlich auch mit der Verwendung von bzw. der Intoleranz gegenüber Salizylaten in der Ernährung, bei Medikamenten und Bioprodukten assoziiert und stellt eine wichtige Differenzialdiagnose bei entsprechenden Beschwerden, unklaren Bauchschmerzen, Mastzellaktivierung oder Kolitisformen dar (Bojarski et al. 2022; Frossi et al. 2019; Moneret-Vautrin et al. 2001; Raithel, Bischoff 2020; Raithel et al. 2022). Die oft von Patienten angeführten Unverträglichkeitsreaktionen gegenüber Farbstoffen, Konservierungsmitteln, säurehaltigen Lebensmitteln, organischen Säuren (z. B. Essigsäure, Zitronensäure) sind z. T. auf eine verstärkte Leukotrienproduktion wie bei Salizylatintoleranz zurückzuführen, teilweise auch idiosynkratischer individueller Natur und extrem selten durch IgE-positive Reaktionen gekennzeichnet (Raithel et al. 2022; Stein et al. 2011).

Bei Sulfiten als Lebensmittelzusatzstoffen können Rhinitis, Atembeschwerden mit Bronchialobstruktion, Bauchschmerzen oder weiche Stühle auftreten. Die Symptomatik ist wie bei allen Intoleranzen dabei oft stark von der ingestierten Dosis abhängig (Skypala 2011).

2.3.4 Weitere häufige Differenzialdiagnosen

Bei Patienten mit postoperativen Veränderungen (z. B. Gastrektomie), Peristaltikstörungen, Diabetes mellitus, Kurzdarmsyndrom, Immundefekten, Therapie mit Immunsuppressiva oder Protonenpumpenhemmern kann es zur bakteriellen Dünndarmüberwucherung kommen (Posserud et al. 2007; Stein et al. 2011). Der Nachweis gelingt bei meist simultan positiven H2-Atemtestungen auf Laktose, Fruktose und Sorbit zusätzlich mit der Testung mit Glukose (50 g). Simultan gehäuft positive H_2-Atemtests können auf eine sekundäre Kohlenhydratmalassimilation hinweisen (Mukosaschaden, z. B. Zöliakie, CED) und/oder auf eine assoziierte bakterielle Dünndarmüberwucherung (Small Intestinal Bacterial Overgrowth, SIBO). Die SIBO kann bei CED (Strikturen, postop. Veränderungen), Lymphom, Reizdarmpatienten, autonomen Neuropathien, Sklerodermie sowie bei Mastzellaktivitätssyndrom und Mastozytose auftreten (Collin et al. 2017; Frossi et al. 2019; Posserud et al. 2007; Raithel et al. 2022).

2.4 Therapie

Das primäre Therapieziel ist, die klinischen Beschwerden zu lindern oder vollständig zu beseitigen und dem Patienten ein Zurechtkommen im Alltag zu ermöglichen, ohne dass nutritive Mangelsymptome auftreten. Die Basis einer erfolgreichen Behandlung der NMA oder NMU bildet die ernährungstherapeutische Beratung mit dem Erlernen des Vorkommens des Allergens bzw. Auslösers und das sichere Benutzen und Auswählen von Ersatzprodukten (**Empfehlungsgrad A;** Boyce et al. 2010; Muraro et al. 2014; Worm et al. 2021; Aguilera-Lizarraga et al. 2019; Nowak-Węgrzyn et al. 2015; Stein et al. 2011; Wechsler, Hirano 2018).

Einen Überblick über die modernen Behandlungsmöglichkeiten bei NMA und NMU gibt ➤ Abb. 2.4.

2.4.1 Nahrungsmittelallergien

Ernährungstherapie

Bei der Therapie der NMA steht die **Ernährungstherapie** mit der Allergenkarenz im Mittelpunkt. Dies ist die effektivste und billigste Therapie (➤ Abb. 2.4). Sie sollte heute immer mit einer umfangreichen Diätberatung erreicht werden (Allergenvorkommen, Ausweichlebensmittel, provozierende Co-Faktoren etc.), da die Karenz die entscheidende Basismaßnahme darstellt (**Empfehlungsgrad A;** Worm et al. 2021). Um einer Mangelernährung vorzubeugen, empfiehlt sich bei mehreren Allergenen zusätzlich zur tolerierten Kost die Hinzunahme einer hypoallergenen Trinknahrung (Nowak-Węgrzyn et al. 2015; Raithel 2021; Stein et al. 2011).

Probiotika stellen verschiedenartige mikrobielle Präparationen dar, die z. T. günstige Effekte auf die Darmimmunität, Barriere, Mastzellaktivität etc. haben, aber nicht alle Probiotika vermitteln die gleichen Effekte auf das humane Immunsystem und den GIT. Obwohl für einige probiotische Stämme potenziell antiinflammatorische und immunregulative Eigenschaften beschrieben wurden, sind noch zahlreiche Studien erforderlich, um eine klare und gezielte Indikation zum Einsatz bei NMA geben zu können (**Empfehlungsgrad C;** Muraro et al. 2014; Worm et al. 2021; Pratap et al. 2020; Rosenfeldt et al. 2004).

Medikamentöse Therapie

Bei der **medikamentösen Therapie** kommen zunächst lokal am GIT wirksame Prinzipien zum Einsatz wie Cromoglicinsäure (z. B. Pentatop) oder topische Kortikosteroide wie Budesonid (**Empfehlungsgrad B;** Worm et al. 2021; Raithel 2021; Raithel et al. 2013; Stein et al. 2011). Bei starker Symptomatik sowie extraintestinalen Symptomen können auch systemische H1-Antihistaminika (sedierend: Ketotifen; nicht sedierend: Rupatadin, Cetrizin, Loratadin) und andere angewandt werden (Raithel 2021). Hier muss allerdings die deutlich höhere Dosierung im Vergleich zur allergischen Rhinokonjunktivitis beachtet werden. Bei histaminvermittelter Übelkeit, Reflux, Dyspepsie sind auch H2-Antagonisten sinnvoll.

Bei ausgeprägtem klinischem Verlauf muss auf systemische Kortikosteroide (Prednisolon), Budesonid oder selten auf Immunsuppressiva bzw. Anti-IgE-Antikörper (Omalizumab) zurückgegriffen werden, wobei Letztere speziell für die NMA keine gezielte Zulassung besitzen und als individuelle Therapie bei der Krankenkasse beantragt werden müssen (Raithel 2021; Wechsler, Hirano 2018).

PRAXISTIPP

Die entscheidende kostengünstigste Therapiemaßnahme mit bester Prognose ist die Karenz gegenüber dem/n kausal wirksamen Allergen(en). Es sollte daher zunächst immer das Ziel der Allergenidentifizierung angestrebt werden, auch wenn dies eine umfassende interdisziplinäre Abklärung erfordert.

Erst wenn dies zu keiner deutlichen Besserung führt, wenn mehrere Allergene vorliegen, sich eine chronische Krankheitsaktivität entwickelt hat, kommen medikamentöse Maßnahmen mit Mastzellstabilisierung, H1- und/oder H2-Antihistaminika, Steroiden oder anti-IgE-Antikörper in Betracht. Bei Anaphylaxie muss ein Notfallset für den Patienten zu Hause verordnet werden (Muraro et al. 2014).

Spezifische Immuntherapie (Hyposensibilisierung)

Der Gedanke einer **spezifischen Immuntherapie (Hyposensibilisierung)** gegenüber dem auslösenden Allergen ist bei NMA bereits einige Jahrzehnte bekannt. Sie kann als subkutane, sublinguale oder orale spezifische Immuntherapie erfolgen. Allerdings ist die Patientenauswahl, Indikation (welches Allergen?), Durchführung, Begleitmedikation etc. dem in der Immuntherapie spezialisierten Facharzt zu überlassen, da generell heterogene Ergebnisse dazu vorliegen (**Empfehlungsgrad B;** Worm et al. 2021; Nowak-Węgrzyn et al. 2015; Wechsler, Hirano 2018). Bei Kindern mit systemischer Erdnussallergie kann eine orale Immuntherapie mit einem zugelassenen Präparat angeboten werden (Worm et al. 2021). Bei Erwachsenen mit pollenassoziierter NMA kann eine subkutane oder sublinguale Hyposensibilisierung durchgeführt werden, wenn damit primär die Atemwegsbeschwerden oder das orale Allergiesyndrom im Vordergrund stehen und eine Immuntherapie indizieren (Worm et al. 2021); die Effekte auf den tieferen GIT sind nicht vorhersagbar.

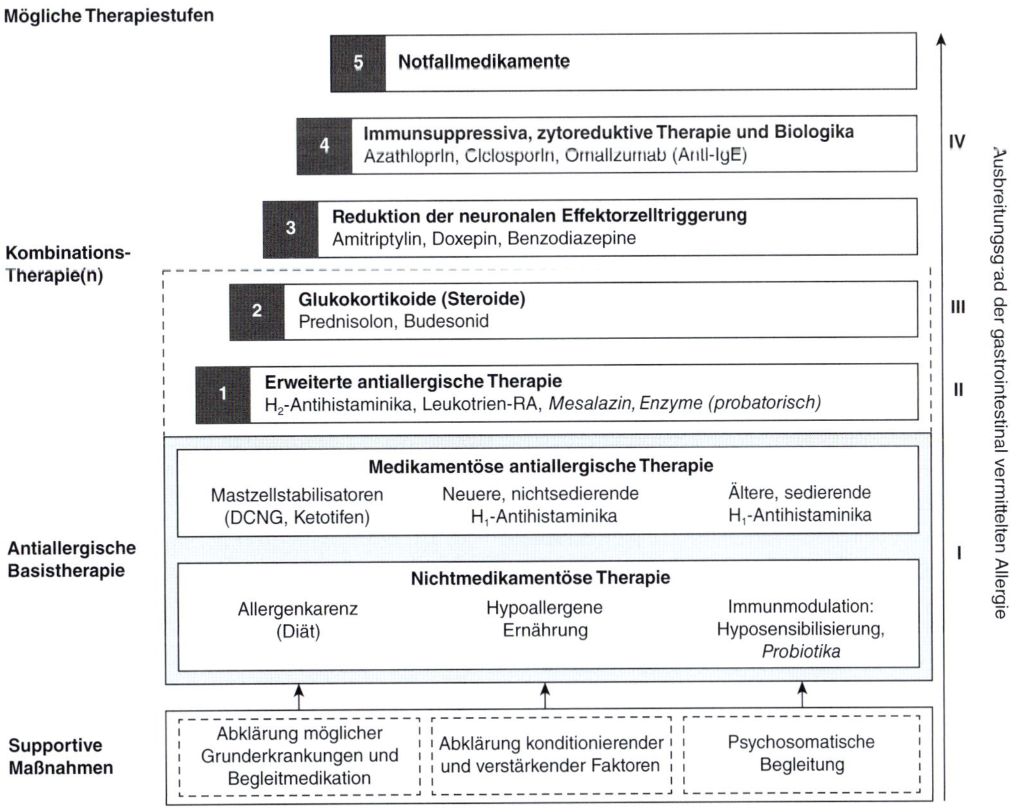

Abb. 2.4 Übersicht über die modernen Behandlungsmöglichkeiten bei Nahrungsmittelallergien, -unverträglichkeiten (z. B. Histamin-, Salizylatintoleranz) und Mastzellaktivierungssyndrom (MCAS) [L231]

2.4.2 Zöliakie und Nicht-Zöliakie Glutensensitivität (NZGS)

Bei der Therapie der Zöliakie ist der lebenslange Verzicht auf Gluten essenziell. Als glutenfrei und sicher gilt für den Patienten eine Diät, wenn < 10 mg/d Gluten aufgenommen werden (**Empfehlungsgrad A;** Al-Toma et al. 2019; Felber et al. 2020; Armstrong et al. 2012; Collin et al. 2017; Pietzak 2012). Dies erfordert eine genaue Beachtung der Lebensmittelangaben sowie Schulung und Beratung des Patienten, um dieses Ziel zu erreichen (Frossi et al. 2019; Hahn et al. 2014). Bei den Lebensmitteln gilt ein Lebensmittel dann als glutenfrei, wenn < 20 mg Gluten pro kg Lebensmittel enthalten sind. Bei eindeutigem Ansprechen ist keine weitere Medikation nötig. Da die strikte Diätadhärenz ein kritisches Thema für den Patienten darstellt, sind Studien mit glutenabbauenden Endopeptidasen, Hemmstoffen für die Gewebstransglutaminase und monoklonale Antikörper (z. B. anti-IL 15) im Gange (Frossi et al. 2019; Studerus, Schumann 2023).

Bei der refraktären Zöliakie kann die zusätzliche Therapie mit Steroiden, Biologika (anti-TNF-AK) oder Immunsuppressiva erforderlich werden (Felber et al. 2020; Armstrong et al. 2012; Studerus, Schumann 2023).

Im Gegensatz zur Zöliakie muss bei der NZGS die Glutenkarenz nicht vollständig sein, denn die NZGS wird nicht durch Gluten bzw. Gliadinpeptide, sondern durch andere Inhaltsstoffe des Weizens verursacht (z. B. FODMAPs, Amylase-Trypsin-Inhibitoren, andere Proteine; Raithel et al. 2018; Studerus, Schumann 2023).

2.4.3 Nichtimmunologische Nahrungsmittelintoleranzen

Auch hier steht die Karenz des auslösenden Triggers im Vordergrund, gekoppelt mit Schulungsmaßnahmen. Da Intoleranzen dosisabhängige individuelle Reaktionen darstellen, muss oft keine komplette Karenz eingehalten werden, sondern eine Reduktion des Lebensmittels bzw. Triggers bis zu einer individuell festlegbaren tolerierten Dosis (**Empfehlungsgrad A;** Boyce et al. 2010; Worm et al. 2021; Hoffmann et al. 2013; Jarisch et al. 2013; Raithel et al. 2022; Schnedl et al. 2021). Dies gilt z. B. für die Mono- und Disaccharide, aber auch für die FODMAPs sowie Sulfite, Salizylate und Histamin (Raithel et al. 2013; Schnedl et al. 2021; Tuck et al. 2019; Zhang et al. 2021). Neben dem Verzicht auf diese Lebensmittel bzw. der Dosisreduktion dieser Lebensmittel besteht beim Laktasemangel die Möglichkeit der Enzymsubstitution in Tablettenform.

Bei Histamin-, Sulfit- oder Salizylatunverträglichkeit gibt es sehr unterschiedlich ausgeprägte Empfindlichkeiten, sodass bei schweren und chronischen Verläufen Antihistaminika bzw. Leukotrienblocker verabreicht werden müssen oder eine DAO-Substitution erfolgen kann (Hoffmann et al. 2013; Jarisch et al. 2013; Raithel 2021; Schnedl et al. 2021; Raithel et al. 2022; Stein et al. 2011).

Für Pre- und Probiotika gelten auch bei den nichtimmunologischen Intoleranzen die oben für die NMA dargestellten Erfahrungen mit z. T. günstigen Effekten bei einzelnen Indikationen oder Personen, aber bislang ohne systematische Evidenz für alle Patienten oder Intoleranzformen (Pratap et al. 2020; Zhang et al. 2021).

LEITLINIEN

Al-Toma A, Volta, Auricchio et al.: European Society for the Study of celiac disease (EScCD) guideline for coeliac disease and other gluten-related disorders. UEG J 7(5) (2019) 583–613. doi: https://doi.org/10.1177/2050640619844125.

Boyce JA, Assa'ad A, Burks WA et al.: Guidelines for the diagnosis and management of food allergy in the United States: Report of the NIAID-sponsored expert panel. J Allergy Clin Immunol 126(6) (2010) 1105–1118. doi: https://doi.org/10.1016/j.jaci.2010.10.008.

Felber J, Bläker H, Fischbach W et al.: Aktualisierte S2k-Leitlinie Zöliakie der Deutschen Gesellschaft für Gastroenterologie, Verdauungs- und Stoffwechselkrankheiten (DGVS). Z Gastroenterol. May;60(5) (2022) 790–856. doi: 10.1055/a-1741-5946. Epub 2022 May 11. PMID: 35545109.

Muraro A, Werfel T, Hoffmann-Sommergruber K et al.: EAACI Food Allergy and Anaphylaxis Guidelines Group: EAACI food allergy and anaphylaxis guidelines: diagnosis and management of food allergy. Allergy Aug; 69(8) (2014) 1008–1025. doi: https://doi.org/10.1111/all.12429. Epub 2014 Jun 9. PMID: 24909706

Worm M, Reese I, Ballmer-Weber B et al.: Update of the S2k guideline on the management of IgE-mediated food allergies. Allergol Select. Jul 8;5 (2021) 195–243. doi: 10.5414/ALX02257E. eCollection 2021.PMID: 3426310.

LITERATUR

Aguilera-Lizarraga J, Florens MV, Viola MF et al.: Local immune response to food antigens drives meal-induced abdominal pain. Nature 01:590(7844) (2019) 151–156. doi:https://doi.org/10.1038/s41586-020-03118-2.

Armstrong, Matthew J, Hegade, Vinod S, Robins, Gerry: Advances in coeliac disease. Currenta Opinion in Gastroenterology 28(2) 104–112 (2012). doi: https://doi.org/10.1097/MOG.0b013e32834d0844.

Bojarski C, Tangermann P, Barmeyer C et al.: Prospective, double-blind diagnostic multicentre study of confocal laser endomicroscopy for wheat sensitivity in patients with irritable bowel syndrome. Gut 71 (2022): 1567–1576.

Collin P, Salmi TT, Hervonen K et al.: Dermatitis herpetiformis: a cutaneous manifestation of coeliac disease. Ann Med. 49(1) (2017) 23–31. doi: https://doi.org/10.1080/07853890.2016.1222450.

Dellon ES, Gonsalves N, Abonja JP et al.: International consensus recommendations for eosinophilic gastrointestinal disease nomenclature. Clin Gastroenterol Hepatol 20(11) (2022) 2474–2484. e3.

Frossi B, De Carli M, Calabrò A.: Coeliac Disease and Mast Cells. Int J Mol Sci. 11;20(14) (2019) 3400. doi: https://doi.org/10.3390/ijms20143400. PMID: 31373285; PMCID: PMC6678566.

Hahn M, Hagel AF, Hirschmann S et al.: Moderne Diagnostik der Zöliakie und relevante Differentialdiagnosen bei Getreideunverträglichkeiten. Allergo Journal 23 (2014) 67–77. doi.https://doi.org/10.1007/s40629-014-006-4.

Hoffmann KM et al. Histamine intolerance in children with chronic abdominal pain. Arch Dis Child 98 (2013) 832–833.

Jarisch R, Götz M, Raithel M et al.: Histamin und Seekrankheit, 3. A. Stuttgart: Thieme Verlag, 2013.

Moneret-Vautrin DA, Sainte-Laudy J, Kanny G: Ulcerative colitis possibly due to hypersensitivity to wheat and egg. Allergy 56 (2001) 458–459.

Mumolo MG, Rettura F, Melissari S et al.: Is gluten the only culprit for non-celiac gluten/wheat sensitivity. Nutrients. Dec 10;12(12) (2020) 3785.

Nowak-Węgrzyn A, Katz Y, Mehr SS, Koletzko S. Non-IgE-mediated gastrointestinal food allergy. J Allergy Clin Immunol. 135(5) (2015) 1114–1124. doi: https://doi.org/10.1016/j.jaci.2015.03.025. PMID: 25956013.

Paajanen L, Vaarala O, Kartunen R et al.: Increased gamma IFN secretion from duodenal biopsy samples in delayed-type cow's milk allergy. Pediatr Allergy Immunol 16 (2005) 439–444.

Pietzak M: Celiac disease, wheat allergy, and gluten sensitivity: When gluten free is not a fad. J Parenter Enteral Nutr 36 (2012) 68S–75S.

Posserud I et al.: Small intestinal bacterial overgrowth in patients with irritable bowel syndrome. GUT 56 (2007) 802–808.

Pratap K, Taki AC, Johnston EB et al.: A comprehensive Review on natural bioactive compounds and probiotics as potential therapeutics in food allergy treatment. Frontiers Immunology 11(996) (2020) 1–22. 11:996. doi: https://doi.org/10.3389/fimmu.2020.00996.

Raithel M, Bischoff St C: Allergisch bedingte Magen-Darmerkrankungen und Nahrungsmittelunverträglichkeiten. Allergo J 29(8) (2020) 40–44.

Raithel M, Hagel A, Albrecht H et al.: Excretion of urinary histamine and N-tele methylhistamine in patients with gastrointestinal food allergy compared to non-allergic controls during an unrestricted diet and a hypo-allergenic diet. BMC Gastroenterol. Apr 1;15 (2015) 41. doi: 10.1186/s12876-015-0268-4. PMID: 25888445

Raithel M, Hahn EG, Baenkler HW: Klinik und Diagnostik von Nahrungsmittelallergien (Gastrointestinal vermittelte Allergien Grad I – IV). Dtsch Ärztebl Int 99(A) (2002) 780–786.

Raithel M, Kremenevsky I, Najajrah W et al.: Klinische internistische und immunologische Charakteristika von Patienten mit Unverträglichkeiten von nicht steroidalen Antiphlogistika (NSAID-Intoleranz), Salizylaten und organischen Säuren. In: Molderings GJ, Baenkler HW. Salizylatintoleranz. Oberhaching: Dustri-Verlag, 2022.

Raithel M, Rödl V, Ehrle J et al.: Nicht-Zöliakie Glutensensitivität klar abgrenzen von Zöliakie und Weizen- oder Getreidesensitivität Gastro-News 05(5) (2018) 38–43.

Raithel M, Weidenhiller M, Hagel AFK et al.: The malabsorption of commonly occurring mono and disaccharides levels of investigations and differential diagnoses. Dtsch Aerztbl Int 110(46) (2013) 775–782. doi: https://doi.org/10.3238/arztebl.2013.0775.

Raithel M: Nahrungsmittelallergien: In: Sauerbruch T (Hrsg.): Therapie-Handbuch – Gastroenterologie und Hepatologie. München: Elsevier Urban & Fischer, 2021.

Rosenfeldt V, Benfeldt V, Valerius NH et al.: Effect of probiotics on gastrointestinal symptoms and small intestinal permeability in children with atopic dermatitis. J Pediatr 145 (2004) 612–616.

Schnedl W et al. Histamine intolerance originates in the gut. Nutrients 13 (2021) 1262. https://doi.org/doi.org/10.3390/nu13041262

Schuppan D, Zimmer KP: The diagnosis treatment of celiac disease. Dtsch Aerztebl Int 110(49) (Dec 2013) 835–846. doi: https://doi.org/10.3238/arztebl.2013.0835.

Schwab D, Raithel M, Klein P et al.: Immunoglobulin E and eosinophilic cationic protein in segmental lavage fluid of the small and large bowel identifies patients with food allergy. Am J Gastroenterol 96 (2001) 508–514.

Skypala I: Adverse food reactions – an emerging issue for adults. J Am Diet Assoc 111(12) (2011) 1877–1891. doi: https://doi.org/10.1016/j.jada.2011.09.001.

Stein J, Kist M, Raithel M: Erkrankungen durch Nahrungsmittel (Food-borne diseases). Stuttgart: Wissenschaftliche Verlagsgesellschaft, 2011. 1–472.

Studerus D, Schumann M: Was ist gesichert in der Therapie der Zöliakie? Innere Medizin 64 (2023) 1162–1170. https://doi.org/doi.org/10.1007/s00108-023-01621-y.

Tuck JC, Biesiekierski JR, Schmid-Grendelmeier PS, Pohl D: Food Intolerances. Nutrients 11, (2019) 1684: 1–16. doi:https://doi.org/10.3390/nu11071684.

Vivinus-Nebot M, Dainese R, Anty R et al.: Combination of allergy factors can worsen diarrheic Irritable Bowel Syndrome: Role of barrier defects and mast cells. Am J Gastroenterol 107 (2012) 75–81.

Wechsler JB, Hirano I: Biological therapies for eosinophilic gastrointestinal diseases. J Allergy Clin Immunol. 142(1) (2018) 24–31.e2. doi: https://doi.org/10.1016/j.jaci.2018.05.018. Epub 2018 May 31. PMID. 29859203; PMCID: PMC6035775.

Weidenhiller M et al.: Histaminintoleranz-Syndrom (HIS): Vielfalt der Mechanismen von physiologischer, pathophysiologischer und toxischer Wirkung und deren Unterscheidung. Z Gastroenterologie 50 (2012) 1302–1309.

Zhang Y, Feng L, Wang X et al. Low fermentable oligosaccharides, disaccharides, monosaccharides, and polyols diet compared with traditional dietary advice for diarrhea-predominant irritable bowel syndrome: a parallel-group, randomized controlled trial with analysis of clinical and microbiological factors associated with patient outcomes. Am J Clin Nutr. 113(6) (2021) 1531–1545. doi: https://doi.org/10.1093/ajcn/nqab005. PMID: 33740048.

2

II Speiseröhre

KAPITEL

3 Barrett-Ösophagus

Angelika Behrens

3.1 Definition und Epidemiologie

Der Barrett-Ösophagus ist histologisch definiert als Vorliegen von spezialisiertem intestinalem Zylinderepithel im distalen Ösophagus, d. h. in dem Zylinderepithel werden Becherzellen nachgewiesen. Der Endoskopiker stellt die Diagnose eines Barrett-Ösophagus, wenn endoskopisch ein Barrett-Segment von 1 cm oder mehr sichtbar ist und sich die Verdachtsdiagnose histologisch bestätigt (Fitzgerald et al. 2014; Spechler et al. 2011; DGVS 2023).

Ein Barrett-Ösophagus tritt selten auf. Die Daten zur Prävalenz des Barrett-Ösophagus sind uneinheitlich und variieren stark; sie dürfte etwa um 2(–5 %) liegen (Hayeck et al. 2010).

3.2 Risikofaktoren

Der Hauptrisikofaktor für die Entstehung eines Barrett-Ösophagus ist die chronische Refluxkrankheit. Dazu passend ist eine Assoziation mit dem Vorliegen einer axialen Hiatushernie bekannt (Koek et al. 2008). Männer sind doppelt so häufig betroffen wie Frauen (Cook et al. 2005). Auch liegen inzwischen zahlreiche Arbeiten vor, die zeigen, dass es genetische Prädispositionen für das Auftreten eines Barrett-Ösophagus gibt (Su et al. 2012; Gharahkhani et al. 2016).

3.3 Entartungsrisiko

Der Barrett-Ösophagus ist eine Präkanzerose, sodass ein, wenn auch geringes, Entartungsrisiko besteht. Während man in der Literatur bisher das Risiko einer malignen Entartung mit 5,3–6,5 Fälle auf 1000 Patientenjahre angegeben hatte (Sikkema et al. 2010; Yousef et al. 2008), zeigt sich in jüngeren publizierten Studien ein deutlich niedrigeres jährliches Risiko von ca. 0,12 % (Hvid et al. 2011).

3.4 Screening

Der Barrett-Ösophagus ist asymptomatisch und kann daher nur durch eine endoskopische Screening-Untersuchung diagnostiziert werden. Bei Bestehen einer mehrjährigen Refluxkrankheit ist nach deutscher Leitlinie die Indikation zur endoskopischen Diagnostik als Once-in-a-Lifetime-Endoskopie gegeben (DGVS 2023). Ein generelles populationsbasiertes Screening kann aufgrund fehlender Daten nicht empfohlen werden (Bennett et al. 2015). Risikofaktoren für das Auftreten eines Barrett-Karzinoms sind folgende: Alter > 50 J., weiße Hautfarbe, männliches Geschlecht, zentrale Adipositas und Nikotinkonsum. Unabhängig von diesen Risikofaktoren sollte bei jedem Patienten mit einer positiven Familienanamnese (erstgradig Verwandter mit der Diagnose eines Barrett-Adenokarzinoms) eine Spiegelung des oberen Verdauungstrakts durchgeführt werden (DGVS 2023).

3.5 Diagnostik

3.5.1 Endoskopie

Initial erfolgt eine Betrachtung des Barrett-Ösophagus mit einem modernen hochauflösenden **Videoendoskop in Weißlicht.** High Definition-Endoskope generieren Bilder von bis zu 1 Mio. Pixel. Endoskopisch imponiert der Barrett-Ösophagus am Übergang zwischen dem Plattenepithel der Speiseröhre und der Magenschleimhaut als lachsfarbene Schleimhaut, die die Speiseröhre zirkulär und/oder zungenförmig auskleidet. Die makroskopische Einteilung des Barrett-Ösophagus erfolgt nach der **Prag-Klassifikation:**

- **C-Wert:** Ausdehnung in der gesamten Zirkumferenz (in cm)
- **M-Wert:** maximale Ausdehnung nach proximal (in cm)

Die historische willkürlich festgelegte Unterteilung in einen Short-Segment- vs. einen Long-Segment-Barrett-Ösophagus kommt nicht mehr zur Anwendung. Ganz wesentlich bei der Inspektion eines Barrett-Segments ist es, auf frühe neoplastische Veränderungen zu achten. Dabei spielt neben einer hohen Auflösung des Endoskops naturgemäß auch die Betrachtungszeit eine wesentliche Rolle (Gupta et al. 2012). Bei endoskopischem Verdacht oder bereits gesichertem Barrett-Ösophagus wird eine gezielte Biopsie aller auffälligen Areale und zusätzlich eine 4-Quadranten-Biopsieentnahme alle 1–2 cm empfohlen (DGVS 2023).

3.5.2 Chromoendoskopie

Um frühe Veränderungen im Barrett-Segment optisch hervorzuheben, eignet sich die Durchführung einer realen oder virtuellen Chromoendoskopie. Verwendet man 2-prozentige Essigsäure, wird diese auf das Barrett-Segment aufgesprüht. Sie führt nach ca. 1–2 min zu einer optischen Betonung des gyriformen Musters der Barrett-Schleimhaut und erlaubt damit auch eine gute Abgrenzung zur Kardiaschleimhaut. Hinweise für eine frühe Neoplasie im Barrett-Segment sind das Auftreten von Unregelmäßigkeiten im

Muster, eine reduzierte regionale Anfärbbarkeit und/oder eine schnelle umschriebene Entfärbung (Pohl et al. 2010; Vázquez-Iglesias et al. 2007; Longcroft-Wheaton et al. 2013). Alternativ ist der Einsatz von Indigokarmin als aufzusprühender Farbstoff möglich.

Im Vergleich zur realen Chromoendoskopie kann bei der virtuellen Chromoendoskopie die Schleimhaut per Knopfdruck am Endoskop „gefärbt“ werden. Hierfür kommen computergestützte digitale (Filter-)Verfahren zum Einsatz. Ein Wechsel zum Nativbild ist jederzeit möglich. Auf dem Markt befinden sich verschiedene technische Systeme. In einem Vergleich der realen Chromoendoskopie mit Essigsäure und der virtuellen Chromoendoskopie konnte in einer prospektiven Studie von Pohl et al. (2007) kein signifikanter Unterschied der beiden Methoden bzgl. der Sensitivität in der Detektion früher Neoplasien gezeigt werden.

3.6 Therapie

Ein nichtneoplastischer Barrett-Ösophagus, also ein Barrett-Segment, in dem keine prämaligne oder maligne Veränderung aufgetreten ist, wird nicht therapiert (DGVS 2023). Das Komplikationsrisiko der endoskopischen Maßnahme liegt weit höher als das potenzielle Entartungsrisiko.

MERKE

Ein nichtneoplastischer Barrett-Ösophagus, also ein Barrett-Segment, in dem keine prämaligne oder maligne Veränderung aufgetreten ist, wird nicht therapiert.

Eine medikamentöse Therapie mit Protonenpumpeninhibitoren sollte bei entsprechender Symptomatik und begleitenden peptischen Läsionen (Entzündung, Strikturen) erfolgen. Eine säuresuppressive Therapie zur Prävention von Neoplasien ist nicht etabliert (Fitzgerald et al. 2014; DGVS 2023).

Anders verhält es sich bei Patienten, bei denen aufgrund einer frühen Neoplasie (Barrett-Adenofrühkarzinom, LGIEN [low-grade intraepitheliale Neoplasie], HGIEN [high-grade intraepitheliale Neoplasie]) bereits eine endoskopische Therapie durchgeführt wurde. Hier zeigt die Datenlage klar, dass eine endoskopische Entfernung des Barrett-Segments das Rezidivrisiko deutlich senken kann (Manner et al. 2014). Eine Abtragung (Ablation) der Barrett-Schleimhaut erfolgt thermisch durch z. B. eine Argon-Plasma-Koagulation oder eine Radiofrequenztherapie. Das Ziel der Ablation ist die vollständige Entfernung der ösophagealen Zylinderepithelmetaplasie.

PRAXISTIPP

Bei Patienten mit endoskopisch nachweisbarer Refluxösophagitis sollte vor Durchführung einer Surveillance-Endoskopie des Barrett-Ösophagus eine säuresuppressive Therapie konsequent durchgeführt werden (z. B. 2 × 40 mg/eines Protonenpumpeninhibitors für 1 Wo.), um neoplastische von entzündlichen Läsionen sicherer unterschieden zu können.

3.6.1 Frühe neoplastische Veränderungen im Barrett-Ösophagus

Goldstandard zur Therapie von frühen Neoplasien im Barrett-Ösophagus ist die endoskopische Resektion (Fitzgerald et al. 2014; Spechler et al. 2011; DGVS 2023). Nur die Gewinnung eines Resektats ermöglicht eine histologische Aufarbeitung. Dabei beurteilt der Pathologe die Tiefeninfiltration (pT1m1–3/4; pT1sm1–3) und überprüft, ob ein Lymphgefäßeinbruch (L-Status) oder eine Infiltration von venösen Gefäßen (V-Status) vorliegt. Er gibt darüber hinaus Auskunft über die Neoplasiefreiheit im Bereich der Resektatränder am lateralen und – viel wichtiger – am basalen Rand (R0, R1). Damit ist eine exakte onkologische Bewertung möglich und es kann festgelegt werden, ob die endoskopische Therapie kurativ erfolgt ist oder ob weitere Maßnahmen erforderlich sind.

Die lokale endoskopische Therapie von frühen neoplastischen Veränderungen im Barrett-Ösophagus ist sicher und effektiv (Pech et al. 2007; Pech et al. 2014; Ell et al. 2000). In einer prospektiven Studie zur endoskopischen Resektion des mukosalen Barrett-Adenokarzinoms zeigte sich nach Therapie von 1000 Patienten in einem medianen Follow-up von knapp 5 J. eine komplette Remission bei 93,8 % der Patienten. Dabei lag die therapieassoziierte Mortalitätsrate bei 0,2 %, die Morbiditätsrate bei 1,5 % (Pech et al. 2014).

3.6.2 Überwachungsstrategien

Vor dem Hintergrund der malignen Entartung empfehlen die verschiedenen internationalen Fachgesellschaften (Fitzgerald et al. 2014; Spechler et al. 2011; DGVS 2023) eine regelmäßige endoskopische Überwachung von Patienten mit Diagnose eines Barrett-Ösophagus. Prospektive randomisierte kontrollierte Studien, die die Wertigkeit beurteilen, existieren nicht und sind aus ethischen Gesichtspunkten nicht mehr vorstellbar. Seit der Publikation des sog. Seattle-Protokolls ist dieses der Goldstandard in der Überwachung. Es sieht vor, Biopsien aus allen 4 Quadranten alle 1–2 cm aus dem Barrett-Ösophagus zu entnehmen und zusätzlich suspekte Bereiche zu biopsieren. Die von den deutschen Leitlinien (DGVS 2023) empfohlenen Kontrollintervalle liegen bei Diagnose eines Barrett-Ösophagus nach Erstdiagnose nach 1 J., bei fehlendem Hinweis auf eine Neoplasie sollten alle 3–5 J. in Abhängigkeit von vorhandenen Risikofaktoren endoskopische Kontrollen durchgeführt werden.

3.7 Prävention

Noch günstiger als die Diagnose einer frühen Neoplasie im Barrett-Ösophagus wäre die Möglichkeit einer Prävention der malignen Entartung – hier ist aber bisher kein therapeutischer Ansatz bekannt. Weder für die Einnahme eines Protonenpumpeninhibitors noch für die Durchführung einer Fundoplicatio oder die Gewichtsreduktion bei Adipositas ist ein präventiver Nutzen belegt.

LEITLINIEN

Fitzgerald RC, di Pietro M, Ragunath K et al.: British Society of Gastroenterology guidelines on the diagnosis and management of Barrett's oesophagus. Gut 63 (2014) 7–42. www.ncbi.nlm.nih.gov/pubmed/24165758.

Spechler SJ, Sharma P, Souza RF et al.; American Gastroenterological Association: American Gastroenterological Association medical position statement on the management of Barrett's esophagus. Gastroenterology 140 (2011) 1084–1091. www.ncbi.nlm.nih.gov/pubmed/21376940.

S2k-Leitlinie Gastroösophageale Refluxkrankheit und eosinophile Ösophagitis der Deutschen Gesellschaft für Gastroenterologie, Verdauungs- und Stoffwechselkrankheiten (DGVS) – März 2023 – AWMF-Reg.-Nr. 021–013. Z Gastroenterol. 2023 Jul;61(7):862–933. German. doi: 10.1055/a-2060–1069. Epub 2023 Jul 10. PMID: 37494073.

LITERATUR

Bennett C, Moayyedi P, Corley DA et al.: BOB CAT: A Large-Scale Review and Delphi Consensus for Management of Barrett's Esophagus With No Dysplasia, Indefinite for, or Low-Grade Dysplasia. Am J Gastroenterol 110 (2015) 662–683.

Cook MB, Wild CP, Forman D: A systematic review and meta-analysis of the sex ratio for Barrett's esophagus, erosive reflux disease, and nonerosive reflux disease. Am J Epidemiol 162 (2005) 1050–1061.

Ell C, May A, Gossner L et al. Endoscopic mucosal resection of early cancer and high-grade dysplasia in Barrett's esophagus. Gastroenterology 118 (2000) 670–677.

Gharahkhani P, Fitzgerald RC, Vaughan TL et al.: Genome-wide association studies in oesophageal adenocarcinoma and Barrett's oesophagus: a large-scale meta-analysis. Lancet Oncol. 17 (2016) 1363–1373. doi: https://doi.org/10.1016/S1470–2045(16)30240-6.

Gupta N, Gaddam S, Wani SB et al.: Longer inspection time is associated with increased detection of high-grade dysplasia and esophageal adenocarcinoma in Barrett's esophagus. Gastrointest Endosc 76 (2012) 531–538.

Hayeck TJ1, Kong CY, Spechler SJ et al.: The prevalence of Barrett's esophagus in the US: estimates from a simulation model confirmed by SEER data. Dis Esophagus 23 (2010) 451–457.

Hvid-Jensen F, Pedersen L, Drewes AM et al.: Incidence of adenocarcinoma among patients with Barrett's esophagus. N Engl J Med 365 (2011) 1375 1383.

Koek GH, Sifrim D, Lerut T et al.: Multivariate analysis of the association of acid and duodeno-gastro-oesophageal reflux exposure with the presence of oesophagitis, the severity of oesophagitis and Barrett's oesophagus. Gut 57 (2008) 1056–1064.

Longcroft-Wheaton G, Brown J, Basford P et al.: Duration of acetowhitening as a novel objective tool for diagnosing high risk neoplasia in Barrett's esophagus: a prospective cohort trial. Endoscopy 45 (2013) 426–432.

Manner H, Rabenstein T, Pech O et al.: Ablation of residual Barrett's epithelium after endoscopic resection: a randomized long-term follow-up study of argon plasma coagulation vs. surveillance (APE study). Endoscopy 46 (2014) 6–12.

Pech O, Behrens A, May A et al.: Long-term results and risk factor analysis for recurrence after curative endoscopic therapy in 349 patients with high-grade intrapepithelial neoplasia and mucosal adenocarcinoma in Barrett's oesophagus. Gut 57 (2008) 1200–1206.

Pech O, May A, Manner H et al.: Long-term efficacy and safety of endoscopic resection for patients with mucosal adenocarcinoma of the esophagus. Gastroenterology 146 (2014) 652–660.

Pohl J, May A, Rabenstein T et al.: Comparison of computed virtual chromoendoscopy and conventional chromoendoscopy with acetic acid for detection of neoplasia in Barrett's esophagus. Endoscopy 39 (2007) 594–598.

Pohl J, Pech O, May A et al.: Incidence of macroscopically occult neoplasias in Barrett's esophagus: are random biopsies dispensable in the era of advanced endoscopic imaging? Am J Gastroenterol 105 (2010) 2350–2356.

Sikkema M, de Jonge PJ, Steyerberg EW et al.: Risk of esophageal adenocarcinoma and mortality in patients with Barrett's esophagus: a systematic review and meta-analysis. Clin Gastroenterol Hepatol 8 (2010) 235–244.

Su Z, Gay LJ, Strange A et al.: Common variants at the MHC locus and at chromosome 16q24.1 predispose to Barrett's esophagus. Nat Genet 44 (2012) 1131–1136.

Vázquez-Iglesias JL, Alonso-Aguirre P, Diz-Lois MT et al.: Acetic acid allows effective selection of areas for obtaining biopsy samples in Barrett's esophagus. Eur J Gastroenterol Hepatol 19 (2007)187–193.

Yousef F, Cardwell C, Cantwell MM et al.: The incidence of esophageal cancer and high-grade dysplasia in Barrett's esophagus: a systematic review and meta-analysis. Am J Epidemiol 168 (2008) 237–249.

KAPITEL

4

Hans-Dieter Allescher

Motilitätsstörungen des Ösophagus

4.1 Schluckstörungen

4.1.1 Einteilung

Beim Schluckakt wird eine oropharyngeale und eine ösophageale Phase unterschieden. Bei der ösophagealen Phase kann man nochmals den proximalen (quer gestreifte Muskulatur) vom distalen Ösophagus (glatte Muskulatur) abgrenzen. Die Motilität des Ösophagus wird in eine primäre, sekundäre und tertiäre Peristaltik unterschieden. Die primäre Peristaltik wird durch den Schluckakt ausgelöst, die sekundäre durch eine reflektorische Antwort auf eine Dehnung (z. B. Reflux) und die tertiären Kontraktionen entstehen spontan und müssen nicht peristaltisch sein.

Die Motilitätsstörungen werden nach der Pathogenese und dem Pathomechanismus generell unterschieden in primäre Motilitätsstörungen (Achalasie, hyperkontraktile und hypomotile Motilitätsstörungen), bei denen die Ursachen in der Speiseröhre selbst lokalisiert sind und in sekundäre Motilitätsstörungen (autonome Neuropathie bei Systemerkrankungen, Diabetes mellitus), bei denen die Ursache für die Erkrankung außerhalb des Ösophagus lokalisiert ist.

4.1.2 Symptomatik

Das zentrale Leitsymptom der Motilitätsstörungen sind die Dysphagie ohne oder mit Schmerzen (Odynophagie). Vor allem bei Passagestörungen kommt es neben einem Bolus- oder Fremdkörpergefühl zu aktiven oder passiven Regurgitationen mit oder ohne Würgen. Damit verbunden sind Mikro- und Makroaspirationen mit Bronchitis und Pneumonie mit den entsprechenden Infektzeichen. Durch die gestörte bzw. reduzierte Nahrungsaufnahme kommt es in der Folge zu Gewichtsabnahme und Mangelerscheinungen.

Bei ausgeprägten hyperkontraktilen Störungen kommt es als Leitsymptom zu krampfartigen retrosternalen Schmerzen, die häufig intermittierend und mit dem Schluckakt assoziiert sind.

Im Gegensatz dazu führt der gastroösophageale Reflux zu einem retrosternalen Brennen (mehr als Dauerschmerz), der Reflux kann aber auch hyperkontraktile Störungen und deren Symptome auslösen.

Bei der eosinophilen Ösophagitis (EoE), aber auch beim Schatzki-Ring, der peptischen Stenose oder anderen Ursachen für eine Engstelle kommt es häufig zu Schmerzen und ebenfalls schluckinduzierten Passagestörungen bis hin zum Bolusgeschehen.

4.1.3 Diagnostik

Die Diagnostik der Schluckstörungen beginnt immer mit einer genauen Anamnese und einen „Trinkversuch“, bei dem man die Qualität und die Schwere der Störung beurteilen kann. Liegt eine Dysphagie vor, sollte immer eine endoskopische Untersuchung der Speiseröhre erfolgen, um strukturelle Erkrankung, eine schwerwiegende Entzündung (z. B. Refluxösophagitis) oder einen Tumor auszuschließen. Im Rahmen der ÖGD sollte dann immer eine Biopsie der tubulären Speiseröhre erfolgen, um eine eosinophile Ösophagitis auszuschließen. Für die Beurteilung des Schweregrads einer Schluckstörung hat sich der Eckardt-Score etabliert, der Häufigkeit und Schwere der Symptomatik beurteilt.

MERKE

Eine neu aufgetretene Dysphagie ist immer ein Warnsymptom und erfordert dringend eine endoskopische Abklärung.

Sollte die Endoskopie keinen Anhalt für die Störung ergeben, sind als nächste Schritte die High-Resolution-Manometrie (HRM) oder die Rö-Kinematographie als weiterführende Untersuchungen durchzuführen. Dabei hängt die Reihenfolge etwas vom Beschwerdebild ab und die Untersuchung sollte bei beiden Verfahren mit flüssiger und fester Konsistenz durchgeführt werden. Gerade bei intermittierenden Beschwerden kann es schwierig sein, mit einer kurzen elektiven Untersuchung eine Motilitätsstörung zu belegen. Beide Untersuchungen sollten immer als Bewegtbild dokumentiert werden.

Die weitere Einteilung der Motilitätsstörungen erfolgt heute überwiegend über die Chicago-Klassifikation der High-Resolution-Manometrie (Yadlapati et al.2021). Auswertung und Beurteilung erfolgen nach einem klaren hierarchischen Profil. Zuerst erfolgt eine Beurteilung der Kardiaregion (unterer ösophageale Sphinkter). Dabei ist es wichtig zu klären, ob eine reguläre Erschlaffung/Öffnung des unteren Sphinkters vorliegt, ob der Druck in der Kardiaregion erhöht oder die Relaxation reduziert ist oder ob der Druck vor dem Sphinkter (Intrabolusdruck) erhöht ist. In diesem Falle ist eine systematische Auswertung der tubulären Speiseröhre nicht mehr möglich, da es durch die Passagebehinderung zu Veränderungen der tubulären Motilität kommt.

Ist die Öffnung der Kardia regelrecht, erfolgt eine Beurteilung der peristaltischen Ösophagusbewegung:

- Unterbrechungen der Peristaltik, insbesondere am Übergang der quer gestreiften Muskulatur in den glattmuskulären Bereich

- Fortleitung der peristaltischen Bewegung (distale Latenz, Fortleitungsgeschwindigkeit)
- Höhe der Kontraktion als absolute Messgröße oder als Kontraktionsintegral der Ösophaguskontraktionen über den Zeitverlauf einer peristaltischen Kontraktion

Durch die Vorgabe von Normwerten kann damit eine Unterteilung in hyperkontraktile oder hypokontraktile Störungen, in peristaltische oder nichtperistaltische (spastische) Störung erfolgen (Keller et al. 2022).

4.1.4 Therapie

Die Therapie basiert auf dem Schweregrad der Störung. Eine Refluxerkrankung und eine eosinophile Ösophagitis, die die Motilitätsstörungen imitieren können, müssen vorher ausgeschlossen sein.

Die Therapie der Achalasie zielt darauf ab, die Druckerhöhung bzw. mangelnde Relaxation im unteren Ösophagussphinkter zu beheben. Dazu bieten sich medikamentöse Ansatzpunkte, eine pneumatische Dehnung und die Myotomieverfahren als perorale endoskopische Myotomie (POEM) oder laparoskopische Myotomie an.

Bei den hyperkontraktilen Ösophagusmotilitätsstörungen sind die Therapiemöglichkeiten ähnlich, erstrecken sich hierbei aber auf den glattmuskulären Anteil der tubulären Speiseöhre. Der proximale Abschnitt mit der quer gestreiften Muskulatur ist bei den primären Motilitätsstörungen meist nicht betroffen.

Medikamentöse Alternativen

Zwar gibt es einige Medikamente, die die Kontraktilität der glatten Muskulatur im unteren Sphinkter oder in der tubulären Speiseröhre reduzieren, wie Kalzium Antagonisten oder Nitrate, diese sind aber aufgrund ihrer Nebenwirkungen meist nur für den kurzfristigen symptomatischen Einsatz geeignet. Die Phosphodiesterase-V-Inhibitoren verringern den NO-Abbau und verstärken damit die Wirkung der nitregen Nerven. Dies kann sowohl bei der Achalasie als auch bei Patienten mit hyperkontraktilem oder spastischem Ösophagus zu einer Symptomverbesserung führen. Eine dauerhafte suffiziente Therapie ist damit aber nicht möglich.

Bei Patienten mit hyperkontraktilem Ösophagus konnten Psychopharmaka wie trizyklische Antidepressiva (Imipramin, Amitriptylin) oder die Serotonin-Wiederaufnahmehemmstoffe (Tradozon, Citalopram) die Symptomatik der thorakalen Schmerzen verbessern.

Botulinumtoxin

Botulinumtoxin ist ein hoch potenter Hemmstoff der Acetylcholin-Freisetzung, der das Ungleichgewicht zwischen reduzierter hemmender nitregen Innervation und der erregenden cholinergen Innervation teilweise ausgleichen kann. Botulinumtoxin kann sowohl bei der endoskopischen i.m. Injektion in den unteren Sphinkter (Achalasie) als auch bei hyperkontraktilen Störungen der tubulären Speiseröhre eingesetzt werden. Die Wirkdauer ist aber auf 3–6 Mon. limitiert und eignet sich daher entweder zu diagnostischen Zwecken oder zur vorübergehenden Symptomverbesserung.

Pneumatische Dilatation (PD)

Die PD war über viele Jahre die Therapie der Wahl bei der Achalasie. Dabei wird ein Rigiflex™-Katheter mit definiertem Außendurchmesser über einen Führungsdraht in der Sphinkterregion platziert und mit Luft auf 7–10 PSI aufgedehnt. Bei guter Patientenselektion (Patient > 40 J., Achalasie Typ I oder II) und adaptiertem Dilatationsprotokoll weist die PD ein sehr gutes klinisches Ansprechen von 85–90 % mit geringer Refluxrate (< 10 %) auf. Die PD sollte nicht angewandt werden bei sehr jungen Patienten (< 20 J.) und bei hypermotiler Achalasie (Typ III), da hier die Ansprechraten sehr schlecht und den Myotomieverfahren deutlich unterlegen sind (➤ Abb. 4.1).

Perorale endoskopische Myotomie (POEM)

Die POEM erfolgt über einen submukösen Tunnel, bei dem man endoskopisch ca. 4–5 cm oberhalb der zu behandelnden Region in die Submukosa eingeht und sich in dieser Schicht einen Tunnel nach distal bis über die Zielregion hinaus schafft (Inoue et al. 2010). Es erfolgt dann die gezielte Myotomie der Sphinkterregion (Achalasie) oder zirkulären Muskelschicht (Achalasie Typ III, hyperkontraktile Störungen) über diesen Third-Space-Tunnel, der am Ende der Prozedur mit Clips wieder verschlossen wird. Die POEM weist eine geringe Komplikationsrate und eine hohe initial klinische Erfolgsrate von > 90 % auf. Nachteilig ist die relative hohe Rate einer postinterventionellen Refluxösophagitis von ca. 40 %. Die initiale POEM ist heute Therapie der Wahl bei allen Patienten mit hypermotiler Achalasie und wird zunehmend auch als Primärtherapie bei Achalasie-Typ-I- und -Typ-II-Patienten durchgeführt (➤ Abb. 4.2).

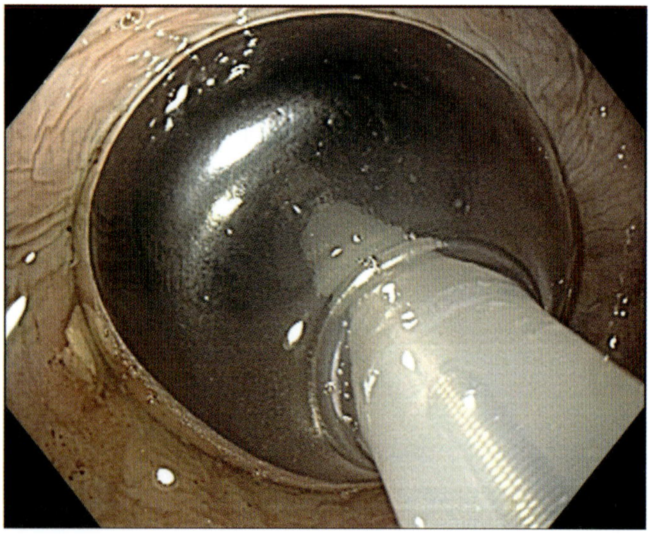

Abb. 4.1 Endoskopischer Aspekt der pneumatischen Dilatation (PD) der Achalasie mit einem Rigiflex™-Ballon [M1060]

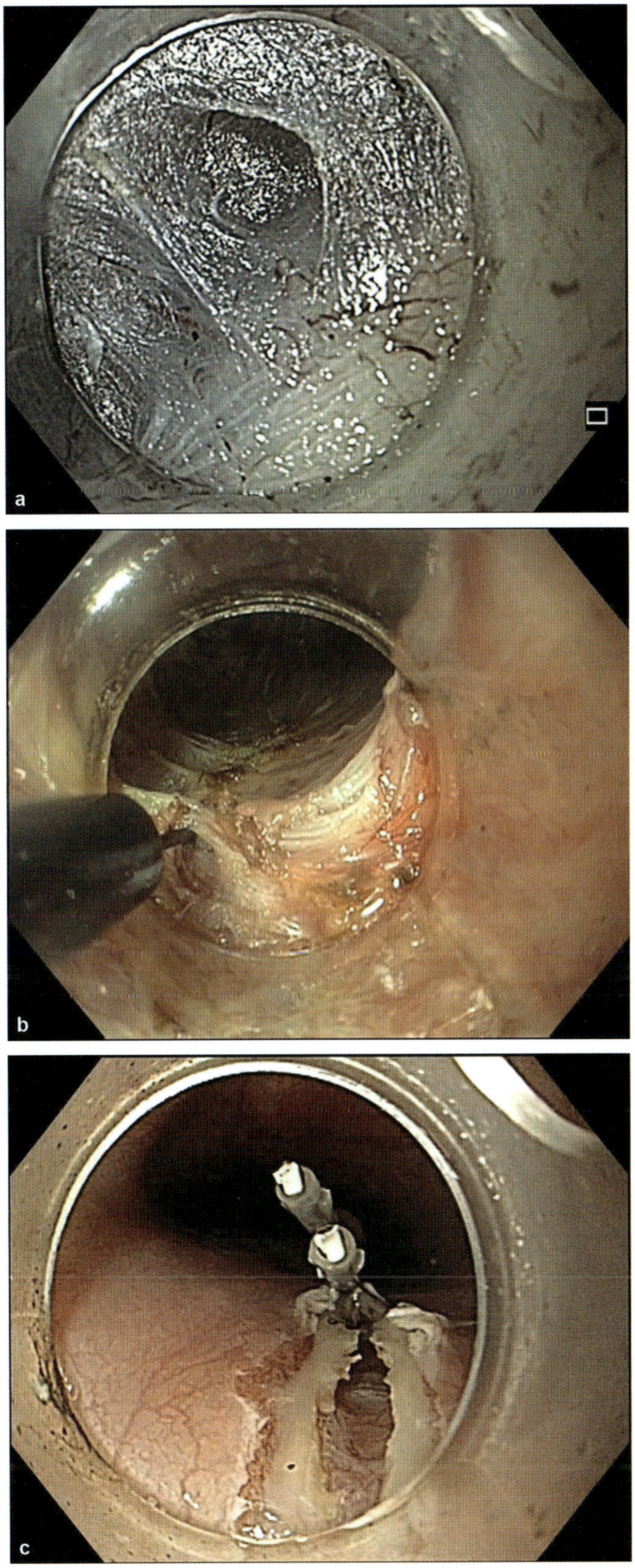

Abb. 4.2 Endoskopsicher Aspekt des submukösen Tunnels **(a)** und der Myotomie bei der peroralen endoskopischen Myotomie **(b, c)** [M1060]

Die langstreckige POEM der tubulären Muskulatur ist auch eine effektive Therapie bei tubulären hyperkontraktilen Motilitätsstörungen und beim diffusen Ösophagospasmus (Albers et al. 2024).

Laparoskopische Myotomie

Die laparoskopische Myotomie wurde durch die POEM teilweise verdrängt, auch wenn die Methode hinsichtlich der klinischen Erfolgsrate der POEM gleichwertig ist und durch die Kombination mit einer Antirefluxplastik mit einer geringeren Refluxhäufigkeit einhergeht.

Ausgewogene Therapieentscheidung

Bei den Motilitätsstörungen der Speiseröhre handelt es sich um gutartige Funktionsstörungen, die keinen signifikanten Einfluss auf die Lebenserwartung haben. Daher ist für die Therapieentscheidung das Langzeitmanagement der Beschwerden wichtig. Deshalb sollte die Therapieentscheidung bei jedem Patienten individuell und angepasst an Alter, Beschwerdesymptomatik und Begleiterkrankungen erfolgen und demzufolge auch in den Behandlungszentren vorgehalten werden.

INFO

Die Achalasie ist eine lebenslange chronische Erkrankung. Daher sollte die Therapieentscheidung bei jedem Patienten individuell und angepasst an Alter, Beschwerdesymptomatik und Begleiterkrankungen erfolgen. Die POEM ist heute die Therapie der Wahl bei der hypermotilen Achalasie (Typ III).

PRAXISTIPP

Die Dysphagie sollte immer abgeklärt und mit einer Endoskopie, HR-Manometrie und ggf. Röntgenuntersuchung klassifiziert werden. Die minimalinvasive Therapie (POEM) bietet bei hypermotilen Störungen eine gute Therapiealternative.

Therapie der sekundären Motilitätsstörungen

Die Therapie der sekundären Motilitätsstörungen orientiert sich v. a. an der Grundkrankheit. Meist handelt es sich hierbei im hypomotile Motilitätsstörungen, die durch die autonome Neuropathie mitbedingt sind. Der therapeutische Einsatz von Prokinetika ist am Ösophagus meistens sehr limitiert. Die refluxinduzierten Störungen und die eosinophile Ösophagitis haben erfordern eine spezifische Therapie in Form von Säureblockern und topischen Kortikoiden (Budenosid) und sind an anderer Stelle behandelt (➤ Kap. 3, ➤ Kap. 7).

4.2 Divertikel

4.2.1 Definition und Einteilung

Divertikel sind seltene strukturelle Veränderungen der Speiseröhre und treten meist durch Gewebelücken, durch entzündliche Veränderungen und durch Funktionsstörungen mit lokalen Druckerhöhungen auf.

Die Divertikel im Bereich des oberen Sphinkters (Zenker-Divertikel) treten an einer muskulären Schwachstelle des oberen Sphinkters im Bereich des M. constrictor pharyngis inferior auf und werden durch eine Funktionsstörung des unteren Abschnitts dieses Sphinktermuskels begünstigt.

Die Divertikel im mittleren Ösophagus treten meist durch Traktion von außen oder im Rahmen von hypermotilen Kontraktionsstörungen auf. Eine Unterform sind die epiphrenischen Divertikel, die meist mit einer Relaxationsstörung des unteren Sphinkters (Achalasie) auftreten.

Eine Sonderform sind die sog. intramuralen Pseudodivertikel, die sich durch eine chronische Entzündung der intramuralen Drüsen meist mit einer Candida-Besiedelung bzw. -Infektion mit dysphagischen Beschwerden manifestieren.

4.2.2 Symptomatik

Durch die Divertikel kann sowohl eine Retention von Speiseresten als auch eine Verlagerung oder Kompression des normalen Ösophaguslumens verursacht werden. Der unterschiedliche Füllungszustand des Divertikels kann dann sogar zu wechselnden dysphagischen Beschwerden führen. Dysphagie, Druckgefühl und Regurgitationen sind die Folgen.

4.2.3 Diagnostik

Neben der Endoskopie mit dem direkten Nachweis des Divertikels, kann man mit dem Röntgenbreischluck die Lage und die Größe des Divertikels beurteilen.

4.2.4 Therapie

Das Zenker-Divertikel wird heute endoskopisch durch eine Durchtrennung des Muskelstegs therapiert. Dabei sind verschiedene endoskopische Techniken möglich. Bei einem großen Divertikel wird mit einem speziellen Übertubus (Divertikulotom) der muskuläre Steg exponiert und dann endoskopisch mit einem Messer oder einer Elektroschere durchtrennt (Steinbruck et al. 2024). Bei kleinen Divertikeln, bei denen der Muskel nicht komplett durchtrennt werden kann, kann man mithilfe der Z-POEM eine Durchtrennung des Sphinktermuskels über einen submukösen Kanal erzielen (➤ Abb. 4.3).

Die epiphrenischen Divertikel werden heute ebenfalls mit einer D-POEM behandelt, bei der man über den submukösen Kanal nicht nur das distale spastische Segment bzw. den unteren Ösophagussphinkter, sondern auch mit einer Durchtrennung des Divertikelstegs behandelt. Eine laparoskopische bzw. thorakoskopische Abtragung mit anschließender Myotomie muss heute nur noch in Ausnahmefälle angewandt werden.

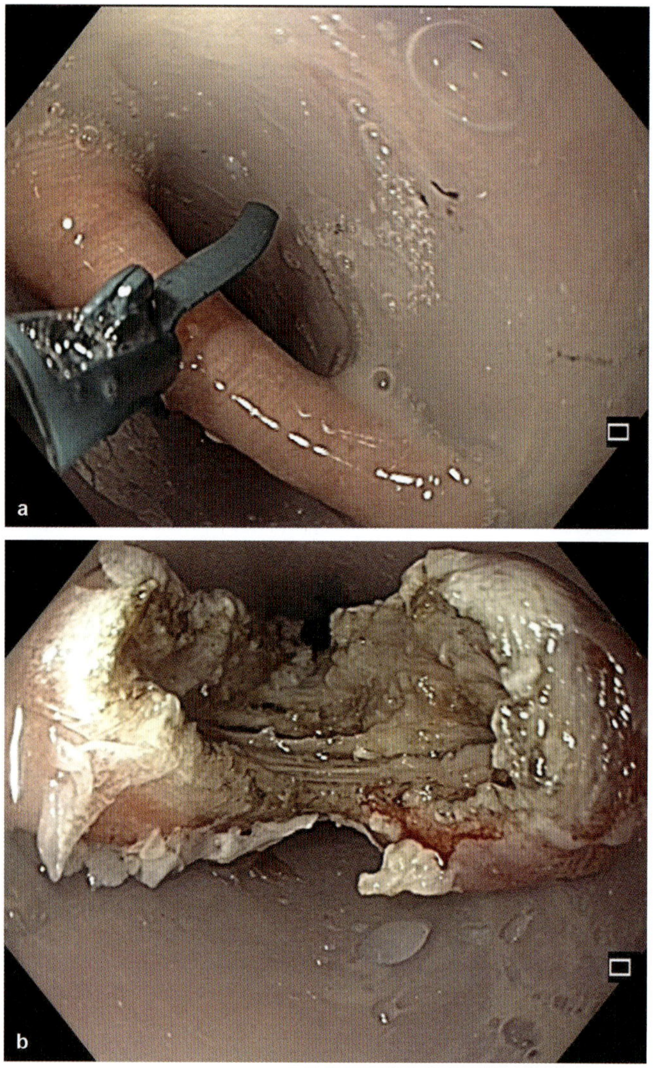

Abb. 4.3 Durchtrennung des muskulären Stegs bei der endoskopischen Therapie des Zenker-Divertikels [M1060]

MERKE

- Die Therapie des Zenker-Divertikels sollte heute minimalinvasiv mittels einer endoskopischen Schwellenspaltung durchgeführt werden.
- Die intramurale Pseudodivertikulose wird mit Dilatation, antimykotisch und entzündungshemmend therapiert.

LITERATUR

Albers D, Witt M, Pandolfino JE et al.: Peroral Endoscopic Myotomy for Hypercontractile (Jackhammer) Esophagus: A Retrospective Multicenter Series with Long-Term Follow-Up. United European Gastroenterol J 12, no. 7 (Sep) (2024) 930–940.

Inoue H, Minami H, Kobayashi Y et al.: Peroral Endoscopic Myotomy (Poem) for Esophageal Achalasia. Endoscopy 42, no. 4 (Apr) (2010) 265–271.

Keller J, Wedel T, Seidl H et al.: Update S3-Leitlinie Intestinale Motilitätsstörungen: Definition, Pathophysiologie, Diagnostik Und Therapie. Z Gastroenterol. 60, no. 2 (Feb) (2022) 192–218.

Steinbruck I, Rempel V, Kuellmer A et al.: Flexible Endoscopic Treatment of Zenker's Diverticulum-a Retrospective, Observational Multicenter Study. Surg Endosc 38, no. 11 Nov (2024) 6493–6505.

Yadlapati R, Kahrilas PJ, Fox MR et al.: Esophageal Motility Disorders on High-Resolution Manometry: Chicago Classification Version 4.0. Neurogastroenterol Motil 33, no. 1 (Jan) (2021) e14058.

KAPITEL

5 Ösophagustumoren

Thorsten Oliver Götze und Salah-Eddin Al-Batran

5.1 Symptomatik

Symptome bei Speiseröhrentumoren treten häufig erst bei fortgeschrittener Obstruktion, d. h. in fortgeschrittenen Stadien, auf. Führendes Symptom ist hierbei die Dysphagie. Ferner können Regurgitation, retrosternale Schmerzen, Gewichtsverlust, Müdigkeit, bei mediastinaler Infiltration auch Heiserkeit, bei tracheo- oder bronchoösophagealer Fistel auch Husten und Dyspnoe auftreten.

5.2 Gutartige Ösophagustumoren

Unter den seltenen gutartigen Tumoren der Speiseröhre überwiegen die mesenchymalen Formen; zumeist handelt es sich um Leiomyome. Bei den epithelialen Polypen sind Plattenepithelpapillome und gelegentlich mit dem Barrett-Ösophagus assoziierte Adenome zu beachten. Neurogene Granularzelltumoren, fibrovaskuläre Polypen, Lymphangiome und Hamartome stellen Raritäten dar.

5.3 Ösophaguskarzinome und Adenokarzinome des ösophagogastralen Übergangs (AEG I–III)

5.3.1 Basisinformationen

Im Jahr 2012 gab es weltweit geschätzt 455.800 neue Fälle von Ösophaguskarzinomen sowie 400.200 Todesfälle. Die Inzidenzraten bei Ösophaguskarzinomen variieren international um mehr als das 21-Fache. Die höchsten Raten finden sich in Ostasien (Inzidenz 22,3/100.000) und im östlichen bzw. südlichen Afrika (Inzidenz 20,4/100.000 bzw. 19,7/100.000), die niedrigsten Raten in Westafrika (Inzidenz 1,2/100.000). In Westeuropa betragen die Inzidenzraten 6,8/100.000 für Männer und 1,6/100.000 für Frauen. Ösophaguskarzinome sind i. d. R. 3- bis 4-mal häufiger bei Männern als bei Frauen. Die beiden wichtigsten und vorherrschenden (95 %) histologischen Arten sind das Plattenepithelkarzinom (Squamosazellkarzinom, SCC) und das Adenokarzinom. Die Hochrisikoregion, oft als Eesophageal Cancer Belt bezeichnet, erstreckt sich vom Norden Irans durch die zentralasiatischen Republiken nach Nordchina. 90 % der Fälle sind Plattenepithelkarzinome. Im Vergleich hierzu etwa beträgt der Anteil an Plattenepithelkarzinomen in den USA (unter der weißen Bevölkerung) nur 26 %.

In besonders gefährdeten Gebieten sind die Risikofaktoren noch nicht gut verstanden. Es wird aber angenommen, dass sie einen schlechten Ernährungszustand beinhalten, z. B. durch eine geringe Zufuhr von Obst und Gemüse sowie Getränken mit hoher Trinktemperatur (Rasool et al. 2012). In Plattenepithelkarzinomen wurden HPV-Infektionen nachgewiesen, insbesondere in asiatischen Hochrisikobereichen (Petrick et al. 2014; Sitas et al. 2012). Die primären Risikofaktoren für das SCC in westlichen Ländern sind Alkohol- und Tabakkonsum, mit ca. 90 % aller Fälle.

Die wichtigsten bekannten Risikofaktoren für Adenokarzinome des Ösophagus sind Übergewicht, Fettleibigkeit und chronisch ösophagogastrale Refluxkrankheit (GERD). GERD kann metaplastische Veränderungen an der Speiseröhre, als Barrett-Ösophagus (➤ Kap. 3) bezeichnet, hervorrufen, was zu Dysplasie und folglich zur Entwicklung eines Adenokarzinoms prädisponiert. Es geht jedoch nur ein kleiner Prozentsatz der Barrett-Ösophaguserkrankungen in einen Speiseröhrenkrebs über (Spechler 2013).

GERD ist am häufigsten bei übergewichtigen Männern und Frauen. Rauchen und eine geringe Aufnahme von Obst und Gemüse sind zwar vorwiegend für Plattenepithelkarzinome der Speiseröhre verantwortlich, aber auch Risikofaktoren für das Adenokarzinom dieser Lokalisation.

Obwohl z. B. Inzidenzraten von Ösophagus-Plattenepithelkarzinomen in einigen asiatischen Ländern wie Taiwan zugenommen haben (Lu et al. 2010), sinkt in Nordamerika und Europa die Inzidenz stetig aufgrund der Reduktion des Alkohol- und Tabakkonsums (Cook et al. 2009; Otterstatter et al. 2012; Pennathur et al. 2013). Im Gegensatz dazu steigt die Inzidenz von Adenokarzinomen der Speiseröhre invers in den westlichen Ländern wie den USA, Australien, Frankreich und England an als Folge der Zunahme der Prävalenz von Übergewicht/Fettleibigkeit, GERD und Barrett-Ösophagus (Pennathur et al. 2013). Dieser Trend scheint auch im Zusammenhang mit der abnehmenden Prävalenz von *H.-pylori*-Infektionen, die gegen das Adenokarzinom des Ösophagus schützen können, zu stehen (Lagergren, Lagergren 2013).

5.3.2 Symptomatik und klinisches Bild

Die Diagnose wird oft erst spät gestellt, wenn der Tumor bereits weit fortgeschritten ist und zu einer Lumeneinengung geführt hat. Dysphagie und Gewichtsverlust sind Leitsymptome der Erkrankung bei über 90 % der Patienten. Schmerzen, Brechreiz, Erbrechen, Hämatemesis und Appetitlosigkeit sowie Druck- oder Völlegefühl werden ebenfalls beschrieben. Da dem Ösophagus die Serosa fehlt, infiltriert der Tumor i. d. R. schon früh benachbarte Gewebe, z. B. das Mediastinum und das Tracheobronchialsystem. Lymphknotenmetastasen sind häufig. In Abhängigkeit von der Lokalisation treten dann weitere Symptome wie Rekurrensparese, Horner-Syndrom oder Trachealkompression mit Dyspnoe, Husten und/oder Stridor auf.

5.3.3 Diagnostik

Die Diagnose ist i. d. R. zuverlässig durch Endoskopie und Biopsie möglich. Die Ösophagogastroduodenoskopie (mit Biopsie) stellt den Goldstandard dar.

Der endoskopische Ultraschall (EUS) ist sowohl für die Bestimmung der T-Kategorie als auch für die Beurteilung der unmittelbar umgebenden Lymphknoten hilfreich. Die Sensitivität des EUS für die korrekte Bewertung der T-Kategorie beträgt 81–92 %, die Spezifität 94–97 %. Bei der Einstufung der N-Kategorie ist die Qualität des EUS bezogen auf Sensitivität und Spezifität schlechter (Puli et al. 2008).

Zusätzliche Diagnostika stellen Laryngoskopie, Bronchoskopie (bei V. a. Infiltration der Trachea, besonders bei bifurkalem oder suprabifurkalem Sitz des Primarius, oder zwecks Ausschlusses von Zweittumoren des Bronchialbaums oder des HNO-Bereichs – aufgrund der Risikokonstellation bei Plattenepithelkarzinompatienten) und Koloskopie (z. B. für ein Koloninterponat) dar, je nach Stadium und Klinik.

Die diagnostische Laparoskopie ist insbesondere bei größeren Tumoren des ösophagogastralen Übergangs Typ II–III nach Siewert angeraten.

Die Ösophagoskopie wird auch bei Risikopatienten zur Frühdiagnostik im asymptomatischen Stadium eingesetzt. Das betrifft Patienten mit Barrett-Ösophagus, Patienten nach chemischen Verätzungen (nach 10 J.) und Patienten mit Achalasie. Im Falle eines Barrett-Ösophagus sind eine zusätzliche 4-Quadranten-Biopsie sowie ein spezielles Überwachungsprogramm erforderlich.

Bildgebend sind Röntgen-Thorax und -Breischluck (bei Aspirationsgefahr mit wasserlöslichem Kontrastmittel) hinweisende oder ergänzende Untersuchungen. Die Sonographie kann bzgl. viszeraler Metastasen erste Hinweise liefern, um einen Eindruck zu erhalten, ob es sich um ein Stadium IV handelt. Obligat sollten CT-Untersuchungen von Thorax und Abdomen sowie idealerweise des Halses durchgeführt werden.

Die ^{18}F-Fluordeoxyglukose-Positronenemissionstomographie (FDG-PET; heute meist als PET-CT) ist besonders hilfreich, um mit anderen Methoden unentdeckte Fernmetastasen zu identifizieren. Die FDG-PET sollte daher bei Patienten durchgeführt werden, die grenzwertige Kandidaten für eine Ösophagektomie sind, z. B. bei hohen Tumormarkern, oder wenn es in der konventionellen Bildgebung keine Zeichen einer Metastasierung gibt, um Patienten vor möglichen in diesem Stadium nicht zielführenden Operationen zu schützen. Die Verfügbarkeit der PET-CT ist jedoch unterschiedlich. PET oder PET-CT sind keine regelmäßig von den Kostenträgern erstatteten Verfahren (➤ Abb. 5.1).

Nach dem Staging sollte ein Assessment des medizinischen Risikos erfolgen, nicht zuletzt, weil sich die Risikofaktoren von Patienten mit Plattenepithelkarzinom von denen mit Adenokarzinom deutlich unterscheiden. Insbesondere bei Patienten, die für eine multimodale Therapie und/oder eine Operation vorgesehen sind, ist dies entscheidend. Das medizinische Assessment sollte ein Differenzialblutbild sowie Leber-, Lungen-, Herz- und Nierenfunktionstests und den Ernährungszustand umfassen. Eine Mangelernährung sollte prätherapeutisch möglichst ausgeglichen werden.

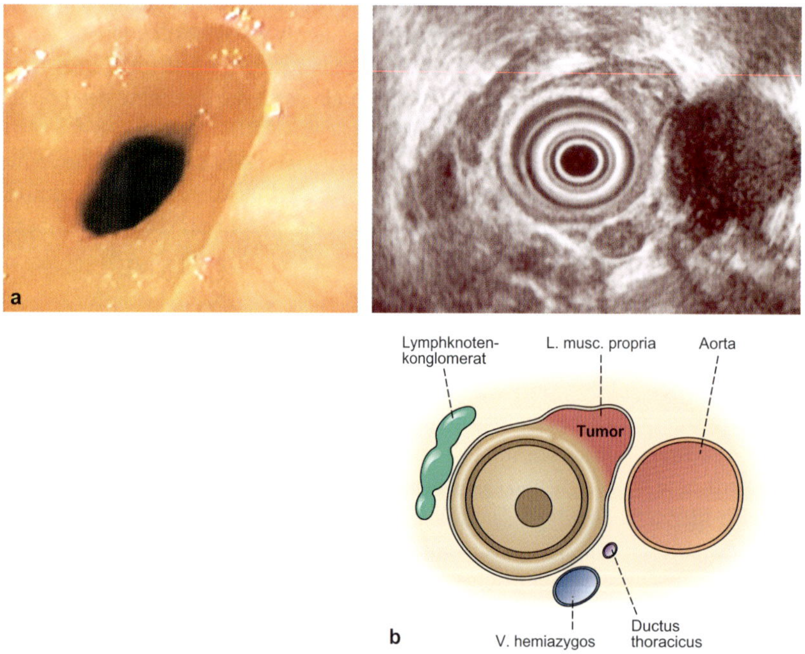

Abb. 5.1 Gastroskopie, Endosonografie und PET-CT im Rahmen des präoperativen Stagings a: [T498]; b: [R217, L106]; c: [G1041]

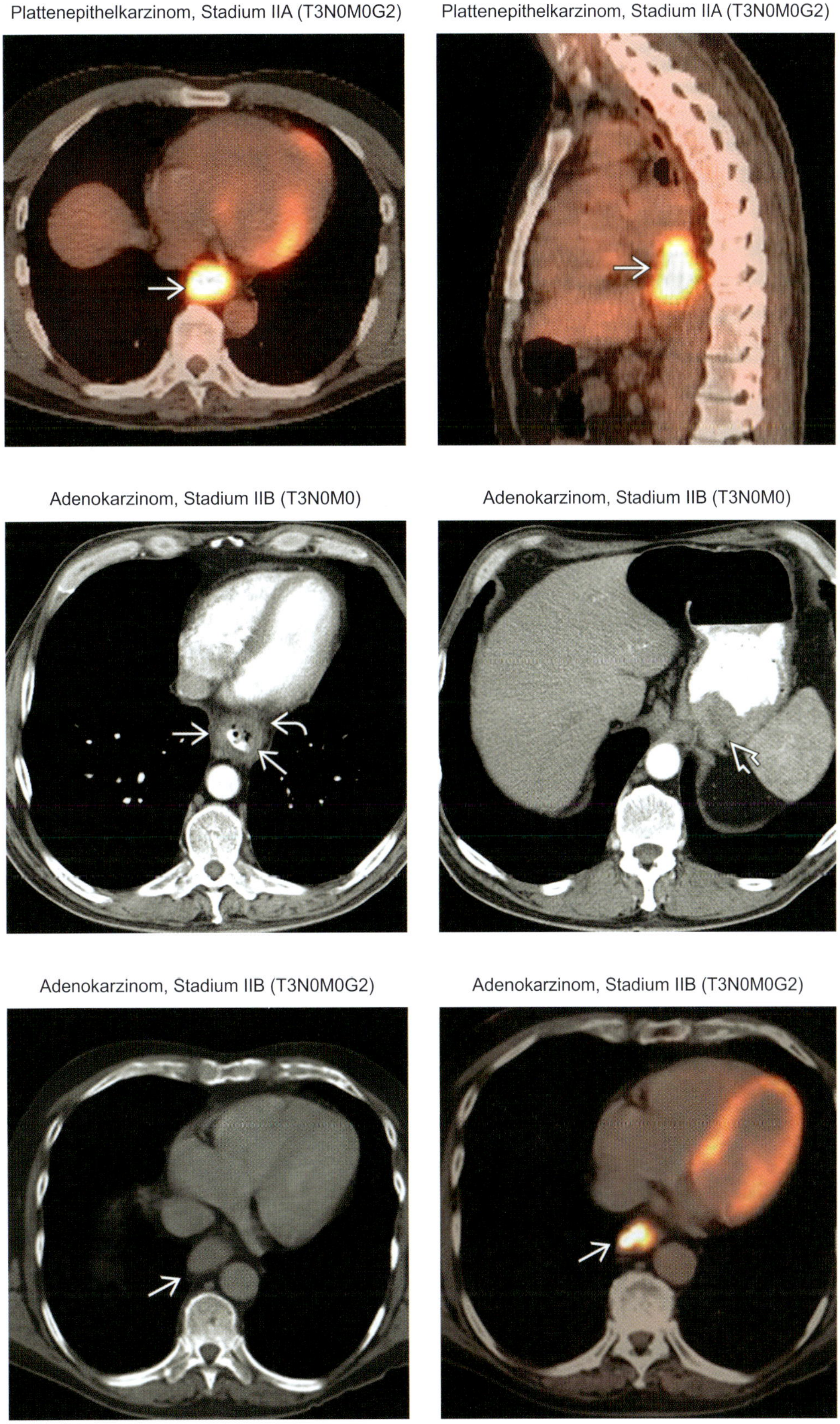

Abb. 5.1 Gastroskopie, Endosonografie und PET-CT im Rahmen des präoperativen Stagings (*Forts.*) a: [T498]; b: [R217, L106]; c: [G1041]

5.3.4 Stadieneinteilung

Stadieneinteilung nach UICC

Auf der Basis der TNM-Klassifikation (➤ Tab. 5.1) erfolgt die Stadieneinteilung nach UICC (➤ Tab. 5.2).

Siewert-Klassifikation

Die Siewert-Klassifikation ist eine klinische Klassifikation zur Einteilung von Adenokarzinomen des ösophagogastralen Übergangs (AEG) – AEG-Typen I bis III.

- **Typ I:** Karzinom im Bereich des distalen Ösophagus, Tumorzentrum zwischen 1 cm und 5 cm oberhalb der Z-Linie.
- **Typ II:** Kardiakarzinom im eigentlichen Sinne. Tumorzentrum 1 cm oberhalb bis 2 cm unterhalb der Z-Linie.
- **Typ III:** Subkardiales Karzinom mit einem zwischen 2 cm und 5 cm unterhalb der Z-Linie befindlichen Tumorzentrums.

Tab. 5.1 TNM-Klassifikation der Karzinome des Ösophagus, einschließlich des ösophagogastralen Übergangs (Wittekind et al. 2017) [G924]

Stadium	Befund
Primärtumor (T)	
TX	Primärtumor kann nicht beurteilt werden
T0	Kein Hinweis auf Primärtumor
Tis	Carcinoma in situ
T1	Tumor infiltriert die Lamina propria oder die Submukosa
• T1a	• Tumor infiltriert die Lamina propria oder die Muscularis mucosae
• T1b	• Tumor infiltriert die Submukosa
T2	Tumor infiltriert die Muscularis propria
T3	Tumor infiltriert die Adventitia
T4	Tumor infiltriert benachbarte Strukturen
• T4a	• Tumor infiltriert Pleura, Perikard, V. azygos, Zwerchfell oder Peritoneum
• T4b	• Tumor infiltriert andere Nachbarstrukturen wie Aorta, Wirbelkörper oder Trachea
Regionale Lymphknoten (N)	
NX	Regionale Lymphknoten können nicht beurteilt werden
N0	Regionale Lymphknoten sind nicht befallen
N1	1–2 regionale Lymphknoten befallen
N2	3–6 regionale Lymphknoten befallen
N3	7 oder mehr regionale Lymphknoten befallen
Anmerkung: Die Kategorie pN0 (p: pathologische Klassifikation) setzt voraus, dass das untersuchte Lymphadenektomie-Präparat mind. 7 oder mehr Lymphknoten enthält; diese Angabe ist in der englischen Fassung nicht vorgegeben, aber in den S3-Leitlinien empfohlen (Porschen et al. 2015).	
Fernmetastasen (M)	
MX	Fernmetastasen können nicht beurteilt werden
M0	Keine Fernmetastasen nachweisbar
M1	Fernmetastasen nachweisbar

Tab. 5.2 Stadieneinteilung nach UICC (Wittekind et al. 2017) [G924]

Stadium	Tumor	Lymphknoten	Metastasen
0	Tis	N0	N0
IA	T1a	N0	M0
IB	T1b	N0	M0
	T2	N0	M0
II	T3	N0	M0
	T1	N1	M0
IIIA	T1	N2	M0
	T2	N1	M0
IIIB	T2	N2	M0
	T3	N1, N2	M0
	T4a	N0, N1	M0
IVA	T4a	N2	M0
	T4b	Jedes N	M0
	Jedes T	N3	M0
IVB	Jedes T	Jedes N	M1

5.3.5 Therapie

Eine interdisziplinäre Planung ist in der Behandlung von Ösophagustumoren obligat. Zentrale behandelnde Abteilungen sind Viszeralchirurgie, Gastroenterologie, medizinische Onkologie, Radioonkologie, Radiologie, Pathologie. Die Hauptfaktoren für die initiale Weichenstellung der Primärtherapie sind Tumorstadium, Tumorlokalisation, histologischer Typ, Performance-Status und Komorbiditäten des Patienten. Ein pathologischer Ernährungszustand ist bei dieser Grunderkrankung nicht selten und sollte vor Therapiebeginn zumindest beginnend korrigiert werden. Endoskopisches Stenting sollte im lokoregionalen Krankheitsstadium bei operablen Patienten präoperativ nicht angewandt werden. Alternative Ernährungswege (z. B. mit Nadelkatheter-Jejunostomie) sollten bevorzugt werden. **Cave:** Keine Anlage einer PEG-Sonde bei geplantem Schlauchmagen (Mariette et al. 2015)! Außerdem sollten Patientenpräferenzen berücksichtigt werden.

Die Therapie orientiert sich am Fortschritt der Erkrankung und somit an den nachfolgend aufgeführten Erkrankungsstadien. Man unterscheidet auch bei bösartigen Tumoren der Speiseröhre, wie bei den meisten Krebserkrankungen, ein lokales, ein lokal fortgeschrittenes und ein metastasiertes Stadium.

Lokale Erkrankung (cT1–T2 cN0 M0)

Die chirurgische Versorgung stellt die Behandlung der Wahl bei lokal limitierter Erkrankung dar. Bei Patienten mit Adenokarzinom, deren Tumor die Submukosa noch nicht erreicht hat (T1a), ist die endoskopische Therapie effektiv. Patienten mit einem Adenokarzinom, die die Kriterien für eine Lymphknotenmetastasierung mit einem minimalen Risiko erfüllen, können sogar bei T1b mit SM1 (SM = Submukosa) nach den sog. Expanded Criteria endoskopisch versorgt werden. Eine oberflächliche submuköse Infiltration ohne weitere

Risikokriterien bedeutet beim Adenokarzinom pT1sm1; < 500 µm Invasion, L0, V0, G1/2, < 20 mm Durchmesser, keine Ulzeration. In spezialisierten Zentren werden für die endoskopische Therapie Heilungsraten vergleichbar mit denen der chirurgischen Resektion berichtet (Pech et al. 2011).

Die Ergebnisse für die SM1-Karzinome sind jedoch noch begrenzter als bei den mukosalen Adenokarzinomen. Bei den endoskopischen Verfahren unterscheidet man zwischen EMR (endoskopische Mukosaresektion) und ESD (endoskopische Submukosadissektion).

Wird eine submuköse Läsion endoskopisch versorgt, kann das nur suffizient mithilfe der ESD erfolgen. Andernfalls handelt es sich lediglich um eine diagnostische Resektion. Im Fall eines Plattenepithelkarzinoms mit hochgradiger intraepithelialer Neoplasie oder eines Mukosakarzinoms (L0, V0, keine Ulzeration, Grading G1/G2, Infiltration Grad m^1/m^2) ist ebenfalls eine endoskopische En-bloc-Resektion möglich. Hierbei sollte der ESD gegenüber der EMR ebenfalls der Vorzug gegeben werden, insbesondere bei Läsionen > 15 mm.

Die transthorakale Ösophagektomie nach Ivor-Lewis ist die operative Technik der Wahl bei Karzinomen > T1a N0. Die prospektive randomisierte bizentrische Studie von Hulscher et al. (2002) zeigte einen starken Trend zugunsten einer Verbesserung der Überlebensergebnisse bei resektablem Adenokarzinom des mittleren bis distalen Ösophagus oder beim Adenokarzinom der Kardia für das transthorakale Vorgehen im Vergleich mit der weniger radikalen transhiatalen Resektion. Bei Letzterer bestehen Einbußen bzgl. der mediastinalen Lymphadenektomie. Aktuelle randomisierte Studien legen nahe, dass entweder die thorakoskopische Ösophagektomie oder das Ivor-Lewis-Verfahren mit laparoskopischem abdominellem Teil der Operation, kombiniert mit einer Thorakotomie (Hybrid-Ösophagektomie), zu signifikant niedrigeren postoperativen Komplikationsraten, insbesondere pulmonalen Komplikationen, führt. Für die sog. Hybrid-Ösophagektomie wurde z. B. im MIRO-Trial gezeigt, dass die kurzfristigen onkologischen Ergebnisse vergleichbar mit der klassischen Ivor-Lewis-Methode sind (Mariette et al. 2015a). Der laparoskopische Teil der Hybrid-Operation ist bereits Standard, basierend auf den Ergebnissen von zwei randomisierten, kontrollierten Studien, u. a. dem MIRO-Trial von Mariette et al., während die zusätzliche Rolle der thorakoskopischen Dissektion in zusätzlichen randomisierten Studien untersucht werden muss (Mariette et al. 2015a).

Der Wert der präoperativen Behandlung (Chemo- oder Radiochemotherapie) bei T1–2 N0 ist nicht klar (Kranzfelder et al. 2011; Ronellenfitsch et al. 2013; Sjoquist et al. 2011). Die randomisierte FFCD-9901-Studie (OP ± RCT) beim Stadium-I/II-Ösophaguskarzinom zeigte, dass im Vergleich zur alleinigen Operation ohne Vorbehandlung die neoadjuvante Radiochemotherapie (RCT) mit Cisplatin plus 5-Fluorouracil (5-FU) die R0-Resektionsrate oder das Überleben nicht verbessert, sondern nur die postoperative Mortalität erhöht hat. Die Ergebnisse dieser Studie legen nahe, dass beim Plattenepithelkarzinom eine Operation allein als primäre Behandlung empfohlen werden kann. Kritikpunkt der Studie war aber, dass zwei Drittel der Patienten ein Plattenepithelkarzinom hatten, was ein häufig sehr krankes Patientengut bezogen auf die Nebendiagnosen darstellt, und dass diese die RCT schlechter tolerieren. Ein weiterer Kritikpunkt ist, dass das relativ toxische Cispaltin/5-FU-Regime verwendet wurde. Ergänzend muss hinzufügt werden, dass 40 der Patienten mit RCT eine T0-Situation hatten (Mariette et al. 2014; Markar et al. 2016).

Für Patienten, die sich einer Operation nicht unterziehen können, ist die kombinierte RCT eine Option und der alleinigen Radiotherapie (RT) überlegen. Vier Kurse von Cisplatin/5-FU kombiniert mit 50,4 Gy in 1,8-Gy-Fraktionen stellen derzeit den Standard für die definitive RCT dar (Herskovic et al. 1992). Alternativ können 6 Zyklen Oxaliplatin/5-FU/Folinsäure (FOLFOX) gegeben werden, nach dem Regime von Conroy et al. (2014). Weiterentwicklungen in der Strahlentherapie mit intensitätsmodulierten und volumetrischen Radiotherapien ermöglichen die sichere Applikation höherer Strahlendosen bis zu 60 Gy in Fraktionen von 1,8–2,0 Gy, häufig mit einem gleichzeitig integrierten Boost. Dieser Ansatz ermöglicht eine Verkürzung der gesamten Behandlungszeit. Jedoch existieren zurzeit keine ausreichenden Daten, die zeigen, dass Dosen > 50,4 Gy das Überleben verbessern. Dies ist vor dem Hintergrund einer möglichen Salvage-Ösophagektomie wichtig, da höhere Dosen (> 55 Gy) zu einer Steigerung der postoperativen Mortalität und Morbidität führen können (Markar et al. 2015).

Eine definitive RCT erfordert aber einen ausreichenden Allgemeinzustand sowie ausreichende Organfunktionen des Patienten, gerade vor dem Hintergrund einer Dosiserhöhung über 50,4 Gy (wobei – wie oben beschrieben – nicht erwiesen ist, ob Dosen über 50,4 Gy die Prognose verbessern). Sicherlich ist es mit modernen Bestrahlungstechniken möglich, Dosen bis 60–66 Gy sicher zu applizieren, um so die Chance auf eine lokale Tumorkontrolle zu verbessern.

Eine so strukturierte Radiotherapie sieht wie folgt aus:

- Radiotherapie mit ED von 1,8–2,0 Gy bis zu einer Gesamtdosis von 60–66 Gy.
- Simultan dazu eine Chemotherapie bestehend aus Cisplatin 15 mg/m²/d an den Tagen 1 bis 5 + 5-FU 800 mg/m²/d an den Tagen 1 bis 5 jeweils in den Wo. 1 und 4 der Radiotherapie oder
- Oxaliplatin 85 mg/m² an Tag 1 + Leukovorin 200 mg/m² + Bolus 5-FU 400 mg/m² + 5-FU 600 mg/m² als 22-h-Infusion, jeweils an den Tagen 1 bis 2 alle 2 Wo. 3-mal zur Radiotherapie, dann 3-mal ohne Radiotherapie (Conroy et al. 2014).

Lokal fortgeschrittene Erkrankung (cT[2]3–T4 oder cN1–3 M0)

In diesem Erkrankungsstadium ist die Chirurgie allein insuffizient und stellt somit keinen Standard als alleinige Therapie dar. Eine vollständige (R0) Tumorresektion kann nur unzureichend erreicht werden (ca. 30 % [T3] bis 50 % [T4]). Des Weiteren ist ein Langzeitüberleben durch reine Chirurgie selten (< 20 %). Durch eine präoperative onkologische Vorbehandlung (Chemotherapie oder RCT) wurden diese harten Parameter signifikant verbessert (Kranzfelder et al. 2011; Ronellenfitsch et al. 2013; Shapiro et al. 2015; Sjoquist et al. 2011; van Hagen et al. 2012), sie gilt als Standard in der Behandlung von Speiseröhrentumoren mit Plattenepithel- oder Adenokarzinomhistologie.

Plattenepithelkarzinom

Die CROSS-Phase-III-Studie (Chemoradiotherapy for Oesophageal Cancer Followed by Surgery Study), aber auch Metaanalysen (Kranzfelder et al. 2011; Markar et al. 2012; Sjoquist et al. 2011; Spechler 2013; van Hagen et al. 2012) zeigen, dass Patienten mit lokal fortgeschrittenem SCC des Ösophagus von der präoperativen RCT nach CROSS, aber auch von einer präoperativen Chemotherapie (z. B. OE02-Studie) profitieren (Shapiro et al. 2015; van Hagen et al. 2012). Im Rahmen von CROSS erfolgt die wöchentliche Verabreichung von Carboplatin, Paclitaxel für 5 Wo. und gleichzeitig eine RT (41,4 Gy in 23 Fraktionen, 5 d/Wo.), gefolgt von der Tumorresektion.

Die prospektive, randomisierte FFCD-9102-Studie und die FLEP-Studie ergaben äquivalente Gesamtüberlebensraten für die definitive RCT ohne Operation verglichen mit neoadjuvanter RCT gefolgt von Operation. Jedoch hatten die nicht operierten Patienten eine höhere Lokalrezidivrate. Es werden daher eine neoadjuvante RCT mit geplanter Operation und eine definitive RCT als Standardtherapiealternativen in der Therapie des lokal fortgeschrittenen SCC der Speiseröhre angesehen (Markar et al. 2015; Sjoquist et al. 2011). Für Ösophaguskarzinome in zervikaler Lokalisation, bei denen aufgrund der anatomischen Gegebenheiten eine Operation zu zahlreichen Funktionseinbußen führt, ist die definitive RCT das empfohlene Verfahren.

Adenokarzinom

Aufgrund der aktuellen Datenlage gibt es beim Adenokarzinom dieser Entität zwei konkurrierende Verfahren. Das eine ist die Therapie nach dem CROSS-Regime.

Die CheckMate-577-Studie konnte für die adjuvante Therapie mit Nivolumab adjuvant sowohl bei Plattenepithelkarzinomen als auch Adenokarzinomen des gastroösophagealen Übergangs eine signifikante Verbesserung des progressionsfreien Überlebens (PFS) bei inkompletter Remission nach CROSS und OP im Vergleich zu Placebo zeigen. Nivolumab ist in der Entität Platten- wie Adenokarzinom nach Radiochemotherapie mit noch Tumorresten (inkomplette pathologische Remission) im OP-Präparat als Adjuvans zugelassen (Kelly et al. 2021).

Die Alternative ist eine Therapie mit FLOT (5-FU 2600 mg/m^2 als 24-h-Infusion, Folinsäure 200 mg/m^2, Oxaliplatin 85 mg/m^2, Docetaxel 50 mg/m^2, jeweils an Tag 1, Wiederholung an Tag 15), das im Rahmen der Phase-3-Daten der FLOT4-Studie (Al-Batran et al. 2016) zu einer signifikanten Steigerung des Gesamtüberlebens, aber auch des PFS, der R0-Resektionsrate und der pathologischen Remission im Vergleich zum MAGIC-Regime mit ECF/ECX geführt hat, und dies sowohl bei Magen- als auch bei AEG-Karzinomen Typen I–III. Es zeigt sich sogar durch FLOT im Vergleich zum historischen Arm der MAGIC-Studie (reine Chirurgie) eine Verdopplung des projizierten 5-Jahres-Überlebens. FLOT ist die derzeit effektivste perioperative Chemotherapie für das Adenokarzinom.

Die deutsche Phase-III-Studie ESOPEC evaluierte beide Optionen aktuell im direkten Head-to-Head-Vergleich bei Erkrankten mit resezierbarem Adenokarzinom des Ösophagus (cT1cN+ und cT2–4a, cN–/+). Es wurden die hochrelevanten und praxisverändernden Studiendaten bei der Jahrestagung der American Society of Clinical Oncology (ASCO) 2024 als Late Breaking Abstract in der Plenary Session vorgestellt. FLOT ging als klarer Sieger aus dem Duell hervor – mit einem deutlich verminderten Sterberisiko im Vergleich zu CROSS. Es ist somit bei Adenokarzinomen des GEJ FLOT vor CROSS zu favorisieren, auch wenn eine Nivolumab-Therapie nur nach CROSS möglich ist. Um Nivolumab zu applizieren, muss man auf eine inkomplette Remission hoffen, was bei FLOT in der Indikation Adenokarzinom nicht nötig ist (Hoeppner et al. 2024).

Auch zeigen gegenwärtig die Vestigia, die adjuvant nach neoadjuvanter FLOT-Chemotherapie randomisierte in Nivolumab + Ipililumab vs. im Wesentlichen einer Komplettierung der FLOT-Systemtherapie, eine Unterlegenheit für die Immuntherapie im direkten Vergleich IO- vs. Chemotherapie – nicht vs. Placebo, wie in der CM-577. Die asiatische Attraction-05-Studie randomisierte die adjuvante CPAOX-Therapie +/– Nivolumab und konnte keinen Nutzen für die Immuntherapie nachweisen (Kang et al. 2024).

Auch die Neo-AEGIS-Studie der Irish Clinical Research Group (ICORG; Protocol 10–14) randomisierte Patienten mit Adenokarzinom des Ösophagus oder GEJ zu präoperativer Chemoradiotherapie nach CROSS oder perioperativer Chemotherapie überwiegend nach ECF/ECX gemäß MAGIC, ohne Vorteil für die Radiochemotherapie im Vergleich zu den FLOT unterlegenen MAGIC-Regimen (Reynolds et al. 2023).

Der Wert einer zusätzlichen Radiochemotherapie zur neoadjuvanten Chemotherapie wurde kürzlich in der TOPGEAR-Studie, einer internationalen Phase-III-Studie, evaluiert. Bei Patienten mit Adenokarzinomen des Magens oder GEJ mit entweder perioperative Chemotherapie (ECF, nach Amended FLOT), mit einer präoperativen Chemotherapie nach ECF oder FLOT gefolgt von einer adjuvanten Therapie ist eine Radiotherapie nicht nötig (Leong et al. 2024).

MERKE

FLOT stellt in der Entität Adenokarzinom des Magens und Ösophagus, respektive des gastroösophagealen Übergangs, den perioperativen Standard. Bei Plattenepithelkarzinomen der Speiseröhre ist die neoadjuvante Radiochemotherapie nach CROSS weiterhin der Standard. Bei inkompletter Remission nach Radiochemotherapie und Operation kann Nivolumab adjuvant standardmäßig eingesetzt werden.

PRAXISTIPP

Auf den pathologischen Remissionsgrad im OP-Präparat achten. Gerade für den Einsatz von Nivolumab ist dieser im Rahmen der Zulassung entscheidend.

Fortgeschrittene/metastasierte Erkrankung (M1) – palliative Therapie

Bei Patienten mit metastasiertem Ösophaguskarzinom können verschiedene Optionen der palliativen Behandlung abhängig von der klinischen Situation in Betracht gezogen werden. Eine Einzeldosis-Brachytherapie kann auch noch nach externer RT eine Option sein, da sie langfristig eine suffizientere Linderung von Dysphagie als z. B. ein Metall-Stent liefern kann und mit weniger Komplikationen assoziiert ist.

In der Systemtherapie haben sich in den letzten Jahren bahnbrechende Veränderungen sowohl bei Platten- als auch bei Adenokarzinomen der Speiseröhre bzw. des GEJ ergeben.

Chemotherapie des Plattenepithelkarzinoms des Ösophagus

Bei einem CPS und auch TPS < 1 gilt eine Kombinationschemotherapie aus Platin und 5-FU als alleiniger Standard. Bei PD-L1-positiven Tumoren kann jedoch eine Kombination aus Chemotherapie und Checkpoint-Inhibitor oder eine alleinige Immuntherapie mit einer dualen Checkpoint-Inhibition erfolgen und die Wirksamkeit deutlich erhöhen, bei insgesamt guter Verträglichkeit.

In der Dublette kann auch Platin und Fluoropyrimidin in der Kombination aus Cisplatin/FU durch eine vergleichbar wirksame Kombinationstherapie mit FOLFOX ersetzt werden, bei insgesamt günstigerem Toxizitätsprofil. Falls eine Schluckfähigkeit gewährleistet ist, kann auch Capecitabin anstelle von 5-FU beim Ösophaguskarzinom eingesetzt werden.

Erstlinientherapie des Plattenepithelkarzinoms

In der Phase-III-Studie KEYNOTE-590 konnte gezeigt werden, dass die Kombination aus Chemotherapie und Immuncheckpoint-Blockade mit Pembrolizumab die Ergebnisse der Erstlinientherapie verbessert. In dieser Studie wurden überwiegend Plattenepithelkarzinome des Ösophagus behandelt. Die Therapie aus Pembrolizumab plus platinbasierter Dubletten-Chemotherapie ist sowohl für Plattenepithelkarzinome als auch Adenokarzinome des GEJ mit hoher PD-L1-Expression (CPS ≥ 10) zugelassener Standard in der Erstlinientherapie.

Eine zweite Phase-III-Studie (CheckMate 648; Doki et al. 2022) liegt für die Erstlinientherapie metastasierter Plattenepithelkarzinome vor. CM-648 führte ebenfalls zu einer Zulassung, und zwar für eine reine Immunkombinationstherapie mit Nivolumab plus Ipilimumab (1 mg/kg alle 6 Wo.), allerdings bei einem TPS ≥ 1 % und auch für die Chemotherapie plus Nivolumab, bei gleichem PD-L1-Score. Die CM-648 rekrutierte allerdings nur Plattenepithelkarzinompatienten, während Keynote-590 (Sun et al. 2021) sowohl Adeno- also auch Plattenepithelkarzinome einschloss. Eine dritte Phase-III-Studie belegt die Wirksamkeit einer Immuntherapie in Kombination mit Chemotherapie in der Erstlinientherapie des fortgeschrittenen Plattenepithelkarzinoms (RATIONALE-306). In dieser weltweit durchgeführten Studie wurden Patienten randomisiert in Platin/5-FU oder Platin/Paclitaxel vs. Chemotherapie plus PD-1-Inhibitor Tislelizumab. Anders als in den o. g. Studien wurde hier allerdings nicht die Anzahl der positiven Zellen, sondern die Fläche mit positiven Tumorzellen im Rahmen des PD-L1-Scores bewertet (TAP-Score).

Zweitlinientherapie des Plattenepithelkarzinoms

Aufgrund der Daten der ATTRACTION-03- und der RATIONALE-302-Studie sind die Immunmonotherapie mit Nivolumab oder Tislelizumab beim fortgeschrittenen Plattenepithelkarzinom des Ösophagus nach Vorbehandlung mit einer Kombination aus Platin und Fluoropyrimidin für die Zweitlinientherapie zugelassen, wenn zuvor kein Checkpoint-Inhibitor eingesetzt wurde (Kato et al. 2019; Shen et al. 2022).

Chemotherapie des Adenokarzinoms des Ösophagus

Studien bei fortgeschrittenen Adenokarzinomen des Ösophagus haben i. d. R. Patienten mit Adenokarzinomen des Magens und des GEJ als auch des distalen Ösophagus inkludiert, da es sich biologisch weitgehend um eine Entität handelt.

Standard beim fortgeschrittenen Magenkarzinom und GEJ ist eine Platin-Fluoropyrimidin-Dublette. Oxaliplatin und Cisplatin sind vergleichbar wirksam und es wird Oxaliplatin aufgrund des Toxizitätsprofil favorisiert. Die Hinzunahme von Docetaxel zur einer Platin-Fluoropyrimidin-Dublette wurde jüngst erneut in der französischen Phase-III-Studie mit modifiziertem FLOT, genannt TFOX, evaluiert und konnte ein signifikant verlängertes progressionsfreies Überleben und ein signifikant verlängertes Gesamtüberleben zeigen. Somit stellt die Triplette in der Indikation Adenokarzinom bei fehlenden Biomarkern und hohem Remissionsdruck durchaus wieder eine Therapieoption dar (Zaanan et al. 2023). Standard bleibt eine Platin-Fluoropyrimidin-Doublette.

HER2-positives Adenokarzinom des GEJ

Im Falle einer Her2-Positivität soll zunächst Trastuzumab zur Chemo-Dublette hinzugefügt werden. Die Empfehlung basiert auf den Daten der Phase-III-ToGA-Studie, die eine höhere Ansprechrate und ein verlängertes Überleben für eine Trastuzumab-Cisplatin-Fluoropyrimidin-Chemotherapie vs. eine Chemotherapie allein zeigte. Auf der Basis der randomisierten Phase-III-Studie Keynote-811 wurde zusätzlich die Kombination von Pembrolizumab plus Trastuzumab und Chemotherapie als Erstlinientherapie für HER2-positive fortgeschrittene Magen- oder GEJ-Adenokarzinome mit einer PD-L1-Expression von CPS ≥ 1 zugelassen (Janjigian et al. 2023).

HER2-negatives Adenokarzinom des GEJ

Bei Her2-negativen Tumoren ist analog der Phase-III-CheckMate-649-Studie (Janjigian et al. 2021) die Hinzunahme von Nivolumab zur Chemo-Dublette bei Patienten mit nicht vorbehandeltem Magen-, ösophagogastralem Übergangs- oder ösophagealem Adenokarzinom ab einem PD-L1-CPS ≥ 5 Standard. Die globale randomisierte Phase-III-Studie KEYNOTE-859 (Rha et al. 2023) führte ebenfalls zur Zulassung von Pembrolizumab plus Chemo-Dublette für Patienten mit einem PD-L1-CPS ≥ 1 v. a. bei Magenkarzinom, aber auch bei Übergangstumoren. Tislelizumab verlängerte in der Phase-III-Rationale-305-Studie das Gesamtüberleben in Kombination mit Platin-Fluoropyrimidin oder Platin-Investigator-Choice-Chemotherapie bei Patienten mit einem positiven PD-L1-Score, evaluiert nach dem Tumor Area Proportion Score – TAP-Score (Qiu et al. 2024).

Claudin-18.2-positives Adenokarzinom des GEJ

Daten aus den Phase-III-Spotlight- und Glow-Studien zeigen, dass bei Patienten mit fortgeschrittenem irresektablem Magenkarzinom und Adenokarzinom des gastroösophagealen Übergangs eine Claudin-18.2-Expression in ≥ 75 % der Tumorzellen durch die Hinzunahme von dem gegen das Claudin-18.2-gerichteten Antikörper Zolbetuximab, in Kombination mit FOLFOX- oder aber CAPOX-Chemotherapie, das progressionsfreie und Gesamtüberleben verlängerte und zu einer Zulassung bei Claudin-18.2-positivem Adenokarzinomen führte (Her2-negative Patienten; Shitara et al. 2023).

MERKE

FLOT in der Erstlinientherapie kann individuell eingesetzt werden, falls keine Biomarker (Her2; PD-L1; Claudin-18.2; MSI) vorhanden sind.
Bei Einsatz zielgerichteter Therapien wie auch Immuntherapien muss der Zulassungstext beachtet werden. Bei überlappenden/konfligierenden Biomarkern kann man sich ggf. auch am ECOG des Patienten und dem Nebenwirkungsprofil der Substanzen orientieren.

PRAXISTIPP

Bei MSI-high-Tumoren ist Pembrolizumab bei nicht resezierbaren oder metastasierenden Magenkarzinomen bei einem Fortschreiten der Erkrankung während oder nach mindestens einer vorherigen Therapie zugelassen, unabhängig vom PD-L1-Score. Im Rahmen der Phase II der Dante-Studie (kurativ) zeigte sich bei 67 % der MSI-high-Tumoren ein positiver PD-L-Status, aber entsprechend waren auch 30 % der MSI-Tumoren PD-L1-negativ.

Zweit- und Drittlinientherapie beim Adenokarzinom des Ösophagus bzw. GEJ

Paclitaxel, Docetaxel und Irinotecan stellen den Standard als reine Chemobackbonetherapie in der Zweitlinie. Ramucirumab plus Paclitaxel ist die empfohlene Standardtherapie in der zweiten Therapielinie. Ramucirumab ist in der Monotherapie (Phase-III-REGARD-Studie) zugelassen, aber in der Kombination mit Paclitaxel werden das progressionsfreie und das Gesamtüberleben verlängert, gemäß der Phase-III-RAINBOW-Studie (Wilke et al. 2014; Fuchs et al. 2014).

Gegenwärtig ist in der Indikation Adenokarzinom des GEJ und Magenkarzinom bei Her2+-Tumoren ab der zweiten Behandlungslinie das Antikörper-Wirkstoff-Konjugat Trastuzumab-Deruxtecan (T-DXd) zugelassen (Shitara et al. 2020).

Zur Zulassung führten die asiatische Destiny-Gastric01-Studie und die nicht randomisierte Phase-II-Destiny-Gastric02-Studie.

Ab der Drittlinientherapie ist beim Adenokarzinom des Ösophagus bw. des GEJ die Behandlung mit Trifluridin – Tipiracil (FTD/TPI) basierend auf der Phase-III-TAGS-Studie zugelassen.

Allgemeine supportive Maßnahmen bei Speiseröhrentumoren umfassen oft die Problematik von Schluckbeschwerden (➤ Abb. 5.2), Aspiration, Mikroaspiration und tracheoösophagealen Fisteln. Zur Symptomkontrolle und Aufrechterhaltung der Nahrungspassage dienen die endoskopische Dilatation oder Bougierung mit anschließender Implantation einer Endoprothese (Plastik oder Metall). Eine ösophagotracheale Fistel kann durch einen ummantelten Tubus verschlossen werden. Laseranwendung und endoluminale Bestrahlung (Brachytherapie in Afterloading-Technik) können in Betracht gezogen werden. Einer hochkalorischen Ernährung und einer angemessenen Schmerzbehandlung ist stets besondere Aufmerksamkeit zu widmen. Bevor eine hochgradige, nicht behebbare Passagestörung durch den Tumor eintritt, wird die Nahrung durch eine perkutane endoskopisch angelegte Gastrostomie (PEG) in den Magen instilliert.

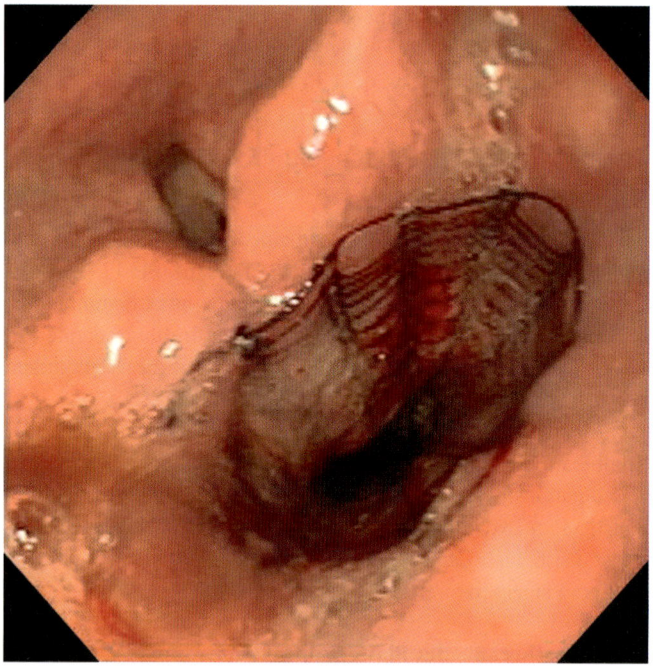

Abb. 5.2 Ösophagusstent zwecks Tumorüberbrückung und Gewährung der Schluckfunktion [F581]

Nachsorge

Bei kurativer Therapieintention soll eine engmaschige Kontrolle (initial alle 3 Mon.) erfolgen. Bei palliativer Therapieführung ist ein symptomorientiertes Vorgehen sinnvoll, wobei es sich auch hier nach den Zielvorstellungen richtet und man durch eine suffiziente palliative Therapie, gerade beim Adenokarzinom, deutliche Prognoseverbesserungen ermöglichen kann und nach Ansicht der Autoren auch hier ein engmaschiges Staging sinnvoll ist, um rechtzeitig eine Therapieumstellung zu ermöglichen, zwecks Erreichen einer optimalen Palliation.

INFO

Interessant sind die aktualisierten Onkopedia-Leitlinien „Ösophaguskarzinom"
www.onkopedia.com/de/onkopedia/guidelines/oesophaguskarzinom/@@guideline/html/index.html
oder auch die ESMO- oder S3-Leitlinien:
Obermannová R; Alsina M; Cervantes A. et al. Oesophageal cancer: ESMO Clinical Practice Guideline for diagnosis, treatment and follow-up; Ann Oncol Volume 33, Issue 10p992–1004October 2022 – www.annalsofoncology.org/article/S0923-7534(22)01850-6/fulltext
S3-Leitlinie Diagnostik und Therapie der Plattenepithelkarzinome und Adenokarzinome des Ösophagus Version 4.0 – Dezember 2023. www.leitlinienprogramm-onkologie.de/leitlinien/oesophaguskarzinom

LEITLINIEN

Porschen R, Buck A, Fischbach W et al.: S3-Leitlinie Diagnostik und Therapie der Plattenepithelkarzinome und Adenokarzinome des Ösophagus (Langversion 1.0 – September 2015, AWMF-Reg.-Nr. 021-023OL). Z Gastroenterol 53(11) (2015) 1288–1347. doi: https://doi.org/10.1055/s-0041-107381. Epub 2015 Nov 12. German.

Smyth EC, Verheij M, Allum W et al.: Gastric cancer: ESMO Clinical Practice Guidelines for diagnosis, treatment and follow-up. Ann Oncol 27(suppl 5) (2016) v38–v49. doi:https://doi.org/10.1093/annonc/mdw350.

LITERATUR

Ajani JA, Xiao L, Roth JA et al.: A phase II randomized trial of induction chemotherapy versus no induction chemotherapy followed by preoperative chemoradiation in patients with esophageal cancer. Ann Oncol 24(11) (2013) 2844–2849. doi:https://doi.org/10.1093/annonc/mdt339.

Al-Batran SE, Hofheinz RD, Pauligk C et al.: Histopathological regression after neoadjuvant docetaxel, oxaliplatin, fluorouracil, and leucovorin versus epirubicin, cisplatin, and fluorouracil or capecitabine in patients with resectable gastric or gastro-oesophageal junction adenocarcinoma (FLOT4-AIO): results from the phase 2 part of a multicentre, open-label, randomised phase 2/3 trial. Lancet Oncol 17(12) (2016) 1697–1708. doi:https://doi.org/10.1016/s1470–2045(16)30531-9.

Bang YJ, Van Cutsem E, Feyereislova A et al.: Trastuzumab in combination with chemotherapy versus chemotherapy alone for treatment of HER2-positive advanced gastric or gastro-oesophageal junction cancer (ToGA): a phase 3, open-label, randomised controlled trial. Lancet 376(9742) (2010) 687–697. doi:https://doi.org/10.1016/s0140–6736(10)61121-x.

Conroy T, Galais MP, Raoul JL et al.: Definitive chemoradiotherapy with FOLFOX versus fluorouracil and cisplatin in patients with oesophageal cancer (PRODIGE5/ACCORD17): final results of a randomised, phase 2/3 trial. Lancet Oncol 15(3) (2014) 305–314. doi:https://doi.org/10.1016/s1470–2045(14)70028-2.

Cook MB, Chow WH, Devesa SS: Oesophageal cancer incidence in the United States by race, sex, and histologic type, 1977–2005. Br J Cancer 101(5) (2009) 855–859. doi:https://doi.org/10.1038/sj.bjc.6605246.

Doki Y, Ajani J, Kato K et al.: Nivolumab combination therapy in advanced esophageal squamous-cell cancer. N Engl J Med 368 (2022) 449–462. doi: https://doi.org/10.1056/NEJMoa2111380.

Fuchs CS, Tomasek J, Yong CJ et al.: Ramucirumab monotherapy for previously treated advanced gastric or gastro-oesophageal junction adenocarcinoma (REGARD): an international, randomised, multicentre, placebo-controlled, phase 3 trial. Lancet 383(9911) (2014) 31–39. doi:https://doi.org/10.1016/s0140–6736(13)61719-5.

Herskovic A, Martz K, al-Sarraf M et al.: Combined chemotherapy and radiotherapy compared with radiotherapy alone in patients with cancer of the esophagus. N Engl J Med 326(24) (1992) 1593–1598. doi:https://doi.org/10.1056/nejm199206113262403.

Hoeppner J, Brunner T, Lordick F et al.: Prospective randomized multicenter phase III trial comparing perioperative chemotherapy (FLOT protocol) to neoadjuvant chemoradiation (CROSS protocol) in patients with adenocarcinoma of the esophagus (ESOPEC trial). Journal of Clinical Oncology 42(17_suppl) (2024) https://doi.org/10.1200/JCO.2024.42.17_suppl.LBA1.

Hulscher JB, van Sandick JW, de Boer AG et al.: Extended transthoracic resection compared with limited transhiatal resectoin for adenocarcinoma of the esophagus. N Engl J Med 347(2002)1662–1669.

Kang YK, Terashima M, Kim YW et al.: Adjuvant nivolumab plus chemotherapy versus placebo plus chemotherapy for stage III gastric or gastro-oesophageal junction cancer after gastrectomy with D2 or more extensive lymph-node dissection (ATTRACTION-5): a randomised, multicentre, double-blind, placebo-controlled, phase 3 trial. Lancet Gastroenterol Hepatol 9(8) (2024) 705–717. doi: https://doi.org/10.1016/S2468-1253(24)00156-0. Epub 2024 Jun 18. PMID: 38906161.

Kelly RJ, Ajani JA, Kuzdzal J et al. Adjuvant nivolumab in resected esophageal or gastroesophageal junction cancer. New Engl J Med 384(13) (2021) 1191–203. doi: https://doi.org/10.1056/NEJMoa2032125.

Klevebro F, Alexandersson von Dobeln G, Wang N et al.: A randomized clinical trial of neoadjuvant chemotherapy versus neoadjuvant chemoradiotherapy for cancer of the oesophagus or gastro-oesophageal junction. Ann Oncol 27(4) (2016) 660–667. doi:https://doi.org/10.1093/annonc/mdw010.

Kranzfelder M, Schuster T, Geinitz H et al.: Meta-analysis of neoadjuvant treatment modalities and definitive non-surgical therapy for oesophageal squamous cell cancer. Br J Surg 98(6) (2011) 768–783. doi:https://doi.org/10.1002/bjs.7455.

Lagergren J, Lagergren P: Recent developments in esophageal adenocarcinoma. CA Cancer J Clin 63(4) (2013) 232–248. doi:https://doi.org/10.3322/caac.21185.

Leong T, Smithers BM, Michael M et al.: Preoperative Chemoradiotherapy for Resectable Gastric Cancer. N Engl J Med 391 (2024) 1810–1821. doi: https://doi.org/10.1056/NEJMoa2405195. Online ahead of print. PMID: 39282905]

Lu CL, Lang HC, Luo JC et al.: Increasing trend of the incidence of esophageal squamous cell carcinoma, but not adenocarcinoma, in Taiwan. Cancer Causes Control 21(2) (2010) 269–274. doi:https://doi.org/10.1007/s10552-009-9458-0.

Mariette C, Dahan L, Mornex F et al.: Surgery alone versus chemoradiotherapy followed by surgery for stage I and II esophageal cancer: final analysis of randomized controlled phase III trial FFCD 9901. J Clin Oncol 32(23) (2014) 2416–2422. doi:https://doi.org/10.1200/jco.2013.53.6532.

Mariette C, Gronnier C, Duhamel A et al.: Self-expanding covered metallic stent as a bridge to surgery in esophageal cancer: impact on oncologic outcomes. J Am Coll Surg 220(3) (2015a) 287–296. doi:https://doi.org/10.1016/j.jamcollsurg.2014.11.028.

Mariette C, Meunier B, Pezet D et al.: Hybrid minimally invasive versus open oesophagectomy for patients with oesophageal cancer: A multicenter, open-label, randomized phase III controlled trial, the MIRO trial. J Clin Oncol 33(3_suppl) (2015b) 5–5. doi:https://doi.org/10.1200/jco.2015.33.3_suppl.5.

Markar S, Gronnier C, Duhamel A et al.: Salvage Surgery After Chemoradiotherapy In the Management of Esophageal Cancer: Is It a Viable Therapeutic Option? J Clin Oncol 33(33) (2015) 3866–3873. doi:https://doi.org/10.1200/jco.2014.59.9092.

Markar SR, Gronnier C, Pasquer A et al.: Role of neoadjuvant treatment in clinical T2N0M0 oesophageal cancer: results from a retrospective multicenter European study. Eur J Cancer 56 (2016) 59–68. doi:https://doi.org/10.1016/j.ejca.2015.11.024.

Markar SR, Karthikesalingam A, Thrumurthy S et al.: Volume-outcome relationship in surgery for esophageal malignancy: systematic review and meta-analysis 2000–2011. J Gastrointest Surg 16(5) (2012) 1055–1063. doi:https://doi.org/10.1007/s11605-011-1731-3.

Otterstatter MC, Brierley JD, De P et al.: Esophageal cancer in Canada: trends according to morphology and anatomical location. Can J Gastroenterol 26(10) (2012) 723–727.

Pech O, Bollschweiler E, Manner H et al.: (2011). Comparison between endoscopic and surgical resection of mucosal esophageal adenocarcinoma in Barrett's esophagus at two high-volume centers. Ann Surg 254(1) (2011) 67–72. doi:https://doi.org/10.1097/SLA.0b013e31821d4bf6.

Pennathur A, Gibson MK, Jobe BA et al.: Oesophageal carcinoma. Lancet 381(9864) (2013) 400–412. doi:https://doi.org/10.1016/s0140–6736(12)60643-6.

Petrick JL, Wyss AB, Butler AM et al.: Prevalence of human papillomavirus among oesophageal squamous cell carcinoma cases: systematic review and meta-analysis. Br J Cancer 110(9) (2014) 2369–2377. doi:https://doi.org/10.1038/bjc.2014.96.

Puli SR, Reddy JB, Bechtold ML et al.: Staging accuracy of esophageal cancer by endoscopic ultrasound: a meta-analysis and systematic review. World J Gastroenterol 14(10) (2008) 1479–1490.

Rasool S, A Ganai B, Syed Sameer A et al.: Esophageal cancer: associated factors with special reference to the Kashmir Valley. Tumori 98(2) (2012) 191–203. doi:https://doi.org/10.1700/1088.11929.

Reynolds JV, Preston SR, O'Neill B et al.: Trimodality therapy versus perioperative chemotherapy in the management of locally advanced adenocarcinoma of the oesophagus and oesophagogastric junction (Neo-AEGIS): an open-label, randomised, phase 3 trial. Lancet Gastroenterol Hepatol 8(11) (2023) 1015–1027. doi: https://doi.org/10.1016/S2468-1253(23)00243-1. Epub 2023 Sep 18. PMID: 37734399; PMCID: PMC10567579.

5

Ronellenfitsch U, Schwarzbach M, Hofheinz R et al.: Preoperative chemo(radio)therapy versus primary surgery for gastroesophageal adenocarcinoma: systematic review with meta-analysis combining individual patient and aggregate data. Eur J Cancer 49(15) (2013) 3149–3158. doi:https://doi.org/10.1016/j.ejca.2013.05.029.

Shapiro J, van Lanschot JJB, Hulshof M et al.: Neoadjuvant chemoradiotherapy plus surgery versus surgery alone for oesophageal or junctional cancer (CROSS): long-term results of a randomised controlled trial. Lancet Oncol 16(9) (2015) 1090–1098. doi:https://doi.org/10.1016/s1470–2045(15)00040-6.

Shitara K, Bang YJ, Iwasa S et al.: Trastuzumab deruxtecan in previously treated HER2-positive gastric cancer. N Engl J Med 382 (2020) 2419–2430. doi:https://doi.org/10.1056/NEJMoa2004413.

Sitas F, Egger S, Urban MI et al.: InterSCOPE study: Associations between esophageal squamous cell carcinoma and human papillomavirus serological markers. J Natl Cancer Inst 104(2) (2012) 147–158. doi:https://doi.org/10.1093/jnci/djr499.

Sjoquist KM, Burmeister BH, Smithers BM et al.: Survival after neoadjuvant chemotherapy or chemoradiotherapy for resectable oesophageal carcinoma: an updated meta-analysis. Lancet Oncol 12(7) (2011) 681–692. doi:https://doi.org/10.1016/s1470–2045(11)70142-5.

Spechler SJ: Barrett esophagus and risk of esophageal cancer: a clinical review. JAMA 310(6) (2013) 627–636. doi:https://doi.org/10.1001/jama.2013.226450.

Stahl M, Walz MK, Stuschke M et al.: Phase III comparison of preoperative chemotherapy compared with chemoradiotherapy in patients with locally advanced adenocarcinoma of the esophagogastric junction. J Clin Oncol 27(6) (2009) 851–856. doi:https://doi.org/10.1200/jco.2008.17.0506.

van Hagen P, Hulshof MC, van Lanschot JJ et al.: Preoperative chemoradiotherapy for esophageal or junctional cancer. N Engl J Med 366(22) (2012) 2074–2084. doi:https://doi.org/10.1056/NEJMoa1112088.

Wilke H, Muro K, Van Cutsem E et al.: Ramucirumab plus paclitaxel versus placebo plus paclitaxel in patients with previously treated advanced gastric or gastro-oesophageal junction adenocarcinoma (RAINBOW): a double-blind, randomised phase 3 trial. Lancet Oncol 15(11) (2014) 1224–1235. doi:https://doi.org/10.1016/s1470–2045(14)70420-6.

Wittekind C: TNM Klassifikation Maligner Tumoren. 8. A. Wiley-VCH, 2017.

III Magen und Duodenum

KAPITEL

6 Gastritis, *Helicobacter-pylori*-Infektion, gastroduodenale Ulkuskrankheit

Wolfgang Fischbach

6.1 Gastritis

6.1.1 Definition und Basisinformation

Grundsätzlich sind die **akute** und die **chronische** Gastritis zu unterscheiden.

Die **akute Gastritis** ist selbstlimitierend. Ein Übergang in eine chronische Gastritis erfolgt nicht.

Das **klinische Bild** umfasst diffuse Oberbauchbeschwerden, epigastrische Schmerzen, Inappetenz, Übelkeit und Erbrechen, Aufstoßen, Blähungen und Völlegefühl, die i. d. R. spontan verschwinden.

Ursachen einer **akuten Gastritis** sind:

- Nahrungsmittelvergiftung, z. B. durch Staphylokokkentoxine
- Exogene Noxen: Alkohol, Rauchen, Medikamente (z. B. ASS, NSAR, Zytostatika)
- Bakterielle oder virale Infekte mit begleitender Gastritis
- Säure- oder Laugeningestion
- Ischämisch (z. B. postoperativ)

Die Diagnose einer akuten Gastritis kann klinisch vermutet werden, eine Diagnosesicherung ist nur endoskopisch-bioptisch möglich. Bei der meist kurzen und selbstlimitierenden Symptomatik ist dies i. d. R. nicht erforderlich.

Eine spezifische Therapie ist meist nicht erforderlich. Bei entsprechendem Leidensdruck ist die kurzfristige Gabe eines Protonenpumpeninhibitors (PPI) zu erwägen.

Die **chronische Gastritis** kann sich in vier Formen präsentieren:

- **Typ-A-Gastritis (Autoimmungastritis):** 3–6 % aller chronischen Gastritiden sind autoimmun bedingt und zeichnen sich durch eine atrophische Korpusgastritis in der Histologie und Antikörper im Serum gegen Parietalzellen (in 90 %) oder gegen den Intrinsic Factor (in 59 %) aus. Die Hypergastrinämie bedingt in 3–7 % die Ausbildung einer Mikrokarzinoidose oder von Karzinoiden der Korpusschleimhaut, die nicht metastasieren. Folgen der unbehandelten Autoimmungastritis sind ein Vitamin-B_{12}-Mangel, eine perniziöse Anämie und die funikuläre Myelose. In diesen Fällen ist eine parenterale Substitution von Vitamin B_{12} angezeigt. Heute wissen wir, dass bis zu 50 % der Autoimmungastritiden *Helicobacter-pylori*-induziert sind. Bei Nachweis einer Infektion sollte immer eine Eradikationstherapie durchgeführt werden, da sich die Autoimmungastritis darunter zurückbilden bzw. eine Progression verhindert werden kann. Eine darüber hinausgehende kausale oder symptomatische Therapie besteht nicht.
- **Typ-B-Gastritis (bakterielle Gastritis):** Sie wird durch eine Infektion mit *Helicobacter (H.) pylori* hervorgerufen und macht etwa 70 % aller Gastritisformen (mit abnehmender Häufigkeit) aus. *H. pylori* gilt als die weltweit häufigste Infektion des Menschen bei allerdings starken regionalen Unterschieden. In den westlichen Industrienationen ist in den letzten Jahrzehnten ein stetiger Rückgang zu beobachten. Erworben wird die Infektion zumeist im Kindesalter in der Familie.
- **Typ-C-Gastritis (chemische Gastritis):** Die zweithäufigste und überwiegend im Antrum lokaliserte Gastritis ist durch exogene Ursachen ausgelöst: ASS, NSAR, Kaffee, Alkohol, Nikotin, Reflux von Gallensäuren nach Magenoperationen. Die Symptomatik ist unspezifisch. Das Ausmaß der chronischen Gastritis korreliert nicht mit der klinischen Symptomatik.
- **Gastritis-Sonderformen:** Hierzu rechnet man verschiedene seltene Erkrankungen wie die lymphozytäre Gastritis, die eosinophile und granulomatöse Gastritis oder die fokale Gastritis bei Morbus Crohn.

MERKE

Die *H.-pylori*-Infektion ist eine bakterielle Erkrankung des Magens, unabhängig davon, ob Symptome oder Folgeerkrankungen bestehen. Im Falle eines Erregernachweises besteht eine Therapieindikation.

6.1.2 Diagnostik

Die chronische Gastritis wird **histologisch** diagnostiziert und graduiert (➤ Tab. 6.1). Hierzu müssen jeweils zwei Biopsien aus dem Antrum und Korpus entnommen werden.

6.1.3 Therapie

Die Therapie der chronischen Gastritis richtet sich nach der zugrunde liegenden Ursache (z. B. *H.-pylori*-Eradikation: ➤ Kap. 6.2.3). Ein im Rahmen einer atrophischen Autoimmungastritis auftretender Vitamin-B_{12}-Mangel wird substituiert: initial 1000 µg Vitamin B_{12} täglich i. m. für 1 Wo., danach monatlich. Ein Anstieg der Retikulozyten (Retikulozytenkrise) lässt rasch auf das Ansprechen der Substitutionstherapie schließen.

Tab. 6.1 Graduierung der Gastritis (aktualisiertes Sydney-System)

Graduierung	*H-pylori-Dichte*	Chronizität	Aktivität
Normal	Keine	Wenige Lymphozyten und Plasmazellen	Keine
Gering	Wenige *H. pylori* an der Epitheloberfläche	Lockere, gleichmäßige Infiltration durch Lymphozyten u. Plasmazellen	Wenige neutrophile Granulozyten ohne Leukopedese in das Epithel
Mäßig	Fast vollständige Bedeckung der Epitheloberfläche	Mäßig dichte Infiltration der Tunica propria durch Lymphozyten u. Plasmazellen	Mäßig viele neutrophile Granulozyten, Leukopedese in das Epithel
Hochgradig	Sehr dichte Besiedlung mit Bakterienhaufen	Sehr dichte Infiltration der Tunica propria durch Lymphozyten u. Plasmazellen	Reichlich neutrophile Granulozyten mit Leukopedese in das Epithel

6.2 *Helicobacter-pylori*-Infektion

6.2.1 Definition und Basisinformation

Die (Wieder-)Entdeckung des *H. pylori* 1983 durch Warren und Marshall hat die Gastroenterologie weltweit revolutioniert (Warren, Marshall 1984). Dabei wurde die Tragweite der Infektion erst nach und nach evident, als sich ihre pathogenetische Bedeutung für die gastroduodenale Ulkuskrankheit, für Magentumoren und einige andere Erkrankungen herauskristallisierte. 2009 wurde die erste deutsche S3-Leitlinie publiziert. 2016 und 2023 wurde sie als S2k-Leitlinie aktualisiert (Fischbach et al. 2023).

Die **Prävalenz** der *H.-pylori*-Infektion steigt mit dem Alter an. Sie liegt in Deutschland zwischen 5 % bei Kindern und 30 % bei Erwachsenen (Grimm, Fischbach 2003). Bei Immigranten ist sie deutlich höher (36–86 %). In der Folge einer Verbesserung des Lebensstandards und der Hygiene geht die Häufigkeit der *H.-pylori*-Infektion in vielen Ländern kontinuierlich zurück.

Die **Übertragung** von *H.-pylori* erfolgt in erster Linie von Mensch zu Mensch, wobei die Infektion zumeist schon im Kleinkindesalter erworben wird. Rezidivinfektionen bei Erwachsenen nach erfolgreicher Eradikationstherapie sind hingegen in Industrieländern selten (etwa 1 %/J.).

PRAXISTIPP

Erst nach der Entscheidung für eine mögliche Eradikationsbehandlung erfolgt der Test auf *H. pylori.*

6.2.2 Diagnostik

Zur Diagnose einer *H.-pylori*-Infektion stehen **nichtinvasive** und **invasive Methoden** zur Verfügung (➤ Tab. 6.2). Letztere setzen eine Gastroskopie mit Biopsien voraus. Hierbei werden je zwei Biopsien aus dem Antrum und Korpus für die Histologie und ggf. je eine weitere Biopsie für den Ureasetest entnommen. Sensitivität und Spezifität der Tests sind hoch. **Falsch positive** Ergebnisse können durch eine bakterielle Überwucherung des Magens verursacht sein. **Falsch negative** Ergebnisse werden bei geringer Kolonisationsdichte des Bakteriums und bei akuter oberer gastrointestinaler Blutung beobachtet (➤ Abb. 6.1).

Tab. 6.2 Nachweisverfahren für die *H.-pylori*-Infektion

Nichtinvasive Methoden	Invasive Methoden
• Harnstoff-Atemtest (^{13}C- oder ^{14}C-markiert) • Stuhl-Antigentest (auf der Basis monoklonaler Antikörper) • IgG-Antikörper im Serum	• Urease-Test • Histologie • Kultur • PCR bzw. RealTime-PCR zum Nachweis des Erregers

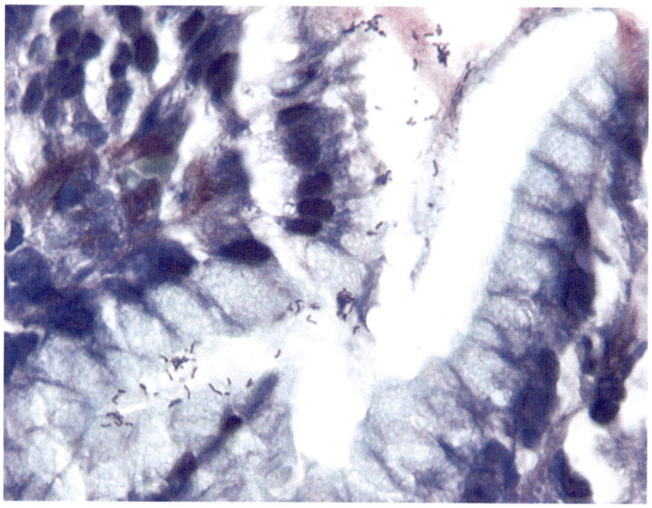

Abb. 6.1 Mikroskopische Aufnahme von *Helicobacter pylori.* Man beachte die gebogenen, möwenförmigen Formen auf der Epitheloberfläche (Giemsa-Färbung). [E1449]

Der serologische Nachweis von IgG-Antikörpern mag für epidemiologische Studien interessant sein, für die klinische Situation ist er indessen ungeeignet, da nicht zwischen einer zurückliegenden *H.-pylori*-Exposition und einer aktuell bestehenden Infektion unterschieden werden kann.

Von besonderer Bedeutung für eine zuverlässige *H.-pylori*-Diagnostik ist es, dass Mindestzeitintervalle nach einer *H.-pylori*-suppressiven Therapie eingehalten werden. Zwischen einer PPI-Medikation und einem *H.-pylori*-Test sollten 2 Wo. liegen, nach einer vorangegangenen Eradikationstherapie oder einer sonstigen Antibiotikatherapie sollte 4 Wo. gewartet werden. Grundsätzlich sollte eine Diagnostik auf *H. pylori* nur durchgeführt werden, wenn aus einem positiven Keimnachweis auch eine therapeutische Konsequenz im Sinne der Eradikation gezogen wird. Diese Entscheidung muss demnach zuvor getroffen werden.

Das Anlegen einer Kultur und die Durchführung einer Resistenztestung vor Einleitung einer Eradikationstherapie sind nicht zwingend erforderlich. Eine empirische Erstlinientherapie ist weiterhin gerechtfertigt. Eine Ausnahme hiervon besteht bei Kindern und Jugendlichen (Fischbach et al. 2023).

Tab. 6.3 Indikationen zur *H.-pylori*-Diagnostik (mod. nach Fischbach et al. 2023) [F602-012]

Indikationen	Soll	Sollte	Kann
Ulcus ventriculi/duodeni	X		
MALT-Lymphom des Magens (Stadium I/II)	X		
Gastrales diffuses großzelliges B-Zell-Lymphom (DGBZL)			X
Dyspepsie	X		
PPI-Dauermedikation		X	
Idiopathische thrombozytopenische Purpura (ITP)	X		
Morbus Menetrier, lymphozytäre Gastritis		X	
Sjögren Syndrom			X
IgA-Vaskulitis		X	
Ungeklärte Eisenmangelanämie	X		
Magenkarzinomprophylaxe (bei Risikopersonen)	X		
Vor tNSAR-Dauermedikation	X[1]		
ASS-Dauermedikation	X[1]		
Antikoagulation (VKA, NOAK, Heparin, Fondaparinux)		X[2]	
SSRI-Dauermedikation			X[1]
Gastroduodenale Blutung (unter ASS, NSAR, P2Y12-Inhibitoren und/oder Antikoagulation)	X		

tNSAR: traditionelle nichtsteroidale Antirheumatika; [1] bei erhöhtem Risiko für Ulkuskrankheit/-komplikationen; [2] bei Risikokonstellation

Verschiedene Erkrankungen sind mit einer *H.-pylori*-Infektion assoziiert. Ausgehend von der Bedeutung des *H. pylori* für die jeweilige Erkrankung, dem Therapieziel und dem Nutzen für den Patienten unterscheidet man gemäß der Leitliniennomenklatur zwischen „Soll" (starke Empfehlung), „Sollte" (Empfehlung) und „Kann" (Empfehlung offen; Fischbach et al. 2023; ➤ Tab. 6.3). Zu berücksichtigen ist, dass immer der Nachweis der Infektion vorliegen muss. Diese Forderung gründet darauf, dass keine gastroduodenale Erkrankung in einem so hohen Prozentsatz mit *H. pylori* assoziiert ist, dass auf einen Nachweis der Infektion verzichtet werden kann.

PRAXISTIPP

Immer den Erfolg der Eradikationsbehandlung (frühestens 4 Wo. danach) überprüfen! Eine erneute Endoskopie ist hierzu nicht erforderlich, es sei denn, eine Kontrollendoskopie ist aus anderen Gründen indiziert. Im Regelfall: ^{13}C-Harnstoff-Atemtest oder Stuhl-Aantigennachweis.

6.2.3 Therapie

Indikationen

Gastroduodenale Ulkuskrankheit

Die *H.-pylori*-Infektion bei einem peptischen Ulcus ventriculi oder duodeni stellt eine klare Behandlungsindikation mit dem Ziel der Keimeradikation dar (Indikationen zur *H.-pylori*-Diagnostik; Fischbach et al. 2023; ➤ Tab. 6.3). Die Indikation hierzu besteht auch bei einem abgeheilten oder anamnestischen Ulkus. Zwar führt auch eine alleinige PPI-Therapie in einem hohen Prozentsatz zur Abheilung peptischer Ulzera des Magens und des Duodenums. Indessen treten häufig Rezidivulzera nach Absetzen der säurehemmenden Medikation auf. Der entscheidende Vorteil der *H.-pylori*-Eradikation ist, dass sie zu einer Heilung der Ulkuskrankheit führt.

Gastrales Marginalzonen-B-Zell-Lymphom des MALT

H. pylori ist entscheidend an der Entstehung und Progression von gastralen Marginalzonen-B-Zell-Lymphomen (MZBZL) des MALT-Typs (Mucosa Associated Lymphoid Tissue) beteiligt. In allen Stadien ist die *H.-pylori*-Eradikation die Therapie der 1. Wahl (Ruskoné-Fourmestraux 2011). In den Stadien I und II führt die erfolgreiche Keimeradikation in etwa 80 % der Fälle zu einer kompletten und lang anhaltenden Lymphomremission. Sie eröffnet diesen Patienten eine echte Heilungschance.

6

Dyspepsie (Reizmagen)

Nur durch die Testung auf *H. pylori* ist eine Differenzierung zwischen einer *H.-pylori*-assoziierten Dyspepsie und einer funktionellen Dyspepsie (Reizmagen) möglich. Darüber hinaus führt eine erfolgreiche Keimeradikation bei ca. 10 % der Patienten mit Dyspepsie zu einer anhaltenden Symptombesserung.

Prävention des Magenkarzinoms

H. pylori ist ein wesentlicher Risikofaktor für das Magenkarzinom. Schon 1994 wurde *H. pylori* von der WHO als Karzinogen der Klasse 1 eingestuft. Das Risiko der Karzinomentstehung hängt aber auch von Wirts-, Umwelt-, bakteriellen Virulenz-Faktoren und von Ernährungsgewohnheiten ab. Die *H.-pylori*-Eradikation mit dem Ziel der Magenkarzinomprophylaxe soll bei Risikopersonen durchgeführt werden. Hierzu zählen Verwandte 1. Grades von Patienten mit Magenkarzinom, Personen mit einer Pangastritis oder korpusdominanten *H.-pylori*-Gastritis, Patienten mit früheren Magenneoplasien (Adenom, Frühkarzinom) nach endoskopischer Resektion oder Magenteilresektion.

Eradikationstherapie

Zu dem von der aktualisierten deutschen S2k-Leitlinie „*Helicobacter pylori* und gastroduodenale Ulkuskrankheit" (Fischbach et al. 2023) empfohlenen Therapiealgorithmus ➤ Abb. 6.2.

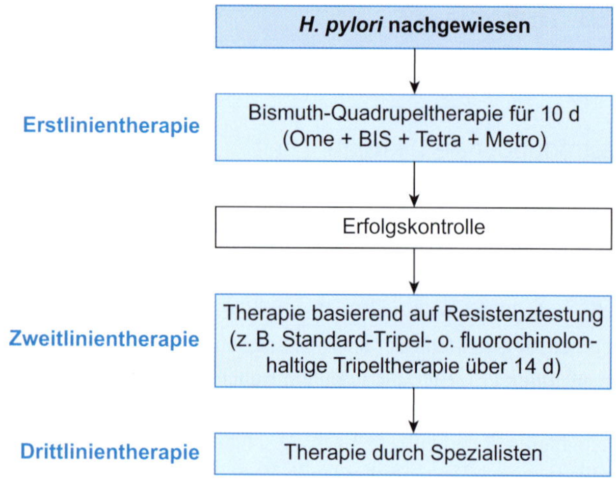

Abb. 6.2 Therapiealgorithmus zur Eradikationstherapie (mod. n. Fischbach et al. 2023) [F602-012]
BIS = Bismuth-Quadrupel; Metro = Metronidazol; Ome = Omeprazol; Tetra = Tetrazyklin

Als empirische Erstlinientherapie wird die bismuthhaltige Quadrupeltherapie für 10 d empfohlen. Basierend auf einer Resistenztestung soll die Zweitlinientherapie mit einem Standard-Tripel-Protokoll (Clarithromycin plus Amoxicillin oder Metronidazol) oder einer fluorochinolonhaltigen Tripeltherapie über 14 d erfolgen.

Tab. 6.4 Handlungsempfehlungen zur Vermeidung NSAR-/ASS-assoziierter Ulzera (Fischbach et al. 2023) [F602-012]

Medikation	Klinische Konstellation	PPI-Komedikation
tNSAR	Vor Beginn einer Dauertherapie bei > 1 Risikofaktor[1] o. bei Ulkus(blutung) unter tNSAR	Soll
tNSAR plus	ASS o. P2Y2-Inhibitor o. Antikoagulanzien oder SSRI	Soll
ASS/P2Y2-Inhibitor/NOAK/VKA	Vor Monotherapie plus > 1 Risikofaktor[1]	Sollte
ASS/P2Y2-Inhibitor/NOAK/VKA	Nach Ulkusblutung unter Monotherapie	Soll
2 gerinnungsaktive Substanzen	Kombinationstherapie	Soll
SSRI	Bei Ulkusanamnese o. Komedikation mit tNSAR, ASS o. P2Y2-Inhibitor	Sollte
SSRI	Bei gleichzeitiger Antikoagulation	Kann
Intensivpatienten	Invasive Beatmung > 48 h o. ≥ 2 Risikofaktoren	Sollte

[1] Risikofaktoren für Ulkus(komplikationen): Alter > 60 J. plus Ulkusanamnese, schwere Begleiterkrankungen, Komedikation mit tNSAR, ASS, P2Y2-Inhibitoren, Glukokortikoiden, Antikoagulanzien oder SSRI

6.3 Gastroduodenale Ulkuskrankheit

Der Begriff impliziert, dass es sich bei den Ulcera ventriculi und duodeni um eine chronische oder zumindest rezidivierende Krankheit handelt. Eigentlich stammt er aus der „Vor-*H.-pylori*-Ära", als die häufigste Ursache der peptischen Ulzera noch nicht bekannt war und allein die Magensäure als pathogenetisches Agens angeschuldigt wurde. Magensäureblocker, zunächst Antazida, dann H_2-Rezeptorantagonisten und schließlich PPI, bewirkten in der Tat regelmäßig ein Abheilen der Ulzera. Meist war jedoch das Rezidiv vorprogrammiert. Im Gegensatz dazu führt die erfolgreiche *H.-pylori*-Eradikation nicht nur zu einem Abheilen der akuten Ulzera, sie verhindert auch das Rezidiv. Durch die *H.-pylori*-Eradikation wird die gastroduodenale Ulkuskrankheit geheilt.

Seit der Abnahme der *H.-pylori*-Infektion und der konsequenten Eradikation bei Ulcera ventriculi/duodeni hat die Bedeutung von **Azetylsalizylsäure** (ASS) und **nichtsteroidalen Antirheumatika** (NSAR) als weitere Ursache für peptische Geschwüre zugenommen, zumal gerade diese Medikamente zunehmend häufig eingenommen werden. Zur Akutbehandlung von *H.-pylori*-negativen Ulzera bieten sich PPI für 2–4 Wo. (abhängig von der Größe des Ulkus) an. Bei Ulcera ventriculi sollten sie bis zur ohnehin erforderlichen Kontrollgastroskopie verabreicht werden, die das Abheilen des Ulkus dokumentieren und zugleich bioptisch eine maligne Ursache ausschließen soll.

Wie lassen sich aber NSAR-/ASS-assoziierte Ulzera primär oder nach Abheilung vermeiden? Die deutsche S2k-Leitlinie hat hierzu konkrete Handlungsempfehlungen ausgesprochen (Fischbach et al. 2023; ➤ Tab. 6.4).

Zur Prophylaxe von **Stressulzera,** z. B. bei Operationen oder intensivmedizinischen Behandlungen, bieten sich PPI an.

Anastomosenulzera bei vorausgegangener Magenteilresektion, bei denen die Säure naturgemäß eine geringere pathogenetische Bedeutung hat, können auch mit dem schleimhautprotektiven **Sucralfat** behandelt werden.

Die **chirurgische Therapie** gastroduodenaler Ulzera ist seit Jahren nur noch der Behandlung von Komplikationen wie der endoskopisch nicht beherrschbaren Blutung oder Perforation oder bei Malignitätsverdacht vorbehalten.

LEITLINIEN

Fischbach W, Bornschein J, Hoffmann JC et al.: S2k Leitlinie *H. pylori* und gastroduodenale Ulkuskrankheit der Deutschen Gesellschaft für Gastroenterologie, Verdauungs- und Stoffwechselkrankheiten (DGVS). Juli 2022 – AWMF-Registernummer: 021-001. Z Gastroenterol 61 (2023) 544–606.

LITERATUR

Warren JR, Marshall BJ: Unidentified curved bacilli in the stomach of patients with gastritis and peptic ulceration. Lancet 1(8390) (1984) 1311–1315.

Grimm W, Fischbach W: *Helicobacter pylori* infection in children and juveniles: an epidemiological study opn prevalence, socio-economic factors and symptoms. Dtsch Med Wochenschr 128(37) (2003) 1878–1883.

Ruskoné-Fourmestraux A, Fischbach W, Aleman BMP et al.: EGILS consensus report. Gastric extranodal marginal zone B cell lymphoma of MALT. Gut 60 (2011) 747–758.

KAPITEL

7 Hiatushernie, Refluxkrankheit und Barrett-Ösophagus

Peter Layer

7.1 Hiatushernie

7.1.1 Definition und Grundlagen

Hiatushernie: Verlagerung von Magenanteilen in den Thoraxraum.

Typen:

- Axiale Gleithernie (≥ 90 %)
  - Transiente oder persistierende Verlagerung der Kardia
  - Meist asymptomatischer Zufallsbefund, dann ohne Krankheitswert oder Therapiebedarf
  - Refluxsymptome in < 50 %, wenn gleichzeitig Antirefluxbarriere inkompetent
- Paraösophageale Hernie (2–10 %)
  - Regelrechte Kardialage, Verlagerung anderer Magenteile (meist Fundus)
  - Symptome:
    - Retrosternales Druckgefühl, Aufstoßen
    - Dysphagie
    - Meist keine (!) Refluxsymptome
  - Komplikationen:
    - Ulzera mit/ohne chronische Blutung (Anämie!)
    - Strangulation (selten; < 2 %/J.). **Notfall!**
- Kombinierte Formen (häufig)

7.1.2 Diagnostik

Endoskopie, Röntgenkontrastdarstellung, ggf. CT.

7.1.3 Therapie

- **Axiale Hernie:**
  - Ohne Symptome: i. d. R. keine spezifische Therapie erforderlich.
  - Bei assoziierter Refluxkrankheit wird diese behandelt.
- **Paraösophageale Hernie:**
  - Elektive laparoskopische OP bei konservativ nicht beherrschbarer Symptomatik
  - Kann auch bei oligo- oder asymptomatischer Hernie erwogen werden (Alter? Komorbiditäten?)

7.2 Refluxkrankheit

7.2.1 Definition und Basisinformation

Pathologisch vermehrter ösophagealer Reflux von Mageninhalt (selten Duodenalinhalt). Typische Folge: Beschwerden und/oder Komplikationen (Montreal-Klassifikation). Die Prävalenz beträgt 10–20 %.

Hinweise:

- Reflux kann ohne Symptome auftreten; dennoch besteht auch dann ein Komplikationsrisiko (u. a. Barrett-Ösphagus ➤ Kap. 7.3).
- Refluxsymptome ohne Krankheitswert (d. h. ohne Beeinträchtigung der Lebensqualität) bestehen bei bis zu 30 % der Bevölkerung.

Manifestationsformen:

- **Erosive Refluxkrankheit (ERD):** endoskopisch sichtbare Läsionen
- **Nichterosive Refluxkrankheit (NERD):** keine endoskopisch sichtbaren Läsionen
- **Hypersensitiver Ösophagus:** normwertige Säurebelastung, aber zeitliche Korrelation zwischen Refluxepisoden und Symptomen
- **Funktionelle Refluxbeschwerden:** normwertige Säurebelastung, Refluxepisoden ohne zeitliche Korrelation zu Symptomen, Beziehungen zur funktionellen Dyspepsie

Pathomechanismen (meist kombiniert wirksam; ➤ Abb. 7.1):

- **Inkompetenz der Antirefluxbarriere** des unteren Ösophagussphinkters (UOS)
- **Aggressivität des Refluats** (Säure + Pepsin), ggf. auch Duodenalsaft (Galle + Pankreassekret)
- **Geringe Resilienz** der Ösophagusmukosa
- **Gestörte Clearance** des Ösophaguslumens (Hypomotilität, verminderte Speichelproduktion)
- **Extraösophageale Ursache** (Magenentleerungsstörung, erhöhter intraabdomineller Druck mit Kompression des Magens und/oder mechanischer Senkung der Antirefluxbarriere, z. B. Adipositas; Schwangerschaft)

7.2.2 Symptome

- **Typische Symptome:** Sodbrennen, Regurgitationen
- **Atypische, unspezifische Symptome:** retrosternale Schmerzen, Husten, Heiserkeit, Asthma
- **Cave: Alarmsymptome:** Dysphagie, Anämie, Gewichtsverlust

7.2.3 Komplikationen

- Peptische Ösophagusulzera
- Blutung
- Stenosen
- Strikturen
- Barrett-Ösophagus

7.2.4 Diagnostik und Differenzialdiagnosen

Typische, nicht mehrjährig bestehende Refluxsymptome ohne Vorliegen von Alarmsymptomen (➤ Kap. 7.2.2):
- Initiale gezielte Diagnostik nicht obligat
- Empirische PPI-Therapie möglich

Symptomatik chronisch oder uneindeutig oder refraktär:
- An „atypischen" Pathomechanismus denken (➤ Abb. 7.1)
- Diagnostische Abklärung obligat (➤ Abb. 7.2)
- Differenzialdiagnosen prüfen (➤ Abb. 7.3)

7.2.5 Therapie

Allgemeinmaßnahmen

Lifestyle-Modifikationen sind oft sehr effektiv und mit dem Patienten zu erörtern. Dazu zählen:
- Gewichtsreduktion bei (viszeraler) Adipositas
- Meiden spätabendlicher Mahlzeiten und unverträglicher Nahrungsmittel
- Schlafen mit erhöhtem Oberkörper bei nächtlichem Reflux

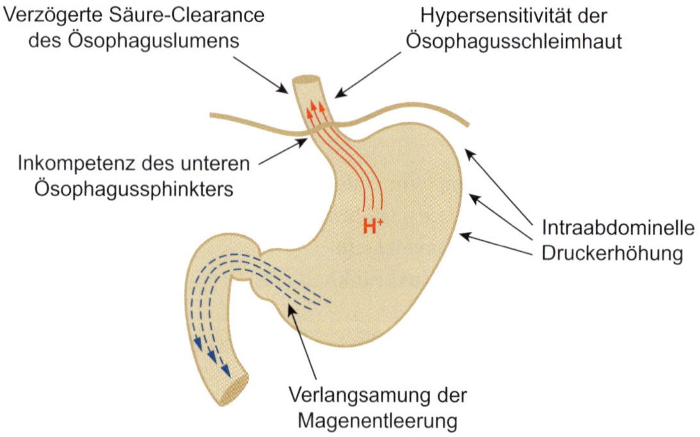

Abb. 7.1 Gastroösophageale Refluxsymptome: wichtige Pathomechanismen [L231]

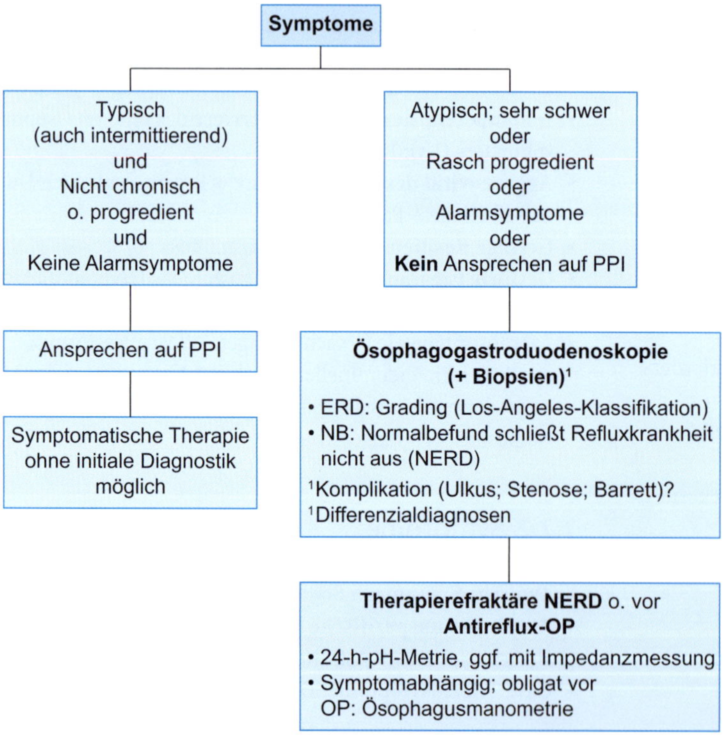

Abb. 7.2 Diagnostische Strategie bei Refluxsymptomen [L231]

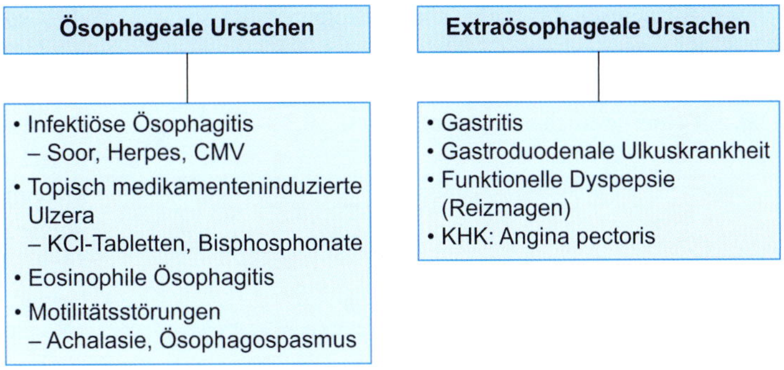

Abb. 7.3 Wichtige Differenzialdiagnosen bei Refluxsymptomen [L231]

Medikamente

Protonenpumpeninhibitoren (PPI)

Mittel der Wahl in Akut- und Langzeittherapie. Nach der Akuttherapie folgt je nach weiterem Verlauf eine (dosisreduzierte) Dauertherapie, eine Intervalltherapie (bei schubweiser Symptomatik) oder eine Bedarfstherapie. Die Standarddosierungen betragen für Pantoprazol 40 mg/d, Omeprazol/Esomeprazol 20–40 mg/d, Lansoprazol 30 mg/d, Rabeprazol 20 mg/d.

NERD: Versuch mit halber Standarddosis für 4 Wo., bei unzureichendem Ansprechen Dosissteigerung, Therapieverlängerung oder PPI-Wechsel. Erst nach 8-wöchiger ausreichend dosierter Therapie sollte ein Therapieversagen postuliert werden. Die weitere Therapie erfolgt dann individuell je nach Diagnostik (Endoskopie, pH-Metrie und Impedanzmessung unter PPI, ggf. Manometrie).

ERD:
- Los Angeles Grade A–B: Standarddosis für 4 Wo., danach ggf. Auslass- bzw. Dosisreduktionsversuch; Ziel: Einstellen auf Bedarfstherapie.
- Los Angeles Grade C–D: Standarddosis für 8 Wo.; nach 1 J. Dosisreduktion und ggf. Auslassversuch (schrittweise Reduktion zur Prophylaxe eines Säure-Rebounds).
- Ein Therapieversagen bei ERD kann bei fehlender Symptomkontrolle und/oder ausbleibender Abheilung nach 8-wöchiger einfacher PPI-Dosis und nachfolgender 8-wöchiger doppelter PPI-Dosis angenommen werden.

Bei längerfristiger PPI-Medikation besteht ein gering erhöhtes Risiko für gastrointestinale Infekte und eine bakterielle Fehlbesiedlung des Dünndarms. Andere, insbesondere systemische Komplikationsrisiken sind insgesamt gering und/oder nicht überzeugend belegt. Bei PPI-refraktärem Verlauf oder PPI-Unverträglichkeit könnten künftig die kaliumkompetitiven Säureblocker (P-CAB; z. B. Vonoprazan; aktuell zugelassen in Japan und den USA) Bedeutung erlangen.

Symptomatische und adjuvante Medikamente

Bei ERD haben H_2-Blocker, Antazida, Gelbildner, Heilerde-Produkte und Prokinetika nur geringe oder keine Wirkung auf die Abheilung von Refluxläsionen. Sie können aber symptomatisch befriedigend wirksam sein und können daher ergänzend zu PPI eingesetzt werden, um deren Bedarf zu reduzieren oder diese ggf. (bei NERD) ganz zu ersetzen. Diese Optionen sind u. U. besonders bei Schwangerschaft relevant, auch wenn hier unter PPI keine Evidenz für ein erhöhtes fetales Risiko gefunden wurde und deren Anwendung bei antazidarefraktären Fällen vertretbar ist (Oh et al. 2010; Ronkainen et al. 2005).

Chirurgie

Bei massiver Symptomlast, insbesondere bei freiem Reflux mit nächtlicher Aspiration, und/oder bei unzureichendem Ansprechen auf PPI, bietet die laparoskopische Fundoplicatio eine effektive und sichere Therapiealternative.

Indikationskriterien:
- Typische, langjährige, medikamentös unbefriedigend therapierbare Symptomatik
- Symptomatisch positiver PPI-Effekt (ggf. hoch dosiert)
- Nachweis von relevantem Reflux mit Symptomkorrelation (Impedanz-pH-metrie)
- Nachweis einer Hernie
- Inkompetente Refluxbarriere (Manometrie)

Im Langzeitverlauf sind medikamentöse und operative Therapien (in spezialisierten Zentren) hinsichtlich Symptomkontrolle gleichwertig. Bis zu einem Drittel der Patienten benötigt jedoch im Verlauf erneut eine PPI-Therapie (Gill et al. 2009). Postoperative funktionelle Beschwerden wie Blähungen, Völlegefühl und Diarrhö treten in 15–25 % der Fälle auf.

Chirurgische Alternativverfahren wie Magnetringimplantation oder elektrische Sphinkterstimulation haben sich genauso wenig bewährt wie eine Reihe endoskopisch-interventioneller Ansätze. Sie spielen derzeit keine praktische Rolle

7.3 Barrett-Ösophagus

7.3.1 Definition und Grundlagen

Beim Barrett-Ösophagus kommt es zum Ersatz des Plattenepithels im distalen Ösophagus durch spezialisiertes intestinalisiertes metaplastisches Zylinderepithel. Es handelt sich um eine typische Komplikation der Refluxkrankheit mit einer Prävalenz von ca. 10–15 % der Refluxpatienten. Die Barrett-Entwicklung und -Ausdehnung korreliert kaum mit dem (subjektiven) Ausmaß der Beschwerden; nahezu die Hälfte aller Betroffenen hat sogar keinerlei Refluxsymptome. Barrett-Schleimhaut ist eine potenzielle Präkanzerose für die Entwicklung eines Adenokarzinoms (Madisch et al. 2023) mit einer jährlichen Inzidenz von 0,1–0,3 % (Shaheen et al. 2016).

7.3.2 Diagnostik

Bei endoskopischem Verdacht ist nur die Biopsie beweisend für die Barrett-Metaplasie. Wichtig ist der Ausschluss (bzw. Nachweis) von präkanzerösen Dysplasien. Hierzu sind alle in sorgfältiger Inspektion erkennbaren Läsionen (HD-Weißlicht-Endoskopie, ggf. [virtuelle] Chromoendoskopie) zu biopsieren, gefolgt von anschließender 4-Quadranten-Biopsie alle 1–2 cm. Die Graduierung (Prager-Klassifikation) quantifiziert die gesamte zirkumferentielle und maximale Längenausdehnung des Barrett-Epithels nach proximal.

Überwachung: Beim Vorliegen eines metaplastischen Barrett-Ösophagus (d. h. bei fehlender Dysplasie) sollte eine Kontrollendoskopie mit Biopsien 1 J. nach Erstdiagnose erfolgen. Das weitere Vorgehen richtet sich vorwiegend (aber nicht ausschließlich!) nach der Ausdehnung des metaplastischen Areals, muss aber grundsätzlich individuell geplant bzw. modifiziert werden (➤ Tab. 7.1).

7.3.3 Therapie

Bei Beschwerden erfolgt eine PPI-Therapie analog zur Refluxkrankheit. Bei asymptomatischem Barrett gibt keine überzeugende Evidenz für einen präventiven Effekt einer PPI-Dauermedikation auf die Dysplasierate.

Der Nachweis von Dysplasien jeder Graduierung mit makroskopischem Korrelat indiziert die endoskopische Therapie (Mukosaresektion, EMR oder Submukosadissektion, ESD) als Therapie der Wahl. Großer Vorteil ist dabei – neben der Möglichkeit der vollständigen Entfernung der Läsion – die Gewinnung eines histologischen Präparats nach onkologischen Kriterien.

- Bei Dysplasien in Randombiopsien ohne makroskopisches Korrelat sollte eine kurzfristige endoskopische Kontrolle mit Mapping-Biopsien in HD-Technik und (virtueller) Chromoendoskopie zur Lokalisation der Dysplasie und konsekutiv gezielten EMR/ESD erfolgen.
- Hochgradige Dysplasien (HGD) sind immer einer endoskopischen Therapie zu unterziehen. Wiederholte geringgradige Dysplasien (LGD) sollten ebenfalls endoskopisch behandelt werden.
- Nur bei erheblicher Komorbidität kann als Alternative auch eine Kontrolle alle 6 Mon. in Betracht gezogen werden.
- Die wesentlichen Komplikationen der Endotherapie (Blutung, Striktur) treten vorwiegend bei größeren Barrett-Arealen auf.
- Ablative Verfahren (Argon-Beamer, Radiofrequenztherapie) haben keinen Platz in der Primärtherapie von HGD oder gar mukosalen Karzinomen, weil kein histologisches Staging möglich ist und die Rezidivrate unverhältnismäßig hoch liegt.

Tab. 7.1 Barrett-Ösophagus: Kontrollintervalle

	Länge	Überwachungsintervalle nach erster 1-Jahres-Kontrolle
Ultrashort Barrett	≤ 1 cm	Alle (3–)5 J.
Short Barrett	1–3 cm	Alle 3–5 J.
Long Barrett	> 3 cm	Alle 3 J.

LEITLINIEN

Kohn GP, Price RR, DeMeester SR et al.; SAGES Guidelines Committee: Guidelines for the management of hiatal hernia. Surg Endosc 27(12) (2013) 4409–4428.

Madisch A, Koop H, Miehlke S et al: S2k-Leitlinie Gastroösophageale Refluxkrankheit und eosinophile Ösophagitis. Z Gastroenterol 61 (2023) 862–933. register.awmf.org/de/leitlinien/detail/021-013.

Shaheen NJ, Falk GW, Iyer PG et al.: ACG Clinical Guideline: Diagnosis and Management of Barrett's Esophagus. Am J Gastroenterol 111(1) (2016) 30–50.

LITERATUR

Gill SK, O'Brien L, Einarson TR et al.: The safety of proton pump inhibitors (PPIs) in pregnancy: a meta-analysis. Am J Gastroenterol 104 (2009) 1541–1545.

Lundell L, Miettinen P, Myrvold HE et al.; Nordic GERD Study Group: Comparison of outcomes twelve years after antireflux surgery or omeprazole maintenance therapy for reflux esophagitis. Clin Gastroenterol Hepatol 7 (2009) 1292–1298.

Oh DS, DeMeester SR: Pathophysiology and treatment of Barrett's esophagus. World J Gastroenterol 16(30) (2010) 3762–3772.

Ronkainen J, Aro P, Storskrubb T et al.: Prevalence of barrett's esophagus in the general population: An endoscopic study. Gastroenterology 129 (2005) 1825–1831.

Weusten B, Bisschops R, Coron E et al.: Endoscopic management of Barrett's esophagus: European Society of Gastrointestinal Endoscopy (ESGE) Position Statement. Endoscopy 49(2) (2017) 191–198.

KAPITEL

8

Peter Layer

Funktionelle Dyspepsie (Reizmagen)

8.1 Definition und Grundlagen

Funktionelle Dyspepsie (*Syn.:* Reizmagen) ist charakterisiert durch Oberbauchbeschwerden mind. 1 ×/Wo. über einen Zeitraum von mind. 3 Mon. ohne Nachweis einer strukturellen oder biochemischen Ursache.

8.2 Pathogenese

Die Pathomechanismen sind nur teilweise verstanden und sind uneinheitlich (gesichert sind u. a. Störungen der Magenmotilität und der Wahrnehmung und Verarbeitung viszeraler Reize, aber auch psychosoziale Faktoren). Akute gastrointestinale Infektionen können eine chronische Dyspepsie triggern.

8.3 Symptomatik

Typische dyspeptische Symptome (➤ Tab. 8.1) werden von 20–40 % der Bevölkerung angegeben, jedoch suchen nur etwa 7 % deswegen ärztliche Abklärung oder Behandlung. Sie sind in etwa der Hälfte der Fälle auf eine funktionelle Dyspepsie zurückzuführen.

Zu den wichtigsten organischen Differenzialdiagnosen der Dyspepsie gehören mit jeweils ca. 20–25 % das peptische Ulkus und die gastroösophageale Refluxerkrankung (➤ Kap. 7.2). In Betracht kommen auch seltenere, aber wichtige Ursachen wie Malignome des Magens und Erkrankungen des Pankreas, der Galle oder des Darms.

Die Diagnose einer funktionellen Dyspepsie ist bei passender Symptomatologie und nach Ausschluss der relevanten Differenzialdiagnosen dann anzunehmen, wenn sich in der Routinediagnostik keine die Symptome erklärenden Pathologien nachweisen lassen.

Umgekehrt schließt auch der Nachweis einer strukturellen Veränderung die Diagnose einer davon unabhängigen funktionellen Dyspepsie nicht per se aus (z. B. histologischer Nachweis einer minimalen chronischen Gastritis, wie sie häufig auch bei asymptomatischen Personen gefunden werden kann).

8.4 Diagnostik

Der klinische Befund ist bis auf einen oft vorhandenen epigastrischen Druckschmerz meist unauffällig.

Die Diagnose einer funktionellen Dyspepsie kann nur bei fehlenden Alarmzeichen und nach Ausschluss organischer Läsionen (insbesondere durch eine unauffällige ÖGD!) als gesichert gelten Die (ausschluss-)diagnostische Strategie (➤ Abb. 8.1) sollte individuell gezielt erfolgen und folgende Kriterien und Überlegungen einbeziehen:

- Art, Dauer und Dynamik der Symptome
- Lebensalter
- Co-Medikation
- Risikofaktoren
- Eine Ausschlussdiagnostik muss nicht grundsätzlich schon initial erfolgen: bei typischer Anamnese ohne Risikofaktoren und jüngerem Alter ist meist zunächst ein probatorischer Therapieversuch (➤ Kap. 8.5) gerechtfertigt.

Alarmsymptome (Fieber, Anämie, Gewichtsverlust, Dysphagie, rezidivierendes massives Erbrechen, Zeichen der gastrointestinalen Blutung) schließen eine funktionelle Ursache zunächst aus und erzwingen eine umfassende Differenzialdiagnostik (➤ Tab. 8.2)

8.5 Therapie

8.5.1 Allgemeine Prinzipien

Eine kausale Behandlung existiert nicht. Die Therapie zielt auf die Linderung der Symptome.

Bereits der Ausschluss potenziell schwerwiegender Erkrankungen hat oft einen therapeutischen Stellenwert (Reassurance). Wichtig ist eine zugewandte Patientenführung mit Aufklärung bezüglich Häufigkeit, Wesen und v. a. Harmlosigkeit funktioneller Erkrankungen. Aggravierende oder lindernde exogene Faktoren wie Lebens- und Ernährungsgewohnheiten oder Medikamente sollten identifiziert werden und im therapeutischen Konzept Berücksichtigung finden.

8.5.2 Medikamentöse Therapie

Die Wirksamkeit der verfügbaren Medikamente ist individuell sehr unterschiedlich. Die Wahl der medikamentösen Therapie richtet sich primär nach der dominierenden Symptomatik, sollte aber bei ausbleibendem Erfolg geändert werden. Ein neuer Behandlungsansatz sollte daher auch bei zunächst ausbleibendem Erfolg für etwa 2–4 Wo. ausprobiert werden, bevor er abgebrochen wird. Bei anhaltendem Therapieerfolg kann nach einigen Wochen/Monaten ein Auslassversuch erwogen werden; nötigenfalls ist die Behandlung aber längerfristig weiterzuführen.

Tab. 8.1 Symptommuster der funktionellen Dyspepsie

Leitsymptome	• Übelkeit u./o. Erbrechen • Völlegefühl o. frühzeitiges Sättigungsgefühl nach dem Essen • Schmerzen o. -druckgefühl (Oberbauch)
Subtypen der Dyspepsie	• Postprandiales Distress-Syndrom (PDS): Völlegefühl, frühes Sättigungsgefühl, Unbehagen nach dem Essen • Epigastrische-Schmerzen-Syndrom (EPS): Schmerzen im Oberbauch o. Druckgefühl in der epigastrischen Region

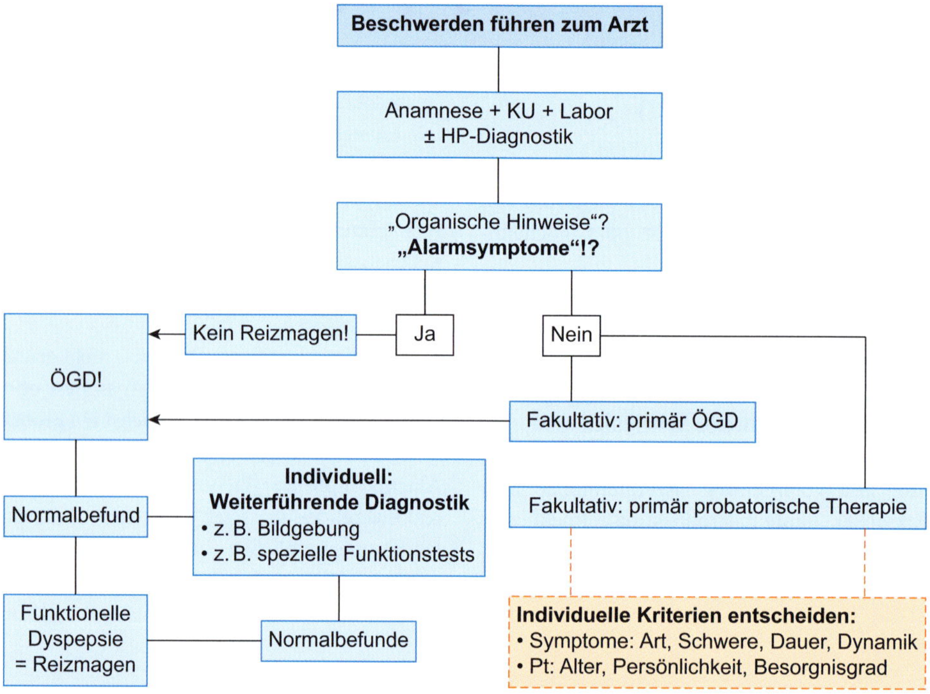

Abb. 8.1 Diagnostische Strategie zur Abklärung dyspeptischer Symptome (mod. n. Madisch et al. 2023) [L231]

8

Tab. 8.2 Differenzialdiagnostik bei V. a. funktionelle Dyspepsie

Fragestellung/Differenzialdiagnose	Diagnostische Maßnahme
Anämie, Entzündung etc.	Basislabor
Organische Magenläsion (z. B. Ulkus, Malignom)	ÖGD
Pankreas-, Galle-Pathologie	Abdomensonographie
Bakterielle Dünndarmfehlbesiedelung	Glukose-/Laktulose-H_2-Atemtest
(Atypische) Refluxkrankheit	24-h-pH-Metrie

Wichtige therapeutische Optionen:

- **Säuresekretionshemmer:** H_2-Antagonisten und PPI
- **Prokinetika:**
  - Periphere Dopamin-Rezeptor-Agonisten: Metoclopramid, Domperidon (begrenzte Zulassung)
  - 5-HT_4-Agonisten: Prucaloprid (in Deutschland bei Obstipation zugelassen, bisher kaum Daten zur funktionellen Dyspepsie)
- **Antazida/Schleimhautprotektiva:**
  - **Entschäumer** (Simeticon, Dimethicon)
  - **Phytotherapeutika** (u. a. STW 5/Iberogast; Carmenthin)
- **Helicobacter-pylori-Eradikation:** etwa 10 % der Patienten profitieren; bei therapierefraktären Beschwerden vertretbar
- **Trizyklische Antidepressiva:** u. a. Low-dose Amitriptylin, Doxepin
- **Psychotherapie:** bei medikamentös therapierefraktären Beschwerden

8.6 Prognose

Die Erkrankung verläuft oft chronisch mit fluktuierender Symptomatik. Eine krankheitsbezogene Letalität besteht jedoch nicht. Über einen Zeitraum von 5 J. werden bis zu 50 % der Patienten beschwerdefrei.

LEITLINIEN

Black J, Paine PA, Agrawal A et al.: British Society of Gastroenterology guidelines on the management of functional dyspepsia. Gut 71 (2022) 1697–1723.

Madisch A et al.: S2k-Leitlinie Gastroösophageale Refluxkrankheit und eosinophile Ösophagitis. Version 4.1. Stand 31.07.2022. AWMF-Reg.-Nr 021-013. https://register.awmf.org/de/leitlinien/detail/021-013.

LITERATUR

Gwee KA: Post-infectious irritable bowel syndrome, an inflammation-immunological model with relevance for other IBS and functional dyspepsia. J Neurogastroenterol Motil 16 (2010) 30–34.

Palsson OS, Whitehead WE, van Tilburg MAL et al.: Development and Validation of the Rome IV Diagnostic Questionnaire for Adults. Gastroenterology 150 (2016) 1481–1491.

Sperber AD, Bangdiwala SI, Drossman DA et al.: Worldwide Prevalence and Burden of Functional Gastrointestinal Disorders, Results of Rome Foundation Global Study. Gastroenterology 160 (2021) 99–114.

Tack J, Talley NJ, Camilleri M et al.: Functional gastroduodenal disorders. Gastroenterology 130 (2005) 1466–1479.

KAPITEL

9

Markus Möhler und Silke Cameron

Magentumoren

9.1 Gutartige Magentumoren

9.1.1 Basisinformation

Prinzipiell lassen sich gutartige Neubildungen des Magens in echte Neoplasien (z. B. Adenome) oder nicht neoplastische Veränderungen unterteilen. Sie werden zumeist als Zufallsbefund im Rahmen einer Endoskopie des oberen Verdauungstrakts entdeckt. Selten verursachen sie eine, meist okkulte, obere gastrointestinale Blutung.

Ihre Häufigkeit beträgt ca. 2 % bei Routine-Endoskopien. Makroskopisch lässt sich die Dignität nicht immer sicher beurteilen. Insgesamt entfallen auf Drüsenkörperzysten (DKZ; *Syn.:* Fundusdrüsenpolypen) ca. 60 %, auf hyperplastische Polypen 20–30 % und auf Adenome ca. 10 % der Läsionen. Andere Tumoren sind mit < 5 % selten (Übersicht in Lau et al. 1998).

9.1.2 Adenome

Adenome machen etwa 10 % aller Magenpolypen aus, 90 % davon sind tubulärer, knapp 10 % tubulovillöser und ca. 1 % villöser Natur. Sie unterliegen wie kolorektale Adenome der Adenom-Karzinom-Sequenz und treten in allen Magenabschnitten auf.

Eine endoskopische Schlingenabtragung oder endoskopische Mukosaresektion ist die Therapie der Wahl. Kontrollendoskopien zur Aufdeckung residualer oder neuer Läsionen sind indiziert. Bei Nachweis eines Magenadenoms sollte wegen einer Häufung von Adenomen auch in anderen Abschnitten des Gastrointestinaltrakts eine Koloskopie erfolgen.

Besonderer Erwähnung bedarf das seltene gastral differenzierte Adenom (Pyloric Gland Adenoma) aufgrund seiner – trotz der relativ blanden Histologie – hohen Entartungsrate von ca. 30 %. Bei den daraus entstehenden Karzinomen handelt es sich vorwiegend um hoch differenzierte Frühkarzinome mit günstiger Prognose (Kushima et al. 2006).

9.1.3 Hyperplastische (hyperplasiogene) Polypen

Hyperplastische Polypen sind überwiegend solitär und treten meist im Antrum auf. Im Einzelfall können sie mehrere Zentimeter groß werden und sehr suspekt erscheinen. Pathogenetisch handelt es sich um eine epitheliale Hyperregeneration. Als Auslöser wird u. a. eine Besiedelung mit *Helicobacter pylori (H. p.)* diskutiert.

Da diese Läsionen makroskopisch nicht von Adenomen zu unterscheiden sind und im Einzelfall ein Karzinom beherbergen können, müssen sie jeweils komplett (endoskopisch) reseziert und histopathologisch untersucht werden. Eine *H.-p.*-Eradikation bei Befall erscheint sinnvoll.

9.1.4 Drüsenkörperzysten (DKZ)

Die mit Abstand häufigsten Magenpolypen, die sog. Drüsenkörperzysten oder Fundusdrüsenpolypen, sind eine Folge abnormer Proliferation von Drüsen unter Ausbildung zystischer polypöser Strukturen. Sie treten stets multipel in Fundus und Korpus auf und stellen zumeist eine Blickdiagnose für den erfahrenen Endoskopiker dar. Sie sind nicht therapiebedürftig und eine Biopsie ist – im Gegensatz zu den oben erwähnten Läsionen – für die Diagnosestellung ausreichend.

Eine Ausnahme stellen DKZ im Rahmen von Polyposis-Syndromen (z. B. FAP, Gardner-Syndrom) dar – hier ist der Magen häufig übersät von DKZ, die gelegentlich in der Kuppe Adenome entwickeln können.

9.1.5 Andere gutartige Neubildungen

Eine foveoläre Hyperplasie kann im Einzelfall tumorartig imponieren. Ätiologisch kann es sich um einen Morbus Menetriér (selten!), eine lymphozytäre Gastritis oder eine *H.-p.*-assoziierte Gastritis mit foveolärer Hyperplasie handeln. Die Histologie ist hier entscheidend.

Inflammatorische myofibroblastäre Tumoren sind seltene, zumeist größere polypöse Tumoren im Kindes- und jungen Erwachsenenalter mit Rezidivraten um 25 % und selten einer malignen Transformation. Die chirurgische Entfernung und Langzeitkontrollen sind indiziert.

Juvenile Polypen und Peutz-Jeghers-Polypen im Rahmen des entsprechenden Syndroms stellen im Magen eine Rarität dar.

Bezüglich eines Überblicks über die Charakteristika der Magenpolypen ➤ Tab. 9.1.

9.1.6 Mesenchymale Magentumoren

Mesenchymale Tumoren kommen im gesamten Magen-Darm-Trakt vor. Sie entspringen innerhalb der Muskelschicht, zumeist der Muscularis propria, was auch differenzialdiagnostisch (Endosonographie: submukös) von Bedeutung ist.

Tab. 9.1 Charakteristika der Magenpolypen

	Häufigkeit	Lokalisation	Solitär/multipel	Malignes Potenzial	Assoziiert mit
Fundusdrüsenpolyp	Häufig (bis 47 % aller Pat.)	Korpus/Fundus	Solitär o. multipel	Nein	(PPI?), FAP
Hyperplastischer Polyp	Häufig (28–90 % aller Pat.)	Antrum	Oft multipel (20 %)	< 2 % Dysplasie in 1–20 %	Chron. Gastritis (*H. p.*, autoimmun)
Adenom	8–10 % aller Pat.	Antrum > Korpus	Solitär	Bis zu 30 %	Chron. Gastritis
Pyloric Gland Adenoma	Selten	Korpus > Antrum, Kardia	Solitär	ca. 30 %	Chron. Gastritis (*H. p.*, autoimmun)
Gastritis cystica polyposa/profunda	Selten	Anastomosenregion		Dysplasie u. Karzinom möglich	Partieller Gastrektomie, Gallereflux
Peutz-Jeghers-Polyp	Sehr selten	Antrum		2–3 %	Peutz-Jeghers-Syndrom
Juveniler Polyp	Selten	Korpus > Antrum		Selten	Juvenilem Polyposis-Syndrom, sporadisch (Kinder), hyperplastischen Polypen, Adenom
Pankreasheterotopie	Selten	Antrum präpylorisch	Solitär	Nein	
Inflammatorisch fibroider Polyp	Selten	Antrum		Nein	*H. p.*-Gastritis, Ulkus
Xanthome	Selten		Multipel	Nein	Chron. Gastritis, partieller Gastrektomie

Mit etwa 80 % stellen die gastrointestinalen Stromatumoren (GIST) mit Abstand die größte Gruppe der insgesamt seltenen Tumoren (ca. 1 % aller Magentumoren) dar. Ihr biologisches Verhalten ist sehr variabel und reicht von kleinen benignen, nicht therapiebedürftigen Läsionen bis hin zu hochaggressiven Tumoren, die sich wie Sarkome verhalten.

Gastrointestinale Stromatumoren (GIST)

Die gastrointestinalen Stromatumoren (GIST) wurden erst 1983 (Mazur, Clark 1983) als eigenständige Entität definiert. In den 1990er-Jahren wurde – mit der Entdeckung der KIT-Expression in Cajal-Zellen (den Schrittmacherzellen des Gastrointestinaltrakts) – eine immunhistochemische Zuordnung möglich (Huizinga et al. 1995; Perez-Atayde et al. 1993). 1998 folgte die Beschreibung von Gain-of-Function-Mutationen im Protoonkogen *c-kit* (Hirota et al. 1998).

Entsprechend der Verteilung der Cajal-Zellen treten GIST im gesamten Gastrointestinaltrakt auf, die meisten davon (60 %) im Magen (Corless et al. 2004). Im Kolon treten sie – entsprechend seinem neuromuskulären Netz – im Rektum am häufigsten auf. Die Gesamtinzidenz beträgt 1–2/100.000. Risikofaktoren sind nicht bekannt. Die klinische Symptomatik von gastralen GIST ist unspezifisch und reicht von symptomlos über unspezifische Oberbauchbeschwerden bis hin zu Blutungsanämie und Gewichtsverlust.

Diagnostik

Endoskopisch imponieren GIST typischerweise als submuköse Tumoren, gelegentlich mit einer zentralen luminalen Ulzeration (durch die über dem Tumor „aufgeplatzte" Mukosa), insbesondere bei Blutung oder Blutungsanämie. Immunhistochemisch sind GIST in 90–95 % der Fälle durch die Expression einer aktivierenden Mutation des *c-kit*-Protoonkogens CD117 (= KIT) charakterisiert (Corless, Heinrich 2008). *c-kit* codiert für die Tyrosinkinase KIT (auch CD117, c-KIT oder Stammzellfaktor [SCF]-Rezeptor). *PDGFRA* (*Platelet-derived Growth Factor Receptor-Alpha*, ebenfalls ein Tyrosinkinase-Rezeptor der Klasse 3) ist in einer Untergruppe *KIT*-negativer GIST positiv. Weitere immunhistochemische Marker sind „discovered on GIST 1" (DOG-1) und Proteinkinase C (PKC) theta, wobei DOG in die Routine übernommen wurde (Lee et al. 2008; West et al. 2004). Histologisch werden epitheloide, spindelzellige und gemischte Typen unterschieden. Magen-GIST sind häufig epitheloidzellig und können mit einer *PDGFRA*-Mutation assoziiert sein (Agaimy et al. 2015).

INFO

GIST (> Abb. 9.1)

- Submuköse Tumoren.
- Ausgehend von Cajal (Schrittmacher)-Zellen oder deren Vorläuferzellen.
- Magen ist häufigste Lokalisation (bis 70 %), damit endoskopisch zugänglich.
- Meist Gain-of-Function-Mutationen im Tyrosinkinase-Rezeptor *c-kit*, seltener *PDGFRA*, sehr selten WT für *KIT/PDGFRA*.

9

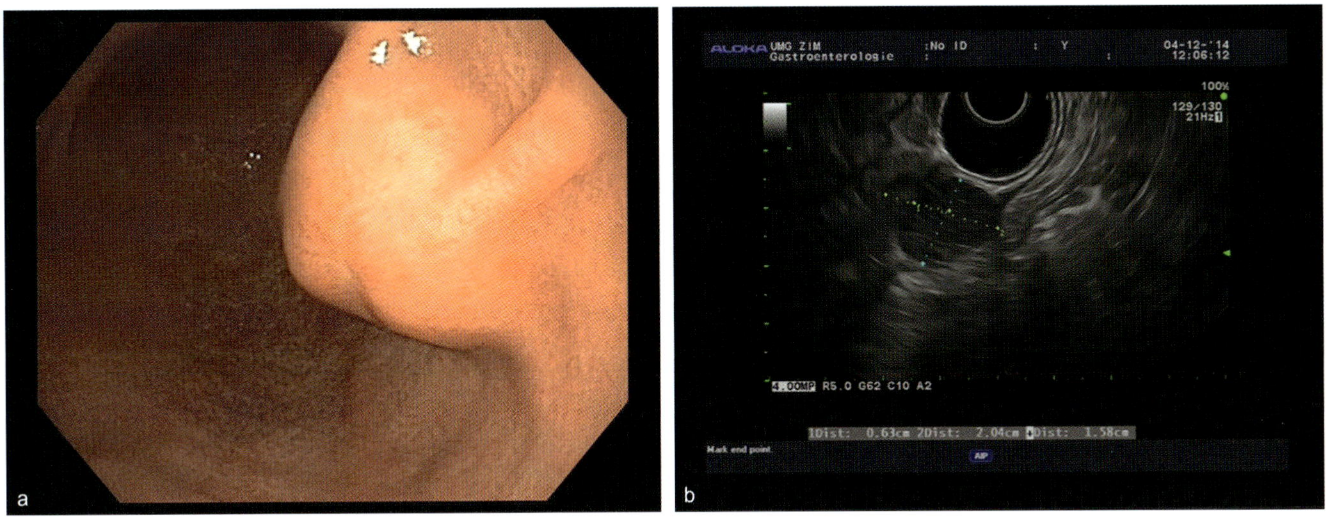

Abb. 9.1 GIST [M1669]

Die Endosonographie stellt eine Schlüsseluntersuchung dar (➤ Abb. 9.1). GIST sind typischerweise gut abgrenzbare submuköse Knoten und zeigen ein charakteristisches, weitgehend homogenes, mäßig echoarmes Reflexmuster mit z. T. echogenen Foci oder zystisch-degenerativen Veränderungen. In der Hochfrequenz lässt sich meistens die Muscularis propria als Ursprungsort erkennen mit darüber hinwegziehender Mukosa.

Eine Knopflochbiopsie (mit Nadelmesser-Inzision) oder Biopsie durch die zentrale Ulzeration (bei erhöhtem Blutungsrisiko) ermöglicht bei GIST > 2 cm die Gewinnung aussagekräftiger Biopsien. Eleganter ist die endosonographische Punktion. Entität und Mutationsstatus können hierdurch sicher bestimmt werden. Weder Biopsie noch Feinnadelaspiration bzw. Stanzzylinder ermöglichen jedoch die Auszählung von Mitosen in 5 mm², die für die Tumorklassifikation notwendig ist. Dies geschieht aus dem nicht vorbehandelten OP-Präparat. In Fällen mit typischem endosonographischem Aspekt und einer Größe > 2 cm kann daher direkt die Resektion erfolgen. Eine neoadjuvante Vorbehandlung wird bei lokal fortgeschrittenen Tumoren dann diskutiert, wenn sich dadurch das Ausmaß der Operation ändert. Für die neoadjuvante Therapie sind die vorgeschaltete Histologie und Mutationsanalyse zwingend, auch um (Imatinib-)resistente Mutationen bzw. einen Wildtyp GIST sicher nachweisen zu können.

Das Rezidivrisiko hängt von der Größe (im Magen ≤ 10 cm), der Mitoserate (≤ 5 vs. > 5 Mitosen/5 mm²/früher 5 hochauflösende Gesichtsfelder unter dem Mikroskop) sowie der Lokalisation ab (➤ Tab. 9.2). Dabei unterscheidet man nun – nach der NIH-modifizierten Klassifikation von Joensuu et al. (2012) – Magen-GIST von Nicht-Magen-GIST (Yip et al. 2014).

Kommt es zu einer Metastasierung, erfolgt diese vorzugsweise in Leber (hämatogen) und Peritoneum (Aussaat über die Serosa). Lymphknotenmetastasen sind vernachlässigbar (Miettinen, Lasota 2006). Auch deshalb hat sich die UICC/TNM-Klassifikation nicht durchgesetzt.

Tab. 9.2 Risikostratifizierung von GIST-Tumoren nach Mitoserate, Größe und Lokalisation, AFIP-Kriterien.[1]

Tumorparameter		Risiko, nach Operation ein Rezidiv zu erleiden		
Mitoserate	Größe [cm]	Magen AFIP, 2006	Magen, NIH mod. 2008	Magen-GIST UICC[2], 2009
≤ 5/50 HPF	≤ 2	Kein Risiko (0 %)	Sehr niedrig	UICC IA
	> 2–5	Sehr niedrig (1,9 %)	Niedrig	UICC IA
	> 5–10	Niedrig (3,6 %)	Moderat	UICC IB
	> 10	Intermediär (12 %)	Hoch	UICC II
> 5/50 HPF	≤ 2	Kein Risiko (0 %)	Moderat o. hoch[3]	UICC II
	> 2–5	Intermediär (16 %)	Moderat o. hoch[3]	UICC II
	> 5–10	Hoch (55 %)	Hoch	UICC IIIA
	> 10	Hoch (86 %)	Hoch	UICC IIIB

[1] Adaptiert nach (Corless, Heinrich 2008), modifiziert nach Agaimy (2010). NIH-modifiziert (Joensuu 2008; Yip 2014). International Union against cancer (UICC), adaptiert nach „TNM classification of malignant tumours" (Sobin, Wittekind 2010)
[2] T1 ≤ 2 cm; T2 > 2–5 cm; T3 > 5–10 cm; T4 > 10 cm; Mitoserate niedrig ≤ 5 Mitosen, hoch > 5 Mitosen in 5 mm²
[3] Abhängig von 6–10 o. > 10 Mitosen in 50 HPF bzw. 5 mm²

Therapie

Tumoren mit einer Größe ≤ 1 cm (Mikro-GIST) werden i. d. R. als benigne eingestuft. GIST ≤ 2 cm können endosonographisch kontrolliert werden (Agaimy et al. 2015). Größere nicht metastasierte GIST sollten stets reseziert werden. Eine Lymphknotendissektion wird nicht durchgeführt.

Bei sehr großen, initial nicht oder nur mit einem ausgedehnten Eingriff (insbesondere mit Lokalisation im Duodenum oder Rektum) operablen GIST hat sich die **neoadjuvante Therapie** (3–6 Mon.) mit dem Tyrosinkinase-Inhibitor (TKI) Imatinib bewährt. Eine Mutationsanalyse ist hier erforderlich, um das Ansprechen vorhersagen zu können. Da es sich nicht um eine zytotoxische Therapie handelt – es entsteht ein zellarmes, hyalines Stroma – kommt es in der Bildgebung trotz Ansprechens auf die Therapie häufig nicht zu einer signifikanten Größenabnahme (RECIST-Kriterien), sondern i. d. R. zu einer Dichteänderung (Choi-Kriterien). Da es sich um einen stoffwechselaktiven Tumor handelt, kann ein (frühes) oder dissoziiertes Therapieansprechen durch ein PET-CT beurteilt werden, was jedoch in der Klinik – bei nicht gewährleisteter Kostenübernahme – eine untergeordnete Rolle spielt.

In der adjuvanten und palliativen Situation sind TKI fest etabliert (Fletcher et al. 2002; Joensuu et al. 2012). Als mesenchymale Tumoren sind GIST weder chemo- noch strahlensensibel. Die **adjuvante Therapie** erfolgt bei Hochrisiko-GIST für aktuell 3 J. mit **Imatinib.** Eine Behandlung intermediärer GIST wird empfohlen. Nicht abschließend geklärt ist, welches Patientenkollektiv von einer 5-jährigen Adjuvanz profitieren könnte (PERSIST-5-Studie [https://clinicaltrials.gov ID: NCT00867113], Skandinavisch-Deutsche SSG-XXIII-Studie [https://clinicaltrials.gov ID:NCT02413736]). In der amerikanischen PERSIST-5-Studie wurden Patienten mit intermediärem und Hochrisiko-GIST eingeschlossen, damals noch ohne Ausschluss von Mutationen, die nicht Imatinib-sensitiv (*PDGFRA Exon 18* D842V) oder nur bedingt sensibel (*KIT Exon 9*) sind. Nur etwa die Hälfte der Patienten komplettierte die 5-jährige adjuvante Therapie. Wenn Rezidive auftraten, war dies innerhalb der ersten 2 J. nach Beendigung der Therapie (Raut et al. 2018). Die Ergebnisse der SSG-XXII-Studie (https://clinicaltrials.gov ID:NCT02413736), in der Patienten nach 3 J. adjuvanter Therapie in weiteren 2 J. (und damit 5) Imatinib oder Nachsorge randomisiert wurden, sind bisher nicht verfügbar. Eine Analyse der drei Hauptstudien zur adjuvanten Therapie, der amerikanischen ACOSOG-Z9001-Studie, der französischen EORTC-62024-Studie und der Skandinavisch-Deutschen SSG-XVIII-Studie ergab, dass Rezidive in den ersten 3 J. nach Randomisierung auftraten und – wie oben beschrieben – von Mitoserate und nichtgastrischer Lokalisation abhingen (Joensuu et al. 2012). Parameter, wie R1-Resektion, Tumorperforation oder Serosapenetration sowie unregelmäßige Wachstumsmuster mit zentralen Nekrosen, auffälliger Zellularität, Gefäßstruktur oder Wachstum als Konglomerattumor sollten stärker berücksichtigt werden – als Hinweis auf aggressives Verhalten (Grading; Agaimy et al. 2015; Cameron et al. 2018).

Für die Therapie gilt es zu berücksichtigen, dass primäre Mutationen ein stabiles Mutationsprofil mit nur einer Mutation (mit einem Wild-Typ [WT]- und einem mutierten Allel) zeigen, während sekundäre Mutationen zusätzlich unter Therapie entstehen können.

Mutationen, die zu Veränderungen regulatorischer Regionen (juxtamembranöse Domäne des Rezeptors) des Tyrosinkinase-Rezeptors führen, sind i. d. R. Imatinib-sensibel. Hierbei sind Punktmutationen im *KIT-Exon 11* günstiger als Deletionen insbesondere der Codons 557–558 des *KIT*-Gens (Martin et al. 2005). Mutationen in der enzymatischen Region mit Veränderungen in der Tyrosinkinase-Domäne sind i. d. R. primär Imatinib-resistent (Gajiwala et al. 2009; Heinrich et al. 2002).

In der **palliativen Therapie** ist – bei Nichtansprechen oder Progress unter Imatinib sowie bei *KIT-Exon-9*-Mutation – **Sunitinib** für die Therapie zugelassen (➤ Tab. 9.3). Es ist effektiv bei Sekundärmutationen, die für die Tyrosinkinase (TK)-Domäne 1 (ATP-Bindungsstelle des Rezeptors) codieren (Demetri et al. 2006; Heinrich et al. 2008). Bei GIST gilt, dass eine Therapieunterbrechung ein intermittierendes Tumorwachstum und ggf. eine Resistenzentwicklung begünstigt, sodass eine Therapiepause nicht empfohlen wird. Daher wird die für Sunitinib übliche Dosis (von 50 mg) auf 37,5 mg reduziert und kontinuierlich verabreicht (Cameron et al. 2017).

Tab. 9.3 Tyrosinkinase-Inhibitoren in der palliativen GIST-Therapie

Medikament	Studie	Wirkmechanismus	Kommentar
Sunitinib [Sutent]	NCT00457743	ATP-Bindungsstelle	
Regorafinib [Stivarga]	NCT01271712 *GRID*	Aktivierungsloop	Vom dt. Markt genommen im April 2016
Ripretinib [Qinlock]	NCT03353753 *INVICTUS*	Panallosterischer Kinase-Inhibitor (DCC-2618)	Zulassung: 4. Linie im Mai 2020
Avapritinib [Ayvakyt]	NCT02508532 *NAVIGATOR;* NCT03465722 *VOYAGER*	*PDGFRA* *Exon 18* D842V BLU-285	Zulassung D842V am 25.09.2020
Crenolanib	NCT01243346 NCT02847429 CrenoGIST	*PDGFRA* *Exon 18* D842V	Phase III
Larotrectinib [Vitrakvi]	NCT02576431 *NAVIGATE*	NTRK-Inhibitor	Basket-Studie
Pazopanib [Votrient]	NCT01323400 *PAZOGIST*	Aktivierungsloop	Phase II

In der **3. Linie** wurde **Regorafenib** im Rahmen der GRID-Studie (https://clinicaltrials.gov ID: NCT01271712) zugelassen, mit 160 mg/d (3 Wo./1 Wo. Pause). Eine Dosisanpassung kann erfolgen. Es wurde jedoch – aufgrund der ausgeprägten Nebenwirkungen (mit Hand-Fuß-Syndrom) – bereits 2016 vom deutschen Markt genommen. Es ist über die Auslandsapotheke erhältlich. Die Therapie mit dem TKI **Sorafenib** kann bei Versagen der „Standard"-Therapie ebenfalls in der 3. Linie eingesetzt werden. Es hat ein ähnliches Wirkspektrum wie Regorafenib und wirkt bei Mutationen der Tyrosinkinase-1- und -2-Domäne (Heinrich et al. 2012; Kindler et al. 2011; Park et al. 2012; Montemurro et al. 2013). Für den Einsatz in der Erstlinie liegen keine Daten vor. Bei Nebenwirkungen wie Diarrhö und Hand-Fuß-Syndrom wird die Dosis von 2 × 400 mg/d reduziert (bis 2 × 200 mg; Cameron et al. 2017).

Ebenfalls in der 3. Linie (nach Imatinib und Sunitinib) wurde der Multikinase-Inhibitor **Pazopanib** getestet (800 mg/d, mit Dosisreduktion bis 400 mg/d) vs. Best-Supportive Care (PazoGIST, Phase II: https://clinicaltrials.gov ID: NCT01323400). 88 % der Patienten in der Best-Supportive-Care-Gruppe wechselten nach 2,2 Mon. in die Pazopanib-Gruppe. In der verbliebenen Best-Supportive-Care-Gruppe lag die (zentral analysierte) progressionsfreie Überlebensrate nach 4 Mon. bei 17,6 % (medianes OS 12,9 Mon.) vs. 44,3 % in der Pazopanib-plus-Best-Supportive-Care-Gruppe (medianes OS 17,8 Mon.). Nebenwirkungen waren arterieller Hypertonus, Anämie, pulmonale Embolien und Lebertoxizität. Die skandinavische SSG-XXI-PAGIST-Studie (https://clinicaltrials.gov ID: NCT01524848), eine ähnliche Phase-II-Studie, bestätigte einen Effekt in etwa der Hälfte der Patienten, wobei keine Unterschiede zwischen *KIT-Exon 11-* und -*9*-Mutationen gefunden wurden. Die Erkrankungskontrollrate (DCR) nach 12 Wo. lag bei 32/72 (44 %) mit partiellem Ansprechen bei 2 Patienten und stabiler Erkrankung bei 30 Patienten. Das mediane progressionsfreie Überleben (PFS) lag bei 19,6 Wo. Eine weitere Studie zu Pazopanib (https://clinicaltrials.gov ID: NCT01391611) in Imatinib-refraktären GIST wurde vorzeitig abgebrochen.

Auch der Multikinase-Inhibitor **Dovitinib** (TKI258 mit 500 mg/d über 5 d, gefolgt von 2 d Pause) wurde nach Therapieversagen unter Imatinib und Sunitinib bisher in Phase-II-Studien getestet (https://clinicaltrials.gov IDs: NCT 01440959, NCT01478373; ➤ Tab. 9.3). Grad-3/4-Nebenwirkungen beinhalteten Asthenie (20 %), Neutropenie (13 %), Thrombozytopenie (10 %), und Hypertriglyceridämie (10 %) und waren durch Dosisanpassung zu beherrschen.

Eine Phase-II-Studie zu **Masatinib** (7 5 mg/kg/d, 30 Pat.) wurde abgeschlossen (https://clinicaltrials.gov ID: NCT00998751). Hier war die mediane Zeit zur Progression 5,6 Mon. mit einem voraussichtlichen medianen PFS von 41,3 Mon. Die Ergebnisse zur Phase-III-Studie (Vergleich mit Sunitinib; https://clinicaltrials.gov ID: NCT01694277) stehen weiterhin aus. Eine Studie zu **Dasatinib** (https://clinicaltrials.gov ID: NCT02776878) kam zum Erliegen. Eine Phase-II-Studie zu **Vatalanib** (1250 mg/d; https://clinicaltrials.gov ID: NCT00117299) an 45 Patienten mit metastasiertem GIST zeigte einen klinischen Benefit in 18 Patienten (40 %), davon 16 (35,6 %) mit stabiler Erkrankung von im median 12,5 Mon. Auch hier fehlt die Phase-III-Studie.

INFO

Die Therapie des GIST ist mutationsabhängig:
- *KIT-Exon 11:* Imatinib 400 mg/d
- *KIT-Exon 9:* Imatinib 800 mg/d, Sunitinib 37,5 mg/d
- *KIT-Exon 13/14* (TK-Domäne 1): Sunitinib 37,5 mg/d, Sorafenib (400–)800 mg/d
- *KIT-Exon 17/18* (TK-Domäne 2): Regorafenib 160 mg/d (ggf. Dosisreduktion; 3 on/1 off), Sorafenib 2 × 400 mg/d (ggf. Dosisreduktion)
- *PDGFRA-Exon 18* D842V: Avapritinib 300 mg/d

4. Linie – Ausnahme: panallosterischer Inhibitor Ripretinib 150 mg/d; i. d. R. kontinuierliche Einnahme.

Alles weitere in Studien.

Für die **4. Linie** wurde **Ripretinib** im Mai 2020 in den USA zugelassen (INVICTUS, https://clinicaltrials.gov ID: NCT03353753). Ripretinib ist ein panallosterischer Kinase-Inhibitor (DCC-2618). Der Wirkmechanismus ist mutationsunabhängig, es muss jedoch eine aktivierende Mutation im Tyrosinkinase-Rezeptor vorhanden sein. In der doppelblinden Phase-III-Studie erhielten Patienten entweder Ripretinib oder Placebo, ein Cross-over war möglich. Die Studie zeigte (gegenüber Placebo) ein verbessertes progressionsfreies Überleben (PFS) von im Median 6,3 vs. 1,0 Mon. und ein verbessertes Gesamtüberleben (OS) von im Median 15,1 Mon. gegenüber 6,6 Mon. (Blay et al. 2020b). Auch ein Re-Challenge mit Imatinib wurde diskutiert (Blay et al. 2020a; Dekker 2020).

Während Mutationen des *KIT*-Gens ca. 75 % der GIST ausmachen, sind Mutationen im *PDGFRA*-Gen vergleichsweise selten (bis 15 %; Yan et al. 2015). Sie zeigen zumeist eine epitheloide oder gemischt epitheloid-spindelzellige Morphologie (Agaimy et al. 2015). Die häufig vorkommende *PDGFRA-Exon-18*-Punktmutation D842V (ca. 8 %) ist mit einem Nichtansprechen auf die herkömmliche Therapie assoziiert. Am 25.09.2020 hat die Europäische Kommission zur Behandlung von inoperablen oder metastasierten GIST mit *PDGFRA-Exon-18*-D842V-Mutation im beschleunigten Verfahren die Zulassung für den Wirkstoff **Avapritinib** (BLU-285) erteilt (NAVIGATOR, Phase I: https://clinicaltrials.gov ID: NCT02508532 [20], VOYAGER, Phase III vs. Regorafenib: https://clinicaltrials.gov ID: NCT03465722). Nebenwirkungen beinhalten insbesondere kognitive Störungen.

9

In vergleichbarer Indikation (*PDGFRA*-D842V-mutierte GIST) wurde **Crenolanib** getestet (Phase II: NCT01243346, Phase III: https://clinicaltrials.gov ID: NCT02847429 und Phase III: Creno-GIST, ARO-012, Italian GIST Association AIG). Bisher sind lediglich präklinische Daten verfügbar (Heinrich et al. 2020).

Ein Problem stellt weiterhin der WT-GIST dar. 7 % der WT-GIST zeigen Mutationen in der Serin-Threonin-Kinase BRAF (V600E). Es lohnt sich, hierfür zu testen (Agaimy et al. 2009). Möglicherweise können Immuncheckpoint-Inhibitoren hier zukünftig eine Rolle spielen (s. u.). In sehr geringem Prozentsatz werden auch Fusionsproteine der neurotrophischen Tropomyosin-abhängigen Kinase NTRK (Neurotrophic Tropomyosin-related Kinase) beim WT-GIST beschrieben. Zur Detektion stehen RNA-basierte Next-Generation-Sequencing-Panels zur Verfügung. Der NTRK-Inhibitor **Larotrectinib** wird aktuell getestet (NAVIGATE, Phase-II-Basket-Studie: https://clinicaltrials.gov ID: NCT02576431). Weitere Signalwege wie

IGFR1R, mTOR, PKC und Inhibition der Angiogenese werden entsprechend ebenfalls geprüft.

In klinischer Testung befinden sich zurzeit auch der MEK-Inhibitor MEK162 (Phase Ib/II, in Kombination mit Imatinib: https://clinicaltrials.gov ID: NCT01991379).

In Phase I wurde der MEK162-Inhibitor **Binimetinib (30 mg 2 ×/d)** in Kombination mit Pexidartinib (400-0-200 mg/d) getestet, einem Inhibitor von *KIT, FLT3* und *CSF1R*, dem Rezeptor des koloniestimulierenden Faktors 1 (*CSF1;* https://clinicaltrials.gov ID: NCT03158103; Rosenbaum et al. 2019).

Aktiviertes KIT stabilisiert *ETV1*. Es wird davon ausgegangen, dass sich GIST aus interstitiellen Zellen von Cajal mit aktivierender *KIT*-Mutation entwickeln, wenn die endogene *ETV1*-Expression hoch ist. *KIT*-Inhibitoren oder MEK-/MAPK-Inhibitoren führen zu einer *ETV1*-Degradation mit Wachstumshemmung des GIST (Chi et al. 2010).

Kombinationstherapien unterschiedlicher Tyrosinkinase-Inhibitoren erscheinen aufgrund der Resistenzentwicklung sinnvoll. Auch Kombinationen von **Tyrosinkinase-Inhibitoren mit Immuncheckpoint-Inhibitoren** werden überprüft (Arshad et al. 2021). GIST haben – als mesenchymale Tumoren – ein nicht entzündliches Tumorstroma, mit tumorassoziierten M2-Makrophagen (TAM) und dendritischen Zellen. Diese sind adaptiert, zellulären Debris abzuräumen und fördern Angiogenese und strukturelle Umbauprozesse. Überschießende Immunreaktionen werden durch Bindung des zytotoxischen T-Lymphozyten-Antigens-4 *(CTLA-4)* an das Oberflächenprotein B7 auf antigenpräsentierenden Zellen verhindert. Durch Bindung von Ipilimumab an *CTLA-4* können antigenpräsentierende Zellen – über Interaktion des nun freien B7 an das co-stimulatorische Oberflächenprotein CD28 – die T-Zell-Wirkung potenzieren und eine Anti-Tumor-Effektor-Antwort initiieren.

In diesem Zusammenhang wurde die Kombination von **Dasatinib mit Ipilimumab** in einer Phase-Ib-Studie getestet (https://clinicaltrials.gov ID: NCT01643278). Die gewählten Dosierungen waren Dasatinib 70 mg/d mit Ipilimumab 10 mg/kg oder Dasatinib 140 mg/d mit Ipilimumab 3 mg/kg, mit insgesamt ermutigenden Ergebnissen. In der Arbeit wird zudem diskutiert, ob die Hemmung der Indoleamine-2,3-Dioxygenase (IDO), die über *KIT* angesteuert wird und bei der Immunsuppression über Tryptophan Metabolite eine Rolle spielt, ein möglicher weiterer Mechanismus – auch in Kombination mit einer anti-PD-1 (Programmed Cell Death Protein-1)-Therapie sein könnte. In einer anderen Arbeit konnten die Autoren zeigen, dass $CD8^+$-Zellen in GIST eine hohe PD-1 Expression zeigen, und das PD-1- und PDL1-Blockade in einem präklinischen Modell den Effekt von Imatinib steigern (Seifert et la. 2017).

Sicher werden sich dadurch für metastasierte, vorbehandelte GIST in der Zukunft weitere Therapieoptionen ergeben.

Patienten mit fortgeschrittenen GIST sollten, auch um diese seltene Entität mit komplexen Verläufen zu bündeln, ab der 3. Linie in Zentren angebunden werden.

PRAXISTIPP

- Operation anstreben
- Adjuvante Therapie (3 J.) bei intermediären und High-risk-GIST
- Rezidiv/palliative Situation ab 2. Linie: Behandlung im Zentrum/Studien

Andere mesenchymale Tumoren

Früher wurden viele GIST fälschlich als Leiomyome/Leiomyosarkome eingeordnet, die jedoch im Magen nur eine kleine Minderheit darstellen (10–15 %). Die vergleichsweise seltenen muskulären oder Nervenscheidentumoren kommen im Vergleich zum GIST häufiger im Ösophagus vor. Die Abgrenzung zum GIST ist nur immunhistologisch (CD117, DOG1) möglich. Leiomyome zeigen endosonographisch ein homogenes echoarmes Muster. Bei sicherer histologischer Zuordnung (Knopfloch- oder Schlingenbiopsie; SMA, Desmin) bedürfen Leiomyome meist keiner Therapie und können endosonographisch auf Wachstum und Änderung der Echogenität kontrolliert werden (z. B. anfänglich alle 4–6 Mon.). Die Entdifferenzierung zu einem Leiomyosarkom ist selten (< 10 %). Treten allerdings ein Größenwachstum und/oder eine Änderung der Echogenität auf, ist die Resektion – wenn möglich kombiniert endoskopisch-laparoskopisch – anzustreben.

Schwannome (Ursprung aus den Schwann-Zellen der Nervenscheiden, S-100), Lipome, Neurofibrome u. a. sind sehr seltene Tumoren, die i. d. R. allenfalls diagnostische Schwierigkeiten bereiten. Wichtig ist die Abgrenzung von Schwannomen gegenüber GIST, da erstere stets benigne sind.

Metastasen anderer Tumoren (NHL, Melanom, Tumoreinbruch) im Magen sind grundsätzlich histologisch auszuschließen. Sie können in allen Wandschichten vorkommen. Biopsien müssen die Submukosa erreichen und sollten als Inzisionsbiopsien (mit Nadelmesser) oder mittels submuköser Tunneltechnik durchgeführt werden.

Differenzialdiagnosen submuköser Läsionen

Submuköse Läsionen des Gastrointestinaltrakts zeigen sich endoskopisch als Protrusionen in das Lumen. ➤ Tab. 9.4 zeigt Differenzialdiagnosen von Läsionen der *Tela submucosa* und *Tunica muscularis.*

Endoskopisch werden Lokalisation, Größe, Oberfläche, Farbe, Form und Konsistenz beschrieben. Die Zangenprobe kann helfen, **subepitheliale** Läsionen von epithelialen Läsionen zu differenzieren.

Tab. 9.4 Differenzialdiagnosen mit Ursprung subepithelialer Läsionen (n. Agaimy 2010 u. Agaimy et al. 2015)

Tela submucosa	Tunica muscularis
Lipome	Gastrointestinale Stromatumoren
Neuroendokrine Tumoren	Leiomyome
Zysten	Leiomyosarkome
Varizen	Schwannome
Ektopes Pankreasgewebe	Granularzelltumoren
Inflammatorische fibroide Polypen	
(Neuro)fibrome, Perineurinome	
Plexiforme Fibromyxome	
Vaskuläre Tumoren	

Durch die Endosonographie können die zugänglichen Wandschichten voneinander abgegrenzt sowie Echogenität und Durchblutung beurteilt werden (Wiech et al. 2005). Neuere Geräte erlauben neben dem einfachen Doppler, KM-Sonographie und Elastographie.

Die endosonographisch geführte histologische Sicherung, vorzugsweise mittels Histologie (EUS-FNB), wird zumeist mit 22G-FNB-Nadeln unter Zuhilfenahme von Vakuumsog oder der Slow-pull-Technik durchgeführt. Die EUS-FNB erlaubt im Gegensatz zur Zytologie (EUS-FNA) die Analyse des Tumormikromilieus (Stroma, Inflammationszellen) sowie zusätzliche molekulare Untersuchungen, die zunehmend an Bedeutung gewinnen. Die diagnostische Ausbeute sollte bei mindestens 85 % der Biopsien vorliegen (Denzer et al. 2015).

9.2 Magenkarzinom

9.2.1 Basisinformation

In den letzten Jahren hat sich bezüglich der Diagnostik und Therapie des Adenokarzinoms des Magens und ösophagogastralen Übergangs vieles verbessert. Die revidierte aktuelle Leitlinie von 2025 gibt einen exzellenten Überblick (https://register.awmf.org/de/leitlinien/detail/032-009OL).

Karzinome des Magens und des ösophagogastralen Übergangs (AEG) gehören weltweit zu den häufigsten tumorbedingten Todesursachen. In den letzten Jahrzehnten konnte in Deutschland ein leichter Rückgang der Erkrankungs- und Sterberaten an Magenkrebs beobachtet werden, jedoch nimmt die Inzidenz der Karzinome des gastroösophagealen Übergangs zu. Häufig wird das Karzinom erst in einem bereits fortgeschrittenen Stadium diagnostiziert, was mit einer schlechten Prognose verbunden ist. Nach wie vor gibt es keine verlässlichen Biomarker, die eine Früherkennung erlauben. Somit ist es von essenzieller Bedeutung, die Alarmsymptome zu kennen, um frühzeitig eine weiterführende Diagnostik einzuleiten.

Der Großteil der Magenkarzinome entsteht über die entzündungsvermittelte Karzinogenese, die zunehmend besser aufgeklärt wird. *Helicobacter pylori* ist der wesentliche Risikofaktor, er ist in 90 % der Fälle ursächlich für die Entstehung eines Magenkarzinoms. Die Infektion mit *H. pylori* induziert eine chronisch aktive Gastritis, die bei einem Teil der Betroffenen über eine atrophische Gastritis und eine intestinale Metaplasie zu einem Magenkarzinom führen kann (Agaimy 2010).

Entsprechend kann durch eine *H.-pylori*-**Eradikation** die Inzidenz des Magenkarzinoms signifikant gesenkt werden. Somit soll bei allen Personen mit erhöhtem Magenkarzinomrisiko eine Testung auf *H. pylori* erfolgen und bei positivem Testergebnis eine Eradikationstherapie mit nachfolgender Erfolgskontrolle angeboten werden. Entsprechend den Empfehlungen der DGVS-S2k-Leitlinie „*Helicobacter pylori* und gastroduodenale Ulkuskrankheit" wurden die Risikoindividuen bzw. -konstellationen adaptiert (Agaimy et al. 2015). Zu den Risikopersonen zählen erstgradig **Verwandte** von Patienten mit Magenkarzinom, in Hochprävalenzgebieten wohnhafte/geborene Personen, Patienten, die bereits eine fortgeschrittene, korpusprädominante atrophische Gastritis mit oder ohne intestinale Metaplasie haben, sowie Patienten mit früheren Magenneoplasien (Adenom, Frühkarzinom) nach endoskopischer Resektion oder Magenteilresektion.

Die Risikofaktoren für die Entwicklung eines Magenkarzinoms sind in ➤ Tab. 9.5 zusammengefasst. In die Leitlinie aufgenommen wurden wichtige Ernährungsfaktoren, wie die hohe Zufuhr von in Salz konservierten Lebensmitteln, von verarbeitetem Fleisch sowie der geringe Verzehr von Obst.

In der aktualisierten Leitlinie https://register.awmf.org/de/leitlinien/detail/032-009OL erfolgten ferner Anpassungen der **Empfehlungen zu hereditären Erkrankungen und genetisch bedingten Syndromen v. a. im Bereich der Prävention.** Bei ≤ 3 % der Patienten mit Magenkarzinom liegt eine Keimbahnmutation zugrunde und damit ein hereditäres Magenkarzinom im eigentlichen Sinne. Diese lassen sich primär in drei Gruppen unterteilen: **hereditäres diffuses Magenkarzinom (HDGC;** autosomal-dominanter Erbgang), **familiäres intestinales Magenkarzinom (FIGC;** autosomal-dominanter Erbgang) und **gastrales Adenokarzinom mit proximaler Polypose des Magens (GAPPS;** autosomal-dominant). Bei 30–40 % der Fälle mit einem HDGC findet sich eine Mutation im *CDH1*-Gen, das für E-Cadherin codiert. Eine weitere genetische Alteration für das HDGC ist eine **Keimbahnmutation in CTNNA1, das für α-E-Catenin** codiert. Weiterhin können Magenkarzinome bei anderen hereditären Tumorleiden in einer erhöhten Frequenz auftreten, wie z. B. dem **Lynch-Syndrom** (hMLH1, hMLH2).

Bei Patienten mit nachgewiesenen fortgeschrittenen präneoplastischen Veränderungen, wie einer **ausgeprägten Atrophie und/oder intestinalen Metaplasie,** sollte eine **endoskopisch-bioptische Überwachung** unter dem Aspekt durchgeführt werden, dass sich trotz erfolgreicher *H.-pylori*-Eradikation eine Progression zum Magenkarzinom entwickeln kann. Europäische Leitlinien empfehlen bei diesen Patienten eine Endoskopie inklusive Biopsien nach dem Sydney-Protokoll alle 3 J. (Agaimy et al. 2009). Auch Patienten mit Erstdiagnose einer perniziösen Anämie sollten eine ÖGD mit bioptisch-histologischer Charakterisierung der gastralen Mukosa erhalten und bei Nachweis einer autoimmun-atrophischen Gastritis regelmäßig alle 3–5 J. endoskopisch überwacht werden, v. a. auch aufgrund des erhöhten Risikos neuroendokriner Neoplasien (NEN) des Magens.

In den letzten Jahren wurde mehrfach vom erhöhten Risiko für die Entstehung von neuroendokrinen Tumoren des Magens sowie

Tab. 9.5 Risikofaktoren für die Entwicklung eines Magenkarzinoms

Helicobacter pylori	Nichtkardiakarzinom: • Alter • Männliches Geschlecht • Übergewicht • Niedriger sozioökonomischer Status • Leben in einer Hochrisikopopulation • Tabakrauchen • Hoher Alkoholkonsum • Familiäre Belastung • Vorangegangene Magenoperation
Gastroösophageale Refluxkrankheit (GERD)	
Ernährungsfaktoren: • Hohe Zufuhr von in Salz konservierten Lebensmitteln • Hohe Zufuhr von verarbeitetem Fleisch • Geringer Verzehr von Obst	

von Magen- und Kolonkarzinomen durch eine Hypergastrinämie berichtet. In Studien konnte bei Patienten, die eine Therapie mit **Protonenpumpen-Inhibitoren** erhielten, ein leichter Anstieg der Gastrin-Serumkonzentration nachgewiesen werden, sodass postuliert wurde, dass eine Langzeit-PPI-Einnahme das Risiko für die Entstehung eines Magenkarzinoms erhöht. Im Rahmen der Aktualisierung der S3-Leitlinie wurde die bestehende Literatur systematisch geprüft. Allen Analysen gemeinsam ist hier eine hochgradige Heterogenität der eingeschlossenen Studien und die mangelnde Berücksichtigung von weiteren Risiko- und Einflussfaktoren, allen voran des *H.-pylori*-Status, einer vormaligen Therapie, des Tabakkonsums und der Familienanamnese. Zusammenfassend zeigen diese klinischen Studien zwar eine Assoziation zwischen dem Magenkarzinomrisiko und einer Langzeit-PPI-Einnahme, eine **Kausalität ist jedoch nicht klar** belegt. In jedem Fall sollte die Indikation zur PPI-Einnahme regelmäßig kritisch geprüft werden. Insbesondere Patienten mit schwergradiger Refluxsymptomatik und entsprechenden Komplikationen sind i. d. R. auf eine adäquate Säureblockade angewiesen. Bei diesen Patienten kann ein PPI in niedriger Dosierung auch als Langzeittherapie verordnet werden. In anderen Fällen sollte nach spätestens 6 Mon. ein Auslassversuch unternommen werden.

Im Rahmen der Aktualisierung der Leitlinie wurden weitere medikamentöse Substanzgruppen für den Einsatz in der Prävention mittels systematischer Literaturrecherche geprüft. So zeigt sich für die regelmäßige Einnahme von Statinen v. a. in Asien durchgeführten Studien zwar ein positiv protektiver Effekt sowohl auf die Inzidenz als auch Mortalität des Magenkarzinoms. Allerdings kann aufgrund der spärlichen und heterogenen Datenlage für Deutschland ein genereller Einsatz von **Statinen** mit der **Indikation der Prophylaxe** eines Magenkarzinoms **nicht** ausgesprochen werden. Auch sollen **NSAR oder ASS nicht in der Prophylaxe** angewandt werden.

Neue Endoskopietechniken in Diagnose (z. B. NBI) und Therapie (Etablierung von endoskopischer Mukosaresektion und endoskopischer Submukosadissektion [ESD] bei T1-Tumoren) haben zu einer Verbesserung der Therapie der Frühkarzinome geführt. Ferner wurden durch zahlreiche randomisierte Studien neue neoadjuvante und palliative Therapiekonzepte sowie verbesserte operative Techniken etabliert.

9

9.2.2 Diagnostik

Primärdiagnostik

Aufgrund der oft unspezifischen Symptome sowie der Gefahr einer Verschleppung der Diagnose sollten Patienten mit einem oder mehreren Alarmsymptomen eine frühzeitige Endoskopie mit Entnahme von Biopsien erhalten (DGVS 2025). Die vollständige endoskopische Untersuchung von Ösophagus und Magen stellt dabei das Standardverfahren mit höchster Sensitivität und Spezifität zur Erkennung der Tumoren dar.

In der aktualisierten Leitlinie 2025 wurden die Alarmsymptome, bei deren Vorliegen eine zügige weiterführende Diagnostik eingeleitet werden soll, um den unklaren Vitamin-B_{12}-Mangel ergänzt, um die ursächliche autoimmune-atrophische Gastritis zu diagnostizieren.

Alarmsymptome, bei deren Vorliegen eine zügige weiterführende Diagnostik mittels ÖGD mit Entnahme von Biopsien durchgeführt werden soll, sind:

- Dysphagie
- Rezidivierendes Erbrechen
- Inappetenz
- Unklarer Gewichtsverlust
- Gastrointestinale Blutung
- Unklare Eisenmangelanämie
- Unklarer Vitamin-B_{12}-Mangel

Zur Primärdiagnostik des Adenokarzinoms des Magens oder gastroösophagealen Übergangs soll die hochauflösende Videoendoskopie eingesetzt werden, wobei die **Magnifikation und computergestützte virtuelle Chromoendoskopie** zur Verbesserung der Detektionsrate und Therapieplanung eingesetzt werden sollten. **Biopsien** sollen **aus allen suspekten Läsionen** genommen werden. Erscheint die Magenneoplasie potenziell endoskopisch resektabel, so sollen nur zwei Proben aus den am meisten suspekten Anteilen der Läsion entnommen werden, um die Diagnose zu sichern und die endoskopische Resektion nicht durch Induktion einer Submukosa-Fibrose zu gefährden.

Zudem sollten zur Detektion einer *Helicobacter-pylori*-Infektion und präneoplastischer Konditionen **Biopsien aus endoskopisch nicht vom Tumor befallener Magenschleimhaut** entnommen werden. Bei V. a. nichtendoskopisch resezierbaren und insbesondere fortgeschrittenen Magenneoplasien sollten ausreichende Probenentnahmen mit 8–10 Biopsien erfolgen. Hiermit gelingt es in 4–5 Gewebeproben vitales Tumorgewebe zu erhalten, was wichtig ist, um neben der Diagnosestellung molekulare Biomarker zu bestimmen, die für die Therapieplanung wichtig sind.

Finden sich intraepitheliale Neoplasien, werden diese nach WHO in „low grade" und „high grade" unterschieden. Bei high-grade-intraepithelialen Neoplasien sollte eine externe Zweitbefundung durch einen in der gastrointestinalen Onkologie erfahrenen Pathologen durchgeführt werden (DGVS 2025). Nach negativer Histologie bei makroskopisch tumorverdächtiger Läsion oder V. a. Linitis plastica (*Syn.:* zirrhöses Karzinom) sind kurzfristig erneut multiple Biopsien aus dem Rand und dem Zentrum der Läsion oder eine diagnostische endoskopische Resektion sinnvoll und zur weiteren Klärung nötig (DGVS 2025).

Staging

Das Staging nimmt eine zentrale Stellung in der diagnostischen Abklärung ein, um eine möglichst genaue klinische Stadienzuordnung zu erreichen, die unverzichtbar für die Festlegung des therapeutischen Prozedere ist (DGVS 2025).

Im Rahmen des **Stagings** soll eine Fernmetastasierung mittels Sonographie, CT-Thorax und CT-Abdomen inklusive Becken ausgeschlossen werden. Bei kurativer Therapieintension sollte eine endoskopische Ultraschalluntersuchung (EUS) des Primärtumors zur Beurteilung der lokalen Infiltrationstiefe (T-Stadium) erfolgen.

Im Hinblick auf das N-Stadium ist der EUS signifikant sensitiver im Vergleich zum CT, zeigt aber eine geringe Spezifität bezüglich der Diskriminierung entzündlich vergrößerter und maligne infiltrierter Lymphknoten. Eine Evidenz für einen Nutzen der Bestimmung von Serum-Tumormarkern gibt es in der Diagnostik nicht.

Bei lokal fortgeschrittenen Magenkarzinom (Insbesondere cT3, cT4), die als potenziell reserzierbar eingestuft werden, sollte vor Beginn der neoadjuvanten Therapie eine **diagnostische Laparoskopie mit Peritoneal-Lavage** auf maligne Zellen durchgeführt werden, um eine okkulte peritoneale Metastasierung auszuschließen. Da sich das Behandlungskonzept bei Nachweis einer Peritonealkarzinose relevant ändert, sollte sie vor Beginn der neoadjuvanten Therapie nach standardisiertem Protokoll mit Erhebung des PCI (Peritoneal Carcinomatosis Index) nach Sugarbaker (DGVS 2025) durchgeführt werden.

Zur Verlaufsbeurteilung werden die Tumormarker CEA, CA 19-9 und v. a. das weitgehend magenkarzinomspezifische CA 72-4 bestimmt.

Ein MRT ist Patienten vorbehalten, bei denen kein CT durchgeführt werden kann (DGVS 2025). Eine Knochenszintigraphie ist ohne entsprechende klinische Symptomatik nicht indiziert.

Das PET-CT wird nicht routinemäßig empfohlen, kann aber zum Nachweis/Ausschluss von Fernmetastasen oder zum Staging von nicht lokoregionär gelegenen Lymphknoten bei ösophagogastralen Übergangskarzinomen mit kurativer Therapieoption sinnvoll sein (DGVS 2025).

Bei Patienten mit in kurativer Intention behandelbarem Magenkarzinom kann vor operativer Therapie die CT-gestützte **Bestimmung der Muskelmasse** auf der Höhe LWK3 erfolgen, um das Risiko postoperativer Komplikationen abzuschätzen. Dies dient zur Diagnosestellung einer eventuell vorliegenden **Sarkopenie,** die mit einer erhöhten Gesamt- und krankheitsspezifischen Mortalität, einem reduzierten rezidivfreien Überleben sowie einer erhöhten perioperativen Gesamt-Komplikationsrate assoziiert ist.

Das Einbeziehen von **Ernährungstherapeuten** in das multidisziplinäre Behandlungsteam ist somit auch frühzeitig in der kurativen Therapiesituation sinnvoll.

Liegt ein lokal fortgeschrittenes, irresektables Magenkarzinom oder eine metastasierte Erkrankung vor, sollen bei therapiefähigen Patienten der MSI-, der PD-L1- und der HER2-Status aufgrund ihrer Bedeutung für die Prognose und/oder die Gestaltung der medikamentösen Tumortherapie bestimmt werden.

Stadieneinteilung nach neuer UICC-Klassifikation

Die Stadieneinteilung und histologische Klassifikation am Resektionspräparat der Karzinome des ösophagogastralen Übergangs und des Magens erfolgt nach der aktuellen TNM-Klassifikation der UICC (➤ Tab. 9.6). Prognostisch relevante Faktoren sind Tumorlokalisation, lokale Tiefeninfiltration und lokoregionärer Lymphknotenbefall (DGVS 2025). Zur Beurteilung des Nodalstatus gehören die Präparation aller Lymphknoten und die Bestimmung der Anzahl befallener Lymphknoten im Verhältnis zur Anzahl der untersuchten Lymphknoten. Die Resektionslinien sollen untersucht und beschrieben werden (R0, R1, R2). Weiterhin sind prognostisch relevant das

Tab. 9.6 Aktualisierte TNM-Klassifikation des Magenkarzinoms der UICC (7. A.) – Unterschiede zur TNM-Klassifikation in der 8. A. (Wittekind et al. 2017) in Klammern

T1	Lamina propria, submucosa
T1a	Lamina propria
T1b	Submukosa
T2	Muscularis propria
T3	Subserosa (war T2b)
T4a	Perforiert Serosa (war T3)
T4b	Infiltriert benachbarte Strukturen
N1	1–2 Knoten
N2	3–6 Knoten (war N1)
N3a	7–15 Knoten (war N2)
N3b	≥ 16 (war N3)
M1	Fernmetastasen

Vorhandensein von Fernmetastasen, die Gefäßinvasion und die Tumorzelldissoziation an der Invasionsfront. Die Gefäßinvasion ist ein unabhängiger Prognosefaktor von Karzinomen der Kardia und des distalen Magens (DGVS 2025).

9.2.3 Therapie

Individualisierte Therapie

Die Therapieplanung und Durchführung erfordert ein **interdisziplinäres Behandlungsteam,** das die ganzheitliche Versorgung des Patienten in den Vordergrund stellt. So spielen die Ernährungsmedizin und die Sportmedizin, die Einbeziehung der Psychoonkologie und der Palliativmedizin eine wichtige Rolle. In der aktualisierten Version der Leitlinie wurden die Kapitel für Ernährung und Lebensqualität konkretisiert und mit den S3-Leitlinien Supportivtherapie und Palliativmedizin in Einklang gebracht (DGVS 2025).

Im Folgenden werden die stadienabhängigen Therapieempfehlungen als Übersicht skizziert, für eine detailliertere Darstellung verweisen wir auf die Langversion der S3-Leitlinie. ➤ Abb. 9.2 stellt den Therapiealgorithmus im Übelblick dar.

Abgesehen von kleinen resektablen Tumoren mit kurativer Therapieintention ist bei fortgeschrittenen Stadien mit lymphogener oder hämatogener Metastasierung ein multimodaler Therapieansatz der derzeitige Standard (➤ Abb. 9.2). Durch die verbesserte Kooperation aller Fachrichtungen in Tumorkonferenzen und die Etablierung von multimodalen Therapiekonzepten werden eine Prognoseverbesserung und die Heilung zusätzlicher Patienten erreicht.

Endoskopische Resektion (ER)/endoskopische Submukosadissektion (ESD) mukosaler Tumoren

Im Stadium IA mit Vorliegen einer intraepithelialen Neoplasie bzw. einem Frühkarzinom kann nach Vorliegen weiterer Kriterien eine endoskopische Resektion durchgeführt werden. Hierbei gilt

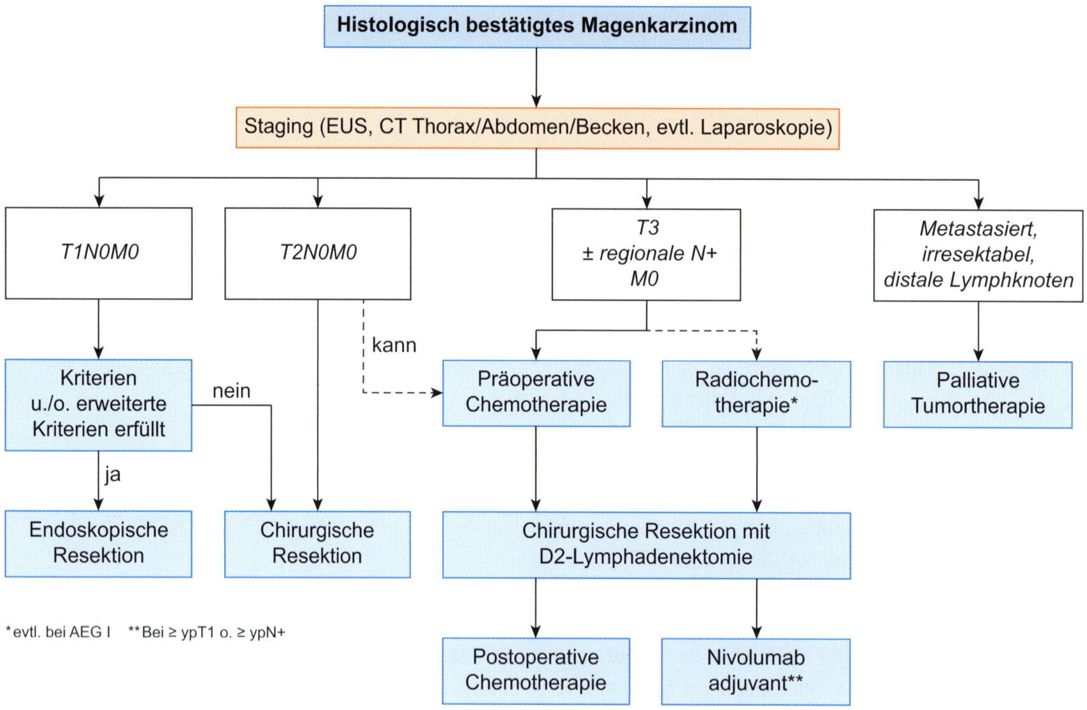

Abb. 9.2 Therapiealgorithmus (n. S3-Leitlinie der DGVS 2025) [L231]

die **endoskopische Submukosadissektion (ESD)** mittlerweile als Standard und sollte im Zentrum mit Expertise in ESD durchgeführt werden. Nach kurativer endoskopischer Resektion eines Magenfrühkarzinoms sind Verlaufsgastroskopien zum Ausschluss eines Lokalrezidivs und zur Früherkennung metachroner Läsionen erforderlich. Die erste Kontrolle nach einer R0-Resektion wird 3–6 Mon. nach ESD und danach jährlich empfohlen. Wie bereits oben aufgeführt, sollte eine Testung auf *H. pylori* mit Eradikationstherapie bei positivem Nachweis erfolgen, um das Risiko metachroner Neoplasien zu reduzieren.

Beim mukosalen Magenkarzinom (T1a) ist die Wahrscheinlichkeit einer Lymphknotenmetastasierung sehr gering, sodass die ER/ESD bei folgenden Kriterien als ausreichend angesehen wird (DGVS 2025):

- Läsionen < 2 cm Größe in erhabenen Typen
- Läsionen < 1 cm Größe in flachen Typen
- Histologischer Differenzierungsgrad: gut oder mäßig (low grade bzw. G1/G2)
- Keine makroskopische Ulzeration
- Invasion begrenzt auf Mukosa
- Keine restliche invasive Erkrankung nach ER

Eine Erweiterung dieser Kriterien sollte nur im Rahmen von Studien zum Einsatz kommen.

Ab dem Stadium des Submukosakarzinoms (T1b) muss eine chirurgische Resektion mit systematischer Lymphadenektomie erfolgen, da in bis zu 20 % der Fälle bereits Lymphknotenmetastasen vorliegen.

Chirurgische Therapie

Die **chirurgische Resektion** stellt – abgesehen von endoskopisch kurativ reserzierbaren Frühkarzinomen – die **einzige Möglichkeit zur kurativen Behandlung** und damit die Standardtherapie für alle potenziell resektablen Magenkarzinome dar. Bei Magenfrühkarzinomen kann eine laparoskopische subtotale distale Resektion oder Gastrektomie durchgeführt werden und ist einer offenen Resektion onkologisch gleichwertig. Im Gegensatz zur minimalinvasiven Magenchirurgie bei Frühkarzinomen befinden sich **laparoskopische Resektionsverfahren bei fortgeschrittenen Tumoren (> T2) in Evaluierung.** Hier scheinen sich vergleichbare Effekte zur klassischen offenen Operation abzuzeichnen.

Es gibt keinen allgemein anerkannten Standard zur Rekonstruktion nach Gastrektomie oder subtotal distaler Magenresektion. Weltweit am häufigsten kommt die Wiederherstellung der Kontinuität nach Gastrektomie durch eine ausgeschaltete Jejunumschlinge nach Roux-Y zur Anwendung. Eine abschließende Bewertung und Empfehlung ist noch nicht möglich und wird Gegenstand weiterer Diskussionen der nachfolgenden Aktualisierungen der Leitlinie. Parallel werden nach neoadjuvanter Therapie die alten Standards mit hohem Sicherheitsabstand infrage gestellt, um mit einer Teilresektion eine bessere Lebensqualität zu erzielen.

Für Karzinome im oberen Drittel des Magens und des ösophagogastralen Übergangs (Typ AEG II und III) ist das Resektionsausmaß eine erweiterte Gastrektomie mit distaler Ösophagusresektion (DGVS 2025). Die Entfernung der regionären Lymphknoten von Kompartiment I und II (D2-Lymphadenektomie, i. d. R. > 25 Lymphknoten) stellt den Standard für die operative Behandlung in kurativer Intention dar. Für die Klassifikation von pN0 sind die Entfernung und histologische Untersuchung von mind. 16 regionären Lymphknoten erforderlich. Nach R1-Resektion und inkompletter Resektion (lokale R2-Resektion) ohne Nachweis von Fernmetastasen ist zunächst die Möglichkeit einer kurativen Nachresektion zu prüfen (DGVS 2025). Falls dies nicht möglich ist, kann eine postoperative Radiochemotherapie nach Konsens in der interdisziplinären Tumorkonferenz durchgeführt werden. Beim (isolierten) Lokalrezidiv kann ggf. erneut eine Operation durchgeführt werden (DGVS 2025).

Perioperative Therapie – der etablierte Standard

Die perioperative Therapie ist der seit 2006 etablierte Standard (Cunningham et al. 2006; Pulli et al. 2008; Ychou et al. 2011; DGVS 2025). Bei größeren Tumoren und Lymphknotenbefall besteht ein hohes Rezidiv- oder Metastasierungsrisiko.

Bei **lokalisierten Magenkarzinom der Kategorien ≥ cT3-Tumoren und/oder N+ soll eine perioperative Chemotherapie** durchgeführt werden, mit dem Therapiestandard nach dem FLOT-Regime (5-Fluorouracil, Folinsäure, Oxaliplatin, Docetaxel). Bei AEG-I-Tumoren kann insbesondere bei multimorbiden und älteren Patienten im Hinblick auf die Erhaltung der Lebensqualität die präoperative Radiochemotherapie nach dem CROSS-Protokoll mit nachfolgender Resektion und adjuvanter Immuntherapie mit Nivolumab bei Nachweis einer pathologischen Resterkrankung (≥ ypT1 oder ≥ ypN1) erfolgen. Die in Deutschland durchgeführte ESOPEC-Studie (Hoeppner et al. 2025) als erste Head-to-Head-Studie verglich beide Standardtherapien für ösophageale und AEG-Adenokarzinome und zeigte eine signifikant verbesserte 3-Jahres-Überlebensrate von 57,4 % in der FLOT-Gruppe vs. 50,7 % in der Gruppe der Patienten, die mit CROSS-Radiochemotherapie behandelt wurden. Anzumerken ist allerdings, dass die ESOPEC-Studie den derzeitigen Therapiestandard einer adjuvanten Immuntherapie mit Nivolumab (Kelly et al. 2021) für Patienten mit postoperativ residueller Tumorerkrankung im Studiendesign nicht berücksichtigt hat.

Zur Immuntherapie in der perioperativen Situation wurden vor Kurzem auf dem ASCO 2025 die exzellenten Daten der MATTERHORN-Studie präsentiert. Diese zeigen, dass die Kombination FLOT mit Durvalumab das krankheitsfreie und ereignisfreie Überleben deutlich verbessert. Die Zulassung von Checkpoint-Inhibitoren in der perioperativen Situation wird erwartet (Janjigian et al. 2025).

Eine alleinige adjuvante postoperative Chemotherapie sollte primär nicht angestrebt werden, da die perioperative Therapie mit kombinierter neoadjuvanter und adjuvanter Therapie den größeren Überlebensvorteil hat (Paoletti et al. 2010). Sie sollte jedoch bei initial unbehandeltem größerem uT2-Tumor mit intra- und/oder postoperativ nachgewiesenen positiven Lymphknoten erwogen werden (DGVS 2025).

Definitive Radiochemotherapie – nur Option bei funktioneller Inoperabilität

Bei funktioneller Inoperabilität eines Patienten oder Irresektabilität eines lokal begrenzten Adenokarzinoms des ösophagogastralen Übergangs kann eine definitive Radiochemotherapie mit potenziell kurativer Absicht durchgeführt werden (DGVS 2025). Die Chemotherapie parallel zur Bestrahlung ist platinbasiert, i. d. R. in Kombination mit 5-FU. Die Strahlentherapie soll bei AEG-I-/-II-Tumoren bis 64 Gy, unter Berücksichtigung der Grenzdosen für die Risikoorgane, durchgeführt werden (DGVS 2025).

Palliative Therapie

Vor 10–20 J. starben Patienten mit metastasiertem Magenkarzinom im Durchschnitt nach 1 J. Durch die Chemokombinationen mit zielgerichteten Antikörpern oder neuen Immuntherapien erreichen wir zunehmend **2-Jahres-Überlebensraten bis zu 40 %.**

Das Ziel ist daher, diese Kombinationen möglichst oft einzusetzen, da Patienten langfristig auch mit guter Lebensqualität profitieren. Vor Therapiebeginn soll daher eine erweiterte molekularpathologische Diagnostik mit **Bestimmung von HER2, PD-L1(CPS) und Mikrosatelliteninstabilität (MSI/dMMR)** erfolgen. Diese Biomarker bilden die Grundlage für den Einsatz zielgerichteter Substanzen und Immuncheckpoint-Inhibitoren.

Bei Patienten mit fortgeschrittener, inoperabler oder metastasierter Tumorerkrankung sollten der individuelle Wunsch, der ECOG-Status und die Prognose darüber entscheiden, ob und in welchem Umfang palliative und supportive Therapien eingesetzt werden. Ein **erhöhtes Alter** stellt mittlerweile **keine Kontraindikation** für eine medikamentöse Tumortherapie dar. Insbesondere Patienten mit ECOG 0–1 soll die Therapie mit den Zielen Überlebensverbesserung und Erhalt der Lebensqualität angeboten werden. Bei HER2-überexprimierenden Tumoren soll eine Platin-/Fluoropyrimidin-basierte Erstlinienchemotherapie um **Trastuzumab** ergänzt werden. Bei PD-L1-positiven Tumoren konnte die Hinzunahme des Immuncheckpoint-Inhibitors Pembrolizumab zur Chemotherapie die Überlebenswahrscheinlichkeit weiter verbessern (➤ Abb. 9.3). Hier stehen **Nivolumab, Pembrolizumab und Tislelizumab** als zugelassene Substanzen in der Erstlinie (1L) zur Verfügung.

Während der Leitlinienverabschiedung wurde außerdem der in Mainz entwickelte monoklonale **IgG1-Antikörper gegen Claudin 18.2 Zolbetuximab** zur 1L-Chemotherapie zugelassen.

Etwa 30–40 % der Adenokarzinome sind Claudin-18.2-überexprimierende Tumoren (immunhistochemisch mind. 75 % positive Tumorzellen). Konkrete Empfehlungen werden wir in die nächste Leitlinienaktualisierung (v4.0) 2026 aufnehmen.

Nach Versagen der Erstlinie soll Patienten in gutem Allgemeinzustand eine **Zweitlinienchemotherapie** angeboten werden. Das zu wählende Behandlungsschema soll sich nach der jeweiligen Vortherapie sowie nach HER2- und Mikrosatellitenstatus richten. Nach Versagen der Zweitlinientherapie soll Patienten in gutem Allgemeinzustand auch eine Drittlinientherapie angeboten werden. In der **palliativen Situation** sollte regelmäßig im Arzt-Patienten Gespräch eine Evaluation des Therapieziels erfolgen. Hierbei sollte der **Patientenwunsch, der Allgemeinzustand und die medizinische Sinnhaftigkeit** einer ggf. erneuten antitumoralen Therapie mit sorgfältiger Abwägung der Risiken und Nutzen berücksichtigt werden. Als Zweitlinientherapien sind neben Ramucirumab mit und ohne Paclitaxel neue Medikamente, wie Trastuzumab-Deruxtecan oder Pembrolizumab sowie Trifluridin zur Drittlinie zugelassen. Irinotecan mit und ohne 5-FU (FOLFIRI) kann ebenso eingesetzt werden (Fuchs et al. 2014; Wilke et al. 2014).

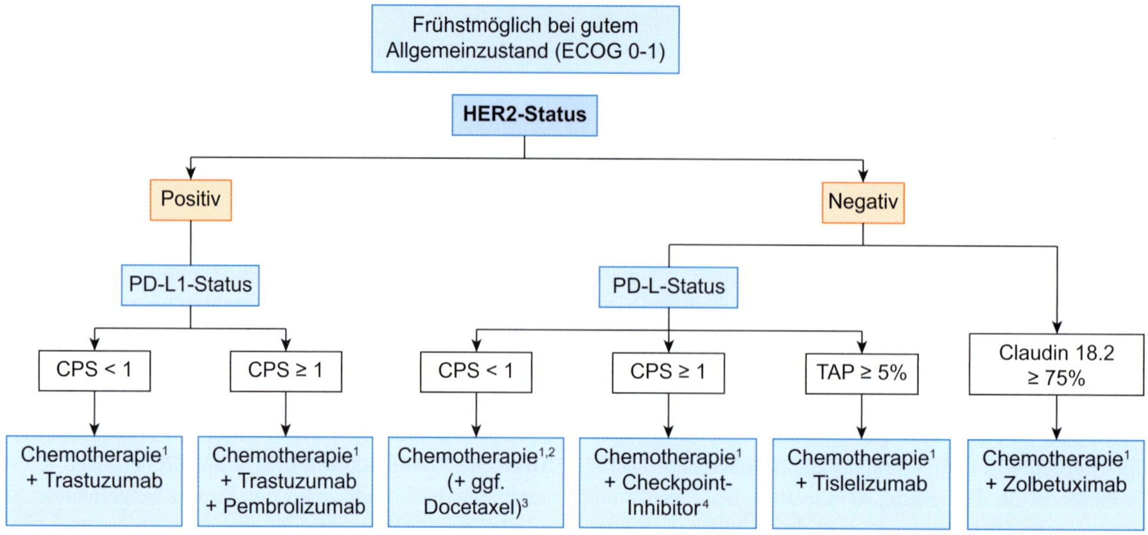

Klinische Reevaluation und Bildgebung alle 6–12 Wo.

1) Platin/Fluoropyrimidin
2) Bei Kontraindikationen gegen Platin: Irinotecan/5-FU (Off-Label-Option)
3) Bei jüngeren Patienten in gutem AZ und hohem Remissionsdruck Hinzunahme von Docetaxel erwägen
4) Zulassung Pembrolizumab ab PD-L1 CPS ≥ 1; Zulassung Nivolumab ab PD-L1 CPS ≥ 5

Abb. 9.3 Erstlinientherapie bei metastasiertem Adenokarzinom des Magens oder des ösophagogastralen Übergangs (n. S3-Leitlinie der DGVS 2025) [L231]

Zudem sollten die Einleitung einer palliativmedizinischen (Mit-)Betreuung unter Einbeziehen der Angehörigen und eine spezialisierte Palliativversorgung (**ambulant SAPV Teams, stationäre Palliativstationen oder Hospize;** siehe auch S3-Leitlinie zur Palliativmedizin www.leitlinienprogramm-onkologie.de/leitlinien/palliativmedizin) geprüft werden.

Oligometastasierte Situation

In die Leitlinie 2025 wurden **neue Empfehlungen zur limitierten Metastasierung (sog. Oligometastasierung) und limitierten Peritonealkarzinose** formuliert. So kann bei Vorliegen einer Oligometastasierung in ausgewählten Fällen, mit Konsens im Tumorboard nach erfolgter medikamentöser Tumortherapie mit Remission, eine Resektion des Primärtumors mit Resektion oder Ablation der Metastasen erfolgen, sofern alle Tumormanifestationen komplett entfernt werden können. Patienten z. B. mit limitierter Lebermetastasierung und/oder Peritonealkarzinose, die der Definition der Oligometastasierung entsprechen (PCI < 7), können nach Remission nach Chemotherapie und Konsens im Tumorboard mit Zytoreduktion in einem Zentrum operiert werden.

Ernährung, Nachsorge, Rehabilitation und Palliativmedizin

Während einer Tumortherapie sollte auf den Ernährungsstatus und die körperliche Aktivität geachtet werden. Körperliche Aktivität wird als integraler Teil eines multimodalen Therapiekonzepts angesehen, weshalb Patienten zur wiederholten körperlichen Aktivität ermutigt werden sollten. Außerdem soll eine ausreichende Versorgung mit essenziellen Mikronährstoffen gesichert und Mangelzustände behoben werden.

Die **Sarkopenie** ist ein **neuer negativer Prognosemarker.** Die im Rahmen des Tumorstagings durchgeführten Computertomographien können zur Erfassung und Verlaufskontrolle des Skelettmuskelindex herangezogen werden. Allen Patienten soll nach Diagnose einer nicht heilbaren Magenkrebserkrankung die individuelle Palliativversorgung (z. B. SAPV) angeboten werden, unabhängig davon, ob eine tumorspezifische Therapie durchgeführt wird.

In der Nachsorge wurde in der Leitlinie 2025 die Empfehlung ausgesprochen, dass diese klinischen Kontrollen – Kontrollen des Ernährungsstatus und Schnittbildgebung – bei einer entsprechenden Symptomatik endoskopische Untersuchungen einschließen sollten.

INFO

Zusammenfassung Adenokarzinome des AEG und Magens

- Die personalisierte Therapie entwickelt sich stetig fort.
- Neue Bedeutung haben die Vorsorge für CDH1- und CTNNA1-positive Risikopersonen, die perniziöse Anämie und *H.-pylori*-Eradikationen.
- Als perioperatives Konzept hat sich FLOT klar etabliert.
- Die immunhistochemische Charakterisierung für Mikrosatelliteninstabilität/HNPCC und PD-L1-Status definieren die Therapie mit den neuen Checkpoint-Inhibitoren Nivolumab, Pembrolizumab und Tislelizumab.
- Neue gezielte Chemotherapiekombinationen sind in der palliativen Erstlinientherapie bei Claudin-18.2-, HER2-, MSI- und CPS-positiven Karzinomen zugelassen. Bei HER2+- und PDL-1+-Karzinomen wird eine Chemotherapie mit Trastuzumab und Pembrolizumab kombiniert.
- Als Zweitlinientherapien sind neue Medikamente, wie Trastuzumab-Deruxtecan oder Pembrolizumab sowie Trifluridin zur Drittlinie zugelassen.
- Die Empfehlungen der Nachsorge wurden klar verbessert.
- Supportive Maßnahmen für Ernährung und Lebensqualität sind konkretisiert und mit den Empfehlungen der aktualisierten Leitlinien zu Supportivtherapie und Palliativmedizin in Einklang zu bringen.

- Living Guidelines erarbeiten schon jetzt die nächste Aktualisierung, die aufgrund neuer Studiendaten v. a. in Bezug auf molekulare Diagnostik und Therapie erforderlich wird.
- Für weiterführende Informationen zur Methodik wird auf die Langfassung der Leitlinie bzw. den Leitlinienreport verwiesen (https://register.awmf.org/de/leitlinien/detail/032-009OL).

LEITLINIEN

Deutsche Gesellschaft für Gastroenterologie, Verdauungs- und Stoffwechselkrankheiten e. V. (DGVS): S3-Leitlinie Magenkarzinom – Diagnostik und Therapie der Adenokarzinome des Magens und ösophagogastralen Übergangs. Version 3.0. Stand 21.05.2025. AWMF-Reg.-Nr. 032-009OL. (2025). https://register.awmf.org/de/leitlinien/detail/032-009OL.

LITERATUR

Agaimy A, Bauer S, Beham A et al.: Gastrointestinale Stromatumoren (GIST) – Neues zu Pathologie, Chirurgie und medikamentöser Therapie. Z Gastroenterol 53 (2015) 235–243.

Agaimy A, Terracciano LM, Dirnhofer S et al.: V600E BRAF mutations are alternative early molecular events in a subset of KIT/PDGFRA wild-type gastrointestinal stromal tumours. J Clin Pathol 62 (2009) 613–616.

Agaimy A: Gastrointestinal stromal tumors (GIST) from risk stratification systems to the new TNM proposal: more questions than answers? A review emphasizing the need for a standardized GIST reporting. Int J Clin Exp Pathol 3 (2010) 461–471.

Arshad J, Costa PA, Barreto-Coelho P et al.: Immunotherapy Strategies for Gastrointestinal Stromal Tumor. Cancers (Basel). Jul 14;13(14) (2021) 3525. doi: https://doi.org/10.3390/cancers13143525. PMID: 34298737; PMCID: PMC8306810.

Bang Y, Van Cutsem E, Feyereislova A et al.: Trastuzumab in combination with chemotherapy versus chemotherapy alone for treatment of HER2-positive advanced gastric or gastro-oesophageal junction cancer (ToGA): a phase 3, open-label, randomised controlled trial. Lancet 376 (2010) 687–697.

Blay J-Y, Mehren v. M. Ripretinib for advanced gastrointestinal stromal tumours. Lancet Oncol 21 (2020) e415.

Blay J-Y, Serrano C, Heinrich M et al.: Ripretinib in patients with advanced gastrointestinal stromal tumours (INVICTUS): a double blind, randomised, placebo-controlled, phase 3 trial. Lancet Oncol 21 (2020) 923–934.

Cameron s, Beham A, Schildhaus H-U.: Current Standard and Future Perspectives in the Treatment of Gastrointestinal Stromal Tumors Free Subject Area: Gastroenterology. Digestion 95 (4) (2017a) 262–268. https://doi.org/10.1159/000455835.

Cameron S, Beham A, Schildhaus H-U: To the Point – Current standard and future perspectives in the treatment of gastrointestinal stromal tumors (GIST). Digestion 95(4) (2017b) 262–268.

Chi P, Chen Y, Zhang L et al.: ETV1 is a lineage survival factor that cooperates with KIT in gastrointestinal stromal tumours. Nature. Oct 14;467(7317) (2010) 849–853. doi: 10.1038/nature09409. Epub 2010 Oct 3. PMID. 20927104; PMCID: PMC2955195.

Corless CL, Fletcher JA, Heinrich MC et al.: Biology of gastrointestinal stromal tumors. J Clin Oncol 22 (2004) 3813–3825.

Corless CL, Heinrich MC: Molecular pathobiology of gastrointestinal stromal sarcomas. Annu Rev Pathol 3 (2008) 557–586.

Correa P: Human gastric carcinogenesis: a multistep and multifactorial process – First American Cancer Society Award Lecture on Cancer Epidemiology and Prevention. Cancer Res. 52(24) (1992) 6735–6740.

Cunningham D, Allum W, Stenning S et al.: Perioperative chemotherapy versus surgery alone for resectable gastroesophageal cancer. N Engl J Med 335 (2006) 11–20.

Cunningham D, Starling N, Rao S et al.: Capecitabine and oxaliplatin for advanced esophagogastric cancer. N Engl J Med 358 (1) (2008) 36–46.

Dekker TJA: Ripretinib for advanced gastrointestinal stromal tumours. Lancet Oncol 21 (2020) e414.

Demetri GD, van Oosterom AT, Garrett CR et al.: Efficacy and safety of sunitinib in patients with advanced gastrointestinal stromal tumour after failure of imatinib: a randomised controlled trial. Lancet. Oct 14;368(9544) (2006) 1329–1338. doi: 10.1016/S0140-6736(06)69446-4. PMID: 17046465.

Denzer U, Beilenhoff U, Eickhoff A et al.: S2k guideline: quality requirements for gastrointestinal endoscopy, AWMF registry no. 021-022. Z Gastroenterol. Dec;53(12) (2015) E1–227. doi: 10.1055/s-0041-109598.

Fischbach W, Bornschein J, Hoffmann JC et al.: Update S2k-Guideline Helicobacter pylori and gastroduodenal ulcer disease of the German Society of Gastroenterology, Digestive and Metabolic Diseases (DGVS). Z Gastroenterol. 62(2) (2024a) 261–321.

Fischbach W, Bornschein J, Hoffmann JC et al.: Update S2k-Guideline Helicobacter pylori and gastroduodenal ulcer disease of the German Society of Gastroenterology, Digestive and Metabolic Diseases (DGVS). Z Gastroenterol. 62(2) (2024b) 261–321.

Fletcher CD, Berman JJ, Corless C et al.: Diagnosis of gastrointestinal stromal tumors: A consensus approach. Hum Pathol May;33(5) (2002) 459–465.

Fuchs CS, Tomasek, J, Yong CJ et al.: Ramucirumab monotherapy for previously treated advanced gastric or gastro-oesophageal junction adenocarcinoma (REGARD): an international, randomised, multicenter, placebo-controlled, phase-3 trial. Lancet 383(9911) (2014) 31–39.

Gajiwala KS et al.: KIT kinase mutants show unique mechanims of drug resistance to imatinib and sunitinib in gastrointestinal stromal tumor patients. Proc Natl Acad Sci USA 106(5) (2009) 1542–1547.

Harmon RL, Sugarbaker PH: Prognostic indicators in peritoneal carcinomatosis from gastrointestinal cancer. Int Semin Surg Oncol. 2(1) (2005a) 3.

Harmon RL, Sugarbaker PH: Prognostic indicators in peritoneal carcinomatosis from gastrointestinal cancer. Int Semin Surg Oncol. 2(1) (2005b) 3.

Heinrich MC, Corless CL, Demetri GD et al.: Kinase mutations and imatinib response in patients with metastatic gastrointestinal stromal tumor. J Clin Oncol. Dec 1;21(23) (2003) 4342–4349. doi: 10.1200/JCO.2003.04.190. PMID: 14645423.

Heinrich MC, Jones RL, Mehren v. M et al.: Avapritinib in advanced PDGFRA D842V-mutant gastrointestinal stromal tumour (NAVIGATOR9: a multicentre, open-label, phase 1 trial). Lancet Oncol 21 (2020a) 935–946.

Heinrich MC, Jones RL, von Mehren M et al.: Avapritinib in advanced PDGFRA D842V-mutant gastrointestinal stromal tumour (NAVIGATOR): a multicentre, open-label, phase 1 trial. Lancet Oncol. Jul;21(7) (2020) 935–946. doi: 10.1016/S1470-2045(20)30269-2. Erratum in: Lancet Oncol. Sep;21(9) (2020b) e418. doi: 10.1016/S1470-2045(20)30489-7. PMID: 32615108.

Heinrich MC, Maki RG, Corless CL et al.: Primary and secondary kinase genotypes correlate with the biological and clinical activity of sunitinib in imatinib-resistant gastrointestinal stromal tumor. J Clln Oncol. Nov 20;26(33) (2008) 5352–5359. doi: 10.1200/JCO.2007.15.7461. Epub 2008 Oct 27. PMID: 18955458; PMCID: PMC2651076.

Heinrich MC, Marino-Enriquez A et al.: Sorafenib inhibits many kinase mutations associated with drug-resistant gastrointestinal stromal tumors. Mol Cancer Ther. Aug;11(8) (2012) 1770–1780. doi: 10.1158/1535-7163. MCT-12-0223. Epub 2012 Jun 4. PMID: 22665524; PMCID: PMC3992122.

Heinrich MC, Rubin BP, Longley BJ, Fletcher JA: Biology and genetic aspects of gastrointestinal stromal tumors: KIT activation and cytogenetic alterations. Hum Pathol 33 (2002) 484–495.

Heiss M, Murawa P, Koralewski P et al.: The trifunctional antibody catumaxomab for the treatment of malignant ascites due to epithelial cancer: Results of a prospective randomized phase II/III trial. Int J Cancer 127 (2010) 2209–2221.

Henry DH, Costa L, Goldwasser F et al.: Randomized, double-blind study of denosumab versus zoledronic acid in the treatment of bone metastases in patients with advanced cancer (excluding breast and prostate cancer) or multiple myeloma. J Clin Oncol. Mar 20;29(9) (2011) 1125–1132. doi: 10.1200/JCO.2010.31.3304. Epub 2011 Feb 22. PMID: 21343556.

Hirota S, Isozaki K, Moriyama Y et al.: Gain-of-function mutations of c-kit in human gastrointestinal stromal tumors. Science. Jan 23;279(5350) (1998) 577–580. doi: 10.1126/science.279.5350.577. PMID: 9438854.

Hoeppner J, Brunner T, Schmoor C et al. Perioperative Chemotherapy or Preoperative Chemoradiotherapy in Esophageal Cancer. N Engl J Med. 392(4) (2025a) 323–335.
Hoeppner J, Brunner T, Schmoor C: Perioperative Chemotherapy or Preoperative Chemoradiotherapy in Esophageal Cancer. N Engl J Med. 392(4) (2025b) 323–335.
Huizinga J, Thuneberg L, Kluppel M et al.: W/kit gene required for interstitial cells of Cajal and for intestinal pacemaker activity. Nature 373 (1995) 347–349.
Janjigian YY, Al-Batran S-E, Wainberg ZA et al., for the MATTERHORN Investigators: Perioperative Durvalumab in Gastric and Gastroesophageal Junction Cancer. NEJM June 1 (2025). DOI: 10.1056/NEJMoa2503701.
Joensuu H, Eriksson M, Sundby Hall K et al.: One vs three years of adjuvant imatinib for operable gastrointestinal stromal tumor: an randomized trial. JAMA 28;307(12) (2012a) 1265–1272.
Joensuu H, Vehtari A, Riihimäki J et al.: Risk of recurrence of gastrointestinal stromal tumour after surgery: an analysis of pooled population-based cohorts. Lancet Oncol. Mar;13(3) (2012b) 265–274. doi: 10.1016/S1470-2045(11)70299-6. Epub 2011 Dec 6. PMID: 22153892.
Joensuu H: Risk stratification of patients diagnosed with GIST. Hum Pathol 39 (2008) 1411–1419.
Kelly RJ, Ajani JA, Kuzdzal J et al.: Adjuvant Nivolumab in Resected Esophageal or Gastroesophageal Junction Cancer. N Engl J Med. 384(13) (2021a) 1191–1203.
Kelly RJ, Ajani JA, Kuzdzal J et al.: Adjuvant Nivolumab in Resected Esophageal or Gastroesophageal Junction Cancer. N Engl J Med. 384(13) (2021b) 1191–1203.
Kindler HL, Campbell NP, Wroblewski K et al.: Sorafenib (SOR) in patients (pts) with imatinib (IM) and sunitinib (SU)-resistant (RES) gastrointestinal stromal tumors (GIST): Final results of a University of Chicago Phase II Consortium trial. Journal of Clinical Oncology Volume 29, Number 15_suppl. (2011). https://doi.org/10.1200/jco.2011.29.15_suppl.10009.
Kinkel K, Lu Y, Both M et al.: Detection of hepatic metastases from cancers of the gastrointestinal tract by using noninvasive imaging methods (US, CT, MR imaging, PET): a meta-analysis. Radiology 224 (2002) 748–756.
Kushima R, Vieth M, Borchard F et al.: Gastric-type well-differentiated adenocarcinoma and pyloric gland adenoma of the stomach. Gastric Cancer 9(3) (2006) 177–184.
Kwee R, Kwee T: Imaging in Local Staging of Gastric Cancer: A Systematic Review. J Clin Oncol 25 (2007) 2107–2116.
Lau CF, Hui PK, Mak KL et al.: Gastric polypoid lesions – illustrative cases and literature review. Am J Gastroenterol Dec;93(12) (1998) 2559–2564.
Le Cesne A, Ray-Coquard I, Duffaud F et al.; French Sarcoma Group. Trabectedin in patients with advanced soft tissue sarcoma: a retrospective national analysis of the French Sarcoma Group. Eur J Cancer. Apr;51(6) (2015) 742–750. doi: 10.1016/j.ejca.2015.01.006. Epub 2015 Feb 23. PMID: 25727882.
Lee HE, Kim MA, Lee HS et al.: Characteristics of KIT-negative gastrointestinal stromal tumours and diagnostic utility of protein kinase C theta immunostaining. J Clin Pathol 61 (2008) 722–729.
Martín J, Poveda A, Llombart-Bosch A et al.: Deletions Affecting Codons 557–558 of the c-KIT Gene Indicate a Poor Prognosis in Patients With Completely Resected Gastrointestinal Stromal Tumors: A Study by the Spanish Group for Sarcoma Research (GEIS). J Clin Oncol;23(25) (2005) 6190–6198.
Mazur MT, Clark HB: Gastric stromal tumors. Reappraisal of histogenesis. Am J Surg Path 7 (1983) 507–519.
Miettinen M, Lasota J: Gastrointestinal stromal tumors: pathology and prognosis at different sites. Semin Diagn Pathol 23 (2006) 70–83.
Montemurro M, Gelderblom H, Bitz U et al.: Sorafenib as third- or fourth-line treatment of advanced gastrointestinal stromal tumour and pretreatment including both imatinib and sunitinib, and nilotinib: A retrospective analysis. Eur J Cancer. Mar;49(5) (2013) 1027–1031. doi: 10.1016/j.ejca.2012.10.009. Epub 2012 Nov 6. PMID: 23140824.
Paoletti X, Oba K, Burzykowski T et al.: Benefit of adjuvant chemotherapy for resectable gastric cancer: a meta-analysis. JAMA 303 (2010) 1729–1737.
Papanikolaou IS, Triantafyllou K, Kourikou A, Rosch T: Endoscopic ultrasonography for gastric submucosal lesions. World J Gastrointest Endosc 3 (2011) 86–94.
Park SH, Ryu MH, Ryoo BY et al.: Sorafenib in patients with metastatic gastrointestinal stromal tumors who failed two or more prior tyrosine kinase inhibitors: a phase II study of Korean gastrointestinal stromal tumors study group. Invest New Drugs. Dec;30(6) (2012) 2377–2383. doi: 10.1007/s10637-012-9795-9. Epub 2012 Jan 25. PMID: 22270258.
Peggs KS, Quezada SA, Chambers CA et al.: Blockade of CTLA-4 on both effector and regulatory T cell compartments contributes to the antitumor activity of anti-CTLA-4 antibodies. J Exp Med. Aug 3;206(8) (2009) 1717–1725. doi: 10.1084/jem.20082492. Epub 2009 Jul 6. PMID: 19581407; PMCID: PMC2722174.
Perez-Atayde AR, Shamberger RC, Kozakewich HW: Neuroectodermal differentiation of the gastrointestinal tumors in the Carney triad. An ultrastructural and immunohistochemical study. Am J Surg Pathol 17 (1993) 706–714.
Raut CP, Espat NJ, Maki RG et al.: Efficacy and Tolerability of 5-Year Adjuvant Imatinib Treatment for Patients With Resected Intermediate- or High-Risk Primary Gastrointestinal Stromal Tumor: The PERSIST-5 Clinical Trial. JAMA Oncol. Dec 1;4(12) (2018) e184060. doi: 10.1001/jamaoncol.2018.4060. Epub 2018 Dec 13. PMID: 30383140; PMCID: PMC6440723.
Rosenbaum E, Kelly C, D'Angelo SP et al.: A Phase I Study of Binimetinib (MEK162) Combined with Pexidartinib (PLX3397) in Patients with Advanced Gastrointestinal Stromal Tumor. Oncologist. Oct;24(10) (2019) 1309–e983. doi: 10.1634/theoncologist.2019-0418. Epub 2019 Jun 18. PMID: 31213500; PMCID: PMC6795162.
Rugge M, Genta RM, Malfertheiner P et al.: RE.GA.IN.: the Real-world Gastritis Initiative-updating the updates. Gut. 73(3) (2024a) 407–441.
Rugge M, Genta RM, Malfertheiner P et al.: RE.GA.IN.: the Real-world Gastritis Initiative-updating the updates. Gut. 73(3) (2024b) 407–441.
Schnadig ID, Blanke CD: Gastrointestinal stromal tumors: imatinib and beyond. Curr Treat Options Oncol Nov;7(6) (2006) 427–437.
Seifert AM, Zeng S, Zhang JQ et al.: PD-1/PD-L1 Blockade Enhances T-cell Activity and Antitumor Efficacy of Imatinib in Gastrointestinal Stromal Tumors. Clin Cancer Res. Jan 15;23(2) (2017) 454–465. doi: 10.1158/1078-0432.CCR-16-1163. Epub 2016 Jul 28. PMID: 27470968; PMCID: PMC5241182.
SIGN: Management of oesophageal and gastric cancer. NHS 2006.
Sobin LH, Wittekind C: TNM classification of malignant tumours, 7th ed. Wiley: New York 2010.
West RB, Corless CL, Chen X et al.: The novel marker, DOG1, is expressed ubiquitously in gastrointestinal stromal tumors irrespective of KIT or PDGFRA mutation status. Am J Pathol 165 (2004) 107–113.
Wiech T, Walch A, Werner M: Histopathology of Gastrointestinal Submucosal Lesions. Endoscopy 37 (2005) 630–634.
Wilke H, Muro K, van Cutsem E et al.: Ramucirumab plus paclitaxel versus placebo plus paclitaxel in patients with previously treated advanced gastric or gastro-oesophageal junction adenocarcinoma (RAINBOW): a double-blind, randomized phase 3 trial. Lancet Oncol 15(11) (2014) 1224–1235.
Wittekind C, Brierley J, Gospodarowicz M: TNM classification of malignant tumours, 8th ed., published by UICC. John Wiley & Sons, 2017.
Yan L, Zou L, Zhao W et al.: Clinicopathological significance of *c-KIT* mutation in gastrointestinal stromal tumors: a systematic review and meta-analysis. Scientific Reports 5 (2015) 13718.
Ychou M, Boige V, Pignon J et al.: Perioperative chemotherapy compared with surgery alone for resectable gastroesophageal adenocarcinoma: an FNCLCC and FFCD multicenter phase III trial. J Clin Oncol 29 (2011) 1715–1721.
Yip D et al.: Controversies in the management of gastrointestinal stromal tumors. 2014 Asia-Pacific Journal of Clinical Oncology; 10 (2014) 216–227.

KAPITEL

10

Marcus Schmitt

Obere GI-Blutung

Die gastrointestinale Blutung wird eingeteilt in eine obere, eine mittlere und eine untere GI-Blutung.

Die Grenze für die obere GI-Blutung ist das Treitz-Band. Damit werden Blutungen aus Ösophagus, Magen und Duodenum als obere, Blutungen aus Jejunum und Ileum als mittlere, Blutungen aboral der Bauhin-Klappe als kolorektale Blutung bzw. als untere GI-Blutung bezeichnet.

10.1 Variköse obere GI-Blutung

10.1.1 Ösophagusvarizenblutung

Definition und Basisinformation

Die Ösophagusvarizenblutung ist definiert als eine endoskopisch nachweisbare Blutung aus Ösophagusvarizen zum Zeitpunkt der Endoskopie oder das Vorhandensein von größeren Ösophagusvarizen mit Blut im Magen ohne andere plausible Blutungsquellen.

Symptomatik und klinisches Bild

Bei der oberen GI-Blutung findet sich schwallartiges Bluterbrechen (Hämatemesis) hellroten Blutes aus Varizen. Klinisch stehen zudem eine Tachykardie, Blutdruckabfall, Blässe, Schwäche, Schwindel und Schockzeichen im Vordergrund.

Wichtige anamnestische/klinische Details zur Eingrenzung der Blutungsursache sind:

- Arthralgien, Einnahme von Antiphlogistika bei NSAR-induziertem Ulkus
- Nüchternschmerz oder postprandialer Schmerz bei Ulzera/Gastritis
- Alkoholabusus und/oder bekannte Leberzirrhose bei Varizenblutung
- Sodbrennen bei erosiver Refluxösophagitis
- Forciertes Erbrechen bei Mallory-Weiss-Syndrom
- Bekannte Colitis ulcerosa/Morbus Crohn: Kolitisblutung
- Bekannte Divertikulose: Divertikelblutung

Diagnostik und Differenzialdiagnose

Die Diagnose einer Ösophagusvarizenblutung erfolgt zunächst klinisch (Hämatemesis) und daran anschließend zur Lokalisationsdiagnostik endoskopisch mit der Ösophagogastroduodenoskopie. Hier zeigen sich die aktive Blutung oder Fibrinclots an der Blutungsquelle (➤ Abb. 10.1).

MERKE
Bei oberer GI-Blutung stets Ausschluss einer Varizenblutung.

Ösophagusvarizen (Prävalenz 35–48 %) werden endoskopisch in 4 Grade eingeteilt (nach Paquet; Calès et al. 1989, Calès et al. 1990; Paquet 1982):

- Grad 1: nur sichtbar
- Grad 2: mit Luft vollständig in die Wand drückbar
- Grad 3: lumeneinengend
- Grad 4: lumenausfüllend, Vasa vasorum

Endoskopische Kriterien für ein erhöhtes Blutungsrisiko von Varizen sind:

- Große Varizen (> 5 mm)
- Red Colour Sign oder Red Wale Sign (rötliche Streifen oder Flecken auf den Varizen), entspricht varikös veränderten Venen der Varizenwand (Vasa vasorum) und korreliert mit einem hohen intravarikösen Druck
- Vorhandensein von Magenfundusvarizen

Außer den reinen Ösophagusvarizen gibt es noch ösophagogastrale Varizen. Diese werden nach Sarin (Sarin, Kumar 1989; Sarin et al. 1992) in zwei Gruppen eingeteilt:

- Gastroösophageale Varizen Typ 1 (zur kleinen Kurvatur ziehend)
- Gastroösophageale Varizen Typ 2 (zur großen Kurvatur ziehend)

Die Blutungsquelle wird dann möglichst exakt einer Varize zugeordnet.

Therapie

Immer stationäre Versorgung der Patienten, immer Prüfung der Stabilität der Patienten/Indikation zur Überwachung auf einer Intensivstation.

Hämodynamische Stabilisierung der Patienten und zeitnahe/frühzeitige Endoskopie < 12 h, bei Schockgeschehen so früh wie möglich.

Medikamentöse Therapieansätze (vor Indexendoskopie):

- Vasokonstriktor z. B. Terlipressin 2 mg als Bolus, dann 1 mg alle 6 h
- Ceftriaxon 2 g i. v.
- Erythromycin 250 mg i. v. einmalig vor Indexendoskopie
- Protonenpumpen-Inhibitor i. v.

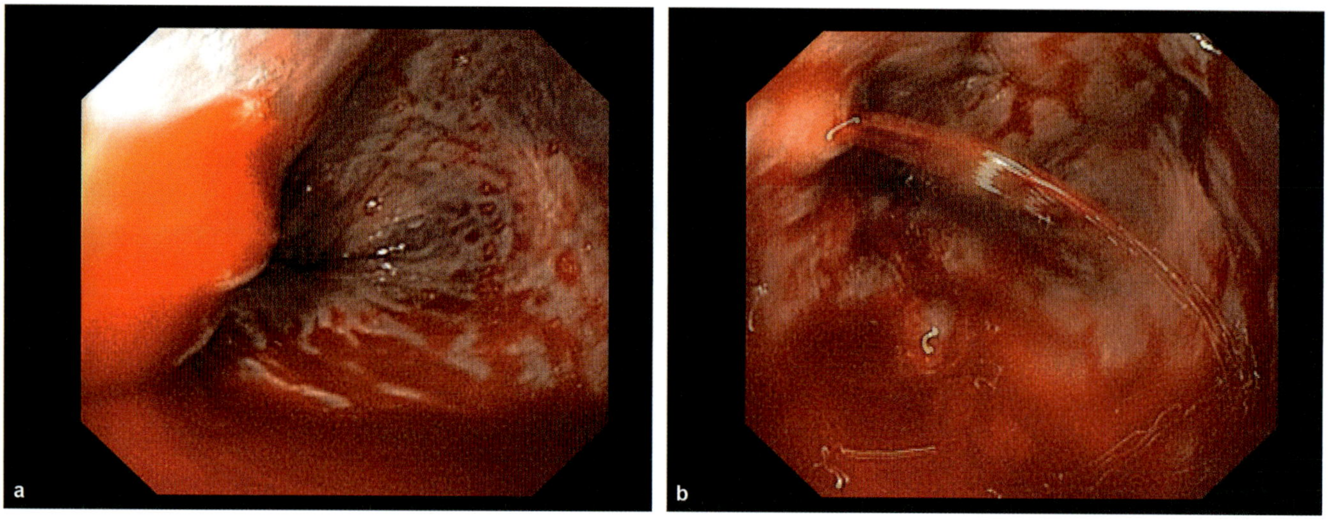

Abb. 10.1 Endoskopisches Bild einer akuten, spritzenden Ösophagusvarizenblutung [M1670]

INFO

Die Vasokonstriktoren Terlipressin, Somatostatin und Octreotid sind gleichwertig.

Endoskopische/interventionelle Therapie:

- Injektionstherapien (Sklerotherapie, Histoacryl-Injektion)
- Mechanische Therapien (Gummibandligatur, Stentanlage, Ballonsonden)
- Transjugulärer intrahepatischer portosystemischer Shunt (TIPS)

Ösophagusvarizen und ösophagogastrale Varizen sollten primär durch Gummibandligatur behandelt werden. An zweiter Stelle steht dann die Injektion von Histoacryl (N-Butyl-2-Cyanoacrylat) oder Ethoxysklerol. Voll ummantelter Metallstent und Ballonsonden (Sengstaken-Blakemore-Sonde) sind Rescue-Verfahren.

Nach erfolgreicher primärer Stillung einer Ösophagusvarizenblutung sollte bei Risikofaktoren (Child-Pugh-Score B mit aktiver Blutung, Child-Pugh-Score C ≤ 13) die frühzeitige Anlage (innerhalb von 72 h) eines transjugulären portosystemischen Shunts (TIPS) erfolgen.

Nachsorge

Fortsetzen der Antibiotikatherapie nach Stillen der Varizenblutung für 5–7 d.

Fortsetzen der Vasokonstriktortherapie nach Stillen der Varizenblutung für 5 d.

Prüfen der TIPS-Indikation und Senkung des Pfortaderdrucks durch Medikamente (Carvedilol oder nichtselektiver Betablocker).

Lactulose oder Rifaximin zur Prophylaxe einer hepatischen Enzephalopathie.

PRAXISTIPP

Instillation von Lactulose über das Endoskop bei der Notfallendoskopie zur Prophylaxe einer hepatischen Enzephalopathie.

10.1.2 Magenvarizenblutung

Definition und Basisinformation

Die Magenvarizenblutung ist eine endoskopisch nachweisbare Blutung aus Magenvarizen zum Zeitpunkt der Endoskopie oder das Vorhandensein von größeren Magenvarizen mit Blut im Magen ohne andere Blutungsquellen.

Zu den isolierten Magenvarizen gehören nach Sarin die isolierten Magenvarizen Typ 1 (Fundusvarizen; ➤ Abb. 10.2) und Typ 2 (isolierte ektope, z. B. antrale Varizen).

Hierbei handelt es sich um v. a. im Rahmen einer portalen Hypertension auftretende, venöse Gefäßerweiterungen, die zu Blutungen führen können.

Symptomatik und klinisches Bild

Die Symptomatik entspricht der unter Ösophagusvarizenblutung beschriebenen.

Diagnostik und Differenzialdiagnose

Die Diagnose einer Magenvarizenblutung erfolgt klinisch (Hämatemesis) und dann zur Lokalisationsdiagnostik endoskopisch mit der Ösophagogastroduodenoskopie.

Es zeigt sich die aktive Blutung oder aber eine wahrscheinliche Blutungsquelle z. B. Fibrinclot auf einer Fundusvarize bei blutgefülltem Magen.

Differenzialdiagnosen: ➤ Kap. 10.2.

Therapie

Immer stationäre Versorgung der Patienten, immer Prüfung der Stabilität der Patienten/Indikation zur Überwachung auf einer Intensivstation.

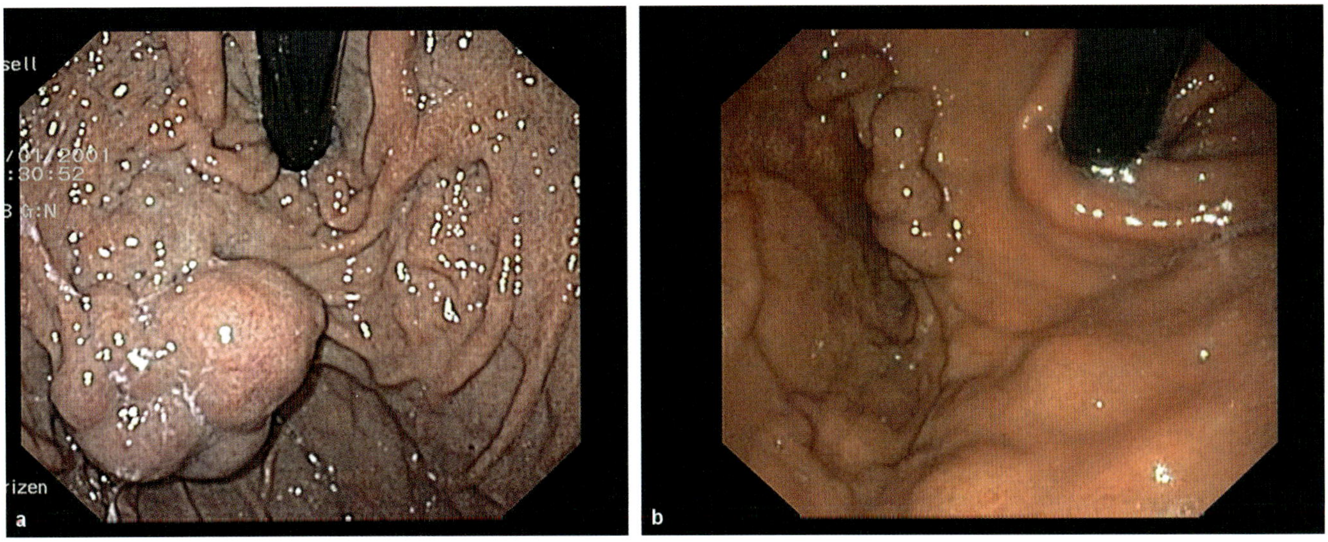

Abb. 10.2 Fundusvarize als wahrscheinliche Blutungsquelle [M1670]

Hämodynamische Stabilisierung der Patienten und zeitnahe, frühzeitige Endoskopie < 12 h, bei Schockgeschehen so früh wie möglich.

Medikamentöse Therapieansätze (vor Indexendoskopie):

- Vasokonstriktor z. B. Terlipressin 2 mg als Bolus, dann 1 mg alle 6 h
- Ceftriaxon 2 g i. v.
- Erythromycin 250 mg i. v. einmalig vor Indexendoskopie
- Protonenpumpen-Inhibitor i. v.

Endoskopische/interventionelle Therapie:

- Injektionstherapien (Sklerotherapie, Histoacrylinjektion)
- Mechanische Therapien (Ballonsonden)
- Transjugulärer intrahepatischer portosystemischer Shunt (TIPS)

Fundusvarizen und Magenvarizen sollten primär durch Injektionstherapien behandelt werden. An erster Stelle steht die Injektion von Histoacryl (n-Butyl-2-Cyano-acrylat). Ballonsonden (Linton-Nachlas-Sonde) sind Rescueverfahren.

Nach erfolgreicher primärer Stillung einer Magenvarizenblutung sollte bei Risikofaktoren (Child-Pugh-Score B mit aktiver Blutung, Child-Pugh-Score C ≤ 13) die frühzeitige Anlage (innerhalb von 72 h) eines transjugulären portosystemischen Shunts (TIPS) erfolgen.

Nachsorge

- Fortsetzen der Antibiotikatherapie nach Stillen der Varizenblutung für 5–7 d
- Fortsetzen der Vasokonstriktortherapie nach Stillen der Varizenblutung für 5 d
- Prüfen der TIPS-Indikation und Senkung des Pfortaderdrucks durch Medikamente (Carvedilol oder nichtselektiver Betablocker)
- Lactulose oder Rifaximin zur Prophylaxe einer hepatischen Enzephalopathie

10.2 Nichtvariköse obere GI-Blutungen

Nichtvariköse obere GI-Blutungen sind alle Blutungsereignisse – außer Varizenblutungen – bis zum Treitz-Band. Diese können akut oder chronisch auftreten.

10.2.1 Definition und Basisinformationen

Die obere gastrointestinale Blutung (= Blutungquelle vom oberen Ösophagussphinkter bis zum Treitz-Band) ist mit einer Inzidenz von ca. 100/100.000/J. deutlich häufiger als eine untere gastrointestinale Blutung mit einer Inzidenz von ca. 20/100.000/J. Die meisten oberen GI-Blutungen, ca. 75 %, werden durch peptische Läsionen hervorgerufen.

Zu den Ursachen einer oberen GI-Blutung ➤ Tab. 10.1.

Tab. 10.1 Ursachen der oberen GI-Blutung

Ursachen	Häufigkeit [%]
Ulcera duodeni/ventriculi	50
Gastroduodenale Erosionen	15
Refluxösophagitis	10
Varizen (Ösophagus/Magenfundus)	15
Mallory-Weiss-Syndrom (= Schleimhauteinrisse im Ösophagus-Kardia-Bereich nach heftigem Erbrechen)	5
Magenkarzinom	3
Seltene Ursachen: • Angiodysplasien: antrale Gefäßektasien (Wassermelonenmagen), bes. bei älteren Frauen (Endoskopiebefund: isolierte Angiodysplasien o. streifenförmige Gefäßveränderungen) • Hämobilie = Blutungen aus dem Gallengang, z. B. nach Traumata, Tumoren u. a.	 3 1
Nicht identifizierbar	5

10.2.2 Symptomatik und klinisches Bild

Die Symptome der GI-Blutung entsprechen, neben nicht immer vorhandenen spezifischen Merkmalen, einer Blutungsanämie und eventuell den Symptomen eines hypovolämischen Schocks. Das erste Symptom einer ansonsten unbemerkten GI-Blutung ist eine Tachykardie. Sekundär kommt es zum Blutdruckabfall z. B. mit Blässe, Schwäche, Schwindel.

Das spezifische bzw. sichtbare Zeichen einer oberen GI-Blutung ist die Hämatemesis, d. h. das Erbrechen von rotem Blut.

Durch ausreichend lange Einwirkung der Magensäure entsteht aus Blut kaffeesatzartiges Hämatin. Dann kann es zum Hämatinerbrechen kommen. Erbrechen von Blut und Koageln statt Hämatinerbrechen, trotz einer Lokalisation der Blutung im Magen, kommt vor bei massiven Blutungen, bei denen die Menge der Magensäure oder die Verweildauer im Magen nicht ausreicht, um Hämatin entstehen zu lassen, oder bei fehlender Magensäure, z. B. medikamentös bei PPI-Einnahme oder bei der atrophischen Gastritis (Hypochlorhydrie). Wenn salzsaures Hämatin auftritt, muss die Blutung aber nicht zwangsläufig im Magen lokalisiert sein; das Blut muss lediglich Kontakt mit HCl gehabt haben. Das Blut kann ebenso aus dem Nasen-Rachen-Raum, dem Ösophagus oder dem oberen Duodenum in den Magen gelangt sein.

Weitere Symptome sind Teerstuhl (Meläna) oder bei massiver oberer GI-Blutung auch eine rote Darmblutung (Hämatochezie).

Das Zeitintervall zwischen Blutungsbeginn und dem Auftreten von Teerstühlen dauert im Durchschnitt 8–10 h. Andererseits können Teerstühle noch bis zu 5 d nach Sistieren einer Blutung auftreten.

- Blässe, Schwindel, Tachypnoe
- Tachykardie, Blutdruckabfall, Schock
- Hämatemesis (kaffeesatzartig, blutig, koagelig)
- Meläna
- Hämatochezie (bei massiver oberer GI-Blutung)

10.2.3 Diagnostik und Differenzialdiagnose

Die Diagnose einer GI-Blutung wird zunächst gestellt durch die Klinik (Hämatemesis, Meläna, Hämatochezie) oder den Blutnachweis im Rektum (digitale Untersuchung + Hämoccult-Test/iFOBT). Außerdem folgt die Diagnose der akuten Blutungsanämie und der Hypovolämie mit einer Abschätzung des Blutverlustes und engmaschiger Kontrolle:

- Klinik (Blässe, Schwäche, Schwindel, Durst u. a.)
- Kreislaufparameter (Puls, Blutdruck, ZVD u. a.)
- Labor (Hb, Hkt, Gerinnungsanalyse u. a.)

MERKE

- Bei klinischem V. a. akute obere GI-Blutung zunächst Stabilisierung, dann Endoskopie (Ösophagoduodenoskopie).
- Die Einnahme – auch die doppelte Einnahme – von Plättchenhemmern oder Antikoagulanzien darf die Endoskopie nicht verzögern.

Die **rasche Endoskopie** des Verdauungstrakts ist die **Methode der Wahl:** Notfallösophagogastroduodenoskopie.

INFO

Der Zeitpunkt der Endoskopie wird in dringlich (< 12 h), frühzeitig (< 24 h) und verzögert/elektiv (> 24 h) eingeteilt.

MERKE

Bei allen initial hämodynamisch instabilen/eingeschränkten Patienten ist nach Stabilisierung eine frühzeitige (< 24 h) Endoskopie angezeigt.

Die Endoskopie dient dem Nachweis und ggf. zeitgleich der Therapieoption einer Blutungsquelle. Die am häufigsten verwendete Einteilung der Blutungsläsionen erfolgt nach Forrest (➤ Tab. 10.2; Barkun et al. 2010):

Bei einem sichtbaren Gefäßstumpf ist das spontane Risiko einer Rezidivblutung sehr hoch (bis 80 %). Koagel werden entfernt, um eine exakte Lokalisation und Risikoeinteilung zu ermöglichen. Im Zweifel sollte eine Läsion wie eine Läsion mit Gefäßstumpf behandelt werden.

Eine Sonderform des Magenulkus ist die Exulceratio simplex Dieulafoy. Dies ist eine arterielle Blutung aus einem solitären kleinen Ulkus (meist im Magenfundus), das eine submuköse Arterie arrodiert hat (bei Gefäßanomalie).

Es sollte bereits bei der Indexendoskopie eine *Helicobacter-pylori*-Diagnostik erfolgen.

Wenn sich durch eine Endoskopie des oberen (und unteren) Verdauungstrakts die Blutungsquelle nicht lokalisieren lässt und die Blutung weiter besteht bzw. bedrohlich ist, kommen folgende Methoden zum Einsatz:

- Angio-CT
- Selektive Arteriographie (Voraussetzung: arterielle Blutung mit einem Blutverlust > 1 ml/min)

Die Angiographie ermöglicht eine genaue Lokalisation (und ggf. sogar Therapie mit Embolisation) auch für eine evtl. nachfolgende resezierende OP.

Vor Durchführung einer Endoskopie oder Angiographie sollte eine Röntgenuntersuchung mit Kontrastmittel unterbleiben, da Kontrastmittelreste im GI-Trakt die endoskopische Sicht erschweren und eine angiographische Darstellung u. U. unmöglich machen.

Tab. 10.2 Einteilung der Blutungsläsionen nach Forrest (Barkun et al. 2010)

FI Aktive Blutung		
Ia	Spritzende arterielle Blutung	> High risk
Ib	Sickernde Blutung	> High risk
FII Inaktive Blutung		
IIa	Läsion mit Gefäßstumpf	> High risk
IIb	Koagelbedeckte Läsion	> High risk
IIc	Hämatinbelegte Läsion	> Low risk
FIII Ohne Blutungszeichen		
	Läsion ohne Blutungszeichen	> Low risk

10

10.2.4 Therapie

Bei stabilisiertem Patienten richtet sich die Therapie nach dem endoskopischen Befund, der Blutungsaktivität und dem Rezidivblutungsrisiko.

Zu unterscheiden sind:

- Medikamentöse Therapie
- Endoskopisch-interventionelle Therapie
- Kombinationen o. g. Therapien
- Watch-and-wait-Strategien

Bei akuter nichtvariköser oberer gastrointestinaler Blutung Endoskopie möglichst innerhalb von 24 h nach Aufnahme. Voraussetzung: Kreislaufstabilisierung; ggf. auf Intensiveinheit (ICU/IMC) zunächst Kreislaufstabilisierung, dann Endoskopie.

Zunächst erfolgt stets die Stabilisierung eines instabilen Patienten, erst dann Lokalisation und spezifische endoskopische Therapie.

Stabilisierungsphase: Flachlagerung – Volumensubstitution – O_2-Zufuhr (3 l/min per Nasensonde) – Blut bestellen (mind. 4 Konserven, bei stärkeren Blutungen mehr) – Nulldiät.

Initialtherapie:

- Hoch dosierte i. v. Gabe von Protonenpumpen-Inhibitoren, z. B. 80 mg Pantoprazol i. v.
- Ggf. Erythromycin i. v. zur Clearance des oberen GI-Trakts von Blutbestandteilen
- Airway Management: prüfen der Intubationsindikation bei Risiken durch das Blutungsereignis

PRAXISTIPP

Bei V. a. obere akute GI-Blutung unmittelbare hoch dosierte i. v. Gabe von Protonenpumpen-Inhibitoren, ggf. zusätzliche Gabe von Erythromycin 250 mg i. v. als Prokinetikum.

Endoskopische Therapie: Die endoskopische Therapie richtet sich nach der Forrest-Klassifikation:

- Forrest IA: endoskopische Therapie
- Forrest IB: endoskopische Therapie
- Forrest IIA: endoskopische Therapie
- Forrest IIB: endoskopische Therapie
- Forrest IIC und Forrest III: keine endoskopische Therapie

Als **endoskopische Blutstillungsmaßnahmen** stehen zur Verfügung:

- Injektionstherapie (Epinephrin 1 : 10.000, Sklerotherapie)
- Mechanische Therapie (Hämoclips, kappenbasierte Clips)
- Thermische Therapie (Heater Probe, Koagulationszangen, Argonplasmakoagulation)
- Topische Therapie (z. B. Hemospray TC 325, Endoclot u. a.)

Als **Initialtherapie** sollte eine

- Kombinationstherapie aus Injektion und thermischer oder mechanischer Blutstillung erfolgen (Forrest IA und IB).
- Monotherapie als Injektionstherapie, mechanische Therapie oder thermische Therapie erfolgen (Forrest IIA).

Bei erfolgloser Blutstillung mit diesen Maßnahmen stehen topisch wirkende Agenzien zur Verfügung. Sollten endoskopische Therapieansätze unwirksam sein oder versagen, ist eine katheterbasierte arterielle Embolisation oder als letzte Stufe eine operative Versorgung anzustreben.

10.2.5 Nachsorge

Second-Look-Endoskopien als Routineverfahren nach initialer Blutstillung zeigen keinen Nutzen.

Sollte bei der Indexendoskopie keine *Helicobacter-pylori*-Diagnostik erfolgt sein, sollte diese nachgeholt und bei positivem Nachweis *H. pylori* eradiziert werden.

Bei Rezidivblutungen, d. h. bei erneuter Blutung nach erfolgter Hämostase, soll ein weiterer endoskopischer Therapieversuch erfolgen.

Medikamentöse Therapie:

- Protonenpumpen-Inhibitoren (PPI) initial i. v. als Bolus-Perfusor-Konzept für 72 h, dann weitere hoch dosierte PPI-Therapie für 6 Wo.
- *Helicobacter-pylori*-Eradikation bei positivem Nachweis

LEITLINIEN

Götz M et al.: Addendum zur S2k-Leitlinie Gastrointestinale Blutungen der Deutschen Gesellschaft für Gastroenterologie, Verdauungs- und Stoffwechselkrankheiten (DGVS). Z Gastroenterol. Jul;60(7) (2022) 1139–1145. doi: https://doi.org/10.1055/a-1788-3501. Epub 2022 Jul 11.

Götz M et al.: [S2k Guideline Gastrointestinal Bleeding – Guideline of the German Society of Gastroenterology DGVS]. Z Gastroenterol. Sep;55(9) (2017) 883–936. doi: 10.1055/s-0043-116856. Epub 2017 Sep 12.

Gralnek IM et al.: Endoscopic diagnosis and management of nonvariceal upper gastrointestinal hemorrhage (NVUGIH): European Society of Gastrointestinal Endoscopy (ESGE) Guideline – Update 2021. Endoscopy. Mar;53(3) (2021) 300–332. doi: 10.1055/a-1369-5274. Epub 2021 Feb 10.

LITERATUR

Barkun AN, Bardou M, Kuipers EJ et al.: International consensus recommendations on the management of patients with nonvariceal upper gastrointestinal bleeding. Annals of internal medicine 152 (2010) 101–113.

Calès P, Buscail L, Bretagne JF et al.: Interobserver and intercenter agreement of gastro-esophageal endoscopic signs in cirrhosis. Results of a prospective multicenter study Gastroenterol Clin Biol. Dec;13(12) (1989) 967–973.

Calès P, Zabotto B, Meskens C et al.: Gastroesophageal endoscopic features in cirrhosis. Observer variability, interassociations, and relationship to hepatic dysfunction. Gastroenterology. 98 (1990) 156–162.

Paquet KJ: Prophylactic endoscopic sclerosing treatment of the esophageal wall in varices – A Prospective Controlled Randomized Trial. Endoscopy 14 (1982) 4–5.

Sarin SK, Kumar A: Gastric varices: profile, classification, and management. Am J Gastroenterol. 84 (1989) 1244–1249.

Sarin SK, Lahoti D, Saxena SP et al.: Prevalence, classification and natural history of gastric varices: a long-term follow-up study in 568 portal hypertension patients. Hepatology. 16 (1992) 1343–1349.

IV Dünn- und Dickdarm

IV

KAPITEL

11

Andreas Stallmach

Malabsorption, Maldigestion

11.1 Bakterielle Fehlbesiedelung

11.1.1 Definition und Basisinformation

Die bakterielle Fehlbesiedelung ist charakterisiert durch eine erhöhte Anzahl an Bakterien im oberen Gastrointestinaltrakt. Diese führt zu Völlegefühl, Blähungen, abdominellen Schmerzen, wässrigen Durchfällen und in schweren Fällen zur Malabsorption z. B. mit Hypokalzämie (bei Vitamin-D-Mangel) oder Nachtblindheit (bei Vitamin-A-Mangel). Synonyme sind das Blind-Loop-Syndrom, das Small-Intestinal-Bacterial-Overgrowth (SIBO)-Syndrom, die Dünndarmstase oder die bakterielle Überwucherung. Die bakterielle Fehlbesiedelung ist eine Differenzialdiagnose zu funktionellen Magen-Darm-Beschwerden (z. B. Reizdarmsyndrom). Systematische Angaben zur Prävalenz fehlen; in einer Arbeit wurde unter Verwendung invasiver Methoden (➤ Kap. 11.1.2) die Prävalenz einer bakteriellen Fehlbesiedelung bei Patienten mit Leberzirrhose mit 61,4 % im Vergleich zu 12,5 % bei einer gesunden Vergleichsgruppe beschrieben (www.freidok.uni-freiburg.de/volltexte/2467).

Während unter normalen Umständen die Konzentration an Bakterien im Magen (10^1–10^5/ml Magensaft) und im proximalen Dünndarm (10^3–10^4/ml Darminhalt) nur sehr niedrig ist, stellt das terminale Ileum eine Übergangszone zu dem sehr bakterienreichen Kolon (10^{11}–10^{12}/g Stuhl) dar. Neben der Vermittlung der Kolonisierungsresistenz besitzt die physiologische Flora im Darm Aufgaben bei der Förderung des Epithelstoffwechsels, der Stimulation der Darmperistaltik sowie der Ausbildung des darmassoziierten Immunsystems und in der Produktion von Nährstoffen (z. B. Vitamin K, Folsäure, Fettsäuren).

Durch den Abbau von Kohlenhydraten durch enterische Bakterien im Dünndarm entstehen kurzkettige Fettsäuren, CO_2 und Methan, die Völlegefühl und Flatulenz bedingen. Hydroxylierte Fettsäuren und durch Bakterien dekonjugierte Gallensäuren führen über die Sekretion von Wasser und Elektrolyten in das Darmlumen zu Durchfällen. Die im Rahmen eines Gallensäuremalabsorptionssyndroms entstehende Maldigestion kann u. a. zu Malabsorption der fettlöslichen Vitamine A, D, E und K sowie von Vitamin B_{12} führen (Wolters et al. 2004).

Es gibt zahlreiche **Schutzmechanismen** des Körpers, die eine bakterielle Fehlbesiedelung des Dünndarms verhindern. Dazu zählen z. B. die anterograde Peristaltik, die Magensäure, die Ileozökalklappe und das adaptive und angeborene Immunsystem (Dukowicz et al. 2007). Erkrankungen, die diese Schutzmechanismen stören, erhöhen das Risiko für eine bakterielle Fehlbesiedelung. Strukturveränderungen nach Operationen (Resektionen, Bypass, blind endende Schlingen), ein intestinales Dysmotilitätssyndrom (autonome Polyneuropathie bei Diabetes mellitus) und die chronische Pankreatitis sind häufige Ursachen für eine bakterielle Fehlbesiedelung (Mackie et al. 1999). Die Ursachen für eine bakterielle Fehlbesiedelung bei Patienten mit chronischer Pankreatitis sind dabei vielfältig und häufig eine Kombination aus entzündlichen Veränderungen, vorangegangenen Operationen und der Einnahme von Opiaten zur Schmerzkontrolle (Gorbach et al. 1967). Erkrankungen, die mit einer Immunschwäche assoziiert sind, wie z. B. die Leberzirrhose, aber auch die Einnahme von Protonenpumpeninhibitoren können zu einer Fehlbesiedelung führen (Ouwehand et al. 2002; Lombardo et al. 2010).

11.1.2 Diagnostik

Der traditionell am häufigsten genutzte Test zum Nachweis einer bakteriellen Fehlbesiedelung war der Nachweis von sehr hohen Bakterienkonzentrationen in jejunalen Aspiraten. Diese invasive Untersuchung hat aber mehrere Nachteile (Kontamination durch oropharyngeale Flora, Probleme beim Anzüchten anaerober Keime etc.), sodass sie heute weitgehend durch den H_2-Atemtest abgelöst ist.

Der **H_2-Atemtest** misst die H_2-Konzentration in der Atemluft, nachdem Kohlenhydrate im Darm verstoffwechselt wurden und H_2 entsteht. Dies geschieht normalerweise erst im Kolon. Ein früher Anstieg der H_2-Konzentration in der Atemluft deutet auf eine bakterielle Fehlbesiedelung des Dünndarms hin. Erkrankungen, die mit einer beschleunigten Transitzeit einhergehen (z. B. Kurzdarmsyndrom), können aber zu einem falsch positiven, Erkrankungen mit reduzierter Dünndarmmotilität zu einem falsch negativen Ergebnis führen. Ebenso führt ein Mangel an H_2-produzierenden Bakterien (bei ca. 10 % der Bevölkerung) zu einem negativen Befund. Sensitivität und Spezifität des Tests liegen bei fast 90 % (Stotzer, Kilander 2000).

Alternativ kann auch ein **^{14}C-Xylose-Atemtest** durchgeführt werden. Anstelle von Laktose oder Glukose verwendet man hier ^{14}C-Xylose. Ein frühes Auftreten von $^{14}CO_2$ in der Atemluft deutet ebenfalls auf eine bakterielle Übersiedelung des Dünndarms hin. Spezifität und Sensitivität unterscheiden sich nicht von den klassischen Atemtests (King et al. 1979).

Indirekter laborchemischer Hinweis auf eine bakterielle Fehlbesiedelung kann der Nachweis eines Mangels an Spurenelementen und einer makrozytären Anämie bei Vitamin-B_{12}-Mangel darstellen. Ein Folsäuremangel entsteht durch eine bakterielle Fehlbesiedelung nicht (Gasbarrini et al. 2007).

11.1.3 Therapie

Bei der Therapie der bakteriellen Fehlbesiedelung sollte zuerst versucht werden, die zugrunde liegende Ursache zu beheben. Dies könnte z. B. das Absetzen von Medikamenten sein, die die Darmmotilität hemmen.

Die Mehrzahl der Patienten mit bakterieller Fehlbesiedelung benötigt jedoch eine Behandlung mit **Antibiotika,** um die bakterielle Flora zu reduzieren und die Symptome zu verbessern. Ziel der Behandlung ist die Reduktion sowohl der aeroben als auch der anaeroben Flora. Dabei sollte aber der klinische Nutzen einer Therapie sorgfältig gegen das Risiko eines unkritischen Einsatzes von Antibiotika abgewogen werden. Früher wurden häufig Tetrazykline verwendet. Aufgrund geänderter Resistenzlagen sprechen aber viele Patienten nicht mehr auf diese Monotherapie an. In einem evidenzbasierten Vorgehen ist Rifaximin hinsichtlich Wirksamkeit und Nebenwirkungsprofil anderen Antibiotika überlegen und wird in fast allen Leitlinien und Übersichtsartikeln als Erstlinientherapie bei SIBO empfohlen; ist aber für diese Indikation nicht zugelassen (Pimentel et al. 2020; Ghoshal et al. 2022; Gatta et al. 2017). Lokale Resistenzlagen und Besonderheiten des jeweiligen Patienten (z. B. vorangegangene *C.-difficile*-assoziierte Diarrhö) sollten bei den Überlegungen zur Wahl des Antibiotikums mit einfließen. Häufig muss eine Antibiotikatherapie in regelmäßigen Abständen wiederholt werden.

In einigen Zentren wird die Einnahme einer fettreichen, kohlenhydrat- und ballaststoffarmen **Ernährung** empfohlen. Fette werden nicht in signifikanten Mengen von Bakterien metabolisiert und stellen eine gute Energiequelle dar. Insbesondere nicht absorbierbare Kohlenhydrate sollten vermieden werden (Vanderhoof et al. 1998). Ein bestehender Mangel an Spurenelementen und Vitaminen muss ausgeglichen werden. Ebenso gibt es Ansätze, Probiotika einzusetzen. Die Rationale basiert auf der Überlegung, dass Probiotika eine Dysbiose durch die Verdrängung potenziell schädlicher Bakterien reduzieren. In einer Metaanalyse zeigte sich bei einem therapeutischen Ansatz für Probiotika eine mittlere Eradikationsrate von 53 % (40–66 %, 7 Studien). Diese war somit vergleichbar mit vielen Antibiotikaregimen (Zhong et al. 2017).

11.2 Kurzdarmsyndrom

11.2.1 Definition und Basisinformation

Der Begriff Kurzdarmsyndrom bezeichnet den Zustand einer Malabsorption durch den strukturellen Verlust signifikanter Dünndarmabschnitte. Mesenteriale Ischämien (Invagination, Strangulation, vaskuläre Ursache), Morbus Crohn, Strahlentherapien oder Tumorerkrankung können kurzdarmbedingende Resektionen verursachen. In Abhängigkeit vom resezierten Darmabschnitt stehen unterschiedliche Beschwerden im Vordergrund.

Das **Jejunum** stellt die Region des Darms dar, in der die meisten Nährstoffe aufgenommen werden (➤ Abb. 11.1). Langstreckige Verluste führen zu einer verminderten Absorption von Kohlenhydraten, Proteinen und auch Fetten. Oft kann aber mit der Zeit das Ileum adaptieren und den Verlust des Jejunums ganz oder teilweise ausgleichen (Jeppesen 2003).

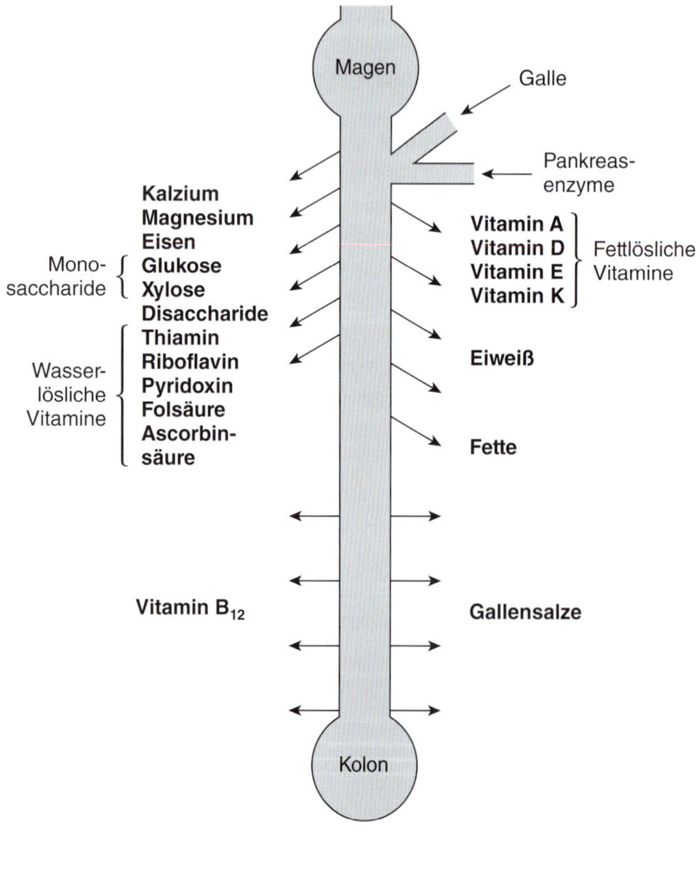

Abb. 11.1 Schematische Darstellung der Resorptionsstellen der einzelnen Nahrungsbestandteile im Gastrointestinaltrakt [L231]

Resektionen des **Ileums** führen bei der Entfernung von >60 cm häufig zu einem Vitamin-B_{12}-Mangel. Eine Entfernung von > 100 cm führt regelhaft zu einer Unterbrechung des enterohepatischen Kreislaufs mit der Entstehung eines Gallensäureverlustsyndroms, einer daraus resultierenden (distalen) Malabsorption für Fette und fettlösliche Vitamine und einem erhöhten Risiko für die Entstehung von Oxalatsteinen in den Nieren. Die erhöhte Konzentration an unkonjugierten Gallensäuren im Kolon führt zum Auftreten einer sekretorischen Diarrhö (Hofmann, Poley 1972). Einer der Hauptgründe für das Auftreten einer Diarrhö ist aber auch die Malabsorption osmotisch wirksamer, insbesondere niedermolekularer Kohlenhydrate (Nordgaard et al. 1994). Der Verlust der Bauhin-Klappe erhöht das Risiko für eine bakterielle Fehlbesiedelung mit entsprechenden Folgen (➤ Kap. 11.1).

Der Fähigkeit des Kolons, Wasser und Elektrolyte zu absorbieren, erhöht die Chancen erheblich, langfristig nicht auf eine parenterale Ernahrung angewiesen zu sein.

Von klinischer Relevanz sind das Auftreten einer **Hypergastrinämie** im Rahmen eines Kurzdarmsyndroms und ein damit möglicherweise erhöhtes Risiko peptischer Ulzerationen (Williams et al. 1985). Die Einnahme von Protonenpumpeninhibitoren ist auch aufgrund der verminderten, im Dünndarm zu resorbierenden Flüssigkeit sinnvoll (Jeppesen et al. 1998).

Typische **Komplikationen** eines lange bestehenden Kurzdarmsyndroms mit parenteraler Ernährung sind v. a. Lebererkrankungen (Steatosis hepatis, Cholestase), Nieren- und Gallensteine, die bakterielle Fehlbesiedelung, Osteoporose, metabolische Störungen und Katheterinfektionen (Ekema et al. 2009; Carter, Shulman 2007).

11.2.2 Therapie

Eine vollständige enterale Ernährung sollte das Ziel einer Behandlung des Kurzdarmsyndroms sein. Der frühe Beginn einer enteralen Ernährung nach einer Darmresektion beschleunigt die Adaptation des verbliebenen Dünndarms. Durch zahlreiche kleine Portionen, eine Beschränkung der Flüssigkeitszufuhr (Vermeidung hyperosmolarer Lösungen, z. B. Cola) und eine fettreiche Nahrung (hoher Anteil mittelkettiger Triglyzeride) kann das Risiko für das Auftreten einer Diarrhö reduziert werden. Kohlenhydratreiche Mahlzeiten sollten vermieden werden (Gong et al. 2009; Joly et al. 2009).

Der **Erfolg** einer enteralen Ernährung lässt sich an der Menge der enteralen Flüssigkeitsverluste abschätzen, die überwiegend durch die Malabsorption von Kohlenhydraten entstehen. Die Gabe von Protonenpumpeninhibitoren, Budesonid und Octreotid reduziert Flüssigkeitsverluste durch eine Verminderung der Magen- und Pankreassekretion bzw. durch eine verbesserte Flüssigkeitsabsorption im Dünndarm. Loperamid kann bei Patienten ohne bakterielle Fehlbesiedelung ebenso eingesetzt werden (Jeppesen et al. 1998; Donohoe, Reynolds 2010). Seit 2012 steht mit Teduglutid ein Wirkstoff, welcher dem humanen Glucagon-like Peptide-2 (GLP-2) ähnelt und die intestinale Absorption u. a. durch Verbesserung des Blutflusses und Erhöhung der Passagezeit verbessert. In einer Studie konnte bei der Mehrzahl der Patienten eine Reduktion oder Beendigung einer parenteralen Ernährung erreicht werden (Vipperla, O'Keefe 2013). Glepaglutid als pharmakologische Weiterentwicklung mit verlängerter Halbwertszeit kann die Behandlung dieser Patienten weiter verbessern (Jeppesen et al. 2024)

Insbesondere nach ausgedehnten Dünndarmresektionen müssen Elektrolyte, Spurenelemente und Vitamine regelmäßig bestimmt und ggf. ausgeglichen werden.

11.3 Zöliakie und Nicht-Zöliakie-Nicht-Weizenallergie-Weizensensitivität

11.3.1 Definition und Basisinformation

Die Zöliakie (die früher verwendete Bezeichnung „einheimische Sprue" ist veraltet und wird nicht mehr benutzt) ist eine lebenslange chronische, entzündliche Erkrankung des Dünndarms, die histologisch durch Villusatrophie, Kryptenhyperplasie und Vermehrung intraepithelialer Lymphozyten gekennzeichnet ist. Sie wird bei genetisch prädisponierten Personen durch die Aufnahme von prolin- und gliadinreichen Eiweißen, die in Weizen, Roggen, Gerste und anderen Getreidesorten enthalten sind, ausgelöst. Andere Umweltfaktoren (z. B. gastrointestinale Infektionen, veränderte Ernährungsgewohnheiten, psychosoziale Faktoren) spielen ebenfalls eine Rolle (Rubio-Tapia, Murray 2010).

Das **klinische Bild** der Erkrankung ist sehr heterogen und kann von asymptomatischen Verläufen über milde Formen mit Anämie und unspezifischen abdominellen Beschwerden bis hin zu schweren Krankheitsbildern mit ausgeprägter Malabsorption (inkl. Diarrhö, Fettstühlen und peripheren Ödemen bei Hypoalbuminämie) reichen.

Die **Prävalenz** der Erkrankung ist in den letzten Jahren deutlich gestiegen; aufgrund der verbesserten serologischen Diagnostik wird die Erkrankung bei Betroffenen häufiger erkannt. In Deutschland leidet ca. jeder 100–150. Mensch an einer Zöliakie.

Genetische Faktoren spielen eine wichtige Rolle bei der Entstehung einer Zöliakie. Beim Auftreten der Erkrankung bei einem eineiigen Zwilling liegt das Risiko für dem anderen Zwilling, auch an einer Zöliakie zu erkranken, bei 85 % (Nisticò et al. 2006). Die Erkrankung ist sehr stark mit den *HLA-DQ*-Genen verknüpft. Alle Patienten sind entweder Träger der *DQ2*- oder der *DQ8*-Variante (Sollid et al. 1989). Da etwa ein Drittel der gesunden Bevölkerung Träger der *DQ2*-Variante ist, müssen aber noch andere Triggerfaktoren vorliegen.

Die Erkrankung kommt bei Frauen ca. 2- bis 3-mal häufiger vor als bei Männern und ist mit dem Auftreten weiterer **Autoimmunerkrankungen** assoziiert (z. B. Diabetes mellitus Typ 1, Autoimmunthyreoiditis, Sjögren-Syndrom, SLE, Morbus Addison, primäre biliäre Zirrhose, Autoimmunhepatitis). Aber auch neurologische (z. B. Ataxie, Epilepsie) und psychiatrische Erkrankungen (z. B. Depression) sowie Chromosomenaberrationen (Down-, Turner-Syndrom) sind mit der Zöliakie verknüpft (Bushara 2005).

Zöliakiepatienten habe eine leicht erhöhte **Mortalität** im Vergleich zur Normalbevölkerung. Das Risiko nimmt insbesondere mit einer verzögerten Diagnosestellung zu und ist v. a. mit dem vermehrten Auftreten von Non-Hodgkin-Lymphomen assoziiert

(Viljamaa et al. 2006). Bei einer klinischen Verschlechterung (Wiederauftreten von Diarrhöen) oder bei ungewolltem Gewichtsverlust oder anderen B-Symptomen muss an eine Komplikation wie eine refraktäre Zöliakie, ein enteropathieassoziiertes T-Zell-Lymphom oder eine ulzerative Jejunitis gedacht werden (Felber et al. 2021).

Nicht-Zöliakie-Nicht-Weizenallergie-Weizensensitivität: In den letzten Jahren wurde immer deutlicher, dass es eine Gruppe von Personen gibt, die eine Unverträglichkeit gegenüber Weizen haben, ohne dass eine Zöliakie oder eine Weizenallergie vorliegt. Verlässliche Angaben zur Häufigkeit in Deutschland fehlen. Die Symptome ähneln dabei der der Zöliakie. Neben abdominellen Beschwerden wie Blähungen, Bauchschmerzen und Durchfällen können auch extraintestinale Symptome wie Kopfschmerzen, Müdigkeit, Muskel-, Knochen- und Gelenkschmerzen auftreten (Manza et al. 2025). Häufig haben diese Personen bereits von sich aus eine glutenfreie/-arme Diät begonnen. Typisch ist, dass kleinere Mengen Gluten vertragen werden. Bei dieser, oft nicht scharf zu einem Reizdarmsyndrom abgrenzbaren, Erkrankung handelt es sich um eine Ausschlussdiagnose. Derzeit gibt es noch keinen Test, der eine Diagnose zulassen würde. Insbesondere der sichere Ausschluss einer Zöliakie und einer Weizenallergie ist Voraussetzung zur Stellung dieser Diagnose. Idealerweise sollte eine doppelblinde Weizenprovokation durchgeführt werden.

11.3.2 Diagnostik

Der Anteil nicht diagnostizierter Patienten mit Zöliakie ist sehr hoch. Es wird geschätzt, dass das Verhältnis von diagnostizierten zu nicht diagnostizierten Zöliakiepatienten 1 : 7 beträgt (Fasano, Catassi 2001).

Bei Patienten mit klinischem V. a. eine Zöliakie sollte zuerst ein **Antikörpersuchtest** durchgeführt werden. Die beste Sensitivität und Spezifität bei Erwachsenen haben dabei Anti-IgA-Gewebstransglutaminase-Antikörper und Anti-IgA-Endomysium-Antikörper. Da das Risiko, an einem IgA-Mangel zu leiden, bei Zöliakiepatienten ca. 16-fach erhöht ist, empfiehlt sich eine gleichzeitige IgA-Bestimmung, um ein falsch negatives Ergebnis zu vermeiden (Korponay-Szabó et al. 2007; Hill 2005). Ergibt sich aus dieser Diagnostik der begründete V. a. eine Zöliakie, ist in einem zweiten Schritt durch eine Endoskopie die Gewinnung einer Histologie anzustreben. Auf diese kann nur verzichtet werden, wenn die Gewebstransglutaminase-Antikörper sehr hochtitrig sind und in einer zweiten Blutprobe Anti-IgA-Endomysium-Antikörper nachgewiesen wurden (Felber et al. 2021). Durch die Normalisierung der erhöhten Antikörpertiter unter einer glutenfreien Diät wird die Diagnose einer Zöliakie bestätigt.

Auch nach Normalisierung der Serologie unter einer glutenfreien Diät sind in der Histologie häufig noch nach Jahren leichtere Veränderungen nachzuweisen. In unklaren Fällen kann zur Diagnosesicherung ein Glutenbelastungstest oder die Bestimmung der *HLA-DQ2-* und *-DQ8-*Varianten (Ausschluss der Erkrankung) erwogen werden.

11.3.3 Therapie

Die **glutenfreie Diät** ist der Grundpfeiler der Therapie bei Zöliakie. Die Mehrzahl der Patienten spricht gut auf eine gutenfreie Diät an. Dies äußert sich in einem Sistieren der Beschwerden, einer Gewichtszunahme und einer verbesserten Lebensqualität. Der engen Zusammenarbeit mit einem Ernährungsberater und der gründlichen Aufklärung des Patienten hinsichtlich der zu meidenden Nahrungsmittel kommt dabei eine zentrale Bedeutung zu (Information des Patienten über Selbsthilfegruppen; www.dzg-online.de). Zahlreiche medikamentöse Ansätze als Alternative zur Diät werden in klinischen Studien getestet; die Inhibitoren der Transglutaminase stellen dabei vielversprechende Kandidaten da (Schuppan et al. 2021).

Die häufigste Ursache für ein **unzureichendes Ansprechen** auf die Diät ist die unbeabsichtigte Aufnahme von Gluten durch die Nahrung (Leffler et al. 2007). Andere Ursachen sind eine (mit der Zöliakie assoziierte) mikroskopische Kolitis, eine bakterielle Fehlbesiedelung, eine Laktoseintoleranz oder funktionelle Beschwerden. Zusätzlich muss die Möglichkeit einer refraktären Zöliakie in Betracht gezogen werden. Eine refraktäre Zöliakie stellt ein schwerwiegendes Krankheitsbild dar und sollte in Zentren mit der notwendigen Erfahrung behandelt werden (Rubio-Tapia, Murray 2010).

Zur Therapie der **Nicht-Zöliakie-Nicht-Weizenallergie-Weizensensitivität** sollte eine deutliche Reduktion glutenhaltiger Nahrungsmittel angestrebt werden. Ziel ist die Symptomfreiheit. Eine glutenfreie Diät wie bei der Zöliakie ist nicht notwendig (Manza et al. 2025).

11.4 Whipple-Krankheit

11.4.1 Definition und Basisinformation

Der Morbus Whipple ist eine Erkrankung, die durch eine Infektion mit *Tropheryma (T.) whipplei,* einem grampositiven, nicht säurefesten, PAS-positiven Stäbchenbakterium ausgelöst wird. Die Erkrankung ist in den meisten Fällen gekennzeichnet durch den Befall des Gastrointestinaltrakts mit Entwicklung einer Malabsorption bei gleichzeitigen Arthralgien; allerdings können auch andere Organsysteme betroffen sein. Das klinische Bild ist inhomogen.

Am häufigsten betroffen sind kaukasische Männer mittleren Alters. Personen, die eine Exposition gegenüber Fäkalien haben (z. B. Kanalarbeiter, Arbeiter in Klärwerken etc.), haben ein erhöhtes Risiko. Bei Weitem nicht alle exponierten Personen erkranken (Fenollar et al. 2007). Die Prävalenz des Bakteriums in Stuhlkulturen beträgt 1–11 %, IgG-Antikörper gegen *T. whipplei* sind bei ca. 70 % aller gesunden Personen nachweisbar (Raoult et al. 2000). Dieses Ergebnis, eine niedrige Aktivität von mukosalen T1-Helferzellen (Th1) und eine eingeschränkte Immunfunktion von Makrophagen und Monozyten bei Erkrankten sprechen für das Vorliegen einer Immunschwäche und einer sekundären Verminderung der Immunantwort durch das Bakterium (Marth et al. 2002; Moos et al. 2010).

Die vier **Kardinalzeichen** für das Vorliegen eines Morbus Whipple sind wechselnde Arthralgien, Gewichtsverlust, Diarrhö und abdominelle Schmerzen. Patienten können aber auch neurologische Symptome bei ZNS-Befall (z. B. kognitive Dysfunktion, supranukleäre Ophthalmoplegie, Nystagmus, Myoklonus) und kardiologische Beschwerden bei Befall des Herzens (z. B. Dyspnoe, Perikarditis, kulturnegative Endokarditis) entwickeln (Durand et al. 1997). Die Arthralgien (V. a. chronisch-seronegative Arthritis) gehen häufig der Diagnose um Jahre voraus. Bei Fieber unklarer Ursache, chronischen Serositiden und einer generalisierten Lymphadenopathie sollte deshalb auch an einen Morbus Whipple gedacht werden.

11.4.2 Diagnostik

Zur Diagnosesicherung wird eine Gastroskopie mit der Entnahme von Dünndarmbiopsien durchgeführt. Histologisch zeigt sich eine Vermehrung von Makrophagen in der Lamina propria, die viel PAS-positives Material enthalten. Die Diagnose sollte durch die Durchführung einer PCR bestätigt werden. Eine positive PCR allein reicht zur Diagnose eines Morbus Whipple nicht aus (Hagel et al. 2015).

Die Durchführung einer **PCR** aus Liquor cerebrospinalis sollte, aufgrund einer häufigen asymptomatischen ZNS-Beteiligung, vor Beginn einer antibiotischen Behandlung bei jedem Patienten durchgeführt werden (Feurle et al. 2010).

11.4.3 Therapie

Die Prognose eines nicht diagnostizierten und nicht behandelten Morbus Whipple ist schlecht.

Die derzeit empfohlene antibiotische Therapie bei Morbus Whipple besteht in der Gabe von Ceftriaxon 2 g/d i. v. über 14 d, gefolgt von Co-trimoxazol 960 mg 2 × 1 Tbl./d p. o. über 1 J. als Erhaltungstherapie. Bei entsprechender Allergie Meropenem 1 g i. v. alle 8 h für 14 d bzw. Doxycyclin 100 mg p.o 2 ×/d + Hydroxychloroquin 200 mg p. o. 3 ×/d. Alternativ kann eine p. o. Therapie mit Doxycyclin (100 mg 2 ×/d) plus Hydroxychloroquin (200 mg 2 ×/d) für 12 Mon. durchgeführt werden (Moos et al. 2025). Ziele der langen Therapie sind die vollständige Eradikation des Keims und die Verhinderung eines Rezidivs (Marth et al. 2016).

Beim Vorliegen einer therapierefraktären, zerebrospinalen Manifestation ist die Therapiekombination von Minocyclin und Chloroquin wirksam (Feurle et al. 2012). Generell sollte die Behandlung aufgrund der häufig untypischen klinischen Bilder und der Seltenheit der Erkrankung mit erfahrenen Therapeuten oder Zentren abgestimmt werden.

Der Anstieg des Hämatokrits und des Gewichts sowie das Verschwinden der Symptome zeigen das Ansprechen auf die Therapie. Nach 6 und 12 Mon. sollte eine Verlaufskontrolle durchgeführt werden. Dabei empfiehlt sich, die initial zur Diagnose führende Diagnostik zu wiederholen. PAS-positives Material lässt sich häufig noch lange nach einer erfolgreichen Behandlung nachweisen, nimmt aber in seiner Konzentration ab.

Der Befall der Herzklappen macht i. d. R. einen chirurgischen Klappenersatz notwendig.

LEITLINIEN

Felber J et al.: Aktualisierte S2k-Leitlinie Zöliakie der Deutschen Gesellschaft für Gastroenterologie, Verdauungs- und Stoffwechselkrankheiten (DGVS). Version 2.0. Stand 01.12.2021. AWMF-Reg.-Nr. 021-021. https://register.awmf.org/de/leitlinien/detail/021-021.

Hagel S et al.: S2k-Leitlinie Gastrointestinale Infektionen und Morbus Whipple. Z Gastroenterol 53(5) (2015) 418–459.

Ludvigsson JF et al.: Diagnosis and management of adult coeliac disease: guidelines from the British Society of Gastroenterology. Gut 63(8) (2014) 1210–1228.

Nightingale J, Woodward JM; Small Bowel and Nutrition Committee of the British Society of Gastroenterology: Guidelines for management of patients with a short bowel. Gut Aug;55 Suppl 4 (2006) iv1–12.

LITERATUR

Bengmark S: Econutrition and health maintenance – a new concept to prevent GI inflammation, ulceration and sepsis. Clin Nutr 15 (1996) 1.

Bushara KO: Neurologic presentation of celiac dis-ease. Gastroenterology 128 (suppl) (2005) 92–97.

Carter BA, Shulman RJ: Mechanisms of disease: update on the molecular etiology and fundamentals of par-enteral nutrition associated cholestasis. Nat Clin Pract Gastroenterol Hepatol 4 (2007) 277.

Donohoe CL, Reynolds JV: Short bowel syndrome. Surgeon Oct;8(5) (2010) 270–279.

Dukowicz AC, Lacy BE, Levine GM: Small intestinal bacterial overgrowth: a comprehensive review. Gastroenterol Hepatol (NY) Feb;3(2) (2007) 112–122.

Durand DV, Lecomte C, Cathébras P et al.: Whipple dis-ease. Clinical review of 52 cases. The SNFMI Research Group on Whipple Disease. Société Nationale Française de Médecine Interne. Medicine (Baltimore) 76 (1997) 170.

Ekema G, Milianti S, Boroni G: Total parenteral nutrition in patients with short bowel syndrome. Minerva Pediatr 61 (2009) 283.

Fasano A, Catassi C: Current approaches to diagnosis and treatment of celiac disease: an evolving spectrum. Gastroenterology 120 (2001) 636–651.

Fenollar F, Puéchal X, Raoult D: Whipple's disease. N Engl J Med 356 (2007) 55.

Feurle GE, Junga NS, Marth T: Efficacy of ceftriaxone or meropenem as initial therapies in Whipple's disease. Gastroenterology 138 (2010) 478–486; quiz 411–472, doi:https://doi.org/10.1053/j.gastro.2009.10.041.

Feurle GE, Moos V, Schneider T et al.: The combination of chloroquine and minocycline, a therapeutic option in cerebrospinal infection of Whipple's disease refractory to treatment with ceftriaxone, meropenem and co-trimoxazole. J Antimicrobial Chemother 67 (2012) 1295–1296. doi:https://doi.org/10.1093/jac/dks008.

Gasbarrini A, Lauritano EC, Gabrielli M et al.: Small intestinal bacterial overgrowth: diagnosis and treatment. Dig Dis 25 (2007) 237.

Gatta L, Scarpignato C, McCallum RW et al.: Systematic review with meta-analysis: rifaximin is effective and safe for the treatment of small intestine bacterial overgrowth. Aliment Pharmacol Ther 45 (2017) 604–616. doi:https://doi.org/10.1111/apt.13928.

Ghoshal UC, Sachdeva S, Ghoshal U et al.: Asian-Pacific consensus on small intestinal bacterial overgrowth in gastrointestinal disorders: An initiative of the Indian Neurogastroenterology and Motility Association. Indian J Gastroenterol 41: (2022) 483–507. doi:https://doi.org/10.1007/s12664-022-01292-x.

Gong JF, Zhu WM, Yu WK et al.: Role of enteral nutrition in adult short bowel syndrome undergoing intestinal rehabilitation: the long-term outcome. Asia Pac J Clin Nutr 18 (2009) 155.

Gorbach SL, Nahas L, Lerner PI et al.: Studies of intestinal microflora. I. Effects of diet, age, and periodic sampling on numbers of fecal microorganisms in man. Gastroenterology 53 (1967) 845.

Hill ID: What are the sensitivity and specificity of serologic tests for celiac disease? Do sensitivity and specificity vary in different populations? Gastroenterology 128 (suppl) (2005) 25–32.

Hofmann AF, Poley JR: Role of bile acid malabsorption in pathogenesis of diarrhea and steatorrhea in patients with ileal resection. I. Response to cholestyramine or replacement of dietary long chain triglyceride by medium chain triglyceride. Gastroenterology 62 (1972) 918.

Jeppesen PB, Staun M, Tjellesen L et al.: Effect of intravenous ranitidine and omeprazole on intestinal absorption of water, sodium, and macronutrients in patients with intestinal resection. Gut 43 (1998) 763.

Jeppesen PB, Vanuytsel T, Subramanian S et al.: Glepaglutide, a Long-Acting Glucagon-like Peptide-2 Analogue, Reduces Parenteral Support in Patients With Short Bowel Syndrome: A Phase 3 Randomized Controlled Trial. Gastroenterology. Dec 19 (2024) S0016–5085(24)05787-1. doi: https://doi.org/10.1053/j.gastro.2024.11.023.

Jeppesen PB: Clinical significance of GLP-2 in short-bowel syndrome. J Nutr Nov;133(11) (2003) 3721–3724.

Joly F, Dray X, Corcos O et al.: Tube feeding improves intestinal absorption in short bowel syndrome patients. Gastroenterology 136 (2009) 824.

Keinath, RD, Merrell, DE, Vlietstra et al: Antibiotic treatment and relapse in Whipple's disease. Long-term follow-up of 88 patients. Gastroenterology 88 (1985) 1867.

King CE, Toskes PP, Spivey JC et al.: Detection of small intestine bacterial overgrowth by means of a 14C-D-xylose breath test. Gastroenterology 77 (1979) 75.

Korponay-Szabó IR, Szabados K, Pusztai J et al.: Population screening for coeliac disease in primary care by district nurses using a rapid antibody test: diagnostic accuracy and feasibility study. BMJ 335 (2007) 1244–1247.

Leffler DA, Dennis M, Hyett B et al.: Etiologies and predictors of diagnosis in nonresponsive celiac disease. Clin Gastroenterol Hepatol Apr;5(4) (2007) 445–450.

Lepidi H, Fenollar F, Dumler JS et al.: Cardiac valves in patients with Whipple endocarditis: microbiological, molecular, quantitative histologic, and immunohistochemical studies of 5 patients. J Infect Dis 190 (2004) 935.

Lombardo L, Foti M, Ruggia O et al.: Increased incidence of small intestinal bacterial overgrowth during proton pump inhibitor therapy. Clin Gastroenterol Hepatol 8 (2010) 504.

Mackie RI, Sghir A, Gaskins HR: Developmental microbial ecology of the neonatal gastrointestinal tract. Am J Clin Nutr 69 (1999) 1035S.

Manza F, Lungaro L, Costanzini A et al.: Non-Celiac Gluten/Wheat Sensitivity-State of the Art: A Five-Year Narrative Review. Nutrients. Jan 8;17(2) (2025) 220. doi: https://doi.org/10.3390/nu17020220.

Marth T, Kleen N, Stallmach A et al.: Dysregulated peripheral and mucosal Th1/Th2 response in Whipple's disease. Gastroenterology 123 (2002) 1468.

Marth T, Moos V, Müller C et al.: Tropheryma whipplei infection and Whipple's disease. Lancet Infect Dis. Mar; 16(3) (2016) e13–22.1.

Moos V, Krüger J, Allers K et al.: Oral treatment of Whipple's disease with doxycycline and hydroxychloroquine versus intravenous therapy with ceftriaxone followed by oral trimethoprim-sulfamethoxazole in Germany: a phase 2/3, prospective, open-label, randomised, controlled, non-inferiority trial. Lancet Infect Dis. Jul;25(7) (2025) 788–800. doi: https://doi.org/10.1016/S1473-3099(24)00797-7. Epub 2025 Feb 17. PMID: 39978372.

Moos V, Schmidt C, Geelhaar A et al.: Impaired immune functions of monocytes and macrophages in Whipple's disease. Gastroenterology 138 (2010) 210.

Nisticò L, Fagnani C, Coto I et al.: Concordance, disease progression, and heritability of coeliac disease in Italian twins. Gut 55 (2006) 803–808.

Nordgaard I, Hansen BS, Mortensen PB: Colon as a digestive organ in patients with short bowel. Lancet 343 (1994) 373.

Ouwehand A, Isolauri E, Salminen S: The role of the intestinal microflora for the development of the immune system in early childhood. Eur J Nutr 41 Suppl 1 (2002) I32.

Pimentel M, Saad RJ, Long MD et al.: ACG Clinical Guideline: Small Intestinal Bacterial Overgrowth. Am J Gastroenterol 115 (2020) 165–178. doi:https://doi.org/10.14309/ajg.0000000000000501.

Raoult D, Birg ML, La Scola B et al.: Cultivation of the bacillus of Whipple's disease. N Engl J Med 342 (2000) 620.

Rubio-Tapia A, Murray JA: Classification and management of refractory coeliac disease. Gut Apr;59(4) (2010) 547–557.

Schuppan D, Mäki M, Lundin KEA et al.; CEC-3 Trial Group. A Randomized Trial of a Transglutaminase Inhibitor for Celiac Disease. N Engl J Med. Jul 1;385(1) (2021) 35–45. doi: https://doi.org/10.1056/NEJMoa2032441.

Sollid LM, Markussen G, Ek J et al.: Evidence for a primary association of celiac disease to a particular HLA-DQ alpha/beta heterodimer. J Exp Med 169 (1989) 345–350.

Stotzer PO, Kilander AF: Comparison of the 1-gram (14)C-D-xylose breath test and the 50-gram hydrogen glucose breath test for diagnosis of small intestinal bacterial overgrowth. Digestion 61 (2000) 165.

Vanderhoof JA, Young RJ, Murray N et al.: Treatment strategies for small bowel bacterial overgrowth in short bowel syndrome. J Pediatr Gastroenterol Nutr 27 (1998) 155.

Viljamaa M, Kaukinen K, Pukkala E et al.: Malignancies and mortality in patients with coeliac disease and dermatitis herpetiformis: 30-year population-based study. Dig Liver Dis Jun;38(6) (2006) 374–380.

Vipperla K, O'Keefe SJ: Study of teduglutide effectiveness in parenteral nutrition-dependent short-bowel syndrome subjects. Exp Rev Gastroenterol Hepatol 7 (2013) 683–687. doi:https://doi.org/10.1586/17474124.2013.842894.

Williams NS, Evans P, King RF: Gastric acid secretion and gastrin production in the short bowel syndrome. Gut 26 (1985) 914.

Wolters M, Ströhle A, Hahn A: Cobalamin: a critical vitamin in the elderly. Prev Med Dec;39(6) (2004) 1256–1266.

Zhong C, Qu C, Wang B et al.: Probiotics for preventing and treating small intestinal bacterial overgrowth. J Clin Gastroenterol 51 (2017) 300–311. doi:https://doi.org/10.1097/MCG.0000000000000814.

KAPITEL

12 Infektiöse Gastroenteritiden

Philipp Reuken und Andreas Stallmach

12.1 Allgemeines

Infektiöse Gastroenteritiden stellen weltweit die vierthäufigste Todesursache dar. Klinisch imponieren diese Krankheitsbilder meist als akute Ereignisse. Bei Patienten mit hämatologischen oder onkologischen Erkrankungen und bei älteren Menschen werden aber auch chronische Verläufe beobachtet. Akute gastrointestinale Infektionen sind häufig, mit ca. 1,3 Episoden/Einwohner/J. treten in Deutschland rechnerisch ca. 100 Mio. Krankheitsfälle auf. In Deutschland sind infektiöse Gastroenteritiden Folge von Infektionen durch Bakterien und Viren, seltener durch Parasiten (➤ Tab. 12.1; Weber et al. 2014).

Das klinische Bild der infektiösen Gastroenteritis wird durch die Virulenz des jeweiligen Erregers, die Wirtsantwort, den Ernährungs- und Immunstatus des Wirts sowie durch mögliche Begleiterkrankungen beeinflusst. Meist ist die Erkrankung selbstlimitierend und eine symptomatische Behandlung häufig ausreichend. Eine zuverlässige ätiologische Differenzierung ist anhand des klinischen Bildes nicht möglich, wenn auch bei viralen Infektionen Übelkeit, Erbrechen und wässrige Diarrhöen im Vordergrund stehen können. Bakterielle Infektionen sind i. d. R. durch eine Enteroinvasion gekennzeichnet. So führen *Campylobacter*, Salmonellen und enteroinvasive oder enterohämorrhagische *E. coli* (EIEC, EHEC) zu Schädigungen des Darmepithels mit der Folge schleimiger und blutiger Diarrhöen. Zusätzlich sind septische Verläufe und extraintestinale Manifestationen möglich.

2023 wurde die 2015 durch Hagel et al. veröffentliche Leitlinie zur Diagnostik und Therapie der infektiösen Gastroenteritis aktualisiert. Hieraus ergibt sich die klare Empfehlung, dass nur bei folgenden Patienten bzw. Situationen eine mikrobiologische erregerorientierte Diagnostik durchgeführt werden sollte (Manthey et al. 2024).

MERKE

Indikationen zur Erregerdiagnostik

- Relevante Komorbiditäten (z. B. fortgeschrittene Niereninsuffizienz, Leberzirrhose [Child-Pugh B/C], onkologische Erkrankungen)
- Patienten mit Immunsuppression (angeboren, erworben, medikamentös bedingt)
- Schweres Krankheitsbild (z. B. Fieber, Dehydrierung, Sepsis)
- Blutige Diarrhö
- Nosokomiale Diarrhö
- Vor Einleitung einer empirischen Antibiotikatherapie der Durchfallerkrankung
- Patienten, die in Gemeinschaftseinrichtungen oder lebensmittelverarbeitenden Institutionen arbeiten
- Personen mit stattgehabter Antibiotikaeinnahme innerhalb der letzten 3 Mon.
- V. a. Häufung, bei der ein epidemiologischer Zusammenhang vermutet werden kann

Bei Patienten mit V. a. eine infektiöse Gastroenteritis sind Anamnese und körperliche Untersuchung von zentraler Bedeutung. Wichtige Hinweise liefern Symptomdauer und -schwere, Medikamenten- und insbesondere Antibiotikaeinnahme, zurückliegende Auslandsaufenthalte, Kontakt zu erkrankten Personen und zugrunde liegende Systemerkrankungen. Die akute Diarrhö ist definiert als gehäufte Stuhlfrequenz ≥ 3 Stuhlgängen/d oder einem Stuhlgewicht > 200 g/d mit verminderter Stuhlkonsistenz während eines Zeitraums von weniger als 2 Wo. Symptome, die länger als 30 d bestehen, bezeichnet man als chronische Diarrhö (Thielman und Guerrant 2004). Aufgrund des selbstlimitierenden Charakters der Erkrankung, der niedrigen Sensitivität der Erregerdiagnostik und der fehlenden therapeutischen Konsequenzen brauchen i. d. R. **keine** mikrobiologischen Untersuchungen durchgeführt werden. Insgesamt lassen sich mittels Kultur oder Mikroskopie in nur 2–40 % der Fälle überhaupt Pathogene aus Stuhlproben identifizieren. Molekularbiologische Verfahren erhöhen zwar die Rate des Pathogennachweises im Vergleich zur Kultur, jedoch sinkt die Spezifität des Nachweises (Spina et al. 2015). Der Nutzen einer ätiologischen Klärung ergibt sich neben den individualmedizinischen Aspekten bei Risikopopulationen auch aus dem Schutz Dritter, z. B. bei von einer Diarrhö betroffenen Personen, die in Gemeinschaftseinrichtungen wohnen oder arbeiten, oder bei Mitarbeitern in der lebensmittelverarbeitenden Industrie. Systematische Studien, die die Relevanz der Überprüfung einzelner Erreger in der Diagnostik erfassen, fehlen. Somit basieren alle Empfehlungen auf der Zusammenführung von Wahrscheinlichkeiten (Häufigkeit der Erreger), dem potenziellen Schaden für die betroffene Person und den möglichen therapeutischen Konsequenzen. So empfiehlt die aktualisierte DGVS-Leitlinie „Gastrointestinale Infektionen" für die Basisdiagnostik nur ein sehr schmales Panel einer Stuhlprobe, die auf *Campylobacter*, Salmonellen, Rotaviren und Noroviren untersucht werden soll. Nach vorausgegangener Antibiotikaeinnahme oder Krankenhausaufenthalten sollte stets zusätzlich eine Untersuchung auf *Clostridioides (C.)-difficile*-Toxine erfolgen. Bei persistierenden Symptomen über 14 d sollte eine erweiterte Diagnostik durchgeführt werden; Bei einer Immunsuppression ist an die Zytomegalie (CMV-Kolitis) zu denken.

Therapeutisch steht bei allen Patienten mit einer infektiösen Gastroenteritis die Rehydrierung mit ausreichender Flüssigkeitssubstitution im Vordergrund. Insbesondere Säuglinge, Kleinkinder

Tab. 12.1 Anzahl der gemeldeten infektiösen Gastroenteritiden in Deutschland 2024 (nach RKI-Daten)

	2019	2020	2021	2022	2023	2024
Campylobacter	61.545	46.296	47.734	43.639	39.039	45.496
Noroviren	79.710	28.490	32.322	45.496	53.210	76.223
Enteritis-Salmonellen	13.696	8703	8122	9153	10.564	12.248
Rotaviren	36.881	6441	5572	23.154	25.310	21.516
Yersinien	2171	1862	1891	1813	1896	2920
Lamblien	3298	1660	1286	1781	2304	2774
EHEC	1877	1364	1589	1828	3358	4469
Kryptosporidien	1977	1187	1492	1969	2635	3281
Shigellen	627	139	141	343	1087	2201
Listerien	576	572	543	571	689	660

und ältere Patienten sind gefährdet; bei diesen kann die Exsikkose zu multiplen Komplikationen bis hin zu vital bedrohlichen Risiken führen. Hier ist eine **orale Rehydrierung** mit glukose- und stärkehaltigen Lösungen (ORL) in Anlehnung an die WHO-Lösung gegenüber einer i. v. Therapie zu bevorzugen (Avery und Snyder 1990). Die physiologische Grundlage für dieses Therapieprinzip ist mit dem in den Enterozyten vorhandenen, gekoppelten Co-Transport von Natrium und Glukose verbunden. Natrium wird über den sGLT-1-Transporter effektiver aus dem Darmlumen aufgenommen, wenn es mit Glukose oder Galaktose angeboten wird. Wasser folgt dem gerichteten Natriumstrom passiv nach. In der hypoosmolaren ORL ist das Verhältnis von Natrium zu Glukose so optimiert, dass eine maximale Natriumresorption und damit eine maximale Wasseraufnahme erreicht werden.

Eine empirische Antibiotikatherapie sollte nur bei Patienten mit ausgeprägten blutigen Diarrhöen, hohem Fieber oder immunsupprimierenden Erkrankungen erwogen werden. Zur empirischen Therapie kann vor Erhalt der Ergebnisse der Erregerdiagnostik eine Therapie mit z. B. Azithromycin (500 mg/d für 3 d oder 1000 mg einmalig p. o.) oder einem Aminopenicillin + Betalaktamase-Inhibitor durchgeführt werden. Kritisch sei an dieser Stelle aber auch auf die Nebenwirkungen einer empirischen Antibiotikatherapie, z. B. Medikamenteninteraktionen von Azithromycin mit Immunsuppressiva oder mögliche vermehrte Toxinproduktion bei EHEC, hingewiesen. Die ebenfalls weitverbreitete Verwendung von Ciprofloxacin in diesem Zusammenhang sollte im Hinblick auf die Nebenwirkungen nicht mehr erfolgen. Hierzu sei auch auf den Rote-Hand-Brief aus dem Jahr 2019 verwiesen. Auch sollten bei der Auswahl der Medikamente lokale Resistenzen oder bei Patienten mit Reisediarrhö, die z. B. aus Südostasien zurückkehren, die *Campylobacter*-Resistenz gegen Chinolone bedacht werden.

Im Folgenden werden ausgewählte Erreger mit Krankheitsbildern und Therapie dargestellt. Einen Überblick über Inkubationszeiten, Übertragung und Therapie einzelner Erreger bieten ➤ Tab. 12.2.

Tab. 12.2 Charakteristika wichtiger Erreger infektiöser Gastoenteritis

Erreger	Inkubationszeit	Umweltpersistenz (P) Übertragungsweg (Ü)	Kontagiosität	Antiinfektive Therapie
Bakterien				
Campylobacter (C.) jejuni, C. coli	2,5 d	P: bei 4 °C wochenlanges Überleben in der Umwelt (Lebensmittel/Trinkwasser) Ü: fäkal-oral	Ausscheidungsdauer 2–5 Wo., in dieser Zeit potenziell infektiös	Bei komplizierten Verläufen, z. B. Azithromycin (**cave:** Resistenzen)
C. difficile	8–12 h	P: langes Überleben durch Sporenbildung Ü: fäkal-oral Händedesinfektion u. -waschen mit Seife (gegen Sporenbildung)	Patienten potenziell infektiös, solange Erreger im Stuhl ausgeschieden werden	Fidaxomicin o. Vancomycin, bei rezidivierender Infektion ggf. Ausschleichschema o. fäkaler Mikrobiomtransfer als individueller Heilversuch
Enteritische Salmonellen	6 h bis 10 d	P: mehrere Mon. überlebensfähig Ü: Kontakt, fäkal-oral	Im Stuhl 3–6 Wo., Ausscheidung selten > 6 Mon. (Dauerausscheider)	Bei Bakteriämie, Fieber o. Immunsuppression, z. B. Ceftriaxon
Shigella spp.	12 h bis 8 d	Ü: Lebensmittel, Mensch – Mensch	Im Stuhl 1–4 Wo.	Azithromycin
Enteropathogene *E. coli*	1–3 (8) d	Ü: Lebensmittel, fäkal-oral, Kontakt Mensch – Mensch, Mensch – Tier	Fäkal-oral, auch von Mensch zu Mensch, begünstigt durch die sehr niedrige Infektionsdosis (< 100 Erreger für EHEC O157). Ansteckung, solange die Erreger im Stuhl nachgewiesen werden (Tage bis Wochen)	Zum Teil Verkürzung der Krankheitsdauer durch Makrolide o. Cotrimoxazol, bei EHEC ggf. Carbapeneme

Tab. 12.2 Charakteristika wichtiger Erreger infektiöser Gastoenteritis *(Forts.)*

Erreger	Inkubationszeit	Umweltpersistenz (P) Übertragungsweg (Ü)	Kontagiosität	Antiinfektive Therapie
Yersinia enterocolitica	3–5 d	Ü: Lebensmittel	Bis zu 40 d	Bei komplizierten Verläufen Cotrimoxazol o. Ceftriaxon
Clostridium perfringens	8–16 h	Ü: unzureichend gegarte Fleischprodukte	Keine	Keine
Vibrio cholerae	4 h	Ü: Lebensmittel, Trinkwasser, fäkal-oral	Bis zu 14 d, Dauerausscheider möglich	Tetrazykline
Viren				
Rotaviren	1–4 d	P: bis zu 10 d auf Oberflächen Ü: fäkal-oral	Im Stuhl bis zu 3 Wo. nachweisbar	Nein
Adenoviren	7–8 d	P: sehr umweltresistent Ü: fäkal-oral	2–3 Wo. nach der Erkrankung	Nein
Noroviren	12–48 h	P: sehr umweltresistent Ü: fäkal-oral, aerogen (→ Mundschutz)	48–72 h nach Sistieren der Symptomatik	Nein
Protozoen				
Entamoeba histiolytica	7–14 d, Jahre möglich	Ü: fäkal-orale Aufnahme von 2000–4000 Zysten	Patienten potenziell infektiös, solange Erreger im Stuhl ausgeschieden werden	Metronidazol, Tinidazol (in D nicht verfügbar), Paromomycin o. Diloxandifuroat
Giardia lamblia	3–25 d	Ü: Lebensmittel, Trinkwasser, fäkal-oral	Patienten potenziell infektiös, solange Erreger im Stuhl ausgeschieden werden	Bei symptomatischen Verläufen z. B. Metronidazol
Cryptosporidium parvum	3–12 d	P: Oozysten bis 2 J. lebensfähig	Patienten potenziell infektiös, solange Erreger im Stuhl ausgeschieden werden	Therapie der zugrunde liegenden Erkrankung

12.2 Salmonellosen

12.2.1 Basisinformation

Nichttyphöse bzw. Enteritis-Salmonellen umfassen etwa 2500 Serovare. Sie werden nach der Struktur ihrer Oberflächen (O)- und ihrer Geißel (H)-Antigene klassifiziert, wobei die Serovare *Salmonella (S.) enteritidis* (60 %), *S. typhimurium* (20 %), *S. Heidelberg, S. Hadar* und *S. Newport* am häufigsten vorkommen. Tiere (v. a. aus Massentierhaltungen) und Tierprodukte bilden das Erregerreservoir. Die Infektion des Menschen kommt über die Aufnahme kontaminierter Nahrung (Geflügel, Eier) zustande, aber auch eine fäkal-orale Übertragung von Mensch zu Mensch ist möglich.

12.2.2 Symptomatik und klinisches Bild

Enteritis-Salmonellen zählen zu den invasiven Enteritiserregern und verursachen i. d. R. eine selbstlimitierende Enteritis. Nach einer Inkubationszeit zwischen 6 und 72 h kommt es zu Durchfällen und Fieber mit Übelkeit, Erbrechen und evtl. abdominellen Schmerzen. In < 10 % der Fälle kommt es zu bakteriämischen Phasen („enteritisches Fieber"). Vor allem Patienten mit zellulären Immundefekten (z. B. AIDS) weisen ein erhöhtes Risiko für eine hämatogene Streuung bis hin zu Sepsis und fokalen Abszedierungen auf (Cohen et al. 1978).

12.2.3 Diagnostik

Die Diagnose wird durch den kulturellen Nachweis der Erreger im Stuhl oder bei Bakteriämie und Streuung aus Blut oder Abszesspunktat gestellt. Serologische Tests anhand der Oberflächenantigene sind möglich, spielen aber aufgrund niedriger Sensitivität und Spezifität keine Rolle.

12.2.4 Therapie

Entscheidend in der Therapie sind eine suffiziente Rehydrierung und der Elektrolytausgleich. Da es i. d. R. nach wenigen Tagen zu einer Spontanheilung kommt, ist eine antibiotische Behandlung bei leichten und mittelschweren Verläufen nicht erforderlich (**Empfehlungsgrad B, Evidenzstärke I;** Onwuezobe et al. 2012). Bei antibiotischer Therapie besteht die Gefahr, dass die Erregerausscheidung verlängert wird. Die deutsche Leitlinie empfiehlt eine antimikrobielle Therapie der akuten nichttyphoidalen Salmonelleninfektion bei Bakteriämie, Zeichen der systemischen Infektion (z. B. Fieber > 38,5 °C), bei Vorliegen einer medikamentösen oder durch eine Grunderkrankung bedingte Immunsuppression und bei Hämodialysepatienten (starker Konsens, **Empfehlungsgrad A**). Darüber hinaus kann eine antimikrobielle Therapie bei Vorliegen von Gefäßprothesen, Gefäßaneurysmen oder Fremdmaterial (z. B. Gelenkprothesen) erfolgen.

Die antimikrobielle Therapie sollte primär mit Ceftriaxon (2 g/d i. v. für 5–7 d) oder Azithromycin 500 mg/d über 7 d durchgeführt werden und muss ggf. in Abhängigkeit von den Ergebnissen der Resistenztestung angepasst werden. Der Stellenwert von Ciprofloxacin muss aufgrund der steigenden Resistenzraten sehr kritisch gesehen werden und sollte nur gegeben werden, falls eine entsprechende Resistenztestung vorliegt.

Resistenzen gegenüber Chinolonen oder Cotrimoxazol kommen in Deutschland in < 5 % der Fälle vor, sind jedoch häufiger bei im Ausland erworbenen Salmonellosen, sodass immer eine entsprechende Reiseanamnese erhoben werden sollte. Die Erkrankung ist nach dem Infektionsschutzgesetz meldepflichtig.

12.3 Cholera

12.3.1 Definition und Basisinformation

Cholera ist eine sekretorische Diarrhö, die durch *Vibrio cholerae* hervorgerufen wird. Die Vibrionen werden oral über mit Fäkalien verunreinigtes Wasser oder Nahrungsmittel aufgenommen. Sofern sie die Magenpassage überleben, können sie sich im alkalischen Milieu des Dünndarms vermehren. Menschen mit intakter Magensäuresekretion müssen > 10^9 Keime aufnehmen, um zu erkranken. Die Vibrionen sind nichtinvasiv, produzieren aber ein hochwirksames thermo- und säurelabiles Enterotoxin, das durch Aktivierung der Adenylatzyklase zu einem Ausstrom von Wasser ins Darmlumen führt. Die Cholera kommt gehäuft im Rahmen von Ausbruchsgeschehen bei eingeschränkten hygienischen Bedingungen vor und ist in Europa äußerst selten. Vom RKI wurden zwischen 2005 und 2015 insgesamt 18 Fälle registriert, die aus Indien, Pakistan und Thailand importiert wurden. Nach dem Erdbeben in Haiti im Januar 2010 kam es in den Folgemonaten zu einer Choleraepidemie.

12.3.2 Symptomatik und klinisches Bild

Nach einer Inkubationszeit von Stunden bis zu 5 d nach Aufnahme der Erreger kommt es in der Mehrzahl der Fälle zu einem plötzlichen Beginn mit Erbrechen, Bauchschmerzen und Durchfall. Die teilweise massiven Durchfälle werden zunehmend wässrig („Reiswasserstuhl“) und können zu Flüssigkeitsverlusten von bis zu 20 l in 24 h führen. In der Folge entstehen Exsikkose, Elektrolytverlust und Azidose. Bei Ausbleiben einer adäquaten Therapie werden die Patienten zunehmend somnolent und versterben im Nierenversagen und hypovolämischen Schock. Unbehandelt beträgt die Letalität bis 60 %, wobei auch milde und asymptomatische Verläufe möglich sind. Die überstandene Cholera hinterlässt eine Immunität, die auf der Bildung spezifischer sekretorischer IgA-Antikörper beruht.

12.3.3 Diagnostik

Die Diagnostik gelingt meist durch den direkten Nachweis des Erregers aus Stuhl oder Erbrochenem mittels Dunkelfeld- oder Phasenkontrastmikroskopie. Zusätzlich ist der kulturelle Nachweis in Selektivmedium geeignet.

12.3.4 Therapie

Im Vordergrund stehen die Elektrolyt- und Flüssigkeitszufuhr, ggf. auch der Ausgleich von Azidose und Hypoglykämie. Die antibiotische Therapie ist hinsichtlich des Krankheitsverlaufs zweitrangig und dient in erster Linie der Verkürzung der Erregerausscheidung. Tetrazykline, die als Mittel der Wahl gelten, können darüber hinaus Zahl und Volumen der Durchfallentleerungen verringern (**Empfehlungsgrad A;** Spina et al. 2015).

Es besteht Meldepflicht für Krankheitsverdacht, Erkrankung und Tod sowie für den direkten und indirekten Erregernachweis. Seit einigen Jahren ist ein oraler Impfstoff gegen Cholera verfügbar. Wichtige Voraussetzung zur Eindämmung und Verhinderung von Epidemien ist jedoch die Bereitstellung von sauberem Trinkwasser.

12.4 Shigellose

12.4.1 Definition und Basisinformation

Shigellen sind unbegeißelte, unbewegliche gramnegative Stäbchen aus der Familie der *Enterobacterales,* die beim Menschen die Shigellenruhr (bakterielle Ruhr) hervorrufen. Es gibt 41 Serovare, die in vier Gruppen (*S. sonnei, S. flexneri, S. boydii* und *S. dysenteriae*) eingeteilt werden. In Deutschland dominieren *S. flexneri* (Anteil 70 %) und *S. sonnei* (Anteil 20 %), wobei die meisten Fälle im Zusammenhang mit Auslandsreisen auftreten (2011: 53 %). Die Bakterien dringen nach oraler Aufnahme in Epithelzellen der Kolonschleimhaut ein und vermehren sich intrazellulär. Die von vielen Shigellen gebildeten Shiga-Toxine wirken zytotoxisch und sind an der lokalen Schleimhautzerstörung mit Ausbildung von Mikroabszessen und Ulzerationen beteiligt. Shigellen kommen nur beim Menschen und einigen Affen vor. Die Übertragung erfolgt fäkal-oral, wobei die Infektionsdosis relativ niedrig ist (10–1000 Keime). Vor allem durch kontaminierte Lebensmittel können Ruhrepidemien ausgelöst werden.

12.4.2 Symptomatik und klinisches Bild

Der Verlauf der Shigellose variiert von oligosymptomatisch bis zur foudroyanten toxischen Form. Das klassische Bild der Bakterienruhr ist durch Fieber und blutig-schleimige Durchfälle mit krampfartigen Schmerzen gekennzeichnet, wobei die Symptome auch unbehandelt i. d. R. nach 7 d sistieren. Bei entsprechender Prädisposition (HLA-B27) kann es postinfektiös zu einem Reiter-Syndrom (Arthritis, Urethritis, Konjunktivitis/Iritis) kommen.

12.4.3 Diagnostik

Die Erreger sind während der akuten Krankheitsphase aus Stuhlproben anzüchtbar bzw. mittels molekularbiologischer Tests nachweisbar.

12.4.4 Therapie

Neben supportiven Maßnahmen spielen in der Behandlung der Shigellenruhr auch Antibiotika eine Rolle, da hierdurch Erkrankungsdauer und Erregerausscheidung verkürzt werden können (Christopher et al. 2010). Die Therapie sollte nach Antibiogramm erfolgen. Kalkuliert kann mit Azithromycin behandelt werden (500 mg/d für 3 d oder 1000 mg einmalig p. o.). Direkter und indirekter Nachweis von Shigellen sind namentlich meldepflichtig.

12.5 Staphylokokken-Enteritis

12.5.1 Basisinformation

Als Lebensmittelvergiftungen werden Erkrankungen verstanden, bei denen es ca. 1–16 h nach Aufnahme kontaminierter Nahrung zu Beschwerden kommt. Toxinbildende *Staphylococcus (S.)-aureus*-Stämme sind neben *Bacillus cereus* die häufigste Ursache von Lebensmittelvergiftungen. Neun hitzeresistente Toxine sind charakterisiert, wovon das Enterotoxin A für > 75 % aller Intoxikationen durch *S. aureus* verantwortlich ist. Übertragungen finden v. a. durch Träger toxinbildender Bakterienstämme sowie durch Personen mit Hautläsionen durch *S. aureus* statt. Intoxikationen mit *S. aureus* treten insbesondere in den Sommermonaten auf und werden nach Aufnahme proteinreicher Nahrung beobachtet.

12.5.2 Symptomatik und klinisches Bild

Typisch ist die teilweise sehr kurze Inkubationszeit von nur wenigen Stunden nach Aufnahme präformierter Toxine. Dann kommt es zu rezidivierendem Erbrechen, Übelkeit, krampfartigen Bauchschmerzen und seltener Durchfall. Initial kann kurzfristig Fieber auftreten. Die Beschwerden klingen von selbst nach 1–2 d ab.

12.5.3 Diagnostik

Ein kultureller Erregernachweis ist aus Stuhl, Serum und Erbrochenem möglich. Aus forensischen Gründen ist mitunter die Untersuchung des kontaminierten Nahrungsmittels sinnvoll.

12.5.4 Therapie

Eine spezifische Therapie ist nicht erforderlich, symptomatische Maßnahmen sind ausreichend.

12.6 *Campylobacter*-Enteritis

12.6.1 Basisinformation

Campylobacter (C.) jejuni und *C. coli* gehören in Europa und Amerika zu den am häufigsten diagnostizierten Erregern bei akuten Gastroenteritiden. Seltener sind Infektionen mit anderen *Campylobacter* spp. Die jährliche Inzidenz von durch Labornachweis gesicherten Infektionen liegt bei ca. 87/100.000 und stellt damit noch vor der Salmonellose die häufigste bakterielle Enteritis dar. Im Zeitraum von 2001 bis 2015 wurde eine Zunahme der Inzidenz um ein Viertel berichtet. *Campylobacter* spp. gehören zur natürlichen Besiedlung des Gastrointestinaltrakts zahlreicher Vögel und Wirbeltiere. Tiere (auch Haustiere) bzw. Tierprodukte sind die wichtigsten Infektionsquellen für den Menschen. Die Inkubationszeit beträgt zwischen 1 und 7 d. Mithilfe eines Adhäsionsantigens kommt es zum Anhaften an der Mukosa und enterotoxinvermittelt zu einer eitrig-ulzerierenden Entzündung. Aus einer Kreuzreaktion zwischen *Campylobacter*-LPS und Myelin-Gangliosid können immunologische Folgeerkrankungen resultieren (s. u.).

12.6.2 Symptomatik und klinisches Bild

Im Vordergrund stehen starke periumbilikale, krampfartige Bauchschmerzen sowie heftige wässrige, z. T. blutige Durchfälle mit Fieber. Die Diarrhö ist i. d. R. selbstlimitierend und sistiert nach 1 Wo. Bei HIV-Patienten scheint die *Campylobacter*-Enteritis häufiger aufzutreten und schwerer zu verlaufen mit rezidivierenden Diarrhöen und Bakteriämien. Extraintestinale Manifestationen wie Cholezystitis, Hepatitis, Pankreatitis, Perikarditis und Myokarditis werden selten beobachtet. Als Spätkomplikation kann es bei entsprechender Disposition auch nach einer *Campylobacter*-Enteritis zu einer reaktiven Arthritis kommen. Als weitere Spätfolge kann es 2–3 Wo. nach der Enteritis zu einer peripheren motorischen Polyneuropathie, dem Guillain-Barré-Syndrom, kommen, das in 30–40 % der Fälle auf eine vorausgegangene *Campylobacter*-Infektion zurückgeführt werden kann.

12.6.3 Diagnostik

Der Nachweis in der Stuhlkultur gelingt i. d. R. problemlos. In der Frühphase der Erkrankung oder bei Infektion mit *C. fetus,* der häufiger zu Bakteriämien führt, ist auch die Anzucht aus der Blutkultur möglich. Serologische Tests werden primär in der Diagnostik des Guillain-Barré-Syndroms zum Nachweis der assoziierten *Campylobacter*-Infektion angewandt. Jüngst lösen PCR-basierte Verfahren wegen des damit verbundenen Zeitgewinns den kulturellen Nachweis ab.

12.6.4 Therapie

Die Mehrzahl der *Campylobacter*-Infektionen verläuft mild und selbstlimitierend, sodass keine antibiotische Therapie erforderlich ist **(Empfehlungsgrad A).** Sie wird nur bei schweren Verlaufsformen,

Immunsuppression oder persistierenden Beschwerden empfohlen. Therapie der Wahl sind Makrolide (Azithromycin 500 mg/d für 3 d oder 1000 mg einmalig p. o., **Empfehlungsgrad A**). Alternativ wurden lange Zeit Fluorchinolone (Ciprofloxacin 1 g/d p. o. für 3–5 d) eingesetzt, wobei hier neben der Beachtung der Rote-Hand-Briefe auch zunehmend mit Resistenzen gerechnet werden muss. Bei schwer kranken Patienten kann eine Therapie mit Carbapenemen erwogen werden. Die Resistenzrate liegt hier bei < 1 %.

12.7 Yersiniose

12.7.1 Basisinformation

Yersinien sind gramnegative Stäbchen, deren wichtigste humanpathogene Vertreter, *Yersinia (Y.) enterocolitica* und *Y. pseudotuberculosis,* Auslöser einer Enteritis bzw. Enterokolitis sind. *Y. pestis* ist der Erreger der Pest, einer Zoonose, die nicht den Magen-Darm-Trakt befällt. Nach Kontakt mit Nagetieren, Vögeln und Vieh kommt es v. a. bei Kindern während der ersten 5 Lj. zu einer Infektion. *Y. enterocolitica* führt nach 4–7 d zu Ulzerationen im terminalen Ileum sowie zu Nekrosen von Peyer-Plaques und mesenterialen Lymphknoten. *Y. pseudotuberculosis* befällt primär die ileozökalen Lymphknoten.

12.7.2 Symptomatik und klinisches Bild

Neben der durch Yersinien hervorgerufenen Enteritis bzw. Enterokolitis steht insbesondere bei *Y. pseudotuberculosis* eine mesenteriale Lymphadenitis im Vordergrund. Klinisch können die Beschwerden wie eine akute Appendizitis imponieren. Die akute Yersiniose ist ein Krankheitsbild des Klein- bzw. Schulkinds und kommt im Erwachsenenalter nur sehr selten vor. Bei abwehrgeschwächten Patienten kann die Infektion disseminieren bis hin zur Abszedierung in Milz, Knochen oder Meningen. Postinfektiös kommt es gehäuft (bei 10–30 % der Fälle) zu reaktiven Arthritiden oder einem Erythema nodosum.

12.7.3 Diagnostik

Die Erreger können aus Stuhl, mesenterialen Lymphknoten oder bei septischen Verläufen aus dem Blut isoliert werden. Serologische Tests spielen insbesondere bei reaktiver Arthritis oder Erythema nodosum eine Rolle.

12.7.4 Therapie

Antibiotika sind häufig nicht notwendig und nur bei protrahiertem und/oder schwerem Verlauf, bei Immunsupprimierten oder bei extraintestinalen Manifestationen indiziert. Als Mittel der Wahl gelten bei Enterokolitis Cotrimoxazol (1920 mg/d für 5–7 d), bei Bakteriämie Cephalosporine der 3. Generation (Ceftriaxon, 2 g/d i. v. für 7–14 d; **Empfehlungsgrad C**). Die Empfindlichkeit der Yersinien in Deutschland gegenüber diesen Substanzen liegt bei > 90 %.

12

12.8 *Clostridioides* (früher *Clostridium*)-*difficile*-Infektion

12.8.1 Basisinformation

Clostridioides (C., früher *Clostridium*) *difficile* ist ein anaerobes, grampositives, sporenbildendes Bakterium. Seit den 1970er-Jahren ist seine pathogene Bedeutung für die Entstehung der antibiotikaassoziierten Diarrhö bekannt. Hauptrisikofaktoren für eine *Clostridioides-difficile*-Kolitis sind Antibiotikatherapie, Alter > 65 J., Chemotherapie, Hospitalisation und eine vorangegangene *Clostridioides*-Infektion. Toxigene Stämme produzieren das Enterotoxin A, das zu Flüssigkeitssekretion und lokaler Entzündungsreaktion mit Mukosaschäden führt, sowie das Zytotoxin B. Stämme ohne Toxinproduktion sind apathogen. Neben einer insgesamt steigenden Inzidenz wurden zudem hypervirulente Stämme nachgewiesen, die eine gesteigerte Toxinproduktion aufweisen.

12.8.2 Symptomatik und klinisches Bild

Das klinische Spektrum der *C.-difficile*-Infektion reicht von asymptomatischer Trägerschaft über breiförmige oder dehydrierende wässrige Durchfälle bis hin zur pseudomembranösen, teilweise fulminant verlaufenden Kolitis. Es wird geschätzt, dass 3–7 % der Erwachsenen gesunde Träger von *C. difficile* sind. Bei manifester Infektion bzw. gestörter Darmflora nach antibiotischer Therapie treten mit zunehmender Schwere Allgemeinsymptome, Fieber, Bauchschmerzen und blutige Stühle auf (Cohen et al. 2010). Das endoskopische Bild definiert die pseudomembranöse Kolitis. Der fulminante Verlauf führt zu vital bedrohlichen Komplikationen wie Ileus, Perforation und septischem Schock und kann eine umgehende chirurgische Sanierung erfordern. Eine Diarrhö kann in dieser Situation aufgrund der Darmatonie fehlen.

12.8.3 Diagnostik

Diagnostischer Goldstandard der *C.-difficile*-Infektion ist der Nachweis der Zytotoxizität im Überstand eines kulturell isolierten *C.-difficile*-Isolats. Dieses Verfahren ist von hoher Sensitivität, jedoch kosten- und zeitintensiv. Seit 2009 existiert eine PCR-Testung, die v. a. im Rahmen der im allgemeinen empfohlenen mehrstufigen Diagnostik als Alternative zur Kultur eingesetzt wird, nachdem zunächst die *C.-difficile*-Glutamatdehydrogenase (GDH) als Common Antigen positiv getestet wurde. Die PCR als alleinige Diagnostik gilt als zu sensitiv und führt zur relativen Überdiagnose (Polage et al. 2015). In der Praxis werden häufig Enzymimmunoassays verwendet, die die Toxine A und/oder B nachweisen (temperatursensitiv). Gegebenenfalls kann die Diagnose bei Vorhandensein einer pseudomembranösen Kolitis auch endoskopisch gestellt bzw. vermutet werden. Bei fulminanten Verläufen sollte der Ausschluss des toxischen Megakolons frühzeitig erfolgen (CT-Abdomen, Sonographie, Rö-Abdomenübersicht). Eine erneute Stuhldiagnostik ist bei Persistenz der Toxine bis 6 Wo. in 50 % der Patienten nicht sinnvoll.

12.8.4 Therapie

An erster Stelle stehen Flüssigkeits- und Elektrolytersatz sowie die Beendigung oder Umstellung einer auslösenden Antibiotikatherapie. Darüber hinaus sollten motilitätshemmende Medikamente wie Loperamid oder Opiate vermieden werden, da sie die Toxinelimination behindern und ein Megakolon begünstigen. Die aktualisierte deutsche Leitlinie empfiehlt als Erstlinientherapie den Einsatz von Fidaxomicin (2 × 200 mg/d) oder Vancomycin (4 × 125 mg/d, **Empfehlungsgrad B, Evidenzstärke I**) für jeweils 10 d. Der Einsatz von Metronidazol wird nicht mehr empfohlen. Fidaxomicin hat im Vergleich zu anderen Therapieoptionen ein geringeres Risiko für Rezidive und sollte daher v. a. bei hohem Rezidivrisiko wie z. B. der Notwendigkeit der Fortführung einer bestehenden Antibiotikatherapie eingesetzt werden. Bei sehr schweren Verläufen kann bei Ileuszeichen ggf. Vancomycin zusätzlich rektal appliziert werden (**Empfehlungsgrad C, Evidenzstärke III**). Zusätzlich kann bei Patienten mit hohem Rezidivrisiko ergänzend zur antibiotischen Therapie der Toxinantikörper Bezoltoxumab eingesetzt werden, dieser wird jedoch seit 2024 in Deutschland nicht mehr vertrieben. Darüber hinaus gibt es zunehmend Daten, dass bei schweren und komplizierten Verlaufsformen mit unzureichendem Ansprechen auf die Standardtherapie die i. v. Gabe von Tigecyclin die Heilungsraten verbessern kann (Herpers et al. 2009; Britt et al. 2014).

Bei Auftreten von Rezidiven sollte Fidaxomicin (2 × 200 mg für 10 d) eingesetzt werden, ergänzend kann der monoklonale Antikörper Bezoltoxumab (10 mg/kg KG als Einmalgabe, s. o.) erwogen werden (s. o.). Die Möglichkeit eines fäkalen Mikrobiomtransfers hat sich zusätzlich zu einem Erfolg versprechenden Konzept bei rezidivierenden und chronischen *Clostridioides*-Infektionen entwickelt (Debast et al. 2014), ist aber als individueller Heilversuch anzusehen und nicht überall verfügbar.

Einzig bei leichten bis mittelschweren Verläufen kann bei jungen Patienten ohne signifikante Komorbiditäten oder Risikofaktoren für einen ungünstigen Verlauf noch Metronidazol (3 × 400/d für 10–14 d) eingesetzt werden (Manthey et al. 2023).

Eine parenterale Therapie ist bei fehlender Möglichkeit zur enteralen Therapie mit Metronidazol (3 × 500 mg/d) oder Tigecyclin (initial 100 mg, dann 2 × 50 mg/d) möglich (Manthey et al. 2023).

MERKE
Die Therapie der *C.-difficile*-asssoziierten Diarrhö sollte primär mittels Fidaxomicin oder Vancomycin oral erfolgen.

12.9 *Escherichia-coli*-Infektionen

Escherichia (E.) coli sind gramnegative Stäbchenbakterien aus der Familie der *Enterobacterales,* die in fakultativ und obligat pathogene Stämme unterteilt werden. Fakultativ pathogene Stämme gehören zur physiologischen Darmflora, verursachen jedoch häufig Harnwegsinfekte bis hin zu Sepsis und Pneumonien. Zu den obligat pathogenen *E.-coli*-Stämmen gehören enteropathogene (EPEC), enterotoxische (ETEC), enteroinvasive (EIEC), enterohämorrhagische (EHEC) und enteroaggregative (EAEC) *E. coli,* die insgesamt primär Enteritiden und selten disseminierte Verläufe verursachen. Sowohl der direkte wie auch der indirekte Nachweis von akuten Infektionen mit enteropathogenen *E. coli* sind meldepflichtig.

12.9.1 Enteropathogene *E. coli* (EPEC)

Basisinformation

EPEC bilden nach Adhärenz an Enterozyten charakteristische Mikrokolonien aus und induzieren strukturelle Veränderungen an den Mikrovilli sowie am Zytoskelett der betroffenen Zellen. EPEC sind häufig mit bestimmten O-Serogruppen assoziiert (sog. säuglingspathogene *E.-coli*-Serogruppen).

Symptomatik und klinisches Bild

EPEC verursachen wässrige, teilweise sehr schwer verlaufende Durchfälle mit Erbrechen und Dehydratation v. a. bei Säuglingen und Kleinkindern in Entwicklungsländern, können aber auch nosokomiale Ausbrüche hervorrufen. Schwere Verläufe mit Fieber und hospitalisationspflichtiger Exsikkose sind möglich.

Diagnostik

Die klassische Methode ist die Untersuchung auf „säuglingspathogene *E.-coli*-Serogruppen", die jedoch keinen sicheren Rückschluss auf die Präsenz von Virulenzfaktoren zulässt. Zuverlässiger, jedoch aufwendiger und nur in Speziallaboratorien verfügbar, sind Gensonden (EPEC-Adherence-Factor [EAF]-Plasmid), die Fluoreszenz-Aktin-Mikroskopie zum Nachweis typischer struktureller Veränderungen in befallenen Zellen sowie der Nachweis eines typischen Adhärenzmusters in der Zellkultur. Viele Labore bieten zudem kommerziell erhältliche PCR-Untersuchungen auf pathogene *E.-coli*-Serovare an.

Therapie

Die meisten Episoden erfordern lediglich p. o. bzw. i.v. Rehydratation. In Fallserien wird über den Einsatz von Antibiotika bei schweren oder protrahierten Verläufen berichtet (**Empfehlungsgrad C**).

12.9.2 Enterotoxische *E. coli* (ETEC)

Basisinformation

ETEC aktivieren durch die plasmidvermittelte Produktion von hitzestabilem (ST) und hitzelabilem (LT) Enterotoxin die Adenylat- bzw. Guanylatzyklase der Enterozyten und verursachen daher eine choleraähnliche Steigerung der chloridabhängigen Flüssigkeitssekretion.

Symptomatik und klinisches Bild

Etwa 40–75 % der Fälle von Reisedurchfällen werden durch ETEC verursacht. Es handelt sich um wässrige, ggf. mit Krämpfen assoziierte Durchfälle mit einer Inkubationszeit zwischen 14 und 50 h. Meist ist der Verlauf selbstlimitierend und dauert bis zu 5 d.

Diagnostik

Der labortechnische Nachweis erübrigt sich meist aufgrund der typischen Konstellation und des selbstlimitierenden Verlaufs. Für epidemiologische Untersuchungen sowie die Abklärung einer unklaren chronischen Reisediarrhö stehen der immunologische Toxinnachweis (z. B. ELISA, Präzipitation) sowie Gensonden zur Verfügung.

Therapie

In den meisten Fällen beschränkt sich die Therapie auf die orale Rehydratation. Durch frühzeitige Einnahme von Azithromycin, Ciprofloxacin oder Cotrimoxazol kann die Krankheitsdauer verkürzt werden **(Empfehlungsgrad A).** Eine antibakterielle Prophylaxe wird im Allgemeinen nicht empfohlen.

12.9.3 Enteroinvasive *E. coli* (EIEC)

Basisinformation

EIEC gleichen in ihrer plasmidvermittelten Fähigkeit zur Zellinvasion den Shigellen. Sie erzeugen Mikroabszesse und Ulzera in Dünn- und Dickdarm.

Symptomatik und klinisches Bild

EIEC erzeugen eine ruhrähnliche Erkrankung mit initial wässriger, im Verlauf häufig blutiger Diarrhö und Fieber. Ihre epidemiologische Rolle in Deutschland ist nicht charakterisiert. In tropischen Ländern sind sie für ca. 2–6 % der Durchfallerkrankungen verantwortlich.

Diagnostik

Serologische Methoden sind nicht hilfreich, sodass die Diagnose von EIEC entweder den Nachweis des Invasionsvermögens in Zellkultur oder Tierexperiment oder häufiger den molekularbiologischen Nachweis der Invasionsgene erfordert.

Therapie

Wegen der Seltenheit der Erkrankung liegen keine Therapiestudien vor. Aufgrund der Ähnlichkeit des Krankheitsbilds mit der bakteriellen Ruhr wird eine Therapie mit Chinolonen oder Cotrimoxazol empfohlen.

12.9.4 Enterohämorrhagische *E. coli* (EHEC)

Basisinformation

EHEC haben die Eigenschaft, Zytotoxine zu bilden (Shiga-Toxine, *Syn.:* Shiga-like-Toxine, Verotoxine). Die Shiga-Toxine werden in zwei Hauptgruppen und verschiedene Varianten unterteilt. Sie verursachen die Schädigung der Darmwand und dringen in die Blutbahn ein.

Als Erregerreservoir gelten v. a. landwirtschaftlich genutzte Tiere, insbesondere Rinder. Die Übertragung erfolgt meist durch kontaminierte Rohmilch oder unzureichend gekochtes Fleisch, wobei auch eine Übertragung von Mensch zu Mensch möglich ist.

Im Frühjahr 2011 kam es in Norddeutschland zu einer der weltweit größten EHEC-Epidemien. Während 2 Mon. wurden über 3000 EHEC-Infektionen und 800 HUS-Fälle gemeldet. Als Erreger konnten EHEC vom Typ O104:H4 ST 678 (HUSEC 041) identifiziert werden. Ursache für diesen Ausbruch waren verseuchte rohe Sprossen.

Symptomatik und klinisches Bild

Nach einer Inkubationszeit von 3–5 d treten zunächst wässrige Durchfälle und Bauchkrämpfe auf, z. T. gefolgt von schmerzhaften, blutigen Entleerungen und Symptomen einer Kolitis. Meist klingt die Erkrankung nach ca. 1 Wo. ab. Noch in dieser Phase kann es zur Entwicklung eines hämolytisch-urämischen Syndroms (HUS) mit intravasaler Hämolyse, akutem Nierenversagen und thrombotischer Mikroangiopathie kommen. Die Mortalität liegt bei ca. 10 %, in ca. 30 % der Fälle kommt es zu einer bleibenden Nierenschädigung. Des Weiteren kann eine thrombotisch-thrombozytopenische Purpura (TTP, Moschcowitz-Syndrom) mit Thrombozytopenie, Hauteinblutungen und neurologischen Symptomen auftreten.

Diagnostik

Der Nachweis von EHEC wird durch die Expression variabler Virulenzfaktoren sowie die oft nur geringe Keimkonzentration erschwert. Die EHEC-Bestimmung erfolgt aus Stuhlproben der Patienten, wobei eine genaue Differenzierung durch die Kombination eines Toxinogennachweises mittels PCR aus einer Stuhlanreicherung und eines Toxinnachweises mittels ELISA aus der *E.-coli*-Kultur gelingt.

Therapie

Die Indikation zur antibiotischen Therapie sollte zurückhaltend gestellt werden, da unter antibiotischer Behandlung Toxinbildung und Erregerausscheidung möglicherweise verstärkt werden und von einem erhöhten Risiko für die Entstehung eines HUS ausgegangen wird. Wenn bei fulminantem Verlauf oder Sekundärinfektionen eine antibiotische Therapie eingeleitet wird, sollten bevorzugt Carbapeneme oder Azithromycin eingesetzt werden. Das enteropathische HUS ist bei Verdacht, Erkrankung und Tod meldepflichtig.

12.9.5 Enteroaggregative *E. coli* (EAEC, EAggEc)

Basisinformation

Enteroaggregative *E. coli* wurden in den 1980er-Jahren entdeckt und sind für akute Durchfallepisoden in Entwicklungs- und Industrieländern verantwortlich. Insbesondere bei HIV-Erkrankten kommt es durch EAEC zu prolongierten Diarrhöen. Pathophysiologisch scheinen EAEC in der Lage zu sein, eine vermehrte Ausschüttung von IL-8 aus Kolonepithelzellen zu provozieren. IL-8 ist für die dann folgende Entzündungsreaktion verantwortlich.

Symptomatik und klinisches Bild

EAEC-Stämme führen sowohl zu akuten als auch zu chronisch-rezidivierenden wässrigen Diarrhöen. Gelegentlich treten Schleimbeimengungen, Fieber und blutige Stühle auf.

Diagnostik

Aufgrund des Fehlens einer einzelnen spezifischen DNA-Sonde ist der Nachweis nur in Forschungs- oder Referenzlaboren mittels erweiterter molekularbiologischer Testverfahren möglich. Goldstandard ist die Anzucht aus Stuhl im Zellkulturtest. Hier zeigen sich die namensgebenden Bakterienaggregate.

Therapie

Einzelne Studien belegen den Nutzen einer antibiotischen Therapie mit Ciprofloxacin bzgl. der Erkrankungsdauer. Aufgrund der diagnostischen Schwierigkeiten in der Erfassung und Charakterisierung des Erregers sollte einer symptomatischen Behandlung der Vorzug gegeben werden.

12.10 Virale Gastroenteritiden

12.10.1 Basisinformation

Virale Gastroenteritiden zählen weltweit zu den häufigsten Ursachen einer infektiösen Diarrhö. In abnehmender Häufigkeit werden virale Gastroenteritiden durch Calici-Viren (Noro- und Sapo-Viren) sowie Rota-, Adeno- und Astroviren hervorgerufen. Insbesondere Noroviren führen gehäuft zu ambulanten, aber auch zu nosokomialen Gastroenteritisausbrüchen. Betroffen sind v. a. Säuglinge und Kinder, aber auch Erwachsene im höheren Lebensalter. In den Industrieländern werden bei 35–52 % aller Kinder, die wegen akuter Diarrhö stationär behandelt werden müssen, Rotaviren als Ursache nachgewiesen. In der Regel kommt es zu einer Vermehrung der Viren im Dünndarmepithel mit Ausscheidung großer Virusmengen mit Stuhl oder Erbrochenem.

12.10.2 Symptomatik und klinisches Bild

Nach einer i. d. R. sehr kurzen Inkubationszeit von 1–2 d kommt es zu Übelkeit, Erbrechen und wässriger Diarrhö. Norovirus-Infektionen zeichnen sich durch zusätzliche abdominelle Krämpfe und schwallartiges Erbrechen aus, wobei die Beschwerden i. d. R. binnen 1–2 d sistieren. Rotavirus-Infektionen führen häufiger als andere Virusenteritiden zu Fieber und Exsikkose und dauern ca. 3–8 d an. Adeno- und Astrovirus-Infektionen verlaufen ähnlich, aber häufig milder. Bei allen Virusenteritiden sind asymptomatische Verläufe möglich. Demgegenüber drohen bei Kindern und älteren Patienten schwere Dehydratationen.

12.10.3 Diagnostik

Rotaviren können durch einen Antigen-ELISA im Stuhl nachgewiesen werden. Für Noroviren erfolgt der Nachweis des Virusgenoms mittels RT-PCR aus Stuhl oder Erbrochenem. Auch Adeno- und Astroviren können durch ELISA und PCR nachgewiesen werden.

12.10.4 Therapie

In Ermangelung einer kausalen Therapie beschränken sich die Maßnahmen auf einen Flüssigkeits- und Elektrolytausgleich sowie eine symptomatische Therapie. Wichtig erscheint hier v. a. die strikte Einhaltung von Hygienemaßnahmen inklusive des Einsatzes viruzider Desinfektionsmittel und der Isolation unter Einsatz von Schutzmasken aufgrund der Aerosolbildung bei Noroviren. Zudem stehen zwei Schluckimpfungen aus Lebendvakzinen zur Verfügung, die im frühen Säuglingsalter verabreicht einen guten Schutz gegen Rotavirus-Infektionen bieten und die in die STIKO-Impfempfehlungen aufgenommen wurden. Auch resultiert bei Impfung der Säuglinge eine sog. Herdenprotektion.

12.11 Amöbenruhr

12.11.1 Definition und Basisinformation

Die meisten der im menschlichen Gastrointestinaltrakt nachweisbaren Amöben sind apathogen. Bei der Amöbenruhr handelt es sich um eine ulzeröse Kolitis, die durch das Protozoon *Entamoeba histolytica* verursacht wird. Die Infektion erfolgt durch Aufnahme einer Zystenform, aus der im Dünndarm eine vierkernige Amöbe schlüpft, die sich hier weiter zum Trophozoiten (Minutaform) entwickelt. Diese Trophozoiten werden zum Teil als Zysten mit dem Stuhl ausgeschieden. Andererseits entwickeln sie sich weiter zu pseudopodientragenden Magnaformen, die die Epithelzelle lysieren und die Dickdarmmukosa durchbrechen. Über das Blut erreichen die Erreger die Leber und führen zur Bildung von Amöbenabszessen. In seltenen Fällen sind Lunge, Gehirn und Haut betroffen. Die Erkrankung kommt in den Tropen und Subtropen sehr viel häufiger vor als in Europa. Die infektiösen Zysten können mehrere Wochen im Wasser überleben und werden über kontaminierte Nahrungsmittel oder Trinkwasser aufgenommen.

12.11.2 Symptomatik und klinisches Bild

Das klinische Bild kann in eine intestinale und extraintestinale Form unterteilt werden. Die Infektion mit Minuta-Formen führt zu unspezifischen gastrointestinalen Symptomen. Die invasive Infektion des Dickdarms wird als Amöbenruhr bezeichnet. Die Patienten leiden unter Fieber, kolikartigen abdominellen Schmerzen und Durchfällen mit Abgang von Blut und Schleim. Bei Kindern kann die Erkrankung fulminant verlaufen mit Entwicklung eines akuten Abdomens durch Darmwandnekrosen. Die extraintestinalen Komplikationen treten teilweise mit einer Verzögerung von mehreren Monaten und ohne erinnerliche Enteritis auf.

12.11.3 Diagnostik

Der Direktnachweis der sich bewegenden Amöben gelingt mikroskopisch im warmen Stuhl. Dabei muss die humanpathogene Spezies *E. histolytica* allerdings von der ähnlich aussehenden, nichtpathogenen *E. dispar* unterschieden werden. Der Nachweis von Erythrozyten phagozytierenden Magnaformen ist beweisend für eine Infektion mit *E. histolytica.* Da die Zystenausscheidung intermittierend verlaufen kann, sollten drei zeitlich getrennte Stuhluntersuchungen erfolgen. Durch Einsatz von antigenbindenden ELISA und/oder PCR-basierter Detektion ist eine Verbesserung der Diagnostik mit hoher Sensitivität und Spezifität möglich. Die serologische Diagnostik ist v. a. bei extraintestinalen Erkrankungen (Amöbenleberabszess) hilfreich.

12.11.4 Therapie

Mittel der Wahl in der Therapie der Amöbenruhr und des Amöbenabszesses sind Metronidazol oder Tinidazol, wobei die letztere Substanz in Deutschland nur als Import über die internationale Apotheke verfügbar ist. Zur Elimination von intraluminalen Zystenformen sollte anschließend eine Behandlung mit Paromomycin oder Diloxanidfuroat erfolgen **(Empfehlungsgrad A).** Bei Metronidazol-Unverträglichkeit können Tinidazol zur Behandlung der Amöbenruhr sowie Chloroquin zur Therapie des Leberabszesses eingesetzt werden.

12.12 Lambliasis

12.12.1 Basisinformation

Giardia lamblia ist ein weltweit vorkommendes Protozoon. Die Infektion erfolgt durch die Aufnahme von Zysten mit verschmutztem Trinkwasser, Nahrung oder seltener fäkal-oral von Mensch zu Mensch. Im oberen Dünndarm schlüpfen Trophozoiten aus den Zysten und haften der Darmwand an. Im Dickdarm werden aus den Trophozoiten wieder Zystenformen gebildet, die mit dem Stuhl in die Umwelt gelangen.

12.12.2 Symptomatik und klinisches Bild

Die Lambliasis befällt v. a. Säuglinge, Kinder, Immunsupprimierte und Reisende. Nach einer Inkubationszeit von 7–14 d kommt es zu breiig wässriger Diarrhö, allgemeinem Krankheitsgefühl und Zeichen der Malabsorption mit Fettstühlen und einer signifikanten Gewichtsabnahme. Begleitend treten häufig Bauchschmerzen, Übelkeit und Meteorismus auf. Die Beschwerden dauern zwischen 2 und 4 Wo., können jedoch auch chronifizieren.

12.12.3 Diagnostik

Die Diagnose wird durch Nachweis von *G.-lamblia*-Zysten im Stuhl gestellt. Wiederholte Stuhluntersuchungen sowie Untersuchungen der Duodenalschleimhaut (hier auch Nachweis der typischen Trophozoiten) erhöhen die Treffsicherheit. Der Nachweis von Lamblien-Antigen mittels ELISA oder PCR in Stuhlproben ist ebenfalls möglich.

12.12.4 Therapie

Therapeutisch wird zur Behandlung der symptomatischen Lambliasis Metronidazol eingesetzt. Bei asymptomatischen Patienten besteht keine Therapieindikation. Die Effektivität der Therapie liegt bei > 90 % **(Empfehlungsgrad A).** Zur Behandlung in der Schwangerschaft wird ein Therapieversuch mit Paromomycin empfohlen.

12.13 Kryptosporidiose, Isosporidiose, Mikrosporidiose

12.13.1 Basisinformation

Kryptosporidien, *Isospora belli* und Mikrosporidien sind intestinale Protozoen, die v. a. bei Patienten mit Immundefekten schwere Durchfallerkrankungen hervorrufen können. Die Übertragung erfolgt wahrscheinlich auf oralem Weg. Für Kryptosporidien ist Wasser die wichtigste Infektionsquelle. Krypto- und Mikrosporidien sind weltweit verbreitet, wobei Infektionen mit *I. belli* hauptsächlich in tropischen und subtropischen Gebieten nachgewiesen werden.

12.13.2 Symptomatik und klinisches Bild

Infektionen mit diesen Parasiten führen zu wässrigen, nicht blutigen Diarrhöen, die bei Immunkompetenten nach 1 Wo. bis 10 d spontan sistieren. Unter Immunsuppression kommt es zu schweren, lang anhaltenden Durchfallerkrankungen. Krypto- und Mikrosporidien befallen häufig auch die Gallengänge und können so zu einer Cholangitis führen. Einige Mikrosporidien neigen bei Immunsupprimierten zu disseminierten Verläufen, bei denen jedes Organsystem betroffen sein kann.

12.13.3 Diagnostik

Die Diagnose wird durch den Nachweis der Oozysten *(I. belli, C. parvum)* bzw. Sporen (Mikrosporidien) im Stuhl durch Spezialfärbungen (säurefeste Färbungen bei *I. belli, C. parvum*, modifizierte Trichrome-Färbung, Färbungen mit Fluorochrome bei Mikrosporidien) gestellt.

12.13.4 Therapie

Bei Immunkompetenten sind diese Infektionen selbstlimitierend. Eine antibiotische Therapie ist nicht erforderlich. Unter Immunsuppression, v. a. bei HIV-infizierten Patienten, kann es jedoch zu lang anhaltenden, chronischen Diarrhöen kommen, sodass eine Therapie versucht werden sollte. Infektionen mit *I. belli* sprechen auf hoch dosiertes Cotrimoxazol an. Krypto- und Mikrosporidien lassen sich sehr viel schwieriger therapieren. Einige Mikrosporidien-Spezies sind sehr empfindlich gegenüber Albendazol, das jedoch bei der am häufigsten auftretenden Spezies *Enterocytozoon bieneusi* keine Wirkung hat. Besteht eine HIV-Infektion, sollte durch eine wirksame antiretrovirale Therapie versucht werden, eine Immunrekonstitution zu erreichen, was meist zu einer Eradikation der Erreger führt **(Empfehlungsgrad B).**

LEITLINIEN

Manthey CF, Epple H-J, Keller K-M et al.: S2k-Leitlinie Gastrointestinale Infektionen der Deutschen Gesellschaft für Gastroenterologie, Verdauungs- und Stoffwechselkrankheiten (DGVS). Z Gastroenterol. Jul;62(7) (2024) 1090–1149. doi 10.1055/a-2240-1428.

LITERATUR

Avery ME, Snyder JD: Oral therapy for acute diarrhea. The underused simple solution. N Engl J Med 323 (1990) 891–894.

Britt NS, Steed ME, Potter EM et al.: Tigecycline for the Treatment of Severe and Severe Complicated Clostridium difficile Infection. Infect Dis Ther 3 (2014) 321–331.

Christopher PR, David KV, John SM et al.: Antibiotic therapy for Shigella dystentery. Cochrane Database Syst Rev CD0067784 (2010). doi https://doi.org/10.1002/14651858. CD006784.pub4.

Cohen PS, O'Biran TF, Schoenbaum SC et al.: The risk of endothelial infection in adults with salmonella bacteremia. Ann Intern Med 89 (1978) 931–932.

Cohen SH, Gerding DN, Johnson S et al.: Clinical Practice Guidelines for Clostridium difficile infection in Adults: 2010 Update by the Society for Healthcare Epidemiology of America (SHEA) and the Infectious Diseases Society of America (IDSA). Infect Control Hosp Epidemiol 31 (2010) 431–455.

Debast SB, Bauer MP, Kuijper EJ; European Society of Clinical Microbiology and Infectious Diseases: Update of the treatment guidance document for Clostridium difficile infection. Clin Microbiol Infect 20 Supp. 2 (2014) 1–26.

Herpers BL, Vlaminckx B, Burkhardt O et al.: Intravenous tigecycline as adjunctive or alternative therapy for severe refractory Clostridium difficile infection. Clin Infect Dis 48 (2009) 1732–1735.

Onwuezobe IA, Oshun PO, Odigwe CC: Antimicrobials for treating symptomatic non-typhoidal Salmonella infection. Cochrane Database Syst Rev 11 CD001167 (2012).

Polage CR, Gyorke CE, Kennedy MA et al.: Overdiagnosis of Clostridium difficile Infection in the Molecular Test Era. JAMA Intern Med 175 (2015) 1792–1801.

Spina A, Kerr, KG, Cormican M et al.: Spectrum of enteropathogens detected by the FilmArray GI Panel in a multicentre study of community-acquired gastroenteritis. Clin Microbiol Infect 21 (2015) 719–728.

Thielman NM, Guerrant RL: Clinical practice. Acute infectious diarrhea. N Engl J Med 350 (2004) 38–47.

Weber M, Hagel S, Stallmach A: Gastrointestinal infections. Dtsch Med Wochenschr 139 (2014) 1357–1368; quiz 1369–1372.

KAPITEL

13 Infektionen des Dünn- und Dickdarms

Dietmar M. Klass und Torsten Kucharzik

Eine akute Enterokolitis ist definiert als schnell einsetzende Durchfallerkrankung (< 3 ×/d oder mind. 200 g Stuhl/d), die < 2 Wo. andauert und von Übelkeit, Erbrechen, Fieber oder Bauchschmerzen begleitet sein kann. Häufig treten Erbrechen und Diarrhö gemeinsam auf, seltener allein. Infektionen des Magen-Darm-Trakts werden durch eine Vielzahl viraler, bakterieller und parasitärer Erreger hervorgerufen. Die Virulenz des jeweiligen Erregers, die Wirtsantwort, der Ernährungs- und Immunstatus des Wirts sowie mögliche Begleiterkrankungen beeinflussen den Krankheitsverlauf. In der Regel ist eine infektiöse Enterokolitis selbstlimitierend. Meist genügt eine symptomatische Behandlung, eine ätiologische Abklärung ist i. d. R. nicht notwendig. Bei Kindern, älteren Menschen oder immuninkompetenten Personen können komplizierte Verläufe beobachtet werden.

Im Folgenden werden die relevanten Erreger von Infektionen des Dünn- und Dickdarms unter Berücksichtigung sinnvoller diagnostischer Maßnahmen und Meldepflichten vorgestellt. Aktuelle Therapieoptionen und erforderliche Hygienemaßnahmen werden diskutiert.

13.1 Enterokolitis

Allen Enterokolitiden gemeinsam ist, dass eine Erregerdiagnostik nur dann durchgeführt werden sollte, wenn sich aus dem Ergebnis medizinische, organisatorische oder melderechtliche Konsequenzen ergeben würden (**Empfehlungsgrad A;** Manthey et al. 2023). Der mikrobiologische Nachweis von Durchfallerregern erfolgt dann aus Stuhlproben und in Ausnahmefällen aus Rektalabstrichen. Im Regelfall reicht eine Stuhlprobe auf die relevanten Erreger (Campylobacter, Salmonellen, Rota- und Noroviren). Das Spektrum der angeforderten Untersuchungen sollte der klinischen Symptomatik, der Anamnese und der epidemiologischen Situation angepasst werden, die Diagnostik sollte in Stufen erfolgen (➤ Abb. 13.1).

13.1.1 Virale und bakterielle Enterokolitiden

Definition und Basisinformation

Die akute Enterokolitis ist eine häufige Ursache für Durchfallerkrankungen, die zu Besuchen in den Notaufnahmeambulanzen führen, wobei das Norovirus die häufigste Ursache für akute Enterokolitis und die zweithäufigste Ursache für eine Krankenhauseinweisung wegen akuter Enterokolitis ist (Hall et al. 2011). Andere häufige Erreger einer viralen Enterokolitis sind Rotaviren, enterische Adenoviren und Astroviren. Auch wenn vermutlich die meisten Fälle einer akuten Enterokolitis viraler Genese sind, so sind bei den schweren Durchfallerkrankungen jedoch bakterielle Ursachen für die meisten Fälle verantwortlich. Zu den häufigsten bakteriellen Erregern zählen *Campylobacter* spp. und *Clostridioides difficile,* seltener finden sich *Escherichia coli,* Salmonellen, Yersinien oder Shigellen (➤ Tab. 13.1). Akute virale Enterokolitiden verursachen sowohl ambulant als auch nosokomial gehäuft Epidemien in geschlossenen Gemeinschaften wie Pflegeheimen, Schulen und Kreuzfahrtschiffen. Eine Quelle für Ausbrüche sind Restaurants und Caterer. Die Erkrankungen betreffen vorwiegend Säuglinge und Kinder, aber auch Erwachsene im höheren Lebensalter. Seit August 2013 wird die Impfung gegen Rotaviren für alle Säuglinge < 6 Mon. von der Ständigen Impfkommission (STIKO) empfohlen.

Symptomatik und klinisches Bild

Virale Enteritiden verursachen hauptsächlich eine sekretorische, nicht entzündliche Diarrhö, charakterisiert durch häufige wässrige Stuhlentleerungen sowie begleitende Symptome wie Übelkeit und Erbrechen. Zusätzlich können Schmerzen und Fieber auftreten. Dagegen verursachen bakterielle Enterokolitiden überwiegend eine entzündliche Diarrhö, die sich in schleimigen und blutigen Stuhlgängen äußert. So können *Campylobacter* Salmonellen und enteroinvasive sowie enterohämorrhagische *E. coli* zu einer Schädigung des Darmepithels führen, mit teilweise septischen Verläufen und extraintestinalen Manifestationen. Wenn der Flüssigkeitsverlust nicht durch ausreichende Rehydratation ausgeglichen wird, können schwerwiegende Folgen wie Exsikkose, Hypotonie, Synkopen und Vigilanzminderung entstehen.

Diagnostik und Differenzialdiagnostik

Zur Diagnosestellung gehört neben der körperlichen Untersuchung eine gründliche Anamnese. Dabei sollten Informationen zu Medikamenten- und insbesondere antimikrobiellen Substanzen, Auslandsreisen, Konsum verdorbener oder roher Lebensmittel, Kontakt zu kranken Personen, etwaige ähnliche Fälle in der Umgebung sowie Begleiterkrankungen erfragt werden. Zu den Merkmalen, die auf eine virale Ätiologie der akuten Enterokolitis hindeuten, gehören eine mittlere Inkubationszeit (24–60 h), eine kurze Infektionsdauer (12–60 h) und eine hohe Häufigkeit von begleitendem Erbrechen. In seltenen Fällen kann es bei akuter Enteritis auch nur zu isoliertem Erbrechen kommen.

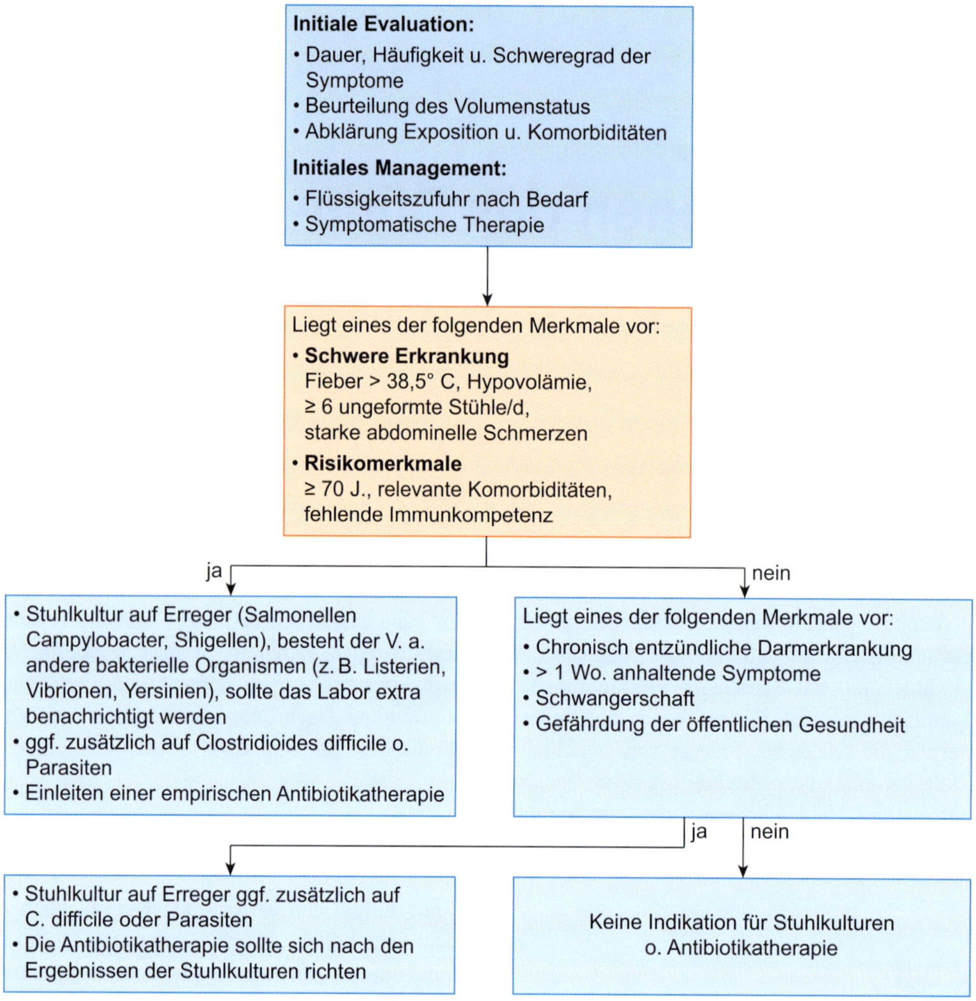

Abb. 13.1 Vorgehen bei akutem Durchfall des Erwachsenen [L231]

Zu den häufigen Befunden bei der körperlichen Untersuchung von Personen mit akuter Enteritis gehört eine leichte, diffuse Empfindlichkeit des Abdomens. Fieber tritt bei etwa der Hälfte der Betroffenen auf. Obwohl mit etwa 10 % relativ selten, ist es wichtig, Anzeichen einer mäßigen bis schweren Dehydratation zu erkennen, einschließlich trockener Schleimhäute, vermindertem Hautturgor, Tachykardie, Hypotonie oder verändertem Geisteszustand. Hinweise auf eine invasive, entzündliche Diarrhö sind Symptome wie Fieber, krampfartige Schmerzen beim Stuhlgang und blutiger Stuhl. Zusätzlich kann eine Basislaboruntersuchung, einschließlich der Bestimmung von Elektrolyten, Kreatinin, Blutbild und C-reaktivem Protein (CRP), hilfreich sein, um den Schweregrad der Erkrankung zu bewerten. Bei fehlenden Anzeichen einer Hypovolämie ist es jedoch nicht notwendig, die Serumelektrolyte zu messen, da diese i. d. R. normal sind. Das Blutbild erlaubt keine zuverlässige Unterscheidung zwischen viraler und bakterieller Enterokolitis.

Da über die Hälfte aller Durchfallerkrankungen innerhalb der ersten 24 h von selbst abklingen, wird empfohlen, eine Stuhldiagnostik erst bei anhaltenden Beschwerden oder beim Vorliegen folgender Situation durchzuführen (**Empfehlungsgrad B;** Manthey et al. 2023):

- Hypovolämie/Dehydrierung
- Elektrolytentgleisung oder Nierenfunktionseinschränkung
- Blutiger Stuhl/rektaler Blutabgang
- Gewichtsverlust
- Starke Abdominalschmerzen
- > 2 Wo. andauernde Symptome
- Krankenhausaufenthalt oder Einnahme von Antibiotika in den vergangenen 3 Mon.
- Arbeit in der Nahrungsmittelverarbeitung oder einer Gemeinschaftseinrichtung
- Fallhäufung (≥ 2 Fälle) mit vermutetem epidemiologischem Zusammenhang
- Vor Einleitung einer empirischen antibiotischen Therapie der Durchfallerkrankung
- ≥ 65 J. alt
- Komorbiditäten (z. B. Diabetes mellitus, Immunschwäche)
- Schwangerschaft

Zu den Ursachen einer chronischen Durchfallerkrankung, die sich selten als akute infektiöse Enterokolitis tarnen, gehören Darmkrebs, Reizdarmsyndrom, chronisch entzündliche Darmerkrankungen, mikroskopische Kolitis, Malabsorptionssyndrome, Durchfall nach Cholezystektomie, medikamenteninduzierter Durchfall, Missbrauch von Abführmitteln und chronische Infektionen.

Tab. 13.1 Liste der möglichen Erreger einer Enterokolitis

Gruppe	Erreger	Bemerkung
Viren	Adenoviren	
	Astroviren	Kinder
	Noroviren	Ausbrüche
	Rotaviren	
	Sapoviren	
Bakterien	*Campylobacter* spp.	Blutige Diarrhö
	Clostridioides difficile	Antibiotika-Exposition
	Escherichia coli	Hämolytische Anämie, TTP
	Listerien	
	Salmonellen spp.	
	Shigellen	
	Vibrio cholerae	
	Yersinia spp.	Eisenüberladungssyndrom
Lebensmittelvergiftung	*Bacillus cereus*	
	Clostridioides perfringens	
	Staphylococcus aureus	
Protozoen	Cryptosporidium	Diarrhödauer > 14 d
	Cyclospora	
	Entamoeba histolytica	
	Isospora	
	Mikrosporidium	
	Giardia intestinalis	Diarrhödauer > 14 d
Helminthen (Würmer)	Plathelminthen	
	Trichinellen	
	Strongyloides stercoralis	

Therapie

Die akute Enteritis ist i. d. R. selbstlimitierend und wird mit unterstützenden Maßnahmen (Flüssigkeitszufuhr) behandelt. Bei Erwachsenen ohne Anzeichen eines Volumenmangels kann ein ausreichendes Volumen mit Sportgetränken und Brühen aufrechterhalten werden (**Empfehlungsgrad B;** Manthey et al. 2023). Bei leichter bis mittelschwerer Hypovolämie können orale Rehydratationslösungen, eine Elektrolyt-Glukose-Mischung, auch bekannt als orale Rehydratationssalzlösung der Weltgesundheitsorganisation (ORS-WHO), zur Aufrechterhaltung des Elektrolytgleichgewichts und der Hydratation besser geeignet sein. Für Erkrankte, die unter schwerer Exsikkose leiden, ist eine i. v. Injektion erforderlich (**Empfehlungsgrad A;** Manthey et al. 2023).

Antiemetika und Loperamid als Antidiarrhoikum können bei übermäßigem Erbrechen oder übermäßigem Flüssigkeitsverlust bei Durchfall im Erwachsenenalter kurzfristig eingesetzt werden (**Empfehlungsgrad C;** Manthey et al. 2023). Bei bekannten viralen Enterokolitis-Epidemien sind Antibiotika nicht angezeigt. Spezifische antivirale Therapien stehen nicht zur Verfügung.

Eine empirische antimikrobielle Therapie soll bei der Behandlung der akuten Enterokolitis nur eine begrenzte Rolle spielen, nur in Ausnahmefällen bei schweren Verläufen und nach Probenentnahme zur Klärung der viralen oder bakteriellen Genese (**Empfehlungsgrad C;** Manthey et al. 2023). Falls eine empirische Therapie nach Durchführung der Erregerdiagnostik erwogen wird, ist hierfür vorzugsweise Azithromycin (500 mg/d p. o. für 3 d oder 1000 mg p. o. als ED) zu benutzen. Als Alternative kann ein Aminopenicillin + Betalaktamase-Inhibitor i. v. gegeben werden (**Empfehlungsgrad C;** Manthey et al. 2023). In Fällen von Infektionen mit enterohämorrhagischen *Escherichia coli* (EHEC) ist Vorsicht bei der Anwendung von Antibiotika geboten, da diese die Toxinproduktion steigern und das Risiko für die Entwicklung eines hämolytisch-urämischen Syndroms (HUS) erhöhen können. Bei akuter *Campylobacter*-Infektion soll keine antimikrobielle Therapie eingeleitet werden, wenn es bis zum Erhalt des mikrobiologischen Nachweises bereits zu einer Besserung der klinischen Symptome gekommen ist. Nur bei schwerem Krankheitsbild und fehlender klinischer Besserung sollte eine antimikrobielle Therapie mit Azithromycin 1000 mg p. o. einmalig eingeleitet werden. Nach vorliegendem Antibiogramm ist die Therapie zu evaluieren (**Empfehlungsgrad A;** Manthey et al. 2023).

Die ergänzende Gabe von Probiotika sollte nicht erfolgen (**Empfehlungsgrad A;** Manthey et al. 2023). Zusätzlich ist die Einhaltung von Hygienemaßnahmen wie Isolation in Pflegeeinrichtungen und Krankenhäusern, aber auch die Händedesinfektion und die Nutzung einer separaten Toilette von Bedeutung (➤ Kap. 13.3).

13.1.2 *Clostridioides-difficile*-assoziierte Diarrhö (CDAD)

Definition und Basisinformation

Bis zu 35 % der Behandelten berichten unter bzw. nach einer antibiotischen Therapie über eine Durchfallsymptomatik. In der Mehrzahl der Fälle (> 75 %) entsteht eine antibiotikaassoziierte Diarrhö durch eine Störung der intestinalen Mikrobiota und ist nicht infektiöser Natur (Polage et al. 2012). Bei bis zu 25 % der antibiotikaassoziierten Diarrhöen kann *Clostridioides difficile* als Ursache der Beschwerden ermittelt werden. Grundsätzlich kann eine *C.-difficile*-assoziierte Diarrhö (CDAD) unter bzw. nach einer Therapie mit allen Antibiotika bis zu 6 Wo. nach antibiotischer Therapie auftreten. Ein besonders häufiges Auftreten wurde jedoch nach einer Therapie mit Clindamycin, Cephalosporinen und Fluorchinolonen beschrieben.

Mechanistisch entsteht durch die antibiotische Therapie und Zerstörung der physiologischen Darmflora ein selektiver Wachstumsvorteil für *C. difficile*. Hierbei kann es zur endogenen Sporenbildung kommen, da bis zu 5 % der erwachsenen Bevölkerung *C. difficile* als fakultativ pathogenen Darmkeim aufweisen. In der Regel erfolgt jedoch die Besiedlung von *C.-difficile*-Sporen über eine Schmierinfektion mit anschließender Toxinbildung. Die entscheidenden Virulenzfaktoren von *C. difficile* sind das Enterotoxin A und das Zytotoxin B. Weltweit wurde im letzten Jahrzehnt eine globale

Zunahme der CDAD u. a. mit dem Auftreten besonders virulenter Stämme wie dem Ribotyp 027 beobachtet. In den letzten Jahren und insbesondere während der COVID-Pandemie zeigte sich die Inzidenz wieder etwas rückläufig, was mit verbesserten Hygienemaßnahmen erklärt werden kann.

Symptomatik und klinisches Bild

Die CDAD kann sich mit einem breiten Spektrum an klinischer Symptomatik präsentieren. Die Initialsymptomatik umfasst typischerweise abdominelle Schmerzen, die mit einer wässrigen Diarrhö einhergehen. Im Verlauf der Erkrankung können zunehmend Allgemeinsymptome wie Fieber, Bauchschmerzen und das Auftreten von blutigen Stühlen hinzukommen. Ein charakteristisches endoskopisches Bild der CDAD ist die pseudomembranöse Kolitis, welche durch das Vorhandensein von gelblich-weißen Plaques auf der Darmschleimhaut gekennzeichnet ist (➤ Abb. 13.2a). Diese Plaques bestehen aus Fibrin, mukopurulentem Exsudat und Entzündungszellen und sind pathognomonisch für eine Infektion mit *C. difficile,* treten jedoch nur bei etwa einem Drittel der Erkrankten auf. Bei Patienten mit florider Colitis ulcerosa werden Pseudomembranen sogar nur bei etwa jedem zehnten Patienten beobachtet (➤ Abb. 13.2b).

Bei einem fulminanten Krankheitsverlauf kann es zu schwerwiegenden Komplikationen kommen. Hierzu zählen u. a. der Ileus, die Perforation des Darms und der septische Schock. In solchen Fällen kann trotz ausgeprägter Kolondilatation und systemischer Entzündungszeichen eine Diarrhö fehlen, was auf eine Darmatonie zurückzuführen ist.

Diagnostik und Differenzialdiagnostik

Besondere Risikofaktoren prädisponieren zur CDAD; hierzu gehören neben der antibiotischen Vortherapie ein Alter > 65 J., Komorbiditäten, eine PPI-Einnahme sowie Hospitalisierung. Personen unter einer Immunsuppression stellen eine besondere Risikogruppe dar. Hier kann die CDAD auch ohne antibiotische Therapie auftreten. 5–20 % aller Betroffenen mit CDAD weisen eine rekurrente Infektion auf. Aufgrund der hohen Inzidenz sollen im Rahmen einer nosokomialen Diarrhö infektiöse Ursachen inkl. *C. difficile* abgeklärt werden (Manthey et al. 2023).

Bei V. a. das Vorliegen einer *Clostridioides-difficile*-Infektion soll sowohl ein hochsensitives als auch ein hochspezifisches Testverfahren gewählt werden. Der Glutamatdehydrogenase (GDH)-Test stellt einen initialen Suchtest mit hoher Sensitivität dar. Ein Enzymimmunoassay für Toxin A und B stellt einen Bestätigungstest für die toxikogene Infektion bei GDH-positiven Proben dar. Der Zellkultur-Zytotoxizitätstest oder der nukleinsäurebasierte Test NAAT der Toxingene ist ein Bestätigungstest für eine toxigene Infektion. Den diagnostischen Goldstandard als Bestätigungstest für eine toxigene Infektion stellt nach wie vor die anaerobe toxigene Kultur dar. Die Kultur ist außerdem Voraussetzung für eine Ribotypisierung und die Antibiotikaresistenztestung bei kritisch kranken Personen oder bei Ausbrüchen.

Bedingt durch die relative Instabilität des Toxins in Stuhlproben ist die Sensitivität des ELISA stark vom Alter und von der Aufbewahrungsmodus der Probe abhängig, sodass bei begründetem Verdacht eine Stuhldiagnostik wiederholt werden sollte. Die Diagnose einer pseudomembranösen Kolitis kann grundsätzlich auch endoskopisch gestellt werden. Hierbei sollte jedoch berücksichtigt wer-

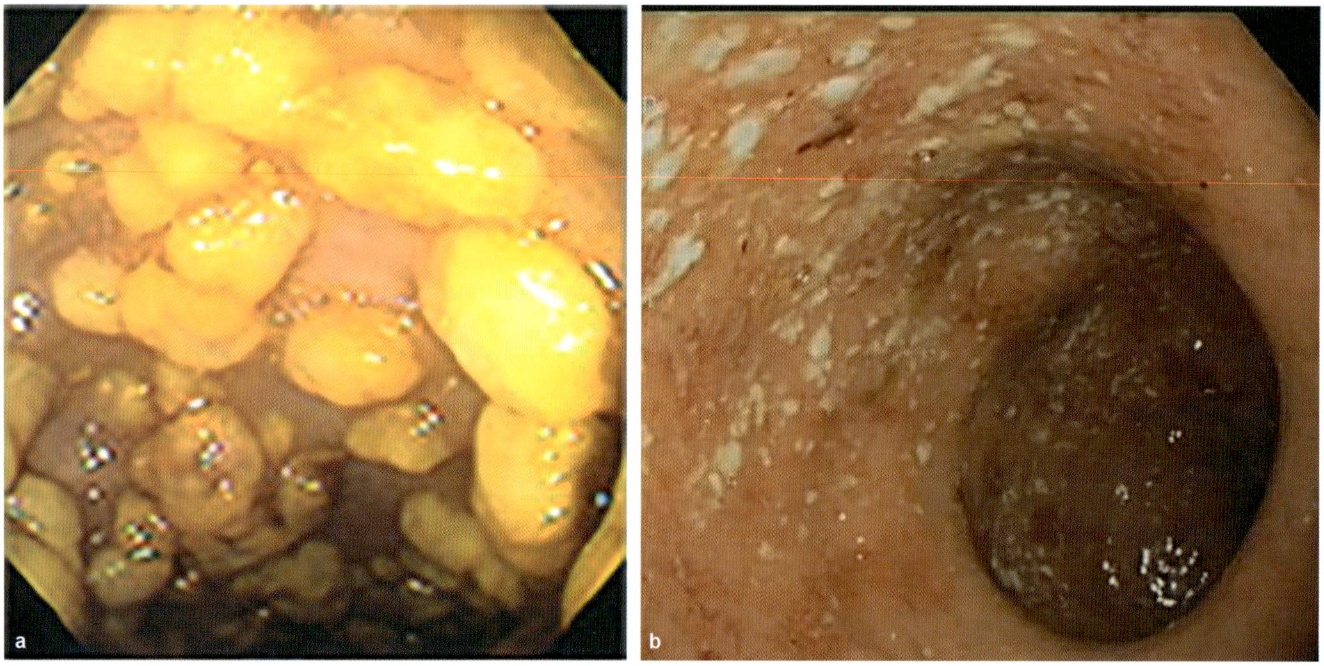

Abb. 13.2 *C.-difficile*-assoziierte Kolitis
a *C.-difficile*-assoziierte Kolitis mit typischen Pseudomembranen [M1671]
b *C.-difficile*-assoziierte Kolitis bei Colitis ulcerosa mit fehlenden Pseudomembranen [M1672]

den, dass die klassischen Pseudomembranen nur bei etwa 30 % der Erkrankten auftreten. Bei Personen mit Colitis ulcerosa sind diese nur in bis zu 13 % der Fälle nachweisbar.

Bei fulminanten Verläufen sollte die Diagnose eines toxischen Megakolon sonographisch oder bei unklaren Fällen konventionell radiologisch erfolgen.

Um die Prädiktion der Erkrankung vorherzusagen ist eine klinische Differenzierung in eine schwere oder fulminante *Clostridioides-difficile*-Infektion (CDI) hilfreich. Eine CDI wird als **schwer** klassifiziert, wenn mindestens eines der folgenden Kriterien vorliegt:

- Fieber > 38,5 °C
- Leukozytose > 15 × 10^9/l
- Anstieg des Serumkreatinins auf 50 % des Ausgangswertes

Die **kompliziert** oder **fulminant** verlaufende CDI ist gekennzeichnet durch mindestens eines der folgenden Kriterien (Manthey et al. 2023):

- Hypotension (systolischer Blutdruck < 100 mmHg)
- Septischer Schock
- Erhöhtes Serumlaktat (≥ 20 mg/dl)
- Ileus
- Toxisches Megakolon
- Perforation
- Fulminante Krankheitsdynamik

Ein hohes Lebensalter > 65 J. und das Vorliegen multipler Vorerkrankungen werden als Risikofaktoren für schwere Verläufe identifiziert. Die schwere CDI unterliegt in Deutschland der Meldepflicht (➤ Kap. 13.3).

Therapie

Grundsätzlich sollten beim Auftreten einer nosokomialen CDAD supportive Maßnahmen wie die Substitution von Volumen und Elektrolyten sowie, soweit möglich, der Verzicht auf Motilitätshemmer und PPI erwogen werden. In der Regel sollte frühzeitig eine spezifische Therapie initiiert werden. Bei hochgradigem Verdacht und schwerem Krankheitsbild kann eine spezifische Therapie bereits unmittelbar im Anschluss an die Abgabe einer Stuhlprobe eingeleitet werden. Liegt ein Risikofaktor für eine rezidivierende CDI wie Alter > 65 J., ein vorhergehendes Rezidiv, welches weniger als 3 Mon. zurückliegt, oder eine nosokomial erworbene CDI vor, hat dies Einfluss auf die Primärtherapie (Manthey et al. 2023).

Die spezifische Primärtherapie der CDI soll mit Fidaxomicin (2 × 200 mg/d) oder Vancomycin (4 × 125 mg/d) über 10 d erfolgen. Liegt ein hohes Rezidivrisiko vor, soll direkt mit Fidaxomicin behandelt werden, da das Rezidivrisiko unter Fidaxomicin geringer ist als unter einer Therapie mit Vancomycin (Manthey et al. 2023). Bei hohem Rezidivrisiko kann zusätzlich nach primärer Therapie mit Vancomycin oder Fidaxomicin zusätzlich eine Behandlung mit Bezlotoxumab zur Sekundärprophylaxe erfolgen. Bei schweren Krankheitsfällen bzw. wenn keine enterale Therapie möglich ist, kann eine parenterale Therapie z. B. mit Metronidazol i. v. oder Tigecyclin i. v. erfolgen (➤ Tab. 13.2). Der fäkale Mikrobiomtransfer (FMT) stellt eine Behandlungsalternative zur Rezidivprophylaxe mit Bezlotoxumab bei mehreren stattgehabten Rezidiven dar. Nach Therapie ist eine erneute Stuhldiagnostik nicht sinnvoll, da die Toxine im Stuhl bei etwa der Hälfte der Erkrankten bis zu 6 Wo. persistieren. Die Isolationspflicht entfällt nach 48-stündiger Durchfallfreiheit.

13.1.3 Parasitische Protozoen

Basisinformation

Infektionen des Gastrointestinaltrakts durch Protozoen – einzellige parasitische Organismen – sind ein globales Gesundheitsproblem, das in Abhängigkeit von der Pathogenität des spezifischen Erregers und dem Immunstatus des Infizierten zu lebensbedrohlichen Zuständen führen kann. Diese Problematik beschränkt sich nicht nur auf Entwicklungsländer; auch in industrialisierten Regionen stellen Protozoeninfektionen eine signifikante gesundheitliche Herausforderung dar. Die Übertragung erfolgt primär durch mit Protozoen kontaminierte Nahrungsmittel und Wasserquellen. Die Spezies, die darmassoziierte Protozoeninfektionen verursachen, umfassen eine Vielzahl von Erregern (➤ Tab. 13.1). So manifestiert sich z. B. eine Giardiasis, die häufigste meldepflichtige Darmparasitose in Deutschland. *Entamoeba histolytica,* der Erreger der Amöbenruhr, induziert eine ulzeröse Kolitis. Weitere relevante intestinale Protozoen umfassen Cryptosporidien, Isospora und Mikrosporidien.

Tab. 13.2 Empfehlungen zur Primärtherapie und zur Behandlung von Rezidiven bei *C.-difficile*-Infektion (in Anlehnung an die Leitlinie für gastrointestinale Infektionen der DGVS; Manthey et al. 2023)

	Initiale CDI	1. Rezidiv	2. Rezidiv
Standardtherapie (SoC)	Fidaxomicin 2 × 200 mg/10 d (EG B)	SoC + Bezlotoxumab (EG C)	FMT (EG C)
	Oder Vancomycin 4 × 125 mg/10 d (EG B)	Fidaxomicin 2 × 200 mg/10 d (EG B)	SoC + Bezlotoxumab (EG C)
Hohes Rezidivrisiko	Fidaxomicin 2 × 200 mg/10 d (EG A)	SoC + Bezlotoxumab (EG C)	
Leichtes Krankheitsbild, fehlende Risikofaktoren	Metronidazol 3 × 400 mg p. o. (EG C)	Vanomycin-Tapering u. Puls (EG C)	SoC + Bezlotoxumab (EG C)
Schwere CDI	• Vancomycin/Fidaxomicin • Orale Einnahme nicht möglich: Einlauf, Metronidazol i. v. o. Tigecyclin (EG C)		

FMT = fäkaler Mikrobiomtransfer; EG = Empfehlungsgrad

Symptomatik und klinisches Bild

Entamoeba histolytica, ein einzelliger Parasit, ist der Auslöser der Amöbenruhr. Der Lebenszyklus dieses Parasiten umfasst zwei Phasen: Eine inaktive Zystenform und eine aktive Trophozoitenform, welche primär den menschlichen Darmtrakt besiedelt. *E. histolytica* gelangt üblicherweise in Form von Zysten durch kontaminierte Nahrungs- oder Flüssigkeitsaufnahme in den oberen Gastrointestinaltrakt des Wirts. Im Dünndarm schlüpfen aus den Zysten vierkernige Stadien, aus denen sich durch Teilung einkernige Trophozoiten entwickeln, die das Kolon besiedeln. Diese Trophozoiten können sich durch Zellteilung vermehren und in Zysten umwandeln, die mit dem Stuhl ausgeschieden werden.

Infektionen mit *E. histolytica,* bekannt als Amöbiasis, verlaufen in 80–90 % der Fälle asymptomatisch. Dennoch tragen asymptomatische Träger zur Verbreitung der Krankheit bei. Im Darm gebildete Zysten sind für die Übertragung verantwortlich. Etwa 10–20 % der Infizierten entwickeln klinische Symptome. Die Trophozoiten von *E. histolytica* existieren in zwei Formen: die kleinere Minuta-Form und die größere Magna-Form. Minuta-Formen leben auf der intakten Schleimhaut des Dickdarms und verursachen meist keine Symptome.

Die Magna-Form kann aktiv in das Kolongewebe eindringen, was zu einer ulzerierenden Kolitis führen kann. Zu den Symptomen zählen Fieber, kolikartigen abdominellen Schmerzen und blutig, schleimige Diarrhö. Gelangen Trophozoiten in den Blutkreislauf, können sie extraintestinale Abszesse, vorwiegend in der Leber und anderen Organen, verursachen. Etwa drei Viertel dieser Fälle gehen keine akute Amöbenruhr voraus. Eine Punktion der Amöbenabszesse sollte vermieden werden.

Giardia intestinalis unterscheidet sich von *Entamoeba histolytica* durch seinen nichtinvasiven Charakter; es führt nicht zur Zerstörung der Schleimhautzellen, beeinträchtigt jedoch deren Funktion und verursacht Entzündungen. Klinisch präsentiert sich eine Giardiasis (auch bekannt als Lamblienruhr) durch Symptome wie Diarrhö, Blähungen, selten Fieber und in schweren Fällen Malnutrition.

Die Übertragung von *Giardia* erfolgt über die Aufnahme von Zysten durch kontaminierte Wasser- oder Nahrungsquellen. Die ausgereiften Trophozoiten dieser Spezies adhärieren an den Mikrovilli des Dünndarmepithels. Im Verlauf einer Infektion werden ab etwa 3–4 Wo. post initialer Infektion Zysten mit dem Stuhl des Wirts ausgeschieden, was eine potenzielle Infektionsquelle für weitere Individuen darstellt. Ein relevantes epidemiologisches Problem ist das Vorhandensein von asymptomatischen Trägern, die über Monate hinweg Zysten ausscheiden und somit zur Infektionskette beitragen, insbesondere bei mangelnder Hygiene. Normalerweise kann das Immunsystem die Trophozoiten innerhalb einiger Wochen eliminieren. Die Inkubationszeit variiert zwischen 1 und ca. 10 Wo. Jährlich erkranken schätzungsweise 200 Mio. Menschen weltweit an Giardiasis, wobei diese Krankheit vornehmlich in Entwicklungsländern eine erhebliche Belastung darstellen kann. *Giardia* ist ein bekannter Erreger der Reisediarrhö.

Infektionen mit den Protozoen **Cryptosporidium, Isospora** (auch als Cystoisospora bezeichnet) und **Mikrosporidium** sind charakterisiert durch akute wässrige, nichthämorrhagische Diarrhöen. Bei immunkompetenten Individuen heilen diese Infektionen innerhalb von 7–10 d ohne spezifische Therapie aus. Jedoch können sie sich bei immunkompromittierten Betroffenen als schwerwiegende und protrahierte Diarrhö-Erkrankungen manifestieren. Kryptosporidium- und Mikrosporidium-Spezies sind zudem bekannt dafür, extraintestinale Infektionen verursachen zu können, speziell die Invasion der Gallenwege, was zu einer Cholangitis führen kann. Diese Komplikation kann primär bei immunsupprimierten Personen signifikante klinische Herausforderungen darstellen.

Diagnostik

In der Diagnostik von Protozoeninfektionen erfolgt der Nachweis von Zysten, aktiven Amöbenformen oder Cryptosporidium- bzw. Mikrosporidium-Oozysten bzw. -Sporen primär durch mikroskopische Untersuchungen von Stuhlproben. Alternativ können in speziellen Fällen Dünndarmbiopsien zur Diagnose herangezogen werden. Für die Detektion von *Giardia-intestinalis-*Antigen im Stuhl stehen zudem immunologische (z. B. ELISA) und molekularbiologische (z. B. PCR) Methoden zur Verfügung. Die Untersuchung von drei separaten, frischen Stuhlproben wird für eine zuverlässige Diagnose empfohlen (**Empfehlungsgrad A;** Manthey et al. 2023). Diese Empfehlung basiert auf der Tatsache, dass Trophozoiten postexkretorisch rasch zerfallen und Zysten nicht konstant oder in jedem Krankheitsstadium im Stuhl nachweisbar sind. Bei der Diagnostik einer extraintestinalen Amöbiasis, wie bei Leberabszessen, spielt der serologische Nachweis von Antikörpern gegen *Entamoeba histolytica* eine zentrale Rolle.

Therapie

In der Therapie der Lambliasis (Giardiasis) und Amöbiasis wird primär Metronidazol eingesetzt, wobei die Dosierung für Lambliasis typischerweise bei 3 × 500 mg/d über einen Zeitraum von 5–7 d liegt, während für Amöbiasis eine Dosis von 3 × 10 mg/kg KG/d i. v. oder p. o., max. jedoch 3 × 800 mg/d, über einen Zeitraum von 10 d empfohlen wird. Zur Eradikation der Zystenformen von *Entamoeba histolytica* ist eine anschließende Behandlung mit Paromomycin (3 × 25–30 mg/kg KG/d p. o. über 7–10 d) ratsam (Ramharter 2022). Invasive Eingriffe wie Punktion, Drainage oder chirurgische Sanierung werden aufgrund des Risikos einer Verschlimmerung der Infektion generell nicht empfohlen und sollten nur bei hohem Risiko einer Abszessperforation in Betracht gezogen werden.

Bei immunkompetenten Personen verlaufen Infektionen mit Cryptosporidien, Isospora und Mikrosporidien i. d. R. selbstlimitierend, sodass eine antibiotische Behandlung nicht erforderlich ist. Bei immunsupprimierten Erkrankten, insbesondere bei solchen mit HIV-Infektion, ist die Rekonstitution des Immunsystems durch eine hochaktive antiretrovirale Therapie (HAART) von primärer Bedeutung und führt üblicherweise zur Elimination der Pathogene.

13.2 Besondere Formen der Enterokolitis

Eine entzündliche Erkrankung des Dünn- und Dickdarms manifestiert sich in einer Vielzahl von Erscheinungsformen, die von milden bis zu schweren, lebensbedrohlichen Zuständen reichen können. Eine besondere Herausforderung stellen Durchfallerkrankungen bei Menschen mit Immundefizienz dar, aber auch Reiserückkehrer oder sog. Nahrungsmittelvergiftungen bedürfen einer besonderen Betrachtung. Diese erfordern eine genaue Betrachtung in Diagnostik und Therapie, um effektive und zielgerichtete Behandlungsstrategien zu gewährleisten.

13.2.1 Diarrhö bei Immundefizienz

Basisinformation

Personen nach Organtransplantationen, unter immunsuppressiven Medikamenten, bei HIV/AIDS oder angeborenen Immundefekten sind anfälliger für Infektionen des Gastrointestinaltrakts durch eine breite Palette von Erregern. Ebenso können nichtinfektiöse Ursachen wie Medikamentennebenwirkungen, eine direkte Schädigung des Intestinaltrakts durch das zugrunde liegende Leiden oder dessen Behandlung ebenfalls zu Diarrhö führen. Die Diagnose und das Management dieser Personengruppe erfordern eine sorgfältige Anamnese und Untersuchung, um die spezifischen Ursachen zu identifizieren und eine zielgerichtete Behandlung einzuleiten. Die Kontrolle von Infektionen sowie die Anpassung von Therapien spielen eine wichtige Rolle bei der Reduzierung der Morbidität und Mortalität in dieser Population. Aufgrund der Komplexität auch der zugrunde liegenden Immundefizienz ist eine interdisziplinäre Betreuung unerlässlich.

Symptomatik und klinisches Bild

Bei Personen mit Immundefizienz stellt Durchfall ein verbreitetes klinisches Symptom dar, dessen Ätiologie breit gefächert ist. Dabei wird eine Differenzierung zwischen infektiösen und nichtinfektiösen Ursachen vorgenommen, wobei Letztere pharmakologisch oder durch zugrunde liegende Erkrankungen induziert sein können. Die klinischen Manifestationen einer infektiösen Enterokolitis bei immundefizienten Individuen zeigen im Allgemeinen keine signifikanten Unterschiede zu immunkompetenten Personen. Allerdings sind immundefiziente Menschen anfälliger für langwierige und schwerwiegende Krankheitsverläufe, verursacht sowohl durch typische als auch atypische intestinale Erreger.

Diagnostik

Bei Personen mit Diarrhö bei einer Immundefizienz sollte eine Medikamentenanamnese im Hinblick auf potenzielle Ursachen erhoben werden und ggf. eine Umstellung erfolgen. Zusätzlich sollte eine erweiterte Diagnostik stufenweise in Abhängigkeit vom klinischen Verlauf durchgeführt werden (**Empfehlungsgrad A;** Manthey et al. 2023).

Das Spektrum der Erreger, die bei Personen mit angeborenen oder erworbenen Immundefizienzen Infektionen hervorrufen, weicht von dem bei immunologisch gesunden Individuen ab. Obwohl die typischen intestinalen Erreger auch in dieser Gruppe häufige Erreger sind (➤ Tab. 13.1), besteht ein höheres Risiko für Infektionen mit weniger häufigen Erregern, insbesondere Parasiten und CMV. Die Wahrscheinlichkeit des Auftretens bestimmter Erreger hängt zum Teil von der Art der Immunschwäche ab.

Bei Personen mit akutem Durchfall, die eine fortgeschrittene HIV-Infektion/AIDS haben, sollte der Stuhl neben der Kultur zusätzlich auf Parasiten untersucht werden. Bei V. a. eine mögliche CMV-Infektion, sollte eine Endoskopie mit Biopsie für den immunhistochemischen Nachweis von CMV und Durchführung einer quantitativen PCR im Gewebe erfolgen. Eine neutropenische Enterokolitis bei Erkrankten mit schwerer Neutropenie kann neben Fieber und Bauchschmerzen auch mit Durchfall einhergehen. Eine Schnittbildgebung z. B. mittels Darmsonographie stellt hier eine sinnvolle erste diagnostische Maßnahme dar.

Therapie

Intestinale Infektionen bei Menschen mit Immundefizienz können ebenso selbstlimitierend verlaufen wie bei immunkompetenten Personen. Bei unkomplizierter akuter infektiöser Enterokolitis soll i. d. R., auch bei immundefizienten Personen, keine antimikrobielle Therapie erfolgen. Lediglich in Ausnahmefällen kann eine empirische Therapie nach Probenentnahme für die Erregerdiagnostik durchgeführt werden (**Empfehlungsgrad A;** Manthey et al. 2023).

Besondere Empfehlung bei ausgewählten Erregern:

- **CMV:** Bei immundefizienten Personen mit nachgewiesener CMV-Enterokolitis ist eine antivirale Therapie indiziert (**Empfehlungsgrad A;** Manthey et al. 2023). Die Induktionstherapie erfolgt i. d. R. mit Ganciclovir i. v., alternativ kann mit Valganciclovir oder Foscarnet behandelt werden. Nach Abklingen der initialen klinischen Symptome, jedoch frühestens nach 14 d, ist eine Umstellung auf Valganciclovir p. o. sinnvoll. Das Therapiemonitoring erfolgt u. a. mittels quantitativer CMV-PCR im peripheren Blut frühestens nach 7 d.
- **Adenovirus:** Bei immundefizienten Personen mit schwerem Krankheitsbild kann eine frühzeitige antivirale Therapie der Adenovirus-Infektion erwogen werden (**Empfehlungsgrad C;** Manthey et al. 2023). Generalisierte Adenovirus-Infektionen bei Immunkomprimierten, insbesondere nach Stammzelltransplantation, erfordern häufig eine antivirale Therapie, für die es jedoch keine zugelassene spezifische Virostatika gibt. Brincidofovir hat seit 2016 den Orphan-Drug-Status zur Behandlung der Adenovirus-Infektion bei Immundefizienten. Eine Zelltherapie mit virusspezifischen T-Zellen von HLA-(teil-)kompatiblen Spendern kann bei schwerer Adenovirus-Infektion nach Stammzelltransplantation die Viren aus dem Blut eliminieren und schwere, häufig tödliche Verläufe verhindern.

- **Mycobacterium-avium-Komplex (MAK):** Die Therapie einer MAK-Infektion sollte mit Clarithromycin, Ethambutol und Rifabutin erfolgen. Vorhandende infektiologische Expertise und Medikamenteninteraktionen sind zu beachten (**Empfehlungsgrad B;** Manthey et al. 2023). Eine Resistenztestung ist anzustreben, um eine gezielte Therapie durchzuführen.
- *Clostridioides difficile:* Die Therapie der *Clostridioides-difficile*-Infektion soll bei immundefizienten Personen primär mit Fidaxomicin oder alternativ Vancomycin erfolgen (**Empfehlungsgrad A;** Manthey et al. 2023).
- **Cryptosporidien:** Die Verbesserung des Immunstatus ist die wirksamste Maßnahme zur Behandlung der intestinalen Kryptosporidiose (**Empfehlungsgrad A;** Manthey et al. 2023).

13.2.2 Diarrhö bei Reiserückkehrern

Basisinformation

Die Diarrhö bei Reiserückkehrern, häufig bei Reisen von ressourcenreichen in ressourcenärmere Regionen, ist durch die Globalisierung und steigende Reisetätigkeit zunehmend relevant. Epidemiologisch definiert als ≥ 3 ungeformte Stühle innerhalb von 24 h, oft begleitet von Übelkeit, Erbrechen, Bauchschmerzen, Fieber oder Blut im Stuhl, betrifft sie 10–70 % der Reisenden. In einer Studie mit niederländischen Reisenden in subtropische und tropische Gebiete lag die Inzidenz bei 41 % (Soonawala et al. 2011). Obwohl meist selbstlimitierend, kann die Dehydrierung ein größeres Risiko darstellen als die Erkrankung selbst. Die Erreger werden hauptsächlich durch kontaminierte Nahrung und Wasser übertragen, besonders in Gebieten mit mangelhaften sanitären Einrichtungen und Hygienestandards. Das Risiko variiert je nach Region und Jahreszeit, ist im ersten Reisemonat am höchsten und verringert sich mit der Dauer des Aufenthalts. Reisende aus Regionen mit höherem Risiko erkranken seltener an Reisedurchfall, wenn sie in andere Hochrisikoregionen reisen, was auf eine gewisse schützende Immunität aufgrund früherer Expositionen hindeutet.

Gewürze und Klima verursachen keine Diarrhö direkt, jedoch können Ernährungsumstellungen, Temperaturwechsel und Zeitzonenänderungen das Wohlbefinden beeinflussen und Reisestress kann Durchfallsymptome verstärken.

Erreger

Reisedurchfall kann durch eine Vielzahl von Organismen verursacht werden (➤ Tab. 13.3). Die Identifizierung einer mikrobiellen Ursache ist in den meisten Fällen nicht erforderlich, kann aber unter bestimmten Umständen gerechtfertigt sein.

Bakterielle Erreger stellen die häufigste Ursache bei Patienten mit akuten Durchfallerkrankungen dar (Olson et al. 2019). Enterotoxinproduzierende *Escherichia (E.) coli* (ETEC), enteroaggregative *E. coli* (EAEC) und *Campylobacter* stellen die vorrangigen bakteriellen Erreger des Reisedurchfalls dar. Geographische Unterschiede bestimmen die spezifische mikrobielle Ätiologie der Reisediarrhö: In Südostasien dominieren *Campylobacter*-Arten, während in Regionen wie Lateinamerika, der Karibik, Afrika und dem Nahen Osten ETEC häufiger anzutreffen sind. Zudem kann die Einnahme von Malariaprophylaxe oder anderen Antibiotika zu einer antibiotikaassoziierten Diarrhö führen, die durch *Clostridioides difficile* verursacht wird. Mit zunehmender molekular diagnostischer Stuhluntersuchung wird das Noro- und Rotavirus häufiger als Ursache von Reisedurchfall identifiziert. Die meisten Reisenden sind nicht in Umgebungen mit einem signifikanten Risiko für eine Parasiteninfektion unterwegs. Zu den Regionen mit einem Risiko für Parasiteninfektionen unter Reisenden gehören Nepal (wo sowohl *Giardia [G.] intestinalis* als auch *Cyclospora cayetanensis* häufig vorkommen) und St. Petersburg (wo *G. intestinalis* weiterhin hyperendemisch ist). Die Bergregionen im Westen und Nordosten der Vereinigten Staaten sind ebenfalls stark endemisch für *G. intestinalis.*

Tab. 13.3 Liste der möglichen Erreger der Reisediarrhö

Bakterien	Viren	Parasiten
Enterotoxinbildende *E. coli* (ETEC) Enteroaggregative *E. coli* (EAEC) Enteropathogene *E. coli* (EPEC) Enterohämorrhagische *E. coli* (EHEC) *Campylobacter jejuni* *Salmonella* spp. *Shigella* spp. *Clostridioides difficile* *Vibrio parahaemolyticus* *Aeromonas hydrophila* *Plesiomonas shigelloides* *Yersinia enterocolitica*	Norovirus Rotavirus Enterisches Adenovirus *SARS-CoV-2*	*Giardia intestinalis* *Cryptosporidium parvum* *Cyclospora cayetanensis* Mikrosporidien *Cystoisospora belli* *Entamoeba histolytica*

Diagnostik

Die Diagnosestellung des Reisedurchfalls erfolgt bei Personen, die während oder bis zu 10 d nach Rückkehr aus ressourcenlimitierten Regionen eine ungeformte Stuhlkonsistenz aufweisen. Bei Patienten, die sich nach ihrer Rückkehr mit unkompliziertem Reisedurchfall vorstellen, ist die Bestimmung des mikrobiologischen Erregers im Allgemeinen nicht erforderlich. Ein symptomorientierter Therapieansatz ist zu empfehlen, unabhängig von der Identifizierung des Erregers. Eine erweiterte mikrobiologische Diagnostik ist jedoch in folgenden Situationen ratsam (**Empfehlungsgrad A/B;** Manthey et al. 2023):

- Schwere klinische Verläufe (blutiger oder schleimiger Stuhl, Bauchkrämpfe).
- Fieber.
- Vorwiegend obere gastrointestinale Symptome (z. B. Blähungen, Übelkeit). Hierbei sollten zusätzlich Tests auf *G. intestinalis,* Cyclospora und Cystoisospora durchgeführt werden.

- Personen mit anhaltender Diarrhö über 5 d. Bei > 10 d sollten zusätzlich Untersuchungen auf parasitäre Darminfektionen vorgenommen werden.
- Bei Tropenrückkehrern mit fieberhafter Diarrhö nach Reise in Malariagebiete sollte zudem eine Malariadiagnostik erfolgen.
- Bei jeder fieberhaften Diarrhö sollten zusätzlich Blutkulturen gewonnen werden.

Therapie

Das Management des Reisedurchfalls orientiert sich an der klinischen Schwere der Erkrankung. Die Rehydratationstherapie ist ein fundamentaler Pfeiler in der Behandlung aller Formen von Reisediarrhö. Die Mehrzahl der Fälle ist selbstlimitierend und klingt üblicherweise innerhalb von 3–5 d nach Initiierung einer adäquaten Flüssigkeitsersatztherapie ab. Der Einsatz von Antidiarrhoika kann symptomlindernd wirken, sollte jedoch beim Vorliegen von blutigen Diarrhöen vermieden werden. Obwohl eine antimikrobielle Therapie die Dauer der Erkrankung verkürzen kann, ist eine sorgfältige Abwägung des Nutzens erforderlich. Hinsichtlich der Notwendigkeit einer ärztlichen Behandlung können sich Reisende, die an Diarrhö erkranken, häufig selbst versorgen. Eine medizinische Evaluation ist jedoch angezeigt bei Personen mit Symptomen wie hohem Fieber, abdominellen Schmerzen, blutigem Stuhl oder Erbrechen. Abgesehen von diesen Fällen ist eine ärztliche Konsultation während der Reise oder nach Rückkehr i. d. R. nicht notwendig, es sei denn, die Symptome persistieren über einen Zeitraum von 10–14 d.

Bei milden Durchfallerkrankungen können Personen durch den alternierenden Konsum von salz- und zuckerhaltigen Getränken ihren Flüssigkeitshaushalt auffüllen und stabilisieren. Hierfür eignen sich etwa Brühe, Fruchtsaft oder ähnliche Getränke.

In Fällen von schwerem Durchfall ist der Einsatz einer oralen Rehydrationssalzlösung (ORS) angezeigt, da diese Lösung die notwendigen Elektrolyte in den korrekten Konzentrationen bereitstellt. ORS-Pakete sind in den meisten Ländern in Apotheken verfügbar und können mit sauberem Trinkwasser angemischt werden. Alternativ kann man eine ähnliche Lösung auch selbst herstellen, indem man ½ Teelöffel Salz, ½ Teelöffel Backpulver und 4 Esslöffel Zucker in 1 l Trinkwasser mischt.

In der Regel muss eine Reisediarrhö nicht mit Antibiotika behandelt werden, da die Symptome normalerweise spontan abklingen. Antibiotika sollten für ausgewählte Fälle mit schwerem Durchfall vorbehalten sein, besonders wenn dieser durch Fieber und Blut, Eiter oder Schleim im Stuhl gekennzeichnet ist. Vorsicht ist auch geboten, wenn ein Patient mit stark blutigem Durchfall mit Antibiotika behandelt wird, insbesondere kein oder nur geringes Fieber vorliegt. Dies könnte auf eine Infektion mit enterohämorrhagischen *E. coli* (EHEC) zurückzuführen sein, bei der eine Antibiotikabehandlung mit einem erhöhten Risiko für ein hämolytisch-urämisches Syndrom (HUS) verbunden ist, speziell bei Kindern.

Für die empirische Behandlung von schwerem Reisedurchfall stehen mehrere Antibiotika zur Verfügung (➤ Tab. 13.4). Azithromycin und Rifaximin sind mögliche Therapiealternativen (**Empfehlungsgrad B/C;** Manthey et al. 2023).

Azithromycin: Die zweckmäßigste Dosis bei Reisedurchfall ist eine Einzeldosis von 1 g; diese kann jedoch bei einigen Personen Übelkeit hervorrufen. Eine 3-tägige Gabe von 500 mg/d ist ebenfalls wirksam. Azithromycin wirkt gegen Erreger, die Dysenterie verursachen, und behält seine Wirksamkeit an einigen Orten, an denen antibiotikaresistente Erreger weitverbreitet sind. Es kann sicher bei Schwangeren und Kindern eingesetzt werden.

Rifaximin (200 mg 3 ×/d über 3 d für Kinder ≥ 12 J. und Erwachsene) ist ein schlecht resorbierbares Antibiotikum, welches die Alternative zu Azithromycin ist, insbesondere bei nichtinvasiven *E.-coli*-Stämmen.

Fluorchinolone waren bisher die 1. Wahl bei der Behandlung von Reisedurchfall. In mehreren placebokontrollierten, randomisierten Studien verkürzten Fluorchinolone die Dauer der Diarrhö um 1–2 d. Die weltweit zunehmende Resistenz von Durchfallerregern gegen Chinolone und die unerwünschten Nebenwirkungen sollten zum sehr zurückhaltenden Einsatz von Fluorchinolonen bei Reisedurchfall veranlassen.

Bei ausgeprägter Durchfallsymptomatik (ohne Fieber und Blutabgang) können zusätzlich Motilitätshemmer eingesetzt werden. Der Einsatz sollte nur kurzfristig (max. 2 d) erfolgen (**Empfehlungsgrad C;** Manthey et al. 2023).

Tab. 13.4 Orale Antibiotika zur Behandlung der Reisediarrhö bei Erwachsenen

Antibiotikum	Dosis	Dauer	Bemerkung
Azithromycin	1000 mg 1 ×/d	ED	Bevorzugt bei Dysenterie o. fieberhafter Diarrhöe, bei Reisenden aus Südostasien u. bei Schwangeren
	500 mg 1 ×/d	Für 3 d bei fehlender Besserung nach 24 h	
Rifaximin	200 mg 3 ×/d	Für 3 d bei fehlender Besserung nach 24 h	Nicht bei Dysenterie o. fiebriger Diarrhö
Levofloxacin	500 mg 1 ×/d	ED o. für 3 d	Fluorchinolone haben viele unerwünschten Nebenwirkungen. Die Resistenz gegen Fluorchinolone bei enterischen Krankheitserregern nimmt weltweit zu.
Ciprofloxacin	750 mg 1 ×/d	ED	
	500 mg 2 ×/d	Für 3 d bei fehlender Besserung nach 24 h	

13.2.3 Nahrungsmittelvergiftung

Basisinformation

Nahrungsmittelvergiftungen repräsentieren eine Gruppe von Erkrankungen, die sich typischerweise innerhalb von 2–6 h nach der Aufnahme von kontaminierten Nahrungsmitteln manifestieren. Die häufigsten Erreger solcher Intoxikationen sind toxinbildende Stämme von *Staphylococcus (S.) aureus* sowie *Bacillus cereus.* Toxine zeichnen sich durch eine hohe Hitzestabilität aus, was bedeutet, dass sie durch die üblichen Koch- oder Erhitzungsprozesse bei der Lebensmittelzubereitung nicht zerstört werden. *Staphylococcus aureus* ist ein weitverbreiteter Haut- und Schleimhautbesiedler beim Menschen und bei Tieren und agiert als fakultativ pathogener Infektionserreger. Die Übertragung erfolgt hauptsächlich durch Personen, die Träger toxinproduzierender Stämme sind. Häufig treten Intoxikationen mit *S. aureus* in den Sommermonaten auf, insbesondere nach dem Verzehr proteinreicher Nahrung.

Symptomatik und klinisches Bild

Charakteristisch für Nahrungsmittelvergiftungen ist eine oftmals sehr kurze Inkubationszeit, die nur wenige Stunden beträgt, nachdem präformierte Toxine aufgenommen wurden. Klinische Symptome umfassen rezidivierendes Erbrechen, Übelkeit, krampfartige Bauchschmerzen und in selteneren Fällen Durchfall. Gelegentlich kann initial auch kurzfristig Fieber auftreten. Die Symptome sind i. d. R. selbstlimitierend und klingen gewöhnlich innerhalb von 1–2 d ohne weitere Komplikationen ab.

Diagnostik

Der Nachweis des Erregers kann kulturell aus Stuhl, Serum und Erbrochenem geführt werden. In bestimmten Situationen, speziell aus forensischen Gründen, kann es auch angebracht sein, das kontaminierte Nahrungsmittel selbst zu untersuchen. Dies ermöglicht eine genaue Identifizierung der Quelle und des verantwortlichen Pathogens.

Therapie

Eine spezifische antimikrobielle Therapie ist bei Nahrungsmittelvergiftungen i. d. R. nicht erforderlich. Der Schwerpunkt liegt auf symptomatischen Maßnahmen zur Linderung der Beschwerden, wie z. B. rehydrierende Lösungen bei Flüssigkeitsverlust durch Erbrechen oder Durchfall. Es ist wichtig, die Betroffenen darauf hinzuweisen, ausreichend Flüssigkeit zu sich zu nehmen und sich auszuruhen, bis die Symptome abklingen.

13.3 Meldepflichten und Hygiene bei infektiösen Enterokolitiden

Infektiöse Enterokolitiden haben das Potenzial, rasch epidemische Ausmaße anzunehmen, besonders in Gemeinschaftseinrichtungen oder über kontaminierte Nahrungsmittel und Wasser. Daher erfordern sie eine sorgfältige Überwachung, Prävention und Kontrolle. Neben den entsprechenden Hygienemaßnahmen, die sowohl im klinischen als auch im öffentlichen Gesundheitsbereich zur Anwendung kommen sollten, sind die rechtlichen Rahmenbedingungen in Form von Meldepflichten von Bedeutung. Sie ermöglichen eine zeitnahe Erfassung und Bewertung des aktuellen Infektionsgeschehens und sind somit grundlegend für die Einleitung der notwendigen Schritte und Maßnahmen, um die Ausbreitung dieser Infektionen effektiv zu kontrollieren und zu minimieren.

Gemäß dem Infektionsschutzgesetz (IfSG) vom 20. Juli 2000 (Stand: 12.12.2023; IfSG 2023) erstellt die Kommission für Krankenhaushygiene und Infektionsprävention (KRINKO) Empfehlungen zur Prävention nosokomialer Infektionen sowie zu Maßnahmen der Hygiene in Krankenhäusern und anderen medizinischen Einrichtungen (KRINKO 2023). Gemäß den Richtlinien umfasst die Basishygiene eine Reihe von Maßnahmen, die zur Verhütung nosokomialer Infektionen in medizinischen Einrichtungen von essenzieller Bedeutung sind. Diese Präventivmaßnahmen sind grundlegende Elemente der Infektionskontrolle und schließen ein: Händehygiene, Flächenreinigung und -desinfektion, Barrieremaßnahmen, Aufbereitung von Medizinprodukten und Wäsche, Geschirraufbereitung, Hygienemaßnahmen bei spezifischen medizinischen Prozeduren, Aufklärung und Schulung, Abfallmanagement und Patientenunterbringung mit baulich-funktioneller Gestaltung und apparative Ausstattung. Die Empfehlungen der KRINKO für spezifische Erregern von infektiösen Enterokolitiden sind in der ➤ Tab. 13.5 zusammengefasst.

In Deutschland ist nach § 6 des IfSG der V. a. eine mikrobiell bedingte Lebensmittelvergiftung oder eine akute infektiöse Gastroenteritis beim Gesundheitsamt meldepflichtig, wenn

- eine Person betroffen ist, die eine berufliche Tätigkeit mit direktem Lebensmittelkontakt ausübt oder
- ≥ 2 gleichartige Erkrankungen auftreten, mit wahrscheinlichem oder vermutetem epidemiologischem Zusammenhang.

In Österreich sind bakterielle und virale Lebensmittelvergiftungen anzeigepflichtige Krankheiten gemäß § 1 Epidemiegesetz 1950. Anzeigepflichtig sind Verdachts-, Erkrankungs- und Todesfälle. Zur Meldung nach IfSG sind verpflichtet im Falle des § 6 die ärztlich behandelnde Person und im Falle des § 7 die Leitung der Untersuchungsstellen (sog. Labormeldung).

Bei Infektionen mit *Clostridioides difficile* sind Erkrankungen mit klinisch schwerem Verlauf meldepflichtig. Die in internationalen Leitlinien und in der aktuellen DGVS-Leitlinie genutzte Definition der schweren CDI ist nicht identisch mit der Definition, auf der die vom RKI definierte Meldepflicht in Deutschland beruht. Gemäß RKI liegt ein klinisch schwerer Verlauf vor, wenn

- eine Person zur Behandlung einer ambulant erworbenen CDI in eine stationäre medizinische Einrichtung aufgenommen wird oder wegen einer CDI auf eine Intensivstation verlegt wird,

Tab. 13.5 Enterokolitiserreger mit den KRINKO-Empfehlungen zu erforderlichen Hygienemaßnahmen (Stand: 14.08.2023; KRINKO 2023) und Meldepflichtigkeit nach IfSG (Stand: 12.12.2023); bei den in §§ 6 und 7 genannten Erregern erfolgt eine namentliche Meldung.

Erreger	Räumliche Unterbringung	Persönliche Schutzausrüstung	Dauer der Maßnahmen	Meldepflicht
Adenoviren	Isolierzimmer	Einmalhandschuhe u. Schutzkittel	Dauer der Symptomatik	
Astroviren	Standard	Basishygiene		
Ascaris lumbricoides	Standard	Basishygiene		
Campylobacter	Isolierzimmer	Basishygiene	Dauer der Symptome plus mind. 48 h	§ 7
Clostridioides difficile	Isolierzimmer	Einmalhandschuhe u. Schutzkittel	Dauer der Symptome plus mind. 48 h	§ 6 (schwerer Verlauf, s. u.)
Cryptosporidien	Standard	Basishygiene		
Cycloisospora belli	Standard	Einmalhandschuhe		
Entamoeba histolytica	Standard	Basishygiene		
EHEC/EPEC/ETEC/EIEC/EAEC	Isolierzimmer	Basishygiene	Dauer der Symptomatik	§ 6 (HUS)
Shigella spp.	Isolierzimmer	Einmalhandschuhe u. Schutzkittel	Dauer der Symptomatik	§ 7
Vibrio cholerae	Isolierzimmer	Basishygiene	Dauer der Symptomatik	§ 6
Enteropathogene Helminthen	Standard	Basishygiene		
Giardia intestinalis	Isolierzimmer	Basishygiene		§ 7
Listeria monocytogenes	Standard	Basishygiene		
Mikrosporidien	Standard	Basishygiene		
Norovirus	Isolierzimmer	Einmalhandschuhe u. Schutzkittel (bei Erbrechen auch MNS)	Dauer der Symptome plus mind. 48 h	§ 7
Rotavirus	Isolierzimmer	Einmalhandschuhe u. Schutzkittel	Dauer der Symptome plus mind. 48 h	§ 7
Salmonella spp.	Isolierzimmer	Basishygiene		§ 6 (Typhus o. Paratyphus) sonst § 7
Sapovirus	Standard	Basishygiene		
Yersinia spp.	Standard	Basishygiene		§ 7

- ein chirurgischer Eingriff, z. B. Kolektomie, aufgrund eines Megakolons, einer Perforation oder einer refraktären Kolitis erfolgt oder
- eine Person innerhalb von 30 d nach der Feststellung der CDI verstirbt und die Infektion als direkte Todesursache oder als zum Tode beitragende Erkrankung gewertet wurde.

LEITLINIEN

Manthey CF, Epple HJ, Keller KM et al.: S2k-Leitlinie Gastrointestinale Infektionen. Version 2.1. Stand 01.11.2023. AWMF-Reg.-Nr. 021-024 (2023). https://register.awmf.org/de/leitlinien/detail/021-024.

Ramharter M. S1-Leitlinie Diagnostik und Therapie der Amöbiasis. Version 6.0. Stand 28.2.2022. AWMF-Reg.-Nr. 042-002 (2022). https://register.awmf.org/de/leitlinien/detail/042-002.

LITERATUR

Crook DW, Walker AS, Kean Y et al.: Fidaxomicin versus vancomycin for Clostridium difficile infection: meta-analysis of pivotal randomized controlled trials. Clin Infect Dis 55(S2) (2012) S93–S103. https://doi.org/https://doi.org/10.1093/cid/cis499.

Empfehlungen der KRINKO „Infektionsprävention im Rahmen der Pflege und Behandlung von Patienten mit übertragbaren Krankheiten". Bundesgesundheitsbl 66 (2023) 1279–1301. https://doi.org/https://doi.org/10.1007/s00103-023-03776-3.

Hall AJ, Rosenthal M, Gregoricus N et al.: Incidence of acute gastroenteritis and role of norovirus, Georgia, USA, 2004–2005. Emerg Infect Dis 17(8) (2011) 1381–1388. https://doi.org/https://doi.org/10.3201/eid1708.101533.

Infektionsschutzgesetz vom 20. Juli 2000 (BGBl. I S. 1045), das zuletzt durch Artikel 8v des Gesetzes vom 12. Dezember 2023 (BGBl. 2023 I Nr. 359) geändert worden ist. www.gesetze-im-internet.de/ifsg/.

Olson S, Hall A, Riddle MS et al.: Travelers' diarrhea: update on the incidence, etiology and risk in military and similar populations – 1990–2005 versus 2005–2015, does a decade make a difference? Trop Dis Travel Med Vaccines 5 (2019) 1. https://doi.org/https://doi.org/10.1186/s40794-018-0077-1.

Polage CR, Solnick JV, Cohen SH: Nosocomial diarrhea: evaluation and treatment of causes other than Clostridium difficile. Clin Infect Dis 55(7) (2012) 982–989. https://doi.org/https://doi.org/10.1093/cid/cis551.

Soonawala D, Vlot JA, Visser LG: Inconvenience due to travelers' diarrhea: a prospective follow-up study. BMC Infect Dis 11 (2011) 322. https://doi.org/https://doi.org/10.1186/1471-2334-11-322.

KAPITEL

14 Chronische entzündliche Darmerkrankungen

Klaus Herrlinger und Eduard F. Stange

14.1 Colitis ulcerosa

Die folgende Darstellung zur Colitis ulcerosa basiert auf den deutschen Leitlinien der DGVS (Deutsche Gesellschaft für Verdauungs- und Stoffwechselkrankheiten) sowie der europäischen Leitlinie der ECCO (European Crohn's and Colitis Organisation) für die Diagnostik und Therapie der Colitis ulcerosa (Kucharzik et al. 2023; Maaser et al. 2019; Raine et al. 2022; Spinelli et al. 2022; Sturm et al. 2019).

14.1.1 Definition und Basisinformation

Die Colitis ulcerosa ist neben dem Morbus Crohn die wichtigste chronische entzündliche Darmerkrankung (CED). Die Prävalenz der Colitis ulcerosa liegt in Deutschland (2010) bei 322/100.000 Einwohner, ihre jährliche Inzidenz je nach Altersgruppe bei 2–10/100.000 Einwohner. Sie betrifft hauptsächlich junge Menschen mit einem Altersgipfel in der 2. bis 3. Lebensdekade. In der Pathogenese wichtig sind eine Barrierestörung und Veränderungen des intestinalen Mikrobioms, gegen das auch die Immunreaktion im Darm gerichtet ist (nicht gegen körpereigenes Gewebe, d. h. keine Autoimmunerkrankung).

Die Colitis ulcerosa ist gekennzeichnet durch eine chronische Entzündung der Dickdarmschleimhaut. Hierbei beginnt die Entzündung nahezu immer distal im Rektum und breitet sich variabel nach proximal aus. Die Schleimhaut ist typischerweise kontinuierlich befallen.

Histologisch charakteristisch sind Kryptenabszesse und eine gestörte Schleimhautarchitektur. Bezüglich des Befallsmusters werden die Proktitis, die Linksseitenkolitis mit Befall bis zur linken Flexur und die ausgedehnte Kolitis unterschieden.

Klinisch imponieren die blutige Diarrhö, oft mit Tenesmen, sowie aufgrund des rektalen Befalls der rektale Blutabgang und der imperative Stuhldrang. Häufig wird über nächtlichen Durchfall geklagt.

Charakteristische extraintestinale Manifestationen sind Arthritis, Sakroiliitis, Uveitis und primär sklerosierende Cholangitis sowie Hauterkrankungen wie Erythema nodosum und Pyoderma gangraenosum, im weiteren Sinne auch Fatigue.

Auch nach chirurgischer Anlage eines ileoanalen Pouches kann es wieder zu einer Entzündung kommen (Pouchitis).

14.1.2 Diagnostik

Die Diagnose ergibt sich aus der Zusammenschau von Anamnese, klinischem Untersuchungsbefund und Ergebnissen von Endoskopie und Histopathologie, häufig auch erst im weiteren klinischen Verlauf (initial nicht klassifizierbare Colitis; Kucharzik et al. 2023; Maaser et al. 2019).

Labor

- Routine: Blutbild und C-reaktives Protein.
- Stuhlmarker wie fäkales Calprotectin oder Lactoferrin sind hilfreich im Verlauf und insbesondere in der Abgrenzung zum Reizdarmsyndrom.
- Zum Ausschluss einer infektiösen Genese im Schub Stuhlkulturen.
- Bei schweren und therapierefraktären Schüben Untersuchung auf pathogene Keime inklusive CDT und immunhistochemisch bzw. PCR auf Zytomegalievirus (Kucharzik et al. 2023).

Bildgebende Verfahren

Ultraschall: insbesondere zur Verlaufskontrolle nach Etablierung der Diagnose. Gut geeignet, um das Ausmaß der Entzündung und die Prognose abzuschätzen.

Endoskopie

Die Ileokoloskopie mit Histologie ist die entscheidende diagnostische Maßnahme zur Diagnosestellung. Sie gibt Aufschluss über Befallsmuster und Schwere der Entzündung. Zur Differenzialdiagnose Morbus Crohn ➤ Kap. 14.2. Wegen erhöhten Karzinomrisikos werden bei ausgedehnter Colitis ulcerosa abhängig von einer Risikostratifizierung Vorsorgekoloskopien in 1- bis 4-jährigen Abständen ab dem 8. Krankheitsjahr empfohlen (➤ Abb. 14.1; Kucharzik et al.2023).

14.1.3 Therapie

Bei der Colitis ulcerosa hat die Lokalisation der Erkrankung entscheidenden Einfluss auf die Therapie. Die Proktitis und die Linksseitenkolitis sind einer Lokaltherapie mit Suppositorien, Klysmen und Schäumen gut zugänglich, die ausgedehnte Kolitis muss oral oder subkutan/intravenös behandelt werden. Eine Therapieübersicht findet sich im Algorithmus ➤ Abb. 14.2 (Burr et al. 2022; Herrlinger, Stange 2023).

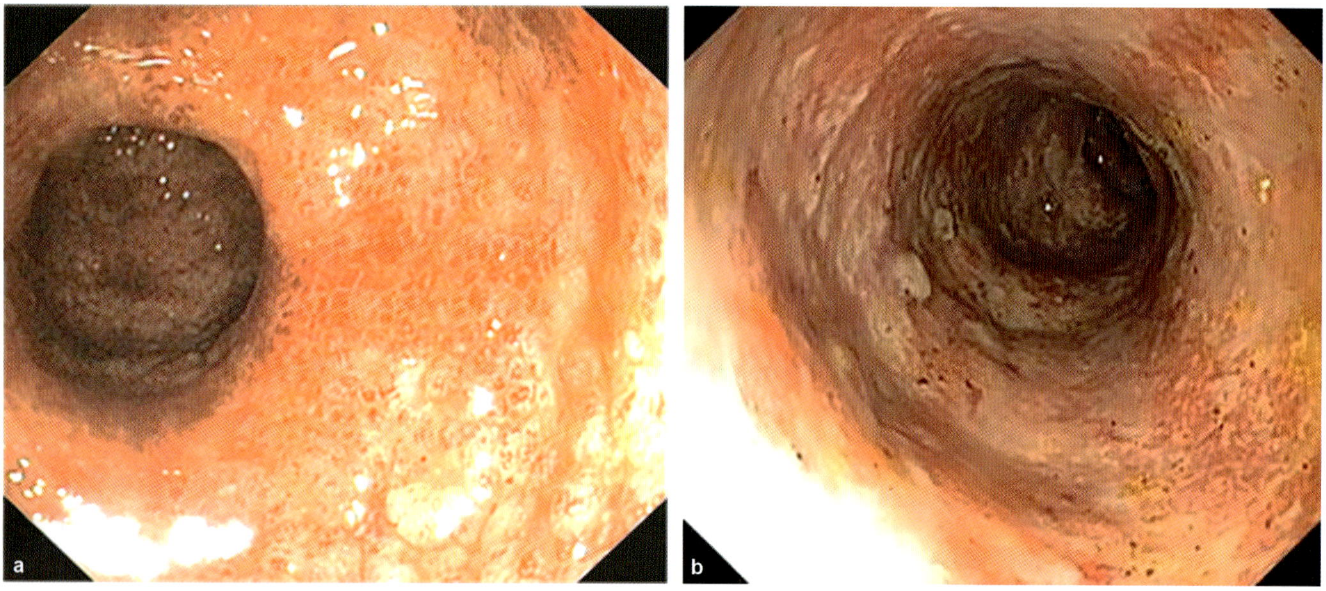

Abb. 14.1 Koloskopie bei Colitis ulcerosa. **a** milde mäßiggradige Aktivität; **b** mäßiggradige Aktivität a: [M1673]; b: [M1674]

MERKE
Insbesondere bei Komplikationen sollte die Behandlung chronisch entzündlicher Darmerkrankungen interdisziplinär zwischen Innerer Medizin und Chirurgie erfolgen.

Remissionsinduktion

- **Distale Colitis ulcerosa (leicht bis mittelschwer aktiv):** primär lokal (Suppositorien, Klysmen, Schaumpräparate) mit 5-Aminosalizylsäure (5-ASA; **Empfehlungsgrad A;** Kucharzik et al. 2023; Marshall, Irvine 1995).
- **Linksseitenkolitis (leicht bis mittelschwer aktiv):** kombiniert topisch und oral (3 g/d) mit 5-ASA (**Empfehlungsgrad B,** Kucharzik et al. 2023; Sutherland et al. 2000). Bei Therapieversagen oder Unverträglichkeit der Aminosalizylate topische Steroide (**Empfehlungsgrad B;** Kucharzik et al. 2023).
- **Ausgedehnte Colitis ulcerosa (leicht bis mittelschwer aktiv):** kombiniert topisch und oral (3 g/d) mit 5-ASA-Präparaten (**Empfehlungsgrad A;** Kucharzik et al. 2023). Einmalgabe der retardierten 5-ASA-Präparate äquivalent zur Mehrfachgabe (**Empfehlungsgrad B;** Kucharzik et al. 2023). Bei Therapieversagen oder Unverträglichkeit der Aminosalizylate auch bei mittelschwerer Colitis ulcerosa Einsatz von MMX-Budesonid mit Kolonfreisetzung (**Empfehlungsgrad B;** Kucharzik et al. 2023) oder systemische Steroide mit 0,5–1,0 mg/kg KG/d Prednisolonäquivalent (**Empfehlungsgrad A;** Kucharzik et al. 2023).
- **Schwere oder fulminante Colitis ulcerosa:** systemische Gabe von Steroiden (Dosis 1 mg/kg KG/d; **Empfehlungsgrad A;** Kucharzik et al. 2023; Turner et al. 2007), bei Versagen der Steroidtherapie (cave: off label!) Calcineurininhibitoren (Ciclosporin i. v. oder Tacrolimus p. o.; Lichtiger et al. 1994; Ogata et al. 2006) oder Anti-Tumornekrosefaktor-Antikörper Infliximab (Infusion mit 5 mg/kg KG; bevorzugt kombiniert mit Azathioprin; Rutgeerts et al. 2005), Golimumab oder Adalimumab (Reinisch et al. 2011) sind etwas weniger wirksam. Anschließend nach Remissionsinduktion durch Calcineurininhibitoren langfristige Immunsuppression mit Azathioprin (2,5 mg/kg KG/d), nach erfolgreicher Remissionsinduktion durch Anti-TNF-Antikörper Fortsetzung derselben (Kucharzik et al. 2023). Auch der Einsatz von JAK-Inhibitoren (Tofacitinib, Filgotinib, Upadacitinib) ist möglich (Danese et al. 2022; Feagan et al. 2021; Sandborn et al. 2017). Vedolizumab (Anti-Integrin-Antikörper; Infusion mit 300 mg) stellt eine Alternative insbesondere in der Remissionserhaltung dar (Feagan et al. 2013). Ustekinumab (Anti-IL-12/23; Sands et al. 2019) und Mirikizumab (Anti-IL-23) sowie Ozanimod (S1PR-Modulator; Sandborn et al. 2016) sind weitere Optionen bei therapierefraktärem Verlauf (**Empfehlungsgrad B;** Kucharzik et al. 2023). Tritt unter o. g. Therapie eine klinische Zustandsverschlechterung ein, sollte eine Proktokolektomie durchgeführt werden (**Empfehlungsgrad B;** Kucharzik et al. 2023). Die Proktokolektomie kann ebenso indiziert sein, wenn nach 4–7 d keine Verbesserung des klinischen Zustands eintritt.

PRAXISTIPP
Vor Beginn einer immunsuppressiven oder immunmodulatorischen Therapie bei Colitis ulcerosa sollte eine gezielte Anamnese, eine Röntgenaufnahme der Lunge und ein Interferon-Gamma-Release-Assay (IGRA) erfolgen, um eine aktive oder latente Tuberkuloseinfektion auszuschließen.

Pouchitis: Die akute Pouchitis wird bevorzugt mit Antibiotika (Ciprofloxacin, Metronidazol) therapiert, antibiotikarefraktäre Verlaufsformen sollten mit lokalem oder systemischem Budesonid behandelt werden (**Empfehlungsgrad A;** Kucharzik et al. 2023). Bei einer chronischen Pouchitis sollte ein Morbus Crohn, eine chirurgische Komplikation oder eine Infektion ausgeschlossen werden. Die chronische Pouchitis wird zunächst mit intermittierender Antibiose oder Budesonid behandelt, weitere Therapieoptionen sind u. a.

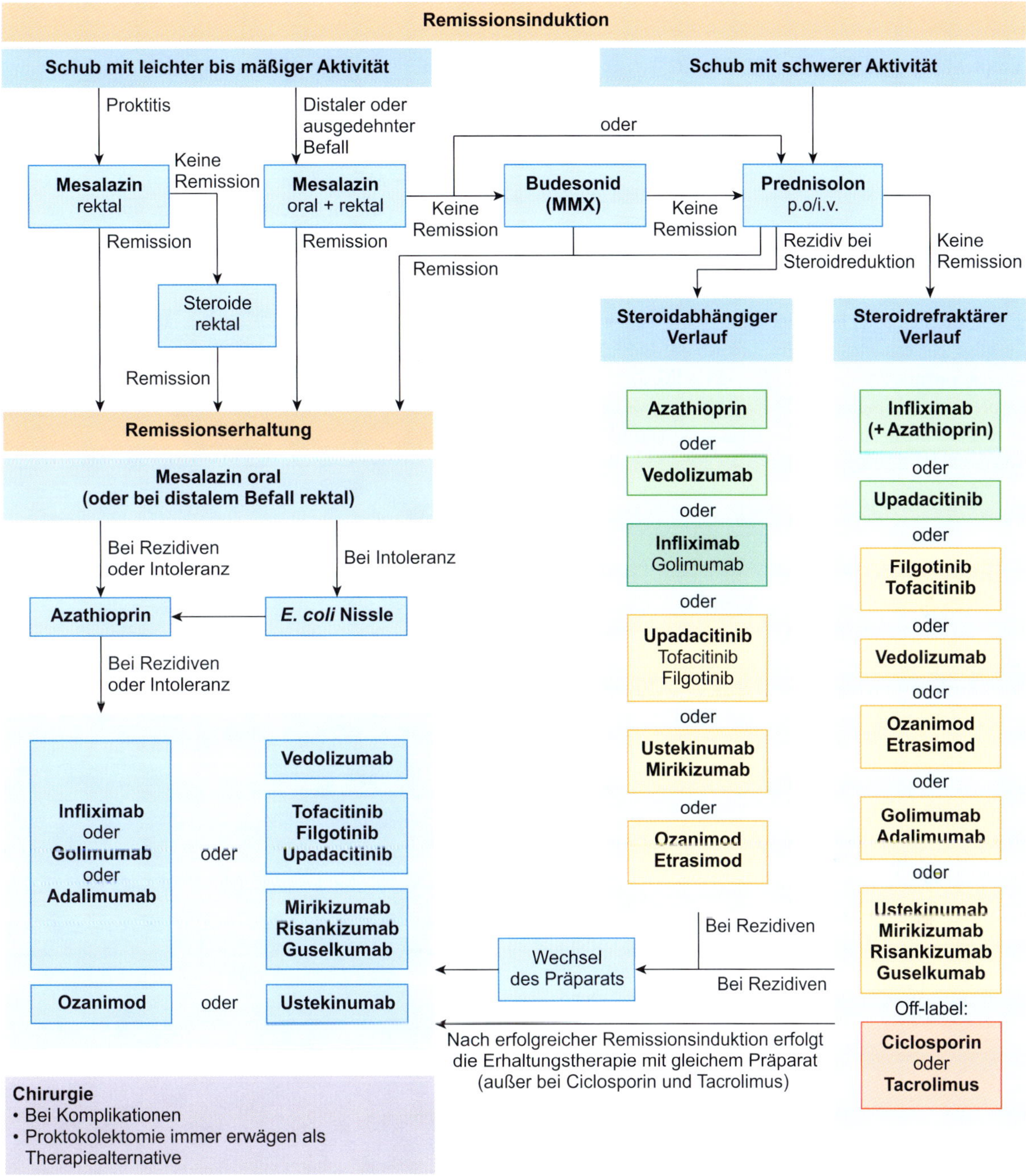

Abb. 14.2 Therapie-Algorithmus Colitis ulcerosa [M1673, M1674]

Infliximab, Adalimumab, Vedolizumab, Ustekinumab, Rifaximin, Calcineurininhibitoren oder Alicaforsen (**Empfehlungsgrad 0;** Kucharzik et al. 2023).

Remissionserhaltung

Alle Patienten erhalten für mind. 2 J. je nach Befallsmuster 5-ASA topisch (Suppositorien, Klysma) oder oral (Dosis 2 g/d, **Empfehlungsgrad A;** Kucharzik et al. 2023), ggf. auch in Kombination als Zweitlinien-Erhaltungstherapie. Therapiealternative (bei 5-ASA-Unverträglichkeit): *Escherichia coli* Nissle (200 mg/d; **Empfehlungsgrad B;** Kucharzik et al. 2023; Kruis et al. 1997). Eine Langzeittherapie mit 5-ASA sollte den CU-Patienten unter dem Aspekt der Karzinomprävention angeboten werden.

MERKE

Kortikosteroide sollten zur Remissionserhaltung nicht eingesetzt werden.

Bei Rezidiven unter 5-ASA sollte eine Therapie mit Azathioprin/Mercaptopurin (Evidenzgrad 2), JAK-Inhibitoren (Filgotinib, Tofacitinib; Evidenzgrad 2), Ozanimod (Evidenzgrad 2), TNF-Antikörpern

(Adalimumab, Golimumab, Infliximab; Evidenzgrad 1), Ustekinumab (Evidenzgrad 2) oder Vedolizumab (Evidenzgrad 1) eingeleitet werden (**Empfehlungsgrad B;** Kucharzik et al. 2023). Neu zugelassen ist Mirikizumab. Nach erfolgreicher Induktion durch Biologika oder JAK-Inhibitoren bzw. Ozanimod sollten diese auch zur Remissionserhaltung gegeben werden (**Empfehlungsgrad B;** Kucharzik et al. 2023).

Steroidabhängigkeit

Falls das Unterschreiten einer individuell unterschiedlichen Steroiddosis nicht ohne ein erneutes Rezidiv möglich ist: Indikation zur Immunsuppression mit Azathioprin (2,5 mg/kg KG/d). Alternativ JAK-Inhibitoren oder als Biologika (TNF-Antikörper, Vedolizumab, Ustekinumab bzw. Mirikizumab) oder Ozanimod (**Empfehlungsgrad B;** Kucharzik et al. 2023).

Operation

Bei Versagen der immunsuppressiven Therapie, Komplikationen (Perforation, toxisches Megakolon) oder Nachweis hochgradiger Dysplasien in der Histologie Proktokolektomie mit ileoanaler Pouchanlage. Auch im unkomplizierten Verlauf als Therapiealternative erwägen (Kucharzik et al. 2023; Spinelli et al. 2022).

14.2 Morbus Crohn

Die folgende Darstellung basiert auf der deutschen Leitlinie der DGVS (Deutsche Gesellschaft für Verdauungs- und Stoffwechselkrankheiten) und der europäischen Leitlinie der ECCO (European Crohn's and Colitis Organisation) für die Diagnostik und Therapie des Morbus Crohn (Adamina et al. 2020; Maaser et al. 2019; Raine et al. 2022; Sturm et al. 2022; Sturm et al. 2019; Torres et al. 2020).

14.2.1 Definition und Basisinformation

Der Morbus Crohn ist eine CED, die prinzipiell den gesamten Gastrointestinaltrakt von oral bis anal betreffen kann, typischerweise aber Ileum und/oder Kolon befällt. Ähnlich wie bei Colitis ulcerosa liegt pathogenetisch am ehesten eine Barrierestörung gegenüber dem Darmmikrobiom zugrunde.

Neben der Colitis ulcerosa zählt der Morbus Crohn zu den wichtigsten CED. Die relative Häufigkeit in der deutschen Bevölkerung entspricht etwa 1/313 (322 auf 100.000). Das Erstmanifestationsalter liegt meist am Ende der 2. und in der 3. Lebensdekade, mit einem Geschlechterverhältnis von 1, 3 : 1 ist die Erkrankung bei Frauen etwas häufiger. Im Gegensatz zur Colitis ulcerosa, bei der Rauchen eher protektiv wirkt, besteht beim Morbus Crohn eine klare Evidenz für eine Erhöhung des Krankheitsrisikos durch Nikotinabusus. Eine komplexe genetische Prädisposition trägt mit über 200 Risikogenen mit etwa 50 % zum Erkrankungsrisiko bei.

Charakteristisch für den Morbus Crohn, im Gegensatz zur Colitis ulcerosa, ist der diskontinuierliche Befall sowie die transmurale tiefe Ausbreitung der Entzündung mit Ausbildung von Stenosen oder Fisteln bis hin zur offenen Perforation. Klassische endoskopische Befunde sind ausgedehnte, meist longitudinal gerichtete tiefere Ulzerationen, nicht selten mit Pflastersteinrelief aus erhaltener Mukosa (➤ Abb. 14.3 und ➤ Abb. 14.4). Klinisch bestehen meist eine Diarrhö, die im Gegensatz zur Colitis ulcerosa selten blutig ist, sowie Bauchschmerzen und Gewichtsabnahme. Typische extraintestinale Manifestationen und Fatigue ähnlich wie bei Colitis ulcerosa.

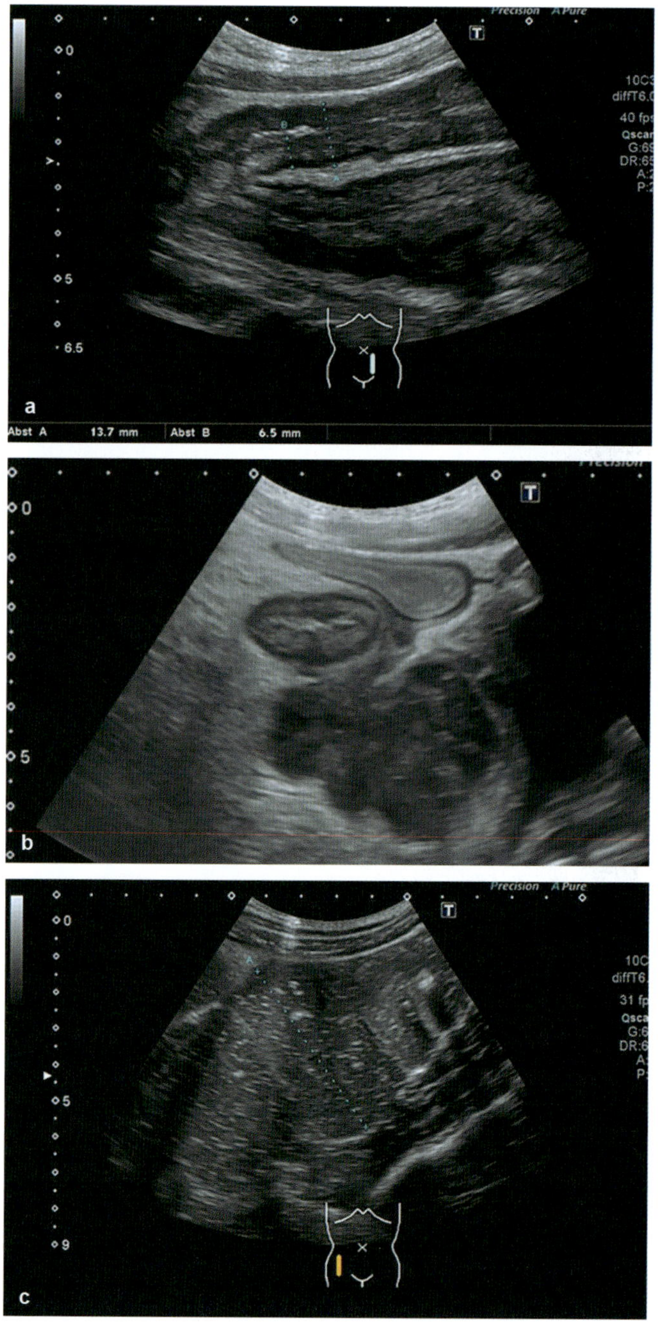

Abb. 14.3 Sonographie bei Morbus Crohn
a langstreckige Darmwandverdickung; **b** Darmkonglomerat mit Abszess; **c** Erweitertes Darmlumen, Pendelperistaltik [M1673, M1674]

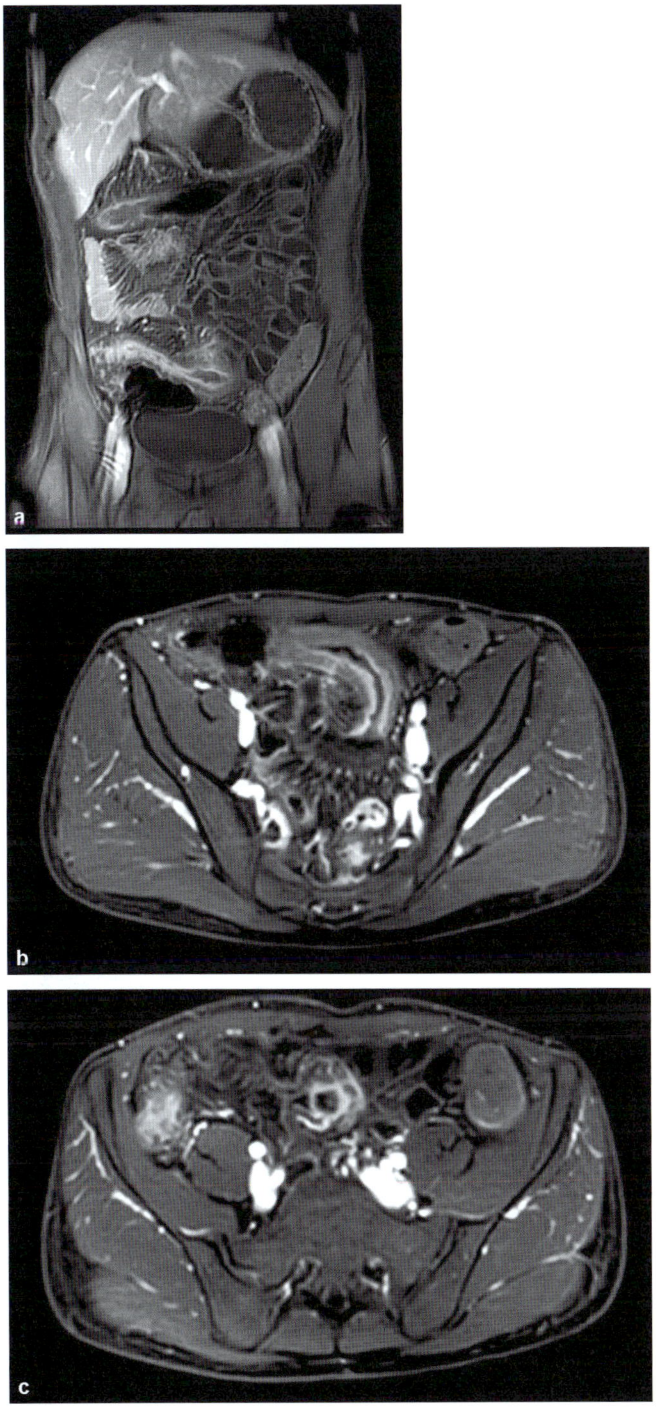

Abb. 14.4 Sonographie bei Morbus Crohn
a langstreckige Darmwandverdickung bei Ileitis terminalis Crohn; **b** Darmwandverdickung im Querschnitt; **c** Abszess mit Fistel (freundlicherweise zur Verfügung gestellt von Dr. C. Schäfer, Robert-Bosch-Krankenhaus, Stuttgart) [M1673, M1674]

14.2.2 Diagnostik

Die Indikationsstellung für die verschiedenen Verfahren in der Diagnostik hängt immer von der Krankheitsgeschichte und der aktuellen Symptomatik ab. Besonders die Erstdiagnostik kann schwierig sein und die sichere Diagnose ist u. U. erst aus dem weiteren Krankheitsverlauf zu stellen. In der Regel reicht ein einzelnes diagnostisches Kriterium nicht aus. Die sichere Diagnose eines Morbus Crohn ergibt sich vielmehr aus der Zusammenschau von Klinik, Laborbefunden und bildgebenden Verfahren.

Bei Erstmanifestation ist eine ausführliche bildgebende und endoskopische Diagnostik durch Sonographie, Ileokoloskopie, MR-Dünndarmdarstellung und Gastroskopie erforderlich, um das Befallsmuster der Erkrankung vollständig einschätzen zu können. Im Verlauf richtet sich der Umfang der Diagnostik i. d. R. nach der Klinik (Maaser et al. 2019).

Labor

- Blutbild und C-reaktives Protein.
- Stuhlmarker wie fäkales Calprotectin oder Lactoferrin können hilfreich sein, insbesondere im Verlauf und bei der Abgrenzung zum Reizdarmsyndrom.
- Zum Ausschluss einer infektiösen Genese im Schub Stuhlkulturen.
- Bei schweren und therapierefraktären Schüben Untersuchung auf pathogene Keime inklusive CDT und immunhistochemisch auf Zytomegalievirus.
- Bei schwerem Krankheitsverlauf Screening zum Ausschluss von Mangelzuständen, v. a. Eisen, bei Ileumbefall oder nach Ileozökalresektion Vitamin B_{12} (Maaser et al. 2019).

Bildgebende Verfahren

- Ultraschall: insbesondere beim akuten Schub sowie zur Verlaufskontrolle. Entzündliche Darmwandverdickungen, Pendelperistaltik bei Subileus und intraabdominelle Abszesse können erkannt werden (➤ Abb. 14.3).
- MRT: mit Kontrastmitteldarstellung des Dünndarms nach Sellink bei Erstmanifestation zur Ausdehnungsdiagnostik, Identifizierung von Strikturen, Stenosen und Abszessen. MRT des Beckens bei perianalem Befall und bei klinischem V. a. Fistelbildung oder Abszess (➤ Abb. 14.4; Maaser et al. 2019).

Endoskopie

- Die Ileokoloskopie ist die entscheidende diagnostische Maßnahme zur Diagnosestellung (➤ Abb. 14.5). Sie gibt Aufschluss über Befallsmuster und Schwere der Entzündung. Zur Differenzialdiagnose Colitis ulcerosa ➤ Kap. 14.1.
- Gastroskopie zum Ausschluss eines oberen gastrointestinalen Befalls. Die Kapselendoskopie kann bei ansonsten negativer Diagnostik und klinischem Verdacht auf Morbus Crohn sinnvoll sein, allerdings vorher obligater Ausschluss von Stenosen wegen der Gefahr von Kapselretention und mechanischer Obstruktion. (Maaser et al. 2019; Sturm et al. 2022).

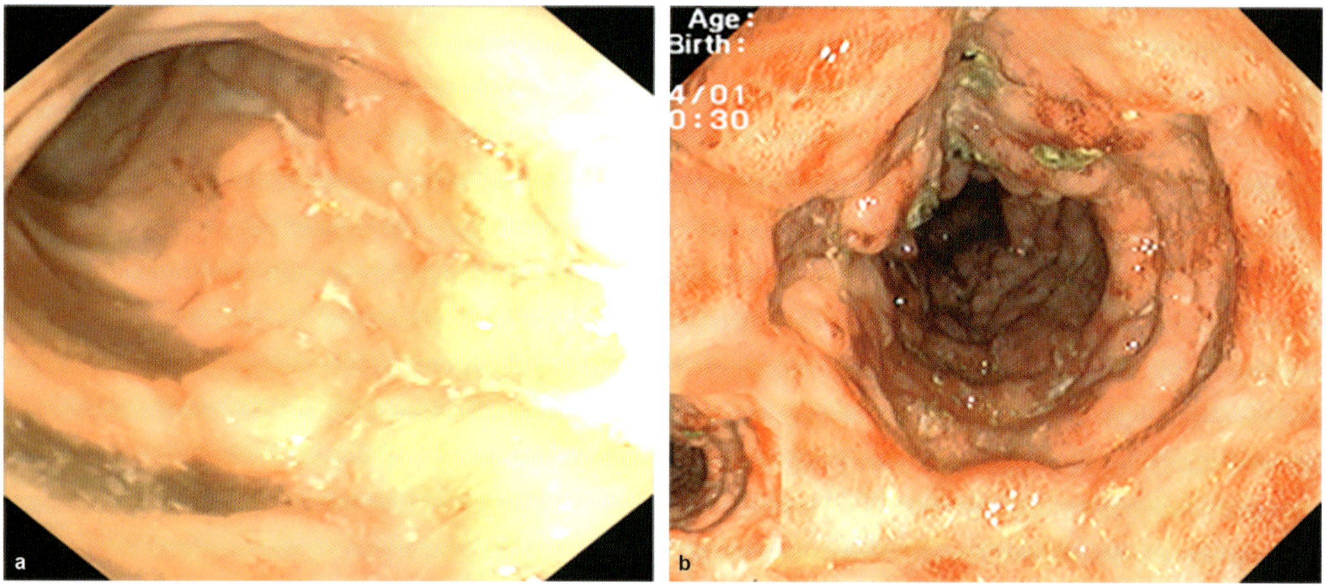

Abb. 14.5 Koloskopie bei Morbus Crohn **a** moderate Aktivität mit longitudinalen Ulzerationen; **b** hochgradige Aktivität a: [M1673]; b: [M1674]

14.2.3 Therapie

Einfluss auf die jeweiligen Therapieentscheidungen haben die Schwere der Entzündungsaktivität, die Lokalisation und das Ausmaß der Erkrankung und insbesondere der bisherige Krankheitsverlauf einschließlich Ansprechen auf bisherige Therapie. Eine Therapieübersicht findet sich im Algorithmus ➤ Abb. 14.6 (Burr et al. 2022; Herrlinger, Stange 2023).

MERKE

Morbus-Crohn-Patienten und -Patientinnen, die rauchen, sollen zur Abstinenz von Tabakgebrauch motiviert werden.

Remissionsinduktion bei remittierendem Verlauf

Akuter Schub mit milder bis mäßiggradiger entzündlicher Aktivität:

- Bei ausschließlichem Befall der Ileozökalregion Budesonid (9 mg/d; Rezaie et al. 2015), bei Versagen bzw. Befall des oberen Gastrointestinaltrakts, ausgedehntem Dünndarm- bzw. Colonbefall systemische Steroide (1 mg/kg KG/d; 3, **Empfehlungsgrad A;** Sturm et al. 2022).
- Bei distalem Befall in Rektum und Sigma ggf. zusätzlich Lokaltherapie mit Steroiden oder 5-ASA als Klysma, Rektalschaum oder Suppositorium (**Empfehlungsgrad offen;** Sturm et al. 2022).

Akuter Schub mit schwerer entzündlicher Aktivität: systemische Steroide (1 mg/kg KG/d; 3), bei Versagen Tumornekrosefaktor-Antikörper (Infliximab 5 mg/kg i. v. oder Adalimumab initial 80–160 mg, dann 40 mg alle 14 d s. c.; Barberio et al. 2022; Targan et al. 1997), ggf. in Kombination mit Azathioprin (2,5 mg/kg KG/d; Colombel et al. 2010). Bei Azathioprin-Unverträglichkeit oder -Versagen alternativ MTX. Methotrexat (25 mg/Wo. i. m. oder s. c.; Lichtiger et al. 1994) wird kaum noch eingesetzt, ist aber eine Option bei zeitgleich vorliegenden entzündlichen Arthralgien. Vedolizumab (Integrin-Antikörper; D'Haens et al. 2022) und Ustekinumab (IL-12/23-Antikörper; Feagan et al. 2016; **beide Expertenkonsens;** Sturm et al. 2022) sowie neuerdings Risankizumab (D'Haens et al. 2022) sind weitere Optionen bei therapierefraktärem Verlauf. Neu zugelassen ist auch der JAK-Inhibitor Upadacitinib.

INFO

Bei einem isolierten Befall der Ileozökalregion, kurzer Anamnese und fehlendem Ansprechen auf Steroide ist das operative Vorgehen (Ileozökalresektion) verglichen mit der Therapie mit Infliximab als gleichwertig anzusehen.

Fistelleiden: Antibiotika (Metronidazol, Ciprofloxacin), ggf. Anti-TNF-Antikörper (nach Ausschluss eines Abszesses), mesenchymale Stammzellinjektion, Fadendrainage, ggf. operative Fistelexzision (Adamina et al. 2020; Sturm et al. 2022).

Remissionserhaltung

Medikamentös induzierte Remission: keine obligate dauerhafte remissionserhaltende Therapie. Bei frühen bzw. häufigen Rezidiven Azathioprin (2,5 mg/kg KG/d; Marshall, Irvine 1995; Prefontaine et al. 2009), bei Unverträglichkeit oder Versagen oder (v. a. als Fortsetzung nach erfolgreicher Induktion) das jeweilige Biologikum bzw. Upadacitinib. Methotrexat (15 mg/Wo. s. c. oder i. m.; Lichtiger et al. 1994) kann bei zeitgleich vorliegenden entzündlichen Arthralgien eingesetzt werden (Patel et al. 2014).

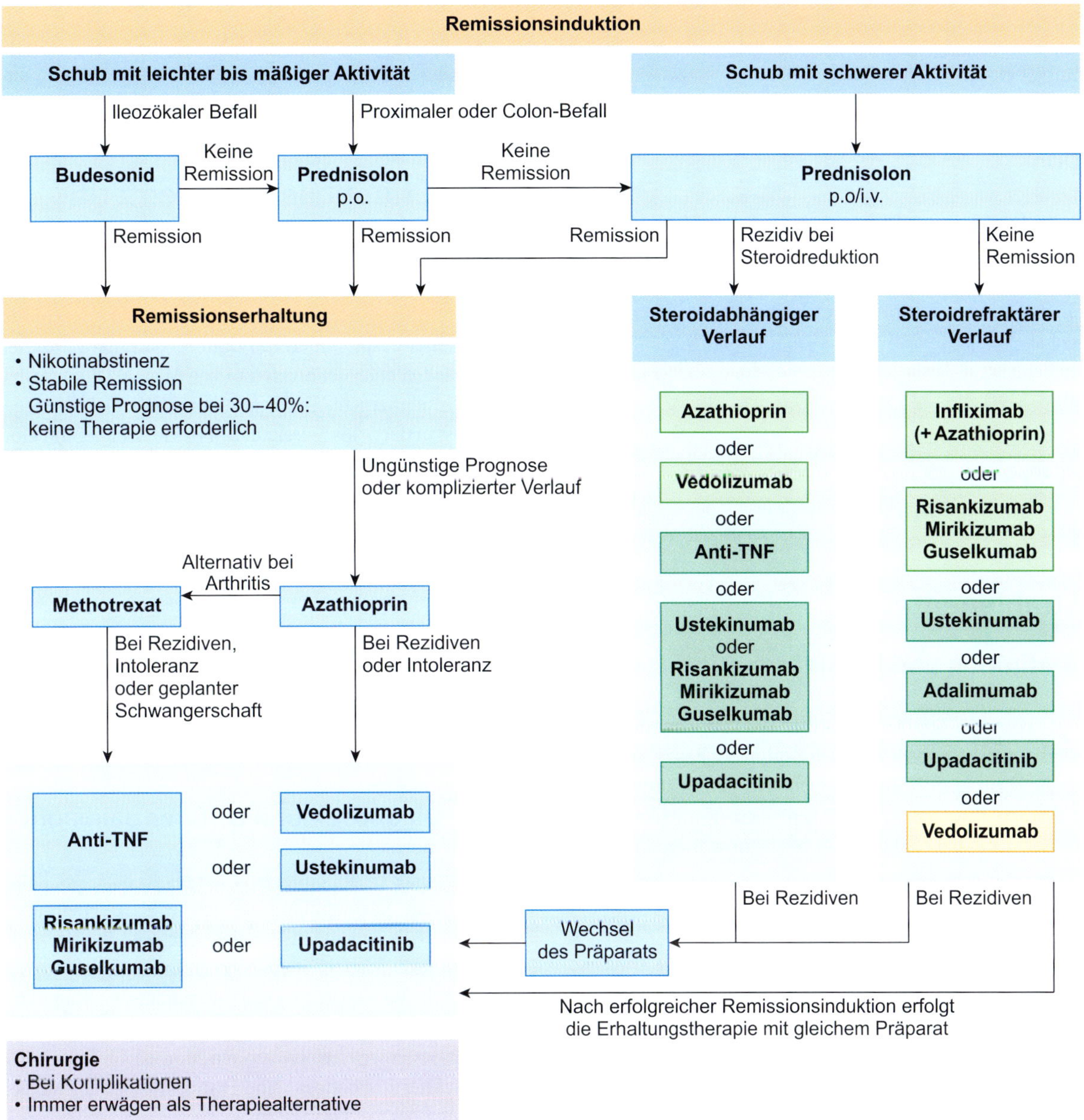

Abb. 14.6 Therapie-Algorithmus Morbus Crohn [L231]

INFO

Eine generelle Empfehlung zur Dauer einer remissionserhaltenden Therapie mit Immunsuppressiva oder Biologika kann aufgrund fehlender Evidenz nicht gegeben werden. Bei einer länger bestehenden, stabilen klinischen Remissionsphase unter einer Thiopurin- oder Biologika-Therapie ohne begleitende Steroidmedikation und ohne nachweisbare Entzündungszeichen kann eine Beendigung der immunsuppressiven Therapie erwogen werden.

Postoperative Rezidivprophylaxe: optional Mesalazin 3–4 g/d oder für 3 Mon. postoperativ Metronidazol (2 × 400 mg/d). Endoskopische Kontrolle zur Frage der Therapieindikation nach 6 Mon. Bei kompliziertem Verlauf (Fisteln, Abszesse) und/oder häufigen Rezidiven Indikation zur Immunsuppression mit Azathioprin (2,5 mg/kg KG/d; Lichtiger et al. 1994) oder TNF-Antikörper (**Empfehlungsgrad B;** Sturm et al. 2022).

Steroidabhängigkeit

Falls bei Unterschreiten einer individuell unterschiedlichen Steroiddosis ein erneutes Rezidiv auftritt, besteht die Indikation zur Immunsuppression mit Azathioprin (2,5 mg/kg KG/d; Marshall, Irvine 1995), bei Unverträglichkeit oder Versagen oder Biologika (**Expertenkonsens;** Sturm et al. 2022) bzw. neuerdings Upadacitinib. Methotrexat (25 mg/Wo. s. c. oder i. m. [Lichtiger et al. 1994]; in der Langzeittherapie 15 mg/Wo.) ist eine Option v. a. bei zeitgleich vorliegenden entzündlichen Arthralgien (Patel et al. 2014). Ziel ist die Erhaltung der steroidfreien Remission.

Operation

Bei Komplikationen wie narbigen Stenosen und Abszessen, bei entzündlichem Konglomerattumor sowie bei Versagen der medikamentösen Therapie ist eine Operation indiziert, ist aber auch prinzipiell eine Option statt intensiver konservativer Therapie (s. o. Adamina et al. 2020).

Bei Fistelleiden ggf. Fistelexzision oder Fadendrainage (Adamina et al. 2020).

PRAXISTIPP
Eine präoperative Steroidtherapie sollte zur Senkung des perioperativen Komplikationsrisikos reduziert oder wenn möglich beendet werden.

14.3 Strahlenenteritis

14.3.1 Definition und Basisinformation

Die häufigste Form der Strahlenenteritis ist die Strahlenproktitis, die als akute Form innerhalb von 6 Wo. nach Beginn der Bestrahlung oder als chronische Form nach 3 Mon. bis mehreren Jahren auftritt. Nach Bestrahlung eines Prostatakarzinoms liegt diese Komplikationsrate bei 20–40 %, aber nur bei 2 % kommt es zu einem schweren Verlauf.

14.3.2 Symptomatik und klinisches Bild

Typische Symptome sind Diarrhö, Tenesmen und peranale Blutung. Beim chronischen Verlauf kommen Strikturen hinzu, selten Fisteln und Perforationen. Bei diffuser Dünndarmbeteiligung Malabsorption.

14.3.3 Diagnostik und Differenzialdiagnose

Typische Endoskopiebefunde im Rektum sind erhöhte Vulnerabilität und, v. a. beim chronischen Verlauf, Teleangiektasien. Im Dünndarm ist die Wand verdickt. Es kann zu Ulzerationen, histologisch zu Entzündung, Schleimhautatrophie und okklusiver Vaskulitis kommen.

Bei typischer Vorgeschichte ist die Diagnose meist leicht gegenüber entzündlichen Darmerkrankungen oder medikamentösen Läsionen (NSAID) abzugrenzen. Alternativ kommen primär ischämische Läsionen infrage (selten im Rektum).

14.3.4 Therapie

Die medikamentösen Möglichkeiten umfassen die Gabe von Steroid- oder Sucralfateinläufen sowie Antioxidanzien (Vit. C oder E) oder Probiotika, sind aber insgesamt unbefriedigend. Bei intestinaler bakterieller Fehlbesiedlung Antibiotika. Alternativ kommt hyperbarer Sauerstoff infrage, endoskopisch zur Blutstillung eine Argon-Plasma-Beamer-Koagulation. Bei Komplikationen Chirurgie.

14.4 Eosinophile Gastroenteritis

14.4.1 Definition und Basisinformation

Die eosinophile Gastroenteritis ist eine seltene Krankheitsentität, die mit einer eosinophilen Infiltration von Mukosa und/oder Muskularis, selten auch der Subserosa von Magen, Dünndarm und/oder Dickdarm einhergeht. Die Erkrankung betrifft überwiegend Männer, meist in der 3. bis 5. Dekade, oft in Verbindung mit einer Atopie, v. a. Asthma und Ekzem sowie Nahrungsmittelallergie (Janssens, Vanuytsel 2023).

14.4.2 Symptomatik und klinisches Bild

Bei mukosalem Befall stehen Bauchschmerzen, Übelkeit und Diarrhö im Vordergrund, bei Muskularisbefall die Obstruktion, bei Serosabefall der Aszites. Bei ausgedehnter Dünndarmbeteiligung sind Malabsorption und Gewichtsverlust typisch.

14.4.3 Diagnostik und Differenzialdiagnose

Eine periphere Eosinophilie liegt bei bis zu 80 % der Patienten vor. Die mukosale Eosinophilie lässt sich in betroffenen, aber auch in makroskopisch normalen Arealen nachweisen. Bei ausschließlichem Muskularisbefall ist eine transmurale Biopsie bzw. Resektion erforderlich. Bei Aszites ist die ausgeprägte Eosinophilie wegweisend. Wenig hilfreich sind Allergietests. Ein Parasitenbefall muss ausgeschlossen werden, ebenso ein Morbus Crohn, ein Malignom, eine Polyarteriitis nodosa, eine Histiozytose oder eine eosinophile Granulomatose mit Polyangiitis.

14.4.4 Therapie

Zunächst sollte auf verdächtige Nahrungsmittel verzichtet werden, insbesondere auf Soja, Weizen, Mais, Eier, Erdnüsse und Fisch. Bei fehlendem Erfolg sollten eine Elementardiät oder Kortikosteroide eingesetzt werden, oft ist eine länger dauernde Steroidtherapie erforderlich. Dann kann Budesonid, Cromoglicinsäure, Ketotifen oder Montelukast versucht werden. Therapieerfolge wurden auch nach Gabe von Infliximab, Anti-IgE und humanisierten Anti-IL-5-Antikörpern beschrieben.

LEITLINIEN
Adamina M, Bonovas S, Raine T et al.: ECCO Guidelines on Therapeutics in Crohn's Disease: Surgical Treatment. J Crohns Colitis 14 (2020) 155–168.
Kucharzik T, Dignass AU, Atreya R et al.: Aktualisierte S3-Leitlinie Colitis ulcerosa (Version 6.1). Z Gastroenterol 61 (2023) 1046–1134.

Maaser C, Sturm A, Vavricka SR et al.: ECCO-ESGAR Guideline for Diagnostic Assessment in IBD Part 1: Initial diagnosis, monitoring of known IBD, detection of complications. J Crohn's Colitis 13 (2019) 144–164.
Raine T, Bonovas S, Burisch J et al.: ECCO Guidelines on Therapeutics in Ulcerative Colitis: Medical Treatment. J Crohn's Colitis 16 (2022) 2–17.
Spinelli A, Bonovas S, Burisch J et al.: ECCO Guidelines on Therapeutics in Ulcerative Colitis: Surgical Treatment. J Crohn's Colitis 16 (2022) 179–189.
Sturm A, Atreya R, Bettenworth D et al.: Aktualisierte S3-Leitlinie „Diagnostik und Therapie des Morbus Crohn" der Deutschen Gesellschaft für Gastroenterologie und Stoffwechselkrankheiten (DGVS). Z Gastroenterol 60 (2022) 332–418.
Sturm A, Maaser C, Calabrese E et al.: ECCO-ESGAR Guideline for Diagnostic Assessment in IBD Part 2: IBD scores and general principles and technical aspects. J Crohn's Colitis 13 (2019) 273–284.
Torres J, Bonovas S, Doherty G et al.: ECCO Guidelines on Therapeutics in Crohn's Disease: Medical Treatment. J Crohn's Colitis 14 (2020) 4–22.

LITERATUR

Barberio B, Gracie DJ, Black CJ et al.: Efficacy of biological therapies and small molecules in induction and maintenance of remission in luminal Crohn's disease: systematic review and network meta-analysis. Gut 72(2) (2022). doi: https://doi.org/10.1136/gutjnl-2022-328052.
Burr NE, Gracie DJ, Black CJ et al.: Efficacy of biological therapies and small molecules in moderate to severe ulcerative colitis: systematic review and network meta-analysis. Gut71 (2022) 1976–87.
Colombel JF, Sandborn WJ, Reinisch W et al.: Infliximab, azathioprine, or combination therapy for Crohn's disease. N Engl J Med 362 (2010) 1383–95.
Danese S, Vermeire S, Zhou W et al.: Upadacitinib as induction and maintenance therapy for moderately to severely active ulcerative colitis: results from three phase 3, multicentre, double blind, randomised trials. Lancet 399 (2022) 2113–2128.
D'Haens G, Panaccione R, Baert F et al.: Risankizumab as induction therapy for Crohn's disease: results from the phase 3 ADVANCE and MOTIVATE induction trials. Lancet 399(10340) (2022) 2015–2030.
Feagan BG, Danese S, Loftus EV et al.: Filgotinib as induction and maintenance therapy for ulcerative colitis (selection): a phase 2B/3 double-blind, randomised, placebo-controlled trial. Lancet 397 (2021) 2372–84.
Feagan BG, Rutgeerts P, Sands BE et al.: Vedolizumab as induction and maintenance therapy for ulcerative colitis. N Engl J Med 369 (2013) 699–710.
Feagan BG, Sandborn WJ, Gasink C et al.: Ustekinumab as induction and maintenance therapy for Crohn's disease. N Engl J Med 375 (2016) 1946–1960.
Herrlinger KR, Stange EF. Prioritization in inflammatory bowel disease therapy. Expert Rev Gastroenterol Hepatol 17 (2023) 753–767.
Janssens J, Vanuytsel T. Non-esophageal eosinophilic gastrointestinal diseases: a narrative review. Acta Gastroenterol Belg 86 (2023) 449–459.
Kruis W, Schütz E, Fric P et al.: Double-blind comparison of an oral Escherichia coli preparation and mesalazine in maintaining remission of ulcerative colitis. Aliment Pharmacol Ther 11 (1997) 853–858.
Lichtiger S, Present DH, Kornbluth A et al.: Cyclosporine in severe ulcerative colitis refractory to steroid therapy. N Engl J Med 330 (1994) 1841–1845.
Marshall JK, Irvine EJ: Rectal aminosalicylate therapy for distal ulcerative colitis: a meta-analysis. Aliment Pharmacol Ther 9 (1995) 293–300.
Ogata H, Matsui T, Nakamura M et al.: A randomised dose finding study of oral tacrolimus (FK506) therapy in refractory ulcerative colitis. Gut 55 (2006) 1255–1262.
O'Reilly M, Melotte G, Ryan B et al.: Gastrointestinal side effects of cancer treatments. Ther Adv Chronic Dis 11 (2020) 1–7.
Patel V, Wang Y, MacDonald JK et al.: Methotrexate for maintenance of remission in Crohn's disease. Cochrane Database Syst Rev 2014(8) (2014) CD006884.
Prefontaine E, Sutherland LR, Macdonald JK et al.: Azathioprine or 6-mercaptopurine for maintenance of remission in Crohn's disease. Cochrane Database Syst Rev 1 (2009) CD000067.
Rezaie A, Kuenzig ME, Benchimol EI et al.: Budesonide for induction of remission in Crohn's disease. Cochrane Database Syst Rev 2015(6) (2015) CD000296.
Reinisch W, Sandborn WJ, Hommes DW et al.: Adalimumab for induction of clinical remission in moderately to severely active ulcerative colitis: results of a randomised controlled trial. Gut 60 (2011) 780–787.
Rutgeerts P, Sandborn WJ, Feagan BG et al.: Infliximab for induction and maintenance therapy for ulcerative colitis. N Engl J Med 353 (2005) 2462–2476.
Sandborn WJ, Feagan BG, Wolf DC et al.: Ozanimod induction and maintenance treatment for ulcerative colitis. N Engl J Med 374 (2016) 1754–1762.
Sandborn WJ, Su C, Sands BE et al.: Tofacitinib as Induction and Maintenance Therapy for Ulcerative Colitis. N Engl J Med 376 (2017) 1723–1736.
Sands BE, Sandborn WJ, Panccione R et al.: Ustekinumab as Induction and Maintenance Therapy for Ulcerative Colitis. N Engl J Med 381 (2019) 1201–1214.
Sutherland L, Roth D, Beck P et al.: Oral 5-aminosalicylic acid for inducing remission in ulcerative colitis. Cochrane Database Syst Rev 2 (2000) CD000543.
Targan SR, Hanauer SB, van Deventer SJH et al.: A short-term study of chimeric monoclonal antibody cA2 to tumor necrosis factor α for Crohn's disease. N Engl J Med 337 (1997) 1029–36.
Turner D, Walsh CM, Steinhart AH et al.: Response to corticosteroids in severe ulcerative colitis: a systematic review of the literature and a meta-regression. Clin Gastroenterol Hepatol 5 (2007) 103–110.

KAPITEL

15

Peter Layer

Reizdarmsyndrom, Motilitätsstörungen

15.1 Reizdarmsyndrom (RDS)

15.1.1 Definition und Grundlagen

Das Reizdarmsyndrom (RDS) ist die wichtigste und häufigste funktionelle Darmerkrankung, mit einer Prävalenz von etwa 4 %[1] (davon ⅔ Frauen). Die Symptomschwere ist sehr unterschiedlich, kann aber erheblich sein und dann die Lebensqualität stark mindern.

Ein Reizdarmsyndrom (RDS) liegt vor, wenn die drei nachfolgenden Punkte erfüllt sind (Layer et al. 2021):

1. Es bestehen chronische, d. h. > 3 Mon. anhaltende Beschwerden (z. B. Bauchschmerzen, Blähungen), die auf den Darm bezogen werden und meist mit Stuhlgangveränderungen einhergehen.
2. Die Beschwerden begründen, dass der Patient deswegen Hilfe sucht und/oder sich sorgt und so stark sind, dass die Lebensqualität hierdurch relevant beeinträchtigt wird.
3. Es liegen keine für andere Krankheitsbilder charakteristischen Veränderungen vor, die wahrscheinlich für diese Symptome verantwortlich sind.

15.1.2 Pathogenese, Pathophysiologie

Beim RDS bestehen unterschiedliche, nur mit Spezialmethoden nachweisbare gastrointestinale Dysfunktionen.

Wichtige Funktionsstörungen beim RDS sind (unvollständig):

- Störungen der intestinalen Barriere
- Störungen des mukosalen Immunsystems
- Störungen des Serotoninmetabolismus
- Störungen der Mastzellfunktionen
- Störungen der Regulation des enterischen Nervensystems
- Störungen der intestinalen Mikrobiota

Bei der Entstehung eines RDS treffen oft (aber nicht obligat!) akute oder subakute Trigger auf eine vorbestehende endogene (z. B. psychologische) Prädisposition. Zu den häufigsten Auslösern zählen:

- Akute Enteritiden (bakteriell, viral [z. B. Covid-19])
- Protrahierte Protozoen-Infektionen (z. B. Giardiasis, Amöben)
- Andere intestinale Entzündungen (Divertikulitiden, chronisch-entzündliche Darmerkrankungen)
- Wiederholte und/oder breite Antibiotikatherapien

Diese Mechanismen steigern das RDS-Risiko um das 3- bis 10-Fache.

Als Folgen entwickeln sich einzelne oder (meist) kombinierte Störungen von Motilität, Sekretion und Wahrnehmung einzeln oder in Kombination, oft exazerbiert durch „unverträgliche" Nahrungsmittel. Die Störungen dieser grundlegenden Darmfunktionen manifestieren sich so in den typischen RDS-Symptomen (Schmerzen, Darmkrämpfe, Durchfälle, Obstipation, Meteorismus).

[1] Ältere, teils wesentlich höhere Häufigkeitsangaben sind heute widerlegt.

15.1.3 Diagnostik

Essenziell ist eine sorgfältige Anamnese zur Erfassung der Entwicklung, der Schwere und des Musters der Symptome. Gleichzeitig ist das Vorliegen von Hinweisen auf etwaige Differenzialdiagnosen oder gar von Alarmsymptomen zu prüfen.

Beim Leitsymptom **Diarrhö** liegt in > 50 % kein RDS, sondern eine andere Ursache zugrunde und erfordert prinzipiell eine sorgfältige diagnostische Abklärung einschließlich Erregerdiagnostik im Stuhl sowie endoskopischer (mit Stufenbiopsien) und funktionsdiagnostischer Untersuchungen.

Eine Beschwerdekonstellation ohne Durchfall und ohne Alarm- oder Entzündungszeichen wird bei etwa 10 % der Fälle durch eine andere, kausal zu behandelnde Erkrankung verursacht, kann aber nach Ausschluss der wichtigen Differenzialdiagnosen zunächst probatorisch als RDS behandelt werden, insbesondere bei eher geringen und nicht-progredienten Beschwerden.

Diagnostische Strategie: Bei bisher nicht voruntersuchten Patienten sollte die Verdachtsdiagnose eines RDS möglichst früh gesichert oder ausgeschlossen werden (➤ Abb. 15.1). Dabei sind grundsätzlich möglichst initial die wichtigsten, potenziell bedrohlichen Differenzialdiagnosen auszuschließen. Abhängig vom Symptombild empfiehlt sich im weiteren Verlauf der Ausschluss weiterer, oft kausal behandelbarer Differenzialdiagnosen. Die Auswahl der eingesetzten diagnostischen Methoden (Labor, Endoskopie, Bildgebung, Funktionstests) sollte grundsätzlich individuell erfolgen. Eine unbegründete Wiederholungsdiagnostik ist dabei zu vermeiden.

- Wichtige Differenzialdiagnosen des RDS, die bei Erstdiagnostik obligat auszuschließen sind:
  - Gastrointestinales Malignom (insbesondere Kolon, ggf. auch Pankreas)
  - Ovarialkarzinom
  - Morbus Crohn; Colitis ulcerosa; mikroskopische Kolitis
  - Zöliakie (Sprue)
- Weitere Differenzialdiagnosen des RDS, die individuell geprüft werden können (unvollständig):
  - Laktose-/Fruktosemalabsorption
  - Bakterielle Fehlbesiedelung
  - Gallensäurenmalabsorption

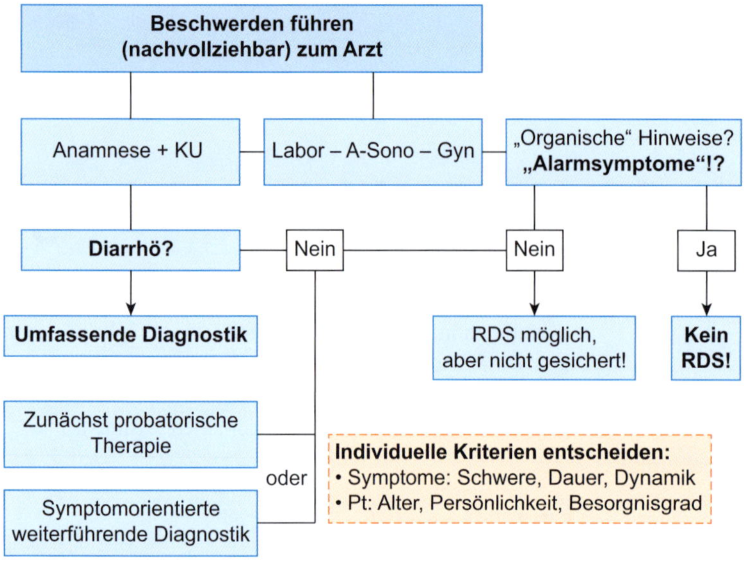

Abb. 15.1 Diagnostische Basisstrategie bei V. a. RDS (mod. n. Layer et al. 2021) [L231]

- Divertikelkrankheit
- Intestinale Ischämie
- Intestinale Motilitätsstörungen

15.1.4 Therapie

Die Therapie des RDS ist symptomatisch-multimodal (> Abb. 15.2) und kann in der Mehrzahl der Fälle eine relevante Beschwerdebesserung erreichen; eine vollständige Symptomfreiheit wird nur selten erreicht. Eine kausale Behandlung existiert derzeit nicht.

Die überzeugende Sicherung und verständliche Vermittlung der Diagnose als eigenständige, aber nicht bedrohliche Erkrankung ist grundsätzlich therapeutisch hilfreich.

Allgemeinmaßnahmen und unspezifische Therapien

- Eine an individuellen Triggerfaktoren (z. B. Nahrungsmittel, Stress) orientierte Veränderung der Lebens- und Ernährungsgewohnheiten, ergänzt durch die Anwendung von Entspannungsübungen (besonders auch gezielte psychotherapeutische Interventionen), bewirkt häufig eine Linderung der Symptome.
- Evidenz gibt es auch für Phytotherapien, komplementäre Therapien und Yoga.
- Systematische körperliche Aktivität (Sport!) hat v. a. bei Blähungen und Obstipation gute Effekte.
- Therapieversuche mit unterschiedlichen Probiotika sind meist sinnvoll.

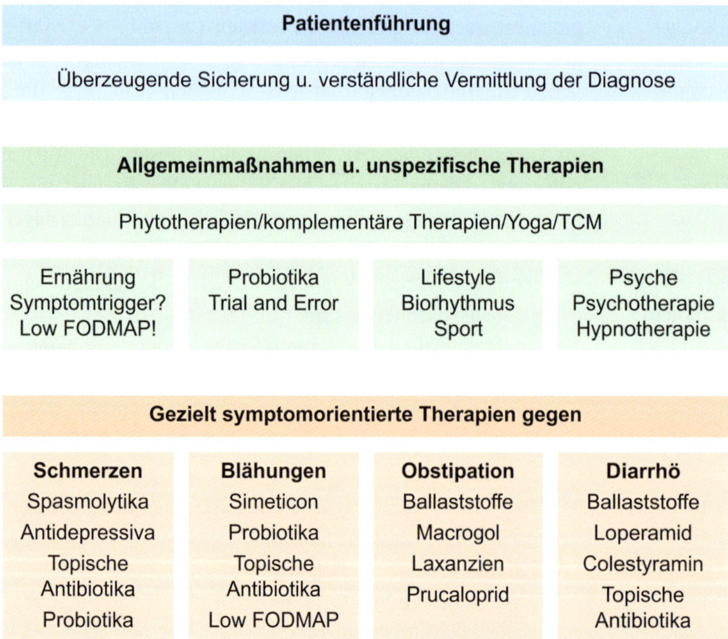

Abb. 15.2 Komponenten der multimodalen Therapiestrategie beim RDS (mod. n.Layer et al. 2021) [L231]

- Besonders gute Evidenz besteht für eine befristete Eliminationsdiät mit Verzicht auf eine Reihe zuckerhaltiger Nahrungsbestandteile, v. a. die fermentierbaren Oligo-, Di- und Monosaccharide sowie Polyole (Low-FODMAP-Diät).

Medikamentöse, symptomorientierte Therapie

Medikamente werden meist symptomorientiert eingesetzt.

- **Ballaststoffe** können bei allen **Stuhlunregelmäßigkeiten** (Diarrhö oder Obstipation) probatorisch eingesetzt werden. Allerdings lösen v. a. Faserstoffe (z. B. Weizenkleie, Leinsamen) bei vielen Patienten Krämpfe und Blähungen aus. Gelbildner-Präparate (z. B. Pektine, Plantago-afra-/-ovata-Samenschalen, Hemizellulose) sind meist besser verträglich.
- **Obstipation:**
  - Bedarfsadaptiert osmotisch wirksame Substanzen, vorzugsweise polyethylenglykolhaltige (PEG) Trinklösungen.
  - Ballaststoffe als Gelbildner-Präparate (z. B. Pektine, Plantago-afra-/-ovata-Samenschalen, Hemizellulose).
  - Laktulose verursacht häufig Meteorismus, von Reizdarmpatienten oft schlecht vertragen.
  - Andere Laxanzien, z. B. Bisacodyl, wirken oft gut, können aber Symptome verschlechtern.
  - **Prucaloprid** und **Linaclotid** stehen individuell als Reservemedikamente zur Verfügung.
- **Diarrhö:**
  - **Loperamid** bedarfsadaptiert ist meist effektiv.
  - **Colestyramin** als Gallensäurebinder kann ebenfalls v. a. den imperativen Stuhldrang lindern.
  - **Quellstoffe** (Flohsamenschalenpräparate) können die Stuhlkonsistenz erhöhen.
  - **Probiotika.**
- **Blähungen:**
  - Oberflächenaktive Substanzen (z. B. **Dimethylpolysiloxan**) sollten versucht werden, sind aber nicht selten enttäuschend.
  - **Probiotika.**
  - **Phytotherapeutika.**
  - **Rifaximin** (als Reserveverfahren).
- **Schmerzen und Darmkrämpfe:**
  - **Butylscopolamin.**
  - **Mebeverin.**
  - **Pfefferminzöl-Präparate.**
  - **Amitryptilin** hat gute Evidenz bei der Symptomkombination Schmerzen und Diarrhö; ungünstig bei Obstipation.

15.2 Motilitätsstörungen

15.2.1 Definition und Grundlagen

Akute intestinale Motilitätsstörungen treten z. B. im Rahmen von Gastroenteritiden häufig auf, sind aber i. d. R. selbstlimitiert und meist nicht behandlungsbedürftig.

Chronische und ausgeprägte intestinale Motilitätsstörungen sind selten und werden durch primäre oder sekundäre neuromuskuläre Dysfunktionen von Dünn- und/oder Dickdarm einschließlich Rektum verursacht (➤ Tab. 15.1). Diese können zu schweren, die Lebensqualität massiv einschränkenden Krankheitsbildern führen. In extremen Fällen mit Dünndarmbeteiligung ist eine orale bzw. enterale Nahrungszufuhr oft nicht mehr möglich, sondern eine parenterale Ernährung erforderlich. Bei schwerster Obstipation kann eine Kolektomie erforderlich werden.

Das diagnostische und therapeutische Management schwerer chronischer intestinaler Motilitätsstörungen ist aufwendig, oft schwierig und nur an spezialisierten Zentren etabliert (➤ Tab. 15.2; Keller et al. 2022).

15.2.2 Diagnostik

Die Symptome von Motilitätsstörungen sind klinisch unspezifisch (Übelkeit, Erbrechen, abdominelle Schmerzen, Völlegefühl, Blähungen, Diarrhö und/oder Obstipation) und erlauben nicht die sichere Abgrenzung zur mechanischen Obstruktion oder zum (schweren) Reizdarmsyndrom.

Bei begründetem Verdacht ist eine Stufendiagnostik indiziert. Wegen der Komplexität der erforderlichen Diagnostik ist die Zusammenarbeit mit spezialisierten Zentren grundsätzlich sinnvoll.

- **Bildgebung** (Radiologie/Endoskopie)**:** zum Ausschluss einer mechanischen Obstruktion
- **Laboruntersuchungen:** Erkennung behandelbarer Ursachen sekundärer Motilitätsstörungen sowie von Komplikationen
- **Motilitätsmessungen** (Transitzeitmessungen; Darm-Manometrien)**:** Nachweis und Differenzierung einer Motilitätsstörung
- **Histologie:** Untersuchung von tiefen Biopsien (Rektum) bzw. Vollwandbiopsaten (Darm) durch spezialisierte Experten

Bei schwerer Obstipation ist (nach Ausschluss einer Obstruktion und sonstiger Ursachen) die Unterscheidung zwischen Kolontransitstörung und anorektalen Funktionsstörungen wegen der unterschiedlichen Therapie essenziell.

Tab. 15.1 Ätiopathogenese primärer und sekundärer chronischer intestinaler Motilitätsstörungen

Primär	• In der Mehrzahl unbekannt • Selten: genetische Veränderungen
Sekundär	• Neurologische Systemerkrankungen • Rheumatologische Systemerkrankungen • Autoimmunerkrankungen • Toxische o. endokrine Neuropathien • Strahlenenteritiden • Eosinophile Gastroenteritis • Angioödem • Paraneoplasien • Postinfektiöser Funktionsstörung • Postoperative Zustände

Tab. 15.2 Wichtige intestinale Motilitätsstörungen (Keller et al. 2022)[1]

Krankheitsbild	Charakteristika
Chronische intestinale Pseudoobstruktion (CIPO)	• Schwerste Form der intestinalen Motilitätsstörung • Intermittierende o. chronische, klinisch u. bildgebend typische (Sub-)Ileussymptome, ohne dass eine intestinale Obstruktion vorliegt • Betrifft vorwiegend den Dünndarm; oft Mitbeteiligung anderer Segmente des GIT sowie des Urogenitaltrakts
Akute kolonische Pseudoobstruktion (ACPO)	• Massive Dilatation des amotilen Kolons ohne Vorliegen einer mechanischen Obstruktion • Entwickelt sich im Verlauf weniger Tage, oft im Rahmen gravierender akuter Grunderkrankungen o. postoperativ
Idiopathisches Megakolon/-rektum	• Chronische Dilatation von Kolon o. Rektum ohne erkennbare Vorerkrankung • Oft mit therapierefraktärer Obstipation
Slow Transit Constipation	• Starke Verzögerung des Kolontransits („Kolonparese") • Stuhlgang oft extrem selten (< 1 ×/Wo.) • Betrifft häufig junge Frauen • Spricht auf konventionelle Therapie kaum an
Morbus Hirschsprung	• Angeborenes segmentales Fehlen von relaxierenden enterischen intramuralen Nervenzellen (Aganglionose) im distalen Kolon/Rektum • Folgen: – Tonisch kontrahiertes, damit funktionell obstruiertes distales Darmsegment – Prästenotisch massiv dilatiertes Kolon • Manifestation u. Schweregrad sind variabel
Anorektale Funktionsstörungen	• Beckenbodendyssynergie: fehlende Koordination zwischen rektaler Druckerhöhung u. Sphinkterrelaxation – Folge: schwer gestörte Darmentleerung • Anismus: unwillkürliche spontane Sphinkterkontraktionen • Beckenbodenspastik: unwillkürliche, reizgetriggerte Sphinkterkontraktionen[1]

[1] meist auf dem Boden einer extrapyramidalen Störung bzw. einer Läsion des 1. Motoneurons

15.2.3 Therapie

Chronische intestinale Pseudoobstruktion (CIPO)

Folgende allgemeine Therapieziele werden verfolgt:

- Adäquater **Ernährungsstatus**
- Verbesserung der intestinalen **Propulsion**
- Linderung abdomineller **Beschwerden**
- Prävention/Therapie von **akuten Attacken** (**cave:** Laparotomie! Gefahr zusätzlicher Bridenbildung)
- Prävention/Therapie von **Komplikationen** (z. B. bakterielle Fehlbesiedelung)

Konkrete Maßnahmen:

- **Ernährung:**
  - Mehrere kleine, ballaststoffarme, kalorisch adäquate Mahlzeiten am Tag, ggf. ergänzt durch Trinknährlösungen
  - Bei Unverträglichkeit: Versuch der enteralen Ernährung (nasojejunale Sonde, PEG-J)
  - Dauerhafte (teil-)parenterale Ernährung nur als Ultima Ratio
- **Prokinetika:**
  - Eine begrenzte Verbesserung der intestinalen Propulsion gelingt mitunter mit Metoclopramid, Domperidon, ggf. Erythromycin (wirken vorwiegend gastroduodenal).
  - Meist effektiver sind Prucaloprid (wirkt am gesamten Dünn- und Dickdarm) und ggf. Cholinergika (oft Nebenwirkungen).
- **Steroide/Immunsuppressiva:** In Einzelfällen gute Effekte auf Symptomatik und gastrointestinalen Transit verbessern, sofern autoimmune/inflammatorische Mechanismen (z.B .enterische Ganglionitiden) zugrunde liegen.
- **Antibiotika:** Eine bakterielle Fehlbesiedlung ist eine häufige Folge von Motilitätsstörungen und kann die Symptomatik weiter verschlechtern. Therapie der Wahl (off label!) sind die darmselektiven Antibiotika Rifaximin oder Neomycin. Alternativen sind rotierende Kurse mit wechselnden systemisch wirksamen Antibiotika (Metronidazol, Doxycyclin u. a.)
- **Therapie abdomineller Schmerzen:** sprechen oft schlecht auf Analgetika an. Dennoch sollten Morphine möglichst völlig vermieden werden, weil sie Motilität und Beschwerden weiter verschlechtern.
- **Operative Therapie:**
  - Entlastungsenterostomien verbessern Schmerzen und Gasdruck.
  - Die Resektion betroffener Abschnitte ist fast nie erfolgreich.
  - Abdominelle Eingriffe sollten wegen den drohenden Bridenbildung möglichst vermieden werden, da hierdurch im Verlauf die Symptomatik verschlechtert und die Abgrenzung gegenüber einem mechanischen Ileus erschwert wird.
  - Bei schwerstem, komplikationsreichem Verlauf und Versagen einer parenteralen Ernährung kommt als Ultima Ratio eine Dünndarmtransplantation infrage.

Akute kolonische Pseudoobstruktion (ACPO)

- **Basistherapie:**
  - Orale Nahrungskarenz, Korrektur des Flüssigkeits- und Elektrolythaushalts, Magensonde, Darmrohr, Mobilisation
  - Wichtig: Absetzen motilitätshemmender Medikamente
- **Bei schwerem/refraktärem Krankheitsbild:**
  - **Neostigmin**
  - Endoskopische **Dekompression**
  - **Chirurgische Therapieoptionen** (Zökostomie, Kolon[teil-]resektion) nur bei dauerhaft therapierefraktärer oder komplizierter Entwicklung (Kolonischämie, Perforation)

Slow Transit Constipation (STC)

Charakteristikum ist das fehlende Ansprechen auf eine (hoch dosierte) Laxanzientherapie; in vielen Fällen gelingt aber eine Besserung unter einem Prokinetikum, in erster Linie mit **Prucaloprid.**

Selten liegt eine schwerstgradige, auch auf eine medikamentöse Kombinationstherapie nicht ansprechende Kolonmotilitätsstörung vor. Hier kann eine laparoskopische **subtotale Kolektomie** indiziert sein.

Vereinzelte Berichte über günstige Wirkungen einer **sakralen Neurostimulation** wurden nicht überzeugend bestätigt.

Beckenbodendyssynergie

Bei Beckenbodendyssynergie ist die Entleerung von festem ebenso wie von flüssigem Stuhl in unterschiedlichem Ausmaß erschwert. Klistiere, CO_2-freisetzende Zäpfchen oder Laxanzien sind deshalb nur ungenügend hilfreich. Das wichtigste Therapieprinzip besteht im **Beckenbodentraining** zum Wiedererlernen eines koordinierten Defäkationsprozesses.

Morbus Hirschsprung

Beim Morbus Hirschsprung ist die chirurgische Therapie mit **Resektion des aganglionären Segments** das Standardvorgehen. Die Behandlungsgrundsätze für Erwachsene unterscheiden sich nicht von denen bei Kindern.

Idiopathisches Megakolon (IMC)

Bei anderweitig therapierefraktärem IMC kann die Resektion betroffener Darmanteile erforderlich sein.

15.3 Ileus

15.3.1 Definition und Grundlagen

Ein Ileus ist definiert als teilweise oder vollständige Unterbrechung der Transportfunktion für den Darminhalt mit Überdehnung des betroffenen Darmsegments. Es wird zwischen mechanischem (dann häufig partiell) und paralytischem Ileus (generalisiert) unterschieden (➤ Tab. 15.3). Er geht klinisch meist mit dem Bild eines akuten Abdomens einher. Je nach betroffenem Darmsegment unterscheidet man zwischen **Dünn- und Dickdarmileus.**

- Beim **mechanischen** Ileus besteht eine äußere oder intraluminale Verlegung des Darmlumens. Eine **Sonderform** ist der mit einer primären Durchblutungsstörung einhergehende **Strangulationsileus** (z. B. inkarzerierte Hernie). Briden bzw. Adhäsionen sind in westlichen Ländern die häufigste Ursache für einen mechanischen Ileus. Zunächst kommt es zur Hyperperistaltik (Leitsymptom: „klingende Darmgeräusche"), konsekutiv zur fortschreitenden Durchwanderungsperitonitis und zum paralytischen Ileus.
- Ursachen eines **paralytischen** Ileus sind schwere entzündliche Veränderungen im Bauchraum, metabolische (z. B. Hypokaliämie) oder neurologische Störungen, Medikamente oder eine postoperative Darmatonie.

Tab. 15.3 Ileusformen und Ursachen

Form	Ursachen
Mechanischer Ileus	
Obstruktion/Obturation	• Briden, Adhäsionen • Tumoren • Gallensteine • Stenosen • Koprostase • Atresie • Askariden
Strangulationsileus (mit gestörter Blutzirkulation)	• Inkarzerierte Hernie • Volvulus • Invagination • Malrotation
Paralytischer/funktioneller Ileus	
Infektiös-toxisch	• Schwere, entzündliche Veränderungen intraabdominell, z. B. Peritonitis, Pankreatitis • Urämie • Pneumonie
Metabolisch	• Elektrolytstörungen (z. B. Hypokaliämie) • Ketoazidotisches Koma bei Diabetes mellitus
Ischämisch	• Mesenterialarterien-/-venenthrombose
Reflektorisch	• Postoperativ • Koliken • Trauma • Myokardinfarkt • Apoplex
Nerval	• Querschnittslähmung • Neurologische Erkrankungen

- Ein Ileus ist ein potenziell lebensbedrohliches Krankheitsbild und indiziert eine umgehende Krankenhauseinweisung mit enger interdisziplinärer Interaktion, um zwischen einer notfallmäßigen chirurgischen Intervention und einer primär konservativen Therapie zu entscheiden.

15.3.2 Diagnostik

- **Anamnese:**
  - Vorgeschichte: frühere Operationen, Peritonitiden, Bauchtraumata (Bridenbildung wahrscheinlich?)
  - Differenzierte abdominelle Symptomatik: Beginn der Beschwerden (akut vs. schleichend), Art der Schmerzen (kolikartig vs. Dauerschmerz), Art des Erbrechens (reflektorisch vs. langsam zunehmendes Überlauferbrechen), Stuhl- und Windverhalt, assoziierte Symptome (Oligurie, Fieber, Schüttelfrost)
- **Körperliche Untersuchung:**
  - Abdominelle Distension? Asymmetrie des Abdomens? Sichtbare/palpable peristaltische Wellen?
  - Schmerzcharakteristik (Progredienz bei sich entwickelnder Peritonitis: lokaler Druckschmerz, Klopfschmerz,

Loslassschmerz, generalisierte Abwehrspannung, bretthartes Abdomen)? Raumforderung? Bruchpforten? Stuhlfüllung der Rektumampulle?
  - **Auskultatorisch:** hochgestellte, klingende Darmgeräusche? „Totenstille“ im Abdomen?
- **Bildgebung:**
  - Abdomen-Übersichtsaufnahme (Spiegelbildungen?)
  - Abdomen-Sonographie, -CT
  - Kontrastmittelpassage (wasserlösliches Kontrastmittel)

15.3.3 Therapie

- Ausgleich des Wasser- und Elektrolythaushalts.
- Interdisziplinäre Festlegung des Vorgehens:
  - Unverzügliche Operation bei **mechanischem** Ileus, V. a. mesenteriale Ischämie, Sepsis oder Nachweis von freier Luft.

  NB: Eine intestinalen Pseudoobstruktion kann sich exakt wie ein mechanischer Ileus manifestieren (➤ Kap. 15.3.1).
  - Konservative Therapie bei **paralytischem** Ileus (**cave:** Zeichen der mesenterialen Ischämie). Hierbei Entlastung des Verdauungstrakts (orale Nahrungskarenz) mit peripherem Zugang zur Volumensubstitution, Magensonde, insbesondere bei Erbrechen (anspülen und Aspirat inspizieren), Darmrohr, Schwenkeinläufe, ggf. koloskopische Dekompression und die medikamentöse Anregung der gastrointestinalen Motilität (z. B. Distigmin, ggf. Erythromycin i. v., evtl. Prucaloprid p. o., z. B. bei postoperativem Ileus und opioidinduzierter Paralyse).

LEITLINIEN

Andresen V, Becker G, Frieling T: Aktualisierte S2k-Leitlinie chronische Obstipation der Deutschen Gesellschaft für Gastroenterologie, Verdauungs- und Stoffwechselkrankheiten (DGVS) und der Deutschen Gesellschaft für Neurogastroenterologie & Motilität (DGNM). AWMF-Reg.-Nr. 021–019. Z Gastroenterol. Oct;60(10) (2022) 1528–1572. German. doi: https://doi.org/10.1055/a-1880-1928. Epub 2022 Oct 12. PMID: 36223785.

Layer P, Andresen V, Allescher H et al.: Update S3-Leitlinie Reizdarmsyndrom: Definition, Pathophysiologie, Diagnostik und Therapie. AWMF-Reg.-Nr. 021/016. Z Gastroenterol. Dec;59(12) (2021) 1323–1415. German. doi: 10.1055/a-1591-4794. Epub 2021 Dec 10. Erratum in: Z Gastroenterol. 2021 Dec;59(12):e1. doi: 10.1055/a-1738–5962. PMID: 34891206.

Keller J, Wedel T, Seidl H, et al. Update S3-Leitlinie Intestinale Motilitätsstörungen. Z Gastroenterol 2022; 60:192–218

LITERATUR

Drossman DA, Hasler WL et al.: Rome IV – Functional GI Disorders: Disorders of Gut-Brain Interaction. Gastroenterology 150 (2016) 1257–1492.

Elmunzer BJ, Palsson OS, Forbes N et al.: Prolonged Gastrointestinal Manifestations After Recovery From COVID-19. Clin Gastroenterol Hepatol 22(5) (2023) 1098–1107.

Hyman PE: Adolescents and young adults with Hirschsprung's disease. Curr Gastroenterol Rep 8 (2006) 425–429.

Kessmann J: Hirschsprung's disease: diagnosis and management. Am Fam Physician 74 (2006) 1319–1322.

Koh CE, Young CJ, Young JM, Solomon MJ: Systematic review of randomized controlled trials of the effectiveness of biofeedback for pelvic floor dysfunction. Br J Surg 95 (2008) 1079–1087.

Saunders MD, Kimmey MB: Systematic review: acute colonic pseudo-obstruction. Aliment Pharmacol Ther 22 (2005) 917–925.

Scallan Walter EJ, Crim SM et al. Postinfectious Irritable Bowel Syndrome After Campylobacter Infection. Am J Gastroenterol 114 (2019) 1649–1656.

Sperber AD, Bangdiwala SI, Drossman DA et al.: Worldwide Prevalence and Burden of Functional Gastrointestinal Disorders, Results of Rome Foundation Global Study. Gastroenterology 160 (2021) 99–114.

Stanghellini V, Cogliandro RF, de Giorgio R et al.: Chronic intestinal pseudo-obstruction: manifestations, natural history and management. Neurogastroenterol Motil 19 (2007) 440–452.

Tack J, van Outryve M, Beyens G et al.: Prucalopride (Resolor®) in the treatment of severe chronic constipation in patients dissatisfied with laxatives. Gut 58 (2009) 357–365.

KAPITEL

16 Divertikelkrankheit

Manfred Gross

16.1 Definition und Basisinformation

Kolondivertikel gehören zu den häufigsten Befunden im Gastrointestinaltrakt. Die Prävalenz steigt mit dem Lebensalter an. Für die westlichen Industrienationen werden für Personen bis zum 50. Lj. Prävalenzraten um 10–15 % berichtet, für Personen zwischen dem 50. und 70. Lj. etwa 30 %, für Personen zwischen dem 70. und 85. Lj. etwa 50 % und für Personen > 85 J. > 60 %. Es besteht kein relevanter Unterschied in der Prävalenz der Divertikulose bei Männern und Frauen (Jacobs 2007; Stollman, Raskin 2004).

Die Einnahme von NSAR erhöht das Risiko für die Entwicklung einer Divertikulitis. Sowohl unter NSAR als auch unter ASS ist das Risiko für das Auftreten einer Divertikelblutung signifikant erhöht.

Das Mikrobiom spielt wahrscheinlich eine wichtige Rolle bei der Divertikelkrankheit: Sowohl zwischen Personen mit oder ohne Kolondivertikeln als auch zwischen Personen mit Divertikeln, die asymptomatisch sind oder unter einer Divertikelkrankheit leiden, finden sich Unterschiede im Kolonmikrobiom (Reitano et al. 2023; Scarpignato et al. 2018).

16.2 Stadieneinteilung

Die deutsche Leitlinie zur Divertikelkrankheit (Leifeld et al. 2021) schlägt eine neue Klassifikation der Divertikelkrankheit vor (➤ Tab. 16.1; ➤ Abb. 16.1). In der Literatur ist die Klassifikation von Hinchey et al. (1978) in der Modifikation von Wasvary et al. (1999) zwar gängig, sie klassifiziert jedoch primär die komplizierte Divertikulitis mit einer Stratifizierung für das operative Vorgehen. Die ebenfalls gängige Klassifikation nach Hansen und Stock (1999) differenziert die perforierten Verläufe (Mikro-, Makroperforation, Abszessgröße) nicht weiter.

Die **asymptomatische** Divertikulose hat keinen Krankheitswert **(Typ 0).** Von einer Divertikelkrankheit des Kolons spricht man nur dann, wenn eine Divertikulose zu Symptomen und/oder Komplikationen führt.

Die **akute unkomplizierte** Divertikelkrankheit **(Typ 1)** kann in zwei Varianten auftreten. Beim Typ 1a beklagt der Patient Bauchschmerzen, meist gut im linken Unterbauch lokalisierbar. Die klinische Untersuchung zeigt einen lokalisierten Druckschmerz, die Entzündungszeichen im Blut können erhöht sein, die Bildgebung (i. d. R. die Sonographie) zeigt Divertikel. Beim Typ 1b besteht eine Divertikulitis mit erhöhten Entzündungszeichen, häufig ist der Patient febril. Die Bildgebung zeigt eine phlegmonöse Umgebungsreaktion (➤ Kap. 16.3).

Beim Auftreten von **Komplikationen** im Rahmen einer akuten Divertikulitis spricht man von einem **Typ 2:** Typ 2a mit gedeckter Perforation mit minimaler parakolischer Luft oder kleinen Abszessen ≤ 3 cm, Typ 2b mit Makroabszess > 3 cm, Typ 2c mit freier Perforation mit freier Luft und generalisierter Peritonitis (Typ 2c1: eitrige Peritonitis; Typ 2c2: fäkale Peritonitis).

Bei **chronischen** Krankheitsverlaufen wird ein **Typ 3** diagnostiziert: Typ 3a ist die symptomatische chronische unkomplizierte Divertikelkrankheit (im angloamerikanischen Sprachraum als SUDD bezeichnet: Symptomatic Uncomplicated Diverticular Disease). Die Entzündungszeichen im Labor können zeitweise erhöht sein. Eine andere chronische Verlaufsform liegt bei rezidivierenden Divertikulitiden vor, die jeweils ohne Komplikationen verlaufen (Typ 3b). Im Schub finden sich die gleichen Befunde wie bei einer akuten Divertikulitis. Rezidivierende Divertikulitiden können zu Komplikationen wie Stenosen oder Fisteln führen (Typ 3c).

16.3 Diagnostik

Die Diagnostik ist abhängig vom Typ der Divertikelkrankheit. Bei der **akuten** Divertikelkrankheit klagt der Patient über Bauchschmerzen. Die klinische Untersuchung zeigt typischerweise einen lokalisierten Druckschmerz. Beim **Typ 1a** können die Entzündungswerte im Labor erhöht sein, beim **Typ 1b** sind Entzündungszeichen obligat. Die Diagnose wird gestützt durch eine bildgebende Methode, i. d. R. durch die abdominelle Sonographie (➤ Abb. 16.2). Beim **Typ 1a** können Divertikel gesehen werden, beim **Typ 1b** findet sich um das entzündete Divertikel eine echoreiche entzündliche Umgebungsreaktion (phlegmonöse Entzündung).

Eine Koloskopie (➤ Abb. 16.3) ist in dieser Phase nicht notwendig und wahrscheinlich mit einem erhöhten Perforationsrisiko behaftet.

Der V. a. eine **Komplikation** einer akuten Divertikulitis (Abszess, Perforation, Peritonitis) ergibt sich aus dem Beschwerdebild (Verschlechterung des Zustands des Patienten trotz antibiotischer Therapie, Zunahme der Entzündungszeichen, Entwicklung eines peritonealen Reizzustands). Die weiterführende Diagnostik besteht in der Bildgebung (initial Sonographie, Abdomen-CT ohne rektale Füllung bei nicht eindeutigem sonographischem Befund). Der Kolonkontrasteinlauf wird bei dieser Fragestellung nicht mehr eingesetzt, die Kernspinuntersuchung ist meist entbehrlich.

Bei Zeichen einer systemischen Infektion sollte eine mikrobiologische Blutkulturdiagnostik zur Erregeridentifikation und Resistenztestung erfolgen.

Tab. 16.1 Klassifikation der Divertikelkrankheit (Leifeld et al. 2021)

Typ	Bezeichnung	Befund
Typ 0	**Asymptomatische Divertikulose**	Zufallsbefund; asymptomatisch; keine Krankheit
Typ 1	**Akute unkomplizierte Divertikelkrankheit/Divertikulitis**	
Typ 1a	Divertikulitis/Divertikelkrankheit ohne Umgebungsreaktion	Auf die Divertikel beziehbare Symptome; Entzündungszeichen u./o. Entzündungsbefunde in der Bildgebung (Wandverbreiterung, entzündetes Divertikel)
Typ 1b	Divertikulitis mit phlegmonöser Umgebungsreaktion	Entzündungszeichen; phlegmonöse Divertikulitis (Kolonwand, Mesenterium) in der Bildgebung; ggf. mit Flüssigkeitsstraßen (ohne Luft)
Typ 2	**Akute komplizierte Divertikultis**	
Typ 2a	Mikroabzess	Gedeckte Perforation; kleiner Abzess (≤ 3 cm); minimale parakolische Luft
Typ 2b	Makroabszess	Para- o. mesokolischer Abszess (> 3 cm)
Typ 2c	Freie Perforation	Freie Perforation, freie Luft/Flüssigkeit, generalisierte Peritonitis
Typ 2c1	Eitrige Peritonitis	
Typ 2c2	Fäkale Peritonitis	
Typ 3	**Chronische Divertikelkrankheit**	Rezidivierende o. anhaltende symptomatische Divertikelkrankheit
Typ 3a	Symptomatische unkomplizierte Divertikelkrankheit	Persistierende/rezidivierende Symptome, die auf eine Divertikulose bezogen werden (SUDD)
Typ 3b	Rezidivierende Divertikulitis ohne Komplikationen	Rezidivierende Divertikulitis ohne Komplikationen
Typ 3c	Rezidivierende Divertikulitis mit Komplikationen	Rezidivierende Divertikulitis mit Komplikationen (Stenose, Fistel, Konglomerat)
Typ 4	**Divertikelblutung**	Nachweis der Blutungsquelle

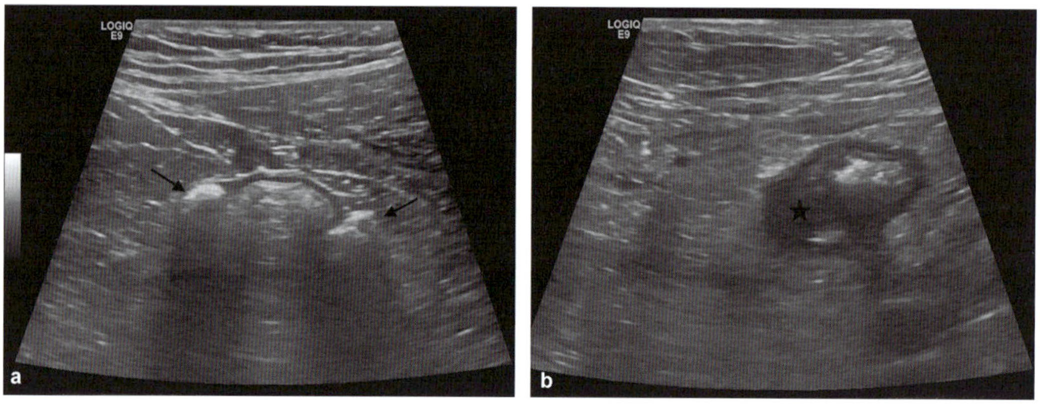

Abb. 16.1 Sonographie. **a** Divertikulose (Pfeile reizlose Divertikel), **b** Divertikulitis Ib (Stern entzündetes Divertikel) [T1299]

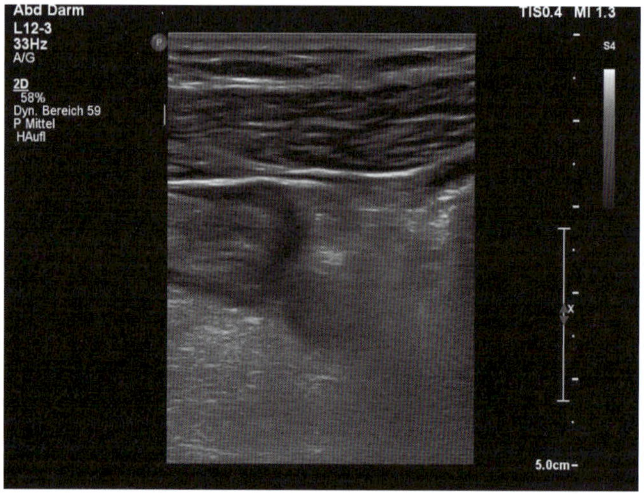

Abb. 16.2 Sonographischer Befund einer akuten Divertikulitis [M1540]

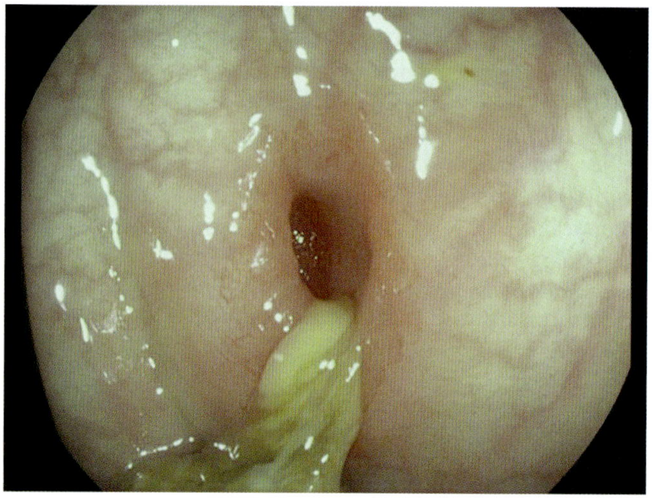

Abb. 16.3 Zufallsbefund einer akuten Divertikulitis im Rahmen einer Vorsorgekoloskopie [M1540]

Nach erfolgreicher Therapie einer konservativ behandelten Divertikulitis sollte die Indikation zur Koloskopie im Verlauf in Abhängigkeit von klinischen Faktoren wie protrahierter Verlauf, persistierende Beschwerden und Alter gestellt werden (**Empfehlungsgrad B;** Leifeld et al. 2021). Eine routinemäßige Darmspiegelung wird somit nicht mehr gefordert.

Bei der **chronischen symptomatischen unkomplizierten** Divertikelkrankheit **(Typ 3a)** besteht die Diagnostik in erster Linie in der Koloskopie zum Nachweis der Divertikulose (was auch sonographisch möglich wäre) und zum Ausschluss von Differenzialdiagnosen (Tumor, Entzündung, Stenose).

Bei Patienten mit **rezidivierender** Divertikulitis ohne Komplikationen **(Typ 3b)** entspricht die Diagnostik im Schub der bei der akuten Divertikulitis.

16.4 Therapie

16.4.1 Konservative Therapie

Therapie der akuten unkomplizierten Divertikulitis

Patienten mit unkomplizierter Divertikulitis (Typ 1a/b) können bei fehlenden Zeichen einer schweren Erkrankung und fehlenden Risikoindikatoren sowie bei vorhandener Möglichkeit einer engmaschigen ärztlichen Verlaufsbeobachtung ambulant behandelt werden (Leifeld et al. 2021). Zu den Risikoindikatoren zählen ein schlechter Allgemeinzustand, hohes Fieber, hohe Entzündungszeichen, relevante Komorbiditäten oder eine Immunsuppression (medikamentös, z. B. bei Steroiden oder durch Begleitkrankheiten). Bei Hinweisen auf eine Verschlechterung ist die umgehende stationäre Einweisung dringend anzuraten.

Bei einer akuten unkomplizierten Divertikulitis hat eine antibiotische Therapie generell keinen Nutzen für den Patienten. In mehreren randomisierten Studien und in Metaanalysen zeigte eine Antibiotikagabe keinen Effekt auf den Krankheitsverlauf, weder auf die Rückbildung der Symptome noch auf die Rate an Komplikationen oder die Rezidivrate (Chabok et al. 2012; Daniels et al. 2017; Dichman et al. 2022; van Dijk et al. 2020). Patienten mit unkomplizierter Divertikulitis ohne die genannten Risikoindikatoren für einen komplizierten Verlauf können deshalb unter engmaschiger klinischer Kontrolle ohne Antibiotika behandelt werden (**Empfehlungsgrad 0;** Leifeld et al. 2021).

Wichtig ist eine Schmerztherapie. Den Stuhlgang ggf. durch Einnahme von Macrogol-Präparaten weich zu halten ist wahrscheinlich sinnvoll, aber nicht durch Studien belegt.

MERKE
Bei der akuten unkomplizierten Divertikulitis ohne Risikofaktoren für einen komplizierten Verlauf sind Antibiotika ohne Nutzen für den Patienten

Therapie der akuten komplizierten Divertikulitis

Patienten mit komplizierter Divertikulitis (Mikro- oder Makroabszess sowie Perforation) müssen stationär behandelt werden, eine antibiotische Therapie ist erforderlich. Die Frage der oralen Nahrungsaufnahme kann vom klinischen Schweregrad abhängig gemacht werden. Eine Nulldiät oder eine ballaststofffreie Kost ist nicht generell notwendig, eine parenterale Flüssigkeitssubstitution nur bei unzureichender Trinkmenge oder septischen Krankheitsbildern.

Die Wahl des Antibiotikums ist nicht durch Studien belegt. Ebenso gibt es für die Frage einer p. o. oder i. v. Gabe keine wissenschaftlichen Evidenzen. Gängige i. v. Antibiotika sind Cefuroxim oder Ceftriaxon mit Metronidazol oder Ampicillin/Sulbactam, Piperacillin/Tazobactam sowie Moxifloxacin. Für eine p. o. Antibiose werden häufig Amoxicillin/Clavulansäure oder Moxifloxacin eingesetzt. Die Anpassung einer kalkulierten antibiotischen Therapie an bekannte patientenindividuelle Risikofaktoren wie Besiedelung mit multiresistenten Erregern kann erforderlich sein. Die Therapiedauer ist ebenfalls nicht validiert. In der Regel sind 4–7 d ausreichend (Leifeld et al. 2021).

16

Abszesse < 3 cm Durchmesser heilen meist unter antibiotischer Therapie auch ohne Drainage ab. Bei größeren Abszessen ist eine perkutane Drainage sinnvoll. Bei unzureichendem oder fehlendem Ansprechen auf eine konservative Therapie inklusive antibiotischer Therapie ist bei der komplizierten Divertikulitis die Operation erforderlich, notfallmäßig bei freier Perforation und Peritonitis.

Wenn der Patient auf die konservative Therapie nicht anspricht, ist i. d. R. eine Operation indiziert. Nach erfolgreicher konservativer Therapie einer akuten Divertikulitis Typ 2b kann eine Operation im Verlauf wegen der hohen Rezidivraten empfohlen werden (**Empfehlungsgrad 0, Empfehlung 6.8;** Leifeld et al. 2021).

Therapie der chronischen Divertikelkrankheit

Zu den chronischen Formen der Divertikelkrankheit zählen die symptomatische unkomplizierte Divertikelkrankheit (Typ 3a) sowie die unkomplizierte rezidivierende Divertikulitis (Typ 3b). In den meisten Therapiestudien mit Patienten mit chronischer Divertikelkrankheit wurden diese beiden Formen nicht ausreichend differenziert und es gibt nur wenige prospektive Studien. Aufgrund dieser eingeschränkten Datenlage gibt es keine generelle Empfehlung zur konservativen Therapie der chronischen symptomatischen Divertikelkrankheit. Insbesondere die medikamentöse Therapie mit Mesalazin oder Rifaximin ist nicht ausreichend gut belegt, um sie als Standardtherapie vorzuschlagen (Leifeld et al. 2021). Mesalazin kann Divertikulitisrezidive nicht effektiv verhindern (Kruis et al. 2017).

Es gibt Evidenzen, dass eine probiotische Therapie die Symptome bei Typ 3a bessern kann: Der Einsatz von *Lactobacillus casei* an 10 d/Mon. führte bei Patienten mit symptomatischer Divertikulose (Typ 3a) in einer randomisierten placebokontrollierten Studie nicht nur zu einer Symptomlinderung, sondern senkte auch den Anteil der Patienten, die eine Divertikulitis entwickelten. Dieser Effekt war bei gleichzeitiger Einnahme von Mesalazin an den gleichen 10 d/Mon. noch ausgeprägter (Tursi et al. 2013).

16.4.2 Indikation zur operativen Infektsanierung

Patienten mit akuter komplizierter Divertikulitis Typ 2a/b, die auf eine adäquate konservative Therapie nicht ausreichend ansprechen, sollten operiert werden. Ebenso wird bei freier Perforation oder Peritonitis notfallmäßig operiert. Allerdings gibt es Daten, dass bei freier perikolischer Luft auch konservativ mit antibiotischer Therapie erfolgreich therapiert werden kann (van Dijk et al. 2018).

Größere Abszesse (retroperitoneal oder parakolisch) können sonographisch oder CT-gesteuert drainiert werden. Wenn sich der Befund dann innerhalb von 72 h nicht deutlich bessert oder die Drainage des Abszesses nicht gelingt, sollten die Patienten rasch operiert werden. Bei kleinen Abszessen ist die alleinige konservative Therapie unter täglicher Kontrolle der Entzündungswerte und der klinischen Symptomatik möglich.

Bei den chronischen, komplizierten Divertikulitis-Verlaufsformen stellen **Fisteln** sowie **Stenosen** eindeutige Operationsindikationen dar.

LEITLINIEN

Fugazzola P, Ceresoli M, Coccolini F et al.: The WSES/SICG/ACOI/SICUT/AcEMC/SIFIPAC guidelines for diagnosis and treatment of acute left colonic diverticulitis in the elderly. Review World J Emerg Surg Jan 21;17(1) (2022) 5.
Hall J, Hardiman K, Lee S et al.: The American Society of Colon and Rectal Surgeons Clinical Practice Guidelines for the Treatment of Left-Sided Colonic Diverticulitis. Dis Colon Rectum 63 (2020) 728–747.
Leifeld L, Germer CT, Böhm S et al.: S3-Leitlinie Divertikelkrankheit/Divertikulitis. Gemeinsame Leitlinie der Deutschen Gesellschaft für Gastroenterologie, Verdauungs- und Stoffwechselkrankheiten (DGVS) und der Deutschen Gesellschaft für Allgemein- und Viszeralchirurgie (DGAV) (2021). https://register.awmf.org/assets/guidelines/021-020l_S3_Divertikelkrankheit-Divertikulitis_2022-05.pdf.
Nagata N, Ishii N, Manabe N et al.: Guidelines for Colonic Diverticular Bleeding and Colonic Diverticulitis: Japan Gastroenterological Association. Digestion. 99 Suppl 1 (2019) 1–26. doi: https://doi.org/10.1159/000495282.
NICE guideline: Diverticular disease: diagnosis and management. Published: 27 November 2019. www.nice.org.uk/guidance/ng147.
Peery AF, Shaukat A, Strate LL: AGA Clinical Practice Update on Medical Management of Colonic Diverticulitis: Expert Review. Gastroenterology 160 (2021) 906–911.
Qaseem A, Etxeandia-Ikobaltzeta I, Lin JS et al.: Colonoscopy for Diagnostic Evaluation and Interventions to Prevent Recurrence After Acute Left-Sided Colonic Diverticulitis: A Clinical Guideline From the American College of Physicians. Ann Intern Med. Mar;175(3) (2022a) 416–431.
Qaseem A, Etxeandia-Ikobaltzeta I, Lin JS et al.: Diagnosis and Management of Acute Left-Sided Colonic Diverticulitis: A Clinical Guideline From the American College of Physicians. Ann Intern Med Mar;175(3) (2022b) 399–415.
Sartelli M, Weber DG, Kluger Y et al.: 2020 update of the WSES guidelines for the management of acute colonic diverticulitis in the emergency setting. World J Emerg Surg 15 (2020) 32.
Schultz JK, Azhar N, Binda GA et al.: European Society of Coloproctology: guidelines for the management of diverticular disease of the colon. Colorectal Dis 22: Suppl 2 (2020) 5–28.

LITERATUR

Aldoori WH, Giovannucci EL, Rimm EB et al.: Prospective study of physical activity and the risk of symptomatic diverticular disease in men. Gut 36(2) (1995) 276–282.
Aune D, Sen A, Norat T, Riboli E: Dietary fibre intake and the risk of diverticular disease: a systematic review and meta-analysis of prospective studies. Eur J Nutr 59 (2020) 421–432.
Chabok A, Pahlman L, Hjern F et al.: Randomized clinical trial of antibiotics in acute uncomplicated diverticulitis. Br J Surg 99 (2012) 532–539.
Daniels L, Ünlü Ç, de Korte N et al.; Dutch Diverticular Disease (3D) Collaborative Study Group: Randomized clinical trial of observational versus antibiotic treatment for a first episode of CT-proven uncomplicated acute diverticulitis. Br J Surg 104(1) (2017) 52–61.
Dichman ML, Rosenstock SJ, Shabanzadeh DM. Antibiotics for uncomplicated diverticulitis. Review Cochrane Database Syst Rev . 2022 Jun 22;6(6):CD009092.
Hansen O, Stock W: Prophylaktische Operation bei der Divertikelkrankheit des Kolons – Stufenkonzept durch exakte Stadieneinteilung. Langenbecks Arch Surg 1999; Suppl II: 1257–1260.
Hinchey EJ, Schaal PG, Richards GK: Treatment of perforated diverticular disease of the colon. Advances in surgery 12 (1978) 85–109.
Hupfeld L, Burcharth J, Pommergaard HC et al.: Risk factors for recurrence after acute colonic diverticulitis: a systematic review. Int J Colorectal Dis 32 (2017) 611–622.
Ilyas MI, Szilagy EJ: Management of Diverticular Bleeding: Evaluation, Stabilization, Intervention, and Recurrence of Bleeding and Indications for Resection after Control of Bleeding. Clin Colon Rectal Surg 31(04) (2018) 243–250.
Jacobs DO: Clinical practice. Diverticulitis. N Engl J Med 357(20) (2007) 2057–2066.
Jovani M, Ma W, Staller K et al.: Frequency of Bowel Movements and Risk of Diverticulitis. Clin Gastroenterol Hepatol (2021). doi: https://doi.org/10.1016/j.cgh.2021.01.003.
Kruis W, Kardalinos V, Eisenbach T et al.: Randomised clinical trial: mesalazine versus placebo in the prevention of diverticulitis recurrence. Aliment Pharmacol Ther May 23 (2017) doi: 10.1111.
Perry AF, Sander RS, Ahnen DJ et al.: Constipation and a low-fiber diet are not associated with diverticulosis. Clin Gastroenterol Hepatol 11 (2013) 1622–1627.
Regenbogen SE, Hardiman KM, Hendren S, Morris AM: Surgery for diverticulitis in the 21st century: a systematic review. JAMA Surg 149(3) (2014) 292–303.
Reitano E, Francone E, Bona E et al., Gut Microbiota Association with Diverticular Disease Pathogenesis and Progression: A Systematic Review. Dig Dis Sci. Mar;68(3) (2023) 913–921. doi: https://doi.org/10.1007/s10620-022-07600-x. Epub 2022 Jul 7.
Scarpignato C, Barbara G, Lanas G et al.: Management of colonic diverticular disease in the third millennium: Highlights from a symposium held during the United European Gastroenterology Week 2017. Therap Adv Gastroenterol 11 (2018) 1–21.
Stollman N, Raskin JB: Diverticular disease of the colon. Lancet 363(9409) (2004) 631–639.
Tursi A, Brandimarte G, Elisei W et al.: Randomised clinical trial: mesalazine and/or probiotics in maintaining remission of symptomatic uncomplicated diverticular disease – a double-blind, randomised, placebo-controlled study. Aliment Pharmacol Ther 38 (2013) 741–751
van Dijk ST, Chabok A, Dijkgraaf MG et al.: Observational versus antibiotic treatment for uncomplicated diverticulitis: an individual-patient data meta-analysis. Br J Surg. 107(8) (2020) 1062–1069.
van Dijk ST, Doelare SAN, van Geloven AAW et al.: A systematic review of pericolic extraluminal air in left-sided acute colonic diverticulitis. Surg Infect (Larchmt) 19 (2018) 362–368
Wasvary H, Turfah F, Kadro O et al.: Same hospitalization resection for acute diverticulitis. Am Surg 65 (1999) 632–635.

KAPITEL

17 Appendizitis

Christoph Römmele

17.1 Definition und Basisinformation

Bei der Appendizitis handelt es sich um eine akute Entzündung des Appendix vermiformis. Die genaue Pathophysiologie ist unklar, jedoch scheint eine Obstruktion des Appendixlumens eine Schlüsselrolle zu spielen.

Man unterteilt die Appendizitis in eine komplizierte und unkomplizierte Form:

- Unkompliziert: Entzündung des Appendix vermiformis ohne Hinweis auf Gangrän, Perforation, freie purulente Flüssigkeit oder Abszess
- Kompliziert: Vorliegen eines der oben genannten Kriterien

Das Lebenszeitrisiko an einer Appendizitis zu erkranken beträgt ca. 6–9 %. Typischerweise tritt eine Appendizitis im Adoleszentenalter auf.

17.2 Symptomatik und klinisches Bild

- Allgemeinsymptome: Fieber, Inappetenz, Erbrechen, Stuhlverhalt
- Abdominellen Schmerzen:
  - Typisch ist ein wandernder Schmerz von periumbilikal/epigastrisch in den rechten Unterbauch innerhalb weniger Stunden.
  - **Cave:** Aufgrund unterschiedlicher Lokalisation des Appendix sind atypische Schmerzlokalisationen möglich (insbesondere bei Schwangeren).
- Lokalisierte Abwehrspannung sowie bei Perforation klinisches Bild des akuten Abdomens (häufigste Ursache eines akuten Abdomens bei jungen Patienten)

17.3 Diagnostik und Differenzialdiagnose

Diagnostik

- Anamnese: Übelkeit, gelegentlich Durchfall, Fieber, abdomineller Schmerz häufig wandernd vom Epigastrium in den rechten Unterbauch
- Körperliche Untersuchung: Vitalzeichen inklusive Körpertemperatur, Appendizitiszeichen (u. a. McBurney, Lanz, Blumberg, Rovsing, Psoas; ➤ Abb. 17.1; ➤ Abb. 17.2)
- Laborwerte: Serum: Blutbild, Na+, K+, Kreatinin, γGT, CRP, Quick, INR, PTT
- Bildgebung:
  - Sonographie: erste Wahl, keine Strahlenbelastung, bedside möglich, Sensitivität > 80 %
  - Computertomographie: insbesondere bei unsicherem Sonographiebefund indiziert
  - Kernspintomographie: bezüglich Sensitivität und Spezifität dem CT ebenbürtig, keine Strahlenbelastung, aber deutlich aufwendiger, im Notfall häufig eingeschränkte Verfügbarkeit

Differenzialdiagnosen

- Pseudoappendizitis bei Yersinien-Infektionen, Divertikulitis, Meckel-Divertikel, Gallenkolik, Mesenterialinfarkt, Morbus Crohn, Invagination (v. a. Pädiatrie)
- Urologisch: Nierenkoliken, Harnleiterstein
- Gynäkologisch: Schwangerschaft, Adnexitis, Menarche, Extrauteringravidität, Ovarialzysten
- Akutes Abdomen

17.4 Therapie

Umgehende empirische Antibiotikatherapie:

- Cephalosporine der 3. Generation + Metronidazol
- Aminopenicilline + Betalaktamase-Inhibitoren

Unkomplizierte Appendizitis

- Appendektomie:
  - Die laparoskopische Appendektomie sollte bevorzugt werden.
  - Ohne Risikofaktoren des Patienten kann unter laufender Antibiotikatherapie die Operation um 12–24 h aufgeschoben werden.
- Konservativ: Eine alleinige Antibiotikatherapie kann durchgeführt werden, insbesondere bei multimorbiden Pateinten. Hierzu ist der Ausschluss einer Obstruktion des Appendixlumens mittels CT essenziell.

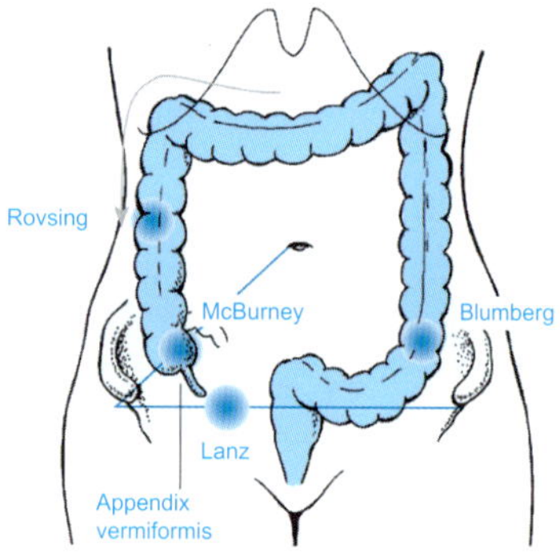

Abb. 17.1 Zeichen einer Appendizitis [L157]

Komplizierte Appendizitis

- Appendektomie:
  - Die laparoskopische Appendektomie sollte bevorzugt werden.
  - Eine komplizierte Appendizitis stellt eine dringende OP-Indikation dar, der Zeitpunkt der OP ist aber vom klinischen Erscheinungsbild abhängig.
- Konservativ: Eine alleinige antibiotische Therapie ± interventionelle Darainageanlage kann bei Appendizitis mit Abszess erwogen werden, erscheint aber einem operativen Vorgehen unterlegen.

INFO

Die Effektivität einer chirurgischen Therapie scheint trotz aktuell laufender Diskussionen einer primären konservativen antibiotischen Therapie bei unkomplizierter Appendizitis überlegen.

17.5 Nachsorge

Im Falle eines primär konservativen Vorgehens sollte eine Appendektomie im Intervall nur bei Symptompersistenz oder Komplikationen durchgeführt werden.

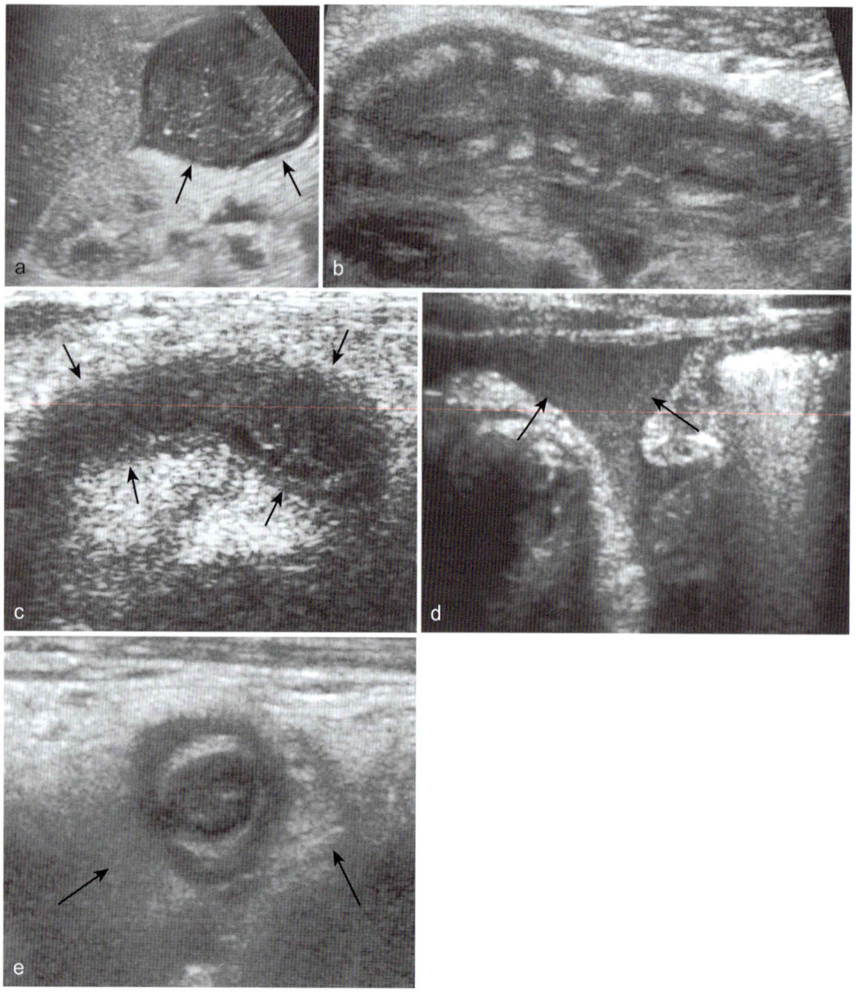

Abb. 17.2 Perforierte Appendizitis. **(a)** Bei der lokalisierten komplexen Flüssigkeitsansammlung unter der Leber (Pfeil) handelt es sich um einen durch eine perforierte Appendizitis verursachten Abszess. **(b)** Vergrößerter, gangränöser Blinddarm mit zerrissener Schleimhaut. **(c)** Vergrößerte, hypoechoische Appendix mit fast vollständigem Verlust des normalen echogenen Schleimhautstreifens (Pfeile), was auf eine gangränöse Appendix und wahrscheinlich eine Perforation hinweist. **(d)** Komplexe freie Flüssigkeit im rechten unteren Quadranten (Pfeile) kann bei einer Peritonitis infolge einer perforierten Appendizitis beobachtet werden. **(e)** Eine deutliche Verdickung des periappendizialen Fettgewebes deutet auf ein Ödem mit wahrscheinlicher Perforation hin (Pfeile). [G752-002]

LEITLINIEN

Andric M, Kalff JC, Schwenk W et al.: S1-Leitlinie „Empfehlungen zur Therapie der akuten Appendizitis bei Erwachsenen". AWMF-Reg.-Nr.: 088-011 (2021).

LITERATUR

Gorter RR, Eker HH, Gorter-Stam MAW et al.: Diagnosis and management of acute appendicitis. EAES consensus development conference 2015. Surg Endosc. 30(11) (2016) 4668–4690.

Moris D, Paulson EK, Pappas TN: Diagnosis and Management of Acute Appendicitis in Adults. JAMA (2021) 2299–2311.

The CODA Collaborative: A Randomized Trial Comparing Antibiotics with Appendectomy for Appendicitis. N Engl J Med 383 (2020) 1907–1919.

KAPITEL

18 Neoplasien des Dünn- und Dickdarms

Jochen Rudi und Christian Pox

18.1 Dünndarmneoplasien

Jochen Rudi

18.1.1 Definition und Basisinformation

Als Dünndarmtumoren bezeichnen wir alle Tumoren, die distal des Pylorus bis zum Zökum lokalisiert sind und von Dünndarmzellen abstammen. Mehrheitlich finden sich benigne Tumoren mit unterschiedlicher Histologie. Unter den malignen Dünndarmneoplasien sind die Hälfte neuroendokrine Tumoren, 30–40 % sind Adenokarzinome, 10 % Lymphome und 10 % Sarkome, meistens aus der Gruppe der gastrointestinalen Stromatumoren (GIST; RKI 2023).

Maligne Tumoren

Obwohl der Dünndarm 90 % der Oberfläche des Intestinaltrakts repräsentiert, machen Malignome im Dünndarm nur 2–3 % aller gastrointestinalen Malignome aus (Siegel et al. 2020). Nach aktuellen Daten des Robert Koch-Instituts betrug die Inzidenz der Dünndarmmalignome in Deutschland im Jahre 2020 3,8 (Männer) bzw. 2,9 (Frauen)/100.000 Einwohner mit einer Gesamtzahl von 2750 Neuerkrankungen. Altersgipfel ist das 70. Lj. (RKI 2023).

Neuroendokrine Tumoren sind vorzugsweise im Ileum, selten im Duodenum lokalisiert. Adenokarzinome sind dagegen häufig im proximalen Dünndarm (Duodenum und Jejunum) zu finden (➤ Abb. 18.1), während Sarkome v. a. im Jejunum und Ileum vorkommen. Eine Besonderheit stellen maligne Tumoren der Papilla Vateri (periampulläre Karzinome) dar. Sie wurden bisher nicht den Dünndarmmalignomen zugeordnet. Histopathologisch lassen sich diese jedoch in einen intestinalen und pankreatikobiliären Typ differenzieren (Walter et al. 2023). Vergleichbar der Kanzerogenese des Kolonkarzinoms scheinen auch Adenokarzinome des Dünndarms einer Adenom-Karzinom-Sequenz zu unterliegen, sodass Adenome als Präkanzerosen aufzufassen sind. Das Ausmaß der Adenomausdehnung und ein villöser Subtyp sind mit einem höheren Karzinomrisiko assoziiert. Besondere Risikogruppen für die Entwicklung eines Adenokarzinoms sind Patienten mit familiärer adenomatöser Polyposis (FAP; ➤ Kap. 18.2), hereditärem nichtpolypösem kolorektalem Karzinom (HNPCC; Lynch-Syndrom ➤ Kap. 18.2) und Peutz-Jeghers-Syndrom sowie Patienten mit Morbus Crohn oder einer Zöliakie. Patienten mit einem Lynch-Syndrom haben ein 100-fach höheres Risiko für ein Adenokarzinom des Dünndarms als die Normalbevölkerung (De Latour et al. 2017). Das Risiko bei Morbus Crohn, an einem Dünndarmkarzinom zu erkranken, ist 20- bis 60-fach höher im Vergleich zur Normalbevölkerung und korreliert mit der Dauer der Erkrankung (Beaugerie, Itzkowitz 2015; Jess et al. 2007; Raghav, Overman 2013).

Die Prognose der Malignome ist abhängig vom histologischen Subtyp, vom Erkrankungsstadium und von der Resektabilität. Neuroendokrine Tumoren und GIST habe eine günstige 5-Jahres-Überlebensrate von 79–89 % bzw. 72–79 %. Dagegen ist die Prognose der Adenokarzinome mit weniger als 30 % 5-Jahres-Überleben schlecht (Locher et al. 2018; RKI 2023). Einige Studien legen nahe, dass die Adenokarzinome des Duodenums eine ungünstigere Prognose haben als die Karzinome des Jejunums und die seltenen Karzinome des Ileums (Overman et al. 2012).

Benigne Tumoren

Die benignen Dünndarmneoplasien umfassen Adenome (ca. ⅓), Leiomyome, Lipome, Fibrome, Hämangiome, Neurofibrome sowie einige andere sehr seltene Tumoren.

Adenome werden histologisch in tubuläre, tubulovillöse und villöse Adenome eingeteilt. Bevorzugt sind diese im Duodenum, v. a. in der Papillenregion, zu finden (➤ Abb. 18.2). Duodenaladenome > 10 mm können maligne entarten (De Latour et al. 2017). Patienten mit Duodenaladenomen haben ein erhöhtes Risiko, auch Kolonadenome zu entwickeln (Apel, Rudi 2009); diesen sollte deshalb eine Koloskopie empfohlen werden (**Empfehlungsgrad A;** Vanbiervliet et al. 2021).

Lipome finden sich v. a. im Ileum (50 %), weniger häufig im Duodenum und Jejunum. Meist handelt es sich um Zufallsbefunde bei einer Endoskopie. Lipome sind charakterisiert durch eine Protrusion in das Lumen und die typische glatte, gelblich erscheinende Oberfläche. Sie sind in der Regel asymptomatisch, nur bei einer Größe > 2 cm kann in seltenen Fällen eine Anämie, Obstruktion oder Volvulus resultieren (De Latour et al. 2017).

Leiomyome finden sich am häufigsten im Jejunum und sind wie die Lipome mesenchymalen Ursprungs. Im Gegensatz zu Lipomen sind sie häufiger symptomatisch durch eine Blutung oder Anämie, seltener durch eine Obstruktion (Xynopoulos et al. 2002).

Klinische Präsentation

Die meisten Dünndarmtumoren sind lange asymptomatisch und werden deshalb oft als Zufallsbefund bei endoskopischen Untersuchungen oder durch bildgebende Verfahren entdeckt. Nicht selten werden Dünndarmtumoren im Rahmen einer aus anderer Indikation erfolgten Laparoskopie diagnostiziert.

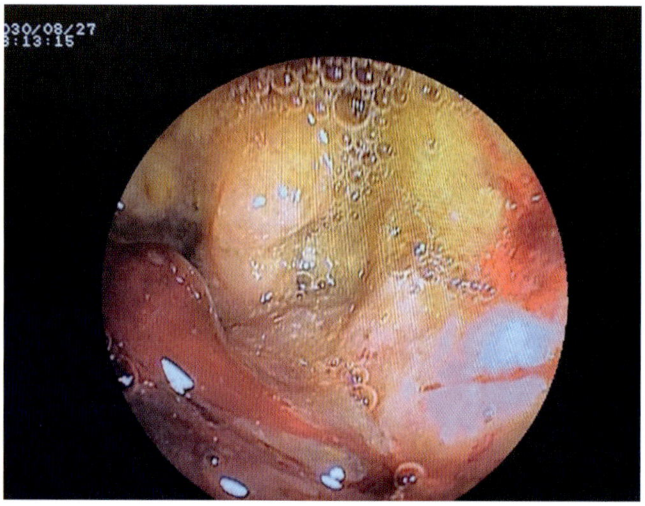

Abb. 18.1 Adenokarzinom des Dünndarms [M1675, M1065]

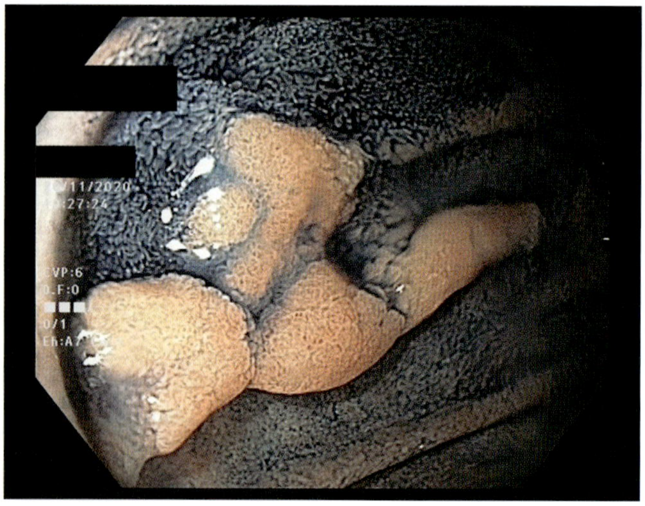

Abb. 18.2 Dünndarmadenom [M1675, M1065]

Typische Symptome sind Schmerzen infolge einer Obstruktion oder eine klinisch relevante oder auch okkulte Blutung bzw. Eisenmangelanämie. Eine symptomatische Obstruktion ist oft bereits mit einem malignen Tumor im fortgeschrittenen Stadium assoziiert. Bei malignen Tumoren im Duodenum treten häufig Symptome wie Übelkeit, Erbrechen und Gewichtsverlust auf; bei Tumoren im proximalen Duodenum descendens im Bereich der Papille kann eine Obstruktion der Gallenwege im Vordergrund stehen (Chini, Draganov 2011). Fast immer findet sich eine Anämie, die oft durch Einnahme gerinnungsaktiver Medikamente begünstigt wird.

18.1.2 Diagnostik

Labordiagnostik

Bei chronischer Blutung finden sich ein Eisenmangel oder eine hypochrome, mikrozytäre Anämie. Positiver Okkultbluttest im Stuhl. Die Bestimmung von Tumormarkern (CEA) ist diagnostisch nicht sinnvoll. Zur Diagnostik neuroendokriner Tumoren ➤ Kap. 33.

Bildgebung

- Röntgen des Abdomens: nur für die Notfalldiagnostik bei Ileus sinnvoll
- Abdomineller Ultraschall: Notfalldiagnostik bei Ileus, Dünndarm nur eingeschränkt beurteilbar, zum Staging (Lebermetastasen)
- Computertomographie: mäßige diagnostische Genauigkeit (De Latour et al. 2017)
- Dünndarmdoppelkontrastuntersuchung nach Sellink: wegen hoher Strahlenbelastung nicht indiziert
- CT- oder MRT-Enteroklysma (Masselli et al. 2009): hohe Sensitivität und Spezifität von 85–97 % (Pappalardo et al. 2003; Pilleul et al. 2006)

Endoskopie

Ösophagogastroduodenoskopie und Ileokoloskopie mit den üblichen Videoendoskopen erfassen nur den Bulbus duodeni und das proximale Duodenum descendens bzw. das distale terminale Ileum. Mit der Push-Enteroskopie können Duodenum und proximales Jejunum eingesehen werden. Für die endoskopische Diagnostik des gesamten Dünndarms eignet sich die Kapselendoskopie als wenig invasives Verfahren (**Empfehlungsgrad A;** Rondonotti et al. 2018; Liao et al. 2010). Bei Dünndarmpolypen bis 10 mm Größe beträgt die Sensitivität 75–83 %, bei Polypen > 10 mm 78–91 % (Honda et al. 2012). Die Fehlerquote bei ulzerierenden Läsionen ist sehr gering (Lewis et al. 2005). Nachteil der Kapselendoskopie sind die fehlenden Möglichkeiten der bioptischen Sicherung und der Intervention. Bei klinisch eindeutiger Obstruktion sollte eine Kapselendoskopie wegen der möglichen Kapselretention im Dünndarm nicht durchgeführt werden (Vlachou et al. 2023). Singleballon- bzw. Doppelballon-Endoskopie von oral und anal haben eine hohe Erfolgsquote und ermöglichen die Gewinnung von Gewebematerial und endoskopische Therapien wie Blutstillung und Polypektomie (Chong et al. 2006; Lipka et al. 2015). Nachteilig ist der hohe zeitliche und personelle Aufwand.

Praktisches Vorgehen:

- Suche nach „okkulter" Blutungsquelle bei Anämie: Ösophagogastroduodenoskopie und Ileokoloskopie. Bei fehlendem Nachweis einer Blutungsquelle Kapselendoskopie (**Empfehlungsgrad B;** Snook et al. 2021), gefolgt von Singleballon- oder Doppelballon-Endoskopie, ggf. mit endoskopischer Therapie. Bei klinischem V. a. auf eine Dünndarmblutung empfiehlt die ESGE eine sofortige Kapselendoskopie (**Empfehlungsgrad A;** Pennazio et al. 2023).
- Suche nach Dünndarmtumoren wegen anderer Symptomatik: Ösophagogastroduodenoskopie und Ileokoloskopie, dann entweder sofort Kapselendoskopie gefolgt von Singleballon- oder Doppelballon-Endoskopie (Histologie) bzw. CT- oder MRT-Enteroklysma.
- Bei periampullären/ampullären Adenomen oder Adenokarzinom sollte eine Endosonographie zum Nachweis oder Ausschluss eines intraduktalen Wachstums erfolgen (Chini, Draganov 2011).

- Histologie: endoskopische Zangen- oder Nadelbiopsie (subepitheliale Tumoren); ggf. diagnostische Laparoskopie zur Materialgewinnung.
- Staging bei nachgewiesenem Malignom: Sonographie oder MRT der Leber. Lymphknotendiagnostik mit abdominellem CT/MRT. CT Thorax zum Ausschluss pulmonaler und mediastinaler Metastasen. Gegebenenfalls Laparoskopie zum Ausschluss einer Peritonealkarzinose oder intraabdomineller Metastasen.

18.1.3 Therapie

Benigne Neoplasien

Abhängig von Größe und Lokalisation Indikation zur endoskopischen Resektion der Adenome, insbesondere im proximalen Duodenum mittels endoskopischer Mukosaresektion (EMR), ggf. in Piece-Meal-Technik (**Empfehlungsgrad A;** Vanbiervliet et al. 2021), mit endoskopischer Submukosadissektion (ESD; **Empfehlungsgrad A;** Pennazio et al. 2023; Honda et al. 2009) oder endoskopischer Vollwandresektion (FTRD; Schmidt et al. 2015). Nach endoskopischer Resektion sollte eine Kontrolle nach 3 Mon., bei Rezidivfreiheit nach 12 Mon. erfolgen (**Empfehlungsgrad A;** Vanbiervliet et al. 2021). Bei Papillenadenomen sollte eine endoskopische Papillektomie erfolgen. Sonstige benigne Neoplasien sollten nur bei Symptomen entfernt werden, i. d.R erfolgt eine laparoskopische Segmentresektion, ggf. nach endoskopischer Markierung.

Adenokarzinom

Falls Chance der R0-Resektion: Therapie der Wahl bei Adenokarzinomen ist die Duodenopankreatektomie (Whipple Operation) mit Lymphadenektomie der periduodenalen, peripankreatrischen und hepatischen Lymphknoten; bei Tumoren im proximalen bzw. distalen Duodenum ohne Infiltration von Nachbarorganen kann eine Resektion des Duodenums erfolgen (Locher et al. 2018; Raghav, Overman 2013)

Übriger Dünndarm: Radikale Resektion mit regionaler Lymphadenektomie. Bei ausgedehnter Resektion besteht das Risiko eines Kurzdarmsyndroms (Ugurlu et al. 2005).

Die Prognose des resezierten Adenokarzinoms des Dünndarms ist neben der Tumorausdehnung abhängig von der Anzahl metastasierter und resezierter Lymphknoten (Overman et al. 2010). Bei nicht resektablen lokal fortgeschrittenen oder metastasierten Adenokarzinomen sollte eine Resektion nur bei symptomatischer Obstruktion, Perforation oder nicht kontrollierbarer Blutung erfolgen (Aparicio et al. 2014; Locher et al. 2018).

Adjuvante Chemotherapie: Bis zu 40 % der Patienten erleiden ein Rezidiv nach primärer Resektion. Prospektive Studien zur adjuvanten Chemotherapie fehlen; eine Therapie mit 5-FU/Folinsäure/Oxaliplatin (FOLFOX) oder Capecitabin/Oxaliplatin (CAPOX) bei Adenokarzinomen im Stadium II mit hohem Risiko (T4 und/oder > 8 Lymphknoten) und Stadium III mit hohem Risiko (T4 und/oder N2) war mit einem signifikant längeren 5-Jahres-Überleben assoziiert (Zaanan et al. 2023). Daten zur neoadjuvanten Chemotherapie liegen nicht vor.

Palliative Chemotherapie: Beim nicht operablen, fortgeschrittenen Adenokarzinom ist ein Standard nicht etabliert. Außerhalb von Studien werden Chemotherapieschemata analog zur palliativen Therapie des kolorektalen Karzinoms verabreicht (➤ Kap. 18.2). Therapiebeginn nach histopathologischer Sicherung mit den Schemata FOLFOX oder CAPOX; bei Ansprechen bis zur Progression. Als Second-Line-Therapie wird 5-FU/Folinsäure/Irinotecan (FOLFIRI) empfohlen (Aparicio et al. 2014; Locher et al. 2005). Biologisch zielgerichtete Therapien (Wachstumsfaktor-Rezeptor-Antikörper, Angiogenesehemmer) können derzeit mangels Daten nicht explizit empfohlen werden. Bei den seltenen DNA-Mismatch-Repair-defizienten metastasierten Dünndarmkarzinomen können Checkpoint-Inhibitoren wie Pembrolizumab erwogen werden (Marabelle et al. 2020).

Strahlentherapie: Eine Bestrahlung des Dünndarms ist wegen hoher Strahlenvulnerabilität der Dünndarmmukosa nebenwirkungsreich und nicht indiziert.

Palliation bei Obstruktionssymptomatik: Im proximalen Duodenum endoskopische Implantation eines selbstexpandierenden Metall-Stents, im übrigen Dünndarm chirurgischer Bypass (Enns 2006).

GIST: ➤ Kap. 9.

18.2 Kolorektales Karzinom

Christian Pox

18.2.1 Definition und Basisinformation

Das kolorektale Karzinom (KRK) umfasst Tumoren des Kolons und Rektums. In der westlichen Welt ist das KRK das häufigste Malignom des Verdauungstrakts und in Deutschland bei Frauen und Männern jeweils die zweithäufigste tumorbedingte Todesursache. In Deutschland erkranken derzeit jährlich etwa 55.000 Personen neu an einem KRK, 24.000 Patienten versterben an den Folgen der Erkrankung. Das Durchschnittsalter bei Erstdiagnose beträgt bei Frauen 75 J., bei Männern 71 J. Die Überlebensrate hängt entscheidend vom Tumorstadium bei Diagnose ab. So beträgt die 5-Jahres-Überlebensrate im lokal begrenzten Stadium I > 90 %, beim Nachweis regionaler Lymphknotenmetastasen (Stadium III) um 65 % (O'Connell et al. 2004).

Kolorektale Karzinome entstehen zu einem überwiegenden Teil aus adenomatösen Polypen und gehen mit gut charakterisierten genetischen Mutationen einher (Adenom-Karzinom-Sequenz). Die Entstehung eines Karzinoms aus einem Adenom dauert i. d. R. mind. 10 J. Etwa 20–30 % der Karzinome entstehen aus serratierten Läsionen über den sog. serratierten Pathway. Durch eine endoskopische Abtragung von adenomatösen Polypen konnten in Studien die Karzinomrate um bis zu 90 % (Winawer et al. 1993) und die karzinombedingte Sterblichkeit um etwa 50 % (Zauber et al. 2012) gesenkt werden. Fall-Kontroll-Studien legen nahe, dass der protektive Effekt einer unauffälligen Koloskopie mind. 10 J. anhält (Brenner et al. 2006).

Die Mehrzahl kolorektaler Karzinome entsteht bei Patienten ohne familiäre Risiken (sog. sporadische KRK). Es gibt jedoch eine Reihe von Risikogruppen mit gehäufter KRK-Entstehungsrate:
- Personen mit einem familiär gesteigerten Risiko für ein KRK ohne nachweisbare genetische Ursache (familiäres KRK; ca. 15–20 % aller KRK)
- Nachgewiesene oder mögliche Anlageträger für ein hereditäres kolorektales Karzinom (ca. 3 % aller KRK)
- Patienten mit einer chronisch-entzündlichen Darmerkrankung (< 1 % aller KRK)

18.2.2 Prävention und Screening-Untersuchungen

Empfehlungen für Patienten ohne Risikofaktoren

Aufgrund des Zusammenhangs verschiedener Risikofaktoren mit der Entstehung kolorektaler Karzinome in epidemiologischen Studien werden regelmäßige körperliche Aktivität (**Empfehlungsgrad B;** DGVS 2017) und eine Ernährung reich an Vollkornprodukten und Ballaststoffen, pflanzlichen Lebensmitteln und Milchprodukten empfohlen.

Eine medikamentöse Prävention sollte nicht erfolgen (**Empfehlungsgrad B;** DGVS 2017). Zwar konnte in einer Analyse von Beobachtungsstudien und randomisierten Studien eine signifikante Senkung der Inzidenz des KRK durch die Einnahme von ASS gezeigt werden, diese war aber auf das proximale Kolon beschränkt und Dosierung und Einnahmedauer waren sehr variabel (Chapelle et al. 2020). Zudem geht der Einsatz von ASS mit einer erhöhten Rate an Nebenwirkungen einher.

MERKE
Zur Primärprävention wird eine medikamentöse Therapie nicht empfohlen.

Generell sollte mit dem Screening-Untersuchungen in der asymptomatischen Bevölkerung mit 50 J. begonnen werden (**Empfehlungsgrad B;** DGVS 2017), auch wenn neuere Daten einen Anstieg der Inzidenz bei Jüngeren nahelegen (Tanaka et al. 2023). Eine Altersbegrenzung für das Screening kann nicht gegeben werden und sollte individuell anhand der Begleiterkrankungen festgelegt werden. Folgende Methoden stehen für das Screening zur Verfügung:
- Koloskopie alle 10 J.
- Sigmoidoskopie alle 5 J.
- iFOBT alle 1–2 J.

Endoskopische Verfahren haben den Vorteil, dass durch die Entdeckung und Abtragung von Adenomen eine Krebsentstehung verhindert werden kann (= Primärprävention). Die Koloskopie ermöglicht die Detektion von Adenomen und Karzinomen im gesamten Kolon. In einer randomisierten Studie konnte gezeigt werden, dass für die Teilnehmer durch eine einmalige Koloskopie nach 10 J. sowohl eine Senkung der Inzidenz um 31 % als auch der KRK-bedingten Mortalität um 50 % erreicht werden konnte (Bretthauer 2022). Der Effekt war geringer als erwartet, es bleibt abzuwarten, wie der Ergebnisse nach einem längeren Follow-up aussehen. Für die Sigmoidoskopie, die in Deutschland keinen klinischen Stellenwert hat, konnte in mehreren randomisierten Studien eine Senkung der Karzinominzidenz und -mortalität gezeigt werden, die aber erwartungsgemäß auf die einsehbaren distalen Darmabschnitte begrenzt war (Atkin et al. 2010). Alternativ zu den endoskopischen Methoden kann alle 1–2 J. eine immunologische Stuhltestung (iFOBT) erfolgen. Auch für den iFOBT konnte eine Senkung der karzinombedingten Mortalität gezeigt werden (Zorzi et al. 2015). Der Effekt beruht auf einer frühzeitigen Detektion asymptomatischer Karzinome. Die Sensitivität für Adenome ist deutlich geringer. Es ist derzeit nicht geklärt, ob mit einer wiederholten Testung auch eine Senkung der Karzinominzidenz möglich ist. Wichtig ist, dass jeder positive iFOBT mit einer Koloskopie abgeklärt wird (**Empfehlungsgrad A;** DGVS 2017).

Alternative Methoden wie CT- oder MR-Kolonographie, Kapselendoskopie, M2-PK oder genetische Stuhl- oder Bluttests sollten nicht eingesetzt werden (**Empfehlungsgrad B;** DGVS 2017).

MERKE
Zur Darmkrebsfrüherkennung/-vorsorge sollten ≥ 50 J. eine Koloskopie alle 10 J. oder alternativ ein iFOBT alle 1–2 J. erfolgen. Für die Sigmoidoskopie gibt es Daten zur Effektivität, die Methode wird bisher in Deutschland aber nicht angeboten.

Vorsorge bei Patienten mit erhöhtem Risiko

Verwandte von Patienten mit kolorektalem Karzinom/Adenom

Verwandte 1. Grades (Eltern, Geschwister, Kinder) von Patienten mit einem KRK sollten sich erstmals 10 J. vor dem Erkrankungsalter der betroffenen Person, spätestens jedoch mit 40 J. koloskopieren lassen. Die Koloskopie sollte mind. alle 10 J. wiederholt werden. Für Verwandte 2. und 3. Grades gelten die Empfehlungen für die allgemeine Bevölkerung.

Lynch-Syndrom (LS)

Ursächlich für das Lynch-Syndrom ist eine Keimbahnmutation in einem der Mismatch-Reparatur-(MMR-)Gene *MLH1, MSH2, MSH6* und *PMS2.* Lynch-Syndrom-Patienten haben ein deutlich erhöhtes Risiko, an einem KRK zu erkranken und ein deutlich erhöhtes Risiko für weitere Tumorerkrankungen, insbesondere im Gastrointestinaltrakt (Magen, Dünndarm, Pankreas, Gallengänge) sowie im Urogenitaltrakt (Endometrium, Ovar, Ureter/Nierenbecken). Diese Tumoren treten häufig deutlich früher als sonst üblich auf. Das Tumorrisiko und das Erkrankungsalter zwischen Anlageträgern der einzelnen Gene unterscheiden sich deutlich, sodass eine Anpassung der Früherkennungsuntersuchungen an das individuelle Risiko sinnvoll ist. Insgesamt weisen Träger einer krankheitsverursachenden Variante in *MLH1* oder *MSH2* ein deutlich höheres KRK-Risiko und jüngeres Erkrankungsalter auf als Träger einer pathogenen *MSH6*- oder *PMS2*-Variante. Bei nachgewiesenem Gendefekt kann nach genetischer Beratung eine molekulargenetische

Untersuchung gesunder Risikopersonen erfolgen. Bei nachgewiesenen Genträgern mit *MLH1/MSH2*-Mutation sollte zwischen dem 20. und 25. Lj., bei *MSH6/PMS2* zwischen dem 30. und 35. Lj. mit einer Koloskopie begonnen werden, die alle 2 J. wiederholt werden sollte (**Empfehlungsgrad B;** DGVS 2017). Beim Vorliegen einer *MLH1-*, *MSH2-* oder *MSH6*-Mutation sollte ≥ 30. Lj. zusätzlich alle 1–4 J. eine ÖGD erfolgen (**Empfehlungsgrad B;** DGVS 2017). Es erscheint praktikabel die ÖGD zeitgleich mit der Koloskopie durchzuführen. Mit Anlageträgern für ein Lynch-Syndrom soll darüber hinaus die Möglichkeit präventiver Maßnahmen für weitere extraintestinale Malignome besprochen werden, insbesondere hinsichtlich Endometrium, Ovarialkarzinomen und Pankreaskarzinom.

Eine medikamentöse KRK-Prävention mit Azetylsalizylsäure (ASS) kann unter Abwägung möglicher Risikofaktoren bei Anlageträgern für das Lynch-Syndrom < 70 J. mit *MLH1/MSH2/MSH6*-Mutation erwogen werden **Empfehlungsgrad 0;** (DGVS 2017). Derzeit wird geprüft, ob auch ASS-Dosen < 600 mg einen protektiven Effekt haben.

MERKE
Das Krebsrisiko bei Lynch-Patienten hängt wesentlich von der zugrunde liegenden Keimbahnmutation ab.

Chronisch-entzündliche Darmerkrankungen

Patienten mit Colitis ulcerosa seit mehr als 8 J. mit Ausdehnung über das Rektum hinaus sollten aufgrund eines erhöhten KRK-Risikos regelmäßig (je nach Risikokonstellation alle 1–4 J.) koloskopiert werden (**Expertenkonsens;** Kucharzik et al. 2024). Ein hohes Risiko weisen dabei Patienten mit Stenose, Nachweis einer Neoplasie innerhalb der letzten 5 J., ausgedehnter Colitis mit ausgeprägter Entzündung oder erstgradigem Verwandten mit KRK < 50 J. auf. Diese sollten jährlich koloskopiert werden. Patienten mit zusätzlich bestehender primär sklerosierender Cholangitis (PSC) sollten ab Diagnosestellung jährlich koloskopiert werden.

Die Überwachungskoloskopie sollte als Chromoendoskopie oder hochauflösende Weißlich-Endoskopie mit gezielten Biopsien ohne zusätzliche zufällige Biopsien durchgeführt werden. Aus allen endoskopisch suspekten Läsionen sollten gezielte Biopsien entnommen werden (**Empfehlungsgrad B;** Kucharzik et al. 2024). Ungezielte Stufenbiopsien sind nur noch beim Fehlen der Möglichkeit einer Chromoendoskopie oder hochauflösenden Weißlich-Endoskopie oder beim Vorliegen einer PSC erforderlich. Bei Morbus Crohn sollte eine Überwachungskoloskopie bei Kolonbefall analog zur Colitis ulcerosa erfolgen (**Expertenkonsens;** Sturm et al. 2024).

Gesetzliche Früherkennung

Bis 2002 konnte im Rahmen der gesetzlichen Krebsfrüherkennung ≥ 45 J. ein jährlicher Guajac-FOBT durchgeführt werden. Seit Oktober 2002 ist die Koloskopie Bestandteil des Programms, das zuletzt 2024 überarbeitet wurde. Aktuell sieht das Programm folgende Untersuchungen vor:

- ≥ 50 J. Koloskopie, die bei unauffälligem Befund nach 10 J. einmal wiederholt werden sollte.
- Alternativ ≥ 50 Jahre alle 2 J. iFOBT.

Seit Juli 2019 ist ein Einladungsverfahren für die KRK-Früherkennung eingeführt. Im Rahmen des Einladungsverfahrens erhalten alle gesetzlich Versicherten im Alter von 50, 55, 60 und 65 J. ein standardisiertes Infoschreiben von den Krankenkassen, in dem über Nutzen und Risiken der Koloskopie und des iFOBT aufgeklärt wird.

MERKE
Seit April 2025 ist sowohl bei Männern als auch bei Frauen eine Koloskopie im Rahmen der Krebsvorsorge ≥ 50 J. empfohlen. Alternativ kann ein iFOBT alle 2 J. erfolgen.

18.2.3 Symptomatik und klinisches Bild

Im Frühstadium verursacht die Mehrzahl der KRK keine oder nur unspezifische Symptome. Im Verlauf machen sich proximale Tumoren v. a. durch eine Anämie bemerkbar. Bei distalen Tumoren kann es zu sichtbaren Blutauflagerungen im Stuhl kommen. Aufgrund des geringen Kolondurchmessers kommt es bei Tumoren in diesem Bereich eher zu stenosebedingten Änderungen der Stuhlgewohnheiten und zu Schmerzen. Spätsymptome umfassen eine Verschlechterung des Allgemeinzustands (AZ) und einen Gewichtsverlust. Ein Teil der Patienten präsentiert sich mit einem Ileus oder einer Perforation, was mit einer verschlechterten Prognose einhergeht.

MERKE
Darmkrebs zeigt häufig erst spät Symptome, was die Bedeutung der Früherkennungsmaßnahme unterstreicht.

18.2.4 Diagnostik und Differenzialdiagnose

Goldstandard in der Diagnostik ist die **Koloskopie.** Sie besitzt die höchste Sensitivität und ermöglicht eine histologische Sicherung der Diagnose. Insbesondere bei kleinen Tumoren kann eine endoskopische Markierung des Tumors mit Tusche oder Clip das Auffinden bei der Operation erleichtern. Eine komplette Koloskopie ist auch beim Nachweis einer distalen Neoplasie erforderlich, um synchrone Tumoren auszuschließen, die in ca. 4 % der Fälle auftreten. Ist eine komplette Koloskopie aufgrund eines stenosierenden Prozesses nicht möglich, sollte 3–6 Mon. nach Resektion eine Koloskopie erfolgen (**Empfehlungsgrad B;** DGVS 2017). In der aktuellen Leitlinie wird erstmals empfohlen, dass bei jeder Erstdiagnose eines Karzinoms eine Untersuchung des Mismatch-Reparatur-Status erfolgen sollte, da dieser sowohl prognostischen als auch prädiktiven Wert besitzt und die zuverlässigste Identifikation eines Lynch-Syndroms ermöglicht. Weiterhin kommt dem Mismatch-Reparatur-Status eine wichtige Rolle bei der Entscheidung einer möglichen neoadjuvanten Therapie zu. In der Regel erfolgt primär eine immunhistochemische Untersuchung der Mismatch-Reparatur-Genprodukte *MLH1, MSH2, MSH6* und *PMS2.*

Im Rahmen des präoperativen Stagings soll ein CT-Thorax/Abdomen erfolgen, um mögliche Fernmetasen detektieren zu können. Zusätzlich erlaubt das CT-Abdomen eine Beurteilung der exakten Lokalisation und Tumorausdehnung bei lokal fortgeschrittenen Tumoren. Bei unklaren oder sehr kleinen, nicht näher einzuordnenden Leberbefunden in der CT sollte zur weiteren Abklärung eine kontrastverstärkte Sonographie oder eine MRT der Leber erfolgen. Das PET-CT hat weiterhin keinen Stellenwert in der Primärdiagnostik. Zusätzlich soll prätherapeutisch ein CEA-Wert bestimmt werden, der einen unabhängigen Prognoseparameter darstellt.

Spezielle Diagnostik des Rektumkarzinoms

Beim Rektumkarzinom ist zusätzlich zur kompletten Koloskopie eine genaue Bestimmung des Abstands des distalen Tumorrands von der Linea dentata erforderlich. Die exakte Lokalisation ist für die weitere Therapieentscheidung von wesentlicher Bedeutung. Hierfür sollte vorzugsweise eine starre Rektoskopie eingesetzt werden. Bei entsprechender Expertise ist aber auch eine Höhenlokalisation mittels MRT oder flexibler Endoskopie möglich. Zusätzlich ist eine weitere Bildgebung zur Tiefenausdehnung (insbesondere zur Beurteilung des Abstands vom Mesorektum) und zum Vorhandensein befallener Lymphknoten erforderlich, um die Notwendigkeit einer neoadjuvanten Behandlung abzuklären.

Die bevorzugte Methode für das lokale Staging ist das **Becken-MRT,** das insbesondere für die Beurteilung einer Infiltration der mesorektalen Faszie die höchste Genauigkeit aufweist. Ein Spiral-CT oder eine Endosonographie können alternativ eingesetzt werden. Das CT ist jedoch gerade bei tiefen Rektumkarzinomen dem MRT unterlegen, die Endosonographie ermöglicht keine Darstellung der mesorektalen Faszie. Bei umschriebenen Tumoren sollte eine Endosonographie erfolgen, um zu klären, ob im Falle eines T1-Karzinoms eine lokale Resektion möglich ist. Das CT ist für das Staging von klinischen T1-Karzinomen nicht geeignet. Ein Problem stellt weiterhin die korrekte Beurteilung eines möglichen Lymphknotenbefalls dar. Größe allein ist kein idealer Parameter, da auch Lymphknoten < 10 mm betroffen bzw. Lymphknoten reaktiv vergrößert sein können.

MERKE

Im Rahmen des Stagings des KRK werden neben einer vollständigen Koloskopie, ein CT-Thorax/Abdomen und eine CEA-Wertbestimmung empfohlen. Beim Rektumkarzinom sollte zusätzlich ein Becken-MRT und bei umschriebenen Neoplasien eine Endosonographie erfolgen.

Re-Staging nach neoadjuvanter Radiochemotherapie

Für die Festlegung des weiteren Vorgehens erfolgt etwa 6 Wo. nach neoadjuvanter Radiochemotherapie ein Re-Staging. Dieses beinhaltet ein Becken-MRT und eine Rektoskopie.

18.2.5 Therapie

Chirurgische Therapie

Die Behandlung des KRK ist primär chirurgisch. Das Vorgehen ist jedoch abhängig von der Tumorlokalisation. Die Diagnose eines pN0-Stadiums darf nur gestellt werden, wenn mindestens zwölf Lymphknoten untersucht wurden. Studien zeigen, dass die onkologischen Ergebnisse laparoskopischer und herkömmlicher OP-Verfahren für die Resektion des Kolon- und Rektumkarzinoms vergleichbar sind (Kong et al. 2022; Luo et al. 2022). Aufgrund des besseren frühpostoperativen Ergebnisses sollte die laparoskopische Resektion bevorzugt werden (**Empfehlungsgrad B;** DGVS 2017). Robotische Verfahren sind den laparoskopischen Techniken als gleichwertig zu betrachten, sind aber derzeit noch kein Standard.

MERKE

Resektionen sollten bevorzugt laparoskopisch erfolgen.

Kolonkarzinom

Beim nicht metastasierten Kolonkarzinom besteht die Therapie in der operativen Entfernung des tumorbefallenen Kolonabschnitts. Das Ausmaß der Resektion ist abhängig von der Tumorlokalisation und des hierdurch definierten Lymphabflussgebiets, das mit entfernt werden muss. Die operative Therapie sollte die komplette mesokolische Exzision beinhalten.

Rektumkarzinom

Die kurative Therapie des Rektumkarzinoms erfordert i. d. R. neben der Resektion des Primärtumors im Gesunden die partielle oder totale Entfernung des Mesorektums (TME) und damit des regionären Lymphabflussgebiets (sog. radikale Resektion nach internationalem Dokumentationssystem für das kolorektale Karzinom). Nur in streng selektionierten Fällen ist eine kurative Resektion durch lokale Maßnahmen möglich (➤ Abb. 18.3).

Adjuvante Therapie des Kolonkarzinoms

Voraussetzung ist eine R0-Resektion des Tumors. Patienten mit Kolonkarzinom im UICC-Stadium III (d. h. N1/2, M0) sollten eine adjuvante Chemotherapie erhalten. Standardtherapie bis zu einem Alter von 70 J. ist eine Kombination aus Oxaliplatin und infusionalem oder oralem 5-FU (FOLFOX/XELOX), die den bisherigen Standard 5-FU/Folinsäure abgelöst hat (**Empfehlungsgrad A;** DGVS 2017). In der adjuvanten Situation soll die akkumulierende (Neuro-)Toxizität engmaschig gegen den therapeutischen Nutzen abgewogen werden (**Empfehlungsgrad A;** DGVS 2017). Bei niedrigem Rezidivrisiko (T1–3 N1) sollte deshalb eine 3-monatige (statt der sonst üblichen 6-monatigen) oxaliplatinhaltige Therapie nach dem CAPOX/FOLFOX-Schema durchgeführt werden (**Empfehlungsgrad B;** DGVS 2017; Grothey et al. 2004).

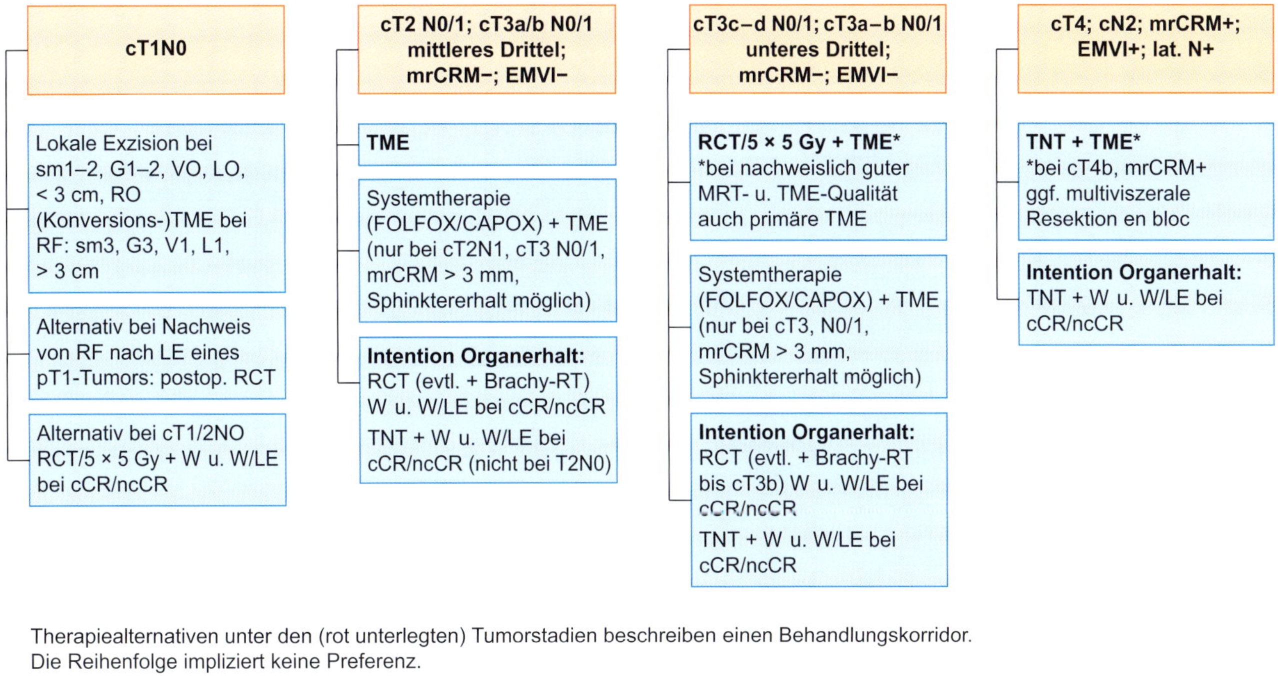

Abb. 18.3 Therapiealgorithmus unteres und mittleres Rektumdrittel (Leitlinienprogramm Onkologie 2025, Konsultationsfassung) [L231]
PME = partielle Mesorektumexzision; TME = totale Mesorektumexzision

Patienten, die nicht für eine Polychemotherapie qualifizieren, sollten bevorzugt orales 5-FU (Capecitabin) erhalten (**Empfehlungsgrad A;** Twelves 2006). Für den Einsatz bei Patienten im Stadium II ist der Vorteil geringer; wahrscheinlich profitieren v. a. Patienten mit Risikofaktoren (T4-Tumoren, Tumoreinriss oder Operation unter Notfallbedingungen, Anzahl untersuchter Lymphknoten zu gering). Hier sollten primär Fluoropyrimidine als Monotherapie eingesetzt werden (**Empfehlungsgrad B;** DGVS 2017). Obligatorisch ist der Ausschluss einer Mismatch Reparatur Defizienz im Stadium II, da diese Patienten nicht von einer adjuvanten Therapie profitieren.

MERKE
Im Stadium III ist eine adjuvante Chemotherapie mit FOLFOX/CAPOX über 3 bzw. 6 Mon. Standard.

Neoadjuvante Therapie des Kolonkarzinoms

Eine neoadjuvante Therapie kann beim lokal fortgeschrittenen Kolonkarzinom erfolgen. Voraussetzung ist eine Bestimmung des Mismatch-Reparatur-Status. Bei Mismatch-Reparatur-profizienten Tumoren konnte in einer Studie eine höhere R0-Rate gezeigt werden (Morton et al. 2023). Die Therapie erfolgte mit FOLFOX/CAPOX. Bei Reparatur-defizienten Tumoren konnte durch eine Immuntherapie eine hohe Ansprechrate gezeigt werden (Chalabi et al. 2024).

MERKE
Der genaue Stellenwert einer neoadjuvanten Therapie beim Kolonkarzinom ist unklar.

Neoadjuvante/adjuvante Therapie des Rektumkarzinoms

Bei Rektumkarzinomen in den unteren beiden Dritteln hängen die Therapieempfehlungen entscheidend vom lokalen Stadium und der Lokalisation ab. Neu ist das Konzept der totalen neoadjuvanten Therapie (TNT) mittels Radio-/Radiochemotherapie und Chemotherapie. Dieses Konzept soll beim Vorliegen von mindestens einer der folgenden Risikofaktoren im unteren/mittleren Drittel eingesetzt werden: cT4, cN2, Beteiligung der mesorektalen Faszie, Infiltration extramuraler Gefäße (EMVI) oder Befall lateraler Lymphknoten (**Empfehlungsgrad A;** DGVS 2024). Durch die TNT konnte in diesen Fällen eine Verbesserung des Überlebens gezeigt werden. Liegen diese Risikofaktoren nicht vor, stehen eine Reihe von alternativen Therapiemöglichkeiten zur Verfügung (➤ Abb. 18.4). Wird durch eine neoadjuvante Therapie eine Vollremission des Tumors erreicht, besteht die Möglichkeit eines Verzichts auf eine Operation mit nachfolgend engmaschiger Verlaufskontrolle (Wach and Wait) mit Resektion im Falle eines erneuten lokalen Tumorwachstums.

Beim Nachweis einer Mismatch-Reparatur-Defizienz (etwa 2–3 % der Rektumkarzinome) sollte eine alleinige Therapie mit einem Immuncheckpoint-Inhibitor über 6 Mon. erfolgen, da in diesen Fällen nahezu ausnahmslos eine klinische Komplettremission unter Verzicht auf eine Operation erreicht werden kann (Cercek et al. 2022).

Der Nutzen einer adjuvanten Chemotherapie nach neoadjuvanter Therapie ist weiterhin ungeklärt.

Patienten mit Rektumkarzinom im oberen Drittel ohne Risikokonstellation für ein Lokalrezidiv sollen primär operiert und adjuvant analog zu Kolonkarzinomen behandelt werden (**Empfehlungsgrad A;** DGVS 2017).

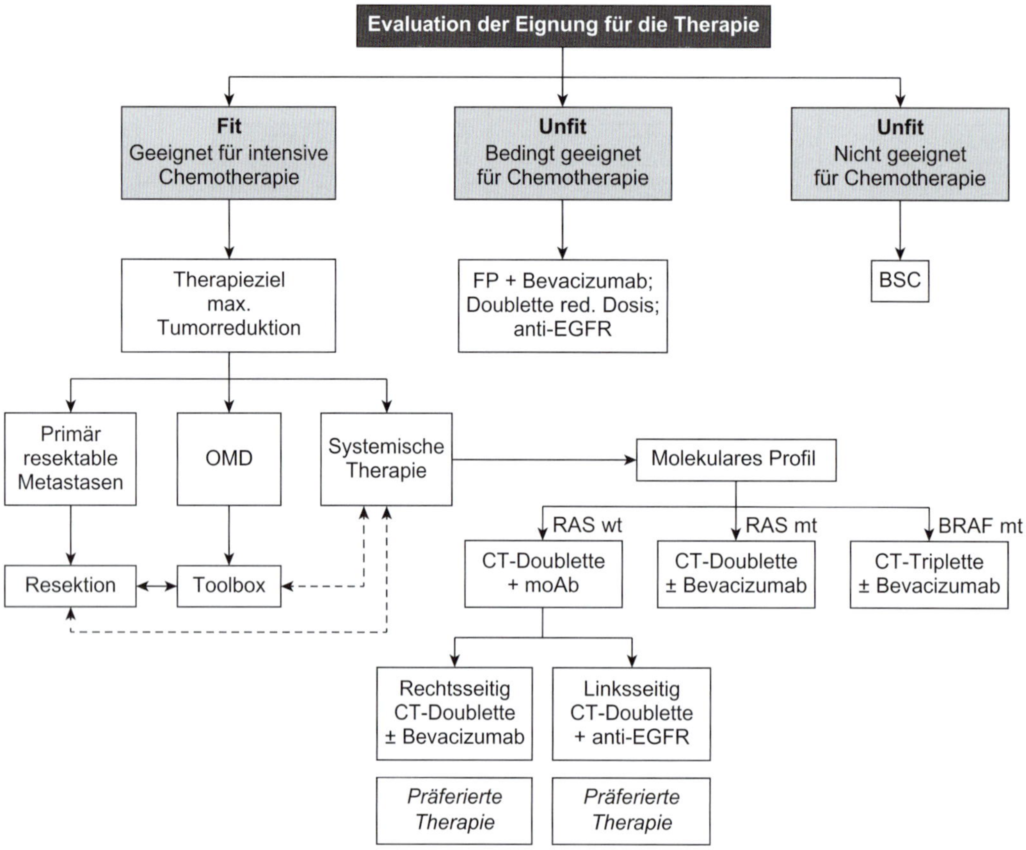

Abb. 18.4 Therapiealgorithmus: Erstlinientherapie bei metastasiertem kolorektalem Karzinom (n. DGVS 2019) [L231]
BSC = Best Supportive Care; CT = Chemotherapie; FP = Fluoropyrimidin; moAb = monoklonale Antikörper; mt = Mutation; OMD = Oligometastatic Disease; wt = Wildtyp

MERKE
Die Indikation für eine neoadjuvante Therapie beim Rektumkarzinom hängt vom lokalen Tumorstadium und der Tumorhöhe ab. Bei dMRT-Patienten sollte eine neoadjuvante Immuntherapie erfolgen.

Therapie des kolorektalen Karzinoms mit Fernmetastasen (mKRK)

Leber- oder Lungenmetastasen sollten auf Resektabilität geprüft und – sofern möglich – primär operiert werden (**Empfehlungsgrad A;** DGVS 2017). Die 5-Jahres-Überlebensrate nach Resektion von Lebermetastasen beträgt etwa 30 %, d. h., es handelt sich um einen potenziell kurativen Ansatz. Bei primär resektablen Lebermetastasen sollte eine neoadjuvante Therapie nicht durchgeführt werden. Eine adjuvante/additive Chemotherapie nach Lebermetastasenresektion sollte nicht erfolgen (**Empfehlungsgrad B;** DGVS 2017). Ein Teil der primär inoperablen Patienten erreicht durch eine neoadjuvante Therapie eine sekundäre Resektabilität mit möglicher Heilung. Daher sollten alle Patienten im Verlauf der Chemotherapie auf die Möglichkeit einer Operation überprüft werden. Entscheidend ist hierfür eine interdisziplinäre Zusammenarbeit.

Liegt eine inoperable metastasierte Erkrankung vor, soll eine Resektion des Primärtumors beim Fehlen von Symptomen (Stenosesymptomatik, klinisch relevante Blutungen) nicht erfolgen (**Empfehlungsgrad A;** DGVS 2017). Es konnte gezeigt werden, dass die Operation das Gesamtüberleben nicht verbessert (Rahbari et al. 2024).

Bei Patienten mit inoperablen Fernmetastasen können durch eine systemische Therapie (Chemotherapie plus molekularbiologisch gezielte Therapie) eine Lebensverlängerung und eine Verbesserung der Lebensqualität erreicht werden. Eine Chemotherapie sollte daher allen Patienten, die keine Kontraindikationen aufweisen, angeboten werden. Die primäre Entscheidungsebene in der Wahl einer optimalen Erstlinientherapie ist der Allgemeinstatus des Patienten. Voraussetzung für die adäquate Wahl der molekularbiologisch gezielten Therapie ist die Bestimmung des Mismatch-Reparatur-Status, all-RAS- und BRAF-Mutationsstatus. Diese Analytik soll möglichst noch vor Einleitung der Erstlinientherapie erfolgen (**Empfehlungsgrad A;** DGVS 2017).

Die Zugabe von Bevacizumab zu einer infusionalen Kombinationschemotherapie führt in der metaanalytischen Aufarbeitung der Studiendaten zu einer signifikanten Effektivitätssteigerung in Hinblick auf das progressionsfreie Überleben (PFS), aber nicht auf die objektive Ansprechrate (ORR) und das Gesamtüberleben (OS). Dagegen führt die Zugabe von Bevacizumab zu einer Monochemotherapie mit einem Fluoropyrimidin zu einer signifikanten Effektivitätssteigerung in Hinblick auf ORR, PFS und OS (DGVS 2017).

Liegt ein RAS-Wildtyp vor, spielt die Lokalisation des Primärtumors (rechts- vs. linksseitig) eine entscheidende Rolle (➤ Abb. 18.4). Bei linksseitigen Primärtumoren soll in der Erstlinientherapie der metastasierten Erkrankung präferenziell mit einer Chemotherapie-Doublette plus Anti-EGFR-Therapie behandelt werden (**Empfehlungsgrad A;** DGVS 2017). Rechtsseitige Tumoren sind dagegen durch eine ungünstigere Prognose mit schlechterem Ansprechen auf Standardtherapien und Anti-EGFR-Antikörper charakterisiert. Daher sollten bei Patienten mit rechtsseitigem mKRK und RAS-Wildtyp in der Erstlinientherapie Anti-EGFR-Antikörper in Kombination mit einer Chemotherapie-Doublette nur dann zum Einsatz kommen, wenn die Responserate im Vordergrund steht.

Liegt eine BRAF-Mutation vor, ist die optimale Erstlinientherapie unklar. In der Regel erfolgt die Gabe einer Chemotherapie-Doublette ± Bevacizumab. In der Zweitlinientherapie erfolgt die Gabe von Cetuximab + Encorafenib.

Immuncheckpoint-Inhibitoren stellen den Standard in der Behandlung von mKRK-Patienten mit Mismatch-Reparatur-Defizienz dar.

Liegt eine HER2-Amplifikation vor, wird derzeit zunächst eine Behandlung gemäß dem RAS- und BRAF-Mutationsstatus empfohlen. Bei behandlungsrefraktären Tumoren und beim Vorliegen eines RAS-Wildtyps kann entsprechend der HERACLEAS-Studie eine Behandlung mit Trastuzumab und Lapatinib eingesetzt werden.

Nach einer Induktionschemotherapie kann die Behandlung pausiert oder in eine Erhaltungstherapie deeskaliert werden. Versagt die Erstlinientherapie, ist die Effektivität der nachfolgenden Therapielinien gewöhnlich deutlich geringer. Die Auswahl der Sekundärtherapie hängt wesentlich von den zuvor eingesetzten Substanzen ab. Durch den Einsatz sequenzieller Chemotherapieschemata wurden in rezenten Studien mediane Überlebenszeiten ≥ 30 Mon. erreicht (Grothey et al. 2004).

MERKE

Beim Vorliegen von Fernmetastasen sollte primär eine Operabilität der Metastasen evaluiert werden. Bei inoperablen Fernmetastasen erfolgt i. d. R. eine systemische Therapie, die entscheidend von den molekularen Eigenschaften des Tumors sowie der Lokalisation abhängen (➤ Abb. 18.5).

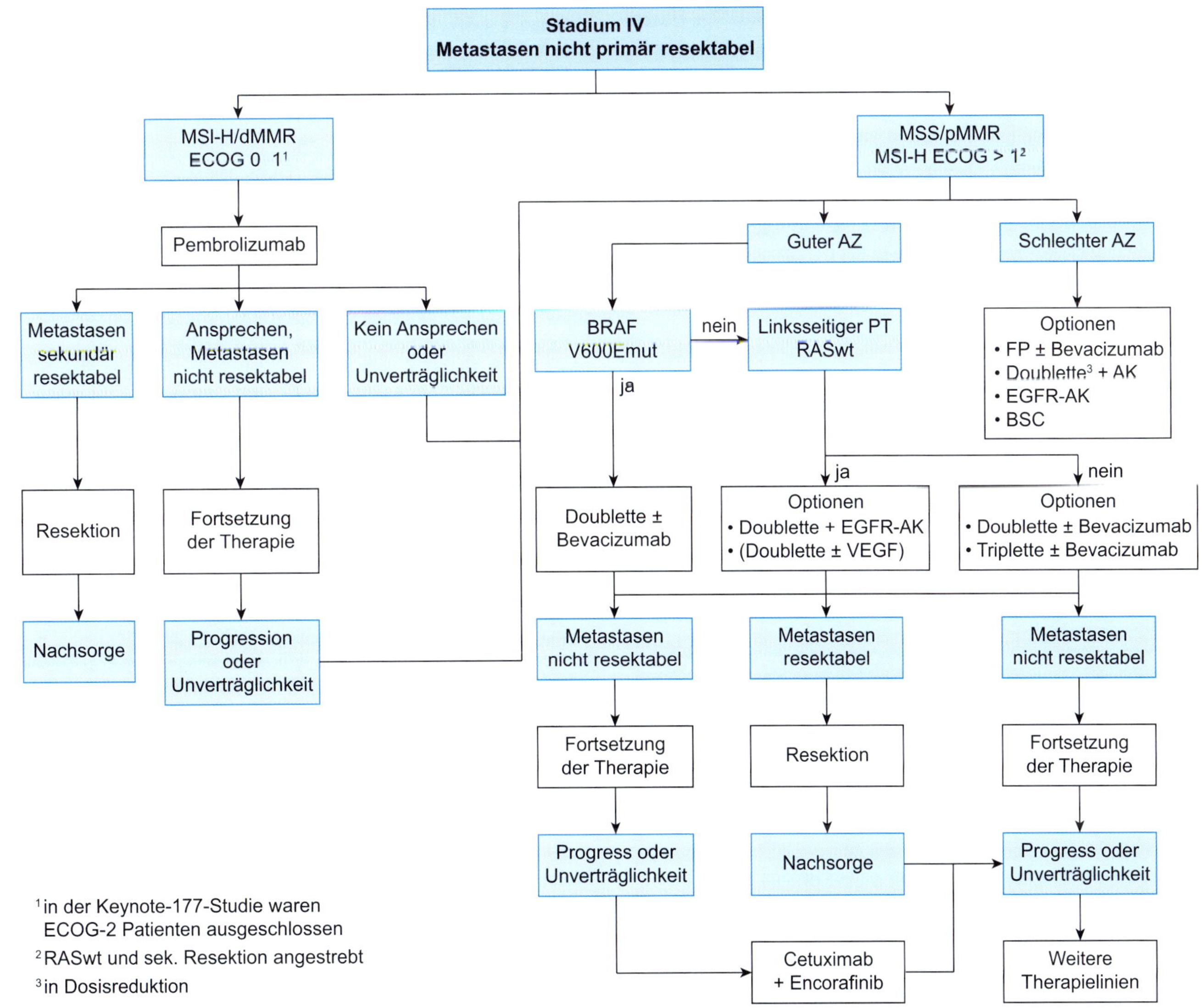

Abb. 18.5 Therapiealgorithmus bei nicht resektablen Metastasen (Leitlinienprogramm Onkologie 2025, Konsultationsfassung) [L231]

Tab. 18.1 Nachsorgeempfehlungen in den Stadien II und III

Untersuchung	Monate							
	3	6	12	18	24	36	48	60
Anamnese, körperliche Untersuchung		X	X	X	X	X	X	X
Koloskopie		X[1]	X[2]					
Abdomensonographie[3]			X		X	X	X	X
Spiral-CT[4]			X					

[1] Wenn keine vollständige Koloskopie präoperativ erfolgt ist.
[2] Nicht für Patienten mit Koloskopie nach 6 Mon.; bei unauffälligem Befund (kein Adenom, kein Karzinom) nächste Koloskopie nach 5 J.
[3] Eine Metaanalyse ergab einen Vorteil für ein bildgebendes Verfahren zum Nachweis von Lebermetastasen in der Nachsorge. Aus diesem Grund entschied sich die Expertenkommission, das einfachste und kostengünstigste Verfahren anzuwenden.
[4] Eine Metaanalyse ergab einen Vorteil für ein bildgebendes Verfahren zum Nachweis von Lebermetastasen in der Nachsorge. Das CT stellt nach 12 Mon. eine Alternative zur Abdomensonographie dar.

18.2.6 Nachsorge

Nach Diagnose und Therapie eines KRK ist unabhängig vom Tumorstadium eine ärztliche Nachsorge sinnvoll. Die regelmäßige Durchführung von Nachsorgeuntersuchungen wie CEA oder Sonographie des Abdomens ist jedoch nur sinnvoll, wenn die Diagnose eines Rezidivs eine therapeutische Konsequenz nach sich ziehen würde. Im Stadium I ist nach R0-Resektion aufgrund der geringen Rezidivrate eine regelmäßige Nachsorge nicht zu empfehlen. Hiervon ausgenommen ist die Koloskopie zur Entdeckung von Zweitkarzinomen, die i. d. R. nach 1 J. erfolgen sollte (**Empfehlungsgrad B;** DGVS 2017). Zu den Nachsorgeempfehlungen für Karzinome ➤ Tab. 18.1.

KAP. 18.1

LEITLINIEN

Pennazio M, Rondonotti E, Despott EJ et al.: Small-bowel capsule endoscopy and device-assisted enteroscopy for diagnosis and treatment of small-bowel disorders: European Society of Gastrointestinal Endoscopy (ESGE) Guideline – update 2022. Endoscopy 55 (2023) 58–95.

Rondonotti E, Spada C, Adler S et al.: Small-bowel capsule endoscopy and device-assisted enteroscopy for diagnosis and treatment of small-bowel disorders: European Society of Gastrointestinal Endoscopy (ESGE) Technical Review. Endoscopy 50 (2018) 423–446.

Snook J, Bhala N, Beales ILP et al.: British Society of Gastroenterology guidelines for the management of iron deficiency anaemia in adults. Gut 70 (2021) 2030–2051. doi:https://doi.org/10.1136/gutjnl-2021–325210.

Vanbiervliet G, Moss A, Arvanitakis M et al.: Endoscopic management of superficial nonampullary duodenal tumors: European Society of Gastrointestinal Endoscopy (ESGE) Guideline. Endoscopy 53 (2021) 522–534.

LITERATUR

Aparicio T, Zaanan A, Svrcek M et al.: Small bowel adenocarcinoma: epidemiology, risk factors, diagnosis and treatment. Dig Liver Dis 46 (2014) 97–104.

Apel D, Rudi J: Increased prevalance of colorectal adenoma in patients with sporadic duodenal adenoma. Eur J Gastroenterol Hepatol 21 (2009) 816–818.

Beaugerie L, Itzkowitz SH: Cancers complicating inflammatory bowel disease. N Engl J Med 372 (2015) 1441–1452.

Chini P, Draganov PV: Diagnosis and management of ampullary adenoma: the expanding role of endoscopy. World J Gastrointest Endosc 16 (2011) 241–247.

Chong AK, Chin BW, Meredith CG: Clinically significant small-bowel pathology identified by double-balloon enteroscopy but missed by capsule endoscopy. Gastrointest Endosc 64 (2006) 445–449.

De Latour RA, Kilaru SM, Gross SA: Management of small bowel polyps: A literature review. Best Pract & Res Clin Gastroenterol 31 (2017) 401–408.

Enns R: Palliation in gastroduodenal obstruction. Am J Gastroenterol 101 (2006) 743–745.

Honda W, Ohmiya N, Hirooka Y et al.: Enteroscopic and radiologic diagnoses, treatment, and prognoses of small-bowel tumors. Gastrointest Endosc 76 (2012) 344–354.

Honda T, Yamamoto H, Osawa H et al.: Endoscopic submucosal dissection for superficial duodenal neoplasms. Dig Endosc 21 (2009) 270–274.

Jess T, Loftus EV, Jr., Velayos FS et al.: Risk factors for colorectal neoplasia in inflammatory bowel disease: a nested case-control study from Copenhagen county, Denmark and Olmsted county, Minnesota. Am J Gastroenterol 102 (2007) 829–836.

Lewis BS, Eisen GM, Friedman S: A pooled analysis to evaluate results of capsule endoscopy trials. Endoscopy 37 (2005) 960–965.

Liao Z, Gao R, Xu C et al.: Indications and detection, completion, and retention rates of small-bowel capsule endoscopy: a systematic review. Gastrointest Endosc 71 (2010) 280–286.

Lipka S, Rabbanifard R, Kumar A et al.: Single versus double balloon enteroscopy for small bowel diagnostics: a systematic review and meta-analysis. J Clin Gastroenterol 49 (2015) 177–184.

Locher C, Batumona B, Afchain P et al.: Small bowel adenocarcinoma: French intergroup clinical practice guidelines for diagnosis, treatments and follow-up (SNFGE, FFCD; GERCOR, UNICANCER, SFCF, SFED, SFRO). Dig Liver Dis 50 (2018) 15–19.

Locher C, Malka D, Boige V et al.: Combination chemotherapy in advanced small bowel adenocarcinoma. Oncology 69 (2005) 290–294.

Marabelle A, Le DT, Ascierto PA et al.: Efficacy of Pembrolizumab in Patients With Noncolorectal High Microsatellite Instability/Mismatch Repair-Deficient Cancer: Results From the Phase II KEYNOTE-158 Study. J Clin Oncol 38 (2020) 1–10.

Masselli G, Polettini E, Casciani E et al.: Small-bowel neoplasms: prospective evaluation of MR enteroclysis. Radiology 251 (2009) 743–750.

Overman MJ, Hu CY, Kopetz S et al.: A population-based comparison of adenocarcinoma of the large and small intestine: insights into a rare disease. Ann Surg Oncol 19 (2012) 1439–1445.

Overman MJ, Hu CY, Wolff RA et al.: Prognostic value of lymph node evaluation in small bowel adenocarcinoma: analysis of the surveillance, epidemiology, and end results database. Cancer 116 (2010) 5374–5382.

Pappalardo G, Gualdi G, Nunziale A et al.: Impact of magnetic resonance in the preoperative staging and the surgical planning for treating small bowel neoplasms. Surg Today 43 (2003) 613–619.

Pilleul F, Penigaud M, Milot L et al.: Possible small-bowel neoplasms: contrast-enhanced and water-enhanced multidetector CT enteroclysis. Radiology 241 (2006) 796–801.
Raghav K, Overman MJ: Small bowel adenocarcinomas – evolving paradigms and therapy options. Nat Rev Clin Oncol 10 (2013) 534–544.
Robert Koch-Institut (RKI) und die Gesellschaft der epidemiologischen Krebsregister in Deutschland e. V. (Hrsg.). Krebs in Deutschland für 2019/2020 14. Ausgabe. Berlin (2023) 36–37.
Schmidt A, Meier B, Cahyadi O et al.: Duodenal endoscopic full-thickness resection (with video). Gastrointest Endosc 82 (2015) 728–73.
Siegel RL, Miller KD, Jemal A: Cancer statistics, 2020. CA Cancer J Clin 70 (2020) 7–30.
Ugurlu MM, Asoglu O, Potter DD et al.: Adenocarcinomas of the jejunum and ileum: a 25-year experience. J Gastrointest Surg 9 (2005) 1182–1188.
Walter D, Schnitzbauer AA, Schulze F et al.: The diagnosis and treatment of ampullary carcinoma. Dtsch Arztebl Int 120 (2023) 729–735.
Vlachou E, Koffas A, Toumpanakis C et al.: Updates in the diagnosis and management of small-bowel tumors. Best Pract & Res Clin Gastroenterol 64–65 (2023) 101860.
Xynopoulos D, Mihas AA, Paraskevas E et al.: Small bowel tumors. Ann Gastroenterol 15 (2002) 18–35.
Zaanan A, Henriques J, Turpin A et al.: Adjuvant chemotherapy benefit according to T an N stage in small bowel adenocarcinoma: a large retrospective multicenter study. JNCI Cancer Spectrm 7 (2023) pkad064.

KAP. 18.2
LEITLINIEN

Deutsche Gesellschaft für Gastroenterologie, Verdauungs- und Stoffwechselkrankheiten e. V. (DGVS): S3-Leitlinie Kolorektales Karzinom. Version 2.0. Stand 30.11.2017. AMWF-Reg.-Nr. 021-007OL (in Überarbeitung).
Kucharzik T, Dignass A, Atreya R et al.: Aktualisierte S3-Leitlinie Colitis ulcerosa Version 6.2. Z Gastroenterol 62 (2024) 769–858.
Leitlinienprogramm Onkologie (Deutsche Krebsgesellschaft, Deutsche Krebshilfe, AWMF): S3-Leitlinie Kolorektales Karzinom, Langversion 3.01 (Konsultationsfassung), 2025, AWMF-Reg.-Nr. 021-007OL. www.leitlinienprogramm-onkologie.de/leitlinien/kolorektales-karzinom/; Zugriff am 22.09.2025.
Sturm A, Atreya R, Bettenworth D et al: Aktualisierte S3-Leitlinie Diagnostik und Therapie des Morbus Crohn. Version 4.1. Z Gastroenterol 62 (2024) 1229–1318.

LITERATUR

Atkin WS edwards R, Kralj-Hans I et al.; UK Flexible Sigmoidoscopy Trial Investigators: Once-only flexible sigmoidoscopy screening in prevention of colorectal cancer: a multicentre randomised controlled trial. Lancet 375 (2010) 1624–1633.
Brenner H, Chang-Claude J et al.: Does a negative screening colonoscopy ever need to be repeated? Gut 55 (2006) 1145–1150.
Bretthauer M, Løberg M, Wieszzcy P et al.: Effect of colonoscopy screening on risks of colorectal cancer and related death. N Engl J Med 387 (2022) 1547–1556.
Cercek A, Lumish M, Sinopoli J et al.: PD-1 blockade in mismatch repair-deficient, locally advanced rectal cancer. N Engl J Med 386 (2022) 2363–2376
Chalabi M, Verschoor Y, Tan P et al.: Neoadjuvant immunotherapy in locally advanced mismatch repair-deficient colon cancer. N Engl J Med 390 (2024) 1949–1958.
Chapelle N, Martel M, Toes-Zoutendijk E et al: Recent advances in clinical parcitce: colorectal cancer chemoprevention in the average-risk population. Gut 69 (2020) 2244–2255.
Grothey A, Sargent D, Goldberg RM et al.: Survival of patients with advanced colorectal cancer improves with the availability of fluorouracil-leucovorin, irinotecan, and oxaliplatin in the course of treatment. J Clin Oncol 22 (2004) 1209–1214.
Grothey A, Sobrero AF, Shields AF et al.: Duration of Adjuvant Chemotherapy for Stage III Colon Cancer. N Engl J Med 378 (2018) 1177–1188.
Kong M, Chen H, Shan K et al: Comparison of survival among adults with rectal cancer who have undergone laparoscopic vs open surgery. A Meta-Analysis. JAMA Netw Open. 5 (2022) e2210861.
Luo W, Wu M, Chen Y: Laparoscopic versus open Surgery for elderly patients with Colorectal cancer: a systematic review and meta-analysis of matched studies. Anz J Surg. 9 (2022) 2003–2017.
Morton D, Symour M, Magill L. et al.: Preoperative chemotherapy for operable colon cancer: mature results of an international randomized controlled trial. J Clin Oncol 41 (2023) 1541–1552.
O'Connell JB, Maggard MA, Ko CY: Colon cancer survival rates with the new American Joint Committee on Cancer sixth edition staging. J Natl Cancer Inst 96 (2004) 1420–1425.
Rahbari N, Biondo S, Frago R et al.: Primary tumor resection before systemic therapy in patients with colon cancer and unresectable metastases: combined results of the SYNCHRONOUS and CCRe-IV Trials. J Clin Oncol 42 (2024) 1531–1541.
Tanaka L, Hechenbichler F, Popova V et al.: Steigende Inzidenz des früh auftretenden Kolorektalkarzinoms. Dtsch Arztebl Int 120 (2023) 59–64.
Trastulli S, Cirocchi R, Listorti C et al.: Laparoscopic vs. open resection for rectal cancer: a meta-analysis of randomized clinical trials. Colorectal Dis 14 (2012) e277–e296.
Twelves CJ: Xeloda in Adjuvant Colon Cancer Therapy (X-ACT) trial: overview of efficacy, safety, and cost-effectiveness. Clin Colorectal Cancer 6 (2006) 278–287.
Winawer SJ, Zauber AG, Ho MN et al.: Prevention of colorectal cancer by colonoscopic polypectomy. The National Polyp Study Workgroup. N Engl J Med 329 (1993) 1977–1981.
Zauber AG, Winawer SJ, O'Brien MJ et al.: Colonoscopic polypectomy and long-term prevention of colorectal-cancer deaths. N Engl J Med 366 (2012) 687–696.
Zorzi M, Fedeli U, Schievano E et al.: Impact on colorectal cancer mortality of screening programmes based on the faecal immunochemical test. Gut 64 (2015) 784–790.

V Pankreas

KAPITEL

19 Akute Pankreatitis

Simon Sirtl, Marlies Vornhülz und Julia Mayerle

Der Text basiert auf der Zusammenfassung eines kürzlich publizierten Übersichtsartikels (Sirtl et al. 2023), einer selektiven PubMed-Literaturrecherche sowie der aktuellen deutschen S3-Leitlinie Pankreatitis (Beyer et al. 2022). Einzelne Elemente aus dem Kapitel von Prof. Dr. Jonas Rosendahl wurden übernommen.

19.1 Definition und Basisinformationen

Die Pankreatitis ist eine entzündliche Erkrankung der Bauchspeicheldrüse, die durch unterschiedliche Mechanismen ausgelöst werden kann. Die häufigsten Ursachen der akuten Pankreatitis in Deutschland sind Gallensteine (30–50 %) und Alkoholmissbrauch (30–50 %), gefolgt von der idiopathischen akuten Pankreatitis (AP; 10–25 %), bei der nach abgeschlossener Standarddiagnostik die Ursache unklar verbleibt. Darüber hinaus können genetische Risikofaktoren und Nikotinkonsum die Entwicklung einer akuten Pankreatitis begünstigen. Die akute Pankreatitis ist mit einer deutschlandweiten Inzidenz zwischen 13 und 43/100.000 Einwohnern eine der häufigsten, gastrointestinalen Erkrankungen, die zu einer stationären Krankenhausaufnahme führt. Die klinische und sozioökonomische Relevanz der akuten Pankreatitis speist sich zudem aus einer jährlichen Zunahme der globalen Pankreatitis-Inzidenz um > 3 % innerhalb der letzten 50 J. (Beyer et al. 2022; Iannuzzi 2022).

Man unterscheidet verschiedene Verlaufsformen: Bei der **akuten Pankreatitis** liegt ein einmaliger Schub einer Entzündung vor, der zumeist (aber nicht immer) folgenlos ausheilt. Die **rezidivierende akute Pankreatitis** ist definiert als ≥ 2 Attacken einer akuten Pankreatitis unabhängig von ihrer Ätiologie, mit symptomfreien Intervallen ohne Hinweis für das Vorliegen einer chronischen Pankreatitis. Beim **akuten Schub einer chronischen Pankreatitis** findet sich eine akute Entzündung bei bestehender chronischer Entzündung (Beyer et al. 2022).

19.2 Symptomatik und klinisches Bild

Die Leitsymptome der Pankreatitis sind stärkste Oberbauchschmerzen, häufig epigastrisch lokalisiert, teilweise mit gürtelförmiger Ausstrahlung, Übelkeit und Erbrechen. Ein Ikterus kann infolge einer Kompression des Gallengangs (z. B. durch eine Zyste oder eine Entzündung im Pankreaskopf) auftreten. Bei schweren Verlaufsformen sind ein Schock sowie ein Lungen- bzw. Nierenversagen bis hin zum Multiorganversagen möglich.

19.3 Diagnostik und Differenzialdiagnostik

Der Nachweis der Erkrankung erfolgt durch die Messung der Serum-Lipase. Bei mehr als dreifach erhöhtem Wert ist eine Pankreatitis bei passender Klinik sehr wahrscheinlich. Die Pankreatitis sollte durch ein bildgebendes Verfahren bestätigt werden. Zum Aufnahmezeitpunkt sollte zum Ausschluss oder Nachweis einer biliären Ätiologie eine transabdominelle Sonographie erfolgen. Gelingt es transabdominell nicht eine biliäre Ätiologie sicher auszuschließen kann eine Endosonographie speziell zum Ausschluss oder Nachweis von Mikrolithiasis (Gallensteine ≤ 5 mm) und/oder biliärem Sludge erfolgen (Zorniak et al. 2023). Eine Computertomographie liefert in der Frühphase der akuten Pankreatitis meist keinen diagnostischen Mehrwert und sollte bezogen auf die Schweregrad-/Nekroseneinschätzung der Pankreatitis nicht regelhaft in den ersten 7 d erfolgen (**Empfehlungsgrad B;** Beyer et al. 2022).

Durch den Einsatz von Endosonographie und/oder Magnetresonanztomographie/Magnetresonanzcholangiopankreatikographie (MRT/MRCP) gelingt es in rund 50–60 % der Fälle im postinflammatorischen Intervall die Klassifikation als „idiopathisch" zu revidieren und die Patienten einer anderen Ätiologiegruppe (in ca. 30 % der Fälle dabei einer biliären Ätiologie) zuzuordnen (**Empfehlungsgrad B;** Beyer et al. 2022). Etwa 10 % der AP sind mit einer Hypertriglyzeridämie assoziiert. 3–5 % der Patienten entwickeln eine Pankreatitis nach einer endoskopischen retrograden Cholangiopankreatikographie (= Post-ERCP-Pankreatitis). Als weitere (seltene) Ursachen gelten Medikamente (Drug-induced Pancreatic Injury, DIPI), Traumata, Hyperkalzämie oder Infektionen. Die autoimmune Pankreatitis ist eine seltene Form der chronischen Pankreatitis, die nur selten eine akute Entzündung verursacht (Sirtl et al. 2023).

MERKE

Gallensteinleiden und Alkoholabusus sind die häufigsten Ursachen der akuten Pankreatitis. Bei idiopathischer akuter Pankreatitis sollte im postinflammatorischen Intervall eine Bildgebung (Endosonographie oder MRT/MRCP) zum Ausschluss/Nachweis einer biliären Pankreatitis-Ätiologie oder eines Pankreaskarzinoms erfolgen.

19.4 Schweregrad der Pankreatitis

Klassifiziert wird die akute Pankreatitis nach der revidierten Atlanta-Klassifikation (Stadieneinteilung: leichte – mittelschwere – schwere akute Pankreatitis; ➤ Abb. 19.1). Die akute Pankreatitis

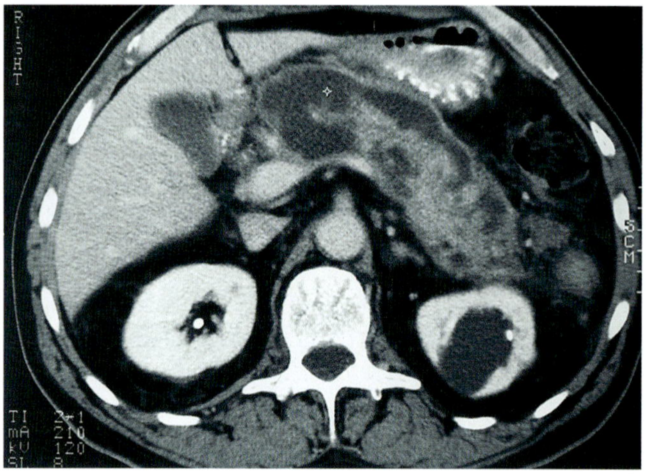

Abb. 19.1 CT-Bild einer akut nekrotisierenden Pankreatitis. Es kommen multiple Nekrosen im Bereich des Pankreaskopfes zur Darstellung. [T991]

verläuft in rund 80 % der Fälle leicht. Diese leichten Verlaufsformen (ohne Organversagen oder lokale/systemische Komplikationen) sind selbstlimitierend und heilen i. d. R. ohne Residuen aus. In 20 % der Fälle kommt es jedoch zu mittelschweren oder schweren Verläufen mit temporärem (< 48 h) bzw. persistierendem (> 48 h) Organversagen. Liegt der akuten Pankreatitis eine äthyltoxische Genese zugrunde, sind nekrotisierende Verläufe häufiger zu beobachten. Als Prädiktions-Kriterien zur Vorhersage eines schweren Pankreatitis-Verlaufs haben die Kriterien für das Systemic Inflammatory Response Syndrome (SIRS), ergänzt um Einzelparameter wie C-reaktives Protein (CRP), Kreatinin, Harnstoff, Kalzium oder Hämatokrit zum Aufnahmezeitpunkt und im Verlauf (nach 48 h), eine hohe Vorhersagekraft. Die Höhe der Lipase kann hierzu keine Aussage machen und soll daher nur zur Diagnosestellung bestimmt werden (**Empfehlungsgrad B;** Beyer et al. 2022; Banks et al. 2013).

19.5 Therapie

Bei akuter biliärer Pankreatitis mit gesicherten Gallengangsteinen sollte eine ERCP mit dem Ziel der Steinentfernung erfolgen. Der Zeitpunkt der ERCP hängt vom Vorliegen einer Cholangitis ab. Liegt eine begleitende Cholangitis vor, ist eine ERCP innerhalb von 24 h empfohlen. Liegt keine Cholangitis vor, kann die ERCP im Intervall durchgeführt werden. Zur Vermeidung eines Pankreatitis-Rezidivs sollte, sofern der Betroffene als operabel eingestuft wird, eine Cholezystektomie im Verlauf erfolgen. Im Falle einer leichten akuten Pankreatitis im Rahmen des Indexaufenthalts (**Empfehlungsgrad A;** Beyer et al. 2022; Hallensleben et al. 2023).

Leichte akute Pankreatitis: Bei etwa 80 % aller Patienten liegt eine leichte akute Pankreatitis vor. Deren Behandlung besteht im Wesentlichen in einer Schmerzbehandlung sowie der Gabe von Flüssigkeit und Elektrolyten über die Vene. Die weiteren Maßnahmen bestehen in einer Kreislaufüberwachung und in der Kontrolle des Blutzuckers sowie der Nieren- und Lungenfunktion. Ein oraler Kostaufbau ist innerhalb des ersten Krankenhaustages empfohlen. Diese Empfehlung stützt sich auf mehrere, klinische Studien, welche eine Reduktion von Mortalität, Organversagen und verkürzte Krankhausverweildauer bei früher oraler Nahrungsaufnahme verzeichneten. Konkludent wird bei leichter akuter Pankreatitis empfohlen, keine parenterale Ernährung durchzuführen, da es so seltener zu Infektionen kommt und die Krankhausverweildauer verkürzt wird (**Empfehlungsgrad A;** Beyer et al. 2022).

Schwere (nekrotisierende) akute Pankreatitis: Die Behandlung der schweren (nekrotisierenden) Pankreatitis erfordert infrastrukturell ein interdisziplinäres (erfahrenes) Team aus den Fachbereichen Gastroenterologie/Intensivmedizin, interventionelle Radiologie und Chirurgie. In der Regel erfolgt die Patientenbehandlung auf einer Intensivstation. Trotz aller medizinischen Maßnahmen ist die Sterblichkeit in dieser Pankreatitis-Kohorte recht hoch und erreicht teilweise 20 % (bei infizierten Nekrosen deutlich höher, wobei moderne Therapiekonzepte die Sterblichkeit gesenkt haben). Bei Patienten mit schwerer Pankreatitis ist eine frühzeitige (innerhalb von 48 h) enterale Ernährung anzustreben, da dies mit einer Reduktion der Mortalität, infizierten Nekrosen und Intensivaufenthalten einhergeht. Als enterale Ernährungsform kann hier sowohl normo- (1 kcal/ml) als auch hochkalorische (1,5 kcal/ml) Sondennahrung verwendet werden. Das kalorische Tagesziel sollte dabei ca. 20–25 kcal/kg betragen. Falls die enterale Ernährung nicht toleriert wird, kann alternativ hochmolekulare Sondennahrung über eine nasojejunale oder nasogastrale Sonde angeboten werden (**Empfehlungsgrad B;** Beyer et al. 2022).

Volumenmanagement: Die adäquate Flüssigkeitssubstitution ist die wichtigste Therapiesäule der akuten Pankreatitis, da hiervon die Entwicklung von Pankreasnekrosen, deren Ausmaß und die Mortalität abhängen. Entscheidend ist die Volumenmenge, da sowohl eine zu niedrig als auch zu hoch dosierte Volumentherapie die Prognose verschlechtern kann. Zur Abschätzung des individuellen Flüssigkeitsbedarfs werden klinische Einschätzung, Laborparameter wie Hämatokrit und Harnstoff sowie erweiterte Diagnostik (Ultraschall, hämodynamisches Monitoring und Echokardiografie) herangezogen. Die Volumengabe sollte entsprechend der aktuellen Pankreatitis-Leitlinie mit Ringer-Laktat-Lösung erfolgen, da hierfür ein überlegener Effekt gegenüber 0,9%-iger Kochsalzlösung gezeigt wurde und Kolloide wahrscheinlich schädliche Wirkungen entfalten. Aufgrund der Pathophysiologie der akuten Pankreatitis ist ein Volumendefizit ein sehr häufig in der Frühphase der Erkrankung vorliegender Befund. Ist eine Bolusgabe indiziert, sollte diese mit ca. 10 ml/kg KG über 30 min erfolgen. Ist in den ersten 24 h eine zielgerichtete Volumentherapie nicht möglich, sollte eine Volumengabe von ca. 1,5 ml/kg KG und h empfohlen. Eine zielgerichtete Therapie unter Einbeziehung von Laborwerten wie Hämatokrit und Harnstoff-Stickstoff, hämodynamischem Monitoring sowie individuellen Patientenaspekten (Körpergewicht, Niereninsuffizienz, Herzinsuffizienz) sollte so zeitnah wie möglich im Rahmen der Hospitalisierung erfolgen (**Empfehlungsgrad B;** Beyer et al. 2022; de-Madaria et al. 2022).

Antibiotika: Eine prophylaktische Antibiotikagabe bei milder akuter Pankreatitis ist nicht indiziert. Bei Sepsis und/oder V. a. eine infizierte Nekrose wird eine Antibiose mit einem Breitbandantibiotikum, welches das abdominelle Erregerspektrum abdeckt, bis zum Vorliegen eines Resistogramms empfohlen. Procalcitonin kann dabei als ergänzender Marker in der der Entscheidungsfindung bezüglich des Beginns einer antibiotischen Therapie im Rahmen der akuten Pankreatitis verwendet werden (**Empfehlungsgrad B;** Beyer et al. 2022; Siriwardena et al. 2022).

Schmerztherapie: Ausgeprägte Schmerzen sind typisch für eine akute Pankreatitis. Eine adäquate Schmerztherapie ist wichtiger Bestandteil der Behandlung des Krankheitsbildes. In der Regel sind stark wirksame Schmerzmittel erforderlich. Da die akute Pankreatitis i. d. R. mit sehr starken Schmerzen einhergeht, beinhaltet die Schmerztherapie oft den Gebrauch von Opioiden. Bei der Wahl der Opioide sind insbesondere die Wirkstoffe Buprenorphin und Pethidin in der aktuellen Leitlinie empfohlen, um das Risiko eines paralytischen Ileus zu minimieren (**Empfehlungsgrad B;** Beyer et al. 2022).

Therapie infizierter Nekrosen: Asymptomatische, sterile Nekrosen ohne lokale oder systemische Komplikationen bedürfen keiner gezielten interventionellen sowie antibiotischen Therapie, da hierdurch Superinfektionen nicht verhindert werden. Kommt es jedoch zu bildgebenden oder laborchemischen Zeichen einer Infektion ist eine antiinfektive Therapie und ggf. eine interventionelle Therapie der Pankreasnekrosen notwendig. Ein initial abwartendes Verhalten ist dabei einer sofortigen Drainagenanlage (< 24 h) unter adäquater Antibiose nicht unterlegen. Grundsätzlich sollte aufgrund der geringeren Komplikationsrate ein initial endoskopischer (transgastraler/transduodenaler) Zugangsweg gewählt werden. Wenn nach minimalinvasiver interventioneller Therapie keine Besserung eintritt, kann im Sinne eines Step-up-Approaches eine operative Nekrosektomie erfolgen (**Empfehlungsgrad B;** Beyer et al. 2022; Boxhoorn et al. 2021).

PRAXISTIPP

1. Eine Volumentherapie bei akuter Pankreatitis sollte mit Ringer-Laktat-Lösung erfolgen.
2. Eine prophylaktische Antibiotikagabe bei akuter Pankreatitis ist nicht indiziert.
3. Eine frühe (< 24 h) ERCP bei prognostiziert schwerer akuter biliärer Pankreatitis ohne Cholangitis bringt keinen Vorteil.

19.6 Nachsorge

Die empfohlene Nachsorge nach erlittener akuter Pankreatitis richtet sich sowohl nach dem Schweregrad als auch der Ätiologie. Patienten mit mittelschwerer oder schwerer akuter Pankreatitis jedweder Ätiologie sollten im Falle von Beschwerdefreiheit im Verlauf eines Jahres eine klinische Untersuchung sowie die Bestimmung des HbA_{1c}-Wertes und der Elastase im Stuhl erhalten. Im Falle einer äthyltoxischen Pankreatitis-Ätiologie sollte für 2 J. alle 6 Mon. eine klinische Untersuchung, eine HbA_{1c}- und Elastase-Messung sowie eine Verhaltensintervention erfolgen. Die Kohorte der idiopathischen akuten Pankreatitis oberhalb des 40. Lj. sollte innerhalb von 3 Mon. nach der akuten Pankreatitis-Episode eine kontrastmittelgestützte Schnittbildgebung oder Endosonographie zum sicheren Tumorausschluss oder Nachweis einer möglicherweise doch biliären Ätiologie erhalten (**Empfehlungsgrad B;** Beyer et al. 2022).

LEITLINIEN

Beyer G, Hoffmeister A, Michl P et al.: S3-Leitlinie Pankreatitis – Leitlinie der Deutschen Gesellschaft für Gastroenterologie, Verdauungs- und Stoffwechselkrankheiten (DGVS). Version 3.1. Stand 10.09.2021. AWMF-Reg-Nr. 021-003. (2021). https://register.awmf.org/de/leitlinien/detail/021-003.

LITERATUR

Banks PA, Bollen TL, Dervenis C et al. Classification of acute pancreatitis – 2012: revision of the Atlanta classification and definitions by international consensus. Gut. Jan; 62(1) (2013) 102–111.

Boxhoorn L, van Dijk SM, van Grinsven J et al. Immediate versus Postponed Intervention for Infected Necrotizing Pancreatitis. N Engl J Med. Oct 7; 385(15) (2021) 1372–1381.

de-Madaria E, Buxbaum JL, Maisonneuve P et al. Aggressive or Moderate Fluid Resuscitation in Acute Pancreatitis. N Engl J Med. Sep 15; 387(11) (2022) 989–1000.

Hallensleben ND, Stassen PMC, Schepers NJ et al. Patient selection for urgent endoscopic retrograde cholangio-pancreatography by endoscopic ultrasound in predicted severe acute biliary pancreatitis (APEC-2): a multicentre prospective study. Gut. Aug; 72(8) (2023) 1534–1542.

Iannuzzi JP, King JA, Leong JH et al. Global Incidence of Acute Pancreatitis Is Increasing Over Time: A Systematic Review and Meta-Analysis. Gastroenterology. 162(1) (2022) 122–134.

Siriwardena AK, Jegatheeswaran S, Mason JM; PROCAP investigators. A procalcitonin-based algorithm to guide antibiotic use in patients with acute pancreatitis (PROCAP): a single-centre, patient-blinded, randomised controlled trial. Lancet Gastroenterol Hepatol. Oct; 7(10) (2022) 913–921.

Sirtl S, Orgler E, Vielhauer J et al.: Akute Pankreatitis – Diagnose und Management [Acute pancreatitis – diagnosis and management]. MMW Fortschr Med. Nov; 165(19) (2023) 52–57.

Żorniak M, Sirtl S, Beyer G et al.; LMU Microlithiasis Expert Survey Team: Consensus definition of sludge and microlithiasis as a possible cause of pancreatitis. Gut. Oct;72(10) (2023) 1919–1926. doi: https://doi.org/10.1136/gutjnl-2022-327955. Epub 2023 Apr 18. PMID: 37072178; PMCID: PMC10511955.

19

KAPITEL

20 Chronische Pankreatitis und Autoimmunpankreatitis

Marlies Vornhülz, Simon Sirtl und Julia Mayerle

Dieser Text wurde basierend auf aktuellen Leitlinien, ergänzt durch selektive Literaturrecherche in PubMed, erstellt. Einzelne Elemente aus dem früheren Kapitel von Prof. Dr. Jonas Rosendahl wurden übernommen.

20.1 Chronische Pankreatitis

20.1.1 Definition und Basisinformationen

Bei der chronischen Pankreatitis kommt es durch wiederholte Entzündungsschübe zu einer Fibrosierung des Pankreasgewebes, die einen irreversiblen Funktionsverlust des Organs bedingt. Das durchschnittliche Alter bei Erstdiagnose liegt im 5. Lebensjahrzehnt, wobei Männer häufiger betroffen sind als Frauen.

Der häufigste Auslöser einer chronischen Pankreatitis ist übermäßiger Alkoholkonsum. Nikotinabusus gilt darüber hinaus als wichtigster unabhängiger Risikofaktor für die Entwicklung einer chronischen Pankreatitis. Ferner spielen auch genetische Faktoren, Hypertriglyzeridämie, anatomische Veränderungen wie Gangstrikturen oder Tumoren sowie Autoimmunerkrankungen, Hyperparathyreoidismus und vorausgegangene Strahlentherapien eine Rolle.

20.1.2 Symptomatik und klinisches Bild

Das Leitsymptom der chronischen Pankreatitis sind abdominelle Schmerzen, mit welchen sich die allermeisten betroffenen Patienten präsentieren. Spezielle Komplikationen wie Gangstenosen und Pseudozysten bereiten i. d. R. Schmerzen, wobei gezielte Therapien unten ausgeführt werden (➤ Kap. 20.1.4).

MERKE

Leitsymptom der chronischen Pankreatitis sind abdominelle Schmerzen.

Darüber hinaus ergeben sich durch die voranschreitende Organfibrosierung Einschränkungen der exokrinen und endokrinen Funktion des Pankreas. So kann es zu Fettstühlen, Verdauungsproblemen bis hin zu Mangelernährung und Gewichtsabnahme sowie einem pankreopriven Diabetes mellitus (Typ 3c) kommen.

20.1.3 Diagnostik und Differenzialdiagnostik

Zur Diagnostik der chronischen Pankreatitis können strukturelle oder funktionelle Verfahren eingesetzt werden. Da diese nur mäßig korrelieren, sind sie komplementär einzusetzen.

INFO

Diagnosekriterien einer chronischen Pankreatitis

- Wiederkehrende Schmerzschübe verbunden mit einem Anstieg der Serum-Lipase über > 1 J. sowie bildgebende Zeichen einer Pankreatitis
- Kalzifikationen im Pankreas
- Pankreasgangveränderungen, passend zu einer chronischen Pankreatitis
- Histologischer Nachweis einer chronischen Pankreatitis
- Exokrine Pankreasinsuffizienz nach Ausschluss anderer Ursachen

Diagnose kann gestellt werden, wenn mind. 1 der o. g. Kriterien vorliegt **und** keine andere Diagnose wahrscheinlicher ist.

Bildgebend kann zur Orientierung zunächst eine Oberbauchsonographie erfolgen. Bei unzureichender Darstellbarkeit wird die Durchführung einer endoskopischen Sonographie (EUS) empfohlen. Schnittbildgebung mittels CT (➤ Abb. 20.1) oder MRT/MRCP wird alternativ oder auch ergänzend bei unklaren Befunden durchgeführt.

Laborchemisch erfolgt die Diagnostik hinsichtlich der exo- sowie endokrinen Pankreasfunktion. Ein unter die Norm erniedrigter Lipase- und/oder Amylasewert bietet eine hohe Spezifität bei niedriger Sensitivität für die fortgeschrittene chronische Pankreatitis, reicht jedoch zur Diagnosestellung nicht aus. Die exokrine Funktion kann mittels verschiedener Techniken eingeschätzt werden, wobei alle nur eine eingeschränkte Aussagekraft bieten. Am häufigsten wird die Analyse der fäkalen Elastase angewandt, welche praktikablerweise keiner Pausierung einer laufenden Enzymsubstitution bedarf. Die endokrine Funktion kann über die Bestimmung des HbA_{1c} gemessen werden. Bei Unklarheiten bezüglich der Ätiologie kann eine molekulargenetische Beratung und Analyse möglicher genetischer Assoziationen erfolgen.

20.1.4 Therapie

Ein kausaler Therapieansatz der chronischen Pankreatitis existiert derzeit nicht. Aus diesem Grund umfassen die primären Therapieziele die Reduktion modifizierbarer Risikofaktoren, das Aufhalten

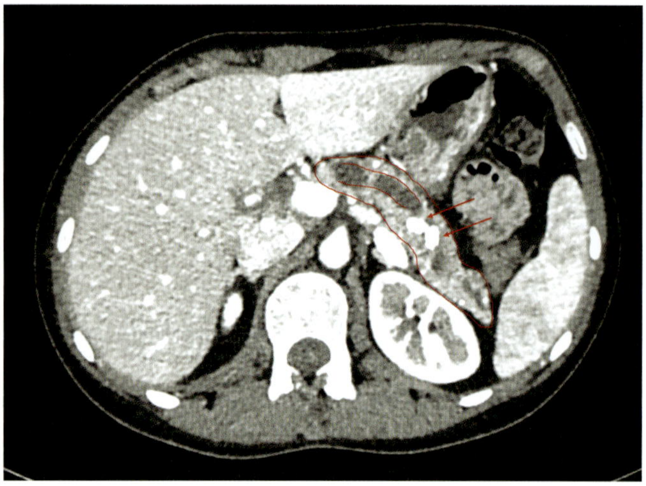

Abb. 20.1 CT-Bild einer chronischen Pankreatitis. Es imponieren multiple Parenchymverkalkungen (exemplarisch mit Pfeil angezeichnet) im Bereich des Pankreaskopfes sowie eine Erweiterung des Ductus pancreaticus. [T991]

der Krankheitsprogression sowie die Behandlung der krankheitsassoziierten Komplikationen. Entscheidend für den Verlauf der Erkrankung sowie die Symptomkontrolle sind ein Nikotinstopp sowie Alkoholkarenz.

MERKE
Nikotin- und Alkoholkarenz sind essenziell zur Besserung der Symptome sowie des Langzeitverlaufs bei chronischer Pankreatitis.

Schmerzen

Da zahlreiche Patienten zumindest im schubfreien Intervall beschwerdefrei sind, führt die Diagnosestellung einer chronischen Pankreatitis nicht zwangsläufig zu einer medikamentösen Therapie. Für die medikamentöse Behandlung von pankreatogenen Schmerzen wird das WHO-Stufenschema, ergänzt durch Co-Analgetika wie Pregabalin, empfohlen. Bei Schmerzen mit morphologischem Korrelat, wie z. B. Gangstrikturen oder Pseudozysten, sollten zudem interventionelle Verfahren Anwendung finden (s. u.).

Exokrine Insuffizienz

Es besteht eine Indikation zur Enzymsubstitution, wenn der Fettgehalt im Stuhl > 15 g/d beträgt oder pathologische Pankreasfunktionstests einhergehend mit entsprechender klinischer Symptomatik vorliegen. Klassischerweise wird in Deutschland Schweinepankreatin eingesetzt, welches oral supplementiert wird. Als Richtwert wird eine Dosis von 2000 IE/g Nahrungsfett, bzw. 40.000–50.000 IE für eine Hauptmahlzeit und 10.000–20.000 IE für Zwischenmahlzeiten empfohlen. Die Dosierung sollte für jeden Patienten bis zur ausreichenden Kontrolle der Symptomatik und des Körpergewichts eingestellt werden. Eine Überdosierung ist hierbei i. d. R. nicht zu befürchten.

PRAXISTIPP
Religiösen Vorbehalten gegenüber porcinen Produkten kann mit Verweis auf die medizinische Notwendigkeit der Einnahme begegnet werden, die i. d. R. Ausnahmen ermöglicht.

Stellt sich kein Therapieerfolg ein, sollten zunächst die Compliance und die Dosierung überprüft werden. Falls diese adäquat sind, kann eine ergänzende Protonenpumpeninhibitor-Therapie die Wirksamkeit der Enzyme erhöhen.

Endokrine Insuffizienz

Die Empfehlungen zur Therapie der endokrinen Pankreasinsuffizienz richten sich weitgehend nach den allgemein gültigen Diabetes-mellitus-Leitlinien. Bei fehlenden Kontraindikationen und milder Hyperglykämie sollte zunächst ein Therapieversuch mit Metformin unternommen werden. Beim Fortschreiten der Erkrankung wird oft eine Insulintherapie erforderlich. Im Gegensatz zum klassischen Diabetes mellitus besteht bei der endokrinen Pankreasinsuffizienz (Diabetes mellitus Typ 3c) ein erhöhtes Risiko für Hypoglykämien, da auch Glukagon vermindert oder gar nicht ausgeschüttet wird.

Diät

Neben der Enzymsubstitution sollte eine Ernährungsberatung erfolgen, welche nachgewiesenermaßen positive Langzeiteffekte bewirken kann. Eine spezifische Pankreasdiät gibt es jedoch nicht. Anzustreben ist eine isokalorische Ernährung mittels ausgewogener Mischkost und ausreichender Enzymsubstitution, sodass eine normale Fettzufuhr mit der Nahrung möglich ist. Hierdurch wird wahrscheinlich auch der Mangel an fettlöslichen Vitaminen vermieden. Eine Fettrestriktion der Nahrung wird nicht empfohlen. Um die Verträglichkeit der Nahrungsaufnahme zu verbessern, kann es sinnvoll sein, mehrere kleine Mahlzeiten anstelle einzelner großer einzunehmen. Lediglich in Fällen ausgeprägter Mangelernährung kann vorübergehend orale, enterale oder parenterale Zusatznahrung indiziert sein.

Pankreasgangstenosen und Konkremente

Pankreasgangveränderungen wie Kaliberschwankungen und Stenosen können als Folge einer chronischen Pankreatitis auftreten. Falls Gangstrikturen oder entzündliche Tumoren einen Pankreasgangaufstau oder sogar einen obstruktiven Ikterus hervorrufen, sollten ableitende Therapieverfahrung Anwendung finden. Zunächst kann eine endoskopische Ableitung mittels wiederholter Stenteinlagen versucht werden. Zum Teil entstehen neben Kalzifikationen im Parenchym darüber hinaus Pankreasgangkonkremente. Falls diese Schmerzschübe verursachen, sollten therapeutische Maßnahmen geprüft werden. Eine endoskopische Konkrementbergung kann durch vorangehende Lithotripsien unterstützt werden. Bei frustranen Ergebnissen sollte spätestens nach 1 J. jedoch eine operative Therapie empfohlen werden (s. u.).

Pseudozysten

Im Rahmen der chronischen Entzündung können Pseudozysten entstehen, wobei jedoch nur Zysten behandelt werden, die Beschwerden oder Komplikationen verursachen (z. B. Schmerzen, Kompression, Blutung, Infektion). Sinnvoll ist eine Therapie von Zysten ab einer Größe von 5 cm und einem Alter > 6 Wo. Therapeutisch kann eine Entlastung endoskopisch-interventionell durch Einlegen eines Stents vom Magen oder Duodenum aus vorgenommen werden. Sollte dies frustran oder technisch unmöglich sein, können alternativ transkutane Drainagen oder operative Verfahren eingesetzt werden.

Chirurgische Therapie

Die endoskopische und chirurgische Therapie können sowohl alternative als auch konkurrierende Therapieverfahren bei Komplikationen der chronischen Pankreatitis sein, wobei die frühzeitige operative Therapie in randomisiert-kontrollierten Studien ein besseres Langzeitergebnis für die Schmerzreduktion aufwies. Eine Operationsindikation besteht immer, wenn Komplikationen mit interventionellen Techniken nicht beherrschbar sind oder der V. a. ein Pankreaskarzinom besteht. Die Entscheidung über die Therapiemodalität sollte daher frühzeitig an einem spezialisierten Zentrum in einem interdisziplinären Pankreas-Board erfolgen.

20.1.5 Nachsorge

Patienten mit chronischer Pankreatitis werden jährliche ambulante klinische Verlaufskontrollen empfohlen. Hierbei sollte neben der Abfrage von Beschwerden, insbesondere Schmerzen, auf Zeichen für eine endokrine oder exokrine Insuffizienz geachtet werden. Falls der Patient neue Bauch- oder Rückenschmerzen, einen neu aufgetretenen oder verschlechterten Diabetes mellitus oder ungewollten Gewichtsverlust vorweist, sollte weitere Abklärung hinsichtlich eines Pankreaskarzinoms erfolgen. Bei Patienten mit hereditärer Pankreatitis besteht ein darüber hinaus erhöhtes Malignomrisiko, weswegen diesem Kollektiv eine jährliche bildgebende Kontrolle ≥ 40. Lj. empfohlen wird.

INFO
Der COPP-Score (➤ Tab. 20.1) bietet eine Aussagekraft hinsichtlich der 12-Monats-Hospitalisierungsrate betroffener Patienten.

20.1.6 Langzeitprognose und Verlauf

Langzeitstudien haben gezeigt, dass alle Zeichen der chronischen Pankreatitis wie exokrine und endokrine Insuffizienz, Verkalkungen und Gangerweiterungen, mit der Krankheitsdauer zunehmen.

Tab. 20.1 COPP-Score

	1 Punkt	2 Punkte	3 Punkte
Max. Schmerzintensität in der vergangenen Woche (VAS 1–10)	0–2	3–6	7–10
HbA_{1c} (%)	> 6,0	5,5–6,0	< 5,0
CRP (mg/l)	< 3,1	3,1–20	> 20
BMI (kg/m^2)	> 25	25–18	< 18
Thrombozyten (G/l)	150–400	100–150	< 100 o. > 400
5–6 Punkte → **COPPS A**	7–9 Punkte → **COPPS B**	10–15 Punkte → **COPPS C**	

Die Lebensqualität an chronischer Pankreatitis erkrankter Patienten wird insbesondere durch die exokrine Insuffizienz und chronische Schmerzen reduziert. Durch Komorbiditäten mit körperlichen und psychischen Einschränkungen ergeben sich dazu oft soziale Einschränkungen wie Arbeitslosigkeit mit resultierenden finanziellen und sozialen Belastungen.

Darüber hinaus ist die Sterberate von Patienten mit chronischer Pankreatitis im Vergleich zur Normalbevölkerung deutlich erhöht. Allerdings fehlen aktuelle Kohortenstudien, um belastbare Aussagen zur Prognose geben zu können. Als spezielle Subgruppe ist bei Patienten mit Nikotinanamnese und hereditärer Pankreatitis das Lebenszeitrisiko für die Entwicklung eines Pankreaskarzinoms deutlich erhöht.

20.2 Autoimmunpankreatitis

Die Autoimmunpankreatitis (AIP) ist eine relativ seltene Pankreaserkrankung und gleichzeitig ein Überbegriff für drei distinkte Krankheitsbilder. Pathophysiologisch findet sich eine diffuse oder fokale Pankreasentzündung mit lymphoplasmazellulärem Infiltrat mit Fibrosierung.

Die Autoimmunpankreatitis Typ 1 ist die pankreatische Manifestation einer systemischen IgG4-assoziierten Erkrankung. Die Autoimmunpankreatitis Typ 2 ist eine isolierte Erkrankung des Pankreas, wobei sie in erhöhtem Maße mit chronisch-entzündlichen Darmerkrankungen vergesellschaftet ist. Die Autoimmunpankreatitis Typ 3 ist eine seltene Nebenwirkung onkologischer Checkpoint-Inhibitor-Therapien.

Klinisch äußert sich die Autoimmunpankreatitis ähnlich der chronischen Pankreatitis mit schubförmig auftretenden Oberbauchschmerzen. Die Diagnostik der AIP ist komplex und oft eine Ausschlussdiagnose, weswegen sie immer an einem spezialisierten Zentrum erfolgen sollte (➤ Abb. 20.2). Bildgebend lässt sich in Sonographie oder Schnittbildgebung typischerweise ein Sausage Shaped Pancreas nachweisen. Diagnostischer Goldstandard ist jedoch die Histologie, welche mittels Feinnadelbiopsie des Pankreas oder Papillenbiopsie gewonnen werden kann. Da es bei einer Autoimmunpankreatitis zu einer Vergrößerung des Pankreaskopfes mit konsekutivem obstruktivem Ikterus kommen kann, sind die wichtigsten Differenzialdiagnosen maligne Tumoren des Pankreas und der unteren Gallenwege.

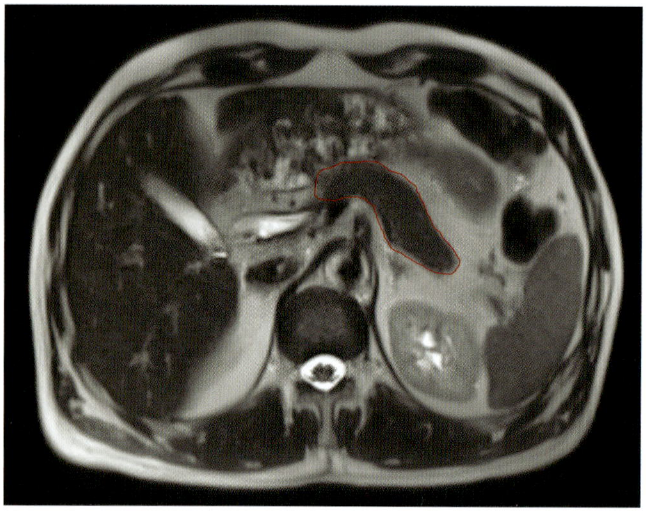

Abb. 20.2 Autoimmunpankreatitis (AIP) im MRT [T991]

MERKE

Bei der Autoimmunpankreatitis kommt es oft zu einer Vergrößerung des Pankreaskopfes mit konsekutivem obstruktivem Ikterus, daher ist die Abgrenzung zum Pankreaskarzinom essenziell!

Die Gabe von Steroiden ist bei allen symptomatischen Patienten mit Nachweis oder hochgradigem V. a. eine Autoimmunpankreatitis indiziert. In der Regel zeigen Patienten mit Autoimmunpankreatitis ein sehr gutes Ansprechen auf Steroide. In diesem Fall bietet die Erkrankung meist eine gute Prognose und kann folgenlos ausheilen. Eine Erhaltungstherapie mit Immunmodulatoren wie z. B. Rituximab ist in manchen Fällen indiziert. Die Langzeitnachsorge sollte analog den Empfehlungen der chronischen Pankreatitis erfolgen, aufgrund der Seltenheit der Erkrankung jedoch nur an einem spezialisierten Zentrum.

20

PRAXISTIPP

Die Erstlinientherapie bei AIP sind Steroide. Bei asymptomatischen Patienten kann zunächst abgewartet werden.

LEITLINIEN

Beyer G, Hoffmeister A, Michl P et al.: S3-Leitlinie Pankreatitis – Leitlinie der Deutschen Gesellschaft für Gastroenterologie, Verdauungs- und Stoffwechselkrankheiten (DGVS). Version 3.1. Stand 10.09.2021. AWMF-Reg-Nr. 021-003. (2021). https://register.awmf.org/de/leitlinien/detail/021-003.

Gardner TB, Adler DG, Forsmark CE et al.: ACG Clinical Guideline: Chronic Pancreatitis. Am J Gastroenterol. 115(3) (2020) 322–339. doi:https://doi.org/10.14309/ajg.0000000000000535.

Löhr JM, Dominguez-Munoz E, Rosendahl J et al.: United European Gastroenterology evidence-based guidelines for the diagnosis and therapy of chronic pancreatitis (HaPanEU). United European Gastroenterol J. 5(2) (2017) 153–199. doi:https://doi.org/10.1177/2050640616684695.

Okazaki K, Chari ST, Frulloni L et al. International consensus for the treatment of autoimmune pancreatitis. Pancreatology. 17(1) (2017) 1–6. doi:https://doi.org/10.1016/j.pan.2016.12.003.

Shimosegawa T, Chari ST, Frulloni L et al.: International consensus diagnostic criteria for autoimmune pancreatitis: guidelines of the International Association of Pancreatology. Pancreas. 40(3) (2011) 352–358. doi:https://doi.org/10.1097/MPA.0b013e3182142fd2.

LITERATUR

Beyer G, Mahajan UM, Budde C et al. Development and Validation of a Chronic Pancreatitis Prognosis Score in 2 Independent Cohorts. Gastroenterology. 153(6) (2017) 1544–1554.e2. doi:https://doi.org/10.1053/j.gastro.2017.08.073.

Sayed Ahmed A, Abreo M, Thomas A, Chari ST. Type 3 autoimmune pancreatitis (immune checkpoint inhibitor-induced pancreatitis). Curr Opin Gastroenterol. 38(5) (2022) 516–520. doi:https://doi.org/10.1097/MOG.0000000000000873.

KAPITEL

21 Neoplasien des Pankreas

Thomas Seufferlein und Alexander Kleger

21.1 Intrapapilläre muzinöse Neoplasie

21.1.1 Epidemiologie

Die intrapapilläre muzinöse Neoplasie (IPMN) gehört zur Gruppe der zystischen Pankreasläsionen, die sich aus nichtneoplastischen und neoplastischen Läsionen zusammensetzt. Zur Gruppe der neoplastischen zystischen Pankreasläsionen gehören neben der IPMN die muzinös-zystische Neoplasie (MCN), die serös-zystische Neoplasie (SCN) und die serös-pseudopapilläre Neoplasie (SPN). Alle vier Entitäten unterscheiden sich hinsichtlich Inzidenz, Malignitätspotenzial und Histologie. Zu erwähnen sind ebenfalls noch das Azinuszellzystadenom, das zystische Azinuszellkarzinom, das mikrozystische duktale Adenokarzinom, das zystische Pankreatoblastom, das zystische Teratom und das Hamartom. Neoplastische nichtepitheliale zystische Neoplasien sind Lymphangiome, Hämangiome und zystische Sarkome. Insgesamt machen zystische Neoplasien ca. 1–5 % der Pankreastumoren aus, wobei die IPMN mit ca. 20–25 % die häufigsten Läsionen darstellen.

MERKE

Die IPMN stellt mit 20–25 % die häufigste zystische Pankreasneoplasie dar.

IPMN treten etwas häufiger bei Männern als bei Frauen auf, wobei einige Arbeiten auch identische Inzidenzen bei beiden Geschlechtern beschreiben. Der Erkrankungsgipfel liegt zwischen der 6. und 7. Lebensdekade, mit einem medianen Erkrankungsalter von ca. 66 J. (Range: 31–87 J.). Die Zystenprävalenz steigt dabei von 2,9 auf 100 Patienten in der Altersgruppe von 60–69 J., auf 8,7 pro 100 Patienten in der Altersgruppe von 80–89 J. (Laffan et al. 2008). Insgesamt nimmt die Inzidenz der IPMN zu, wobei unklar ist, ob es sich um eine echte Zunahme oder lediglich um eine erhöhte Erkennungsrate durch die verbesserte Diagnostik handelt (Tanaka et al. 2012; de Jong et al. 2012; Klibansky et al. 2012).

21.1.2 Klassifikation und genetische Veränderungen

Die Klassifikation der IPMN ist komplex, prognostisch entscheidend und erfolgt auf drei verschiedenen Ebenen:

- Lokalisation,
- Dysplasiegrad und
- histologischer Subtyp.

Etwa 80 % der IPMN finden sich im Pankreaskopf, wobei diese Form der Lokalisation nicht prognostisch ist. Per definitionem hat jede IPMN Anschluss an das pankreatische Gangsystem. Dabei werden die drei Subtypen Hauptgang-IPMN, Seitengang-IPMN und gemischte IPMN unterschieden, die sich neben ihrer Lokalisation v. a. prognostisch unterscheiden. Gemäß den aktualisierten Fukuoka-Kriterien wird eine Dilatation des Pankreashauptgangs > 5 mm ohne andere Obstruktionsgründe als Hauptgang-IPMN definiert.

MERKE

Von einer Hauptgang-IPMN spricht man ab einer Pankreasgangdilatation von > 5 mm (nach Ausschluss von Obstruktionen).

Histologisch liegt den IPMN ein atypisches Zylinderepithel mit gesteigerter intraduktal-papillärer Proliferation und unterschiedlich ausgeprägter Schleimproduktion zugrunde. Entsprechend dem Dysplasiegrad werden eine geringe bis mäßiggradige (low grade) sowie eine hochgradige (high grade) Dysplasie unterschieden, woraus sich wiederum eine invasive Adenokarzinomkomponente entwickeln kann (Farrell, Fernandez-del Castillo 2013).

Entsprechend der histologischen Differenzierung des atpyischen Zylinderepithels werden die IPMN in einen intestinalen, gastralen, pankreatikobiliären und onkozytären Typ eingeteilt. Die meisten Hauptgang-IPMN zeigen eine intestinale (*CDX2* und *MUC2* positiv, ca. 20 % aller IPMN) oder eine pankreatikobiliäre Differenzierung (*MUC1* und *MUC5a* positiv, ca. 10 % aller IPMN). Im Gegensatz dazu weisen Seitengang-IPMN meist ein gastral differenziertes Epithel auf, das sich durch Positivität für *MUC5a* und Negativität für *MUC1* auszeichnet. Typischerweise handelt es sich um Low-grade-Läsionen. Sie treten in ca. 20–40 % der Fälle multifokal (> 2) auf. Mit einer Frequenz von ca. 70 % aller IPMN handelt es sich hierbei um den häufigsten Subtyp. Der onkozytär differenzierte Typ ist sehr selten und durch einen typischerweise hohen Dysplasiegrad charakterisiert. Interessanterweise handelt es sich auch bei Karzinomen, die aus gastralen IPMN entstanden sind, meist um sehr aggressive Tumoren (Esposito et al. 2011).

Zum **genetischen Profil** von IPMN ist im Gegensatz zu dem duktaler Adenokarzinome weniger bekannt. Neueste Arbeiten fanden Mutationen im *KRAS*- und *GNAS*-Gen als die beiden häufigsten genetischen Alterationen (*GNAS* 66 %; *KRAS* 50 %; *GNAS* und *KRAS* 37 %). Im Gegensatz zum duktalen Adenokarzinom finden sich in

Genen wie *SMAD4* oder *TP53* Mutationen nur im Falle von IPMN-assoziierten Karzinomen (Furukawa et al. 2011; Wu et al. 2011).

INFO

Die beiden häufigsten genetischen Alterationen bei IPMN stellen Mutationen im KRAS und GNAS Gen dar.

Interessanterweise scheint das Auftreten der beiden „Treibermutationen" in *KRAS* und *GNAS* auch makroskopische/histologische Relevanz zu haben. So tritt die Mutation im *KRAS*-Gen signifikant häufiger bei Seitengang-IPMN und in IPMN mit gastraler oder pankreatikobiliärer Histologie auf (Furukawa et al. 2011; Wu et al. 2011). Mutationen im *GNAS*-Gen sind signifikant mit dem intestinalen Differenzierungstyp der IPMN assoziiert. Damit spiegelt das Mutationsspektrum der IPMN deren Prognose wider, da sich eine genetische Ähnlichkeit mit dem Mutationsprofil des duktalen Adenokarzinoms mit einer ähnlich schlechten Prognose deckt. Hauptgang-IPMN haben eine höhere Entartungsrate, wobei die Gesamtprognose besser ist als bei Seitengang-IPMN, die bei Entartung dem duktalen Adenokarzinom des Pankreas (PDAC) gleicht (Mino-Kenudson et al. 2011).

21.1.3 Klinik

In den meisten Fällen sind die Patienten asymptomatisch und die IPMN werden zufällig diagnostiziert (Farrell, Fernandez-del Castillo 2013). Häufig passiert dies im Rahmen einer bildgebenden Untersuchung mit eigentlich anderer Intention. Seitengang-IPMN sind generell häufiger asymptomatisch verglichen mit Hauptgang-IPMN. Die häufigsten Symptome sind Bauchschmerzen (55 %), Gewichtsverlust (45 %), Ikterus (17 %) und akute Pankreatitis (15 %). Hinzu kommen Übelkeit und Erbrechen (14–38 % nach Studienlage) sowie das Auftreten eines pankreopriven Diabetes mellitus (Tanaka et al. 2012; de Jong et al. 2012; Esposito et al. 2011; Furukawa et al. 2011).

21.1.4 Diagnostik

Generell gilt, dass die Inzidenz von pankreatischen Zysten aufgrund verbesserter Bildgebungsmodalitäten deutlich zugenommen hat. Die Frequenz zur Erkennung von zystischen Pankreasläsionen liegt im Falle der Magnetresonanztomographie (MRT) bei ca. 20 % und bei der Computertomographie (CT) um 2 %. Die MRT bietet die zusätzliche Möglichkeit zur Erkennung nodulärer Strukturen, Septen und beweist mittels MRCP den Nachweis einer Gangkommunikation. Hierdurch hat die MRT gegenüber der CT in der Diagnostik der Pankreaszysten entscheidende Vorteile. Die CT wiederum hat einen gewissen Vorteil bei der Erkennung kalzifizierter Läsionen, wobei diese auch sehr gut in der Endosonographie (EUS) erkennbar sind. Insgesamt liegt die Genauigkeit der CT bei max. 81 % und die der MRT bei bis zu 95 %. Ein Vorteil der EUS bei der Evaluation zystischer Pankreasraumforderungen liegt letztlich in der hohen räumlichen Auflösung, der Erkennung nodulärer Strukturen und der differenzierten Betrachtung intrazystischer Strukturen. Auch das Auffinden weiterer Raumforderungen sowie der Nachweis einer duktalen Kommunikation als Diagnosekriterium für die IPMN sind mittels Endosonographie möglich. Hinzu kommt die Möglichkeit zur Feinnadelaspirationszytologie. In einer prospektiven Studie wurden EUS und MRT verglichen: Es zeigten sich gleichwertige Ergebnisse im Hinblick auf den Nachweis einer duktalen Kommunikation. Von besonderer Bedeutung ist die Erkennung muraler, nodulärer Strukturen, da diese mit einer deutlich höheren Dysplasie- bzw. Karzinomrate assoziiert sind. Damit sind **EUS und MRT** gleichwertige und doch komplementäre Verfahren, die in Abhängigkeit von den lokalen Voraussetzungen am Standort eingesetzt werden können (Tanaka et al. 2012; de Jong et al. 2012; Esposito et al. 2011; Farrell, Fernandez-del Castillo 2013).

PRAXISTIPP

Die MRT stellt die primäre Untersuchungsmodalität bei Pankreaszysten dar und sollte durch die EUS ggf. mit Kontrastmittelgabe und Feinnadelaspirationszystologie ergänzt werden

Trotz der genannten, nahezu gleichwertigen, Daten für EUS und MRT wird die MRT in den neu erschienenen europäischen Richtlinien als Standardverfahren zur Überwachung von IPMN empfohlen. Die EUS wird letztlich als hilfreiches additives Verfahren gewertet und ist obligat zur weiteren Evaluation einer etwaigen OP-Indikation bzw. beim Vorliegen sog. Worrisome Features. In diesen Fällen kann die Anwendung der kontrastverstärkten EUS (CH-EUS) zusätzliche Informationen bringen und dabei insbesondere zur Differenzialdiagnose von muralen Knötchen und zur Prüfung der Vaskularisation von Septen beitragen (McCarthy et al. 2021). Neuere Arbeiten zeigen einen klaren Vorteil der EUS gegenüber der MRT bei der Detektion nicht kontrastierter muraler Knötchen und dem Nachweis einer Lymphadenopathie (Uribarri-Gonzalez et al. 2018). Gleichzeitig stellen murale Knötchen wesentliche Prädiktoren für das Vorliegen einer hochgradigen Dysplasie bzw. eines invasiven Karzinoms dar (Marchegiani et al. 2018). Letztere bedürfen häufig der gleichzeitigen Feinnadelaspirationszytologie, wobei die folgenden Parameter erfasst werden sollen: Lipase/Amylase, CEA und Zytologie. Die Zytologie wird insbesondere zur Unterscheidung benigner von High-grade-Läsionen mit muralen Knötchen empfohlen (McCarthy et al. 2021). Trotzdem ist die Zytologie v. a. spezifisch (83–100 %) bei niedriger Sensitivität (27–48 %) und geringer diagnostischer Genauigkeit (8–59 %; McCarthy et al. 2021).

Die **Analyse der Zystenflüssigkeit** kann zusätzliche Informationen zur Differenzialdiagnostik zystischer Pankreasläsionen beitragen. Ein wichtiger Punkt dabei ist die Differenzierung muzinöser und nichtmuzinöser Läsionen, was basierend auf prospektiven Daten mit einem CEA-Cut-off von > 192–200 ng/ml mit einer Genauigkeit von bis zu 80 % gelingt. Ein weiterer Parameter, der zur Zystenflüssigkeitsanalyse hinzugezogen werden kann, ist die Lipase, die typischerweise bei Pseudozysten erhöht ist. Details finden sich in ➤ Tab. 21.1.

Neue Daten sehen außerdem einen relevanten Vorteil für die Bestimmung des Glukosegehalts in der Zystenflüssigkeit. Hierbei

Tab. 21.1 Analyse der Zystenflüssigkeit (n. McCarty et al. 2021)

	Serös		Muzinös	
	Pseudozyste	SCN	MCN	IPMN
Geschlecht	w < m	m < w	w	m = w
Alter	–	> 25	< 75	> 50 (85)
Symptome/Bescherden	+	–	–	±
Multiple Läsionen	±	–	–	±
Gangkommunikation	+	–	–	+
Gangerweiterung	±	–	–	±
Zystenpunktat **EUS-FNA**	Lipase > 5000 U/l CEA < 5 ng/ml	Lipase < 5000 U/l CEA < 5 ng/ml	Lipase < 5000 U/l CEA > 192 ng/ml	Lipase < 5000 U/l CEA > 192 ng/ml
Molekulargenetik **EUS/FNA + Laborpathologie**	–	VHL pos KRAS neg GNAS neg RNF43 neg	CTNNB1 neg GNAS neg	GNAS pos KRAS pos
Spezifische Zytologie	–	+	+	+
Sensitivität [%] **Spezifität [%]**	93 82	100 98	90 97	94 84

weisen Werte < 50 mg/dl typischer auf eine muzinöse Zyste hin (McCarthy et al. 2021).

MERKE

Für eine IPMN typische Ergebnisse eines Zystenpunktats:
- Glukose < 50 mg/dl,
- CEA < 192 ng/ml und
- Lipase < 5000 U/l.

Wenn noduläre Strukturen vorhanden sind, kann außerdem die zytologische Analyse des Zystenpunktats erwogen werden. Damit kann gemäß aktuellen Daten die Genauigkeit auf bis zu 85 % gesteigert werden. Trotz dieser vielversprechenden Daten ist die Zystenanalyse noch kein fester Bestandteil des IPMN-Diagnosealgorithmus und bleibt derzeit noch Bestandteil klinischer Studien (Tanaka et al. 2012; de Jong et al. 2012; Esposito et al. 2011; Farrell, Fernandez-del Castillo 2013). Erstmals nehmen die europäischen Leitlinien die molekulargenetische Analyse des *KRAS*- und *GNAS*-Gens in der Zystenflüssigkeit nach Punktion in ihre Empfehlung auf, um so in einzelnen Fällen eine bessere Differenzialdiagnose zu ermöglichen. Neueste Daten verwenden Next-Generation Sequencing (NGS) von Pankreaszystenflüssigkeit als eine wertvolle Ergänzung bei der differenzierten Beurteilung von Pankreaszysten dar. Eine aktuelle Studie hatte zum Ziel, NGS prospektiv in einer Multicenter-Kohorte von Patienten in Echtzeit zu evaluieren. Ergebnisse zeigten, dass der als PancreaSeq bezeichnete Test eine hohe Sensitivität und Spezifität für verschiedene Pankreaszystentypen sowie fortgeschrittene Neoplasien aufwies und die genetischen Veränderungen in Pankreaszysten sowie deren klinische Bedeutung offenbarte (Paniccia et al. 2023). Von einem diagnostischen Standard kann allerdings weiterhin nicht gesprochen werden (McCarthy et al. 2021).

Keinen Stellenwert in der Diagnose von IPMN hat die ERCP, wobei diese in einzelnen ausgewählten Fällen, z. B. in der Differenzialdiagnose der Hauptgang-IPMN von einer Gangerweiterung bei chronischer Pankreatitis, v. a. in der Hand des erfahrenen Untersuchers hilfreich sein kann (McCarthy et al. 2021).

21.1.5 Therapie

Malignitätsrisiko und Resektion von IPMN

Das Entartungsrisiko der verschiedenen IPMN-Typen unterscheidet sich deutlich, weswegen sich auch die Therapieempfehlungen grundlegend unterscheiden. Eine aktuelle Übersichtsarbeit fasst alle Arbeiten zur Entartungsrate an resezierten IPMN der Jahre 2003–2010 (nur n > 50 Fälle) zusammen. Dabei lag die Entartungsrate von Hauptgang-IPMN bei 61,6 % (Range: 36–100 %) bei einem invasiven Karzinomanteil von 43,1 % (Range: 11–81 %). Das 5-Jahres-Überleben lag in den verschiedenen Studien zwischen 31 und 54 %. Bei den Hauptgang-IPMN gibt es keine validen prädiktiven Faktoren zur Abschätzung des Malignomrisikos. Damit besteht die Empfehlung zur chirurgisch-onkologischen Resektion bei Hauptgang-IPMN und bei IPMN vom gemischten Typ. Dies gilt insbesondere für körperlich fitte Patienten. Dieselbe Arbeit berichtet über eine mediane Malignomfrequenz von 25,5 % (Range: 6,3–46,5 %) und einen invasiven Karzinomanteil von 17,7 % (Range: 1,4–36,7 %) bei Seitenast-IPMN. Die jährliche Entartungsrate liegt bei ca. 2–3 %, was zusammen mit dem häufig älteren Patientenkollektiv ein konservatives Management mit entsprechendem Überwachungsalgorithmus rechtfertigt (Tanaka et al. 2012). Die dezidierte Weite des Hauptgangs erlaubt eine weitere Feinjustierung des Entartungsrisikos. So haben Patienten mit einer Hauptgangweite von 5–9 mm signifikant geringere invasive Karzinom- und hochgradige Dysplasieanteile als Patienten mit einer Weite > 20 mm (Hackert et al. 2015). Trotz dieser IPMN-Karzinom-Sequenz sind IPMN-Läsionen nicht zwangsläufig auch die Vorläufer eines Karzinoms im Falle gleichzeitig vorkommender Läsionen in einem entsprechenden OP-Resektat (Felsenstein et al. 2018).

MERKE

Eine Hauptgang-IPMN mit einer Gangweite von > 10 mm sollte immer operativ entfernt werden.

Die onkologische Resektion bleibt bei invasiven IPMN-Karzinomen das Standardverfahren und sollte der anatomischen IPMN-Lage entsprechend durchgeführt werden. Die nicht anatomische Resektion bleibt der Seitengang-IPMN ohne Malignitätskriterien vorbehalten, birgt aber ein erhöhtes Pseudomyxoma-peritonei-Risiko im Falle einer Leckage. Neue Daten werden derzeit für die EUS-gesteuerte Ethanolinjektion erhoben. Die bisherigen Daten sind vielsprechend und zeigen in einem Follow-up von 26 Mon. keine Rezidive bei tolerabler Komplikationsrate. Trotzdem bleibt das Verfahren derzeit nicht OP-fähigen Patienten vorbehalten.

Überwachung von IPMN

Da Hauptgang-IPMN primär operativ versorgt werden sollten, bezieht sich der folgende Text isoliert auf **Seitengang-IPMN.** Im Jahr 2006 wurden internationale Empfehlungen, die sog. Sendai-Kriterien, für das Management zystischer Pankreasläsionen veröffentlicht (Tanaka et al. 2006). Diese Richtlinien wurden 2012 unter dem Namen Fukuoka-Richtlinien, entsprechend dem Tagungsort der Konsensuskonferenz, neu überarbeitet (Tanaka et al. 2012). Die **Fukuoka-Richtlinien** enthalten im Wesentlichen zwei Entscheidungskriterien, die letztlich in eine Überwachungsstrategie münden. Eine aktualisierte Form wurde 2017 veröffentlicht (Tanaka et al. 2017).

An erster Stelle werden folgende Befunde als Hochrisikokriterien, die obligat zur OP führen sollten, definiert:

- Ikterus plus zystische Pankreasläsion
- Kontrastmittelaufnehmende solide Läsion > 5 mm
- Hauptgangdilatation > 10 mm

Die aktuell erschienenen europäischen Leitlinien ergänzen hier noch den Dysplasienachweis in der EUS-basierten Feinnadelaspirationszytologie (McCarthy et al. 2021).

An zweiter Stelle werden die sog. besorgniserregenden Kriterien (Worrisome Features) nach Fukuoka bzw. die Risikokriterien für das Vorliegen einer hochgradigen Dysplasie bzw. eines Karzinoms nach den europäischen Leitlinien definiert:

- Zystengröße > 3 bzw. > 4 cm
- Verdickte Zystenwand
- Hauptgang zwischen 5 und 9 mm
- Nicht Kontrastmittel (KM)-aufnehmende solide Anteile sowie KM-aufnehmende Läsionen < 5 mm
- Pankreasgangkalibersprünge mit sekundärer Pankreasatrophie

Die europäischen Leitlinien (McCarthy et al. 2021) ergänzen hier noch

- einen erhöhten CA 19-9-Wert (> 37 U/l),
- eine Wachstumsrate > 5 mm/J. sowie
- Lymphadenopathie.

Aktuelle Daten validieren den Wert der Fukuoka-Kriterien an einem großen Kollektiv > 1000 IPMN-Patienten. Es zeigt sich eine gute Korrelation des Karzinomrisikos mit dem Vorliegen der Hochrisikokriterien. Gleichzeitig zeigt sich, dass die „besorgniserregenden Kriterien" zwar ein erhöhtes, aber immer noch relativ geringes Entartungsrisiko vorhersagen (Mukewar et al. 2017). Eine weitere Arbeit bestätigt diese Annahme und zeigt in einem aufgrund entsprechender Komorbiditäten strikt konservativ behandelten Kollektiv im Falle positiver „besorgniserregender Kriterien" ein 5-Jahres-IPMN-spezifisches-Überleben von 96 %. Die Größe bei Erstdiagnose einer Seitenast-IPMN ist allerdings ein relevanter Prädiktor: ≥ 3 cm ist die Wahrscheinlichkeit eines Progresses deutlich erhöht (Han et al. 2017). Im Gegensatz dazu zeigen Patienten mit Hochrisikokriterien eine IPMN-assoziierte Sterblichkeit von 40 % (Crippa et al. 2017). Eine aktuelle Arbeit versuchte, anhand eines großen Kollektivs im 10-Jahres-Follow-up Zahlenwerte für einen Progress zu definieren. Das Malignitätsrisiko innerhalb von 5 J. lag hier bei 4,3 %, mit einem Risiko von 2,4 % für das Auftreten eines invasiven Karzinoms. Im Überwachungsintervall > 5 J. lag das Malignitätsrisiko bei 5,5 % und das Risiko für ein invasives Karzinom bei 4,4 %. Erneut war die Zystengröße ein relevanter Progressionsfaktor (Oyama et al. 2020). Daraus ergeben sich entsprechend den Fukuoka-Richtlinien folgende Überwachungsintervalle: Wenn keines der Kriterien erfüllt ist, werden Läsionen < 1 cm alle 2–3 J., Läsionen zwischen 1 und 2 cm jährlich und Läsionen > 2 cm alle 3–6 Mon. mit entsprechender Bildgebung überwacht (Tanaka et al. 2012). Im Gegensatz zu den Fukuoka-Leitlinien sind die europäischen Leitlinien deutlich stringenter: Alle zu überwachenden Patienten sollen nach 6 Mon. zum ersten Mal kontrolliert werden, um dann bei fehlendem Progress jährlich nachgesorgt zu werden (McCarthy et al. 2021).

Die Fukuoka-Kriterien wurden 2024 in den Kyoto-Richtlinien erneut angepasst und aktualisiert (Ohtsuka et al. 2024). Den dazugehörigen Algorithmus zeigt ➤ Abb. 21.1.

INFO

Die Fukuoka-Kriterien wurden 2024 zu den Kyoto-Kriterien aktualisiert.

Als Bildgebung der Wahl wird die **Kernspintomographie** empfohlen. In ausgewiesenen Fällen kann zur Nachsorge auch die EUS verwendet werden. Es gilt generell, dass v. a. für junge und fitte Patienten insbesondere bei einer Zystengröße > 2 cm großzügig zum operativen Vorgehen geraten werden soll (Tanaka et al. 2012). Patienten, die aufgrund eines IPMN-Karzinoms operiert wurden, sollen entsprechend dem Vorgehen beim klassischen Pankreaskarzinom überwacht werden. Das Vorhandensein von hochgradigen Dysplasien soll die ersten 2 J. nach der Operation in 6-monatlichem Abstand kontrolliert werden (McCarthy et al. 2021). Aktuelle Arbeiten zeigen auch ein relevantes Rezidivrisiko an, das durch den Dysplasiegrad in der resezierten IPMN determiniert wird (Hirono et al. 2020).

21.1.6 Fazit

Bei den IPMN handelt es sich um eine Tumorentität von zunehmender Inzidenz und Bedeutung. Aufgrund der prognostischen Unterschiede der verschiedenen IPMN-Typen gilt es, frühzeitig zwischen

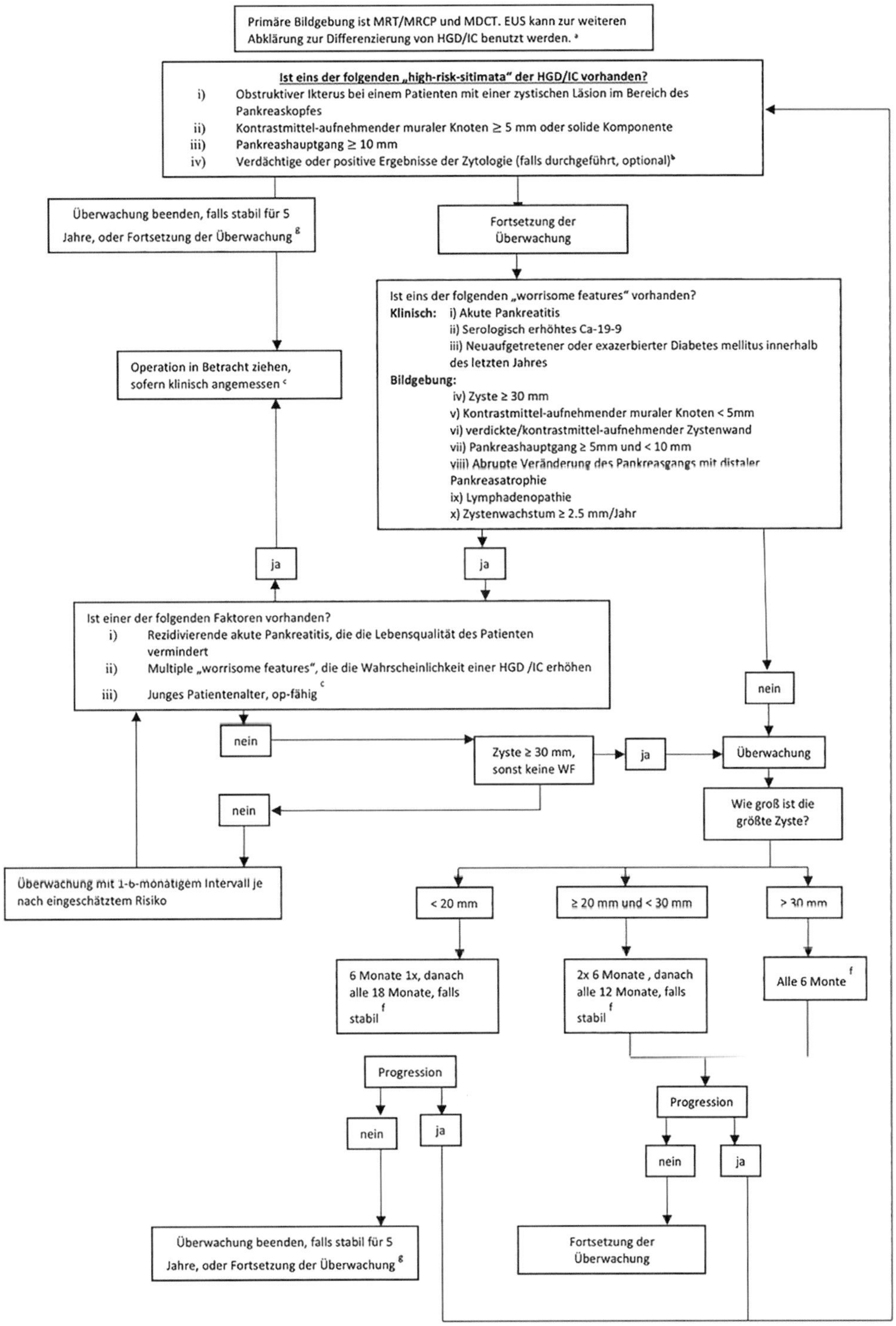

Abb. 21.1 Algorithmus zum Management eines V.a. BD-IPMN (Branch-Duct intraduktale papillär-muzinöse Neoplasie) [H182-002]
HGD = hochgradige Dysplasie, IC = invasives Karzinom
[b] Ein „positives Ergebnis" bedeutet „hochgradige Dysplasie" oder „Adenokarzinom".
[c] Nach operativen Prinzipien und mit postoperativer Nachsorge.
[d] Es kann ein Nomogramm zurate gezogen werden.
[e] Diese unklaren Faktoren lassen sich schwer definieren und werden abhängig von der Einschätzung der behandelnden Ärzte, dem Alter, dem Allgemeinzustand, der Lebenserwartung und den Präferenzen des Patienten sowie der Lage der Zyste festgelegt.
[f] Es sollte eine Kombination aus Mehrschicht-Computertomografie, Magnetresonanztomografie/Cholangiopankreatografie und endosonographischer Untersuchung sowie eine Blutuntersuchung inklusive Tumormarker und HbA1c erfolgen – gemäß den Richtlinien der jeweiligen Einrichtung.
[g] Die Notwendigkeit einer langfristigen Nachsorge ist derzeit unklar und wird unter Berücksichtigung der regionalen Gesundheitsökonomie, des Risikos eines begleitenden duktalen Adenokarzinoms sowie Alter, des Allgemeinzustand, der Lebenserwartung und der Präferenzen des Patienten entschieden.

21

Hauptgang- und Seitenast-IPMN zu unterscheiden. Als diagnostischer gilt die MRT mit MRCP. Anhand der Hochrisikostigmata und der besorgniserregenden IPMN-Kriterien lassen sich Patienten gemäß den Fukuoka-Kriterien risikostratifizieren, um dann entweder primär operiert oder entsprechend den europäischen Richtlinien nachgesorgt zu werden.

21.2 Duktales Pankreaskarzinom

Der vorliegende Text stellt im Wesentlichen eine Zusammenfassung des Updates der S3-Leitlinie „Exokrines Pankreaskarzinom" dar, in der sich auch weiterführende Literatur findet (Conroy et al. 2011).

MERKE

Duktales Pankreaskarzinom kompakt

- Häufigster bösartiger Tumor der Bauchspeicheldrüse (> 95 %).
- Schlechte Prognose: Meist erst spät entdeckt, 5-Jahres-Überleben < 10 %.
- Nur heilbar durch vollständige chirurgische Entfernung (R0-Resektion).
- Risikofaktoren: Rauchen, Adipositas, familiäre Vorbelastung, BRCA-Mutationen.
- Adjuvante Chemotherapie (z. B. FOLFIRINOX) verbessert das Überleben signifikant.

21.2.1 Histologische Klassifikation und Epidemiologie

Über 95 % der Tumoren des exokrinen Pankreas sind duktale Adenokarzinome. Weiterhin werden Zystadenokarzinome, Azinuszellkarzinome, adenosquamöse Karzinome, muzinöse Karzinome und Karzinome vom Riesenzelltyp beschrieben. Daten aus größeren Studien liegen nur für duktale Adenokarzinome vor. Zystische Tumoren machen nur etwa 10 % der Pankreaszysten und 1 % der Pankreaskarzinome aus. Zu den zystischen Tumoren des Pankreas zählen die muzinös-zystischen Neoplasien, papillär-zystische Tumoren, zystische Inselzelltumoren und intraduktale papillär-muzinöse Neoplasien (IPMN; ➤ Kap. 21.1).

Anhand morphologischer Kriterien wurde ein Progressionsmodell des duktalen Pankreaskarzinoms mit Vorläuferläsionen, den sog. pankreatischen intraepithelialen Neoplasien (PanIN) etabliert. Dieses Modell beinhaltet auch die Akkumulation genetischer Defekte, die beim Pankreaskarzinom beobachtet werden (u. a. aktivierende *KRAS*-Mutationen, inaktivierende Mutationen in *DPC4/SMAD4, TP53, CDKN2, BRCA2*). Das Pankreaskarzinom ist durch eine sehr hohe intratumorale genomische und epigenetische Heterogenität charakterisiert.

Die Inzidenz des duktalen Pankreaskarzinoms steigt. In Deutschland sind aktuell etwa 17.000 neue Fälle/J. zu verzeichnen (RKI 2013/14). Das mittlere Erkrankungsalter liegt bei 72 J. bei Männern und 75 J. bei Frauen. Aufgrund der ungünstigen Prognose dieses Tumors versterben die meisten Patienten im ersten Jahr nach Diagnose, wodurch sich jährliche Mortalitätsrate und Inzidenz nahezu angleichen. Das Pankreaskarzinom ist damit die Krebserkrankung, die am dritthäufigsten zum Tode führt (DSB 2015). Ein echtes Langzeitüberleben bleibt die Ausnahme (Seufferlein et al. 2024).

21.2.2 Prävention und Risikofaktoren

Ernährung

Spezifische Diätempfehlungen zur Reduktion des Pankreaskarzinomrisikos gibt es nicht **(Empfehlungsgrad C).** Fett-, cholesterin- und zuckerarme Ernährung, geringerer Verzehr von rotem Fleisch, bevorzugter Verzehr von Geflügel oder Fisch, Konsum von Milch oder Milchprodukten **(Empfehlungsgrad B)** bzw. die erhöhte Aufnahme von Ballaststoffen, Hülsenfrüchten, Obst und Gemüse **(Empfehlungsgrad C)** haben keinen Einfluss auf das Risiko. Dagegen kann der Verzehr geräucherter oder gegrillter Speisen mit einem erhöhten Risiko assoziiert sein **(Empfehlungsgrad C).** Erhöhter Alkoholkonsum (25–30 g/d; **Empfehlungsgrad C**), Tabakkonsum und Übergewicht (BMI > 30 kg/m^2; **Empfehlungsgrad A**) sind gut belegte Risikofaktoren für ein Pankreaskarzinom. Dahingehend wird empfohlen, auf übermäßigen Alkoholkonsum und jeglichen Tabakkonsum zu verzichten und sich regelmäßig körperlich zu bewegen. Die Zufuhr Vitamin-C-haltiger Nahrung könnte zur Reduktion des Pankreaskarzinomrisikos beitragen **(Empfehlungsgrad D),** körperliche Bewegung reduziert das Risiko **(Empfehlungsgrad C).**

Berufsbedingte Faktoren wie Kontakt mit Pestiziden, Herbiziden und Fungiziden sowie chlorierten Kohlenwasserstoffen, Chrom und Chromverbindungen, elektromagnetischen Feldern bei Frauen und Kraftstoffdämpfen könnten das Pankreaskarzinomrisiko erhöhen (**Empfehlungsgrad C;** Seufferlein et al. 2024).

Prophylaxe

Eine medikamentöse Prophylaxe zur Verminderung des Pankreaskarzinomrisikos ist derzeit nicht bekannt **(Empfehlungsgrad B).**

21.2.3 Risikogruppen

Sporadisches Pankreaskarzinom: Verwandte 1. Grades von Patienten mit Pankreaskarzinom haben ein im Vergleich zur Normalbevölkerung erhöhtes Risiko für ein Pankreaskarzinom. Trotzdem gelten dieselben Empfehlungen zur Primärprophylaxe wie für die Normalbevölkerung. Im Falle des familiär auftretenden Pankreaskarzinoms liegt ein deutlich erhöhtes Risiko dann vor, wenn mindestens zwei erstgradig Verwandte erkrankt sind.

Verschiedene syndromale Erkrankungen wie z. B. das Peutz-Jeghers-Syndrom stellen ebenfalls eine Risikogruppe dar (Seufferlein et al. 2024). Bislang nicht an einem Pankreaskarzinom erkrankten Personen, die die Definition eines „familiären Pankreaskarzinoms" erfüllen, sollen genetische Untersuchungen angeboten werden. Für weitere Details verweisen wir auf die aktualisierte Leitlinie (Seufferlein et al. 2024)

Interessanterweise liegen Keimbahnmutationen in Genen, die für ein Pankreaskarzinom prädisponieren, bei bis zu 4 % von Patienten mit Pankreaskarzinom vor, ohne dass eine positive Familienanamnese für Karzinome vorhanden ist (Shindo et al. 2017).

21.2.4 Screening

Die Leitlinien empfehlen, bei asymptomatischen Personen ohne erhöhtes Risiko für ein Pankreaskarzinom keine Screening-Untersuchungen durchzuführen. Auch bei vermutetem erhöhtem Risiko sind Screening-Maßnahmen nicht gerechtfertigt, da Erkrankungen wie Diabetes, Gallensteine oder NASH nur geringfügig das Risiko erhöhen.

Für Personen mit familiärem Pankreaskarzinom oder hereditärer chronischer Pankreatitis sind Surveillance-Untersuchungen sinnvoll. Gleiches gilt für Träger pathogener Keimbahnvarianten oder für Personen mit Peutz-Jeghers Syndrom. Empfohlene Screening-Verfahren sind MRT/MRCP und endoskopischer Ultraschall.

Das Screening sollte bei Hochrisikopersonen ≥ 50–55 J. beginnen oder 10 J. vor dem jüngsten Erkrankungsalter in der Familie. Für Träger pathogener Gene sollte das Screening mit 40 J. oder 10 J. vor dem jüngsten Erkrankungsalter starten. Bei hereditärer Pankreatitis sollte das Screening 20 J. nach Krankheitsbeginn oder spätestens mit 40 J. erfolgen.

MERKE

Früherkennung bei Risikopersonen

- Kein allgemeines Screening empfohlen.
- Surveillance ab 40–50 J. nur bei
  - familiärer Belastung (≥ 2 Verwandte 1. Grades betroffen)
  - Keimbahnmutation (z. B. BRCA1/2, PALB2),
  - Peutz-Jeghers-Syndrom oder
  - hereditärer Pankreatitis.
- Bildgebung: MRT/MRCP und/oder Endosonografie.

21.2.5 Diagnostik

Neu aufgetretene Oberbauch- und Rückenschmerzen **(Empfehlungsgrad C)**, ein neu aufgetretener schmerzloser Ikterus **(Empfehlungsgrad B)** und eine akute Pankreatitis unklarer Ätiologie **(Empfehlungsgrad C)** sollten ≥ 50. Lj. **(Empfehlungsgrad C)** diagnostische Maßnahmen zur Abklärung eines möglichen Pankreaskarzinoms auslösen. Dies gilt nicht für einen neu aufgetretenen oder bestehenden Diabetes mellitus bei fehlenden weiteren Symptomen im Sinne eines Pankreaskarzinoms **(Empfehlungsgrad B)**.

Die CA 19-9-Bestimmung ist zur Erstdiagnose eines Pankreaskarzinoms ungeeignet und erst bei Nachweis einer Pankreasraumforderung sinnvoll **(Empfehlungsgrad C)**. Dementsprechend eignen sich CA 19-9 und bildgebende Untersuchungen nicht als Screening-Verfahren (**Empfehlungsgrade B und C**; Seufferlein et al. 2024).

Bildgebung

Primärdiagnostik/Klärung eines Tumorverdachts mittels

- Oberbauchsonographie **(Empfehlungsgrad B)**, bei einer Pankreatitis auch mittels Endosonographie;
- Multidetektor-Computertomographie (MD-CT) mit biphasischem Kontrastmittelprotokoll oder MRT mit MRCP.

Es gibt keine eindeutige Wertung für oder gegen eines der Verfahren. Die ERCP ist als alleinige Diagnostik nicht ausreichend, da sie nicht die Raumforderung selbst darstellt **(Empfehlungsgrad B)**. Zur präoperativen Beurteilung der lokalen Tumorausdehnung bzw. zur Beurteilung der Resektabilität, was insbesondere auch die vaskulären Verhältnisse miteinbezieht, wird die kontrastmittelverstärkte MD-CT mit einer pankreatisch arteriellen Phase und einer portalvenösen Phase empfohlen, ggf. ergänzt durch eine Endosonographie **(Empfehlungsgrad A)**. Fakultativ kann bei Aszites oder massiv erhöhten CA 19-9-Werten eine explorative Laparotomie im Rahmen des Stagings durchgeführt werden **(Empfehlungsgrad D)**. Die PET hat in der präoperativen Ausbreitungsdiagnostik derzeit keinen Stellenwert **(Empfehlungsgrad D)**. Beim Nachweis einer Pankreasraumforderung gilt generell, dass eine CA 19-9-Untersuchung durchgeführt werden sollte **(Empfehlungsrad C)**.

Die systemische Tumorausbreitung wird mittels Abdomensonographie oder MD-CT des Abdomens und Röntgen-Thorax beurteilt. Alternativ sollte eine Schnittbildgebung auch des Thorax erwogen werden. Endosonographie, ERCP und MRCP werden dagegen nicht zum Tumor-Staging herangezogen.

Zur Differenzialdiagnostik zystischer Prozesse können die Oberbauchsonographie, die MD-CT, die MRT mit MRCP sowie die Endosonographie und die ERCP eingesetzt werden **(Empfehlungsgrad D)**. Eine endosonographisch gesteuerte Punktionszytologie aus suspekten Zysten sollte durchgeführt werden **(Empfehlungsgrad B)**, ggf. mit Bestimmung von CA 19-9 und CEA aus dem Punktat **(Empfehlungsgrad D)**.

Das Re-Staging im Verlauf einer palliativen Chemotherapie sollte mit einer Oberbauchsonographie oder MD-CT des Abdomens sowie einem Röntgen-Thorax durchgeführt werden (Seufferlein et al. 2024).

Zytologische und histologische Diagnostik

Bürstenzytologien aus Gallen- und Pankreasgang werden zur Pankreaskarzinomdiagnostik wegen niedriger Sensitivität nicht empfohlen **(Empfehlungsgrad D)**. Eine endosonographisch gesteuerte Biopsie wird nur empfohlen, wenn sich durch das Ergebnis das therapeutische Vorgehen ändert **(Empfehlungsgrad B)**.

Vor Beginn einer palliativen Therapie ist eine bioptische Diagnosesicherung obligat **(Empfehlungsgrad B)**. Es gilt immer, die Läsion mit geringstmöglichem Risiko zu punktieren, unabhängig davon, ob es sich um Primarius oder Metastase handelt **(Empfehlungsgrad D)**.

21.2.6 Therapie

Chirurgische Therapie

Alle potenziell resektablen, karzinomverdächtigen Raumforderungen im Pankreas sollten primär reseziert werden (evtl. Ausnahmen s. u.). Ziel der Resektion ist die **R0-Resektion (Empfehlungsgrad A).** Im Gegensatz zur Komorbidität **(Empfehlungsgrad C)** ist das Alter eines Patienten kein Kriterium, eine Pankreaskarzinomresektion nicht durchzuführen **(Empfehlungsgrad B).**

Eine diagnostische Laparoskopie sollte bei resektablen Pankreaskarzinomen bei Tumoren > 3 cm und/oder Aszites und/oder einem CA 19-9 > 500 U/ml (ohne Cholestase) durchgeführt werden. Hintergrund der Empfehlung ist eine bei dieser Konstellation häufiger vorliegende Mikrometastasierung (**Empfehlungsgrad B;** Seufferlein et al. 2024).

Die **pyloruserhaltende** und die **magenresezierende partielle Duodenopankreatektomie** werden hinsichtlich Komplikationen, Letalität und onkologischem Langzeitergebnis als gleichwertig eingestuft **(Empfehlungsgrad A).** Eine erweiterte Lymphknotenresektion hat keinen Vorteil **(Empfehlungsgrad B).** Auch bei Infiltration von Nachbarorganen (inklusive V. porta und V. mesenterica superior, **Empfehlungsgrad B**) kann ein Pankreaskarzinom im Gesunden resektabel sein, da die Prognose der En-bloc-Resektion lokal fortgeschrittener Karzinome im Falle einer R0-Resektion der einer Standardresektion entspricht **(Empfehlungsgrad A).** Die Infiltration des Truncus coeliacus und der A. mesenterica superior erlaubt fast nie eine R0-Resektion (GCP). Basierend auf kleinen Fallserien kann in Zentren mit hoher Expertise in der Pankreaschirurgie eine Resektion des Truncus coeliacus mit entsprechender Rekonstruktion (z. B. mittels der sog. Appleby-Operation) erfolgen.

In der aktuellen Leitlinie wurden analog den NCCN-Guidelines folgende **Kriterien für eine grenzwertige Resektabilität** definiert:

- Keine Fernmetastasen
- Infiltration/Encasement der V. mesenterica superior bzw. der Pfortader
- Kurzstreckiger venöser Verschluss
- Encasement der A. gastroduodenalis bis zur A. hepatica
- Ummauerung der A. mesenterica superior bis max. 180° der Gefäßzirkumferenz

Eine präoperative Galleableitung bei Cholestase mittels Stent sollte nur erfolgen, wenn eine Cholangitis vorliegt oder die Operation nicht sofort erfolgen kann **(Empfehlungsgrad B).**

Eine perioperative Antibiotikaprophylaxe sollte bei Patienten mit und ohne Stent stets erfolgen **(Empfehlungsgrad C).**

Alle potenziell malignen Raumforderungen im Pankreas, also auch zystische Tumoren, werden in gleicher Zielsetzung und mit gleichem Resektionsausmaß operiert wie das duktale Pankreaskarzinom **(Empfehlungsgrad B).** Zu den intraduktalen papillär-muzinösen Neoplasien (IPMN) ➤ Kap. 21.1.

Beim Nachweis von Fernmetastasen eines duktalen Karzinoms (Organmetastasen, Peritonealkarzinose, als Fernmetastasen geltende Lymphknotenmetastasen, auch intraoperativ) sollte eine Resektion mangels Prognoseverbesserung unterbleiben **(Empfehlungsgrad B).**

Intraoperative Schnellschnittuntersuchungen

Der Pankreasabsetzungsrand und ggf. der Gallengangabsetzungsrand sollen im Schnellschnitt untersucht werden (GCP-konform). Intraoperative Nadel- oder Inzisionsbiopsien des Primärtumors im Pankreas zur Diagnosesicherung unklarer Läsionen sollten unterbleiben **(Empfehlungsgrad A).**

Pathologische Beurteilung

Kriterien der R0-Resektion sind der tumorfreie Absetzungsrand am Ductus hepaticus, an der Pankreasresektionsfläche sowie der zirkumferenzielle Absetzungsrand inklusive des retroperitonealen Präparaterands **(Empfehlungsgrad B).** Das Resektat sollte mittels Tuschemarkierung aller Resektionsränder aufgearbeitet werden (GCP). Um der besonderen Situation duktaler Adenokarzinome gerecht zu werden (diskontinuierliche Tumorzellausbreitung, desmoplastische Stromareaktion), sollte das sog. Konzept des zirkumferenziellen Resektionsrands (CRM-Konzept) in Analogie zum Rektumkarzinom angewandt werden. Dabei soll der Abstand des Tumors zum Resektionsrand in Millimetern angegeben werden. Sind die Karzinomzellen > 1 mm vom definitiven Absetzungsrand entfernt, wird eine „CRM-negative" R0-Situation (= R0 wide) klassifiziert, bei < 1 mm spricht man von „CRM-positiv" (= R0 narrow). Beim Vorhandensein von Tumorzellen am definitiven Resektionsrand wird eine R1-Situation klassifiziert. Diese Klassifikation ermöglicht eine einheitlichere Einteilung der R0-Resektion und damit in Zukunft eine Verbesserung der Abschätzung von Rezidivrisiko und Prognose. Das Vorhandensein von Lymphknotenmikrometastasen (0,2–2 mm), der Status an der Resektionsfläche zum Restpankreas und zum Retroperitoneum sowie Lymphgefäß-, Blutgefäß- und Nervenscheideninvasion sollten angegeben werden **(Empfehlungsgrad B).** Für die Angabe pN0 sollten mindestens zehn Lymphknoten untersucht werden.

Adjuvante Therapie

Das 5-Jahres-Überleben nach Resektion eines duktalen Pankreaskarzinoms in kurativer Intention wird durch Lokalrezidive und Fernmetastasen limitiert (Wagner et al. 2004). Nach einer R0-Resektion eines Pankreaskarzinoms soll in den UICC-Stadien I–III und bei einem Performance-Status **ECOG 0–2** eine adjuvante Chemotherapie ohne Altersbeschränkung durchgeführt werden (**Empfehlungsgrad A;** Tanno et al. 2008). Im ECOG-Stadium 3 kann in Einzelfällen die Indikation zur adjuvanten Chemotherapie individuell gestellt werden **(Empfehlungsgrad D).**

Gemcitabin oder 5-FU werden als adjuvante Standardtherapie für 6 Mon. empfohlen **(Empfehlungsgrad A).** Bei Unverträglichkeit gegenüber einer Substanz sollte auf die jeweils andere gewechselt werden. Für die Kombination aus Gemcitabin und Capecitabin wurde in einer Studie (ESPAC4) ein signifikanter OS-Vorteil mit einer HR von 0,82 (95 %-CI: 0,68–0,98, p = 0,032) gegenüber einer Monotherapie mit Gemcitabin gezeigt. Das mediane Überleben wurde durch die Zugabe von Capecitabin um 2,5 Mon. (von 25,5 auf 28 Mon.) verlängert (Neoptolemos et al. 2017). Im rezidivfreien

Überleben (RFS) konnte kein signifikanter Unterschied gezeigt werden (HR 0,86, p = 0,082). Die Kombinationsbehandlung führte zu vermehrten Nebenwirkungen wie Neutropenie, Hand-Fuß-Syndrom und Diarrhö. 22 % der Patienten brachen die Kombinationstherapie ab. In einer japanischen Phase-III-Studie (JASPAC 01) führte die adjuvante Therapie mit dem oralen Fluoropyrimidin-Derivat S-1 zu einem signifikanten Überlebensvorteil gegenüber einer Gemcitabin-Therapie. Somit stellt S-1 eine relevante Option in diesem Kollektiv dar (Uesaka et al. 2016).

Im Vergleich zur Monotherapie mit Gemcitabin kann mit der Kombinationschemotherapie FOLFIRINOX ein signifikanter Überlebensvorteil erreicht werden. In einer Phase-III-Studie lag das mediane DFS im modifizierten FOLFIRINOX-Arm bei 21,6 Mon., im Gemcitabin-Arm bei 12,8 Mon. (HR 0,58, 95 %-CI: 0,46–0,73; p < 0,0001). Es wurde ein 3-Jahres-DFS im FOLFIRINOX-Arm von 39,7 % und im Gemcitabin-Arm von 21,4 % erzielt. Das mediane Gesamtüberleben lag im FOLFIRINOX-Arm bei 54,4 Mon., im Gemcitabin-Arm bei 35 Mon. (HR 0,64, 95 %-CI: 0,48–0,86; p < 0,003; 19). Das FOLFIRINOX-Protokoll ist damit aktuell das effektivste, aber auch das nebenwirkungsreichste Protokoll für die adjuvante Therapie des Pankreaskarzinoms. Im Gegensatz dazu erbrachte in der adjuvanten Situation die Kombinationstherapie aus Gemcitabin plus nab-Paclitaxel keinen Vorteil gegenüber der Gemcitabin Monotherapie (Tempero et al. 2019).

Die Therapie sollte innerhalb von 6 Wo. postoperativ eingeleitet werden **(Empfehlungsgrad B).** Allerdings zeigt eine Auswertung der ESPAC3-Studie, dass die komplette Durchführung der adjuvanten Chemotherapie größere prognostische Bedeutung hat als ihr früher Beginn. Ein Beginn der adjuvanten Chemotherapie bis zu 12 Wo. postoperativ hatte in dieser Studie keinen Überlebensnachteil für die Patienten (Valle et al. 2014).

Bei R1-resezierten Patienten zeigt das modifizierte FOLFIRINOX-Schema einen signifikanten Überlebensvorteil gegenüber der Gemcitabin-Therapie (Conroy et al. 2018). Eine Subgruppenanalyse der ESPAC4-Studie zeigte für die Kombination aus Gemcitabin und Capcitabin bei R1-resezierten Patienten keinen signifikanten Überlebensvorteil (Neoptolemos et al. 2017).

Nach R0-Resektion gibt es derzeit außerhalb von Studien keine Indikation für eine adjuvante Radiochemotherapie **(Empfehlungsgrad A).** Auch eine additive Radiochemotherapie nach R1-Resektion sollte vorzugsweise im Rahmen klinischer Studien durchgeführt werden **(Empfehlungsgrad B).**

Neoadjuvante Therapie

Aktuell ist die Studienlage noch nicht ausreichend, um eine neoadjuvante Chemotherapie, Radiochemotherapie oder Radiotherapie zu empfehlen. Diese Therapien sollten nur im Rahmen von **Studienprotokollen** durchgeführt werden. Bei lokal fortgeschrittenen inoperablen Pankreaskarzinomen (LAPC) ist eventuell eine Induktionschemotherapie, gefolgt von einer Radiochemotherapie bei Tumoransprechen, ein sinnvolles Konzept, um Patienten zu identifizieren, die von einer Radiochemotherapie profitieren können (Huguet et al. 2009). Daten aus der LAP07-Studie zum LAPC, die Gemcitabin oder Gemcitabin/Erlotinib mit und ohne Radiochemotherapie prospektiv verglich und nur Patienten ohne Metastasen mit stabiler Erkrankung oder Responder zur Radiochemotherapie randomisierte, zeigen allerdings keinen Vorteil für die Radiochemotherapie im Vergleich zur Gemcitabin-Therapie ohne Bestrahlung (Hammel et al. 2013). Auch unter einer primär palliativen Chemotherapie kann es im Verlauf zu einer operationswürdigen Remission kommen. Dazu konnte in der NEOLAP-Studie mit primär nicht resezierbaren Pankreaskarzinomen nach Chemotherapie mit Gemcitabin plus nab-Paclitaxel oder FOLFIRINOX ein Drittel der Patienten einer OP zugeführt werden, die wiederum signifikant das Gesamtüberleben verbesserte. Im Vergleich der beiden Regime zeigte sich ein nicht signifikanter Trend beim Überleben zugunsten der FOLFIRINOX-Therapie (Kunzmann et al. 2019).

Palliative Therapie des Pankreaskarzinoms

Chemotherapie

Beim **metastasierten (Empfehlungsgrad A)** und beim **lokal fortgeschrittenen, inoperablen (Empfehlungsgrad B)** Pankreaskarzinom besteht die Indikation für eine palliative Chemotherapie. Die Therapie sollte sofort nach Sicherung der Diagnose begonnen werden **(Empfehlungsgrad B).** Nur bei Patienten in schlechtem Allgemeinzustand (ECOG > 2) ist der Nutzen einer Chemotherapie fraglich.

Gemcitabin ist weiterhin ein Standard für die palliative systemische Behandlung **(Empfehlungsgrad B).** Mit dieser Therapie in konventioneller Dosierung (1000 mg/m^2 über 30 min) sind 1-Jahres-Überlebensraten von 18–20 % erzielbar. Gemcitabin wird deshalb nur mit **Empfehlungsgrad B** empfohlen, da mit FOLFIRINOX bzw. der Kombination aus Gemcitabin plus nab-Paclitaxel sowie **NALIRIFOX** drei wirksamere Therapien für bestimmte Patientengruppen zur Verfügung stehen.

Die Kombination von 5-FU/Folinsäure, Irinotecan und Oxaliplatin **(FOLFIRINOX-Protokoll)** kann bei Patienten mit metastasiertem Pankreaskarzinom und günstigem Risikoprofil (ECOG 0–1, Bilirubinwert < 1,5-Faches der oberen Grenze des Normalwerts [ULN], Alter bis 75 J.) eingesetzt werden. Mit dem FOLFIRINOX-Protokoll konnte erstmals seit vielen Jahren in der Therapie des metastasierten Pankreaskarzinoms eine deutliche Verbesserung im Gesamt- und progressionsfreien Überleben erreicht werden (Conroy et al. 2011).

Die Kombination aus **Gemcitabin und nab-Paclitaxel** ist eine weitere Therapieoption für das metastasierte Pankreaskarzinom. In einer Phase-III-Studie waren im Vergleich zu Gemcitabin medianes progressionsfreies Überleben, Gesamtüberleben und Tumoransprechen signifikant besser (Von Hoff et al. 2013).

Aufgrund neuer Studiendaten wurde die Empfehlung zur Erstlinientherapie des fortgeschrittenen oder metastasierten Pankreaskarzinoms um die Möglichkeit einer Therapie mit NALIRIFOX erweitert. Diese Empfehlung geht auf die NAPOLI-3-Studie zurück. In dieser randomisierten Phase-III-Studie, wurde NALIRIFOX mit Gemcitabin/nab-Paclitaxel verglichen, wobei NALIRIFOX einen signifikanten Überlebensvorteil zeigte. Das mediane Gesamtüberleben betrug 11,1 Mon. (95 % KI 10,0–12,1) für NALIRIFOX im Vergleich zu 9,2 Mon. (95 % KI 8,3–10,6) für Gemcitabin/nab-Paclitaxel. In der NALIRIFOX-Gruppe trat eine periphere Neuropathie mit 3,2 % seltener auf als in der nab-Paclitaxel-Gruppe, in der sie 5,8 % betrug. Zu den häufigsten Nebenwirkungen Grad 3–4 von NALIRIFOX zählten Neutropenie, Hypokaliämie, Diarrhö und Übelkeit (Wainberg et al. 2023; Seufferlein et al. 2024).

Übliche Praxis ist eine Dauertherapie bis zum Progress **(Empfehlungsgrad C).** Zur Evaluation der klinischen Effektivität der Chemotherapie werden Remissionsverhalten und/oder klinischer Nutzen (Clinical Benefit; **Empfehlungsgrad B**) herangezogen. Kombinationschemotherapien von Gemcitabin mit anderen Chemotherapeutika als oben angegeben sind aktuell kein Standard und sollten nicht durchgeführt werden **(Empfehlungsgrad A).**

Molekularbiologisch gezielte Therapien

Die Kombination aus **Gemcitabin** und dem EGF-Rezeptor-Tyrosinkinase-Inhibitor **Erlotinib** zeigt in Phase-III-Studien einen statistisch signifikanten, aber klinisch nicht relevanten Unterschied im medianen Überleben zugunsten der Kombinationstherapie. Eventuell profitieren Patienten, die mit einer Hautreaktion ≥ Grad 1 reagieren, mehr (**Empfehlungsgrad A;** Farrell, Fernandez-del Castillo 2013). Beim Ausbleiben der Hautreaktion bis zu 8 Wo. nach Therapiebeginn sollte die Therapie mit Erlotinib beendet werden, da Patienten ohne Hautreaktion auf Erlotinib nicht von der Kombination mit dem Tyrosinkinase-Inhibitor profitieren (Farrell, Fernandez-del Castillo 2013). Weitere Kombinationen von Gemcitabin mit Targeted Therapies können aktuell nicht empfohlen werden **(Empfehlungsgrad B).** Der Fortschritt in der Genomsequenzierung und die frühzeitige Einbindung von Patienten mit Pankreaskarzinom in sog. molekulare Tumor-Boards hat die empirische Anwendung von Erlotinib mit der Evaluation eines Therapieansprechens, basierend auf dem Hautausschlag, allerdings stark in den Hintergrund gedrängt. Zusätzliche Kombinationen von Gemcitabin mit sog. Targeted Therapies wie Cetuximab, Bevacizumab oder Axitinib haben in der Behandlung des Pankreaskarzinoms keine Relevanz und sollten außerhalb prospektiver, kontrollierter Studien nicht verwendet werden. Diese Kombinationen sind nicht empfohlen (**Empfehlungsgrad A).**

Therapie in molekularen Subgruppen

Mehr und mehr werden daher Pankreaskarzinome über Gensequenzierungen (Panel oder teilweise Exom-basiert) charakterisiert, eine Maßnahme, die insbesondere durch die Verfügbarkeit der molekularen Tumor-Boards in der Fläche an Bedeutung gewinnt (Kato et al. 2020). Daher wird empfohlen, insbesondere junge Patienten (< 50 J.) sowie bei positiver Eigen- oder Familienanamnese (bezüglich *BRCA*-assoziierter Malignome wie Ovarial-/Peritoneal-, Mamma-, Prostata- oder Pankreaskarzinom) entweder primär oder bei Therapieversagen eines der beiden Standardprotokolle (FOLFIRINOX/Gemcitabin plus nab-Paclitaxel) einer genetischen Charakterisierung zuzuführen. Es ist außerdem eine platinbasierte Erstlinientherapie zu bevorzugen. Gleichzeitig ist bei diesen Patienten bereits bei Primärdiagnose die Keimbahnuntersuchung auf das Vorhandensein einer *BRCA1/2*-Mutation zu untersuchen. Das Vorhandensein von *BRCA1*- oder *BRCA2*-Mutationen macht eine kleine Subgruppe aus (ca. 3 %). Eine aktuelle Arbeit untersuchte in dieser Subgruppe eine Induktionstherapie mit FOLFIRINOX, gefolgt von einer Erhaltungstherapie mit dem PARP-Inhibitor Olaparib. Bei PARP handelt es sich um ein wichtiges Enzym in der DNA-Reparatur, das augenscheinlich bei DNA-Reparaturdefekten bei Pankreaskarzinomen wie z. B. nach *BRCA1/2*-Mutation besonders wichtig ist. Im PARP-Inhibitor-Arm fand sich ein signifikant besseres progressionsfreies Überleben (7,4 Mon. vs. 3,8 Mon.; HR für Krankheitsprogression oder Tod, 0,53; 95 %-CI: 0,35–0,82; p = 0,004). Das Gesamtüberleben blieb unverändert, was am ehesten durch das per se schon hohe Ansprechen *BRCA*-mutierter Pankreaskarzinome auf platinhaltige Schemata bedingt ist (Golan et al. 2019) sowie durch die Möglichkeit zur PARP-Inhibitor-Therapie nach dem Ausscheiden aus der Studie.

Im Falle einer *KRAS-G12C*-Mutation kann nach Ausschöpfung aller therapeutischen Möglichkeiten eine Behandlung mit einem selektiven *KRAS-G12C*-Inhibitor in Betracht gezogen werden. Auch hierfür gibt es noch keine Zulassung (Off Label Use), ein individueller Antrag auf Therapie ist zu stellen. Immuncheckpoint-Inhibitoren zeigen insbesondere dann eine hohe Wirksamkeit, wenn eine Mismatch-Reparatur-Defizienz (dMMR) oder Mikrosatelliten-Instabilität (MSI) vorliegt. Daher ist die Bestimmung dieser Parameter eine Voraussetzung für den Einsatz von Immuncheckpoint-Inhibitoren bei Patienten mit Pankreaskarzinom (**Empfehlungsgrad ST).**

Zweitlinientherapie

Bei Progress unter einer Therapie mit Gemcitabin sollte bei einem ECOG ≤ 2 eine Zweitlinientherapie durchgeführt werden (**Empfehlungsgrad B;** Pelzer et al. 2011). Hierzu ist die Kombination aus nanoliposomalem Irinotecan (nal-Iri) mit 5-FU/FS zugelassen. In einer Studie konnte bei Patienten mit mindestens einer Vortherapie eines metastasierten Pankreaskarzinoms (mPDAC) ein signifikanter Überlebensvorteil für die Kombination im Vergleich zu einer Gemcitabin-Monotherapie gezeigt werden (Wang-Gillam et al. 2016). Die Kombination aus 5-FU/FS und Oxaliplatin nach dem OFF-Protokoll ist ebenfalls eine valide Option für die Zweitlinientherapie des mPDAC (Oettle et al. 2014). Nach dem Versagen von FOLFIRINOX kann eine Zweitlinientherapie mit Gemcitabin gegeben werden (Conroy et al. 2011).

Weitere Therapieansätze

Eine Indikation für eine palliative Strahlentherapie besteht nur bei symptomatischen Metastasen (insbesondere Knochen- und Hirnfiliae; **Empfehlungsgrad A**). Wenn eine Strahlentherapie beim lokal fortgeschrittenen, inoperablen Pankreaskarzinom durchgeführt wird, sollte eine Radiochemotherapie erfolgen **(Empfehlungsgrad B).** Die Radiochemotherapie beim lokal fortgeschrittenen, inoperablen Pankreaskarzinom ist derzeit nicht Standard und wird nur in Studien empfohlen.

Weitere Ansätze wie intraarterielle Chemotherapie, immun- oder gentherapeutische Ansätze, Hyperthermie, Radio-/Radiochemo- oder Chemotherapie **(Empfehlungsgrad C)** und auch die Radiofrequenzthermoablation **(Empfehlungsgrad B)** haben keinen Stellenwert in der Therapie des metastasierten Pankreaskarzinoms.

Supportive Therapie und Nachsorge

Schmerztherapie

Für Diagnostik und Therapie von Schmerzen beim Pankreaskarzinom können die allgemeinen Regeln der Tumorschmerztherapie einschließlich des **WHO-Stufenschemas** angewandt werden **(Empfehlungsgrad B).** Invasive Therapieverfahren (vorzugsweise die s. c. oder i. v., ggf. rückenmarknahe Opioidgabe oder neuroablative Verfahren wie z. B. die Coeliacus-Blockade) können indiziert sein, wenn mit dem WHO-Stufenschema keine ausreichende Schmerzkontrolle erreicht wird **(Empfehlungsgrad D).** Die **thorakoskopische Splanchniektomie** zur Schmerztherapie bei Pankreaskarzinom ist ein invasives Reserveverfahren **(Empfehlungsgrad D).**

Eine Strahlentherapie zur ausschließlichen Schmerztherapie ist beim Pankreaskarzinom in seltenen Fällen erforderlich. **Pankreasenzyme** sind zur Schmerztherapie beim Pankreaskarzinom nicht geeignet **(Empfehlungsgrad B).** Eine **psychoonkologische Betreuung** kann zur Schmerzlinderung beim Pankreaskarzinom ebenfalls sinnvoll sein **(Empfehlungsgrad B).**

Cholestase und tumorbedingte Stenose des oberen GI-Trakts

Metallstents stellen die bevorzugte Therapiewahl dar, während Plastikstents eingesetzt werden sollten, wenn von einer Überlebenszeit < 3 Mon. ausgegangen wird. Es ist wichtig zu beachten, dass Metallgitterstents nicht zwingend mit einer Polyurethan-Beschichtung versehen sein müssen **(L1, Empfehlungsgrad A).**

Die perkutane transhepatische Cholangiodrainage (PTCD) erweist sich in der Palliativtherapie des Pankreaskarzinoms als sinnvoll, insbesondere wenn eine endoskopische Behandlung nicht möglich ist, z. B. bei tumorbedingten Duodenalstenosen. Zudem ist die PTCD indiziert, wenn die endoskopische Therapie frustrierend verläuft (**Empfehlungsgrad B;** Seufferlein et al. 2024).

Eine chirurgische Intervention mit dem alleinigen Ziel, eine biliodigestive Anastomose zu schaffen, bleibt die Ausnahme. Sollte jedoch während eines kurativ geprägten Eingriffs eine Irresektabilität festgestellt werden, ist die Anlage einer biliodigestiven Anastomose indiziert, insbesondere bei Cholestase und dem zu erwartenden längeren Überleben des Patienten. Bei der Entscheidung muss dabei zwischen Patienten mit peritonealer Metastasierung oder Lebermetastasen differenziert werden **(Expertenkonsens).**

In palliativen Situationen sollte bei der Durchführung einer biliodigestiven Anastomose insbesondere die Choledochojejunostomie gegenüber anderen Bypassverfahren bevorzugt werden (**Empfehlungsgrad B;** Seufferlein et al. 2024).

Vor einer therapeutischen Intervention bei rezidivierenden Cholangitiden nach biliodigestiver Anastomose muss unbedingt ein mechanisches Abflusshindernis ausgeschlossen werden. Treten mechanische Hindernisse auf, sind entsprechende Maßnahmen zu ergreifen, gefolgt von einem möglichen Versuch zur Langzeitgabe von Antibiotika (**Expertenkonsens;** Seufferlein et al. 2024).

Bei Patienten mit einer Pankreaskarzinomerkrankung und einer unvollständigen malignen intestinalen Obstruktion (MIO) sollten Prokinetika wie Metoclopramid zur Emesisprophylaxe eingesetzt werden. Bei vollständiger maligner intestinaler Obstruktion sollte von der Anwendung dieser Prokinetika abgesehen werden (**Empfehlungsgrad B;** Seufferlein et al. 2024).

Wenn Patienten mit einer nicht heilbaren Krebserkrankung und einer tumorbedingten Obstruktion im Magenausgang und Duodenum leiden, kann eine endoskopische Stentanlage zur Verbesserung der Symptome in Betracht gezogen werden. Bei der Indikation zur endoskopischen Stentanlage sollte eng mit dem endoskopierenden Gastroenterologen sowie dem Viszeralchirurgen zusammengearbeitet werden. Das Aufklärungsgespräch muss zudem mögliche Komplikationen und die Konsequenzen eines Versagens der endoskopischen Therapie thematisieren.

Darüber hinaus kann bei Patienten mit fortgeschrittener Pankreaskarzinom-Erkrankung und malignen intestinalen Obstruktionen, bei denen eine Operation nicht mehr möglich ist und die symptomatische Therapie unzureichend bleibt, zur Erleichterung von Übelkeit und Erbrechen temporär eine nasogastrale Sonde gelegt werden. Wenn diese Maßnahme Linderung verschafft, sollte zusätzlich die Anlage einer Ablauf-PEG in Erwägung gezogen werden (**Expertenkonsens;** Seufferlein et al. 2024).

Ernährung

Bei Patienten mit Pankreaskarzinom ist ein regelmäßiges Screening auf Mangelernährung unerlässlich. Methoden wie das Nutritional Risk Screening (NRS) oder das Malnutrition Universal Screening Tool (MUST) sollten eingesetzt werden, um den Ernährungszustand zu überwachen. Bei festgestellten Ernährungsproblemen ist es wichtig, ein individuelles Ernährungsassessment durchzuführen und eine entsprechende Beratung anzubieten, die von einer qualifizierten Ernährungsfachkraft durchgeführt werden sollte.

Sollte trotz dieser Beratungen eine anhaltende unzureichende Nahrungsaufnahme bestehen, kann eine ergänzende oder sogar totale enterale bzw. parenterale Ernährung in Erwägung gezogen werden. Dabei gilt es, den Ernährungszustand und die Lebensqualität der Patienten zu erhalten oder zu verbessern, wobei eine sorgfältige Abwägung von Nutzen und Risiko vorgenommen werden sollte.

Zusätzlich sollten Patienten mit exokriner Pankreasinsuffizienz eine Pankreasenzymtherapie erhalten, um ihre Verdauungsfunktion zu unterstützen. Vor und nach einer onkologischen Pankreasresektion sind individualisierte Ernährungsinterventionen wichtig, um den Heilungsprozess zu fördern und die Lebensqualität zu steigern **(Empfehlungsgrad A).**

Es gibt keine Belege für den Nutzen einer Aufnahme von Vitaminen, Spurenelementen und anderen Mikronährstoffen in sog. pharmakologischer Dosierung. Ebenso fehlt für dieses Vorgehen ein Unbedenklichkeitsnachweis **(Empfehlungsgrad B).**

Weitere Symptome eines fortgeschrittenen Pankreaskarzinoms

Zur Erhaltung oder Verbesserung der Lebensqualität sollte bei Patienten mit metastasiertem Pankreaskarzinom gezielt nach belastenden Symptomen (z. B. Fatigue, Juckreiz, Diarrhö, Obstipation usw.) gefragt und deren Behandlung angestrebt werden **(Empfehlungsgrad B).** Bei ambulanten Patienten mit fortgeschrittenem Pankreaskarzinom, die eine Chemotherapie erhalten, kann nach sorgfältiger Abwägung von Nutzen und Risiken eine prophylaktische Antikoagulation mit einem niedermolekularen Heparin in Erwägung gezogen werden, insbesondere im Hinblick auf das Risiko von Blutungen (**Expertenkonsens;** Seufferlein et al. 2024).

KAP. 21.1
LEITLINIEN

McCarty TR, Garg R, Rustagi T: Pancreatic cyst fluid glucose in differentiating mucinous from nonmucinous pancreatic cysts: a systematic review and meta-analysis. Gastrointest Endosc. Oct; 94(4) (2021) 698–712. e6. doi: 10.1016/j.gie.2021.04.025. Epub 2021 May 6. PMID: 33964311.

Tanaka M, Chari S, Adsay V et al.; International Association of Pancreatology: International consensus guidelines for management of intraductal papillary mucinous neoplasms and mucinous cystic neoplasms of the pancreas. Pancreatology 6 (2006) 17–32.

Tanaka M, Fernandez-del Castillo C, Adsay V et al.; International Association of Pancreatology: International consensus guidelines 2012 for the management of IPMN and MCN of the pancreas. Pancreatology 12 (2012) 183–197.

LITERATUR

Crippa S, Bassi C, Salvia R et al.: Low progression of intraductal papillary mucinous neoplasms with worrisome features and high-risk stigmata undergoing non-operative management: a mid-term follow-up analysis. Gut Mar;66(3) (2017) 495–506. doi: 10.1136/gutjnl-2015–310162. Epub 2016 Jan 7.

de Jong K, Bruno MJ, Fockens P: Epidemiology, diagnosis, and management of cystic lesions of the pancreas. Gastroenterol Res Pract (2012) 147465.

Esposito I, Schlitter A, Klöppel G: Zystische Pankreastumoren: Klassifikation und malignes Potenzial. J Gastroenterol Hepatol Erkr 9 (2011) 30–36.

Farrell JJ, Fernandez-del Castillo C: Pancreatic cystic neoplasms: management and unanswered questions. Gastroenterology 144 (2013) 1303–1315.

Felsenstein M, Noë M, Masica DL et al.: IPMNs with co-occurring invasive cancers: neighbours, but not always relatives. Gut Mar 2 (2018) pii: gutjnl-2017–315062. doi: 10.1136/gutjnl-2017–315062 [Epub ahead of print].

Furukawa T, Kuboki Y, Tanji E et al.: Whole-exome sequencing uncovers frequent GNAS mutations in intraductal papillary mucinous neoplasms of the pancreas. Sci Rep 1 (2011) 161.

Hackert T, Fritz S, Klauss M et al.: Main-duct Intraductal Papillary Mucinous Neoplasm: High-Cancer Risk in Duct Diameter of 5 to 9 mm. Ann Surg Nov;262(5) (2015) 875–880; discussion 880–881. doi: 10.1097/SLA.0000000000001462.

Han Y, Lee H, Kang JS et al.: Progression of Pancreatic Branch Duct Intraductal Papillary Mucinous Neoplasm Associates With Cyst Size. Gastroenterology 154(3) (2017) 576–584.

Hirono S, Shimizu Y, Ohtsuka T et al.: Recurrence patterns after surgical resection of intraductal papillary mucinous neoplasm (IPMN) of the pancreas; a multicenter, retrospective study of 1074 IPMN patients by the Japan Pancreas Society. J Gastroenterol Jan; 55(1) (2020) 86–99. doi: https://doi.org/10.1007/s00535-019-01617-2. Epub 2019 Aug 28.

Klibansky DA, Reid-Lombardo KM, Gordon SR, Gardner TB: The clinical relevance of the increasing incidence of intraductal papillary mucinous neoplasm. Clin Gastroenterol Hepatol May;10(5) (2012) 555–558. doi: 10.1016/j.cgh.2011.12.029.

Laffan TA, Horton KM, Klein AP et al.: Prevalence of unsuspected pancreatic cysts on MDCT. AJR Am J Roentgenol Sep;191(3) (2008) 802–807. https://pubmed.ncbi.nlm.nih.gov/18716113/.

Marchegiani G, Andrianello S, Borin A et al.: Systematic review, meta-analysis, and a high-volume center experience supporting the new role of mural nodules proposed by the updated 2017 international guidelines on IPMN of the pancreas. Surgery Jun; 163(6) (2018) 1272–1279. doi: https://doi.org/10.1016/j.surg.2018.01.009. Epub 2018 Feb 14.

Mino-Kenudson M, Fernandez-del Castillo C, Baba Y et al.: Prognosis of invasive intraductal papillary mucinous neoplasm depends on histological and precursor epithelial subtypes. Gut 60 (2011) 1712–1720.

Mukewar S, de Pretis N, Aryal-Khanal A et al.: Fukuoka criteria accurately predict risk for adverse outcomes during follow-up of pancreatic cysts presumed to be intraductal papillary mucinous neoplasms. Gut Oct;66(10) (2017) 1811–1817. doi: 10.1136/gutjnl-2016–311615. Epub 2016 Jul 7.

Ohtsuka T, Fernandez-del Castillo C, Furukawa T et al.: International evidence-based Kyoto guidelines for the management of intraductal papillary mucinous neoplasm of the pancreas. Pancreatology, Vol. 24, Iss. 2 (2024) 255–270. https://doi.org/10.1016/j.pan.2023.12.009.

Oyama H, Tada M, Takagi K et al.: Long-term Risk of Malignancy in Branch-Duct Intraductal Papillary Mucinous Neoplasms. Gastroenterology 158 (2020) 226–237.

Paniccia A, Polanco PM, Boone BA et al.: Prospective, Multi-Institutional, Real-Time Next-Generation Sequencing of Pancreatic Cyst Fluid Reveals Diverse Genomic Alterations That Improve the Clinical Management of Pancreatic Cysts. Gastroenterology. Jan; 164(1) (2023) 117–133. e7. doi: 10.1053/j.gastro.2022.09.028. Epub 2022 Oct 6. PMID: 36209796; PMCID: PMC9844531.

Tanaka M, Fernández-Del Castillo C, Kamisawa T et al.: Revisions of the international consensus Fukuoka guidelines for the management of IPMN of the pancreas. Pancreatology 17(5) (2017) 738–753. doi: https://doi.org/10.1016/j.pan.2017.07.007. Epub 2017 Jul 13.

Uribarri-Gonzalez L, Keane MG, Pereira SP et al.: Agreement among Magnetic Resonance Imaging/Magnetic Resonance Cholangiopancreatography (MRI-MRCP) and Endoscopic Ultrasound (EUS) in the evaluation of morphological features of Branch Duct Intraductal Papillary Mucinous Neoplasm (BD-IPMN). Pancreatology 18(2) (2018) 170–175. DOI: https://doi.org/10.1016/j.pan.2018.01.002. PMID: 29338919.

Wu J, Matthaei H, Maitra A et al.: Recurrent GNAS mutations define an unexpected pathway for pancreatic cyst development. Sci Tansl Med 3(92) (2011) 92ra66.

KAP. 21.2
LEITLINIEN

Arends J, Bertz H, Bischoff S.C. et al.: S3-Leitline Klinische Ernährung in der Onkologie. AWMF-Register-Nr. 073/006. Aktuel Ernaehrungsmed 40 (2015) e1–e74. www.dgem.de/sites/default/files/PDFs/Leitlinien/S3-Leitlinien/073-006l_S3_Klin_Ern%C3%A4hrung_in_der_Onkologie_2015-10.pdf.

Seufferlein T, Mayerle J et al.: S3-Leitlinie Exokrines Pankreaskarzinom. Version 3.1. Stand 31.03.2024. AWMF-Reg.-Nr. 032-010OL (2024). https://register.awmf.org/de/leitlinien/detail/032-010OL.

LITERATUR

Conroy T, Desseigne F, Ychou M e, Bouche O; Groupe Tumeurs Digestives u. P. Intergroup: FOLFIRINOX versus gemcitabine for metastatic pancreatic cancer. NEJM 364 (2011) 1817–1825.

Conroy T, Hammel P, Hebbar M et al.; Canadian Cancer Trial Group u. Unicancer GI-PRODIGE Group: FOLFIRINOX or Gemcitabine as Adjuvant Therapy for Pancreatic Cancer. New Engl J Med 379(25) (2018) 2395–2406. Doi: https://doi.org/10.1056/NEJMoa1809775.

Destatis Statistisches Bundesamt 2015.

Golan T, Hammel P, Reni M et al.: Maintenance Olaparib for Germline BRCA-Mutated Metastatic Pancreatic Cancer. New Engl J Med Jul 25; 381(4) (2019) 317–327. doi: 10.1056/NEJMoa1903387. Epub 2019 Jun 2. https://pubmed.ncbi.nlm.nih.gov/31157963/.

Hammel P, Huguet F, Van Laethem J-L et al.: Comparison of chemo-radiotherapy (CRT) and chemotherapy (CT) in patients with a locally advanced pancreatic cancer (LAPC) controlled after 4 months of gemcitabine with or without erlotinib: Final results of the international phase III LAP 07 study. ASCO Meeting Abstracts 31 (2013) LBA4003.

Huguet F, Girard N, Guerche CS et al.: Chemoradiotherapy in the management of locally advanced pancreatic carcinoma: a qualitative systematic review. J Clin Oncol 27 (2009) 2269–2277.

Kato S, Kim KH, Lim HJ et al.: Real-world data from a molecular tumor board demonstrates improved outcomes with a precision N-of-One strategy. Nat Commun 11, 4965 (2020). www.nature.com/articles/s41467-020-18613-3.

Kunzmann V, Algül H, Goekkurt E et al.: Conversion rate in locally advanced pancreatic cancer (LAPC) after nab-paclitaxel/gemitabine- or FOLFIRINOX-based induction chemotherapy (NEOLAP): Final results of a multicenter randomised phase II AIO trial. Ann Oncol 30 (Suppl. 5) (2019) v253–v324. Doi https://doi.org/10.1093/annonc/mdz247.

Moore MJ, Goldstein D, Hamm J et al.; G. National Cancer Institute of Canada Clinical Trials: Erlotinib plus gemcitabine compared with gemcitabine alone in patients with advanced pancreatic cancer: a phase III trial of the National Cancer Institute of Canada Clinical Trials Group. L Clin Oncol 25 (2007) 1960–1966.

Neoptolemos JP, Palmer DH, Ghaneh P et al.: Comparison of adjuvant gemcitabine and capecitabine with gemcitabine monotherapy in patients with resected pancreatic cancer (ESPAC-4): a multicentre, open-label, randomised, phase 3 trial. Lancet 389 (2017) 1011–1024.

Oettle H, Post S, Neuhaus P et al.: Adjuvant chemotherapy with gemcitabine vs observation in patients undergoing curative-intent resection of pancreatic cancer: a randomized controlled trial. JAMA 297 (2007) 267–277.

Oettle H, Riess H, Stieler JM et al.: Second-line oxaliplatin, folinic acid, and fluorouracil versus folinic acid and fluorouracil alone for gemcitabine-refractory pancreatic cancer: outcomes from the CONKO-003 trial. J Clin Oncol Aug 10;32(23) (2014) 2423–2429. doi: 10.1200/JCO.2013.53.6995. Epub 2014 Jun 30.

Pelzer U, Schwaner I, Stieler J et al.: Best supportive care (BSC) versus oxaliplatin, folinic acid and 5-fluorouracil (OFF) plus BSC in patients for second-line advanced pancreatic cancer: a phase III-study from the German CONKO-study group. Eur J Cancer 47 (2011) 1676–1681.

Pelzer U, Stieler J, Roll L et al.: Second-line therapy in refractory pancreatic cancer. results of a phase II study. Onkologie 32 (2009) 99–102.

Robert Koch-Institut (RKI): Krebs in Deutschland 2013/2014.

Shindo K, Yu J, Suenaga M et al.: Deleterious Germline Mutations in Patients With Apparently Sporadic Pancreatic Adenocarcinoma. J Clin Oncol 35(30) (2017) 3382–3390. doi: https://doi.org/10.1200/JCO.2017.72.3502.

Tanno S, Nakano Y, Nishikawa T et al.: Natural history of branch duct intraductal papillary-mucinous neoplasms of the pancreas without mural nodules: long-term follow-up results. Gut 57 (2008) 339–343.

Tempero MA, Reni M, Riess H et al.: APACT: phase III, multicenter, international, open-label, randomized trial of adjuvant nab-paclitaxel plus gemcitabine (nab-P/G) vs gemcitabine (G) for surgically resected pancreatic adenocarcinoma. J Clin Oncol 37(15) Suppl (2019) 4000.

Uehara H, Nakaizumi A, Ishikawa O et al.: Development of ductal carcinoma of the pancreas during follow-up of branch duct intraductal papillary mucinous neoplasm of the pancreas. Gut 57 (2008) 1561–1565.

Uesaka K, Boku N, Fukotomi A et al.; JASPAC 01 Study Group: Adjuvant chemotherapy of S-1 versus gemcitabine for resected pancreatic cancer: a phase 3, open-label, randomised, non-inferiority trial (JASPAC 01). Lancet 388(10041) (2016) 248–257. doi: https://doi.org/10.1016/S0140–6736(16)30583–9. Epub 2016 Jun 2.

Valle JW, Palmer D, Jackson R et al.: Optimal duration and timing of adjuvant chemotherapy after definitive surgery for ductal adenocarcinoma of the pancreas: ongoing lessons from the ESPAC-3 study. J Clin Oncol 32 (2014) 504–512.

Von Hoff DD, Ervin T, Arena FP et al.: Increased survival in pancreatic cancer with nab-paclitaxel plus gemcitabine. NEJM 369 (2013) 1691–1703.

Wagner M, Redaelli C, Lietz M et al.: Curative resection is the single most important factor determining outcome in patients with pancreatic adenocarcinoma. BJS 91 (2004) 586–594.

Wainberg ZA, Melisi D, Macarulla T et al.: NALIRIFOX versus nab-paclitaxel and gemcitabine in treatment-naive patients with metastatic pancreatic ductal adenocarcinoma (NAPOLI 3): a randomised, open-label, phase 3 trial. Lancet. Oct 7; 402(10409) (2023) 1272–1281. doi: 10.1016/S0140-6736(23)01366-1. Epub 2023 Sep 11. PMID: 37708904.

Wang-Gillam A, Li CP, Bodoky G; NAPOLI-1 Study Group: Nanoliposomal irinotecan with fluorouracil and folinic acid in metastatic pancreatic cancer after previous gemcitabine-based therapy (NAPOLI-1): a global, randomised, open-label, phase 3 trial. Lancet Feb 6;387(10018) (2016) 545–557. doi: 10.1016/S0140–6736(15)00986–1. Epub 2015 Nov 29. Erratum in: Lancet. Feb 6; 387(10018) (2016) 536.

VI Gallenwege und Gallenblase

KAPITEL

22 Gallensteinleiden

Frank Lammert

22.1 Steinerkrankungen des biliären Systems (Cholelithiasis)

Frank Lammert

22.2 Definition und Basisinformation

15–20 % der Bevölkerung haben Gallensteine (Cholelithiasis), von denen 20–30 % Symptome entwickeln, sodass jährlich in Deutschland > 160.000 Cholezystektomien aufgrund einer Cholelithiasis (i. d. R. derzeit stationär) durchgeführt werden. Die nachfolgende Übersicht ist eine Kurzfassung der S3-Leitlinie der Deutschen Gesellschaft für Verdauungs- und Stoffwechselkrankheiten (DGVS) und der Deutschen Gesellschaft für Allgemein- und Viszeralchirurgie (DGAV) zur Prävention, Diagnostik und Behandlung von Gallensteinen (Gutt et al. 2018). Diese kann für weitere Kommentare oder in speziellen Situationen (z. B. intrahepatische Steine, Therapie in der Schwangerschaft) unter www.dgvs.de oder www.awmf.org eingesehen werden.

Prädisponierende Faktoren für Gallensteine sind höheres Lebensalter, weibliches Geschlecht, hochkalorische, kohlenhydratreiche und ballaststoffarme Ernährung, Bewegungsmangel sowie genetische Faktoren. Medikamente können ebenfalls die Bildung von Gallensteinen begünstigen (Östrogene, Gestagene, Octreotid, GLP1-Analoga wie Semaglutid).

Anhand der **Zusammensetzung** der Gallensteine werden Cholesterinsteine (Häufigkeit 75–95 %) sowie schwarze (5 %) und braune Pigmentsteine (15 %) unterschieden.

Aufgrund ihrer **Lokalisation** werden Gallenblasensteine (Cholezystolithiasis) von Gallengangsteinen (Choledocholithiasis) abgegrenzt. Die Gallengangsteine werden in extra- und intrahepatische Steine unterteilt. In den Gallenwegen findet man entweder primäre, im Gallengangsystem entstandene Pigmentsteine oder aus der Gallenblase ausgewanderte, sekundäre Gallengangsteine. Viele Gallengangsteine sind gemischte Steine (aus der Gallenblase abgegangene Cholesterinsteine mit Pigmentschale).

Leitsymptome der Erkrankungen der Gallenblase und -wege sind kolikartige Schmerzen im Oberbauch, Ikterus und Fieber. Koliken sind definiert als gut erinnerliche Schmerzattacken > 15 min Dauer im Epigastrium oder rechten Oberbauch, die auch in den Rücken und in die rechte Schulter ausstrahlen können. Nicht selten besteht zudem Übelkeit, gelegentlich auch Erbrechen. Das klassische klinische Bild der akuten Cholangitis mit Ikterus, Fieber und rechtsseitigen Oberbauchschmerzen (Charcot-Trias) wird lediglich bei etwa 25 % der betroffenen Patienten beobachtet.

Die jährliche **Komplikationsrate** symptomatischer Gallenblasensteine (akute Cholezystitis, Gallenblasenperforation, akute Cholangitis, biliäre Pankreatitis) beträgt 1–3 %, beim asymptomatischen Steinträger jedoch nur 0,1–0,3 %. Allerdings reduziert sich das Risiko erneuter Symptome nach fünf beschwerdefreien Jahren auf das eines asymptomatischen Steinträgers, sodass Patienten mit einer Kolik, die > 5 J. zurückliegt, wieder der Gruppe der asymptomatischen Steinträger zugeordnet werden. Der natürliche Verlauf von Gallengangsteinen ist nicht vollständig geklärt.

22.3 Prävention

Regelmäßige **körperliche Aktivität und bedarfsgerechte Ernährung** zur Erhaltung eines möglichst normalen Körpergewichts können der Entwicklung von Cholesteringallenblasensteinen und biliären Symptomen vorbeugen (**Empfehlungsgrad C;** Gutt et al. 2018; Lammert et al. 2016).

Bei hohem Risiko zur Bildung von Gallenblasen-Sludge oder -steinen (z. B. infolge von Gewichtsreduktion durch Reduktionsdiät oder Roux-en-Y-Magenbypass) wird das Steinrisiko durch eine zeitlich begrenzte Prophylaxe mit **Ursodeoxycholsäure** (UDCA) vermindert (UDCA soll mit einer Dosis von mind. 500 mg/d über mind. 4 Mon. bis zur Gewichtsstabilisierung eingenommen werden; Gutt et al. 2018; Lammert et al. 2016). Beim Auftreten von intrahepatischen Steinen oder rezidivierenden Gallengangsteinen bei jungen Patienten kann ein LPAC-Syndrom infolge von Mutationen des *ABCB4*-Gens vorliegen (➤ Kap. 22.4); hier sollte auch bei rein klinischer Diagnose bereits eine Therapie mit UDCA begonnen werden (Gutt et al. 2018; Lammert et al. 2016).

Es gibt keine gesicherte medikamentöse Prävention der Entstehung von Rezidivsteinen in den Gallengängen (**Empfehlungsgrad C;** Gutt et al. 2018).

INFO

Regelmäßige körperliche Aktivität und bedarfsgerechte Ernährung sowie ein normales Körpergewicht können der Entwicklung von Cholesteringallenblasensteinen vorbeugen

22.4 Diagnostik

22.4.1 Sonographie

Aus der Anamnese und dem Beschwerdebild allein lässt sich nicht feststellen, ob eine Gallenblasen- oder eine Gallenwegserkrankung vorliegt. Für die Diagnostik sind deshalb die technischen Untersuchungsverfahren unerlässlich. Der Nachweis oder Ausschluss einer **Cholezystolithiasis** soll durch eine systematisch geführte transkutane Sonographie erfolgen (➤ Abb. 22.1; **Empfehlungsgrad A;** Gutt et al. 2018). Sie ist die Methode der Wahl mit einer Sensitivität > 95 % (Shea et al. 1994).

Die Sonographie ist in Kombination mit den klinischen Befunden auch die Methode der Wahl zum Nachweis oder Ausschluss der **akuten Cholezystitis** (Sensitivität 94 %, Spezifität 78 %); charakteristisch ist die Trias von lokalen Entzündungszeichen (Murphy-Zeichen, lokale Abwehrspannung), systemischen Entzündungszeichen (Fieber, Leukozytose, CRP-Erhöhung) und Wandverdickung der Gallenblase (**Empfehlungsgrad A;** Gutt et al. 2018; Shea et al. 1994).

Bei klinisch-anamnestischen Hinweisen auf das Vorliegen einer **Choledocholithiasis** sollen Gesamtbilirubin, γ-GT, AP, ALT und Lipase bestimmt und eine systematisch geführte transabdominelle Sonographie durchgeführt werden (**Empfehlungsgrad A;** Gutt et al. 2018). Die Studien ergeben für die sonographische Diagnose einer Choledocholithiasis eine gepoolte Sensitivität und Spezifität von 73 % bzw. 91 % (Gurusamy et al. 2015). Durch die Nutzung klinischer Zeichen, der laborchemischen Parameter und der sonographischen Befunde kann eine in der klinischen Praxis gut anwendbare Kategorisierung in niedrige, mittlere und hohe Wahrscheinlichkeit für das Vorliegen einer simultanen Choledocholithiasis erfolgen (➤ Tab. 22.1).

Tab. 22.1 Wahrscheinlichkeit für eine simultane Choledocholithiasis bei Cholezystolithiasis – Kriterien (Gutt et al. 2018) [F602-015]

Hoch (> 50 %)	Mäßig (5–50 %)	Niedrig (< 50 %)
• Sonographisch erweiterter extrahepatischer Gallengang (> 7 mm) + Hyperbilirubinämie + Erhöhung von γ-GT, AP, ALT und AST • Sonographischer Nachweis von Gallengangkonkrementen • Klinische u. laborchemische Kriterien einer aszendierenden Cholangitis	Keine Kriterien für hohe o. niedrige Wahrscheinlichkeit	• Gallengang normal weit (≤ 7 mm) • Gesamtbilirubin, γ-GT, AP, ALT bzw. AST während der aktuellen Schmerzepisode nicht erhöht • Fehlen von Episoden mit biliärer Pankreatitis, acholischen Stühlen u./o. Urobilinogenurie bzw. Bilirubinurie in der aktuellen Vorgeschichte

22.4.2 Labordiagnostik

Folgende Laboruntersuchungen werden bei Patienten mit symptomatischer Cholelithiasis vor einer Cholezystektomie durchgeführt (**Empfehlungsgrad B;** Gutt et al. 2018):

- Cholestase-Parameter (γ-GT, AP)
- ALT
- Bilirubin
- Lipase
- Globale Gerinnungstests (INR, PTT)
- Kleines Blutbild

Bei außergewöhnlichen klinischen Konstellationen der Cholelithiasis (wie familiärer Häufung, Auftreten im Kindes- und Jugendalter, intrahepatischen Steinen, rezidivierender Choledocholithiasis) sollten weitere Untersuchungen zur Abklärung einer sekundären Form der Choledocholithiasis erfolgen. Hierbei sind insbesondere hämolytische Anämien, Gallensäureverlustsyndrome, parasitäre und bakterielle Infektionen sowie verschiedene genetisch bedingte Erkrankungen wie das Low-Phospholipid-Associated-Cholelithiasis (LPAC)-Syndrom (Defizienz der hepatokanalikulären Phosphatidylcholin-Translokase ABCB4), das Caroli-Syndrom, das Gilbert-Meulengracht-Syndrom, die Mukoviszidose und myotone Dystrophien zu berücksichtigen (Gutt et al. 2018).

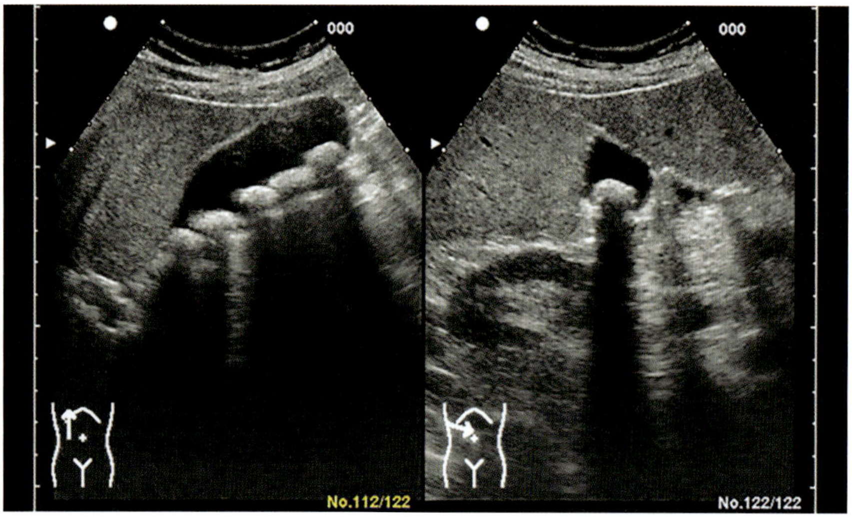

Abb. 22.1 Sonographie Gallensteine [M512]

MERKE

Die Labordiagnostik bei Patienten mit symptomatischer Cholelithiasis umfasst:

- Cholestase-Parameter (γ-GT, AP)
- ALT
- Bilirubin
- Lipase
- Globale Gerinnungstests (INR, PTT)
- Kleines Blutbild

22.4.3 Ösophagogastroduodenoskopie

Vor einer elektiven Cholezystektomie bei unkompliziertem Gallensteinleiden sollten differenzialdiagnostisch andere Ursachen der Beschwerden, z. B. Ulkusleiden, erwogen werden (**Empfehlungsgrad B;** Gutt et al. 2018). Im Gegensatz zur Sonographie und den Laboruntersuchungen ist eine routinemäßige Ösophagogastroduodenoskopie vor der elektiven Cholezystektomie nicht indiziert. Diese wird in individuellen Fällen durchgeführt, wenn eine Ulkusanamnese besteht, der Patient nichtsteroidale Antirheumatika (NSAR) eingenommen hat oder die klinischen Symptome nicht typisch für eine biliäre Kolik sind.

22.4.4 Endoskopische retrograde Cholangiographie (ERC)

Bei Patienten mit hoher Wahrscheinlichkeit für das Vorliegen einer Choledocholithiasis (➤ Tab. 22.1) sollte primär die ERC in therapeutischer Intention erfolgen (**Empfehlungsgrad B;** Gutt et al. 2018), da sie auch die gleichzeitige therapeutische Intervention erlaubt (endoskopische Papillotomie [EPT] und Steinextraktion). Die ERC hat für die Choledocholithiasis eine Sensitivität und Spezifität > 90 % (Gutt et al. 2018).

Bei niedriger oder mittlerer Wahrscheinlichkeit für das Vorliegen einer Choledocholithiasis soll die ERC dagegen nicht zur Diagnose oder zum Ausschluss von Gallengangsteinen eingesetzt werden (**Empfehlungsgrad A;** Gutt et al. 2018).

22.4.5 Endosonographie

Bei Patienten mit mittlerer Wahrscheinlichkeit für das Vorliegen einer Choledocholithiasis sollen eine Endosonographie oder eine MRCP durchgeführt und die Entscheidung zur Durchführung einer ERC in Abhängigkeit vom Ergebnis dieser Untersuchungen getroffen werden (**Empfehlungsgrad A;** Gutt et al. 2018). Die höchste Sensitivität für Steine im **Ductus hepatocholedochus** weist die Endosonographie auf. Sie ist risikoärmer als die diagnostische ERC und besitzt bei entsprechender Erfahrung des Untersuchers eine nahezu 100-prozentige Sensitivität sowie eine hohe Spezifität (97 %) zum Nachweis bzw. Ausschluss von Gallengangsteinen, insbesondere auch für kleinere (< 5 mm) und präpapilläre Konkremente (Gutt et al. 2018; Giljaca et al. 2015).

22.4.6 Magnetresonanzcholangiopankreatikographie (MRCP)

Die MRCP weist ebenfalls eine hohe Sensitivität (87–96 %) und Spezifität für Gallengangsteine (90–98 %) auf (Giljaca et al. 2015), wobei die Aussagefähigkeit für Konkremente < 5 mm eingeschränkt ist. Eine Metaanalyse (Meeralam et al. 2017) ermittelte bei gleicher Spezifität beider Methoden (90 % vs. 92 %) eine signifikant höhere Sensitivität für die Endosonographie im Vergleich zur MRCP (87 % bzw. 79 %).

22.5 Therapie

22.5.1 Asymptomatische Cholezystolithiasis

Die asymptomatische Cholezystolithiasis ist i. d. R. keine Indikation zur Cholezystektomie (**Empfehlungsgrad B;** Gutt et al. 2018). Weder umfangreiche klinische Beobachtungen noch detaillierte Analysen prospektiver Studien zum klinischen Verlauf der asymptomatischen Cholezystolithiasis belegen den Nutzen der Cholezystektomie bei asymptomatischen Steinträgern. Für die offene Cholezystektomie wurde nachgewiesen, dass die Operation bei asymptomatischen Gallensteinträgern deren Lebenserwartung nicht erhöht. Darüber hinaus sind die Kosten geringer, wenn man sich bei asymptomatischen Gallensteinträgern abwartend verhält und keine prophylaktische Cholezystektomie durchführt. In Ländern mit niedriger Gallenblasenkarzinomprävalenz rechtfertigt das leicht erhöhte, aber immer noch sehr niedrige Gallenblasenkarzinomrisiko bei der asymptomatischen Cholezystolithiasis nicht den Eingriff (Gutt et al. 2018).

Ausnahmen:

- Patienten mit Porzellangallenblase oder Gallenblasenpolypen ≥ 1 cm sollten wegen des Karzinomrisikos (bis 50 %), unabhängig von der Symptomatik, cholezystektomiert werden (**Empfehlungsgrad B;** Gutt et al. 2018). Insbesondere Porzellangallenblasen mit fleckförmigen Wandverkalkungen tragen ein höheres Karzinomrisiko, wohingegen bei homogenen Verkalkungen ggf. auf die Cholezystektomie verzichtet werden kann (Stephen, Berger 2001).
- Bei asymptomatischen Patienten mit Gallenblasensteinen > 3 cm Durchmesser sollte eine Cholezystektomie erwogen werden (**Empfehlungsgrad B;** Gutt et al. 2018).
- Im Rahmen onkologisch resezierender Eingriffe am Magen und Ösophagus mit systematischer Lymphadenektomie sollte eine simultane Cholezystektomie durchgeführt werden (**Empfehlungsgrad B;** Gutt et al. 2018). Die Cholezystektomie im Rahmen der Adipositaschirurgie sollte ausschließlich bei symptomatischen Steinträgern erfolgen (**Empfehlungsgrad B;** Gutt et al. 2018). Im Rahmen größerer malresorptiver Eingriffe am Dünndarm kann eine simultane Cholezystektomie bei asymptomatischen Patienten erfolgen (**Empfehlungsgrad C;** Gutt et al. 2018).

22.5.2 Chirurgische Therapie der symptomatischen Cholezystolithiasis

Die laparoskopische Cholezystektomie ist die Standardtherapie für die unkomplizierte Cholezystolithiasis mit charakteristischen biliären Schmerzen (**Empfehlungsgrad B;** Gutt et al. 2018). Neuere randomisierte kontrollierte Studien (van Dijk et al. 2019; Ahmed et al. 2023) stellten im Langzeitverlauf keine höheren Komplikationsraten und keine Unterschiede hinsichtlich der Lebensqualität bei einer (kostengünstigeren) konservativen Therapie im Vergleich zur primären Cholezystektomie fest, auch wenn mindestens jeder vierte zunächst nicht operierte Patient im Verlauf cholezystektomiert werden musste.

Die laparoskopische Cholezystektomie sollte in einer 4-Trokar-Technik als Standardtechnik zur Darstellung der Strukturen des Calot-Dreiecks durchgeführt werden (**Empfehlungsgrad B;** Gutt et al. 2018). Operationstechniken mit einer reduzierten Anzahl an Zugängen können derzeit nicht als Standardtechniken empfohlen werden, sind jedoch bei ausreichender Expertise in erfahrenen Zentren möglich. Randomisierte kontrollierte Studien, die einen signifikanten Vorteil für die Single Incision Laparoscopic Surgery (SILS) oder Natural Orifice Transluminal Endoscopic Surgery (NOTES) zeigen, liegen nicht vor. Es zeigt sich vielmehr, dass die Ergebnisse sehr stark von der Erfahrung des Operateurs abhängig sind. Sowohl die Operationszeit als auch die Komplikationsrate dieser Verfahren weist erhebliche Schwankungen auf. Ein u. U. besseres kosmetisches Ergebnis wird als einziger potenzieller Vorteil der SILS- und NOTES-Techniken gesehen.

22.5.3 Medikamentöse Therapie der Gallenkolik

Die medikamentöse Therapie der biliären Kolik sollte mit **NSAR** (z. B. Diclofenac, Indometacin) erfolgen. Zusätzlich können Spasmolytika (z. B. N-Butylscopolamin) und bei starken Schmerzen Opioide (z. B. Buprenorphin, Pethidin) eingesetzt werden (Gutt et al. 2018). Randomisierte kontrollierte Studien zeigen, dass NSAR nicht nur die Entzündung günstig beeinflussen und die Schmerzen lindern, sondern auch die Wahrscheinlichkeit verringern, im Verlauf einer biliären Kolik eine akute Cholezystitis zu entwickeln (Akriviadis et al. 1997).

22.5.4 Medikamentöse Litholyse von Gallenblasensteinen

Die medikamentöse Litholyse mit **UDCA** soll wegen des hohen Rezidivsteinrisikos nur in Einzelfällen bei symptomatischen Patienten mit kleinen Steinen oder Gallenblasen-Sludge durchgeführt werden; zuvor soll über die Möglichkeit der kurativen Cholezystektomie aufgeklärt werden (**Empfehlungsgrad A;** Gutt et al. 2018). Die Metaanalyse (May et al. 1993) zur Litholyse mit UDCA ergab akzeptable Therapieerfolge (Steinfreiheit bis zu 60 % nach 6 Mon.) bei Patienten mit einer funktionstüchtigen Gallenblase und multiplen röntgennegativen Steinen < 5 mm.

Die Motilitätsprüfung der Gallenblase kann sehr gut sonographisch durchgeführt werden (Venneman t al. 2005). Dies geschieht beim mindestens über 8 h nüchternen Patienten mithilfe der vereinfachten Formel zur Volumenberechnung eines Rotationsellipsoids (Volumen [ml] = 0,52 × sagittaler × transversaler × longitudinaler Durchmesser [cm]). Der Patient erhält eine standardisierte flüssige Reizmahlzeit (z. B. 250 ml Fresubin plus® per Strohhalm). Reduziert sich das Gallenblasenvolumen nach 30 min um > 60 %, kann man von einer funktionstüchtigen Gallenblase ausgehen.

Als UDCA-Dosis werden mind. 10 mg/kg KG/d empfohlen (Gutt et al. 2018). Sonographisch haben im Lumen „schwebende", nicht verkalkte Cholesterinsteine typischerweise keinen Schallschatten. Die Therapie sollte nach sonographisch verifizierter Steinfreiheit noch für 3 Mon. fortgesetzt werden (Gutt et al. 2018).

22.5.5 Therapie der Choledocholithiasis

Symptomatische Gallengangsteine sollen behandelt werden (**Empfehlungsgrad B;** Gutt et al. 2018). Die zum natürlichen Verlauf von Gallengangsteinen vorliegenden Daten weisen darauf hin, dass symptomatische Gallengangsteine bei > 50 % der Patienten im Verlauf erneut Koliken verursachen und bei einem Viertel auch Komplikationen nach sich ziehen.

Die Therapie asymptomatischer Gallengangsteine sollte erwogen werden (**Empfehlungsgrad B;** Gutt et al. 2018). Der natürliche Verlauf von zufällig intraoperativ entdeckten und nicht perioperativ entfernten Gallengangsteinen bei symptomatischen Gallenblasensteinträgern ist im GallRiks-Register (Möller et al. 2014) untersucht worden: Die Komplikationsrate (Kolik, Cholangitis, Pankreatitis) lag bei 25 %, wenn die Steine nicht entfernt wurden, und 13 % nach intraoperativer Steinentfernung.

Bei cholezystektomierten Patienten entstehen die Gallengangsteine meist infektgetriggert durch Stase im Gallengang. Die klinische Manifestation dieser Gallengangsteine beinhaltet häufig biliäre Komplikationen, sodass diese Steine grundsätzlich extrahiert werden sollten (**Empfehlungsgrad A;** Gutt et al. 2018).

Zur Erweiterung der EPT kann bei großen Gallengangsteinen zur Verbesserung der Steinextraktion eine endoskopische papilläre Ballondilatation (EPBD) durchgeführt werden (**Empfehlungsgrad C;** Gutt et al. 2018). Die Erfolgsrate der Steinextraktion ist nach alleiniger EBPD geringer als nach EPT (90 vs. 95 %), das Pankreatitisrisiko ist doppelt so hoch (8,6 vs. 4,3 %). Blutungen (0,1 vs. 4,8 %) und Infektionen (2,5 vs. 5,0 %) sind nach EPBD seltener als nach EPT (Weinberg et al. 2006).

Bei Misslingen (auch unter Einsatz der mechanischen Lithotripsie oder der endoskopischen Ballondilatation) der endoskopischen Steinextraktion sollten als adjuvante Lithotripsieverfahren ESWL, intrakorporale Laserlithotripsie oder elektrohydraulische Lithotripsie (EHL) eingesetzt werden (**Empfehlungsgrad B;** Gutt et al. 2018). Da sich die adjuvanten Lithotripsieverfahren hinsichtlich ihrer Effizienz und ihrer Komplikationsraten nicht wesentlich unterscheiden, sollten sie je nach lokaler Verfügbarkeit und Erfahrung eingesetzt werden (Gutt et al. 2018). Bei gleichzeitiger Cholezystolithiasis soll die chirurgische Alternative interdisziplinär besprochen werden

(**Empfehlungsgrad B;** Gutt et al. 2018). Falls die endoskopische transpapilläre Therapie nicht gelingt und eine chirurgische Therapie nicht sinnvoll ist, sollte eine perkutan-transhepatische Gallengangsteinbehandlung durchgeführt werden (**Empfehlungsgrad B;** Gutt et al. 2018).

Bei multimorbiden Patienten mit endoskopisch nicht entfernbaren Gallengangsteinen kann alternativ die transpapilläre Einlage einer Endoprothese erfolgen (**Empfehlungsgrad B;** Gutt et al. 2018).

22.5.6 Therapie der simultanen Choledocho- und Cholezystolithiasis

Bei Patienten mit gleichzeitig vorliegenden Gallenblasen- und Gallengangsteinen sollte ein therapeutisches Splitting (prä- oder intraoperativ) erfolgen (**Empfehlungsgrad B;** Gutt et al. 2018). Bei hoher Wahrscheinlichkeit einer gleichzeitigen Choledocholithiasis (➤ Tab. 22.1) bleibt die präoperative EPT mit Steinextraktion die wichtigste Behandlungsoption und wird allgemein bevorzugt (Hüttl et al. 2002).

Bei mäßiger Wahrscheinlichkeit einer Choledocholithiasis (➤ Tab. 22.1) ist die präoperative ERC nicht Standard, sondern es sollten Endosonographie oder alternativ MRCP vorgeschaltet werden (➤ Kap. 22.4), sodass dann nur bei positivem Steinnachweis die präoperative EPT mit Gallengangsanierung erfolgt.

Falls primär eine offene Cholezystektomie geplant ist, ist die operative Choledochusrevision eine effiziente Alternative (Dasari et al. 2013). Bei entsprechender chirurgischer Expertise kann auch eine laparoskopische Cholezystektomie mit laparoskopischer Choledochus-Revision durchgeführt werden, da dieses Vorgehen dem therapeutischen Splitting hinsichtlich Erfolgsraten, Morbidität und Letalität bei kürzerer Krankenhausverweildauer nicht unterlegen ist (Dasari et al. 2013).

Nach erfolgreicher endoskopischer Gallengangsanierung sollte bei Cholezystolithiasis möglichst innerhalb von 72 h cholezystektomiert werden (**Empfehlungsgrad B;** Gutt et al. 2018). Randomisierte kontrollierte Studien (Boerma et al. 2002; Lau et al. 2006), die zwischen laparoskopischer Cholezystektomie nach endoskopischer Gallengangsanierung und abwartendem Verhalten verglichen, bestätigen, dass Wait and See mit einer höheren Komplikationsrate (Koliken 20 % vs. 5 %; Cholezystitis 6 % vs. 0 %; Cholangitis 15 % vs. 6 %; Lau et al. 2006) und häufigeren Notfalleingriffen verbunden ist (Notfallcholezystektomie 37 % vs. 0 %; Notfall-ERC 10 % vs. 0 %; Boerma et al. 2002). Wenn die Cholezystektomie erst nach 6–8 Wo. erfolgte, traten in einer randomisierten kontrollierten Studie bei 28 % der Patienten biliäre Koliken und bei 9 % eine akute Cholezystitis auf. Wurde die Operation dagegen innerhalb von 72 h nach der ERC durchgeführt, fand sich kein derartiges Ereignis, ohne dass Konversionsrate und OP-Dauer unterschiedlich waren (Reinders et al. 2010).

Eine funktionstüchtige steinfreie Gallenblase kann nach erfolgreicher EPT und Steinextraktion aufgrund des im weiteren Verlauf sehr geringen Risikos biliärer Komplikationen belassen werden (Gutt et al. 2018).

22.6 Komplikationen des Gallensteinleidens

22.6.1 Akute Cholezystitis

Die akute Cholezystitis ist die häufigste Komplikation des Gallensteinleidens (➤ Kap. 22.4). Bei 90 % der Patienten mit akuter Cholezystitis ist die Ursache ein Verschluss des **Ductus cysticus** durch einen Gallenstein. Üblicherweise liegt eine Mischinfektion mit Dominanz von gramnegativen Erregern (*E. coli,* Enterobacter, Klebsiellen), aber auch grampositiven Erregern (Enterokokken, Staphylokokken) vor. Anaerobier werden bei Infektionen der Gallengänge in 5–10 % der Fälle nachgewiesen.

Bei akuter Cholezystitis mit Zeichen von Sepsis, Cholangitis, Abszess oder Perforation sollen unverzüglich Antibiotika verabreicht werden (**Empfehlungsgrad A;** Gutt et al. 2018). Aktuell werden Ampicillin + Sulbactam oder Kombinationstherapien von Ciprofloxacin/Levofloxacin bzw. Cephalosporinen der Gruppe 3a/4 (Ceftriaxon/Cefepim) mit Metronidazol empfohlen; Piperacillin + Tazobactam oder Carbapeneme werden beim Vorliegen weiterer Risikofaktoren eingesetzt. Die rein konservative Therapie der akuten Cholezystitis ist möglich. Allerdings kommt es nach alleiniger konservativer Behandlung bei über einem Drittel dieser Patienten zu Komplikationen oder Notaufnahmen wegen biliärer Schmerzen. Bei 30 % wird im weiteren Verlauf eine Cholezystektomie erforderlich.

Die akute Cholezystitis ist daher eine Indikation zur frühzeitigen laparoskopischen Cholezystektomie (**Empfehlungsgrad A;** Gutt et al. 2018). Diese sollte innerhalb von 24 h nach stationärer Aufnahme erfolgen (**Empfehlungsgrad B;** Gutt et al. 2018). Die randomisierte kontrollierte ACDC-Studie (Gutt et al. 2013) ergab signifikante Vorteile für eine unverzügliche laparoskopische Cholezystektomie innerhalb von 24 h nach stationärer Aufnahme eines Patienten mit akuter Cholezystitis. Der primäre Endpunkt, die Morbidität am Tag 75, sank signifikant von 33 % auf 12 %, die Krankenhausverweildauer war halb so lang. Dagegen gab es keinen Unterschied bezüglich der Konversionsrate zur offenen Operation (10 % vs. 12 %). Der maximale Zeitraum bis zur frühzeitigen Cholezystektomie ist noch ungeklärt, wobei sich 72 h nach Symptombeginn und 24 h nach Aufnahme gegenseitig nicht ausschließen.

Bei Patienten mit schweren Begleiterkrankungen (> ASA-Risikoklasse III) können alternativ bzw. zeitüberbrückend eine perkutane oder eine endosonographisch gestützte Drainage der Gallenblase (Cholezystostomie) erwogen werden (Gutt et al. 2018).

22.6.2 Akute Cholangitis

Bei V. a. eine akute Cholangitis sollen

- klinische Symptome einer systemischen Inflammation (Fieber, Schüttelfrost) und laborchemische Entzündungsparameter (Leukozyten, CRP) evaluiert,
- Cholestaseparameter (Bilirubin, AP, γ-GT und Transaminasen) bestimmt sowie

- transabdominell-sonographisch die Gallengänge (Gallengangweite > 7 mm oder Nachweis eines Konkrements oder eines anderen Abflusshindernisses) abgeklärt werden.

Beim Vorliegen pathologischer Befunde aller drei diagnostischen Kategorien liegt mit sehr hoher Wahrscheinlichkeit eine obstruktive Cholangitis vor (**Empfehlungsgrad A;** Gutt et al. 2018). Lassen sich sonographisch weder eine Gallengangerweiterung noch ein Gallengangkonkrement oder ein anderes Abflusshindernis nachweisen, sollte eine Endosonographie oder eine MRCP durchgeführt werden (**Empfehlungsgrad B;** Gutt et al. 2018).

Der Schweregrad einer akuten Cholangitis soll bei Erstkontakt und abhängig vom Krankheitsverlauf (zumindest ein weiteres Mal innerhalb der ersten 24 h) beurteilt und dokumentiert werden. Dazu sollen neben der allgemeinen klinischen Einschätzung Bewusstseinslage, Kreislaufparameter (Herzfrequenz und Blutdruck), Sauerstoffsättigung und Laborparameter (insbesondere Thrombozyten, INR, Kreatinin/glomeruläre Filtrationsrate, Albumin) herangezogen werden (Gutt et al. 2018).

Bei obstruktiver steinbedingter akuter Cholangitis soll unverzüglich eine Antibiose beginnen (**Empfehlungsgrad A;** Gutt et al. 2018). Eine endoskopische Therapie der Obstruktion (Steinextraktion oder Drainage) soll in Abhängigkeit von der Dringlichkeit so rasch wie möglich, bei Zeichen der Sepsis unverzüglich, erfolgen (**Empfehlungsgrad A;** Gutt et al. 2018).

Falls das transpapilläre Vorgehen misslingt, sollen alternative interventionelle Verfahren oder ein chirurgisches Vorgehen erwogen werden (**Empfehlungsgrad A;** Gutt et al. 2018). Gelingt die vollständige Obstruktionsbeseitigung (Steinextraktion oder Stent) nicht im ersten Versuch, sollte eine Antibiotikaprophylaxe erfolgen (**Empfehlungsgrad B;** Gutt et al. 2018).

MERKE

Bei V. a. eine akute Cholangitis sollen
- klinische Symptome einer systemischen Inflammation und laborchemische Entzündungsparameter evaluiert,
- Cholestaseparameter bestimmt sowie
- transabdominell-sonographisch die Gallengänge abgeklärt werden.

22.6.3 Biliäre Pankreatitis

Bei Patienten mit akuter biliärer Pankreatitis, bei denen in der primären Bildgebung Gallengangsteine nachgewiesen werden und komplizierend eine Cholangitis oder ein Gallengangverschluss vorliegen, soll primär eine ERC mit therapeutischer Zielstellung erfolgen. In allen anderen Fällen soll primär eine Endosonographie oder eine MRCP durchgeführt werden, um die Indikation zur ERC zu klären (**Empfehlungsgrad A;** Gutt et al. 2018).

Obwohl die frühe Auflösung einer Obstruktion des Pankreasgangs den Verlauf einer akuten biliären Pankreatitis wahrscheinlich günstig beeinflusst, ist eine ERC mit EPT beim V. a. eine biliäre Pankreatitis nicht bei jedem Patienten notwendig (Ayub et al. 2010). Dies liegt daran, dass bei vielen Patienten der Stein spontan in das Duodenum abgegangen ist und häufig die angestoßene Entzündungskaskade nicht mehr unterbrochen werden kann.

Bei der biliären Pankreatitis mit Cholestase/Ikterus und/oder Zeichen einer Cholangitis soll eine ERC/EPT mit Steinextraktion dagegen so rasch wie möglich durchgeführt werden; bei einer Cholangitis soll die ERC/EPT innerhalb von 24 h nach Aufnahme erfolgen (**Empfehlungsgrad A;** Gutt et al. 2018).

Bei schwerer Pankreatitis mit Steinnachweis im Gallengang ohne Cholangitis sollte die ERC mit EPT < 72 h nach Symptombeginn erfolgen. Bei gegebener Indikation zur Cholezystektomie sollte diese nach Abklingen der Pankreatitis durchgeführt werden (**Empfehlungsgrad B;** Gutt et al. 2018), wobei hier allgemein 6 Wo. als Intervall sinnvoll erscheinen (Nealon et al. 2004).

Bei unkomplizierter biliärer Pankreatitis und abklingender Cholestase/Pankreatitis sollte auf eine ERC verzichtet werden, wenn die Endosonographie oder die MRCP keinen Steinnachweis ergeben hat. Die Cholezystektomie soll dann so bald wie möglich erfolgen (**Empfehlungsgrad A;** Gutt et al. 2018). Diese zunächst auf retrospektiven Studien beruhende Empfehlung wurde durch die randomisierte kontrollierte PONCHO-Studie (Da Costa et al. 2015) untermauert, die nach milder biliärer Pankreatitis (kein Organversagen nach > 48 h, keine lokalen Komplikationen wie peripankreatische Nekrosen, CRP < 100 mg/l) die frühelektive Cholezystektomie innerhalb von 72 h mit der spätelektiven Cholezystektomie innerhalb von 25–30 d verglich. Die frühe Operation senkte die Wiederaufnahmerate bzw. Mortalität signifikant von 17 % auf 5 % und das Risiko für eine erneute Pankreatitis von 9 % auf 2 %, ohne Komplikationsraten, Konversionsraten oder die Krankenhausverweildauer nachteilig zu beeinflussen.

Während die Cholezystektomie die Komplikationen der Gallenblasensteine verhindert, werden die Komplikationen von in den Gallengang übergetretenen Steinen, insbesondere eine biliäre Pankreatitis, durch die EPT verhindert. Falls die Gallenblase in dieser Situation steinfrei und funktionstüchtig ist, muss nicht cholezystektomiert werden (Gutt et al. 2018).

Ist nach Anamnese, klinischer Untersuchung, Labordiagnostik und transabdominellem Ultraschall die Ursache einer akuten Pankreatitis nicht zu klären, sollen eine Endosonographie oder alternativ eine MRCP erfolgen (**Empfehlungsgrad A;** Gutt et al. 2018), da Sludge und Mikrolithiasis die häufigste Ursache der akuten Pankreatitis unklarer Ätiologie darstellen (Lee et al. 1992).

22.7 Qualitätssicherung

22.7.1 Diagnostik

Als Qualitätsindikatoren für die Endosonographie bei pankreatobiliären Fragestellungen werden empfohlen: Dokumentation der maximalen Gallengang- und Pankreasgangweite sowie intraduktaler Strukturen (**Empfehlungsgrad B;** Denzer et al. 2015). Bei einer Endosonographie des biliären Systems sollte eine komplette Beurteilung des extrahepatischen Gallengangverlaufs von der Papille bis in den Leberhilus sowie der Gallenblase erfolgen (**Empfehlungsgrad B;** Denzer et al. 2015). Die endosonographische Untersuchung des biliären Systems kann sowohl mit radialen als auch mit longitudinalen Echoendoskopen erfolgen.

22.7.2 ERC und EPT

Als Qualitätsindikatoren für die ERC bei Choledocholithiasis werden empfohlen (Zielbereiche in Klammer; **Empfehlungsrad B;** Gutt et al. 2018):

- Präprozedural
  - Frequenz der Antibiotikaprophylaxe bei gegebener Indikation (100 %)
  - Frequenz der Post-ERC-Pankreatitis-Prophylaxe (100 mg Diclofenac oder 100 mg Indomethacin rektal als Suppositorium vor oder unmittelbar nach der ERC) bei Risikopatienten/Risikointerventionen (100 %)
- Intraprozedural
  - Frequenz des Kanülierungserfolgs für die Gallengänge bei naiver Papille und normaler Ganganatomie (> 90 %)
  - Frequenz der erfolgreichen Steinentfernung bei Gallengangsteinen < 10 mm und normaler Ganganatomie (> 90 %)
  - Frequenz der Erfassung von Durchleuchtungszeit und Dosis (100 %)
- Postprozedural
  - Frequenz der Post-ERC-Pankreatitis (möglichst niedrig)
  - Frequenz von Blutungen nach EPT (möglichst niedrig)
  - Frequenz von Perforationen (möglichst niedrig)

Die EPT bei Choledocholithiasis kann bei ausgewählten Patienten ambulant durchgeführt werden (**Empfehlungsgrad B;** Gutt et al. 2018).

22.7.3 Cholezystektomie

Die folgenden Qualitätsindikatoren sollten für die Cholezystektomie erfüllt werden (Zielbereiche in Klammern; **Empfehlungsgrad C;** Gutt et al. 2018).

- Operationsbedingte Gallenwegkomplikationen bei Cholezystektomie oder innerhalb von 30 d nach Cholezystektomie (Okklusion oder Durchtrennung des **Ductus hepatocholedochus** als Sentinel Event).
- Re-Interventionen aufgrund von Komplikationen bei Cholezystektomie oder innerhalb von 90 d nach Cholezystektomie (Verhältnis der beobachteten zu erwarteten Rate ≤ 95 %-Perzentil aller Kliniken)
- Sterblichkeit bei Cholezystektomie oder innerhalb von 90 d nach Cholezystektomie (Verhältnis der beobachteten zu erwarteten Rate ≤ 95 %-Perzentil aller Kliniken, Letalität in den ASA-Risikoklassen I–III als Sentinel Event)

Gallengangverletzungen bei der Cholezystektomie sollen interdisziplinär von einem in der hepatobiliären Chirurgie erfahrenen Chirurgen und einem erfahrenen interventionellen Gastroenterologen behandelt werden (**Empfehlungsgrad A;** Gutt et al. 2018). Gallengangverletzungen führen in prospektiven Studien trotz sehr guter objektiver Ergebnisse der überwiegend endoskopischen Therapie zu einer signifikanten Beeinträchtigung der Lebensqualität im Langzeitverlauf.

Die Letalität aller 2014 erfassten Cholezystektomien lag bei 0,90 %; bei Patienten der ASA-Risikoklassen I–III betrug sie 0,42 % (Gutt et al. 2018). Für 889.000 zwischen 2009 und 2014 in deutschen Krankenhäusern durchgeführte Cholezystektomien konnte kein Unterschied hinsichtlich der risikoadjustierten Letalität zwischen Kliniken mit sehr niedrigen (Median 71/J. [44–91]) und sehr hohen Fallzahlen (Median 286/J. [264–331]) festgestellt werden (Nimptsch, Mansky 2017).

Die elektive laparoskopische Cholezystektomie kann bei ausgewählten Patienten ambulant durchgeführt werden (**Empfehlungsgrad A;** Gutt et al. 2018).

LEITLINIEN

Denzer U, Beilenhoff U, Eickhoff A et al.: S2k-Leitlinie Qualitätsanforderungen in der gastrointestinalen Endoskopie. AWMF-Reg.-Nr. 021–022. Z Gastroenterol 53 (2015) E1–E227.

Gutt C, Jenssen C, Bareiros AP et al.; für die Teilnehmer der Konsensuskonferenz. Aktualisierte S3-Leitlinie der Deutschen Gesellschaft für Gastroenterologie, Verdauungs- und Stoffwechselkrankheiten (DGVS) und der Deutschen Gesellschaft für Allgemein- und Viszeralchirurgie (DGAV) „Prävention, Diagnostik und Behandlung von Gallensteinen". AWMF-Reg.-Nr. 021-008. Z Gastroenterol 56 (2018) 912–966.

Lammert F, Acalovschi M, Ercolani G et al.; European Association for the Study of the Liver. EASL Clinical Practice Guidelines on the prevention, diagnosis and treatment of gallstones. J Hepatol 65 (2016) 146–181.

LITERATUR

Ahmed I, Hudson J, Innes K et al.: Effectiveness of conservative management versus laparoscopic cholecystectomy in the prevention of recurrent symptoms and complications in adults with uncomplicated symptomatic gallstone disease (C-GALL trial). pragmatic, multicentre randomised controlled trial. BMJ 383 (2023) e075383.

Akriviadis EA, Hatzigavriel M, Kapnias D et al.: Treatment of biliary colic with diclofenac: a randomized, double-blind, placebo-controlled study. Gastroenterology 113 (1997) 225–231.

Ayub K, Imada R, Slavin J: Endoscopic retrograde cholangiopancreatography in gallstone-associated acute pancreatitis. Cochrane Database Syst Rev (2010) CD003630.

Boerma D, Rauws EA, Keulemans YC et al.: Wait-and-see policy or laparoscopic cholecystectomy after endoscopic sphincterotomy for bile-duct stones: a randomised trial. Lancet 360 (2002) 761–765.

Da Costa DW, Bouwense SA, Schepers NJ et al.; Dutch Pancreatitis Study Group: Same-admission versus interval cholecystectomy for mild gallstone pancreatitis (PONCHO): a multicentre randomised controlled trial. Lancet 386 (2015) 1261–1268.

Dasari BV, Tan CJ, Gurusamy KS et al.: Surgical versus endoscopic treatment of bile duct stones. Cochrane Database Syst Rev (2013) CD003327.

Giljaca V, Gurusamy KS, Takwoingi Y et al.: Endoscopic ultrasound versus magnetic resonance cholangiopancreatography for common bile duct stones. Cochrane (2015) CD011549.

Gurusamy KS, Giljaca V, Takwoingi Y et al.: Ultrasound versus liver function tests for diagnosis of common bile duct stones. Cochrane Database Syst Rev (2015) CD011548.

Gutt CN, Encke J, Köninger J et al.: Acute cholecystitis: early versus delayed cholecystectomy, a multicenter randomized trial (ACDC study, NCT00447304). Ann Surg 258 (2013) 385–393.

Haal S, Guman MSS, Boerlage TCC et al.: Ursodeoxycholic acid for the prevention of symptomatic gallstone disease after bariatric surgery (UPGRADE): a multicentre, double-blind, randomised, placebo-controlled superiority trial. Lancet Gastroenterol Hepatol 6 (2021) 993–1001.

Hüttl TP, Hrdina C, Geiger TK et al.: Management der Choledocholithiasis. Umfrageergebnisse und Analyse von 8433 Gallengangsrevisionen. Zentralbl Chir 127 (2002) 282–288.

Lamberts MP, Den Oudsten BL, Keus F et al.: Patient-reported outcomes of symptomatic cholelithiasis patients following cholecystectomy after at least 5 years of follow-up: a long-term prospective cohort study. Surg Endosc 28 (2014) 3443–3450.

Lau JY, Leow CK, Fung TM et al.: Cholecystectomy or gallbladder in situ after endoscopic sphincterotomy and bile duct stone removal in Chinese patients. Gastroenterology 130 (2006) 96–103.
Lee SP, Nicholls JF, Park HZ: Biliary sludge as a cause of acute pancreatitis. N Engl J Med 326 (1992) 589–593.
May GR, Sutherland LR, Shaffer EA: Efficacy of bile acid therapy for gallstone dissolution: a meta-analysis of randomized trials. Aliment Pharmacol Ther 7 (1993) 139–148.
Meeralam Y, Al-Shammari K, Yaghoobi M: Diagnostic accuracy of EUS compared with MRCP in detecting choledocholithiasis: a meta-analysis of diagnostic test accuracy in head-to-head studies. Gastrointest Endosc 86 (2017) 986–993.
Möller M, Gustafsson U, Rasmussen F et al.: Natural course vs interventions to clear common bile duct stones: data from the Swedish Registry for Gallstone Surgery and Endoscopic Retrograde Cholangiopancreatography (GallRiks). JAMA Surg 149 (2014) 1008–1013.
Nealon WH, Bawduniak J, Walser EM: Appropriate timing of cholecystectomy in patients who present with moderate to severe gallstone-associated acute pancreatitis with peripancreatic fluid collections. Ann Surg 239 (2004) 741–749.
Nimptsch U, Mansky T: Hospital volume and mortality for 25 types of inpatient treatment in German hospitals: observational study using complete national data from 2009 to 2014. BMJ Open 7 (2017) e016184.
Reinders JS, Goud A, Timmer R et al.: Early laparoscopic cholecystectomy improves outcomes after endoscopic sphincterotomy for choledochocystolithiasis. Gastroenterology 138 (2010) 2315–2320.
Shea JA, Berlin JA, Escarce JJ et al.: Revised estimates of diagnostic test sensitivity and specificity in suspected biliary tract disease. Arch Intern Med 154 (1994) 2573–2581.
Stephen AE, Berger DL: Carcinoma in the porcelain gallbladder: a relationship revisited. Surgery 129 (2001) 699–703.
Van Dijk AH, Wenmmacker SZ, de Reuver PR et al.: Restrictive strategy versus usual care for cholecystectomy in patients with gallstones and abdominal pain (SECURE): a multicentre, randomised, parallel-arm, non-inferiority trial. Lancet 393 (2019) 2322–2330.
Venneman NG, Renooij W, Rehfeld JF et al.: Small gallstones, preserved gallbladder motility, and fast crystallization are associated with pancreatitis. Hepatology 41 (2005) 738–746.
Weinberg BM, Shindy W, Lo S: Endoscopic balloon sphincter dilation (sphincteroplasty) versus sphincterotomy for common bile duct stones. Cochrane Database Syst Rev (2006) CD004890.

22

KAPITEL

23 Akute Cholezystitis, Cholangitis

Frank Lammert

23.1 Akute Cholezystitis

23.1.1 Definition und Basisinformation

Die akute **kalkulöse** Cholezystitis ist die häufigste Komplikation des Gallensteinleidens. Bei 90 % der Patienten mit akuter Cholezystitis ist die Ursache ein passagerer oder dauerhafter Verschluss des Ductus cysticus durch einen Gallenstein, der zu einer ausgeprägten entzündlichen Reaktion führt. Lediglich bei 20–50 % der Patienten kann die sekundäre Infektion der Galle, meist durch *Escherichia (E.) coli* (40 %), Klebsiellen, Enterokokken oder *Enterobacter* (je 10 %) nachgewiesen werden.

Die akute Cholezystitis wird definiert durch

- biliäre Schmerzen, die länger als 6 h anhalten,
- Fieber bzw. Leukozytose und
- Gallenblasenwandödem (Ultraschall) in Kombination mit
- lokalem Druckschmerz (klinisches oder sonographisch-palpatorisches Murphy-Zeichen; Gutt et al. 2018).

Die akute **akalkulöse** Cholezystitis entwickelt sich infolge von Ischämie und Gallenblasenhypomotilität bei bis zu 3 % kritisch kranker Intensivpatienten.

23.1.2 Symptomatik

Die Hälfte der Patienten, die wegen einer akuten Cholezystitis stationär aufgenommen wird, berichtet darüber, bereits zuvor charakteristische biliäre Koliken erlitten zu haben. Diese stellen also ein Warnsymptom für Patient und Arzt dar und sollten zur Vorstellung in der Chirurgie führen (Besselink et al. 2009).

23.1.3 Diagnostik

Sonographie

Die transkutane Sonographie ist in Kombination mit den klinischen Zeichen und laborchemisch erhöhten Entzündungsparametern die Methode der Wahl zum Nachweis oder Ausschluss der akuten Cholezystitis (Sensitivität 94 %, Spezifität 78 %; Shea et al. 1994). Charakteristisch für die akute Cholezystitis ist die Kombination systemischer Entzündungszeichen mit dem „sonographisch-palpatorischen Murphy-Zeichen“ (fokaler Schmerz unter direktem Druck). Für dieses wird ein positiver prädiktiver Wert > 90 % angegeben, der in Zusammenschau mit der Wandverdickung auf > 99 % ansteigt. Eine Mehrfachschichtung der Wand und ein echoarmer Flüssigkeitssaum um die Gallenblase weisen auf die akute Cholezystitis hin. Diffuse Wandverdickungen der Gallenblase können aber auch bei zahlreichen anderen Krankheiten auftreten. Eine weitere Abklärung (z. B. mittels CT) sollte altersabhängig im klinischen Kontext betrachtet werden und kann sowohl die Indikation zur Operation als auch das operative Vorgehen beeinflussen.

Laboruntersuchungen

Erhöhte Transaminasen (ALT) treten bei schweren Entzündungen mit Beteiligung des Leberparenchyms auf. Die Cholestaseparameter (γ-GT, AP, Bilirubin) sind dann ebenfalls häufig erhöht.

23.1.4 Therapie

Metaanalysen von randomisierten kontrollierten Studien stützen die Vorteile der frühelektiven laparoskopischen Cholezystektomie bei der akuten Cholezystitis (Gutt et al. 2018). Dabei handelt es sich um eine klinische Diagnose, die anhand der oben genannten Kriterien zügig und eindeutig gestellt werden soll. Steht die Diagnose fest und liegt eine Operationsfähigkeit des Patienten vor, sollte die laparoskopische Cholezystektomie innerhalb von 24 h nach Aufnahme angestrebt werden, unabhängig davon, wann erstmals Symptome aufgetreten sind (Gutt et al. 2018; Lammert et al. 2026). Verzögerte Operationen gehen mit einer signifikant erhöhten Rate an Komplikationen sowie einer längeren Verweildauer im Krankenhaus einher. Dies gilt grundsätzlich auch für eine akute Cholezystitis in der Schwangerschaft (Hantouli et al. 2024).

Die weltweit größte randomisierte Untersuchung zur akuten Cholezystitis ist die ACDC-Studie (Gutt et al. 2013), eine multizentrische randomisierte kontrollierte Studie, die gemeinsam von Gastroenterologen und Chirurgen in Deutschland durchgeführt wurde. Es zeigten sich bei Patienten der ASA-Risikoklassen I–III klare Vorteile für die laparoskopische Cholezystektomie innerhalb von 24 h nach stationärer Aufnahme der Patienten mit akuter Cholezystitis. Dabei wurden 304 Patienten in eine frühe Gruppe (Cholezystektomie innerhalb von 24 h) und 314 in eine späte Gruppe (zunächst antibiotische Therapie, dann Cholezystektomie zwischen d 7 und 45) eingeschlossen. Bezüglich des primären Endpunkts, Morbidität an d 75, gab es mit 12 % vs. 33 % ein signifikantes Ergebnis zugunsten der frühen Gruppe. Die Hospitalisierungsdauer war in der frühen Gruppe halb so lang. Dagegen gab es keinen Unterschied zwischen den Gruppen bezüglich der Konversionsrate zur offenen Operation (10 % vs. 12 %; Stallmach et al. 2013).

Die primär offene Cholezystektomie ist indiziert, wenn die präoperativen Untersuchungsbefunde komplizierte Verhältnisse voraussagen (z. B. Empyem oder Perforation).

Während die akute Cholezystitis dringlich (innerhalb von 24 h nach Aufnahme) operiert wird, besteht eine Notfallindikation zur sofortigen Operation bei akutem Abdomen und/oder Sepsis.

Bis zur Operation sollte der Patient konservativ durch sofortige Antibiotikatherapie sowie Flüssigkeits- und Elektrolytsubstitution behandelt werden. Als Antibiotika werden Ceftriaxon 2 g/d i. v. + Metronidazol 3 × 500 mg/d i. v. oder Ampicillin + Sulbactam 3 × 3 g empfohlen (Bodmann et al. 2020; Stallmach et al. 2013). Piperacillin + Tazobactam oder Carbapeneme werden bei Risikokonstellationen (z. B. bekannte MRGN-Besiedelung, längere antibiotische Vortherapie, stationäre Vorbehandlung im Ausland außer Niederlande oder Skandinavien) eingesetzt.

Bei Patienten mit notwendiger Thrombozytenaggregationshemmung sollte ASS weitergegeben werden. Bei einer Doppelantikoagulation mit ASS und Clopidogrel sollte je nach Indikation hierfür Clopidogrel pausiert werden. Bei einer Antikoagulation mit direkten oralen Antikoagulanzien sollte bis zur Operation möglichst eine Pause von 24 h eingehalten werden.

Bei akuter Cholezystitis und erhöhtem Operationsrisiko (ASA-Risikoklasse ≥ III) kann eine perkutane Drainage der Gallenblase (Cholezystostomie) oder eine endosonographisch gesteuerte Gallenblasendrainage (EUS-GBD) durchgeführt werden (Gutt et al. 2018; Mayumi et al. 2018). Kann wegen verzögerter Vorstellung oder Diagnosestellung oder aus anderen medizinischen Gründen (zu hohes Operationsrisiko) der Patient nicht frühelektiv operiert werden, sollte die Cholezystektomie im Intervall erfolgen.

Während die große Mehrzahl der Patienten mit symptomatischen Gallenblasensteinen durch die laparoskopische Cholezystektomie behandelt werden kann, können kritisch kranke Patienten eine akute Cholezystitis auch ohne Gallensteine entwickeln. Die akute **akalkulöse Cholezystitis** kann klinisch durch die schwere Grundkrankheit maskiert sein, führt häufig zu Komplikationen (Abszess, Gangrän, Perforation, Empyem), geht nicht selten mit Infektionen durch multiresistente Erreger einher und hat eine hohe Morbidität und Mortalität. In dieser Situation kann die perkutane oder EUS-gesteuerte Cholezystostomie zu einem raschen Rückgang der septischen Zeichen innerhalb von 48–72 h führen, ohne dass eine Absenkung der Mortalität belegt ist (Anderson et al. 2014).

Die rein konservative Therapie der akuten Cholezystitis ist zwar initial möglich, allerdings kommt es nach alleiniger konservativer Behandlung bei mehr als einem Drittel der Patienten zu Komplikationen oder wiederholten stationären Notaufnahmen aufgrund von biliären Schmerzen. Bei mindestens 30 % der Patienten wird im weiteren Verlauf eine Cholezystektomie erforderlich.

MERKE

Ein Gallensteinleiden liegt bei bis zu 90 % der Patienten mit einer akuten Cholezystitis vor. Die seltene akute akalkulöse Cholezystitis entwickelt sich infolge Ischämie und Gallenblasenhypomotilität. Charakteristisch für die akute Cholezystitis ist das sonographisch-palpatorische Murphy-Zeichen (fokaler Schmerz unter direktem Druck im rechten Oberbauch). Idealerweise wird die Cholezystektomie im Stadium der ödematösen Entzündung der Gallenblasenwand innerhalb von 24 h durchgeführt.

23.2 Akute Cholangitis

23.2.1 Definition und Basisinformation

Die akute Cholangitis ist wegen der erhöhten Letalitätsrate eine gefürchtete Komplikation der Choledocholithiasis. Folgende weitere Krankheiten können ebenfalls Ursache einer biliären Obstruktion mit nachfolgender akuter bakterieller Cholangitis sein:

- Choledocholithiasis
- Angeboren: Gallenganganomalien
- Postoperative Faktoren: Gallengangverletzung, Anastomosenstrikturen, Sump-Syndrom
- Entzündliche Faktoren: Parasiten, ABCB4-Defizienz (genetisches Phospholipidmangel-Syndrom)
- Maligne Strikturen: Cholangio-, Gallenblasen-, Papillen-, Pankreaskarzinom
- Duodenaltumoren
- Pankreatitis
- Kompression: Gallengangzysten, Mirizzi-Syndrom
- Papillenstenose
- Duodenaldivertikel, Lemmel-Syndrom

Die Diagnose der akuten Cholangitis ist gesichert, wenn systemische Infektionszeichen, erhöhte Leberwerte und ein sonographisch erweiterter Gallengang vorliegen. Die Diagnose wird als verdächtig angesehen, wenn neben den systemischen Infektionszeichen noch einer der beiden anderen Parameter erfüllt ist (Mayumi et al. 2018).

23.2.2 Symptomatik

Die klassische Charcot-Trias (Fieber, Schmerzen im rechten Epigastrium und Ikterus) kann – wie von Reynolds 1959 beschrieben – mit Bewusstseinsstörungen und Schock einhergehen (Reynolds' Pentade). Die diagnostische Genauigkeit der Charcot-Trias ist mit 22 % unzureichend, da die Spezifität zwar hoch, die Sensitivität aber gering ist. 90 % der Patienten mit akuter Cholangitis haben Fieber, aber nur 60–70 % einen Ikterus (Sharaiha et al. 2017).

23.2.3 Diagnostik

Bei V. a. das Vorliegen einer akuten Cholangitis sollen

- klinische Symptome einer systemischen Inflammation (Fieber, Schüttelfrost) und laborchemische Entzündungsparameter (Leukozyten, CRP) evaluiert,
- Cholestase-Parameter (Bilirubin, γ-GT, AP und ALT) bestimmt und
- transabdominell-sonographisch die Gallengänge (Gallengangweite > 7 mm oder Nachweis eines Konkrements oder eines anderen Abflusshindernisses)

abgeklärt werden.

Bei Vorliegen pathologischer Befunde aller drei diagnostischen Kategorien liegt mit sehr hoher Wahrscheinlichkeit eine obstruktive Cholangitis vor (Gutt et al. 2018).

Der Schweregrad einer akuten Cholangitis sollte bei Erstkontakt und abhängig vom Krankheitsverlauf (zumindest ein weiteres Mal innerhalb der ersten 24 h) beurteilt und dokumentiert werden. Zur Beurteilung des Schweregrads der akuten Cholangitis sollten neben der allgemeinen klinischen Einschätzung Bewusstseinslage, Kreislaufparameter (Herzfrequenz und Blutdruck), Sauerstoffsättigung und Laborparameter (insbesondere Thrombozyten, Kreatinin/GFR, Quick/INR, Albumin) herangezogen werden. Zur Diagnose einer begleitenden Bakteriämie/Sepsis (und zum Erregernachweis mit Resistenztestung) soll bei Zeichen der systemischen Entzündungsreaktion die Entnahme von mindestens 2 (besser 3) Paar Blutkulturen vor Einleitung der antiinfektiven Therapie erfolgen.w

Lassen sich sonographisch weder eine Gallengangerweiterung noch ein Gallengangkonkrement oder ein anderes Abflusshindernis nachweisen (Kriterium 3), sollte eine Endosonographie durchgeführt oder eine MRCP veranlasst werden (➤ Abb. 23.1).

23.2.4 Therapie

Bei obstruktiver steinbedingter akuter Cholangitis muss unverzüglich eine antibiotische Therapie beginnen. Bei leichter Cholan gitis werden primär Ceftriaxon + Metronidazol oder Ampicillin + Sulbactam eingesetzt, bei Grad-II/III-Cholangitis Piperacillin + Tazobactam oder (v. a. bei erhöhtem Risiko für Infektionen durch multiresistente Erreger) Carbapeneme (Bodmann et al. 2020; Gutt et al. 2013). In dieser Situation sind polybakterielle Infektionen häufiger und es werden neben gramnegativen Erregern (*E. coli*, Klebsiellen, *Enterobacter, Pseudomonas*) vermehrt grampositive Entero- und (Pepto-)Streptokokken entdeckt.

Eine endoskopische Therapie der Obstruktion (Steinextraktion oder Drainage) soll in Abhängigkeit von der Dringlichkeit so rasch wie möglich – bei Zeichen der Sepsis unverzüglich – erfolgen. Bei der Cholangitis zeigte sich in einer randomisierten Studie ein signifikanter Vorteil des endoskopischen gegenüber dem operativen Vorgehen hinsichtlich Komplikationen und Letalität (Lai et al. 1992). Im Rahmen der ERCP sollte Galle für mikrobiologische Untersuchungen asserviert werden; in 60–90 % der Fälle liefern die Gallekulturen positive Ergebnisse, wohingegen Blutkulturen nur bei 20–70 % der Patienten positiv sind (Zimmer und Lammert 2015).

Der Zeitpunkt der Obstruktionsbehandlung (Steinextraktion oder Drainage) berücksichtigt den Schweregrad der Cholangitis. In den Toyko Guidelines (Mayumi et al. 2018) wird dieser in drei Grade eingeteilt:

- Der höchste Schweregrad (Grad III) ist bei Sepsiszeichen gegeben (Therapie mit Katecholaminen, Bewusstseinstrübung, respiratorische Insuffizienz, Kreatinin > 2 mg/dl, INR > 1,5 oder Thrombozyten < 100 G/L). In dieser Phase ist eine Drainage oder die Beseitigung des Hindernisses unverzüglich erforderlich. Misslingt die Steinextraktion, ist eine nasobiliäre Sonde oder ein biliärer Stent zur Ableitung notwendig. Beide Verfahren sind gleich effektiv.
- Grad II ist erreicht, wenn zwei der folgenden Parameter erfüllt sind:
  - Leukozyten > 12 oder < 4/nl
  - Fieber ≥ 39 °C
  - Alter ≥ 75 J.
  - Bilirubin > 5 mg/dl
  - Albumin < unterer Normwert ×0,7

In dieser Situation wird die endoskopische Sanierung innerhalb von 24 h angeraten.

In Beobachtungsstudien war eine solche dringende ERCP bei Patienten mit akuter Cholangitis mit einer geringeren Sterblichkeit verbunden (Odds Ratio 0,81; 95 %-Konfidenzintervall 0,73–0,90; Du et al. 2020).

Misslingt die endoskopische Behebung der Gallengangobstruktion, muss perkutan-transhepatisch interveniert werden. Steht dieses Verfahren nicht zur Verfügung, sollte der Patient in ein Zentrum verlegt werden. Eine Alternative zum perkutan-transhepatischen Vorgehen ist in Expertenhand die endosonographisch gestützte Gallengangdrainage (Fusaroli et al. 2016), die in einer Metaanalyse im Vergleich zur perkutan-transhepatischen Gallenwegdrainage eine höhere klinische Effektivität, weniger Komplikationen und eine geringere Re-Interventionsrate aufwies (Sharaiha et al. 2017).

Nach erfolgreicher endoskopischer oder perkutaner Gallengangsanierung soll bei Cholezystolithiasis möglichst frühzeitig cholezystektomiert werden. Bei steinfreier Gallenblase mit normaler Kontraktilität ist aufgrund des im Langzeitverlauf geringen Komplikationsrisikos ein abwartendes Verhalten gerechtfertigt (Gutt et al. 2018).

MERKE

Die obstruktive steinbedingte akute Cholangitis sollte so rasch wie möglich (bei septischen Zeichen notfallmäßig) durch die endoskopische Extraktion des Steins (oder Stenteinlage) behandelt werden; eine antibiotische Begleittherapie ist unverzüglich angezeigt.

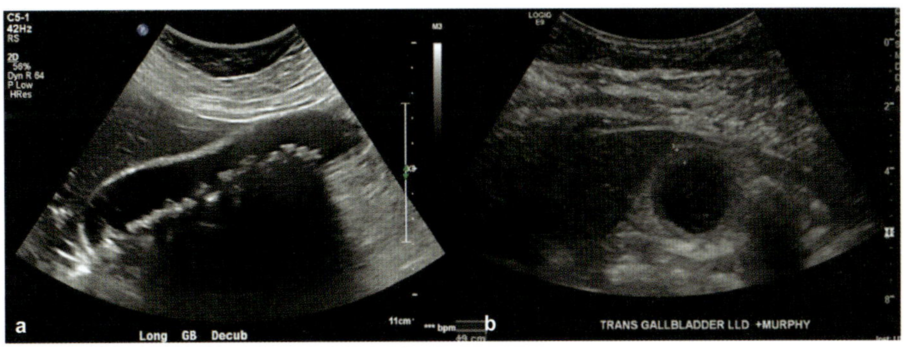

Abb. 23.1 Ultraschallaufnahme: Gallensteine **(a)**, akute Cholezystitis mit Gallensteinen und Murphy-Zeichen **(b)** [E1449]

LEITLINIEN

Bodmann KF, Grabein B, Kresken M et al.: S2k Leitlinie Kalkulierte parenterale Initialtherapie bakterieller Erkrankungen bei Erwachsenen – Update 2018. GMS Infect Dis 8 (2020) Doc20.

Fusaroli P, Jenssen C, Hocke M et al.: European Federation of Societies for Ultrasound in Medicine and Biology, Guidelines on Interventional Ultrasound (INVUS), Part V. Ultraschall Med 37 (2016) E77–E99.

Gutt C, Jenssen C, Barreiros AP et al.: Aktualisierte S3-Leitlinie der Deutschen Gesellschaft für Gastroenterologie, Verdauungs- und Stoffwechselkrankheiten (DGVS) und der Deutschen Gesellschaft für Allgemein- und Viszeralchirurgie (DGAV) zur Prävention, Diagnostik und Behandlung von Gallensteinen. Z Gastroenterol 56 (2018) 912–966.

Lammert F, Acalovschi M, Ercolani G et al.: European Association for the Study of the Liver, Clinical Practice Guidelines on the prevention, diagnosis and treatment of gallstones. J Hepatol 65 (2016) 146–181.

Mayumi T, Okamotot K, Takada T et al.: Tokyo Guidelines 2018: management bundles for acute cholangitis and cholecystitis. J Hepatobiliary Pancreat Sci 25 (2018) 96–100.

LITERATUR

Anderson JE, Inui T, Talamini MA et al.: Cholecystostomy offers no survival benefit in patients with acute acalculous cholecystitis and severe sepsis and shock. J Surg Res 190 (2014) 517–521.

Besselink MG, Venneman NG, Go PM et al.: Is complicated gallstone disease preceded by biliary colic? J Gastrointest Surg 13 (2009) 312–317.

Du L, Cen M, Zheng X et al. Timing of performing endoscopic retrograde cholangiopancreatography and inpatient mortality in acute cholangitis: a systematic review and meta-analysis. Clin Transl Gastroenterol 11 (2020) e00158.

Gutt CN, Encke J, Köninger J et al.: Acute cholecystitis: early versus delayed cholecystectomy, a multicenter randomized trial (ACDC study, NCT00447304). Ann Surg 258 (2013) 385–393.

Hantouli MN, Droullard DJ, Nash MG et al. Operative vs nonoperative management of acute cholecystitis during the different trimesters of pregnancy. JAMA Surg 159 (2024) 28–34.

Lai EC, Mok FP, Tan ES et al.: Endoscopic biliary drainage for severe acute cholangitis. N Engl J Med 326 (1992) 1582–1586.

Sharaiha RZ, Khan MA, Kamal F et al.: Efficacy and safety of EUS-guided biliary drainage in comparison with percutaneous biliary drainage when ERCP fails: a systematic review and metaanalysis. Gastrointest Endosc 85 (2017) 904–914.

Shea JA, Berlin JA, Escarce JJ et al.: Revised estimates of diagnostic test sensitivity and specificity in suspected biliary tract disease. Arch Intern Med 154 (1994) 2573–2581.

Stallmach A, Hagel S, Bruns T et al.: Kalkulierte Antibiotikatherapie bei intraabdominellen Infektionen – Fallbeispiele und evidenzbasierte Therapieempfehlungen. Z Gastroenterol 51 (2013) 1069–1081.

Zimmer V, Lammert F: Acute bacterial cholangitis. Viszeralmedizin 31 (2015) 166–172.

KAPITEL

24

Werner Langer und Jan Spürkel

Neoplasien von Gallenblase und extrahepatischen Gallenwegen

24.1 Gutartige Tumoren von Gallenblase und Gallenwegen

24.1.1 Gutartige Tumoren der Gallenblase

Definition und Basisinformation

Gutartige Tumoren der Gallenblase werden als Gallenblasenpolypen (GBP) meist bei der Abdomensonographie aus anderem Anlass als Zufallsbefunde entdeckt. Bei ansonsten gesunden Personen werden in 5–7 % der Fälle einer oder mehrere Polypen entdeckt (Gallahan et al. 2010).

Sie treten häufiger bei älteren Personen, Diabetes, Übergewicht und chronischer Hepatitis C auf. Nur ein geringer Teil dieser Polypen hat das Potenzial einer malignen Entartung zu einem Gallenblasenkarzinom. Der überwiegende Teil der kleinen Polypen < 10 mm sind Cholesterolpolypen, Adenomyome und inflammatorische Polypen. Andere Entitäten wie Granulome, Leiomyome und Neurofibrome sind weitaus seltener.

Cholesterolpolypen machen 60–70 % aller GBP aus und entsprechen Pseudotumoren aus in die Lamina propria eingelagerten Lipiden. Sie treten meist multipel und häufiger bei Frauen nach mehreren Schwangerschaften auf (Roa et al. 2004).

Adenomyome machen ca. 25 % der GBP aus und sind hyperplastische Polypen. Entzündungszustände z. B. im Rahmen von wiederholten Cholezystitiden werden mit ihrer Entstehung in Verbindung gebracht. Sie sind oft im Fundus lokalisiert und können als größere Teile der Gallenblasenwand betreffend als Adenomyomatose auftreten. Sie haben kein Potenzial der malignen Entartung. Sonomorphologisch ist die Abgrenzung zum Gallenblasenkarzinom mitunter schwierig.

Inflammatorische Polypen entstehen ebenfalls infolge chronischer Entzündungsvorgänge, treten einzeln auf und sind meist 5–10 mm groß.

Adenome machen ca. 5 % aller GBP aus. Sie entstehen aus der Mukosa und unterliegen einer Adenom-Karzinom-Sequenz. Sie treten gehäuft bei primär sklerosierender Cholangitis (PSC) und familiären Polyposis-Syndromen auf. Das Risiko der malignen Entartung korreliert eng mit der Größe. So ist bei Adenomen > 10 mm das Risiko einer bereits bestehenden malignen Entartung zwischen 25 und 75 % (Sun et al. 2015).

MERKE

Die Größe von Gallenblasenpolypen korreliert mit dem Potenzial zur malignen Entartung.
- Polypen < 10 mm sind selten maligne.
- Polypen ≥ 10 mm sind oft, Polypen ≥ 20 mm nahezu immer maligne.

Symptomatik und klinisches Bild

Gallenblasenpolypen sind fast immer asymptomatisch. Selten treten sie mit biliären Beschwerden in Erscheinung. Akute Blutungen aus Polypen mit Hämobilie und das Auftreten eines Verschlussikterus sowie das Auslösen von Pankreatitiden sind beschrieben worden (Gallahan et al. 2010). Werden unspezifische Symptome wie Abdomenschmerzen und Völlegefühl berichtet, sollten vorrangig Differenzialdiagnosen bedacht und ggf. ausgeschlossen werden, z. B. mittels **ÖGD.**

Diagnostik und Differenzialdiagnose

Primäres Diagnostikum ist die **perkutane Sonographie (Empfehlungsgrad A;** Foley et al. 2022). Wichtig ist eine sichere Unterscheidung von neoplastischen und nichtneoplastischen Gallenblasenpolypen, um einerseits eine Übertherapie zu vermeiden und andererseits der Entwicklung zu einem Gallenblasenkarzinom mit schlechter Prognose zuvorzukommen. Bei polypösen Wandveränderungen der Gallenblase ist durch Zuhilfenahme von Lagerungsmanövern die Wandzugehörigkeit der Läsion zu klären. So können auch kleine Gallensteine < 5 mm ohne Schallschatten sicher von Polypen differenziert werden. Bei guten Schallbedingungen können Linearschallköpfe die Ortsauflösung und die diagnostische Sicherheit verbessern.

Die **Kontrastmittelsonographie (CEUS)** unterscheidet sicher zwischen vitalem und avitalem Gewebe und hilft bei der Abgrenzung der äußeren Gallenblasenwand und dem Leberparenchym. Bei sessilen und größeren Polypen kann durch Nutzung von **Farbdoppler** und CEUS mit der Beurteilung der Vaskularisation eine Unterscheidung von Adenomen und Adenokarzinomen gelingen (Sun et al. 2015).

Bestehen bei Polypen und Wandverdickungen diagnostische Unsicherheiten hinsichtlich des neoplastischen Potenzials bietet sich der **endosonographische Ultraschall (EUS)** mit seiner besseren Ortsauflösung, ggf. unter Zuhilfenahme von Kontrastmittel als zusätzliche Bildgebung an. Diese sollte bei Polypen > 5 mm und unklaren sonographischen Befunden erfolgen, um ein wandüberschreitendes Wachstum auszuschließen (Choi et al. 2013; Gallahan et al. 2010).

Als nichtinvasive Diagnostik kommt auch eine **MRT** ggf. mit **MRCP** infrage, womit eine Differenzierung verschiedener Ursachen einer Gallenblasenwandverdickung gelingen kann.

Besteht Anhalt für eine maligne Entartung, soll eine erweiterte bildgebende Diagnostik mittels **CT** zum Ausschluss von Fernmetastasen erfolgen.

Therapie und Surveillance

Das Management von Gallenblasenpolypen, gerade solcher < 10 mm, ist umstritten.

Die Empfehlungen stützen sich v. a. auf retrospektive Studien.

- Der überwiegende Teil der Gallenblasenpolypen bedarf keiner Therapie.
- Bei **Polypen ≥ 10 mm** und solchen mit einem **Wachstum ≥ 2 mm/J.** soll dem Patienten eine laparoskopische Cholezystektomie angeboten werden (**Empfehlungsgrad A;** Foley et al. 2022).
- Bei **Polypen ≥ 10 mm** und Vorhandensein von Gallensteinen, ebenso wie bei Porzellangallenblase, sollte cholezystektomiert werden (**Empfehlungsgrad A;** Gutt et al. 2018).
- Bei **Polypen > 18–20 mm** sollte primär eine offene Cholezystekomie geplant werden. Bei vorhandener Expertise kann eine laparoskopische Cholezystektomie erfolgen (**Empfehlungsgrad C;** Gallahan et al. 2010).
- Bei neben dem Nachweis eines Polypen gleichzeitig vorliegenden **biliären Beschwerden** sollte nach Ausschluss alternativer Ursachen eine Cholezystektomie mit dem Patienten besprochen werden (**Empfehlungsgrad A;** Foley et al. 2022).
- **Patienten mit Risikofaktoren** für Malignität und **Polypen 6–9 mm** sollten cholezystektomiert werden (**Empfehlungsgrad B;** Foley et al. 2022; Edeline et al. 2019).
- Bei asymptomatischen Patienten und Polyp < 10 mm und fehlenden Risikofaktoren für Malignität sind sonographische Kontrollen ausreichend (**Empfehlungsgrad A;** Foley et al. 2022).
- **Polypen ≤ 5 mm** bei Patienten **mit Risikofaktoren** sollten nach 6 und 12 Mon., dann jährlich für insgesamt 5 J. kontrolliert werden (**Empfehlungsgrad B;** Foley et al. 2022).
- **Polypen 6–9 mm** bei Patienten **ohne Risikofaktoren** sollten nach 6, 12 und 24 Mon. kontrolliert werden. Bei fehlendem Wachstum sind keine weiteren Kontrollen notwendig (**Empfehlungsgrad B;** Foley et al. 2022; Szpakowski et al. 2020).
- **Polypen ≤ 5 mm** bei Patienten ohne Risikofaktoren müssen nicht kontrolliert werden (**Empfehlungsgrad A;** Foley et al. 2022; Szpakowski et al. 2020).

MERKE

Risikofaktoren für Malignität in Gallenblasenpolypen: Gallensteine, Alter > 60 J., PSC, asiatische Abstammung, sessiler Polyp/fokale Wandverdickung > 4 mm.

24.1.2 Gutartige Tumoren der Gallenwege

Definition und Basisinformation

Gutartige Tumoren der Gallenwege sind in der westlichen Welt selten und verlässliche Inzidenzen lassen sich für Deutschland nicht angeben. Tumoren der intrahepatischen Gallenwege werden wie Lebertumoren diagnostiziert und behandelt.

Intraduktale papilläre Neoplasien der Gallenwege (IPNB) und biliäre intraepitheliale Neoplasien (BilIN) gelten als Präkanzerosen des cholangiozellulären Karzinoms (CCC). Ihr Anteil an Gallengangtumoren in der westlichen Welt ist gering um 7–11 %.

Sie können im gesamten biliären System vorkommen, wobei die IPNB vornehmlich extrahepatisch vorkommen. Meist fallen sie bei einer Bildgebung aus anderem Anlass auf, z. B. beim HCC-Screening von Zirrhosepatienten. Eine PSC, Gallenganganomalien wie Choledochuszysten, familiäre Polyposis-Syndrome und Gallengangsteine sind bekannte Risikofaktoren. In Südostasien ist die chronische Infektion mit Leberegeln der Hauptgrund für eine deutlich höhere Inzidenz. Klinisch werden diese Tumoren meist erst bei relevanter Größenzunahme apparent, dann mit unspezifischen abdominellen Beschwerden, Gewichtsverlust oder biliären Beschwerden und Cholangitis. Dies ist der Grund für die meist späte Diagnose als cholangiozelluläres Karzinom mit schlechter Prognose (Rocha et al. 2012).

In der **transkutanen Sonographie** fallen oft nur eine vor der Neoplasie bestehende Erweiterung der Gallenwege oder Gangunregelmäßigkeiten auf. In der **CT** und insbesondere in der **MRT** mit gallegängigem Kontrastmittel lassen sich papilläre oder noduläre Strukturen in den Gallengängen darstellen. Die Therapie besteht in der vollständigen chirurgischen Resektion, bei lokal ausgedehnten intrahepatischen Befunden auch durch Lebertransplantation (Kubota et al. 2020).

Gesondert besprochen werden müssen die Neoplasien der Papilla vateri, die zu 95 % Papillenadenome sind. Sie entsprechen 0,2–5 % der neu diagnostizierten Neoplasien des Magen-Darm-Trakts und treten überwiegend sporadisch auf, wobei die Inzidenz bei Patienten < 45 J. in den letzten Jahren zugenommen hat. Die Inzidenz bei Patienten aus Familien mit Polyposis-Syndromen (FAP, Gardner-Syndrom) ist um bis zu dem Faktor 120 erhöht. Papillenadenome gehen entweder vom pankreatikobiliären System oder der Duodenalmukosa aus, was therapeutische und prognostische Relevanz hat. Sie folgen einer Adenom-Karzinom-Sequenz und sollten daher stehts im Gesunden entfernt werden (Ramai et al. 2019).

Durch ihre Lage am anatomischen Flaschenhals des Gallengangsystems werden sie i. d. R. früher symptomatisch als höher sitzende Neoplasien, klassischerweise durch einen Verschlussikterus. Weiterhin können diffuse oder krampfartige abdominelle Beschwerden bestehen. Die meisten frühen Adenome sind asymptomatisch, daher fallen sie oft als Zufallsbefund bei einer **ÖGD** auf. In 38 % der Fälle treten simultan Gallengangsteine auf (Kimchi et al. 1998).

Diagnostik

- Wegen der tangentialen Lage ist die Sicht auf die Papille mit der standardmäßig verwendeten Geradeausblick-Optik oft schlecht. Eine Untersuchung mit Abstandskappe kann die Beurteilbarkeit verbessern (**Empfehlungsgrad C;** ESGE 2021; Abdel Hafez et al. 2017).
- Bei V. a. einen Papillenprozess, z. B. bei biliären Beschwerden, soll ein **Duodenoskop** mit Seitblickoptik zum Einsatz kommen.

Hiermit lassen sich die Papillenregion gut beurteilen und gezielt Proben entnehmen (**Empfehlungsgrad A;** ESGE 2021).
- Weil es keine beweisenden endoskopischen Kriterien gibt, um ein Adenom sicher von nicht neoplastischen und bereits malignen Veränderungen zu unterscheiden, muss die Diagnose eines Adenoms histologisch gesichert werden. (**Empfehlungsgrad A;** ESGE 2021).
- Besteht bei vergrößerter Papille trotz negativer Histologie weiterhin der V. a. auf ein Adenom, soll eine Kontrolle inklusive Biopsien und EUS nach 3 Mon. erfolgen (**Empfehlungsgrad A;** ESGE 2021).
- Besteht eine Cholestase, sollen nach kurzer Papillotomie wiederholt Biopsien entnommen werden. Alternativ kann eine Probe via EUS (EUS-Feinnnadelaspiration oder -biopsie) erfolgen (**Empfehlungsgrad A;** ESGE 2021).
- Der Pathologe kann anhand der mikroskopischen Veränderungen niedriggradige (LGD) und hochgradige Dysplasien (HGD) unterscheiden. Die Diagnose einer LGD soll durch erneute Biopsien bestätigt werden (**Empfehlungsgrad A;** ESGE 2021).
- Die lokale Ausdehnung, ein Wachstum in den Gallengang und das Vorhandensein vergrößerter Lymphknoten in der Umgebung, das auf Malignität hinweist, werden durch **EUS** und **MRCP** bestimmt (**Empfehlungsgrad A;** ESGE 2021; Chathadi et al. 2015; Trikudanathan et al. 2014).

Therapie

Wegen der potenziellen malignen Entartung ist eine vollständige Entfernung des Adenoms im Sinne einer En-bloc-Resektion das Ziel. Bei Patienten mit familiären Polyposis-Syndromen und hoher Polypenlast gelten abweichende Empfehlungen. Bei Nachweis einer high-grade Dysplasie soll i. d. R. therapiert werden (ESGE 2019).
- Wegen der niedrigeren Morbidität des Eingriffs ist für **Adenome ≤ 3 cm** und fehlender oder **nur kurzstreckiger Involvierung des DHC** die **endoskopische Papillektomie** mit einer Polypektomieschlinge das Verfahren der Wahl (**Empfehlungsgrad A;** ESGE 2021; Kimchi et al. 1998; Spadaccini et al. 2020).
- Bei kurzstreckigem Einwachsen in den Gallengang kann mit **Argon-Plasma-Koagulation (APC-Therapie)** verbliebenes Adenomgewebe zerstört werden (**Empfehlungsgrad C;** ESGE 2021; Desilets et al. 2001).
- Ein Pankreasstent zur Prophylaxe einer Pankreatitis soll regelhaft gelegt und nach wenigen Tagen endoskopisch entfernt werden (**Empfehlungsgrad A;** ESGE 2021; Harewood et al. 2005).
- Bei Rezidiven oder unvollständiger Entfernung des Adenoms ist i. d. R. eine endoskopische Nachresektion möglich. Neben der Pankreatitis stellen Blutungen und Perforationen den Großteil der insgesamt seltenen Komplikationen dar (**Empfehlungsgrad A;** ESGE 2021; Spadaccini et al. 2020).
- Bei **Adenomen > 4 cm** oder technischer Unmöglichkeit der endoskopischen Resektion wird **chirurgisch** im Sinne einer **transduodenalen Ampullektomie** behandelt (**Empfehlungsgrad C;** ESGE 2021; Spadaccini et al. 2020).
- Bei **Adenomen zwischen 3 und 4 cm** wird idealerweise nach interdisziplinärer Besprechung eine **Einzelfallentscheidung** getroffen (**Empfehlungsgrad C;** ESGE 2021; Spadaccini et al. 2020).
- Bei histologischem Nachweis eines Karzinoms oder Hinweisen hierfür in der prätherapeutischen Diagnostik wird das Ausmaß der Resektion erweitert und eine **Pankreatikoduodenektomie** mit nahezu 0 % Rezidivrate, aber entsprechend hoher Morbidität und perioperativer Mortalität durchgeführt. Hierzu kommen nur biologisch fitte Patienten infrage (ECOG 0–1) (**Empfehlungsgrad A;** ESGE 2021; Gracient et al. 2020).
- Nicht selten wird im Resektionspräparat einer Papillektomie ein Karzinom gefunden. Beschränkt sich das Karzinom auf die Mukosa (Carcinoma in situ, Cis) gilt die endoskopische Resektion als kurativ, ansonsten muss wegen des hohen Risikos für Lymphknotenmetastasen operiert werden. Sowohl die endoskopische als auch die operative Therapie sollten in Abteilungen mit ausreichender Erfahrung stattfinden (**Empfehlungsgrad C;** ESGE 2021; Gracient et al. 2020; Ramei et al. 2029).
- Bei multimorbiden Patienten, für die eine operative Therapie nicht infrage kommt, ist bei biliären Beschwerden die endoskopische Papillotomie und Anlage eines Metallstents eine gute Option (**Empfehlungsgrad A;** ESGE 2021).

Nachsorge

Auch wenn für die endoskopische Papillektomie die Rezidivraten mit 0–33 % mittlerweile ähnlich niedrig sind wie bei der transduodenalen Ampullektomie, müssen nach endoskopischer Resektion engmaschige Kontrollen erfolgen, um Rezidive zu erkennen. Eine **ÖGD** mit **Duodenoskopie** und Probenentnahmen sollten in 3, 6 und 12 Mon., dann anschließend jährlich bis mind. 5 J. nach Therapie erfolgen. Vor erneutem Therapieversuch sollte eine Wiederholung der Diagnostik inklusive EUS und MRCP erfolgen (**Empfehlungsgrad A;** ESGE 2021).

24.2 Bösartige Tumoren von Gallenblase und Gallenwegen

24.2.1 Bösartige Tumoren der Gallenblase

Definition und Basisinformation

Bösartige Tumoren der Gallenwege sind insgesamt selten. Im Jahr 2020 sind in Deutschland 5130 Fälle diagnostiziert worden hiervon ca. 28 % Gallenblasenkarzinome. Die überwiegende Zahl sind Adenokarzinome (RKI 2019/20).

Sie sind eine Erkrankung des Alters. Das mittlere Erkrankungsalter beträgt 75 J. Neben dem weiblichen Geschlecht sind Gallenblasenpolypen, chronische Entzündungen der Gallenblase sowie ihr Folgezustand, die Porzellangallenblase, große Gallenblasensteine über 3 cm Größe, eine Gallenwegfehlmündung in den Pankreasgang und eine PSC Risikofaktoren.

In einigen Ländern Südamerikas, Südostasiens und Osteuropas sind die Inzidenzen deutlich höher (Randi et al. 2006).

Das 5-Jahres-Überleben ist mit 20 % in der Gesamtgruppe schlecht. Es ist stark abhängig vom Tumorstadium zum Diagnosezeitpunkt. In lokalisierten Stadien werden Überlebensraten bis 75 % berichtet, diese fällt bei lokal fortgeschrittenen und metastasierten Stadien auf 28 % bzw. unter 5 % (RKI 2019/20).

Symptomatik und klinisches Bild

Es gibt keine verlässlichen Frühzeichen und eine klinische Symptomatik tritt meist erst in späten Stadien auf. Oft führen unspezifische abdominelle Beschwerden über eine Sonographie des Abdomens zur Auffindung von Gallenblasenpolypen als Zufallsbefund. Bei Polypen über > 1 cm muss das Vorliegen eines Karzinoms vermutet werden.

In 0,2–3 % aller Cholezystektomien findet sich als Zufallsbefund ein Gallenblasenkarzinom und in nur 30 % der Fälle wird präoperativ ein Gallenblasenkarzinom vermutet (Romano et al. 2001).

Symptome wie Übelkeit, Oberbauchschmerzen und ungewollter Gewichtsverlust sind unspezifisch. Zeichen wie Ikterus, eine tastbare indolente Gallenblase, eine Magenausgangsstenose und Aszites treten in späten Stadien auf. Eine kurative Behandlung ist dann meist nicht mehr möglich (➤ Abb. 24.1).

Diagnostik und Staging

Für das Staging des Gallenblasenkarzinoms sollte die aktuelle Fassung des TNM-Systems Anwendung finden. Das T-Stadium beschreibt hier die Invasion des Karzinoms in die Gallenblasenwand.

Das Diagnostikum der ersten Wahl ist die **transkutane Abdomensonographie.** Fokale echoarme Verdickungen der Gallenblasenwand, größere Polypen und eine fehlende Abgrenzbarkeit der Gallenblasenwand zur Leber bei fehlender Druckdolenz bei Palpation mit dem Schallkopf in Inspiration (negatives sonographisches Murphy-Zeichen) sind verdächtig auf ein Gallenblasenkarzinom. Aszites und Leberfiliae als Zeichen einer fortgeschrittenen Erkrankung können mit guter Sensitivität nachgewiesen werden.

Bei schlechter Abgrenzbarkeit der Gallenblasenwand zum Leberparenchym kann eine **Kontrastmittelsonographie/CEUS** eine Invasion in das Lebergewebe nachweisen (Tsuji et al. 2012).

Bei nicht sicher benignen Befunden und zum T-Staging soll der **EUS** wegen der exzellenten Ortsauflösung eingesetzt werden (Choi et al. 2013; Vijayakumar et al. 2013) Er erkennt bei vorhandener Expertise zuverlässig die Infiltrationstiefe sowie eine Infiltration in den Gallengang. In inoperablen Stadien kann endosonographisch gesteuert die für eine Systemtherapie notwendige Biopsie gewonnen werden (EUS-Feinnadelaspiration/-biopsie, EUS-FNA/EUS-FNB; Wennmacker et al. 2018).

Zum Ausschluss von Fernmetastasen soll ein **kontrastmittelverstärktes CT** des Abdomens und Thorax erfolgen (**Empfehlungsgrad A;** DGVS 2024).

Nachteilig beim Abdomen-CT ist die schlechte Darstellung einer möglichen Gallenganginfiltration. Deshalb soll bei einem geplanten operativen Vorgehen ein **MRT des Abdomens inklusive MRCP** erfolgen (**Empfehlungsgrad A;** DGVS 2024).

Bei unklaren Befunden nach vollständiger bildgebender Diagnostik kann präoperativ oder bei Rezidivverdacht ein FDG-PET/CT nach Empfehlung durch das interdisziplinäre Tumorboard eingesetzt werden. Hierdurch können in einem relevanten Umfang Lymphknoten- und Fernmetastasen gefunden werden, was das therapeutische Konzept ändert (**Empfehlungsgrad C;** Kiefer et al. 2021).

Insgesamt dient diese Diagnostik v. a. dazu, lokal fortgeschrittene und metastasierte Stadien zu erkennen und so dem Patienten eine prognostisch sinnlose Operation mit inhärenter Morbidität und Mortalität zu ersparen. Bei der kurativ intendierten Operation wird i. d. R. mit einer **Laparoskopie** begonnen, bei der nochmals 20 % der Patienten als inoperabel erkannt werden.

Die **ERCP** und **PTCD** kommen beim Verschlussikterus und dringlich bei Cholangitis in therapeutischer Intention zur Galleableitung zum Einsatz.

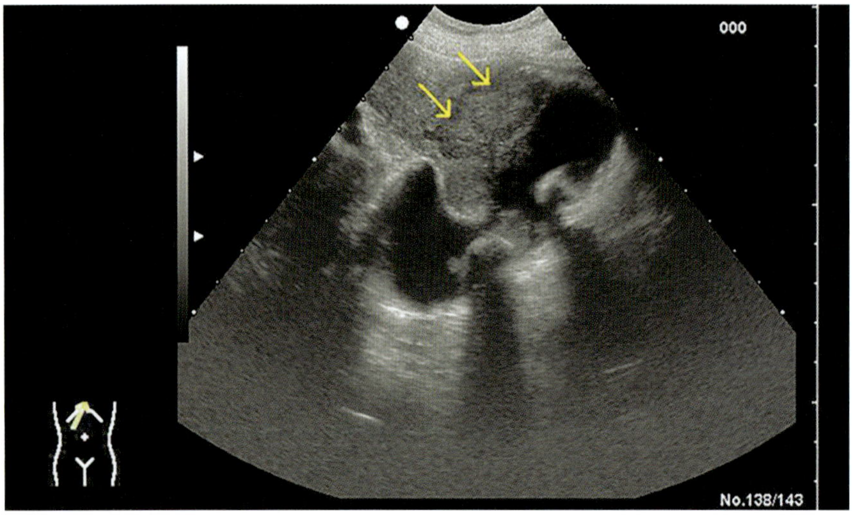

Abb. 24.1 Sowohl endo- als auch exophytisch in das umgebende Lebergewebe einwachsendes Gallenblasenkarzinom (Pfeile) bei Cholezystolithiasis [M512]

Therapie

Die Therapie des Gallenblasenkarzinoms findet stadienbasiert und unter Berücksichtigung des funktionellen Zustands und Komorbiditäten des Patienten statt.

Die einzige kurative Therapieoption ist die vollständige **chirurgische Entfernung** des Tumors. Sie soll erfolgen, wenn keine Fernmetastasen vorliegen (cM0) und eine R0-Resektion möglich erscheint (**Empfehlungsgrad A;** DGVS 2024).

Oft stellt sich beim Zufallsbefund eines Gallenblasenkarzinoms in einem Cholezystektomiepräparat die Frage nach der Notwendigkeit einer Nachresektion.

Schon bei T2-Situationen ist die Prognose deutlich schlechter, sodass hier bei akzeptablem Patientenzustand eine **adjuvante Therapie** erfolgt.

In der palliativen Situation sind der Gewinn an Lebensqualität und Lebenszeit Therapieziele.

Operation

- Bei **Tis und T1a-Tumoren,** d. h. Infiltration bis maximal Submukosa, ist eine Cholezystektomie ausreichend. Bei erfolgter Cholezystektomie aus anderem Anlass (inzidentelles Gallenblasenkarzinom) und R0-Situation ist keine Nachresektion erforderlich (**Empfehlungsgrad A;** DGVS 2024).
- Bei **T1b-Tumoren,** d. h. eine Infiltration in die Muskularis, soll eine zusätzliche Leberresektion und systematische Lymphadenektomie erfolgen, wenn beim Patienten kein erhöhtes Risiko für postoperative Komplikationen besteht. Die Nachresektion sollte innerhalb von 45 d erfolgen (**Empfehlungsgrad A;** DGVS 2024; Coimbra et al. 2020).
- Bei **T2-Tumoren,** d. h. eine Infiltration in das perimuskuläre Bindegewebe, noch ohne Infiltration der Leber, sollte eine zusätzliche Leberresektion und systematische Lymphadenektomie erfolgen (**Empfehlungsgrad A;** Coimbra et al. 2020).
- Bei **T3-Tumoren** mit Infiltration in die Leber, lokalen Lymphknotenmetastasen **(N1)** und bei Beteiligung der intra- und extrahepatischen Gallengänge und Gefäße sind teils erweiterte Hepatektomien mit oder ohne Resektion der Hauptgallengänge mit entsprechend erhöhter perioperativer Morbidität notwendig. Hier erfolgt nach Resektion der **intraoperative Schnellschnitt** und bei tumorfreien Absetzungsrändern im Anschluss die Lymphadenektomie (**Empfehlungsgrad A;** Coimbra et al. 2020).
- **T4-Tumore** mit ausgedehnter Leberinfiltration oder Invasion in Nachbarorgane, Tumoren mit vermehrten lokalen Lymphknotenmetastasen **(N2),** Infiltration der großen arteriellen Gefäße oder Pfortaderinvasion sind i. d. R. inoperabel. Der Stellenwert einer neoadjuvanten Chemo- oder Radiochemotherapie ist unklar, es laufen hierzu Studien (NCT02867865).

Adjuvante und palliative Therapie

➤ Kap. 24.2.2.

Nachsorge

➤ Kap. 24.1.1.

24.2.2 Bösartige Tumoren der Gallenwege

Definition und Basisinformation

Intrahepatische Cholangiokarzinome werden unter den primären Lebertumoren besprochen und sind nicht Teil dieses Kapitels.

Die Begriffe Cholangiokarzinom, cholangiozelluläres Karzinom und biliäres Karzinom werden synonym verwendet. Wegen der weiten Verbreitung wird der Terminus cholangiozelluläres Karzinom (CCC) verwendet, wenngleich die Abstammung von Cholangiozyten nicht in allen Fällen gesichert ist. Intraduktale papilläre Neoplasien des biliären Systems (IPNB) und biliäre intraepithelialle Neoplasien (BilIN) sind Vorläufer in einer Adenom-Karzinom-Sequenz, wenngleich im überwiegenden Teil eine Diagnose erst in späten Stadien gestellt wird.

Es handelt sich um eine seltene Erkrankung mit schlechter Prognose. Die Inzidenz liegt in Deutschland bei 2–3/100.000 Einwohner. Die Rate an extrahepatischen Gallengangkarzinomen zu intrahepatischen ist bei Männern mit 80 % deutlich höher als bei Frauen.

Das CCC ist eine Erkrankung des Alters. Das mittlere Erkrankungsalter liegt bei Männern um 72, bei Frauen um 78 Jahre. Ein bekannter Risikofaktor für die Entwicklung eines CCC ist die PSC mit einem Lebenszeitrisiko von bis zu 10 %. Erkrankungen auf dem Boden einer PSC treten rund zwei Dekaden vor den sporadischen auf. Weitere Risikofaktoren sind eine Choledocholithiasis und Choledochuszysten, in Südostasien nach wie vor chronische biliäre Infektionen durch Trematoden. Historisch führte die Exposition zu thoriumhaltigen Kontrastmitteln zu einem deutlich erhöhten Auftreten von Gallengangkarzinomen.

Die Prognose ist nach wie vor ungünstig mit absoluten 5-Jahres-Überlebensraten zwischen 11 % und 26 % über alle Stadien hinweg und selbst nach R0-Resektionen werden häufig Früh- oder Spätrezidive beobachtet.

Unter den extrahepatischen biliären Karzinomen werden die perihilären Cholangiokarzinome (Klatskin-Tumoren) und distalen Cholangiokarzinome zusammengefasst. Distal ist definiert über eine Lokalisation unterhalb der Einmündung des Ductus cysticus in den Gallengang. Die perihilären Karzinome befinden sich oberhalb der Mündung des Ductus cysticus und distal der Gallengänge 2. Ordnung und stellen mit 50–70 % den Großteil der Gallenwegkarzinome dar.

Bildmorphologisch können verschiedene Wachstumsarten unterschieden werden. Der überwiegende Teil der extrahepatischen CCC zeigt ein periduktal-infiltratives Wachstum mit nur diskreten Auffälligkeiten in der Bildgebung. Ein intraduktal wachsender Typ fällt frühzeitig klinisch auf durch eine entsprechende Stenose- und Cholestasesymptomatik und hat eine bessere Prognose.

Wegen der therapeutischen Relevanz hat sich für die perihilären Karzinome bis heute die Einteilung nach Bismuth als praktikabel bewährt. Die klinische Stadieneinteilung erfolgt anhand der aktuell gültigen TNM-Klassifikation (derzeit 8. Auflage, 2017). Sie ist für intrahepatische, perihiläre, distale und Gallenblasenkarzinome unterschiedlich.

MERKE

Einteilung der perihilären Tumoren nach Bismuth

- Bismuth I: Beteiligung des Hauptgangs unterhalb der Hepatikusgabel
- Bismuth II: Beteiligung des Hauptgangs sowie der Gabel
- Bismuth IIIa/b: Beteiligung von Hauptgang und Ductus hepaticus dexter/sinister
- Bismuth IV: Beteiligung Hauptgang und beiden Ductus hepatici oder multizentrischer Tumor

Symptomatik und klinisches Bild

Das typische Symptom ist die Cholestase, die in Abhängigkeit von der Lokalisation früher oder später bei nahezu jedem Patienten auftritt. Verbunden hiermit sind Symptome wie Juckreiz und Fatigue. Unspezifische Symptome sind Oberbauchschmerzen und Gewichtsverlust. Laborchemisch findet sich eine Leberwerterhöhung cholestatischen Musters mit führender Erhöhung des Bilirubins (direkt > indirekt), der GGT und AP, später auch eine Verschlechterung der Syntheseparameter mit Anstieg des INR. Eine Cholangitis mit zusätzlichem Auftreten von Fieber und Entzündungszeichen im Labor kann den Verlauf komplizieren und verschlechtert die Prognose.

Diagnostik und Staging

Ziel ist die Abgrenzung von anderen Ursachen einer Cholestase wie Metastasen oder entzündlichen Strikturen auf der einen Seite und eine sichere Feststellung der Tumorausbreitung auf der anderen Seite, um eine Planung der Resektionsgrenzen vornehmen zu können und kurativ aussichtslose Situationen wie eine lokale Inoperabilität oder Fernmetastasierung festzustellen. Die histologische Sicherung der Diagnose ist obligat im palliativen Setting vor Einleitung einer Chemotherapie.

Das Stellen der Diagnose bleibt trotz der unbestreitbaren Fortschritte in der Bildgebung oft eine Herausforderung, weshalb sich bei V. a. einen Gallenwegtumor die Vorstellung in einem Zentrum empfiehlt.

Primäres Diagnostikum ist die **transkutane Sonographie.** In frühen Stadien sind eine lokale Erweiterung der prästenotischen Gallenwege oder eine Gangunregelmäßigkeit meist die einzigen Zeichen in der Bildgebung und führen zur erweiterten bildgebenden Diagnostik. Der intraduktal wachsende Typ kann mitunter als echoarme Raumforderung in erweiterten Gallenwegen dargestellt werden. Mithilfe des **Farbdopplers** und von **CEUS** kann eine Gefäßinfiltration in die Pfortader mit guter Sicherheit nachgewiesen und von einer Thrombose abgegrenzt werden. Mit **EUS** gelingt gerade bei distal gelegenen Tumoren der Nachweis eines wandüberschreitenden Wachstums besser als mit allen anderen Verfahren.

Er ist auch bezogen auf das Erkennen von suspekten lokoregionären Lymphknoten wegen der hervorragenden Ortsauflösung das beste Verfahren. EUS-kontrolliert können hier Proben entnommen werden **(EUS-FNA).** Auch aus perihilären Läsionen können nach interdisziplinärer Besprechung bei unklaren Fällen Proben entnommen werden. Das Risiko von Stichmetastasen ist beschrieben, scheint aber gering zu sein (De Moura et al. 2018).

Histologisch können auch seltene Differenzialdiagnosen wie eine IgG4-assoziierte Cholangitis festgestellt werden.

Ein **MRT der Leber** ist die Methode der ersten Wahl zur Darstellung der Gallenwege und soll vor geplanter operativer Therapie durchgeführt werden. Eine **MRCP** kommt bei V. a. perihiläre Tumoren im Rahmen des regionalen Stagings zum Einsatz sowie vor geplanter therapeutisch intendierter ERCP.

Ein **CT mit Kontrastmittel von Thorax und Abdomen** wird zum Ausschluss von Fernmetastasen eingesetzt, ist in der Darstellung des Lokalbefundes jedoch der Sonographie nicht überlegen. Ein **PET-CT** kann in Einzelfällen nach Beschluss der interdisziplinären Tumorkonferenz zum Einsatz kommen (Kiefer et al. 2021).

Die Bestimmung des T-Stadiums der perihilären Gallenwegtumoren stellt sich als schwierig dar. Hier kann der **intraduktale Ultraschall (IDUS)** wichtige Informationen liefern.

Die **ERCP** ist nach wie vor der Goldstandard in der Diagnostik der PSC und zur Klärung neu aufgetretener Stenosen. Therapeutisch kommt sie bei bestehender Cholestase und Cholangitis notfallmäßig zum Einsatz. Zur Materialgewinnung können eine Bürstenzytologie entnommen oder eine transpapilläre Zangenbiopsie erfolgen. Die Sensitivität lässt sich selbst bei Kombination beider Verfahren nicht wesentlich über 60 % steigern, sodass ein Ausschluss eines Malignoms nicht möglich ist (➤ Abb. 24.2).

Besser ist die diagnostische Ausbeute bei der **Cholangioskopie,** bei der unter Sicht Proben aus suspekten Stenosen entnommen werden können. Ihr Stellenwert liegt in der histologischen Sicherung von Malignität in ätiologisch unklaren biliären Stenosen (Gerges et al. 2020).

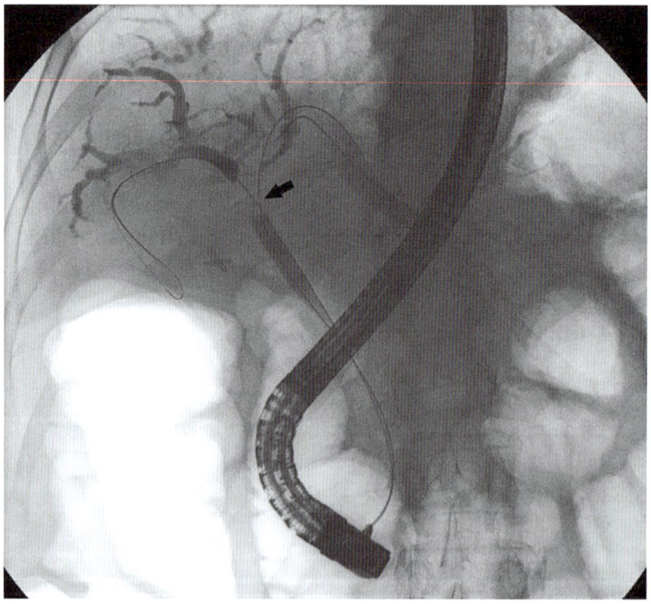

Abb. 24.2 Proximales cholangiozelluläres Karzinom (CCC): Gallengangabbruch im Bereich der Hepatikusgabel infolge eines CCC (Pfeil) [M1680]

Ist kein endoskopischer Zugang möglich, kann perkutan via **PTCD** ein Zugang zum Gallenwegsystem hergestellt werden. Hierüber können die o. g. diagnostischen Prozeduren ebenfalls erfolgen. Auch eine Drainage ist möglich (Hameed et al. 2016).

Laborchemisch werden neben Blutbild, Leber- und Nierenfunktionsparametern und der Gerinnung die Tumormarker **CA 19-9** und **CEA** bestimmt. Zu beachten ist, dass CEA unspezifisch ist und CA 19-9 auch bei benignen cholestatischen Erkrankungen ansteigt.

MERKE

Mit laborchemischer, bildgebender und endoskopischer Diagnostik ist kein sicherer Ausschluss eines Gallengangkarzinoms in frühen Stadien möglich. Somit ist bei hinreichendem Verdacht eine **diagnostische Laparoskopie** und bei fehlenden Hinweisen für eine Metastasierung eine **onkologische Resektion** indiziert.

Therapie

Operation

Analog zu den Gallenblasenkarzinomen stellt auch für die Gallengangkarzinome die komplette chirurgische Entfernung (R0-Resektion) die einzig kurative Therapieoption dar. Sie soll erfolgen, wenn aus der präoperativen Diagnostik und intraoperativ eine R0-Resektion möglich erscheint und die Patienten fit genug hierfür sind. Sie sollte in Zentren durch erfahrene hepatobiliäre Chirurgen erfolgen, wobei sich eine perioperative Mortalität unter 5 % erreichen lässt. Hierbei lassen sich abhängig vom Stadium und der Patientenselektion 5-Jahres-Überlebensraten zwischen 20–50 % erzielen (Blechacz 2017).

Bei perihilären Karzinomen erfolgen meist Hemihepatektomien oder erweiterte Hemihepatektomien ggf. in Verbindung mit einer präoperativen Pfortaderastembolisation. Ist bei R1-Resektion am Gallengang eine Nachresektion möglich, sollte diese erfolgen.

Für extrahepatische Karzinome ist die pyloruserhaltene Pankreatikoduodenektomie oder eine konventionelle Pankreaskopfresektion nach Kausch-Whipple das Standardtherapieverfahren.

Adjuvante Therapie

Nach Resektion eines Gallenblasen- oder Gallengangkarzinoms beträgt das mediane Überleben nach 5 J. ca. 30 % und die 3-Jahres-Rückfallrate beträgt 80 % (Bridgewater et al. 2022; Mavros et al. 2014).

Aus diesem Grund erfolgten in den letzten Jahren mehrere randomisierte Studien zur Frage möglicher adjuvanter Therapieansätze zur Verbesserung des Gesamtüberlebens nach Operation (Desilets et al. 2001; Ebata et al. 2018; Piha-Paul et al. 2020). Bislang gelang lediglich in einer Studie der Nachweis eines anhaltenden moderaten Effekts einer adjuvanten Therapie (Bridgewater et al. 2022). Durch eine 6-monatige postoperative, orale Chemotherapie mit Capecitabin konnte bei einer Nachbeobachtungszeit von 106 Mon. ein medianes Gesamtüberleben von 49,6 Mon. nach Behandlung mit Capecitabin gegenüber 36,1 Mon. im Beobachtungsarm (HR 0,74) erreicht werden (Bridgewater et al. 2022). Am meisten profitierten Patienten mit nodaler Metastasierung sowie geringer Tumordifferenzierung und R1-Resektion.

Aufgrund dieser Ergebnisse wird Capecitabin postoperativ sowohl bei Gallenblasen- als auch Gallengangkarzinomen in den deutschen, europäischen und amerikanischen Leitlinien empfohlen (Vogel et al. 2023; Shroff et al. 2019). Aufgrund der insgesamt nur moderaten Verbesserungen durch Capecitabin sollten zukünftig unbedingt noch die Ergebnisse der laufenden Studien berücksichtigt werden – ACTICCA-1, (Rekrutierung 2023 beendet, Europa) und JCOG-1202 (Japan) –, in denen Cisplatin/Gemcitabin gegen Capecitabin und Beobachtung sowie S1 gegen Beobachtung getestet werden.

Bei R1-Resektion wird auch die lokale Nachbestrahlung in Kombination mit einer 5-FU-Chemotherapie empfohlen (Shroff et al. 2019; Keane et al. 2018).

MERKE

Postoperativ wird bei biliären Karzinomen v. a. bei Lymphknotenbefall und R1-Resektion eine adjuvante orale Chemotherapie mit Capecitabin über 6 Mon. empfohlen (**Empfehlungsgrad A;** Vogel et al. 2023; Shroff et al. 2019).

Palliative Therapie

Lokal fortgeschrittene Tumoren

Etwa ein Viertel der Patienten mit Gallengang- und Gallenblasenkarzinomen präsentieren sich primär mit bereits lokal fortgeschrittenen, inoperablen Erkrankungen im Bereich der Leber und regionären Lymphknoten (Valle et al. 2021).

Hier ist die Behandlung i. d. R. bereits palliativ und zunächst auf eine Tumormassenreduktion sowie eine Beseitigung von Gallengangobstruktionen ausgerichtet. Manche Therapieansätze sind hierbei verbunden mit der Hoffnung auf eine relevante Lebenszeitverlängerung.

In vorderster Linie werden die Anwendungen moderner Strahlentherapieverfahren wie stereotaktische Körperbestrahlung oder intensitätsmodulierte Bestrahlungsverfahren mit oder ohne begleitende Chemotherapie untersucht, wobei bislang noch keine randomisierten Studienergebnisse vorliegen. Frühe Studien konnten jedoch lokale Tumorkontrollraten von 45–100 % erreichen mit einem 1-Jahres-Überleben zwischen 58 und 81 % (Keane et al. 2018).

Als weitere lokal-tumorreduktive Verfahren kommen bei erhaltener Lebergefäßstruktur die transarterielle Chemoembolisation (TACE) mit verschiedenen Chemotherapeutika wie Irinotecan, Doxorubicin oder Cisplatin sowie die Chemotherapie über die Leberarterie (HAI) mit 5-FU in Betracht. Beide Verfahren konnten die Überlebenszeiten der Patienten auf > 12 Mon. anheben und werden z. T. auch in Kombination mit systemischen palliativen Chemotherapien eingesetzt (Valle et al. 2021).

Neben diesen auf Reduktion der Tumormasse gerichteten lokal wirksamen Verfahren ist die Einlage von Gallenwegdrainagen das wichtigste palliativ symptomatische Verfahren.

Gallenwegdrainagen können endoskopisch transpapillär oder transhepatisch eingebracht werden (Han et al. 2019). Auch wenn zum Erhalt der Leberfunktion eine einseitige Drainage ausreicht, ist zur Prophylaxe der Cholangitis die beidseitige Drainage zu bevorzugen. Es gibt keinen zweifelsfreien Nachweis, dass mit einem solchen Verfahren die Lebenszeit verlängert werden kann. Ebenso wenig gibt es Hinweise darauf, dass unterschiedliche Stent-Typen mit unterschiedlichem Überleben verbunden sind. So wird die Auswahl der Stent-Typen von der zu erwartenden Lebensprognose des Patienten abhängig zu machen sein. Patienten, die aller Voraussicht nach länger als 3 Mon. leben werden, profitieren von selbstexpandierenden Metallendoprothesen (Mukai et al. 2013).

Nach dem Auftreten einer Cholangitis kann eine antibiotische Langzeitprophylaxe mit Ciprofloxacin erwogen werden.

Metastasierte Erkrankung

Bei Vorliegen einer primär metastasierten Erkrankung oder einem nicht operablen Tumorrezidiv eines Gallenblasen- oder Gallengangkarzinoms ist die zu erwartende Lebenszeit von Patienten ohne weitere Therapie sehr kurz, zwischen 2,5 und 4,5 Mon. (Glimelius et al. 1996; Sharma et al. 2010).

Deshalb hat sich bei lokal fortgeschrittenen und metastasierten biliären Karzinomen die kombinierte Chemotherapie als Erstlinientherapie in den letzten 10–15 J. etabliert. Da in den hierzu durchgeführten Studien aufgrund der Seltenheit der Erkrankung sowohl Gallenblasen- als auch intrahepatische wie extrahepatische zu nahezu gleichen Anteilen behandelt wurden, gelten die weiteren Empfehlungen zur palliativen Chemotherapie für alle Entitäten der biliären Karzinome.

Im Jahr 2010 konnte erstmals unter einer Chemotherapie mit Cisplatin und Gemcitabin (ABC-02-Studie; Valle et al. 2010) eine mittlere Überlebenszeit der Patienten von 11,7 Mon. erreicht werden, was zur Etablierung dieser Kombination als empfohlene Erstlinientherapie führte. Diese Ergebnisse konnten 2022 nochmals bestätigt werden mit einem medianen Überleben von 11,5 Mon. unter Cisplatin und Gemcitabin (Oh et al. 2022).

Als wichtigstes prognostisches Kriterium vor Beginn einer palliativen Systemtherapie gilt der Allgemeinzustand/Performancestatus der Patienten (Rizzo, Brandi 2021). Die oben angeführte Chemotherapie ist sicherlich nur bei einem ECOG-Score von 0–1 sinnvoll durchführbar, wohingegen bei einem schlechteren Performancestatus (ECOG > 1) den Patienten bei Therapiewunsch eher eine Monotherapie mit Gemcitabin oder 5-FU/Capecitabin angeboten werden sollte.

Die Hinzunahme eines dritten Chemotherapeutikums bzw. einer 3er-Kombination im Sinne einer Therapieintensivierung konnten keine signifikante Lebensverlängerung erzielen (Phelip et al. 2020; Shroff et al. 2023), sodass die Therapie mit Cisplatin und Gemcitabin bis vor Kurzem der Behandlungsstandard in der Erstlinie blieb.

Erst aufgrund neuerer Entwicklungen im Bereich der Immuntherapie konnte sich vor Kurzem die Chemo-Immuntherapie mit einem Checkpoint-Inhibitor (Durvalumab bzw. Pembrolizumab) in Kombination mit Cisplatin und Gemcitabin als neuester Therapiestandard durchsetzen durch eine signifikante Verbesserung des Gesamtüberlebens auf im Median 12,7 Mon. (Pembrolizumab C/G, Keynote 966; Kelley et al. 2023) bzw. 12,8 Mon. (Durvalumab C/G, TOPAZ-1; Oh et al. 2022) gegenüber der Kombination aus Cisplatin und Gemcitabin (jeweils medianes OS von 10,9 bzw. 11,5 Mon., HR zwischen 0,8–0,83).

Als eine mögliche Folgetherapie im Sinne einer Zweitlinien-Chemotherapie hat sich Oxaliplatin und 5-FU in 2-wöchentlichen Abständen entsprechend dem Protokoll der ABC-06-Studie herauskristallisiert (Lamarca et al. 2021). Erstmals konnte in einer randomisierten Vergleichsstudie ein medianer Überlebensvorteil mit 6,2 gegenüber 5,2 Mon. für eine Zweitlinientherapie gezeigt werden im Vergleich mit Best Supportive Care. Somit ist diese Behandlung bei ausreichend gutem Allgemeinzustand in dieser Situation zu empfehlen.

Im Verlauf der initialen Therapien entwickelt sich unweigerlich eine Therapieresistenz mit Progression der biliären Karzinome, sodass bereits mit Beginn der Erstlinientherapie mit Cisplatin/Gemcitabin und Durvalumab oder Pembrolizumab frühzeitig eine weitere molekularpathologische Diagnostik aus dem Tumorgewebe eingeleitet werden sollte. Es sollten mögliche, später zu nutzende Therapietargets identifiziert werden.

Aufgrund von größeren Untersuchungen zu Treibermutationen im Krankheitsprozess der biliären Karzinome hat man in 40–50 % der Fälle (Nakamura et al. 2015; Rizzo, Brandi 2021) mögliche, in der Zweitlinie zu nutzende Therapieziele entdecken können, die in unterschiedlicher Häufigkeit bei den einzelnen Tumorentitäten auftreten. Heute geht man aufgrund dieser Mutationsverteilungen und der unterschiedlichen Überlebenszeiten von unterschiedlichen Tumorbiologien der extra-, intrahepatischen und Gallenblasenkarzinomen aus (Valle et al. 2021).

Die am häufigsten vorkommenden Targetmutationen bei biliären Karzinomen sind aktivierende IDH1-Mutationen (R132) und FGFR-Fusionen bzw. Rearrangements, die überwiegend bei extra- und intrahepatischen cholangiozellulären Karzinomen vorkommen (13–20 %; Jusakual et al. 2017).

Zugelassen in der Behandlung ist hier der IDH1-Inhibitor Ivosidenib nach Versagen einer Chemotherapie mit Cisplatin und Gemcitabin bei nachgewiesener IDH1-R132-Mutation. Hierdurch konnte zwar nur ein geringes objektives Tumoransprechen erreicht werden, jedoch mit einer deutlichen Überlebenszeitverlängerung auf 10,3 Mon. gegenüber Placebo mit 5,2 Mon. und sehr guter Therapieverträglichkeit (Zhu et al. 2021).

Bei nachgewiesenen aktivierenden FGFR-Fusionen bzw. Rearrangements sind mittlerweile eine Reihe an FGFR-Inhibitoren erfolgreich in klinischen Studien getestet worden als Zweitlinientherapie nach Versagen von Chemotherapie: Pemigatinib (Abou-Alfa et al. 2020), Futibatinib (Goyal et al. 2023), Erdafitinib. Zugelassen zur Therapie ist aktuell bereits Pemigatinib, das in 38 % der Patienten ein Ansprechen nach vorheriger Chemotherapie mit einer mittleren Dauer von > 9 Mon. erreichen konnte. Das Nebenwirkungsspektrum war überschaubar und wurde vom Auftreten einer Hypophosphatämie dominiert (Fight-202; Abou-Alfa et al. 2020).

Seltener vorkommende Mutationen wie KRAS-Mutationen oder HER-2-Überexpressionen (überwiegend bei Gallenblasenkarzinomen) sind ebenfalls mit teilweise bereits zugelassenen gezielten Inhibitoren therapierbar, wobei v. a. bei HER-2-Überexpression die Kombination von Trastuzumab/Pertuzumab vielversprechend ist

(Hainsworth et al. 2018). Bei nachgewiesenen BRAF-V600E-Mutationen (5 % der intrahepatischen Cholangiokarzinome) kommen möglicherweise die bewährten BRAF/MEK-Inhibitortherapien wie bei Bronchialkarzinomen in Betracht (Subbiah et al. 2020).

Bei dem Nachweis einer Mikrosatelliteninstabilität oder Mismatch-Repair-Defizienz im Tumorgewebe kann bei Versagen einer vorherigen alleinigen Chemotherapie eine Immuntherapie mit Pembrolizumab als Montherapie zum Einsatz kommen (Piha-Paul et al. 2020).

Insgesamt zeigt die zunehmende Zahl zu identifizierender molekularer Therapieziele in der Zukunft weitere Therapieoptionen für fortgeschrittene biliäre Karzinome. So kann auf eine Verbesserung der Ergebnisse mit hoffentlich deutlichen Zugewinnen in Lebenszeit und Lebensqualität gehofft werden.

MERKE

Im metastasierten Stadium ist bei biliären Karzinomen als 1. Linientherapie die Kombination Cisplatin und Gemcitabin mit dem Immun-Checkpoint-Hemmer Durvalumab oder Pembrolizumab bei Patienten mit gutem Performancestatus (ECOG 0–1) etabliert (**Empfehlungsgrad A;** Vogel et al. 2023).

Frühzeitig sollten weitere molekulargenetische Untersuchungen angestrebt werden, um mögliche Therapietargets für weitere Therapielinien mit gezielten Substanzen zu finden.

Nachsorge

Bis heute gibt es keine eindeutige Evidenz für einen Überlebensvorteil durch eine strukturierte Nachsorge. Aufgrund der in den letzten Jahren besser werdenden Ergebnisse palliativer Systemtherapien und der insgesamt kurzen Lebenszeit symptomatisch metastasierter Patienten, bietet sich trotzdem die Durchführung einer regelmäßigen Nachuntersuchung an, insbesondere unter Berücksichtigung postoperativ auftretender Langzeitfolgen wie Malabsorption oder postoperativer Gallenwegstenosen. Die Etablierung wirksamer Erst- und Zweitlinientherapien im metastasierten Stadium spricht deutlich zugunsten einer regelmäßigen Nachuntersuchung durch bildgebende Verfahren gegenüber einer rein symptomorientierten Nachsorge und sollte aufgrund des Rezidivmusters der biliären Karzinome bis 5 J. postoperativ erfolgen (Bridgewater et al. 2022).

So erscheint es sinnvoll, alle 3–6 Mon. eine klinische Untersuchung sowie die Bestimmung der Leberwerte und Tumormarker zusammen mit Sonographie anzubieten (Vogel et al. 2023). Ein biphasisches CT oder dynamisches MRT sollte im 1. Jahr alle 3 Mon., im 2. Jahr alle 3–6 Mon. und hiernach jährlich erfolgen bis zum Ende des 5. Jahres (DGVS 2024).

MERKE

Aufgrund der sich ständig verbessernden Therapieoptionen auch für Patienten mit Tumorrezidiven oder Metastasen wird eine regelmäßige onkologische Nachsorge nach primär erfolgreicher Operation bei biliären Karzinomen in 3- bis 6-monatigen Abständen in Leitlinien empfohlen (**Empfehlungsgrad C;** Choi et al. 2013; De Moura et al. 2018).

LEITLINIEN

Deutsche Gesellschaft für Gastroenterologie, Verdauungs- und Stoffwechselkrankheiten e. V. (DGVS): Diagnostik und Therapie des Hepatozellulären Karzinoms und biliärer Karzinome. Version 5.1, 2024, AWMF-Registernummer 032-053OL. https://register.awmf.org/de/leitlinien/detail/032-053OL.

Foley K, Lahaye M, Thoeni RF et al.: Management and follow-up of gall bladder polyps: updated jointed guidelines between the ESGAR, EAES, EFISDS and ESGE European Radiology 32 (2022) 3358–3368.

Gutt C, Jenssen C, Barreiros A-P et al.: Aktualisierte S3-Leitlinie der DGVS und DGAV zur Prävention, Diagnostik und Behandlung von Gallensteinen. Z Gastroenterologie 56 (2018) 912–966.

Shroff RT, Kennedy EB, Bachini M et al.: Adjuvant Therapy for Resected Biliary Tract Cancer: ASCO Clinical Practice Guideline J Clin Oncol 37 (2019) 1015–1027.

Van Leerdam ME, Roos VH, Hooft JE et al.: Endoscopic management of polyposis syndroms: European society of Gastrointestinal endoscopy (ESGE) Guideline. Endoscopy 51(9) (2019) 877–895.

Vanbiervliet G, Strijker M, Arvanitakis M et al.: Endoscopic management of ampullary tumors: European society of gastrointestinal endoscopy (ESGE) Guideline. Endoscopy 53(4) (2021) 429–448. doi: https://doi.org/10.1055/a-1397–3198. Epub 2021 Mar 16.

Vogel A, Bridgewater J, Edeline J et al.: Biliary tract cancer: ESMO Clinical Practice Guideline for diagnosis, treatment and follow-up. Ann Oncol 34 (2023) 127–140.

LITERATUR

Abdel Hafez M, Phillip V, Hapfelmeier A et al. Cap assisted upper endoscopy for examination of the major duodenal papilla: a randomized, blinded, controlled crossover study (CAPPA Study). Am J Gastroenterol 112 (2017) 725–733.

Abou-Alfa GK, Sahai V, Hollebecque A et al.: Pemigatinib for previously treated, locally advanced or metastatic cholangiocarcinoma: a multicentre, open-label, phase 2 study. Lancet Oncol 21 (2020) 671–84.

Blechacz B: Cholangiocarcinoma: Current Knowledge and New Developments. Gut Liver 11 (2017) 13–26. doi:https://doi.org/10.5009/gnl15568.

Bridgewater J, Fletcher P, Palmer DH et al.: Long-Term Outcomes and Exploratory Analyses of the Randomized Phase III BILCAP Study. J Clin Oncol 40 (2022) 2048–2057.

Chathadi KV, Khashab MA, Acosta RD et al.: The role of Endoscopy in duodenal adenomas Gastrointest Endosc 82(5) (2015) 773–81.

Choi JH, Seo DW, Choi JH et al.: Utility of contrast-enhanced harmonic EUS in the diagnosis of malignant gallbladder polyps. Gastrointest Endosc 78 (2013) 484–493.

Colmbra FJF, Torres OJM, Allkhanov R et al.: BRAZILIAN CONSENSUS ON INCIDENTAL GALLBLADDER CARCINOMA. Arq Bras Cir Dig 33 (2020) e1496.

De Moura DT, De Moura EG, Bernardo WM. Endoscopic retrograde cholangiopancreaticography versus endoscopic ultrasound for tissue diagnosis of malignant biliary stricture: Systematic review und meta-analysis. Endoscopic ultrasound 7(1) (2018) 10–19.

Desilets DJ, Dy RM, Ku PM et al.: Endoscopic management of tumors of the major duodenal papilla: Refined techniques to improve outcome and avoid complications. Gastrointest Endosc 54 (2001) 202–208.

Ebata T, Hirano S, Konishi M et al.: Randomized clinical trial of adjuvant gemcitabine chemotherapy versus observation in resected bile duct cancer. Br J Surg 105(3) (2018) 192–202.

Edeline J, Benabdelghani M, Bertaut A et al.: Gemcitabine and oxaliplatin chemotherapy or Surveillance in resected biliary tract cancer (PRODIGE 12-ACCORD 18-UNICANCER GI): a randomized phase III study. J Clin Oncol 37(8) (2019) 658–667.

Gallahan WC, Conway DC: Diagnosis and management of gallbladder polyps. Gastroenterol Clin North Am 39(2) (2010) 359–67.

Gerges C, Beyna T, Tang RS et al.: Digital single-operator peroral cholangioscopy-guided biopsy sampling versus ERCP-guided brushing for indeterminate biliary strictures: a prospective, randomized, multicenter trial. Clinical Endoscopy 5 (2020) 1105–1113.

Glimelius B, Hoffman K, Sjoden PO et al.: Chemotherapy improves survival and quality of life in advanced pancreatic and biliary cancer. Ann Oncol 7(6) (1996) 593–600.

Goyal L, Meric-Bernstam F, Hollebecque A et al.: Futibatinib for *FGFR2*-Rearranged Intrahepatic Cholangiocarcinoma. N Engl J Med 388 (2023) 228–239.

Gracient A, Delcenserie R, Chatelain D et al.: Endoscopic or surgical ampullectomy for intramucosal ampullary tumor: the patient populations are not the same. J Visc Surg 157 (2020) 183–191.

Hainsworth JD, Meric-Bernstam F, Swanton C et al.: Targeted therapy for advanced solid tumors on the basis of molecular profiles. J Clinical Oncol 36 (2018) 36–42.

Hameed A, Pang, T, Chiou, J et al.: Percutaneous vs. endoscopic pre-operative biliary drainage in hilar cholangiocarcinoma – A systematic review and meta-analysis. HPB 18 (2016) 400–410.

Han SY, Kim SO, So H et al.: EUS-guided biliary drainage versus ERCP for first-line palliation of malignant distal biliary obstruction: A systematic review and meta-analysis. Sci Rep 9 (2019) 16551.

Harewood GC, Pochron NL, Gostout CJ: Prospective, randomized, controlled trial of prophylactic pancreatic stent placement for endoscopic snare excision of the duodenal ampulla. Gastrointest Endosc 62 (2005) 367–370.

Jusakul A, Cutcutache I, Yong CH et al.: Whole-genome and epigenomic landscapes of etiologically distinct subtypes of cholangiocarcinoma. Cancer Discov 7 (2017) 1116–1135.

Keane FK, Zhu AX, Hong TS: Radiotherapy for biliary tract cancers. Semin Radiat Oncol 28 (2018) 342–50.

Kelley RK, Ueno M, Yoo C et al.: Pembrolizumab in combination with gemcitabine and cisplatin compared with gemcitabine and cisplatin alone for patients with advanced biliary tract cancer (KEYNOTE-966): a randomised, double-blind, placebo-controlled, phase 3 trial. Lancet 401 (2023) 1853–1865.

Kiefer LS, Sekler J, Gückel B et al.: Impact of 18F-FDGPET/CT on Clinical Management in Patients with Cholangiocellular Carcinoma. BJR|Open 3 (2021) 20210008.

Kimchi NA, Mindrul V, Broide E et al.: The contribution of endoscopy and biopsy to the diagnosis of periampullary tumors. Endoscopy 30 (1998) 538–543.

Klein A, Qi Z, Bahin FF et al.: Outcomes after endoscopic resection of large laterally spreading lesions of the papilla and conventional ampullary adenomas are equivalent. Endoscopy 50 (2018) 972–983.

Kubota K, Jang JY, Nakanuma Y et al.: Clinicopathological characteristics of intraductal papillary neoplasm of the bile duct: a Japan-Korea collaborative study. J Hepatobiliary Pancreat Sci 27(9) (2020) 581–597.

Lamarca A, Palmer DH, Wasan HS et al.: Second-line FOLFOX chemotherapy versus active symptom control for advanced biliary tract cancer (ABC-06): a phase 3, open-label, randomised, controlled trial. Lancet Oncol 22 (2021) 690–701.

Mavros MN, Economopoulos KP, Vangelis GA et al.: Treatment and prognosis for patients with intrahepatic cholangiocarcinoma: systematic review and meta-analysis. JAMA Surg 149(6) (2014) 565–574.

Mukai T, Yasuda I, Nakashima M et al.: Metallic stents are more efficacious than plastic stents in unresectable malignant hilar biliary strictures: A randomized controlled trial. J. Hepatobiliary Pancreat Sci 20 (2013) 214–222.

Nakamura H, Arai Y, Totoki Y et al.: Genomic spectra of biliary tract cancer, Nat Genet 47 (9) (2015) 1003–1010.

Oh, D-Y, He AR, Qin S et al.: Durvalumab plus Gemcitabine and Cisplatin in Advanced Biliary Tract Cancer (TOPAZ-1). NEJM Evid 1(8) (2022) 1–11.

Phelip JM, Desrame J, Edeline J et al.: Modified FOLFIRINOX versus CISGEM as first-line chemotherapy for advanced biliary tract cancer: Results of AMEBICA PRODIGE 38 randomized phase II trial. Ann of Oncol 31 (Supplement 4) (2020) 260–261.

Piha-Paul SA, Oh D-Y, Ueno M et al.: Efficacy and safety of pembrolizumab for the treatment of advanced biliary cancer: Results from the KEYNOTE-158 and KEYNOTE-028 studies Int J Cancer 147 (2020) 2190–2198.

Primrose JN, Fox RP, Palmer DH et al.: Capecitabine compared with observation in resected biliary tract cancer (BILCAP): A randomised, controlled, multicentre, phase 3 study. Lancet Oncol 20 (2019) 663–673.

Ramai D, Ofosu A, Singh J et al.: Demographics, tumor characteristics, treatment, and clinical outcomes of patients with ampullary cancer: a Surveillance, Epidemiology, and End Results (SEER) cohort study. Minerva Gastroenterol Dietol 65 (2019) 85–90.

Randi G, Franceschi S, La Vecchia C: Gallbladder cancer worldwide: geographical distribution and risk factors. Int J Cancer 118(7) (2006) 1591.

Rizzo A, Brandi G: First-line Chemotherapy in Advanced Biliary Tract Cancer Ten Years After the ABC-02 Trial: "And Yet It Moves!". Cancer Treat Res Commun 27 (2021) 10033.

Roa I, de Aretxabala X, Morgan R et al.: Clinicopathological features of gallbladder polyps and adenomas. Rev Med Chil 132 (2004) 673–679.

Robert Koch-Institut (RKI): Krebs in Deutschland für 2019/2020.

Rocha FG, Lee H, Katabi N et al.: Intraductal papillary neoplasm of the bile duct: a biliary equivalent to intraductal papillary mucinous neoplasm of the pancreas? Hepatology 56 (2012) 1352–1360.

Romano F, Franciosi C, Caprotti R et al.: Laparoscopic cholecystectomy and unsuspected gallbladder cancer. Eur J Surg Oncol 27(3) (2001) 225–228.

Sharma A, Dwary AD, Mohanti BK et al.: Best supportive care compared with chemotherapy for unresectable gall bladder cancer: a randomized controlled study. J Clin Oncol 28(30) (2010) 4581–4586.

Shroff RT, Guthrie KA, Scott AJ et al.: SWOG 1815: A phase III randomized trial of gemcitabine, cisplatin, and nab-paclitaxel versus gemcitabine and cisplatin in newly diagnosed, advanced biliary tract cancers. J Clin Oncol 41(4_suppl) (2023) LBA490-LBA490.

Spadaccini M, Fugazza A, Frazzoni L et al.: Endoscopic papillectomy for neoplastic ampullary lesions: A systematic review with pooled analysis. United Eur Gastroenterol J 8 (2020) 44–51.

Subbiah V, Lassen U, Élez E et al.: Dabrafenib plus trametinib in patients with BRAFV600E-mutated biliary tract cancer (ROAR): A phase 2, open-label, single-arm, multicentre basket trial. Lancet Oncol 21 (2020) 1234–1243.

Sun L-P, Guo L-H, Xu H-X et al.: Value of contrast-enhanced ultrasound in the differential diagnosis between gallbladder adenoma and gallbladder adenoma canceration. Int J Clin Exp Med 8 (2015) 1115–1121.

Szpakowski JL, Tucker LY. Outcomes of gallbladder polyps and their association with gallbladder cancer in a 20-year cohort. JAMA Network Open 3(5) (2020) e205143.

Trikudanathan G, Njei B, Attam R et al.: Staging accuracy of ampullary tumors by endoscopic ultrasound: meta-analysis and systematic review. Dig Endosc 26 (2014) 617–626.

Tsuji S, Sofuni A, Moriyasu F et al.: Contrast-enhanced ultrasonography in the diagnosis of gallbladder disease. Hepatogastroenterology 59(114) (2012) 336–340.

Valle J, Wasan H, Palmer DH et al.: Cisplatin plus gemcitabine versus gemcitabine for biliary tract cancer. N Engl J Med 362 (2010) 1273–1281.

Valle JW, Kelley RK, Nervi B et al.: Biliary tract cancer. Lancet 397 (2021) 428–444.

Vijayakumar A, Vijayakumar A, Patil V et al.: Early diagnosis of gallbladder carcinoma: An algorithm approach. ISNR Radiol 2013 (2012) 239424.

Wennmacker SZ, Lamberts MP, Di Martino M et al.: Transabdominal ultrasound and endoscopic ultrasound for diagnosis of gallbladder polyps. Cochrane Database Syst Rev 8 (2018) CD012233.

Zhu AX, Macarulla T, Javle MM et al.: Final Overall Survival Efficacy Results of Ivosidenib for Patients With Advanced Cholangiocarcinoma With IDH1 Mutation: The Phase 3 Randomized Clinical ClarIDHy Trial. JAMA Oncol 7 (2021) 1669–1677.

VII Lebererkrankungen

VII

KAPITEL

25 Virale Hepatitiden

Jörg F. Schlaak

25.1 Einleitung

25.1.1 Definition und Basisinformation

Die Virushepatitis ist eine entzündliche Erkrankung der Leber, die vorwiegend durch hepatotrope Viren (Hepatitis A, B, C, D und E) verursacht wird (➤ Abb. 25.1; ➤ Tab. 25.1). Diese Viren können über verschiedene Wege übertragen werden, wie z. B. durch den Kontakt mit infiziertem Blut oder Körperflüssigkeiten, den Verzehr kontaminierter Nahrungsmittel oder Wasser bzw. durch ungeschützten Geschlechtsverkehr. Eine Virushepatitis kann akut oder chronisch verlaufen und zu schwerwiegenden Leberschäden führen, einschließlich Leberzirrhose und Leberkrebs. Die altersjustierte Inzidenz der Virushepatitiden variiert je nach dem betroffenen Virus und der geographischen Region. In entwickelten Ländern ist die Inzidenz von Hepatitis A in den letzten Jahrzehnten zurückgegangen, während Hepatitis B und C weiterhin ein relevantes Gesundheitsproblem weltweit darstellen. Die altersjustierte Inzidenz der Hepatitis A (HAV) beträgt i. d. R. weniger als 1 Fall/100.000 Personen/J. in den meisten entwickelten Ländern. Hepatitis B (HBV) und C (HCV) weisen höhere Inzidenzraten auf, wobei die Hepatitis C in einigen Regionen der Welt eine besonders hohe Prävalenz aufweist. Die Prävalenz der Virushepatitiden kann je nach geographischer Lage und Bevölkerungsdichte variieren. Maßnahmen wie Impfungen gegen Hepatitis A und B sowie verbesserte Screening- und Behandlungsmöglichkeiten für Hepatitis B, C und D (HDV) stehen im Mittelpunkt im Kampf gegen diese Infektionen.

25.1.2 Symptomatik und klinisches Bild

Die Symptomatik und das klinische Bild der Virushepatitiden können je nach Virus und Verlauf der Erkrankung variieren. In vielen Fällen verläuft eine Virushepatitis initial asymptomatisch oder mit unspezifischen Beschwerden, was die Diagnosestellung erschweren kann. Bei einigen Patienten können jedoch Symptome auftreten, die auf eine Lebererkrankung hinweisen. Zu den häufigsten Symptomen gehören Müdigkeit, Appetitlosigkeit, Übelkeit, Erbrechen, Bauchschmerzen, dunkler Urin und Haut- bzw. Sklerenikterus. Diese Symptome können variieren und nicht alle Patienten zeigen alle Symptome. Insbesondere bei akuter Hepatitis A oder E (HEV) ist die Erkrankung oft mild und selbstlimitierend, während bei Hepatitis B, C und D (sehr selten auch bei HEV) eine chronische Infektion mit progressiven Leberschäden auftreten kann.

Im Verlauf einer chronischen Hepatitis können weitere Symptome und Komplikationen auftreten, wie z. B. Leberzirrhose und ihre Folgen (Leberkrebs [hepatozelluläres Karzinom, HCC], Aszites, Enzephalopathie, gastrointestinale Blutungen etc.). Es ist wichtig zu beachten, dass die Symptome der Virushepatitiden nicht spezifisch sind und auch bei anderen Lebererkrankungen auftreten können. Daher sind eine gründliche Anamnese, eine körperliche Untersuchung und weitere diagnostische Tests erforderlich, um eine möglichst präzise Diagnose zu stellen.

Die Diagnose einer Virushepatitis umfasst i. d. R. Blutuntersuchungen zur Bestimmung von Leberfunktionsparametern wie Transaminasen (Aspartat-Aminotransferase, AST; Alanin-Aminotransferase, ALT), Bilirubin und alkalischer Phosphatase. Darüber hinaus können serologische Tests durchgeführt werden, um spezifische Antikörper gegen das betreffende Hepatitisvirus nachzuweisen und die Viruslast mittels Bestimmung der Virus-DNA oder -RNA zu quantifizieren. Bildgebende Verfahren wie Ultraschall, CT oder MRT bzw. die Elastographie des Lebergewebes können eingesetzt werden, um strukturelle Veränderungen der Leber zu identifizieren. In einigen Fällen kann eine Leberbiopsie notwendig sein, um den Grad der Leberschädigung zu beurteilen und eine differenzialdiagnostische Abklärung zu ermöglichen.

Die Behandlung der Virushepatitiden hängt von verschiedenen Faktoren ab, einschließlich des betroffenen Virus, des Schweregrads der Erkrankung und des Vorliegens von Begleiterkrankungen. Bei akuter Hepatitis ist i. d. R. keine spezifische medikamentöse Therapie erforderlich und die Patienten werden lediglich symptomatisch behandelt. Für die chronischen Verlaufsformen der Hepatitiden (B, C, D, selten E) stehen jedoch antivirale Medikamente zur Verfügung, die darauf abzielen, die Viruslast zu reduzieren bzw. das Virus zu eliminieren und das Risiko von Leberschäden und Komplikationen zu verringern. Darüber hinaus sind regelmäßige ärztliche Kontrollen und eine gesunde Lebensweise, einschließlich des Verzichts auf Alkohol und der Vermeidung von hepatotoxischen Substanzen, von Patienten mit Virushepatitis zu beachten.

25.1.3 Differenzialdiagnose der Virushepatitis

➤ Abb. 25.2.

MERKE

- Die hepatotropen Viren A, B, C, D und E können eine Hepatitis auslösen.
- HAV und HEV verursachen eine akute Hepatitis (HEV selten auch eine chronische).
- HBV, HCV und HDV können auch zu einer chronischen Hepatitis führen.
- Für HBV und HCV stehen potente antivirale Medikamente zur Verfügung.
- HDV bleibt trotz neuer Medikamente schwierig zu behandeln.

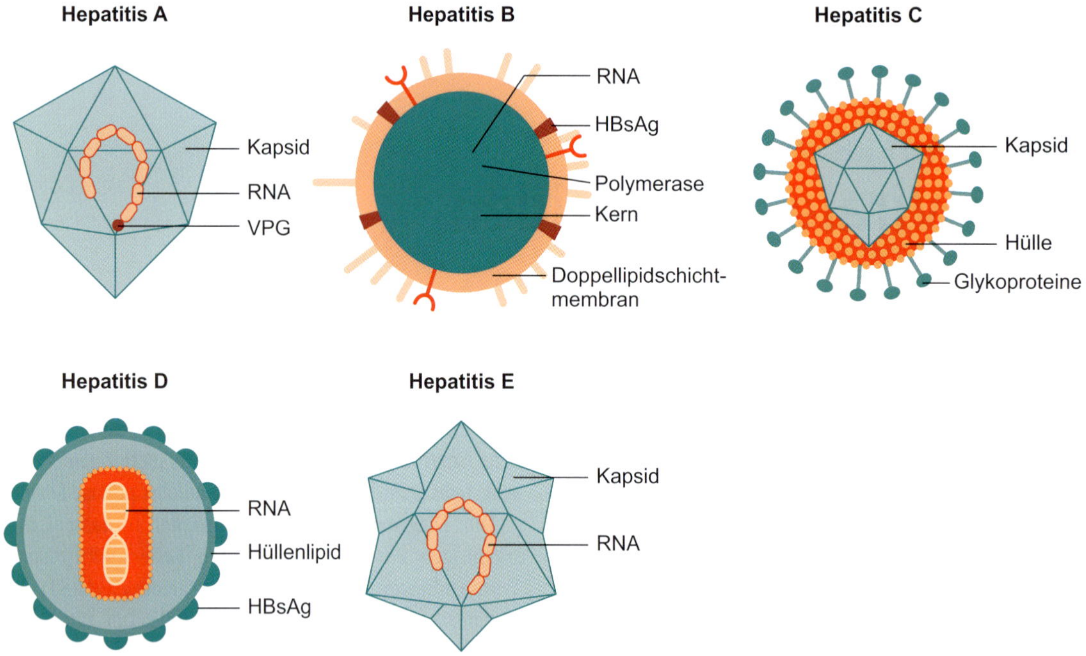

Abb. 25.1 Struktur der Hepatitisviren [L231]

Tab. 25.1 Die Virushepatitiden – Überblick

Virus	Verlauf	Diagnostik initial	Diagnostik u. Verlauf	Impfung	Therapie
Hepatitis A	Akut, keine Chronifizierung	Nachweis von HAV-IgM-Ak im Blut, Leberwerte	Serokonversion von HAV-IgM zu HAV-IgG, Leberwerte HAV-RNA im Stuhl	Inaktivierter Hepatitis-A-Impfstoff	Symptomatische Behandlung; keine spezifische antivirale Therapie
Hepatitis B	Akut o. chronisch, kann zu Leberzirrhose u. HCC führen	Nachweis von HBsAg, Anti-HBc, Anti-HBs im Blut, Leberwerte	Serokonversion von HBsAg zu Anti-HBs, HBV-DNA im Blut, Leberwerte	Aktiver u. passiver Hepatitis-B-Impfstoff	Antivirale Therapie mit Nukleos(t)id-Analoga; Surveillance
Hepatitis C	Akut o. chronisch, kann zu Leberzirrhose u. HCC führen	Nachweis von Anti-HCV-Ak, HCV-RNA im Blut, Leberwerte	Serokonversion von Anti-HCV-Ak, HCV-RNA im Blut, Leberwerte	Keine Impfung verfügbar	Antivirale Therapie mit direkten antiviralen Wirkstoffen (DAAs); Surveillance
Hepatitis D	Akut o. chronisch, kann zu Leberzirrhose u. HCC führen	Nachweis von Anti-HDV-Ak, HDV-RNA im Blut, Leberwerte	Serokonversion von Anti-HDV-Ak, HDV-RNA im Blut, Leberwerte	Keine eigenständige Impfung, Schutz nur durch Hepatitis-B-Impfung	Interferon- o. Bulirvitid-Behandlung; Surveillance
Hepatitis E	Akut, Chronifizierung bei Immunosuppression möglich, bei Schwangeren ggf. schwer-wiegend	Nachweis von Anti-HEV-Ak, HEV-RNA im Blut, Leberwerte	Serokonversion von Anti-HEV-Ak, HEV-RNA im Stuhl, Leberwerte	Keine Impfung verfügbar (Ausnahme China, Gt1)	Symptomatische Behandlung; evtl. antivirale Therapie mit Ribavirin

25.2 Hepatitis A

25.2.1 Definition, Virologie und Basisinformation

Das Hepatitis-A-Virus ist ein RNA-Virus aus der Familie der Picornaviridae. Es ist ein kleines, unbehülltes Virus mit einer linearen Einzelstrang-RNA (Feinstone et al.1973; Gust et al. 1983). HAV ist hochkontagiös und wird hauptsächlich über den fäkal-oralen Weg übertragen, oft durch kontaminiertes Wasser oder Lebensmittel (Van Damme et al. 2023). Die Inkubationszeit beträgt durchschnittlich 28 (15–50) d (Fiore 2004).

Die Epidemiologie von HAV variiert weltweit, wobei Regionen mit unzureichender sanitärer Versorgung und Hygiene ein höheres Risiko für Ausbrüche haben (➤ Abb. 25.3). In Industrieländern ist die Inzidenz in den letzten Jahrzehnten deutlich gesunken, während sie in Entwicklungsländern nach wie vor ein ernst zu nehmendes Problem darstellt (Hendrickx et al. 2008).

Der natürliche Verlauf einer HAV-Infektion umfasst verschiedene Phasen, darunter die Inkubationsphase, die präikterische Phase, die ikterische Phase und die Erholungsphase. Die meisten Fälle von HAV heilen spontan aus, ohne Langzeitfolgen zu hinterlassen. Schwere oder protrahierte (bis zu 9 Mon.) Verläufe sind selten,

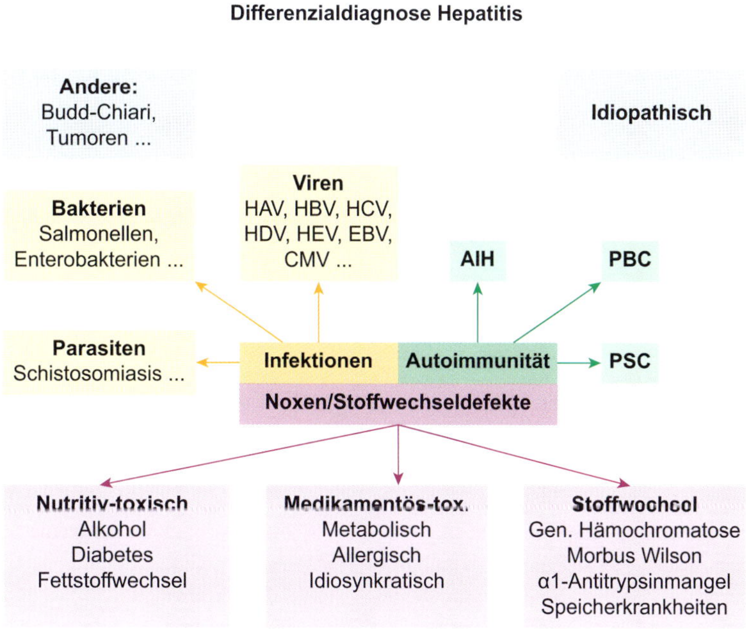

Abb. 25.2 Differenzialdiagnose Hepatitis [L231]
HAV = Hepatitis-A-Virus, HBV = Hepatitis-B-Virus, HCV = Hepatitis-C-Virus, HDV = Hepatitis-D-Virus, HEV = Hepatitis-E-Virus, EBV = Epstein-Barr-Virus, CMV = Zytomegalievirus, AIH = Autoimmunhepatitis, PBC = primär biliäre Zirrhose, PSC = primär sklerosierende Cholangitis, M. Wilson = Morbus Wilson

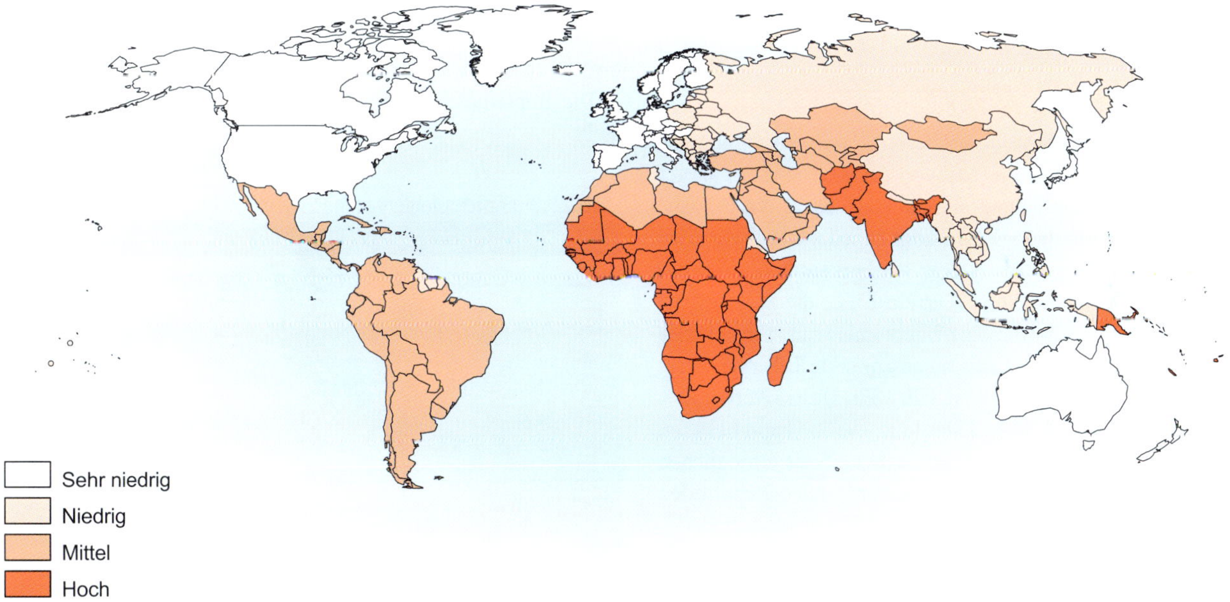

Abb. 25.3 Prävalenz der Hepatitis-A-Virusinfektion weltweit [F329-002]

können jedoch insbesondere bei älteren Patienten oder Personen mit anderen Grunderkrankungen auftreten (Lednar et al. 1985).

25.2.2 Symptomatik und klinisches Bild

Die Klinik der Hepatitis A ist variabel, wobei meist milde, gelegentlich aber auch schwere Symptome beobachtet werden. Zu den häufigsten Symptomen gehören Müdigkeit, Appetitlosigkeit, Übelkeit, Erbrechen, Bauchschmerzen, dunkler Urin und Gelbsucht. Einige Patienten können auch grippeähnliche Symptome wie Fieber und Kopfschmerzen aufweisen. Bei schweren Fällen können Komplikationen wie fulminante Hepatitis, Leberversagen und sogar Tod auftreten, obwohl diese selten sind.

25.2.3 Diagnostik und Differenzialdiagnose

Diagnostik

- Die Diagnose der Hepatitis A erfolgt i. d. R. anhand von klinischen Symptomen, Serologie und ggf. PCR-Tests zum Nachweis des Virusgenoms (➤ Abb. 25.4). Serologische Marker wie der

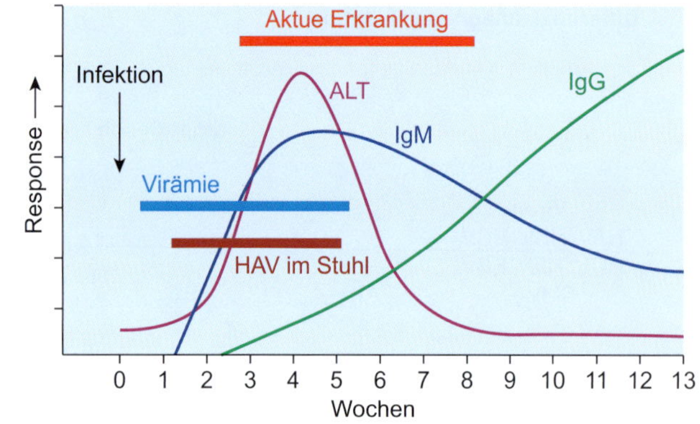

Abb. 25.4 Klinisch-serologischer Verlauf der Hepatitis A [L231]

Nachweis von Anti-HAV-IgM-Antikörpern zeigen i. d. R. das Vorliegen einer akuten Infektion an.

Laborchemisch zeigt sich eine Erhöhung der Transaminasen GOT (AST) und GPT (ALT). Diese Enzyme steigen bereits in der Prodromalphase an und erreichen ihr Maximum typischerweise beim Auftreten des Ikterus. Bei akuter Hepatitis A können die Transaminasen auf das 100-Fache der oberen Normgrenze ansteigen. Ein derart hoher Anstieg wird sonst nur bei Schock, akutem Rechtsherzversagen mit Leberstauung oder bei toxischen Leberschädigungen (durch Halothan, Paracetamol oder Phalloidin) beobachtet. Eine akute Hepatitis lässt sich durch ein charakteristisches Verhältnis von GOT zu GPT < 1 (De-Ritis-Quotient) von diesen Erkrankungen abgrenzen. Die alkalische Phosphatase (AP) und die γ-GT sind bei akuter Virushepatitis, wenn überhaupt, meist nur um das 2- bis 3-Fache erhöht; bei cholestatischen Verläufen können jedoch auch deutlich höhere Werte vorkommen. Ein Ikterus wird erkennbar, wenn das Serum-Bilirubin Werte von 3 mg/dl erreicht. Für die Prognose ist die Bestimmung der Prothrombinzeit entscheidend. Ein Anstieg der Prothrombinzeit weist auf eine eingeschränkte Lebersyntheseleistung hin (INR steigt, Quick-Wert fällt). Ein Quick-Wert < 35 % ist prognostisch ungünstig. Diese Laborkonstellation kann bei allen akuten Virushepatitiden auftreten. Serologische Tests ermöglichen die Abgrenzung der Hepatitis A von anderen viralen Hepatitiden (➤ Tab. 25.2).

Tab. 25.2 Virologische Tests zur Diagnose der Hepatitis A

Virologischer Test	Kommentar
Gesamt-Anti-HAV (IgG u. IgM)	Gesamt-Anti-HAV bei Symptombeginn u. danach, zuverlässiger Marker für eine evtl. bestehende Immunität gegen HAV
Anti-HAV-IgM	HAV-IgM-Antikörper vor Symptombeginn im Serum nachweisbar, innerhalb von 6 Mon. wieder unter der Nachweisgrenze
HAV-RNA	Nachweis von HAV-RNA im Serum bzw. Stuhl, nicht notwendig zur Sicherung der Diagnose (ggf. Evaluation der Infektiosität)

Differenzialdiagnosen

- Bei der Differenzialdiagnose müssen andere Ursachen für eine akute Lebererkrankung ausgeschlossen werden, wie z. B. eine akute Hepatitis B, C oder E, Alkoholabusus oder medikamenteninduzierte Hepatitis (➤ Abb. 25.2).

25.2.4 Therapie

Die Behandlung der Hepatitis A ist in erster Linie symptomatischer Natur. Es gibt keine spezifische antivirale Therapie für HAV. Die Patienten werden i. d. R. zu körperlicher Schonung sowie zur Vermeidung von Alkohol und hepatotoxischen Medikamenten angehalten.

In schweren Fällen von Hepatitis A, die insbesondere bei vorerkrankten oder älteren Patienten auftreten kann, kann eine Hospitalisierung erforderlich sein. In fulminanten Fällen mit Leberversagen kann eine Lebertransplantation notwendig werden.

25.2.5 Impfung und Postexpositionsprophylaxe

Die Impfung gegen Hepatitis A hat sich als äußerst effektiv erwiesen, um eine Infektion zu verhindern. Die Impfung wird routinemäßig in vielen Ländern für Kinder und Risikogruppen empfohlen. Sie besteht aus 2 Dosen im Abstand von 6–12 Mon.

Die Impfempfehlungen der STIKO sind in ➤ Tab. 25.3 dargestellt.

Tab. 25.3 Impfempfehlungen nach STIKO

Indikation	Kommentar
Personen mit einem Sexualverhalten mit hoher Infektionsgefährdung Personen mit häufiger Übertragung von Blutbestandteilen, z. B. Hämophile, o. Krankheiten der Leber/mit Leberbeteiligung Bewohner von psychiatrischen Einrichtungen oder vergleichbaren Fürsorgeeinrichtungen Gesundheitsdienst (inkl. Küche, Labor, Reinigungspersonal) u. Auszubildende o. Studenten, die möglicherweise mit infektiösem Material in Kontakt kommen können Kanalisations- u. Klärwerksarbeit mit Abwasserkontakt, Tätigkeit (inkl. Küche) in Kindertagesstätten, Kinderheimen	Grundimmunisierung nach Angaben des Herstellers
Kontakt zu Hepatitis-A-Kranken	Siehe Postexpositionsprophylaxe
Reisende in Regionen mit hoher Hepatitis-A-Prävalenz	Gefährdete Personen (Alter > 40 J., Immunsupprimierte, Patienten mit Lebererkrankungen), die innerhalb von 2 Wo. nach der ersten Immunisierung reisen, sollten zusätzlich zur aktiven Impfung 0,02 ml/kg KG Immunglobulin erhalten

Für Personen, die einer akuten Exposition ausgesetzt waren, kann eine passive Immunisierung mit Hepatitis-A-Immunglobulin innerhalb von 2 Wo. nach Exposition in Erwägung gezogen werden, um die Krankheit zu verhindern oder zu mildern. Diese ist zu 80–90 % erfolgreich in der Verhinderung einer klinischen Hepatitis A (ACIP 2007). Da sich in einer Studie, die die Wirksamkeit der aktiven Impfung mit der passiven Immunisierung durch Immunglobulin verglich, kein signifikanter Unterschied zwischen beiden Gruppen zeigte, wird eine Postexpositionsprophylaxe entweder mit Immunglobulin (0,02 mg/ml/kg KG) oder mit einer alleinigen aktiven Hepatitis-A-Impfung bei Personen ≤ 40 J. empfohlen (Victor et al. 2007). Für gesunde Personen im Alter von 1–40 J. wird die alleinige aktive Impfung bevorzugt, da sie schnell verfügbar und einfach zu verabreichen ist und Langzeitschutz bietet (Hammitt et al. 2008). Bei Säuglingen, Immunsupprimierten, Patienten mit Lebererkrankungen und Personen > 40 J. sollte Immunglobulin eingesetzt werden, da es bislang keine Daten zur Wirksamkeit einer alleinigen aktiven Impfung bei diesen Gruppen gibt. Eine aktive Impfung sollte bei entsprechender Indikation zusätzlich durchgeführt werden.

25.2.6 Nachsorge

Die Nachsorge von Patienten mit Hepatitis A umfasst regelmäßige ärztliche Untersuchungen, um den Verlauf der Erkrankung zu überwachen und sicherzustellen, dass sich die Leberfunktion normalisiert. Eine enge Überwachung ist insbesondere bei Patienten mit schweren Verläufen oder Komplikationen erforderlich.

MERKE

- Die akute Hepatitis A tritt in den meisten Fällen im Kindesalter auf und verläuft dann a- oder oligosymptomatisch.
- Bei vorerkrankten oder älteren Patienten kann diese schwerer verlaufen.
- Durch konsequente Impfprogramme ist die Inzidenz der Hepatitis A in westlichen Ländern deutlich zurückgegangen.
- Eine spezifische antivirale Therapie gegen Hepatitis A ist nicht verfügbar.

25.3 Hepatitis B

25.3.1 Definition und Basisinformation

Virologie des Hepatitis-B-Virus (HBV)

Das Hepatitis-B-Virus ist ein DNA-Virus aus der Familie der Hepadnaviridae (Asandem et al. 2024). Es ist ein komplexes umhülltes Virus mit einem weitgehend doppelsträngigen zirkulären DNA-Genom. HBV besteht aus verschiedenen Proteinen, darunter das Oberflächenantigen (HBsAg), das Core-Antigen (HBcAg) und das E-Antigen (HBeAg). Diese Proteine spielen eine wichtige Rolle bei der Infektion, der Replikation und der Pathogenese von HBV.

HBV infiziert primär Hepatozyten, die Hauptzellen der Leber. Nach der Bindung an die Zelloberfläche gelangt das Virus in das Zellinnere, wo es sein Genom repliziert und virale Proteine produziert. Dies führt zu einer Entzündungsreaktion in der Leber und kann zu Leberschäden führen.

Eine Besonderheit von HBV ist die Bildung von cccDNA (Covalently Closed Circular DNA) im Zellkern infizierter Hepatozyten. Diese cccDNA dient als Vorlage für die HBV-Replikation und kann zur Aufrechterhaltung einer chronischen Infektion beitragen.

Epidemiologie der Hepatitis B

Hepatitis B ist eine der häufigsten viralen Infektionen weltweit und betrifft schätzungsweise > 250 Mio. Menschen (Asandem et al. 2024). Die Prävalenz von HBV variiert stark zwischen verschiedenen Regionen und Bevölkerungsgruppen. Hochendemische Gebiete umfassen Teile Asiens und Afrikas, während in Nordamerika und Westeuropa die Prävalenz niedriger ist (➤ Abb. 25.5).

In Ländern mit hoher HBV-Prävalenz ist die vertikale Übertragung (von der Mutter auf das Kind) der Hauptgrund für die meisten chronischen HBV-Infektionen, wobei dies stark von der

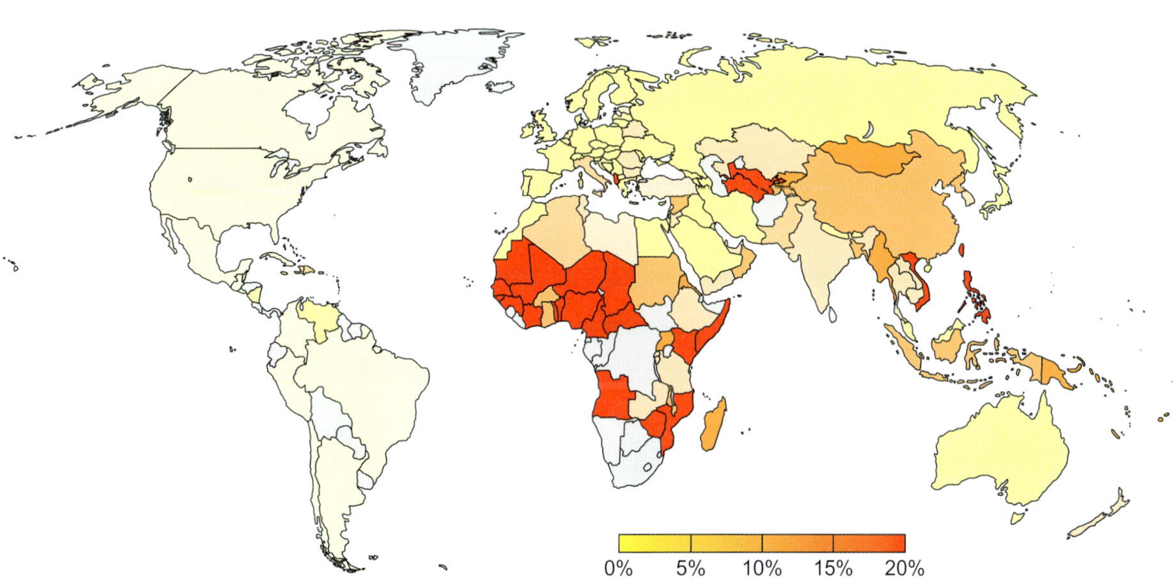

Abb. 25.5 HBsAg-Prävalenz weltweit [F1221-001]

Viruskonzentration im Serum abhängt. Trotz aktiver und passiver Impfung des Neugeborenen besteht bei einer HBV-DANN-Konzentration > 1 Mio. IU/ml ein Restrisiko für die Übertragung, das mit höherer Virämie steigt. Der bedeutendste Risikofaktor für die allgemeine Bevölkerung in einem multikulturellen Umfeld ist derzeit die sexuelle Übertragung. Besondere Risikogruppen umfassen Drogenabhängige, Personen mit häufig wechselnden Sexualpartnern sowie nicht geimpftes medizinisches Personal, Hämophilie- und Dialysepatienten. Weitere Übertragungswege sind Tätowierungen, Piercings und Akupunktur, wenn keine ausreichenden hygienischen Maßnahmen eingehalten werden, insbesondere bei Reisen in Hochrisikogebiete. In westlichen Ländern bleibt in 50 % der Fälle von chronischer Hepatitis B die Infektionsquelle ungeklärt (Cornberg et al. 2021).

Die Prävention von HBV-Infektionen umfasst Impfprogramme, verbesserte Hygienepraktiken, sichere Injektionsverfahren und Screening von Blutspenden. Trotz der Verfügbarkeit von Impfstoffen und Präventionsmaßnahmen bleibt die Hepatitis B jedoch insbesondere global ein bedeutendes Gesundheitsproblem.

Natürlicher Verlauf

Der natürliche Verlauf einer HBV-Infektion kann in verschiedene Phasen unterteilt werden (➤ Abb. 25.6; Cornberg et al. 2021):

- **Akute Infektion:** Die akute HBV-Infektion beginnt mit der Exposition gegenüber dem Virus und kann asymptomatisch oder mit grippeähnlichen Symptomen einhergehen. Bei den meisten Erwachsenen (90–95 %) klärt sich die akute Infektion innerhalb von 6 Mon. von selbst. Einige Patienten entwickeln jedoch eine chronische Infektion.
- **Chronische Infektion:** Etwa 5–10 % der Patienten entwickeln eine chronische HBV-Infektion, die durch das Vorhandensein von HBsAg im Blut für > 6 Mon. definiert ist. Chronische Träger des Virus können über Jahre oder Jahrzehnte keine Symptome haben, aber das Virus weiterhin auf andere übertragen. Einige Patienten entwickeln im Laufe der Zeit Lebererkrankungen wie Leberzirrhose oder Leberkrebs.
- **Inaktiver Trägerstatus:** Einige Patienten mit chronischer HBV-Infektion können einen inaktiven Trägerstatus entwickeln, bei der die Viruslast niedrig bleibt und keine Anzeichen einer Leberentzündung vorhanden sind. Diese Patienten haben ein niedrigeres Risiko für die Entwicklung von Leberkomplikationen.
- **Durchgemachte HBV-Infektion:** Serologisches Bild einer „ausgeheilten" HBV-Infektion (HBsAg-negativ, Anti-HBc-positiv, Anti-HBs-positiv) nach akuter oder persistierender HBV-Infektion. Gelegentlich lassen sich auch nach Jahren noch geringe Mengen HBV-DNA nachweisen.
- **Reaktivierung:** Bei einigen Patienten mit inaktivem Trägerstatus oder durchgemachter HBV-Infektion kann es zu einer Reaktivierung der HBV-Replikation kommen, insbesondere bei immunsupprimierten Personen oder während einer Immunsuppressionstherapie. Dies kann zu einer Verschlechterung der Leberfunktion führen und erfordert eine engmaschige Überwachung und ggf. eine Behandlung.

25.3.2 Symptomatik und klinisches Bild

Akute Hepatitis B

Die akute Hepatitis B ist gekennzeichnet durch das Auftreten von Symptomen innerhalb von 6 Mon. nach der Exposition gegenüber dem Hepatitis-B-Virus. Nicht alle Patienten mit akuter HBV-Infektion zeigen Symptome. Wenn sie auftreten, können sie grippeähnliche Symptome wie Müdigkeit, Appetitlosigkeit, Übelkeit, Erbrechen, Bauchschmerzen, Fieber und Gelenkschmerzen umfassen.

Ein charakteristisches Merkmal der akuten Hepatitis B ist das Auftreten eines Haut- und Sklerenikterus. Andere Anzeichen einer Lebererkrankung können Hepatomegalie, Splenomegalie und Bauchschmerzen sein.

Die meisten Fälle von akuter Hepatitis B heilen spontan aus und die Symptome sind innerhalb von Wochen bis Monaten rückläufig und verschwinden. Die Prognose ist i. d. R. gut, obwohl bei einigen Patienten eine fulminante Hepatitis mit Leberversagen auftreten kann.

Chronische Hepatitis B

Eine chronische Hepatitis B entwickelt sich bei Patienten, bei denen das Virus nach 6 Mon. noch im Blut nachweisbar ist. Die meisten chronischen Infektionen bleiben lange Zeit asymptomatisch und viele Patienten sind sich ihrer Infektion nicht bewusst, bis sie im Rahmen von Screening-Tests entdeckt wird oder wenn Komplikationen auftreten.

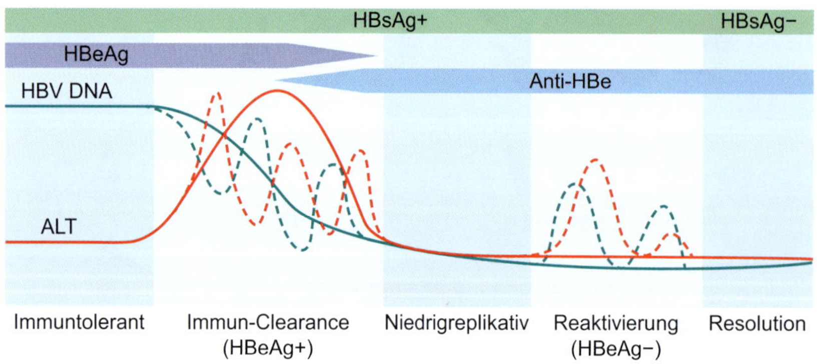

Abb. 25.6 Klinisch-serologischer Verlauf der Hepatitis B [L231]

Bei einigen Patienten können jedoch Symptome wie Müdigkeit, Appetitlosigkeit, Bauchschmerzen, Übelkeit und Ikterus auftreten, insbesondere während Phasen der Leberentzündung oder Verschlechterung der Leberfunktion. Die Symptome können variieren und sind oft unspezifisch, was die Diagnose erschweren kann.

Chronische HBV-Infektionen können zu fortschreitender Leberschädigung führen, die Leberzirrhose und Leberkrebs einschließen kann. Das Risiko von Leberkomplikationen ist bei Patienten mit hoher Viruslast, hoher Entzündungsaktivität und anderen Risikofaktoren erhöht.

25.3.3 Komplikationen

Zu den Komplikationen von Hepatitis B gehören:

- **Leberzirrhose:** Chronische HBV-Infektionen können zu fibrotischen Veränderungen in der Leber führen, die im Laufe der Zeit zu einer Zirrhose führen können, die durch eine irreversible Schädigung der Leberarchitektur gekennzeichnet ist und zu Leberversagen und anderen schwerwiegenden Komplikationen führen kann.
- **Leberkrebs (hepatozelluläres Karzinom, HCC):** Patienten mit chronischer Hepatitis B haben ein erhöhtes Risiko für die Entwicklung von Leberkrebs, insbesondere bei Vorhandensein einer Leberzirrhose.
- **Fulminante Hepatitis:** Obwohl selten, kann eine akute Hepatitis B in einigen Fällen zu einer fulminanten Hepatitis mit raschem Leberversagen und schweren Komplikationen führen, die eine Lebertransplantation erforderlich machen können.
- **Extrahepatische Manifestationen:** HBV-Infektionen können auch extrahepatische Manifestationen wie Polyarteriitis nodosa, Glomerulonephritis, Panarteriitis nodosa und Dermatitis verursachen, die durch immunvermittelte Mechanismen hervorgerufen werden.

25.3.4 Diagnostik und Differenzialdiagnose

Diagnostik

Bei Erstdiagnose einer HBV-Infektion sollen zusätzlich folgende Maßnahmen durchgeführt werden (**Empfehlungsgrad A;** Cornberg et al. 2021):

- Anamnese (inkl. Risikofaktoren, Familien-, Partneranamnese), körperliche Untersuchung
- Ausschluss einer Co-Infektion mit HCV, HDV und HIV
- Hepatitis-A-Immunstatus (Frage Impfung)
- Ausschluss einer Hepatitis-E-Virusinfektion
- Klinisch-chemische Labortests
- Ultraschall des Abdomens

Eine HDV-Diagnostik sollte bei allen Hepatitis-B-Patienten sowohl bei neu diagnostizierter HBV-Infektion als auch bei fehlender HDV-Testung bei bekannter HBV-Infektion durchgeführt werden. Insbesondere bei Exazerbation einer chronischen Hepatitis B sollte eine HDV-Superinfektion ausgeschlossen werden (**Empfehlungsgrad A;** Cornberg et al. 2021).

Marker der Hepatitis B: Serologische Tests und Virusantigenbestimmungen spielen eine entscheidende Rolle bei der Diagnose von Hepatitis B und ermöglichen die Identifizierung von spezifischen Markern, die mit der Infektion assoziiert sind (➤ Abb. 25.6; **Empfehlungsgrad A;** Cornberg et al. 2021). Zu den wichtigsten Markern für Hepatitis B gehören:

- **Hepatitis-B-Oberflächenantigen (HBsAg):** HBsAg ist das erste Markerprotein, das während einer HBV-Infektion im Blut nachweisbar ist. Ein positives Ergebnis für HBsAg weist auf eine aktive HBV-Infektion hin. Es kann auch bei chronischen Trägern des Virus vorhanden sein.
- **Hepatitis-B-Oberflächenantikörper (Anti-HBs):** Anti-HBs-Antikörper werden in Reaktion auf eine erfolgreiche Immunantwort des Körpers gegen HBsAg produziert. Ein positives Ergebnis für Anti-HBs deutet auf Immunität gegen das Hepatitis-B-Virus hin, entweder durch Impfung oder durch eine „ausgeheilte" Infektion.
- **Hepatitis-B-Kernantigen (HBcAg) und -antikörper (Anti-HBc):** HBcAg ist ein intrazelluläres Protein des HBV, das während der Infektion im Zellkern exprimiert wird. Anti-HBc-Antikörper sind ein Marker für eine laufende oder frühere HBV-Infektion und können bei akuten und chronischen Infektionen nachgewiesen werden.
- **Hepatitis-B/E-Antigen (HBeAg) und -Antikörper (Anti-HBe):** HBeAg ist ein Marker für eine hohe Virusreplikation und Infektiosität. Ein positives Ergebnis für HBeAg deutet auf eine aktive Virusreplikation hin. Anti-HBe-Antikörper treten nach Serokonversion auf und können auf eine Abnahme der Virusreplikation hinweisen.

Molekulare Tests zur Diagnose von HBV: Molekulare Tests, insbesondere die Polymerasekettenreaktion (PCR), ermöglichen den direkten Nachweis von HBV-Genom im Blut und die Quantifizierung der Viruslast. Zu den häufig verwendeten molekularen Tests gehören:

- **HBV-DNA-PCR:** Diese Testmethode kann das HBV-Genom im Serum oder Plasma nachweisen und dient zur Bestimmung der Viruslast bei Patienten mit chronischer Hepatitis B und zur Überwachung des Ansprechens auf eine antivirale Therapie. International gebräuchlich ist die Angabe in Internationalen Einheiten (IE)/ml (1 IE = 5,82 Viruskopien nach DNA-Standard der WHO).
- **Genotypisierung:** Die Genotypisierung von HBV kann Informationen über das genetische Profil des Virus liefern, wobei sie keine größere Relevanz für die Auswahl der antiviralen Therapie hat.

Differenzialdiagnosen

Bei der Differenzialdiagnose von Hepatitis B müssen andere Ursachen für Lebererkrankungen in Betracht gezogen werden (**Empfehlungsgrad A;** Cornberg et al. 2021; ➤ Abb. 25.2). Dazu gehören u. a.:

- **Hepatitis-C-Virus:** Eine Infektion mit HCV kann ähnliche Symptome wie Hepatitis B verursachen.
- **Autoimmunhepatitis:** Autoimmunhepatitis ist eine immunvermittelte Lebererkrankung, die Symptome einer Hepatitis B imitieren kann. Die Diagnose erfordert spezifische Autoantikörpertests und Leberbiopsie.

- **Alkoholische Hepatitis:** Übermäßiger Alkoholkonsum kann zu Leberentzündungen und Leberschäden führen, die Symptome ähneln denen einer Hepatitis B.
- **Medikamenteninduzierte Hepatitis:** Einige Medikamente können hepatotoxische Wirkungen haben und zu einer akuten oder chronischen Hepatitis führen. Eine gründliche Anamnese und Medikamentenanamnese sind wichtig für die Identifizierung möglicher Auslöser.

25.3.5 Therapie

Ziele der Therapie bei Hepatitis B

Die **Hauptziele der Therapie** einer Hepatitis-B-Virusinfektion sind (Cornberg et al. 2021):
- Unterdrückung der Virusreplikation
- Verhinderung von Leberschäden
- Verbesserung der Leberfunktion
- Reduzierung des Übertragungsrisikos

Indikation für eine antivirale Therapie

Aufgrund der hohen Spontanheilungsrate besteht i. d. R. keine Indikation für eine antivirale Therapie bei einer akuten Hepatitis B (**Empfehlungsgrad A;** Cornberg et al. 2021). Diese kann jedoch bei einer fulminanten Hepatitis erwogen werden (**Empfehlungsgrad B;** Cornberg et al. 2021). Die Entscheidung zur Einleitung einer antiviralen Therapie bei einer chronischen HBV-Infektion basiert auf mehreren Faktoren (➤ Abb. 25.7; Cornberg et al. 2021). Eine klare Indikation besteht, wenn die Transaminasen erhöht sind und die HBV-Menge 2000 IE/ml (bzw. 10.000 Kopien/ml) überschreitet (**Empfehlungsgrad A;** Cornberg et al. 2021). Es ist jedoch wichtig, andere Ursachen für Lebererkrankungen wie nichtalkoholische Steatohepatitis (NASH), Alkoholmissbrauch oder eine Co-Infektion mit dem Hepatitis-D-Virus auszuschließen (**Empfehlungsgrad A;** Cornberg et al. 2021).

Weitere klare Indikationen für eine Therapie ergeben sich bei HBV-Patienten mit fortgeschrittener Lebererkrankung, wie einer F3-Fibrose oder einer Leberzirrhose (**Empfehlungsgrad A;** Cornberg et al. 2021). Hier sollte unabhängig von Transaminasenwerten oder Viruslast eine Behandlung eingeleitet werden (Terrault et al. 2016). Gleiches gilt für Patienten mit HBV-bedingtem HCC und positiver HBV-PCR (**Empfehlungsgrad B;** Cornberg et al. 2021), da eine Therapie das Risiko eines erneuten Auftretens oder Fortschreitens des Tumors verringern kann (Huang et al. 2018).

Weitere Indikationen für eine antivirale Therapie umfassen die Reduzierung der mütterlichen Übertragung während der Schwangerschaft (**Empfehlungsgrad C;** Cornberg et al. 2021), berufliche oder soziale Gründe zur Verringerung des Übertragungsrisikos (**Empfehlungsgrad C;** Cornberg et al. 2021) sowie extrahepatische Manifestationen einer HBV-Infektion (**Empfehlungsgrad B;** Cornberg et al. 2021) oder die Verhinderung einer HBV-Reaktivierung durch Immunsuppression (**Empfehlungsgrad A;** Cornberg et al. 2021).

Die häufige Konstellation des „asymptomatischen HBsAg-Trägers", gekennzeichnet durch normale Transaminasenwerte und eine HBV-Viruslast < 2000 IE/ml, erfordert i. d. R. keine Therapie, da das Risiko einer Progression der Lebererkrankung und die Infektiosität in diesen Fällen gering sind (**Empfehlungsgrad A;** Cornberg et al. 2021).

Die Indikation zur Therapie bei HBeAg-positiven Patienten mit normalen Transaminasenwerten und sehr hoher Viruslast (früher

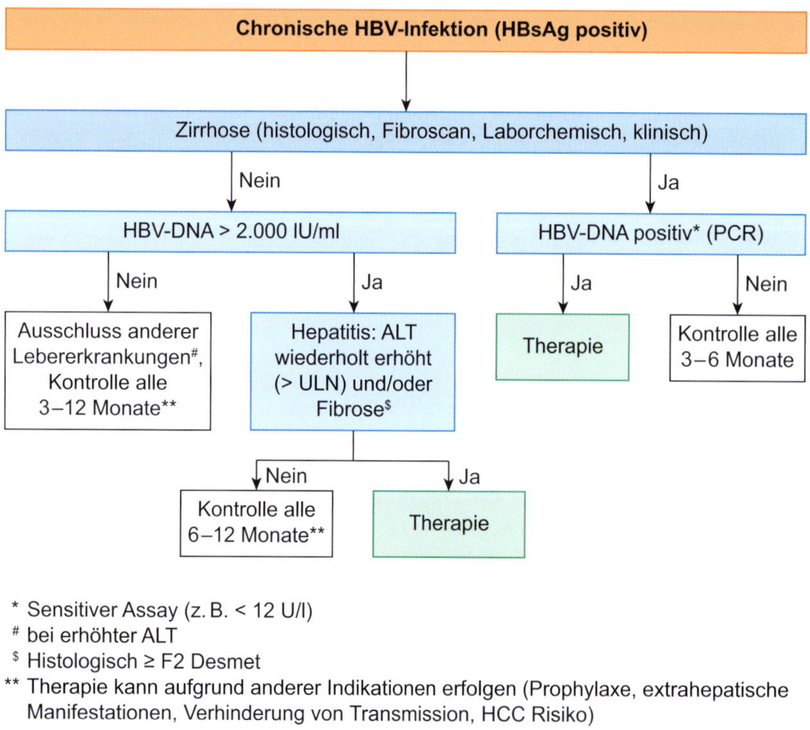

Abb. 25.7 Algorithmus zur Behandlung der chronischen Hepatitis B (Cornberg et al. 2021) [F816-005]

„immunotolerante Patienten“, HBV-DNA > 2000 IE/ml) ist noch umstritten. Einige Experten empfehlen eine Therapie bei Patienten > 30 J. oder mit hoch normaler ALT (Männer > 30 U/l, Frauen > 19 U/l), da diese bereits häufiger signifikante histologische Veränderungen aufweisen und ein erhöhtes Risiko für die Entwicklung eines HCC besitzen (**Empfehlungsgrad C;** Cornberg et al. 2021).

Bei der Entscheidung über die Einleitung einer antiviralen Therapie sollten individuelle Faktoren Berücksichtigung finden wie Krankheitsverlauf, Alter des Patienten, Vorliegen von Begleiterkrankungen und andere relevante Faktoren.

Therapeutische Optionen zur Behandlung einer chronischen Hepatitis-B-Infektion

Die Behandlung einer chronischen Hepatitis-B-Infektion erfordert eine sorgfältige Auswahl der Therapiestrategie, um einen langfristigen klinischen Erfolg zu erzielen und potenzielle Nebenwirkungen zu minimieren (Cornberg et al. 2021; EASL 2017). Derzeit stehen zwei Hauptansätze zur Verfügung: pegyliertes Interferon alpha (Peg-IFN) und Nukleosid- bzw. Nukleotidanaloga (NUC).

- **Pegyliertes IFN:** Bei der Therapieauswahl sollte geprüft werden, ob eine Therapie mit Peg-IFN möglich und sinnvoll ist (**Empfehlungsgrad B;** Cornberg et al. 2021). Peg-IFN wird über einen Zeitraum von 48 Wo. 1 ×/Wo. s.c. verabreicht (**Empfehlungsgrad B;** Cornberg et al. 2021). Diese Therapieoption führt bei etwa einem Drittel der Patienten zu langfristigen klinischen Reaktionen, darunter eine Reduktion der Viruslast und eine Normalisierung der Leberfunktionstests. Allerdings gehen die relativ geringen Ansprechraten mit relevanten Nebenwirkungen einher, weshalb Peg-IFN nur bei ausgewählten Patienten angewandt wird (s. u.). Vor Beginn der Behandlung sollten Kontraindikationen wie psychiatrische Vorerkrankungen oder eine fortgeschrittene Leberzirrhose ausgeschlossen werden.

Bei der Entscheidung für Peg-IFN sollten günstige Ausgangsprädiktoren wie niedrige Viruslast, erhöhte Transaminasen und bestimmte HBV-Genotypen berücksichtigt werden (Sonneveld et al. 2013). Bei asiatischen Patienten wurden spezifische Parameter identifiziert, die auf eine günstige Reaktion auf Peg-IFN-Therapie hinweisen. Es ist zu berücksichtigen, dass PEG-IFN2a von der Herstellerfirma vom Markt genommen wurde, sodass dieses Präparat nicht mehr verfügbar ist.

- **NUC:** Fast alle Patienten werden daher stattdessen mit NUC wie Tenofovir (meist Tenofovirdisoproxilfumarat, TDF) oder Entecavir (ETV) behandelt, die in der Therapieauswahl bevorzugt werden sollten (**Empfehlungsgrad A;** Cornberg et al. 2021). Diese Medikamente sind gut verträglich und führen zu einer zuverlässigen Unterdrückung der Viruslast sowie einer Normalisierung der Transaminasen. Ein potenzieller Nachteil dieser Therapie besteht jedoch darin, dass nach Beendigung der NUC-Behandlung ein viraler Rebound auftreten kann, was eine dauerhafte Verabreichung erfordert. Bei unzureichendem Ansprechen sollte die Möglichkeit einer mangelnden Therapieadhärenz in Betracht gezogen werden (**Empfehlungsgrad A;** Cornberg et al. 2021) und eine Therapieanpassung geprüft werden (**Empfehlungsgrad A;** Cornberg et al. 2021).

Eine langfristige NUC-Therapie kann zu einer Rückbildung der Fibrose oder Zirrhose führen und das Risiko einer HCC-Entwicklung verringern (Papatheodoridis et al. 2015; Marcellin et al. 2013). Allerdings sind potenzielle langfristige Nebenwirkungen wie Knochendichteverlust und Nierenfunktionsverschlechterung zu beachten. Ein neueres TDF-Analogon mit höherer Leberspezifität (Tenofoviralafenamid, TAF) könnte potenziell weniger Nebenwirkungen haben und wird daher als vielversprechende weitere Option betrachtet (Toyoda et al. 2021).

Dauer der NUC-Therapie: Bei (Wildtyp-)HBeAg-positiven Patienten kann die NUC-Therapie 12 Mon. nach der Serokonversion zu Anti-HBe mit danach anhaltend negativer HBV-DNA beendet werden (**Empfehlungsgrad C;** Cornberg et al. 2021). Bei (mutierten) HBeAg-negativen Patienten mit nachweisbarer HBV-DNA vor der Therapie ist der einzige definitive Endpunkt der NUC-Therapie der Verlust von HBsAg mit oder ohne Nachweis von Anti-HBs Antikörpern (**Empfehlungsgrad C;** Cornberg et al. 2021). Bei Patienten mit Leberzirrhose sollte vorsichtiger vorgegangen werden, da empfohlen wird, die NUC-Therapie zu verlängern, bis Anti-HBs-Antikörper nachgewiesen werden können. Dies ist jedoch ein seltenes Ereignis. Daher haben sich mehrere Studien mit der Frage befasst, ob es möglich ist, die NUC-Therapie abzubrechen, wenn diese klaren Endpunkte fehlen (Tseng et al. 2023).

Die aktuellen deutschen und europäischen Leitlinien erwägen einen Therapieabbruch, wenn HBV-DNA seit mind. 3 J. nicht mehr nachweisbar ist, keine fortgeschrittene Fibrose vorliegt und eine engmaschige Nachsorge gewährleistet ist (**Empfehlungsgrad C;** Cornberg et al. 2021; EASL 2017). Weitere Kriterien sind niedrige HBsAg-Werte (< 100 IE/ml), die nachweislich einen HBsAg-Verlust bei asiatischen Patienten vorhersagen (Cornberg et al. 2016). Einzelne Studien haben weitere Parameter wie niedrige Viruslast vor der Therapie (< 200.000 IU/ml), niedrige ALT, Alter < 40 J., weibliches Geschlecht und das Fehlen einer Leberzirrhose als günstige prädiktive Parameter identifiziert (Papatheodoridis et al. 2016). Ein Rückfall tritt normalerweise 1–12 Mon. nach Beendigung der NUC-Therapie auf. Daher sollten Leberfunktionstests und HBV-DNA in den ersten 6 Mon. alle 4 Wo. und danach alle 12 Wo. kontrolliert werden. Im Falle eines Rückfalls wird zunächst ein Anstieg der HBV-DNA beobachtet, gefolgt von einem ALT-Anstieg (Papatheodoridis et al. 2016).

HBV und Schwangerschaft: In seltenen Fällen wurde während der Schwangerschaft eine Aktivierung einer nicht oder niedrig replikativen HBV-Infektion (HBsAg-Trägerstatus, HBsAg-positiv, HBV-DNA ≤ 2000 IE/ml, ALT/GPT normwertig) beobachtet, die auch zu einem akuten Leberversagen führen kann. Bei den meisten Patienten ist jedoch eine Abschwächung der Entzündungsaktivität zu beobachten. Nach der Schwangerschaft kann es in den ersten 3–6 Mon. nach der Geburt zu ALT-Schüben kommen. Daher sollten die ALT- und HBV-DNA-Spiegel bei HBsAg-positiven schwangeren Frauen alle 3–6 Mon. nach der Geburt kontrolliert werden (**Empfehlungsgrad B;** Cornberg et al. 2016). Falls eine Patientin während einer antiviralen Behandlung mit einem NUC oder PEG-IFN schwanger wird, kann die Therapie mit LAM, TVD und TDF fortgesetzt werden, während PEG-IFN gestoppt und ETV oder ADF auf TDF umgestellt werden sollte (**Empfehlungsgrad C;** Cornberg et al. 2016). Bei therapienaiven Frauen sollte der Beginn einer antiviralen Behandlung angeboten werden, wenn eine aktive Hepatitis diagnostiziert wurde oder eine virale HBV-DNA > 200.000 IE/ml nachgewiesen wurde (**Empfehlungsgrad A;** Cornberg et al. 2016). Es wurde gezeigt, dass eine hohe Viruslast die vertikale Mutter-Kind-Übertragung von HBV um bis zu 32 % erhöht, während dieses Risiko minimiert wird, wenn die HBV-DNA < 200.000 IE/ml unterdrückt wird (Brown et al. 2016). Daher sollte keine antivirale Behandlung eingeleitet werden, wenn die HBV-DNA unter diesem Wert liegt. Eine antivirale De-novo-Behandlung sollte so früh wie möglich nach dem 1. Trimenon begonnen werden, vorzugsweise mit TDF, und die Patientin sollte über mögliche Risiken und Vorteile aufgeklärt werden (**Empfehlungsgrad B;** Cornberg et al. 2016). Die NUC-Therapie kann nach der Geburt abgebrochen werden, wenn keine medizinische Indikation vorliegt (z. B. inaktive Hepatitis) oder um die Übertragung toxischer Metaboliten während des Stillens zu verhindern. Es wurde jedoch nachgewiesen, dass das Stillen sicher ist, wenn TDF als antivirales Mittel verwendet wird (Mofenson et al. 2017).

Verhinderung der HBV-Reaktivierung unter Immunsuppression. Die Reaktivierung einer inaktiven HBV-Infektion ist eine potenziell lebensbedrohliche Komplikation einer Chemotherapie oder Immunsuppression (Dong et al. 2013; Mozessohn et al. 2015). Daher sollten HBsAg und Anti-HBc vor Beginn einer Chemotherapie oder einer immunsuppressiven Behandlung getestet werden (**Empfehlungsgrad A;** Cornberg et al. 2016). Bei HBsAg-positiven Trägern kommt es nach Beginn der Chemotherapie in 15–50 % der Fälle zu einer Reaktivierung der aktiven Hepatitis, während diese Rate nach Knochenmarktransplantation 75 % erreicht und fulminante Hepatitis sowie tödliche Verläufe aufgetreten sind. Bei HBsAg-negativen/Anti-HBc-positiven Personen kann die Reaktivierungsrate 10 % erreichen. Daher wird empfohlen (➤ Abb. 25.8), dass HBsAg-positive Patienten mit einem hohen (> 10 %) Risiko einer Reaktivierung mit NUC behandelt werden müssen (**Empfehlungsgrad A;** Cornberg et al. 2016), während Patienten mit einem mäßigen (1–10 %) Risiko mit NUC behandelt werden sollten (**Empfehlungsgrad B;** Cornberg et al. 2016).

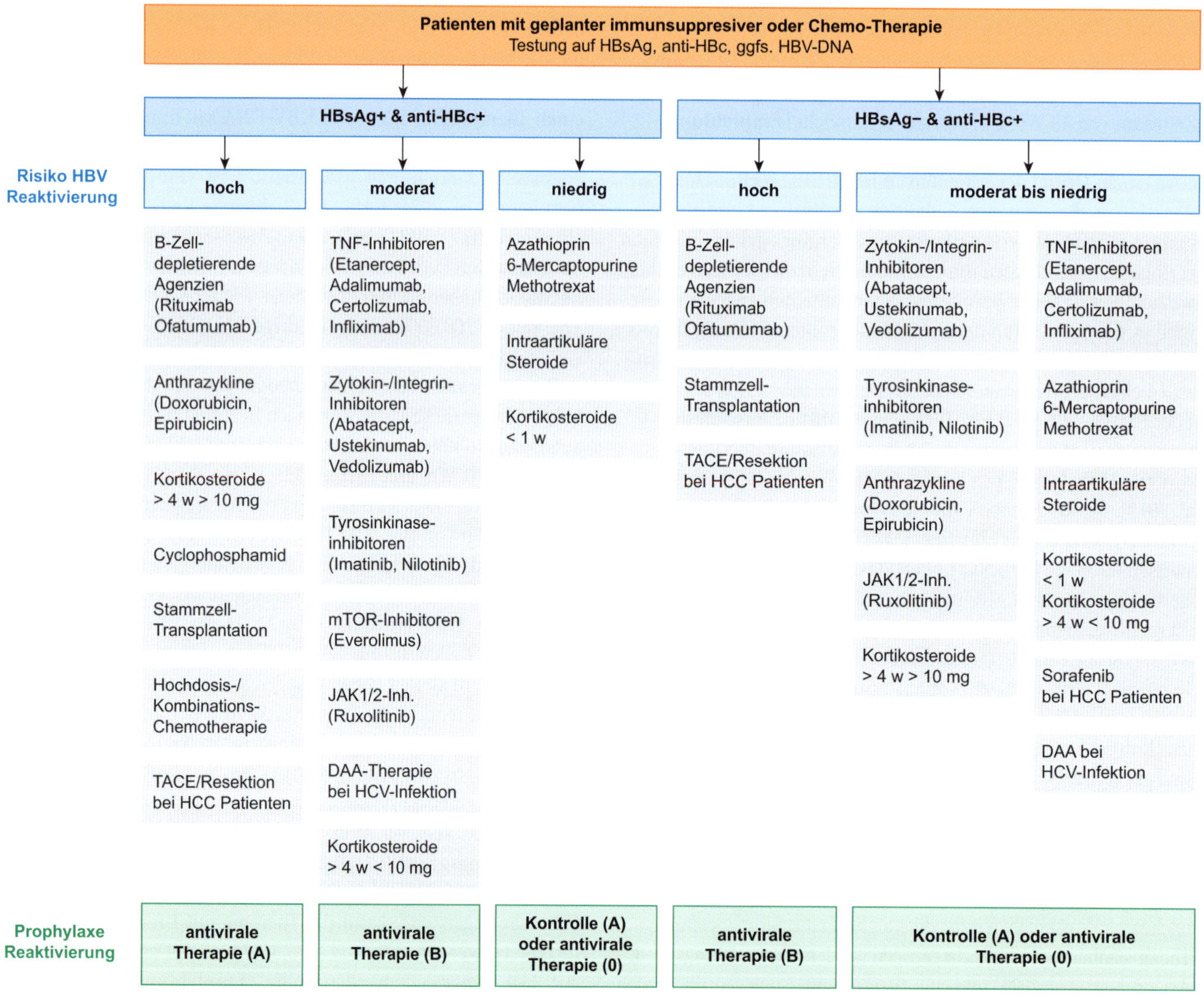

Abb. 25.8 Algorithmus zur Prävention der Hepatitis-B-Reaktivierung (Quelle: Cornberg et al. 2021) (nach Suerbaum et al. 2020) [F816-005]

HBsAg-positive Patienten mit einem geringen (< 1 %) Reaktivierungsrisiko sollten alle 8 Wo. kontrolliert werden (**Empfehlungsgrad A;** Cornberg et al. 2016). Wie bereits erwähnt, ist das Reaktivierungsrisiko bei HBsAg-negativen/Anti-HBc-positiven Patienten viel geringer. Hier sollten nur Patienten mit einem hohen Risiko behandelt werden (**Empfehlungsgrad A;** Cornberg et al. 2016). Das Risiko einer Reaktivierung hängt von der Art und dem Ausmaß der Immunsuppression ab. Zur Prophylaxe und präventiven Therapie sollten hochwirksame NUC (TDF, ETV) für 6–12 Mon. eingesetzt werden (**Empfehlungsgrad A;** Cornberg et al. 2016). Nach B-Zell-depletierender Chemotherapie und Hochrisikokonstellationen sollte eine prophylaktische NUC-Therapie für 18 Mon. erfolgen (Nakaya et al. 2016).

Monitoring und Ansprechen auf die Behandlung bei Hepatitis B

Das Monitoring von Patienten mit Hepatitis B während der Behandlung ist von entscheidender Bedeutung, um das Ansprechen auf die Therapie zu bewerten, mögliche Nebenwirkungen zu erkennen und den Krankheitsverlauf zu verfolgen. Eine regelmäßige Überwachung ermöglicht eine frühzeitige Intervention und eine Anpassung der Behandlungsstrategie, um so optimale Ergebnisse für die Patienten zu erzielen.

Laborüberwachung:

- **Viruslastmessung:** Die Messung der HBV-DNA-Konzentration im Blut ist entscheidend, um das Ansprechen auf die antivirale Therapie zu überprüfen. Im 1. J. der Therapie sollte diese alle 3 Mon. erfolgen (**Empfehlungsgrad B;** Cornberg et al. 2016). Ziel ist es, die Viruslast auf nicht nachweisbare oder niedrige Werte zu reduzieren (**Empfehlungsgrad B;** Cornberg et al. 2016).
- **Leberfunktionstests:** Serummarker wie ALT, AST und Bilirubin werden regelmäßig bestimmt, um Anzeichen einer Leberentzündung oder Leberschädigung zu identifizieren (**Empfehlungsgrad A;** Cornberg et al. 2016).
- **Serologische Marker:** Die serologischen und Antigenmarker der Hepatitis B, einschließlich HBsAg, Anti-HBs, Anti-HBc, HBeAg und Anti-HBe, werden regelmäßig überprüft, um den Immunstatus des Patienten zu überwachen und mögliche Veränderungen im Krankheitsverlauf frühzeitig zu erkennen. Die quantitative Bestimmung von HBsAg kann zur Vorhersage eines HBsAg-Verlustes sinnvoll sein (**Empfehlungsgrad C;** Cornberg et al. 2016).

Bildgebende Verfahren:

- **Leberultraschall, -elastographie:** Ultraschalluntersuchungen (ggf. inkl. Elastographie) der Leber werden regelmäßig durchgeführt, um Komplikation, wie Zirrhose oder Leberkrebs, zu identifizieren. Bei erhöhtem HCC-Risiko sollte mind. alle 6 Mon. ein abdomineller Ultraschall, insbesondere bei Patienten mit Leberzirrhose erfolgen (**Empfehlungsgrad B;** Cornberg et al. 2016).
- **Leberbiopsie:** Bei einigen Patienten kann eine Leberbiopsie in Betracht gezogen werden, um den Grad der Leberentzündung und der Fibrose zu beurteilen, insbesondere vor Beginn einer Therapie und zur Beurteilung des Ansprechens auf die Behandlung (**Empfehlungsgrad C;** Cornberg et al. 2016).

Ansprechen auf die Behandlung: Das Ansprechen auf die Behandlung bei Hepatitis B wird anhand verschiedener Kriterien bewertet, darunter (Cornberg et al. 2016):

- Reduktion der Viruslast
- Normalisierung der Leberfunktion
- Verbesserung der Leberhistologie

Lebertransplantation bei fortgeschrittener Hepatitis B

Bei Patienten mit fortgeschrittener Hepatitis B, die nicht auf medikamentöse Therapien ansprechen oder bei denen bereits ein HCC aufgetreten ist, kann eine Lebertransplantation notwendig sein.

Indikationen für eine Lebertransplantation: Die Indikation zur Lebertransplantation bei Hepatitis B berücksichtigt verschiedene Faktoren, darunter:

- Fortgeschrittene, dekompensierte Leberzirrhose
- Hepatozelluläres Karzinom
- Akutes Leberversagen

25.3.6 Impfung und Postexpositionsprophylaxe

Hepatitis-B-Impfung und Postexpositionsprophylaxe

Die Impfung gegen Hepatitis B ist eine **wirksame Präventionsmaßnahme,** um eine Infektion mit dem Hepatitis-B-Virus zu verhindern und das Risiko von Lebererkrankungen, einschließlich Leberzirrhose und Leberkrebs, zu reduzieren (Mahmood et al. 2023). Neben der Impfung spielt auch die Postexpositionsprophylaxe eine wichtige Rolle, um Personen, die einem erhöhten Infektionsrisiko ausgesetzt waren, zu schützen.

Hepatitis-B-Impfung – Impfstoffe und Impfschema

Die Hepatitis-B-Impfstoffe enthalten ein rekombinantes Oberflächenantigen (HBsAg), das eine Immunantwort gegen das Virus hervorruft, ohne eine aktive Infektion zu verursachen. Es gibt verschiedene Hepatitis-B-Impfstoffe auf dem Markt, die in ihrer Zusammensetzung und Dosierung variieren können (Mahmood et al. 2023). Die Impfstoffe werden i. m. verabreicht und können für Kinder und Erwachsene jeden Alters empfohlen werden.

Die üblichen Impfschemata für die Hepatitis-B-Impfung umfassen je nach verwendetem Impfstoff 2–3 Dosen des Impfstoffs, die in bestimmten Zeitabständen verabreicht werden (Kallinowski et al. 2003). Bei Kindern wird die Impfung i. d. R. im Rahmen des empfohlenen Impfplans für Säuglinge und Kinder verabreicht, während bei Erwachsenen verschiedene Impfschemata je nach individuellem Risiko und Bedarf angewandt werden können.

Impfempfehlungen und Impfstrategien

Die Impfempfehlungen für Hepatitis B variieren je nach Land, epidemiologischer Situation und Risikofaktoren des Einzelnen. Zu den Gruppen, für die eine Hepatitis-B-Impfung empfohlen wird, gehören (**Empfehlungsgrad A;** Cornberg et al. 2016):

- **Säuglinge und Kinder:** Die Impfung wird routinemäßig im Säuglings- und Kindesalter empfohlen, um eine frühzeitige Immunität gegen Hepatitis B aufzubauen.
- **Gesundheitspersonal und medizinisches Personal:** Personen, die beruflich einem erhöhten Infektionsrisiko ausgesetzt sind, wie medizinisches Personal, Krankenpflegepersonal und Rettungsdienstmitarbeiter, sollten gegen Hepatitis B geimpft werden.
- **Personen mit erhöhtem Infektionsrisiko:** Dazu gehören Personen mit häufigen Blutkontakten, i. v. Drogenkonsumenten, Personen mit mehreren Sexualpartnern und Personen, die in Länder mit hoher Hepatitis-B-Prävalenz reisen.
- **Personen mit chronischen Lebererkrankungen oder Immunschwäche:** Diese Personen haben ein erhöhtes Risiko für schwere Verläufe von Hepatitis B und sollten daher geimpft werden.

Impfstrategien können je nach epidemiologischer Situation und den vorhandenen Ressourcen variieren. Sie können routinemäßige Impfungen in der Kindheit, Hochrisikogruppenimpfungen, Massenimpfkampagnen und spezielle Impfprogramme für gefährdete Bevölkerungsgruppen umfassen.

Postexpositionsprophylaxe bei Hepatitis B

Die Postexpositionsprophylaxe (PEP) bei Hepatitis B bezieht sich auf die Verabreichung von Hepatitis-B-Impfstoffen und ggf. Hepatitis-B-Immunglobulin (HBIG, Dosierungsangaben des jeweiligen Herstellers beachten) nach einer möglichen Exposition gegenüber HBV, um eine Infektion zu verhindern oder zu mildern. Die PEP wird in folgenden Situationen empfohlen:

- **Berufsbedingte Expositionen:** Bei Verletzungen mit scharfen Gegenständen oder Kontakt mit infizierten Körperflüssigkeiten während medizinischer oder beruflicher Tätigkeiten sollte eine PEP in Betracht gezogen werden (**Empfehlungsgrad B;** Cornberg et al. 2016).
- **Sexualkontakte:** Bei ungeschütztem Geschlechtsverkehr mit einem HBV-positiven Partner oder bei Vergewaltigungen kann eine PEP empfohlen werden.
- **Vertikale Transmission:** Neugeborene von HBV-positiven Müttern sollten unmittelbar nach der Geburt einen Hepatitis-B-Impfstoff und HBIG erhalten, um das Risiko einer vertikalen Übertragung zu verringern (**Empfehlungsgrad A;** Cornberg et al. 2016).

Die PEP sollte so früh wie möglich nach der Exposition erfolgen, idealerweise innerhalb von 24 h, und umfasst die Verabreichung von HBIG und einer ersten Dosis eines aktiven Hepatitis-B-Impfstoffs. Folgeimpfungen werden gemäß dem üblichen Impfschema verabreicht. Die PEP ist wirksam, um das Infektionsrisiko zu reduzieren, wenn sie rechtzeitig und ordnungsgemäß angewandt wird.

25.3.7 Nachsorge

Langzeitmanagement von Patienten mit chronischer Hepatitis B: Das Langzeitmanagement von Patienten mit chronischer Hepatitis B zielt darauf ab, das Fortschreiten der Lebererkrankung zu verlangsamen, das Risiko von Komplikationen zu minimieren und die Lebensqualität der Patienten zu verbessern.

Lebensstilmodifikationen und Prävention von Leberkomplikationen: Lebensstilmodifikationen spielen eine wichtige Rolle im Langzeitmanagement von Patienten mit chronischer Hepatitis B und können dazu beitragen, das Risiko von Leberkomplikationen zu reduzieren. Dazu gehören:

- **Alkoholabstinenz:** Vermeidung von Alkoholkonsum oder starkem Alkoholkonsum, da Alkohol die Leber schädigen und das Fortschreiten der Lebererkrankung beschleunigen kann.
- **Gesunde Ernährung:** Eine ausgewogene Ernährung mit Schwerpunkt auf frischem Obst, Gemüse, Vollkornprodukten und Eiweiß kann die Lebergesundheit unterstützen und das Risiko von Fettlebererkrankungen reduzieren.
- **Gewichtsmanagement:** Kontrolle des Körpergewichts und Vermeidung von Fettleibigkeit, da Adipositas das Risiko von Lebererkrankungen erhöhen kann.
- **Vermeidung von hepatotoxischen Substanzen:** Patienten sollten den Kontakt mit hepatotoxischen Substanzen wie bestimmten Medikamenten, Drogen und Chemikalien vermeiden, die die Leber schädigen können.

Psychosoziale Unterstützung und Patientenedukation: Die Bereitstellung von psychosozialer Unterstützung und Patientenedukation ist ein wichtiger Aspekt des Langzeitmanagements von Patienten mit chronischer Hepatitis B. Dies kann folgende Bereiche umfassen:

- **Psychologische Unterstützung:** Bereitstellung von Beratung und psychologischer Unterstützung, um mit den emotionalen Auswirkungen der Diagnose und Behandlung von Hepatitis B umzugehen.
- **Patientenedukation:** Aufklärung der Patienten über die Bedeutung der Therapieadhärenz, die Bedeutung von regelmäßigen Arztbesuchen und Überwachungsuntersuchungen sowie die Möglichkeiten der Prävention von Hepatitis-B-Übertragung auf andere Personen.
- **Selbsthilfegruppen:** Teilnahme an Selbsthilfegruppen und Peer-Support-Programmen, um den Austausch von Erfahrungen und die Unterstützung durch andere Betroffene zu ermöglichen.

MERKE

- Die chronische Hepatitis-B-Virusinfektion ist zurzeit nicht heilbar („einmal B, immer B").
- Eine „funktionelle Heilung" (Verlust von HBsAg) kann durch die aktuelle Therapie mit Nukleosid-/Nukleotidanaloga nur selten erreicht werden.
- Bei den meisten Patienten muss diese Therapie daher lebenslang gegeben werden.
- In einer Untergruppe von Patienten mit günstigen Prädiktoren kann diese aber nach einigen Jahren abgesetzt werden, ohne dass es zu einem viralen Rebound kommt.
- Es sind neue Therapien in Entwicklung, die die Rate an funktioneller Heilung verbessern sollen.

25.4 Hepatitis C

25.4.1 Definition und Basisinformation

Das Hepatitis-C-Virus ist ein einzelsträngiges RNA-Virus aus der Familie der Flaviviridae (Choo et al. 1989). Es existieren 6 bekannte Genotypen (1–6) sowie > 100 Subtypen des Virus (Smith et al. 2014). Die genetische Variabilität des HCV führt zu einer hohen Diversität, was insbesondere die Entwicklung von Impfstoffen erschwert.

Das HCV-Virus repliziert sich hauptsächlich in Hepatozyten und induziert eine chronische Entzündung, die zur Leberfibrose, Leberzirrhose und in einigen Fällen zu Leberkrebs führen kann. Die Pathogenese von HCV-Infektionen ist komplex und gekennzeichnet sowohl durch direkte zytopathische Effekte des Virus als auch die Immunantwort des Wirts.

Epidemiologie

Die Hepatitis C ist eine weltweit verbreitete Infektionskrankheit. Schätzungen zufolge sind etwa 71 Mio. Menschen weltweit mit HCV infiziert. In Deutschland sind ca. 400.000 Personen mit HCV infiziert. Die Prävalenz von HCV variiert je nach geographischer Region, Risikogruppe und Exposition gegenüber dem Virus (➤ Abb. 25.9).

Eine Infektion mit HCV erfolgt vorwiegend durch Blutkontakt. In entwickelten Ländern ist die häufigste Übertragungsweise der gemeinsame Gebrauch von Injektionsnadeln und Spritzen bei Drogenabhängigen, wobei 65–95 % dieser Personen HCV-positiv sind (Alter, Moyer 2008). Vor der Einführung von Tests für Blutprodukte waren Transfusionen und Immunglobulinpräparate die primären Infektionsquellen. Auch Hämodialyse war ein bedeutender Risikofaktor. Seit 1990 werden Blutkonserven auf HCV getestet, und durch präzise Virusnachweismethoden sowie verbesserte Hygienemaßnahmen ist das Infektionsrisiko heute nahezu eliminiert. In industrialisierten Ländern ist die Ansteckungsgefahr daher sehr gering.

Bei 10–40 % der HCV-Infektionen bleibt die Ursache ungeklärt. Übertragungen durch Nadelstich- oder Schnittverletzungen im medizinischen Bereich sind dokumentiert, wobei das Risiko einer HCV-Übertragung nach einer Nadelstichverletzung von der Art der Verletzung und der Menge des kontaminierten Bluts abhängt. Im Durchschnitt liegt das Risiko < 1 %, was niedriger ist als bei HBV, aber höher als bei HIV.

Das Risiko einer HCV-Übertragung durch Geschlechtsverkehr ist wesentlich geringer als bei Hepatitis B oder HIV und kann durch Kondomgebrauch weiter reduziert werden. HCV-RNA kann in Sperma und Vaginalsekret nachgewiesen werden, weshalb Geschlechtsverkehr mit HCV-positiven Personen in vielen Studien als Risikofaktor identifiziert wurde (Boonyarad et al. 2003). Oft sind jedoch auch andere Risikofaktoren wie Drogenkonsum oder spezielle Sexualpraktiken beteiligt. Innerfamiliäre Übertragungen sind selten. Die vertikale Übertragung von Mutter zu Kind ist der Hauptübertragungsweg und betrifft bis zu 5 % der Kinder von HCV-RNA-positiven Müttern, wobei das Risiko bei Müttern mit einer zusätzlichen HIV-Infektion höher ist (Davison et al. 2006). Stillen stellt kein Ansteckungsrisiko für das Kind dar.

Theoretisch kann HCV durch Tätowierungen, Piercings und Akupunktur mit unsterilem Material übertragen werden. Vorsicht ist geboten beim gemeinsamen Gebrauch von Rasierklingen, Zahnbürsten und Nagelscheren.

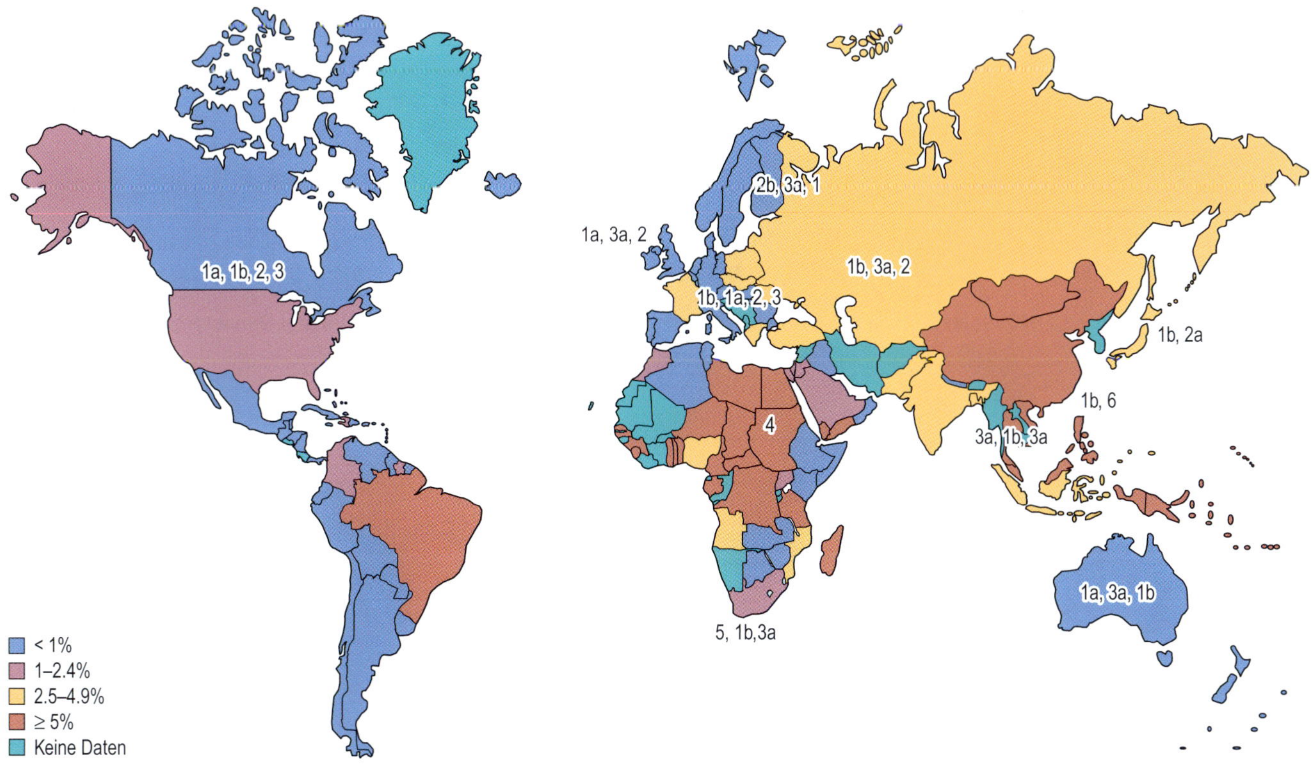

Abb. 25.9 Weltweite HCV-Prävalenz [E819-002]

Natürlicher Verlauf

Die HCV-Infektion kann akut oder chronisch verlaufen (➤ Abb. 25.10). Die meisten akuten Infektionen verlaufen asymptomatisch oder mit milden unspezifischen Symptomen wie Müdigkeit, Appetitlosigkeit und Bauchschmerzen. Nur ein kleiner Prozentsatz der akuten Infektionen führt zu einem schweren Verlauf mit Ikterus und Hepatitis.

Etwa 75–85 % der akuten HCV-Infektionen werden chronisch (Infektion >6 Mon.). Bei chronischer Hepatitis C kann die Leberentzündung über Jahre oder Jahrzehnte fortschreiten, was zu Leberfibrose, -zirrhose und HCC führen kann. Der Verlauf der HCV-Infektion ist variabel und wird durch Faktoren wie Alter, Geschlecht, Genotyp des Virus, Immunstatus des Wirts und Begleiterkrankungen beeinflusst.

Die Früherkennung und die Behandlung von HCV-Infektionen sind entscheidend, um das Fortschreiten der Lebererkrankung zu verhindern und das Risiko von Leberkomplikationen zu reduzieren. Fortschritte in der Diagnostik und der Therapie haben dazu beigetragen, dass eine HCV-Infektion klinisch beherrschbar geworden ist, da fast alle Patienten durch eine antivirale Therapie geheilt werden können.

25.4.2 Symptomatik und klinisches Bild

Der Verlauf der Krankheit kann variieren. Viele Patienten bleiben über Jahre oder sogar Jahrzehnte hinweg asymptomatisch. Dennoch können einige Patienten Symptome aufweisen, insbesondere wenn die Infektion fortschreitet oder sich Komplikationen entwickeln. Das klinische Bild der Hepatitis C ist vielfältig und kann von milden Beschwerden bis hin zu schweren Lebererkrankungen reichen (➤ Abb. 25.10).

Akute Hepatitis C

Die akute Phase der Hepatitis C tritt kurz nach der Infektion auf und kann bis zu 6 Mon. dauern (➤ Abb. 25.10). In den meisten Fällen verläuft die akute Infektion jedoch asymptomatisch oder mit milden Symptomen, die leicht mit anderen Krankheiten verwechselt werden können. In 15–25 % der Fälle kommt es zu einer Elimination des Virus und zur Ausheilung der Infektion.

Zu den **möglichen Symptomen** einer akuten Hepatitis C gehören:

- Müdigkeit
- Appetitlosigkeit
- Übelkeit und Erbrechen
- Schmerzen im rechten Oberbauch
- Dunkler Urin
- Haut- und Sklerenikterus

Bei einigen Patienten kann die akute Hepatitis C jedoch schwerwiegend sein und zu Leberversagen führen. Dies ist jedoch sehr selten.

Chronische Hepatitis C

Die chronische Hepatitis C ist durch eine >6 Mon. bestehende Entzündung der Leber gekennzeichnet, die über Jahre oder sogar Jahrzehnte anhalten kann (➤ Abb. 25.10). Viele Patienten mit chronischer Hepatitis C bleiben asymptomatisch und erfahren erst bei einer routinemäßigen medizinischen Untersuchung von ihrer Infektion. Bei ca. 30–70 % der Patienten können jedoch Symptome auftreten, insbesondere, wenn sich die Lebererkrankung verschlimmert.

Mögliche Symptome einer chronischen Hepatitis C sind:

- Fortgesetzte Müdigkeit und Schwäche
- Appetitverlust und Gewichtsverlust
- Übelkeit und Erbrechen
- Bauchschmerzen, besonders im rechten Oberbauch
- Ikterus
- Pruritus
- Dunkler Urin
- Blutungsneigung

Komplikationen der chronischen Hepatitis C: Die chronische Hepatitis C kann zu Leberzirrhose und HCC führen. Während die Viruslast keinen wesentlichen Einfluss auf den natürlichen Verlauf der chronischen Hepatitis C zu haben scheint, wird bei Patienten, die mit dem HCV-Genotyp 3 infiziert sind, eine schnellere

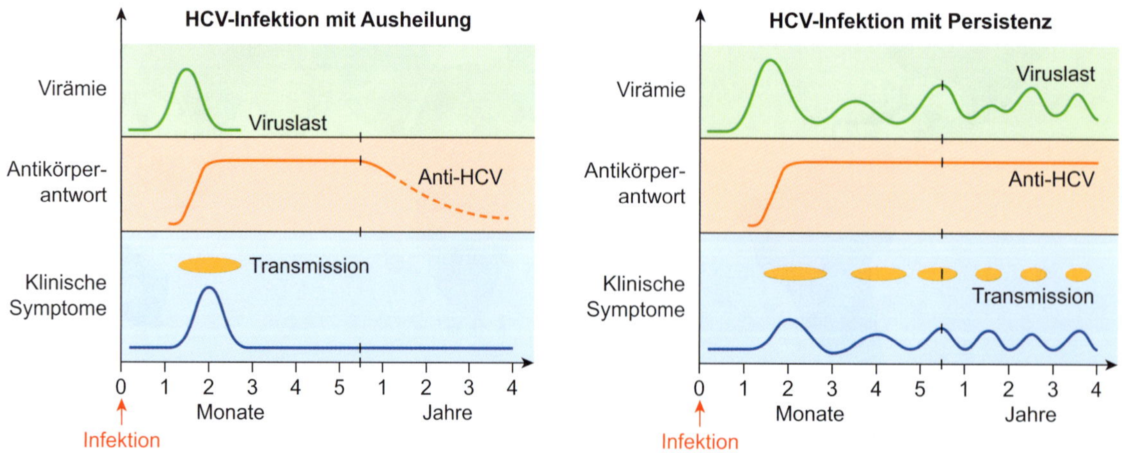

Abb. 25.10 Klinisch-serologischer Verlauf der Hepatitis-C-Virusinfektion [L231]

Fibroseprogression beobachtet (Poynard et al. 1997; Bochud et al. 2009). Wichtige Faktoren, die mit einem ungünstigen Verlauf assoziiert sind, sind Alter, männliches Geschlecht, chronischer Alkoholkonsum, Übergewicht, Insulinresistenz, chronische Hämodialyse und deutliche Transaminasenerhöhung (3- bis 5-fach über der Norm) sowie eine virale Co-Infektion mit dem HBV und/oder HIV.

Im Gegensatz zur chronischen Hepatitis B entsteht ein HCC bei Hepatitis C jedoch nur in einer fibrotischen oder zirrhotischen Leber, wobei die jährliche Inzidenz dann bei 2–5 % liegt. Der Krankheitsverlauf der chronischen Hepatitis C und die Entwicklung der Fibrose sind sehr variabel. Nach 20–25 J. entwickeln 2–35 % der Patienten eine Leberzirrhose (Seeff 2002). Diese Komplikationen erfordern möglicherweise eine Lebertransplantation.

Extrahepatische Manifestationen: Eine Hepatitis-C-Virusinfektion kann auch verschiedene extrahepatische Manifestationen verursachen, die sich auf andere Organe und Systeme im Körper auswirken können (➤ Tab. 25.4; Cacoub et al. 1999). Dazu gehören:

Tab. 25.4 Im Zusammenhang mit der HCV-Infektion beschriebene extrahepatische Manifestationen und Erkrankungen

Zusammenhang	Symptome und Erkrankungen
A: Assoziation durch hohe Prävalenz u. Pathomechanismus	• Gemischte Kryoglobulinämie-Vaskulitis • B-Zell-NHL
B: Prävalenz höher als Kontrollgruppe	• Diabetes mellitus Typ 2 • Insulinresistenz • Glomerulonephritis • Niereninsuffizienz • Fatique • Kognitive Störungen • Depression • Abnehmende Lebensqualität • Kardiovaskuläre Manifestationen (z. B. Schlaganfall, Myokardinfarkt) • Sicca-Syndrom • Arthralgien, Myalgien • Auto-Ak-Bildung (z. B. Kryoglobuline, Rheumafaktor, Antinuklear-, Anticardiolipin-, Antithyroid- und Anti-Smooth-Muscle-Ak) • Monoklonale Gammopathie • Immunthrombozytopenien – Porphyria cutanea tarda – Lichen planus
C: Mögliche Assoziationen	• Polyarthritis • Pruritus • Fibromyalgie • Chronische Polyradikuloneuropathien • Pulmonale Alveolitis
D: Einzelberichte	• Polymyositis • Dermatomyositis • Polyarteriitis nodosa • Psoriasis • Erythema nodosum

- Gemischte Kryoglobulinämie, die zu Vaskulitis und Nierenbeteiligung führen kann
- Rheumatoide Arthritis
- Glomerulonephritis
- Dermatologische Manifestationen wie Porphyria cutanea tarda und Lichen planus

Die extrahepatischen Manifestationen von Hepatitis C können das klinische Bild der Erkrankung komplexer machen und erfordern möglicherweise eine interdisziplinäre Behandlung durch verschiedene Fachdisziplinen.

25.4.3 Diagnostik und Differenzialdiagnose

Diagnostik

Die Diagnose einer Hepatitis C erfordert eine sorgfältige Anamnese und klinische Untersuchung sowie spezifische Labortests, um HCV nachzuweisen und den Schweregrad der Lebererkrankung zu bestimmen (Sarrazin et al. 2018). Die Differenzialdiagnose von HCV beinhaltet den Ausschluss anderer möglicher Ursachen für Lebererkrankungen und ähnlicher klinischer Symptome.

Diagnostische Tests für Hepatitis C:

Die Diagnose einer HCV-Infektion umfasst i. d. R. mehrere Schritte (➤ Abb. 25.11).

- **Anamnese und körperliche Untersuchung:** Im Rahmen einer gründlichen Anamnese und körperlichen Untersuchung sollten mögliche Risikofaktoren für eine HCV-Infektion sowie Symptome oder Anzeichen einer Lebererkrankung identifiziert werden (**Empfehlungsgrad A**; Sarrazin et al. 2018).
- **Laboruntersuchungen:** Die wichtigsten Labortests zur Diagnose einer Hepatitis C umfassen Leberfunktionstests wie die Bestimmung von Leberenzymen (ALT, AST), die oft erhöht sind (**Empfehlungsgrad A;** Sarrazin et al. 2018). Eine AFP-Bestimmung sollte bei erhöhtem HCC-Risiko und/oder verdächtigem Leberherd durchgeführt werden (**Empfehlungsgrad A;** Sarrazin et al. 2018).
- **Hepatitis-C-Antikörper-Test (Anti-HCV):** Dieser Test kann das Vorhandensein von HCV-Antikörpern im Blut nachweisen, die auf eine vergangene oder aktuelle Infektion mit dem Virus hinweisen (**Empfehlungsgrad A;** Sarrazin et al. 2018). Ein positives Ergebnis erfordert jedoch weitere Tests zur Bestätigung der aktuellen (chronischen) Infektion. Zu beachten ist, dass HCV-Antikörper erst etwa 8 Wo. nach Infektion nachweisbar sind, sodass bei V. a. eine akute HCV-Infektion die HCV-RNA bestimmt werden sollte.
- **HCV-RNA-Test:** Dieser molekulare Test bestimmt die Konzentration von HCV-RNA im Blut und bestätigt eine aktive Virusreplikation (**Empfehlungsgrad A;** Sarrazin et al. 2018).
- **HCV-Genotyp:** Eine Bestimmung des HCV-Genotyps sollte vor Einleitung einer antiviralen Therapie erfolgen (**Empfehlungsgrad A;** Sarrazin et al. 2018).
- **Oberbauchsonographie:** Eine Oberbauchsonographie zum Ausschluss von Rundherden oder anderen Pathologika sollte durchgeführt werden (**Empfehlungsgrad A;** Sarrazin et al. 2018). Diese

sollte beim Vorliegen einer Zirrhose mind. alle 6 Mon. wiederholt werden (**Empfehlungsgrad A;** Sarrazin et al. 2018).

- **Leberbiopsie:** Bei Bedarf kann eine Leberbiopsie durchgeführt werden, um den Grad bzw. andere Ursachen der Leberschädigung (Diabetes, Alkohol etc.) und das Ausmaß der Leberfibrose zu bewerten. Dieser invasive Test wird jedoch zunehmend durch nichtinvasive Verfahren wie z. B. die Elastographie ersetzt, wenn vorwiegend der Fibrosegrad von Interesse ist (**Empfehlungsgrad A;** Sarrazin et al. 2018).

Differenzialdiagnosen

Bei der Differenzialdiagnose von Hepatitis C müssen andere Ursachen für akute oder chronische Lebererkrankungen ausgeschlossen werden (➤ Abb. 25.2). Dazu gehören:

- Hepatitis A, B/D, E
- Alkoholische Lebererkrankung
- Fettlebererkrankung
- Autoimmune Hepatitis
- Medikamenteninduzierte Leberschäden

25.4.4 Therapie

Die Therapie der Hepatitis C hat sich in den letzten Jahren erheblich weiterentwickelt, insbesondere mit der Einführung von direkt wirkenden antiviralen Medikamenten (Direct-Acting Antivirals, DAA), die hohe Heilungsraten bei minimalen Nebenwirkungen erzielen. Die Wahl der Therapie hängt von verschiedenen Faktoren ab, einschließlich des HCV-Genotyps, des Schweregrads der Lebererkrankung, des Vorhandenseins von Komorbiditäten und früheren Behandlungen. Ziel der Therapie ist es, das Virus zu eliminieren, das Fortschreiten der Lebererkrankung zu verhindern und das Risiko von Komplikationen zu reduzieren (Sarrazin et al. 2018).

Indikation für eine antivirale Therapie

Jeder Patient mit einer replikativen HCV-Infektion sollte eine antivirale Therapie erhalten, sofern er oder sie daraus einen Nutzen in Bezug auf Morbidität oder Mortalität ziehen kann (**Empfehlungsgrad A;** Sarrazin et al. 2020). Bei sehr begrenzter Lebenserwartung macht eine De-novo-Therapie jedoch wenig oder keinen Sinn. Eine antivirale Therapie kann sofort bei der Erstdiagnose einer HCV-Infektion mit typischer Konstellation einer chronischen Infektion begonnen werden (**Empfehlungsgrad C;** Sarrazin et al. 2020), unabhängig von erhöhten Leberwerten oder Anzeichen einer Fibrose (**Empfehlungsgrad A;** Sarrazin et al. 2020). Bei Patienten mit fortgeschrittener Fibrose oder Zirrhose besteht eine dringende Indikation zur Behandlung (**Empfehlungsgrad A;** Sarrazin et al. 2020). Zusätzliche Indikationen umfassen extrahepatische Manifestationen, berufliche Gründe, das Wegfallen des Übertragungsrisikos, Co-Infektionen mit HBV oder HIV sowie den Wunsch des Patienten nach einer Behandlung (**Empfehlungsgrad A;** Sarrazin et al. 2018).

Die Behandlung der chronischen HCV-Infektion zielt darauf ab, eine anhaltende Virussuppression (SVR, Sustained Virological Response) zu erreichen, definiert durch einen fehlenden Nachweis von HCV-RNA 12 Wo. nach Abschluss der Therapie. Es ist zu beachten, dass die Eradikation des Virus keine schützende Immunität bietet und Neuinfektionen möglich sind. Insbesondere bei Patienten mit aktivem i. v. Drogenkonsum wurde eine deutlich erhöhte Re-Infektionsrate beschrieben (Martinello et al. 2017). Das Erreichen einer SVR ist mit einer signifikanten Verringerung von Mortalität, Entwicklung von HCCs und der Notwendigkeit einer Lebertransplantation verbunden. Während diese positiven Effekte bei Patienten mit fortgeschrittener Fibrose oder kompensierter Leberzirrhose am offensichtlichsten sind (Simmons et al. 2015), sind sie bei Patienten mit dekompensierter Leberzirrhose weniger ausgeprägt (Calvaruso, Craxi 2020).

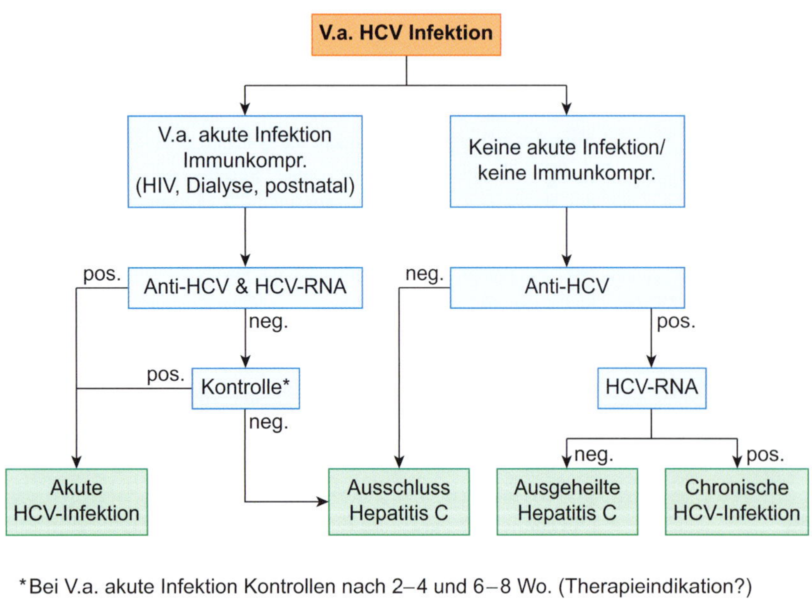

Abb. 25.11 Algorithmus der virologisch-serologischen Diagnostik bei klinischem V. a. eine Hepatitis-C-Virusinfektion (Quelle: Sarrazin et al. 2018) [F816-012]

Therapieoptionen zur Behandlung einer chronischen Hepatitis-C-Infektion

Für die verschiedenen Patientengruppen stehen je nach HCV-Genotyp, möglichen Vortherapien, Vorliegen und Stadium einer Leberzirrhose sowie der Nierenfunktion mehrere interferonfreie Therapieoptionen zur Verfügung. Bei der Auswahl der Therapieoptionen müssen die antivirale Wirksamkeit, mögliche Nebenwirkungen oder Kontraindikationen, Begleiterkrankungen, Arzneimittelinteraktionen, die Therapiedauer und ggf. wirtschaftliche Faktoren berücksichtigt werden (Sarrazin et al. 2018).

Die HCV-Therapie sollte mit einem interferonfreien Therapieschema durchgeführt werden, wobei bei bekannten oder vorhersehbaren Ribavirin-Nebenwirkungen vorzugsweise eine ribavirinfreie Therapie eingesetzt werden sollte (**Empfehlungsgrad A;** Sarrazin et al. 2020). Patienten mit einer HBV- oder HIV-Co-Infektion können wie HCV-monoinfizierte Patienten behandelt werden (**Empfehlungsgrad A;** Sarrazin et al. 2020). Es ist jedoch wichtig zu beachten, dass eine DAA-Therapie (➤ Tab. 25.5) selten zu einer HBV-Reaktivierung führen kann, da HCV das angeborene Immunsystem aktiviert, das wiederum die HBV-Replikation unterdrücken kann (Broering et al. 2011).

Pangenotypische Regime bei DAA-naiven Patienten (➤ Tab. 25.6)**:**

- **Glecaprevir/Pibrentasvir (GPR/PBR):** Für DAA-naive Patienten ohne Zirrhose führt die Behandlung mit Glecaprevir (GPR) und Pibrentasvir (PBR) unabhängig von verschiedenen Prädiktoren zu hohen SVR-Raten (98 % nach 8 Wo. und 99 % nach 12 Wo.; Rockstroh et al. 2018; Puoti et al. 2018; Asselah et al. 2018; Gane et al. 2017; Zeuzem et al. 2018). Bei Patienten mit HCV-Genotyp-3-Infektion sollte die Therapiedauer für therapieerfahrene Patienten auf 16 Wo. verlängert werden. Bei DAA-naiven Patienten mit kompensierter Zirrhose führen 8 (97,7 %; Brown et al. 2020) oder 12 Wo. Therapie (99 %; Forns et al. 2017) ebenfalls zu hohen SVR-Raten. Auch hier gilt eine Verlängerung auf 12 Wo. für die erneute Behandlung von Patienten mit HCV-Genotyp-Non-3-Infektion und auf 16 Wo. für vorbehandelte Patienten mit HCV-Genotyp-3-Infektion (**Empfehlungsgrad A;** Sarrazin et al. 2020).
- **Sofosbuvir/Velpatasvir (SOF/VEL):** Eine Therapie mit SOF/VEL über 12 Wo. zeigt unabhängig von vorheriger Therapie, dem Vorliegen einer kompensierten Zirrhose oder anderen Prädiktoren SVR-Raten von 99 % bei HCV-Genotyp-Non-3-Infektion (Feld et al. 2015). Bei HCV-Genotyp-2- und -3-Infektionen ohne Zirrhose sollte ebenfalls eine 12-wöchige Therapie erfolgen (Foster et al. 2015; **Empfehlungsgrad A;** Sarrazin et al. 2020).

Tab. 25.5 Aktuell in Deutschland zugelassene DAAs (aus Bundesgesundheitsblatt 2022, 264–253)

Substanzklasse	Medikament	Dosierung Erwachsene/d [mg]	HCV-Genotypen-Aktivität (in vitro u. per Zulassung)
Nukleotidischer NS5B-Polymerase-Inhibitor	Sofosbuvir (SOF)	400	1a, 1b; 2a, 2b; 3a; 4a, 4b; 5a; 6a, 6e, 6p
			Zulassung: 1–6
NS3-Polymerase-Inhibitor	Grazoprevir (GZR)	100	1a, 1b; 4
			Zulassung: 1, 4
	Voxilaprevir (VOX)	100	1a, 1b; 2a, 2b; 3a, 4a, 4d; 5a; 6a, 6e, 6n
			Zulassung: 1–6
	Glecaprevir (GPR)	3 × 100	1a, 1b; 2a, 2b; 3a, 4a, 4d; 5a
			Zulassung: 1–6
NSS-Inhibitoren	Ledipasvir (LDV)	90	1a, 1b; 2a, 2b; 3a, 4a, 4d; 5a; 6a, 6e
			Zulassung: 1, 4–6
	Velpatasvir (VEL)	100	1a, 1b; 2a, 2b; 3a, 4a, 4d, 4r; 5a; 6a, 6e
			Zulassung: 1–6
	Elbasvir (EBR)	50	1a, 1b; 4
			Zulassung: 1, 4
	Pibrentasvir (PIB)	3 × 40	1a, 1b; 2a, 2b; 3a, 4a, 4d; 5a
			Zulassung: 1–6

Tab. 25.6 Leitliniengerechter Einsatz pangenotypischer Therapieregime bei DAA-naiven Patienten ohne dekompensierte Leberzirrhose und ohne fortgeschrittene Niereninsuffizienz

Therapieregime	Therapiedauer [Wo.]	Patienten ohne Leberzirrhose		Patienten mit kompensierter Leberzirrhose		
		TN/TE	HCV Gt3 + TE	TN	TE	HCV Gt3 + TE
Glecaprevir + Pibrentasvir	8	X	–	X	–	–
Glecaprevir + Pibrentasvir	12	–	–	–	X	–
Glecaprevir + Pibrentasvir	16	–	X	–	–	X
Velapatasvir + Sofosbuvir	12	X	X	X	X	X

Genotypspezifische Therapien bei DAA-naiven Patienten:
- **Sofosbuvir/Ledipasvir (SOF/LDV):** Die Kombination aus Sofosbuvir (SOF) und Ledipasvir (LDV) ist zugelassen für die HCV-Genotypen 1, 4 oder 6. Die Standardtherapiedauer beträgt 12 Wo. und kann bei therapienaiven, nicht zirrhotischen Patienten mit HCV-Genotyp-1-Infektion und einer Viruslast von < 6 Mio. IE/ml HCV-RNA auf 8 Wo. verkürzt werden. Bei Patienten mit Leberzirrhose kann eine Verlängerung auf 12 Wo. erwogen werden, ggf. mit Ribavirin (**Empfehlungsgrad A;** Sarrazin et al. 2020).
- **Grazoprevir/Elbasvir (GZR/EBR):** Die Kombination von Grazoprevir (GZR) und Elbasvir (EBR) ist zugelassen für die Behandlung der HCV-Genotypen 1 und 4. Die Regeltherapiedauer beträgt 12 Wo., kann jedoch bei bestimmten Patienten mit HCV-Genotyp-1a oder hoher Viruslast verlängert werden, möglicherweise mit Ribavirin (**Empfehlungsgrad A;** Sarrazin et al. 2020).

Re-Therapie von DAA-Versagen:
- Patienten, bei denen eine vorherige IFN-freie DAA-Therapie versagt hat, können mit einer Kombination aus Voxilaprevir (VOX), Velpatasvir (VEL) und Sofosbuvir (SOF) für 12 Wo. behandelt werden (**Empfehlungsgrad A;** Sarrazin et al. 2020), unabhängig vom HCV-Genotyp und dem Vorliegen einer Zirrhose (Bourliere et al. 2017).
- Für Patienten mit einem Therapieversagen auf die Gabe von Voxilaprevir plus Velpatasvir und Sofosbuvir liegen keine Studiendaten vor. Hier sollte eine Re-Therapie nach virologischen Prinzipien auf der Grundlage einer Resistenzanalyse durchgeführt werden (**Empfehlungsgrad B;** Sarrazin et al. 2020):
  - Multitarget-Therapie mit Auswahl der DAAs nach vorhandenen Resistenzen (II/B)
  - Ggf. Hinzunahme von Ribavirin und Therapieverlängerung von 12 auf 16–24 Wo. (II/B)

Behandlung spezieller Patientengruppen:
- **Patienten mit dekompensierter Zirrhose:** NS3/4A-Protease-Inhibitoren sind kontraindiziert, daher sollte die Therapie auf Sofosbuvir in Kombination mit NS5A-Inhibitoren beschränkt sein (**Empfehlungsgrad A;** Sarrazin et al. 2020). Die Indikation zur antiviralen Therapie sollte individuell unter Berücksichtigung der Patientensituation und in Absprache mit einem Lebertransplantationszentrum erfolgen. Folgende Therapieoptionen können eingesetzt werden:
  - Velpatasvir + Sofosbuvir ± Ribavirin für 12 oder 24 Wo.
  - Ledipasvir + Sofosbuvir ± Ribavirin beim HCV-Genotyp 1 oder 4 über 12 oder 24 Wo.
- **Patienten mit Niereninsuffizienz:** Therapieoptionen sollten unter Berücksichtigung der Nierenfunktion, vorheriger Therapien und Begleitmedikationen individuell festgelegt werden (**Empfehlungsgrad A;** Sarrazin et al. 2020). Ribavirin sollte vermieden werden, Therapien mit Sofosbuvir sollten bei schwerer Niereninsuffizienz (eGFR < 30 ml/min/1,73 m^2) nicht verabreicht werden. Prinzipiell geeignet sind Protease- und NS5A-Inhibitoren:
  - Glecaprevir + Pibrentasvir für 8, 12 oder 16 Wo.
  - Grazoprevir + Elbasvir beim HCV-Genotyp 1 oder 4 für 12 oder 16 Wo.

Monitoring und Ansprechen auf die Behandlung

Im Rahmen der antiviralen Therapie von Hepatitis C sollte eine Überwachung des Therapieverlaufs und des virologischen Ansprechens auf die Behandlung erfolgen (Sarrazin et al. 2018). Die meisten Patienten erreichen mit den neuen DAA-Therapieregimen eine anhaltende virologische Remission, was z. B. im Gegensatz zur Hepatitis B auch bedeutet, dass die HCV-Infektion dauerhaft geheilt wird. Zur Bestimmung des abschließenden Therapieansprechens soll eine HCV-RNA-Messung frühestens 12 Wo. nach Therapieende erfolgen (**Empfehlungsgrad A;** Sarrazin et al. 2020). Weitere Kontrollen der HCV-RNA können im Verlauf erfolgen. Nach Abschluss der Therapie ist insbesondere bei Patienten mit Leberzirrhose eine Langzeitüberwachung erforderlich, da hier auch nach erfolgreicher Therapie noch das Risiko der Entstehung eines HCC besteht (**Empfehlungsgrad A;** Sarrazin et al. 2020).

Lebertransplantation bei fortgeschrittener Hepatitis C

Für Patienten mit fortgeschrittener Lebererkrankung, die nicht auf antivirale Therapien ansprechen oder bei denen eine Leberzirrhose mit Komplikationen wie Leberversagen oder Leberkrebs fortschreitet, kann eine Lebertransplantation erforderlich sein.

25.4.5 Impfung und Postexpositionsprophylaxe

Im Gegensatz zu Hepatitis A und B gibt es derzeit keinen zugelassenen Impfstoff zur Prävention von Hepatitis C. Daher konzentriert sich die Präventionsstrategie hauptsächlich auf Maßnahmen zur Verhinderung der Übertragung des Virus und auf die Postexpositionsprophylaxe bei Personen, die einem erhöhten Risiko für eine HCV-Exposition ausgesetzt waren.

Impfung gegen Hepatitis C

Trotz intensiver Forschungsbemühungen gibt es bisher keinen wirksamen Impfstoff zur Prävention von Hepatitis C. Die hohe genetische Variabilität des Hepatitis-C-Virus (HCV) stellt eine Herausforderung für die Entwicklung eines Impfstoffs dar. Verschiedene Ansätze zur Entwicklung eines HCV-Impfstoffs werden jedoch weiterhin erforscht, darunter rekombinante Proteine, Virus-like Particles (VLP) und Virusvektoren.

Die Entwicklung eines HCV-Impfstoffs wäre von großer Bedeutung, um die Ausbreitung der Krankheit einzudämmen und das Risiko von Komplikationen wie Leberzirrhose und Leberkrebs zu reduzieren. Bis ein Impfstoff verfügbar ist, bleibt die Prävention von Hepatitis C auf Maßnahmen zur Vermeidung von HCV-Exposition beschränkt.

Postexpositionsprophylaxe (PEP) bei Hepatitis C

Die Postexpositionsprophylaxe (PEP) bezieht sich auf Maßnahmen, die ergriffen werden, nachdem eine Person einem potenziellen

Infektionsrisiko ausgesetzt war, um eine Infektion zu verhindern oder zu behandeln. Bei Hepatitis C besteht das Risiko einer Übertragung hauptsächlich durch direkten Kontakt mit infiziertem Blut, insbesondere bei gemeinsamer Nutzung von Injektionsnadeln oder anderen medizinischen Instrumenten.

Die PEP bei Hepatitis C umfasst i. d. R. die folgenden Maßnahmen:

- **Sofortige Wundreinigung:** Bei einer Verletzung oder einem Kontakt mit infiziertem Blut ist eine sofortige und gründliche Reinigung der Wunde mit Wasser und Seife oder Desinfektionsmitteln erforderlich, um das Risiko einer Infektion zu verringern.
- **Beratung und Screening:** Personen, die einem erhöhten Risiko für eine HCV-Exposition ausgesetzt waren, sollten umgehend ärztliche Beratung suchen und auf eine HCV-Infektion gescreent werden, um das Vorhandensein einer Infektion frühzeitig zu erkennen und ggf. eine Behandlung einzuleiten. Dabei sollten unmittelbar nach der Exposition Anti-HCV und ALT bestimmt werden. Beim Indexpatienten sollte zudem eine HCV-RNA-Quantifizierung erfolgen (**Empfehlungsgrad A;** Sarrazin et al. 2018). Im Verlauf sollte nach 2–4 Wo. eine Bestimmung der HCV-RNA erfolgen, die, falls negativ, nach 6–8 Wo. wiederholt werden kann (**Empfehlungsgrad B;** Sarrazin et al. 2018). Nach 12 und 24 Wo. wird eine erneute Bestimmung von Anti-HCV und ALT empfohlen, wobei sich bei pathologischen Werten eine HCV-RNA-Untersuchung anschließen sollte (**Empfehlungsgrad B;** Sarrazin et al. 2018).
- **Antivirale Therapie:** Bei Personen, die einer akuten HCV-Exposition ausgesetzt waren, sollte eine antivirale Therapie in Form von direkt wirkenden antiviralen Medikamenten (DAA) oder Hyperimmunoglobulinen zunächst nicht in Betracht gezogen werden, da ein medizinischer Nutzen bisher nicht belegt ist (**Empfehlungsgrad A;** Sarrazin et al. 2018).

25.4.6 Nachsorge

Die Nachsorge bei Hepatitis C umfasst eine kontinuierliche Überwachung der Leberfunktion, die Unterstützung des Patienten bei der Bewältigung der Erkrankung und die Förderung eines gesunden Lebensstils, um das Risiko von Leberkomplikationen zu reduzieren. Eine frühzeitige Diagnose und Behandlung sind entscheidend für den Krankheitsverlauf.

Langzeitmanagement von Patienten mit chronischer Hepatitis C: Nach der Behandlung von Hepatitis C ist eine regelmäßige ärztliche Überwachung insbesondere bei Patienten mit Leberzirrhose (HCC-Risiko) sowie bei Patienten mit weiter bestehenden Risikofaktoren (z. B. fortgesetzter i. v. Drogengebrauch) erforderlich. Dies umfasst regelmäßige Labortests zur Bestimmung der Leberfunktion und der HCV-RNA-Konzentration im Blut sowie ggf. eine Bildgebung.

Überwachung der Leberfunktion und Bildgebung: Regelmäßige Labortests, einschließlich Leberenzymen wie ALT und AST sowie spezifische Marker für Leberfunktion und Fibrose, sind entscheidend für die Überwachung der Lebergesundheit bei Patienten mit Hepatitis C. Zusätzlich können bildgebende Verfahren wie Ultraschall, CT oder MRT verwendet werden, um das Ausmaß der Leberfibrose, das Vorhandensein einer Leberzirrhose oder von Leberkrebs zu untersuchen. Die Elastographie der Leber kann für die Bestimmung des Fibrosegrades hilfreich sein.

Lebensstilmodifikationen und Prävention von Leberkomplikationen: Patienten mit Hepatitis C sollten einen gesunden Lebensstil pflegen, um das Risiko von Leberkomplikationen zu reduzieren. Dazu gehören:

- **Vermeidung von Alkohol und toxischen Substanzen:** Übermäßiger Alkoholkonsum kann die Leber schädigen und das Risiko einer Leberzirrhose und eines HCC erhöhen. Patienten sollten auf Alkoholkonsum verzichten und den Gebrauch von toxischen Substanzen wie i. v. Drogen vermeiden.
- **Gesunde Ernährung:** Eine ausgewogene Ernährung mit reichlich Obst, Gemüse, Vollkornprodukten und Eiweiß kann das Risiko von Fettlebererkrankungen und Leberentzündungen verringern.
- **Gewichtskontrolle:** Übergewicht und Fettleibigkeit können das Risiko von Lebererkrankungen erhöhen. Patienten sollten ein gesundes Gewicht anstreben und regelmäßige körperliche Aktivität in ihren Lebensstil integrieren.

Impfung gegen Hepatitis A und Hepatitis B: Patienten mit Hepatitis C sollten gegen Hepatitis A und Hepatitis B geimpft werden, um zusätzliche Leberschäden zu verhindern.

Psychosoziale Unterstützung und Patientenedukation: Die Diagnose und Behandlung einer Hepatitis C kann eine emotionale Belastung für Patienten darstellen. Psychosoziale Unterstützung und Patientenedukation sind daher wichtige Aspekte der Nachsorge. Patienten sollten über ihre Erkrankung informiert werden und Zugang zu Selbsthilfegruppen, Beratungsdiensten und anderen Ressourcen erhalten, um sie bei der Bewältigung ihrer Erkrankung zu unterstützen.

MERKE

- Die chronische Hepatitis C ist bei fast allen Patienten heilbar.
- Die Therapiedauer beträgt 8–16 Wo.
- Relevante Nebenwirkungen treten dabei kaum auf.
- Daher sollten alle[1] Patienten mit einer Hepatitis-C-Infektion therapiert werden.

[1] Vorsicht bei Patienten mit MELD-Score > 20: Therapie nur in oder mit LTX-Zentrum

25.5 Hepatitis D

25.5.1 Virologie und Epidemiologie

Der Erreger der Hepatitis D, das Hepatitis-Delta-Virus, kann nur in Verbindung mit einer Hepatitis-B-Infektion auftreten (Negro, Lok 2023). Das HDV, ein kleines zirkuläres RNA-Virusoid, also inkomplettes Virus, des Genus Deltavirus, nutzt das Hepatitis-B-Oberflächenantigen (HBsAg) als Hüllprotein, um ein komplettes Virion zu bilden. Dadurch ist eine HDV-Infektion nur bei gleichzeitig bestehender HBV-Infektion möglich (Khattak et al. 2024).

Epidemiologie

Weltweit sind schätzungsweise 10–15 Mio. Menschen mit HDV infiziert (Wedemeyer, Manns 2010). In Deutschland sind v. a. Migranten aus Südosteuropa oder Ländern der ehemaligen Sowjetunion betroffen (Erhardt et al. 2003). Obwohl grundsätzlich jeder Hepatitis-B-Patient dem Risiko einer HDV-Infektion ausgesetzt ist, gibt es regionale Unterschiede im Vorkommen. Besonders endemisch ist die HDV-Infektion in der Osttürkei, den südlichen Republiken der ehemaligen Sowjetunion, in Moldawien, Rumänien, Südamerika (Amazonasgebiet) und der Mongolei, mit Prävalenzen von bis zu 30 % bei HBsAg-Trägern (➤ Abb. 25.12; Wedemeyer, Manns 2010).

Durch die Einführung der Hepatitis-B-Impfung hat sich die Prävalenz der Hepatitis D in Ländern wie Italien bereits signifikant verringert. Unter Berücksichtigung der höheren Prävalenz bei Migranten ist davon auszugehen, dass in Deutschland zwischen 10.000 und 30.000 Hepatitis-D-Patienten leben könnten.

Übertragung

Die primäre Übertragung des HDV erfolgt parenteral, hauptsächlich durch den Austausch von infiziertem Blut. Eine Übertragung über Geschlechtsverkehr ist möglich, jedoch weniger häufig. In endemischen Gebieten kann auch eine vertikale Übertragung von der Mutter auf das Kind auftreten. In Mitteleuropa ist dies jedoch aufgrund der routinemäßigen Hepatitis-B-Impfung von Neugeborenen selten geworden.

Bluttransfusionen stellen in Mitteleuropa kein größeres Risiko dar, da jede Blutspende auf HBV-DNA getestet wird. Dennoch sind Drogenabhängige und Geschlechtspartner von HDV-Infizierten gefährdet. Auch Übertragungen innerhalb von Familien sind beschrieben worden, was die Bedeutung einer konsequenten HBV-Impfung aller Angehörigen von HBsAg-positiven Personen unterstreicht.

25.5.2 Symptomatik und klinisches Bild

Die gleichzeitige Infektion mit HDV und HBV stellt eine komplexe Situation dar, die besondere Aufmerksamkeit erfordert. In der Regel führt eine akute HDV/HBV-Simultaninfektion zu einer Ausheilung beider Infektionen. Jedoch ist zu beachten, dass im Vergleich zur HBV-Monoinfektion deutlich häufiger fulminante Verläufe auftreten können. Chronische Verläufe sind zwar selten und werden nur bei < 5 % der Patienten beobachtet, jedoch können sie bei Patienten mit Immundefekten häufiger auftreten.

Es ist daher ratsam, alle Patienten mit akuter Hepatitis B auf das Vorliegen von Anti-HDV und ggf. auch auf HDV-RNA zu untersuchen. Bei einer gleichzeitigen HDV-Infektion ist eine engmaschige Überwachung dringend anzuraten. Unter Umständen sollte eine rechtzeitige Verlegung in ein Transplantationszentrum erwogen werden.

Besonders problematisch ist die Situation bei Patienten mit chronischer Hepatitis B, die mit dem HDV superinfiziert werden. In solchen Fällen weisen die Patienten im Vergleich zu HBV- oder HCV-Monoinfizierten häufig einen deutlich schwereren Verlauf der Lebererkrankung auf. Frühere Daten haben sogar Zirrhoseentwicklungen innerhalb von 5–10 J. nach HDV-Infektion beschrieben. Wenn bereits eine Zirrhose aufgrund der Hepatitis-B-Grunderkrankung vorliegt, kann die HDV-Superinfektion zu einer hepatischen Dekompensation führen.

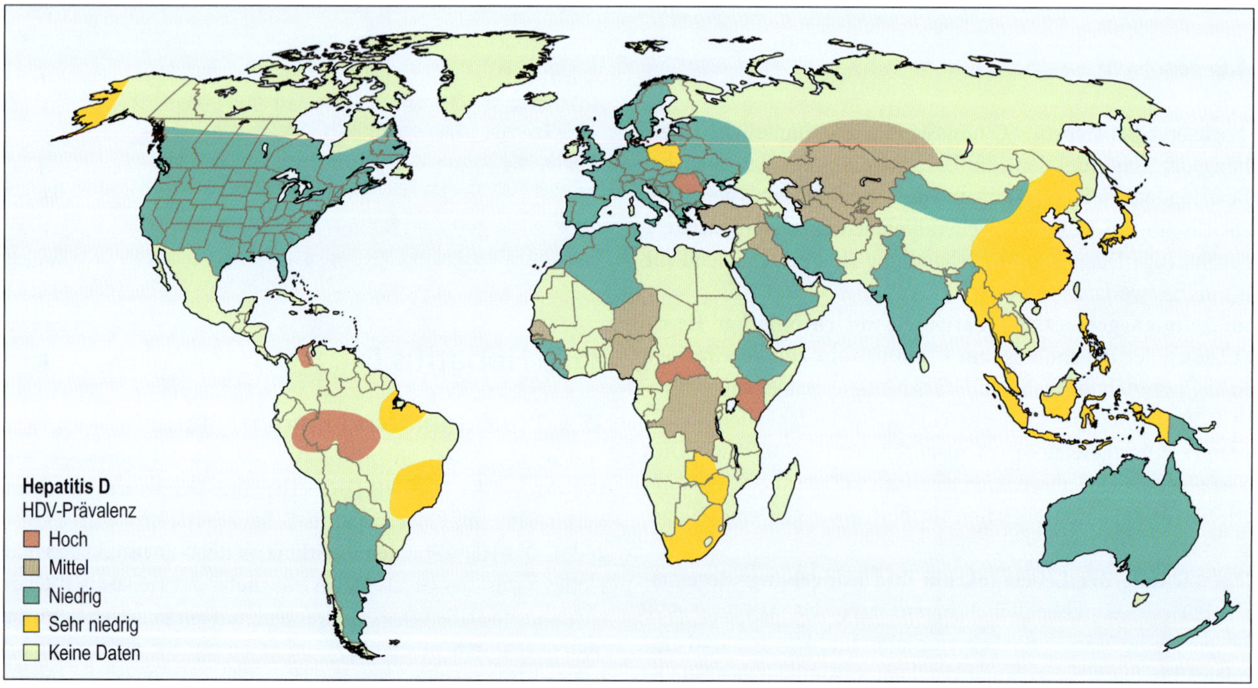

Abb. 25.12 Weltweite Prävalenz der Hepatitis D [G362]

Die Symptomatik einer HDV-Co-Infektion unterscheidet sich i. d. R. nicht von einer HBV-Monoinfektion. Allerdings kann der Progress zur Leberzirrhose schneller verlaufen, wodurch Symptome einer fortgeschrittenen Lebererkrankung früher auftreten können.

25.5.3 Diagnostik und Differenzialdiagnose

Diagnostik

Die Diagnose einer HDV-Infektion basiert in erster Linie auf dem Nachweis von Anti-HDV-Antikörpern der Klasse IgG (Sandmann et al. 2023) Bei akuten Phasen oder schweren chronischen Verläufen können auch Anti-HDV-IgM-Antikörper positiv sein (➤ Tab. 25.7).

Um jedoch eine differenzierte Bewertung vorzunehmen und eine ausgeheilte nicht replikative HDV-Infektion von einer aktiven Hepatitis D zu unterscheiden, ist der Nachweis von HDV-RNA von entscheidender Bedeutung (**Empfehlungsgrad A;** Sandmann et al. 2023). Es ist zu beachten, dass Anti-HDV-Antikörper im Verlauf nach Ausheilung negativ werden können, wodurch keine „serologische Narbe" zurückbleibt, die auf eine stattgehabte HDV-Infektion hinweist.

Die Diagnose einer HDV-Infektion erfordert daher ein umfassendes serologisches und molekulares Screening, das den Nachweis von Anti-HDV-Antikörpern und HDV-RNA einschließt. Dies ist besonders wichtig, da eine Co-Infektion mit HDV den Verlauf einer HBV-Infektion erheblich beeinflussen und zu schwerwiegenden Leberkomplikationen führen kann.

Differenzialdiagnosen

➤ Abb. 25.2.

25.5.4 Therapie

Indikation für eine antivirale Therapie

HDV/HBV-co-infizierte Patienten weisen im Vergleich zu Patienten mit einer HBV-Monoinfektion ein erhöhtes Risiko für die Entwicklung einer Leberzirrhose auf (Stockdale et al. 2020; Fattovich et al. 2000). Etwa 20 % aller Fälle von Leberzirrhose bei HBsAg-positiven Patienten können auf eine HDV-Co-Infektion zurückgeführt werden, was mit einer deutlich erhöhten Mortalität verbunden ist (Stockdale et al. 2020; Fattovich et al. 2000). Zudem ist eine HDV-Infektion ein unabhängiger Risikofaktor für die Entwicklung eines hepatozellulären Karzinoms (Alfalate et al. 2020). Daher sollten alle HDV-Patienten mit nachweisbarer HDV-RNA als mögliche Kandidaten für eine antivirale Therapie betrachtet werden (**Empfehlungsgrad A;** Sandmann et al. 2023). Patienten mit hoher entzündlicher Aktivität, fortgeschrittener Fibrose und/oder kompensierter Leberzirrhose sollten dabei vordringlich antiviral behandelt werden (Sandmann et al. 2023). Patienten mit dekompensierter Leberzirrhose oder akuter fulminanter Hepatitis D sollen für eine Lebertransplantation evaluiert werden (**Empfehlungsgrad A;** Sandmann et al. 2023).

Tab. 25.7 Virologische Tests zur Diagnose der Hepatitis D

Virologischer Test	Kommentar
Anti-HDV (IgG)	IgM-Tests kommerziell nicht verfügbar
HDV-RNA	HDV-RNA-Nachweis im Serum mittels qual. o. quant. PCR

Therapieoptionen zur Behandlung einer chronischen Hepatitis-D-Infektion

Zur Behandlung der chronischen HDV-Infektion stehen derzeit 2 Substanzen mit unterschiedlichen Wirkmechanismen zur Verfügung: **Bulevirtid** und **Peg-IFN.** Beide Medikamente bieten verschiedene Vor- und Nachteile, die in der Therapieentscheidung gemeinsam mit dem Patienten berücksichtigt werden sollten. Ein wesentlicher Punkt ist das Nebenwirkungsprofil. Bulevirtid zeigt in der bisherigen Anwendungsbeobachtung über einen Zeitraum von etwa 3 J. ein sehr positives Sicherheitsprofil. Im Gegensatz dazu kann die Behandlung mit Peg-IFN Nebenwirkungen verursachen, die die Lebensqualität erheblich beeinträchtigen oder sogar zu einem Therapieabbruch führen können. Ein Vorteil der Peg-IFN-Therapie ist jedoch die begrenzte Behandlungsdauer von 48Wo. Es ist wichtig, die Vor- und Nachteile beider Therapieoptionen sorgfältig abzuwägen und in die Entscheidungsfindung mit den Patienten einzubeziehen (**Empfehlungsgrad A;** Sandmann et al. 2023).

Pegyliertes Interferon: Peg-IFN, das zur Behandlung von Hepatitis B zugelassen ist, wirkt auch gegen HDV. In verschiedenen Studien betrug die Ansprechrate (normale Transaminasen, neg. HDV-RNA im Serum) am Ende der Therapie zwischen 23 % (HIDIT-I-Studie; Wedemeyer et al. 2011) und 48 % (HIDIT-II-Studie; Wedemeyer et al. 2019). Obwohl etwa 24 Wo. nach Therapieende nur noch etwa 25 % der Patienten eine negative HDV-RNA aufwiesen, könnte eine erfolgreiche IFN-Therapie mit einem günstigeren Langzeitverlauf in Bezug auf das Risiko für die Entwicklung einer Leberzirrhose verbunden sein. Besonders günstig war der Langzeitverlauf bei Patienten, die einen HBsAg-Verlust erreichten (Niro et al. 2016). Die Therapiedauer mit PEG-IFN sollte 48 Wo. betragen (**Empfehlungsgrad B;** Sandmann et al. 2023). Eine Therapieverlängerung kann bei einem Abfall des HBsAg und guter Verträglichkeit mit dem Ziel eines HBsAg-Verlustes erwogen werden (**Empfehlungsgrad C;** Sandmann et al. 2023). Die Therapie mit PEG-IFN soll bei dekompensierter Lebererkrankung nicht durchgeführt werden (**Empfehlungsgrad A;** Sandmann et al. 2023).

Nukleosid-/Nukleotidanaloga: NUC gegen HBV haben keine direkte antivirale Aktivität gegen HDV. Obwohl negative Studien für verschiedene NUC vorliegen, können die bei HBV-Monoinfektionen empfohlenen Therapieprinzipien auch bei HDV/HBV-Co-Infektionen angewandt werden (**Empfehlungsgrad B;** Sandmann et al. 2023). Jedoch profitieren die meisten HDV-Patienten nicht von der HBV-DNA-Suppression, da sie niedrige HBV-DNA-Spiegel aufweisen. Bei Patienten mit Leberzirrhose und nachweisbarer HBV-Replikation sollen NUC eingesetzt werden (**Empfehlungsgrad A;** Sandmann et al. 2023).

Bulevirtid: Bulevirtid (BLV) ist ein Eintrittshemmer am Sodium-Taurocholate-Cotransporting-Polypeptide (NTCP)-Rezeptor und wurde kürzlich für die Behandlung von HBV/HDV-Co-Infektionen zugelassen. In Phase-II-Studien zeigte BLV als Monotherapie einen dosisabhängigen Rückgang der HDV-RNA-Spiegel. Jedoch legen die Studien nahe, dass eine Kombinationstherapie mit PEG-IFN möglicherweise wirksamer ist als eine BLV-Monotherapie (Bogomolov et al. 2016). Studien zur BLV/PEG-IFN-Kombinationstherapie über 48 Wo. zeigten, dass eine signifikante Anzahl von Patienten am Ende der Therapie eine nicht nachweisbare HDV-RNA aufwies, insbesondere in der BLV/Peg-IFN-Gruppe im Vergleich zur Monotherapie mit BLV oder TDF. Nur die Kombinationstherapie mit Peg-IFN führte zu einer Senkung der HBsAg-Spiegel (Wedemeyer et al. 2023). Die Therapie mit Bulevirtid sollte fortgeführt werden, solange der klinische Nutzen erkennbar ist (**Empfehlungsgrad B;** Sandmann et al. 2023). Eine Therapie mit Bulevirtid kann bei Patienten mit dekompensiertem Stadium der Erkrankung nach Abwägung der Risiken und des Nutzens im Einzelfall durchgeführt werden (**Empfehlungsgrad C;** Sandmann et al. 2023). Eine generelle Empfehlung zum Zeitpunkt der Beendigung der Therapie mit Bulevirtid kann aktuell nicht ausgesprochen werden (**Empfehlungsgrad C;** Sandmann et al. 2023). Im Falle eines bestätigten HBsAg-Verlustes sollte die Therapie beendet werden.

25.5.5 Prophylaxe/Postexpositionsprophylaxe

Eine Hepatitis D wird durch Prophylaxe der Hepatitis B verhindert. Gegen eine Superinfektion von HBsAg-Trägern hilft nur eine Expositionsprophylaxe.

25.5.6 Nachsorge

➤ Kap. 25.3 und ➤ Kap. 25.4.

MERKE

- Unvollständiges Virus(oid), eine Hepatitis D tritt nur in Verbindung mit einer Hepatitis B, als Co- oder Superinfektion, auf.
- Benötigt Hülle von HBV (HBsAg) zur Vermehrung.
- Gefährlichstes Hepatitisvirus! Hepatitis D beschleunigt Leberschädigung durch Hepatitis B.
- Alle Patienten mit einer chronischen HBV-Infektion sollten daher bzgl. HDV untersucht werden.
- Übertragung vermutlich ähnlich wie Hepatitis B; insbesondere Sexualverkehr und Blutkontakte.
- Impfung gegen Hepatitis B schützt auch vor Hepatitis D.
- Alle HDV-Patienten sind daher Kandidaten für eine antivirale Therapie, wobei PEG-IFN und Bulevirtid eingesetzt werden können.

25.6 Hepatitis E

25.6.1 Virologie und Epidemiologie

Das Hepatitis-E-Virus (HEV) ist der Erreger der Hepatitis E. Es handelt sich um ein kleines, nicht umhülltes RNA-Virus des Genus Hepevirus mit einer Größe von 27–34 nm und einer Genomgröße von 7,2 kb. Strukturell ist es verwandt mit den Calciviridae, obwohl die endgültige Klassifikation noch nicht vollständig geklärt ist. HEV ist in 4 verschiedene Genotypen (1–4) unterteilt, wobei deren Häufigkeit regional variiert (➤ Abb. 25.13). Typischerweise ist Genotyp

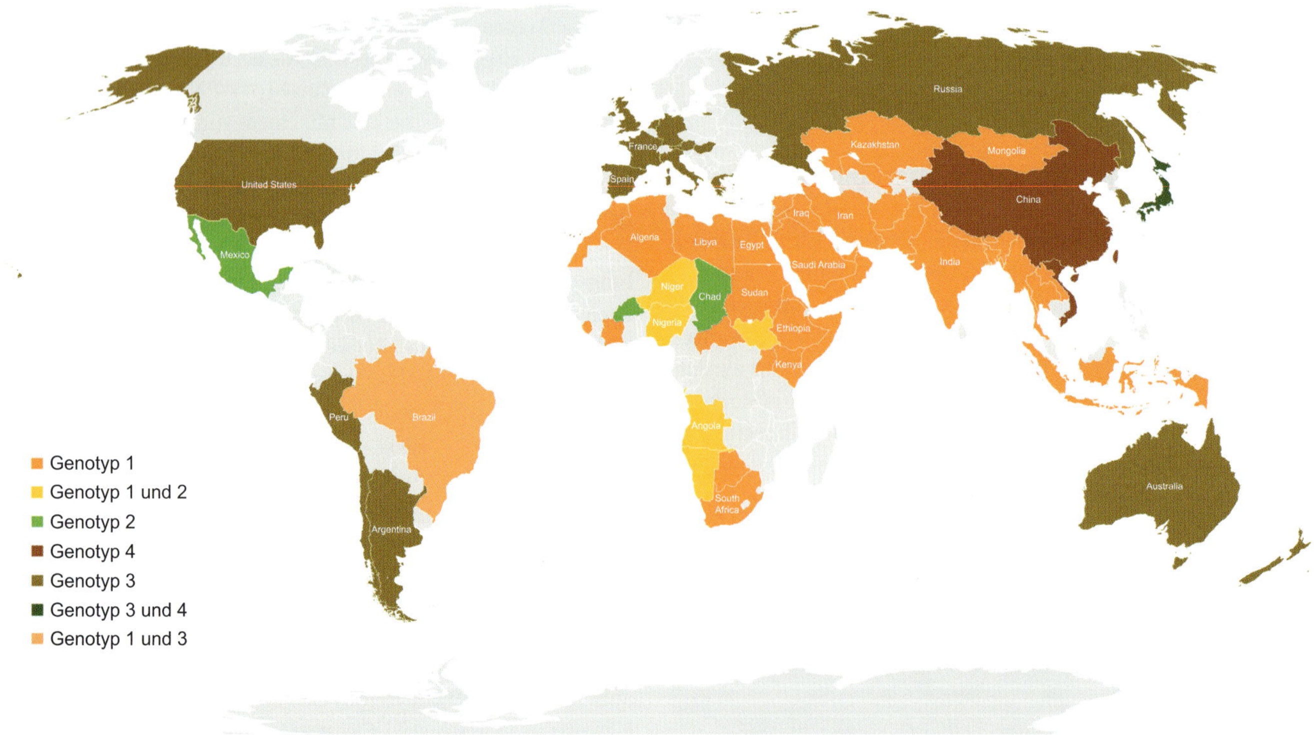

Abb. 25.13 Weltweite Verteilung der HEV-Genotypen [E1484]

3 in autochthonen Infektionen vorherrschend, während Genotypen 2 und 4 regional unterschiedlich häufig auftreten.

Hepatitis-E-Epidemien und sporadische Fälle sind v. a. aus subtropischen und tropischen Regionen Asiens, Afrikas und Mittelamerikas bekannt (➤ Abb. 25.14). In diesen Gebieten ist HEV für mehr als die Hälfte aller akuten Virushepatitiden verantwortlich (Iqbal et al. 2023). Weltweit betrachtet ist die akute Hepatitis E die häufigste Form akuter Hepatitis, mit jährlich mehr als 3 Mio. Fällen laut Angaben der Weltgesundheitsorganisation (WHO).

Die Übertragung des HEV erfolgt fäkal-oral, ähnlich wie beim Hepatitis-A-Virus (HAV). Dadurch ist die Infektion in Regionen mit niedrigem hygienischem Standard endemisch, insbesondere in Entwicklungsländern in Südostasien. Beispielsweise weisen bis zu 40 % der Erwachsenen > 25 J. in Indien Antikörper gegen HEV auf.

Früher galt Hepatitis E in Europa hauptsächlich als Reisekrankheit. In den letzten Jahren sind jedoch auch Fälle von HEV-Infektionen ohne Reiseanamnese in westlichen Industrienationen aufgetreten. Dies wird häufig auf zoonotische Infektionen mit dem HEV-Genotyp 3 zurückgeführt (Pischke et al. 2014). In Ländern wie Deutschland sind HEV-Infektionen wahrscheinlich häufiger als bisher angenommen, da auch autochthone Übertragungen durch den Verzehr von nicht ausreichend erhitztem Schweinefleisch oder nicht gewaschenen Wildbeeren möglich sind. So ist eine Durchseuchungsrate der Gesamtbevölkerung von ca. 17 % bekannt. Seit 2001 sind HEV-Infektionen in Deutschland meldepflichtig und die Zahl der gemeldeten Fälle steigt kontinuierlich an, wobei die Mehrzahl der Fälle autochthonen Ursprungs ist.

25.6.2 Symptomatik und klinisches Bild

Die HEV-Infektion verläuft bei immunkompetenten Personen i. d. R. ohne klinische Symptome oder führt zu einer akuten, selbstlimitierenden Hepatitis (➤ Abb. 25.15). Jedoch hat sich in den letzten Jahren gezeigt, dass bei immunsupprimierten Personen wie Organtransplantierten vermehrt Fälle einer chronischen HEV-Infektion auftreten, die mit einer fortschreitenden Lebererkrankung assoziiert sind (Wedemeyer et al. 2012).

Die klinische Manifestation der akuten Hepatitis E ähnelt der akuten Hepatitis A. Die Inkubationszeit beträgt durchschnittlich 40 d, mit einer Spanne von 15–60 d. Im Vergleich zur akuten Hepatitis A ist die Rate schwerer cholestatischer Verläufe (bis zu 25 %) höher. Besonders hervorzuheben ist das erhöhte Risiko für die Entwicklung einer fulminanten Hepatitis E während des 2. und 3. Trimenons der Schwangerschaft, wobei Mortalitätsraten von bis zu 25 % berichtet wurden (Beniwal et al. 2003).

Die chronische Hepatitis E kann, wie andere chronische Hepatitiden auch, zu einer fortschreitenden Leberfibrose und -zirrhose führen (Kamar et al. 2008).

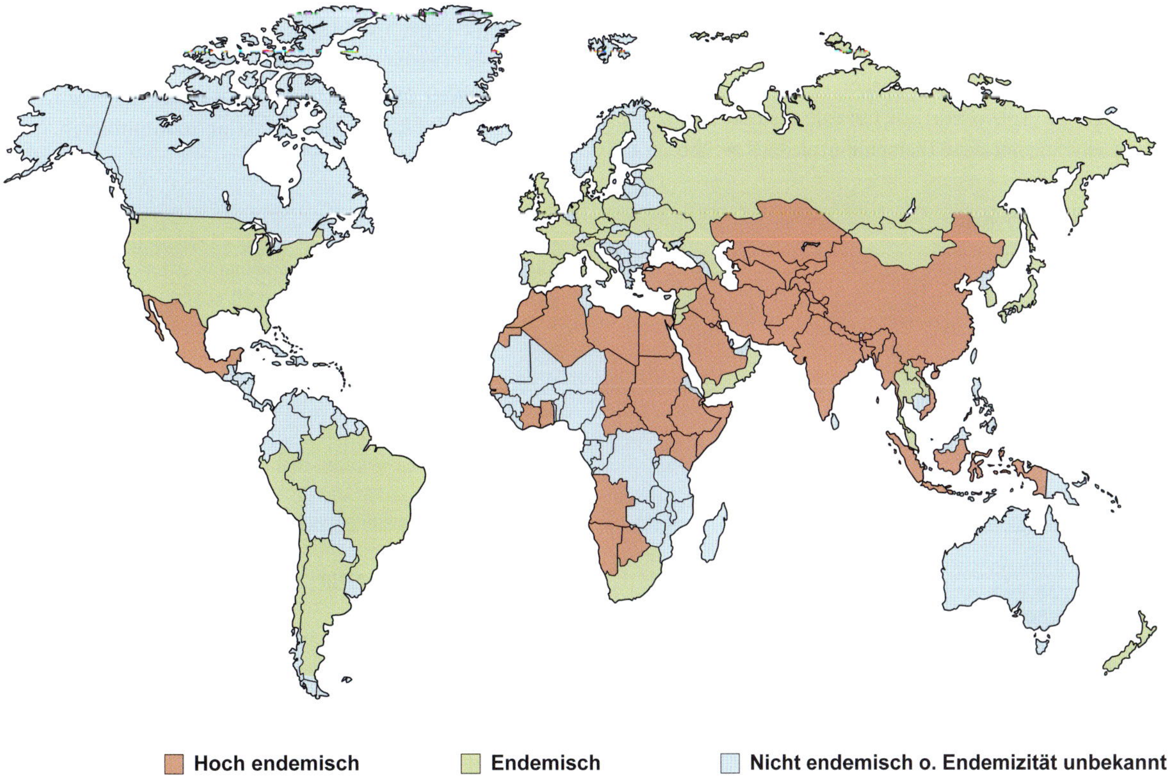

Abb. 25.14 Weltweite Prävalenz der Hepatitis E [G1441]

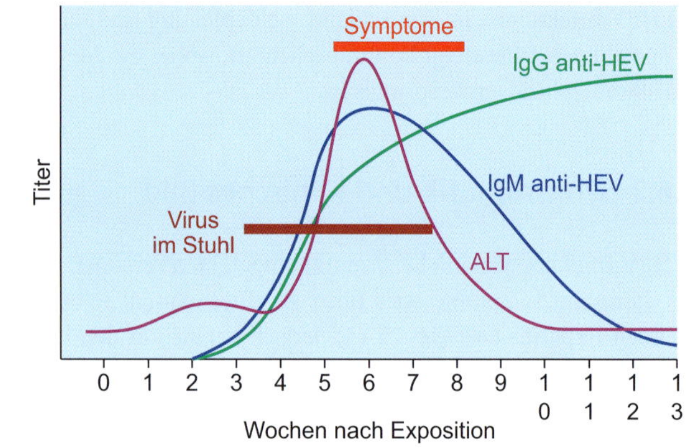

Abb. 25.15 Klinisch-serologischer Verlauf der Hepatitis-E-Virusinfektion [L231]

Neben den Lebererkrankungen wurden HEV-Infektionen auch mit extrahepatischen Erkrankungen in Verbindung gebracht, insbesondere mit Autoimmunerkrankungen wie Autoimmunpankreatitis und dem Guillain-Barré-Syndrom (Woolson et al. 2014).

25.6.3 Diagnostik und Differenzialdiagnose

Diagnostik

Die Diagnose einer Hepatitis E erfordert eine sorgfältige Abgrenzung von anderen akuten Virushepatitiden. Die Laborkonstellation ähnelt oft jener anderer viraler Hepatitiden, jedoch ermöglichen serologische Tests eine präzise Unterscheidung von Hepatitis E gegenüber anderen viralen Hepatitiden (➤ Tab. 25.8).

Es ist von besonderer Bedeutung zu beachten, dass bei Patienten mit Immunschwäche, z. B. nach Organtransplantation, eine alleinige Serologie nicht ausreichend ist. In solchen Fällen ist stets die Bestimmung der HEV-RNA mittels PCR erforderlich, um eine akkurate Diagnose zu stellen und ggf. eine angemessene Therapie einzuleiten (➤ Abb. 25.15).

Differenzialdiagnosen

➤ Abb. 25.2.

25.6.4 Therapie

Akute Hepatitis E

Die Therapie der akuten Hepatitis E ist primär rein symptomatisch. Es gibt Fallberichte über den Einsatz von Ribavirin bei schwerer akuter Hepatitis E, welche nahelegen, dass Ribavirin in solchen Fällen als Behandlungsoption in Betracht gezogen werden kann (Pischke et al. 2013).

Tab. 25.8 Virologische Tests zur Diagnose der Hepatitis E

Virologischer Test	Kommentar
Gesamt Anti-HEV (IgG u. IgM)	IgG ist schon vor Beginn der Symptome nachweisbar
Anti-HEV IgM	Nicht immer detektierbar, gelegentlich falsch positive Ergebnisse
HEV-RNA	HEV-RNA im Serum u. Stuhl nachweisbar

Chronische Hepatitis E

Bei der chronischen Hepatitis E ist es zunächst ratsam, die Immunsuppression zu optimieren, da beobachtet wurde, dass Calcineurin- und mTor-Inhibitoren die HEV-Replikation erhöhen können (Zhou et al. 2014), während Mycophenolat-Mofetil möglicherweise einen günstigen Effekt hat (Wang et al. 2014).

Ribavirin steht als antivirale Therapieoption zur Verfügung und wurde bereits in verschiedenen Kohorten eingesetzt (Kamar et al. 2014). Die Therapiedauer lag in den bisherigen Untersuchungen bei 3–6 Mon. Bei der Verabreichung von Ribavirin ist darauf zu achten, dass die Dosis nicht zu niedrig ist, um eine optimale Wirksamkeit zu gewährleisten.

Sofosbuvir hat aufgrund einer raschen Resistenzentwicklung keine nachhaltige Wirksamkeit gegen Hepatitis E gezeigt.

25.6.5 Prophylaxe/Postexpositionsprophylaxe

Eine aktive Impfung gegen Hepatitis E ist bisher nur in China verfügbar (Zhang et al. 2015). Diese Impfung ist jedoch spezifisch für Genotyp 1, während in der DACH-Region jedoch weitgehend der Genotyp 3 zu finden ist.

Besondere Vorsicht ist bei Patienten mit Immunschwäche geboten. Es wird empfohlen, den Verzehr von rohem oder unzureichend erhitztem (< 70 °C) Wildschweinfleisch zu vermeiden, da dies eine potenzielle Quelle für Hepatitis-E-Infektionen darstellen kann. Ebenso sollten ungewaschene Wildbeeren mit Vorsicht genossen werden, um das Risiko einer Infektion zu minimieren.

MERKE

- Übertragung u. a. durch rohes Fleisch von Haus- und Wildschweinen (z. B. Mett) bzw. Wildtieren, Kot, verunreinigtes Wasser.
- Die akute Hepatitis E verläuft in > 99 % a- oder oligosymptomatisch.
- 17 % der Deutschen waren schon einmal infiziert.
- Bei vorerkrankten, älteren oder schwangeren Patienten kann eine Hepatitis E schwerer verlaufen.
- Insbesondere bei immunsupprimierten Patienten können auch chronische Verläufe auftreten.
- Eine Impfung ist nicht verfügbar (Ausnahme Genotyp 1 in China).
- Bei fulminanter akuter Hepatitis E bzw. chronischen Verläufen kann eine Therapie mit Ribavirin erwogen werden.

LEITLINIEN UND LITERATUR

HEPATITIS A – LEITLINIEN

Für die Hepatitis A gibt es keine nationalen Leitlinien, nur Expertenempfehlungen, z. B. der Ständigen Impfkommission des Robert Koch-Instituts (STIKO RKI).

HEPATITIS A – LITERATUR

Advisory Committee on Immunization Practices (ACIP): Update: Prevention of hepatitis A after exposure to hepatitis A virus and in international travelers. Updated recommendations of the Advisory Committee on Immunization Practices (ACIP). MMWR Morb Mortal Wkly Rep 56 (2007) 1080–1084.

Feinstone SM, Kapikian AZ, Purceli RH: Hepatitis A: detection by immune electron microscopy of a viruslike antigen associated with acute illness. Science 182 (1973) 1026–1028.

Fiore AE: Hepatitis A transmitted by food. Clin Infect Dis 38 (2004) 705–715.

Gust ID, Coulepis AG, Feinstone SM et al.: Taxonomic classification of hepatitis A virus. Intervirology 20 (1983) 1–7.

Hammitt LL, Bulkow L, Hennessy TW et al.: Persistence of antibody to hepatitis A virus 10 years after vaccination among children and adults. J Infect Dis 198 (2008) 1776–1782.

Hendrickx G, Van Herck K, Vorsters A et al.: Has the time come to control hepatitis A globally? Matching prevention to the changing epidemiology. J Viral Hepat 15 Suppl 2 (2008) 1–15.

Keeffe EB, Iwarson S, McMahon BJ et al.: Safety and immunogenicity of hepatitis A vaccine in patients with chronic liver disease. Hepatology 27 (1998) 881–886.

Lednar WM, Lemon SM, Kirkpatrick JW et al.: Frequency of illness associated with epidemic hepatitis A virus infections in adults. Am J Epidemiol 122 (1985) 226–233.

Van Damme P, Pintó RM, Feng Z et al.: Hepatitis A virus infection. Nat Rev Dis Primers 9(1) (2023) 51. doi: https://doi.org/10.1038/s41572-023-00461-2.

Victor JC, Monto AS, Surdina TY et al.: Hepatitis A vaccine versus immune globulin for postexposure prophylaxis. N Engl J Med 357 (2007) 1685–1694.

HEPATITIS B – LEITLINIEN

Cornberg M, Sandmann L, Protzer U et al. S3-Leitlinie der Deutschen Gesellschaft für Gastroenterologie, Verdauungs- und Stoffwechselkrankheiten (DGVS) zur Prophylaxe, Diagnostik und Therapie der Hepatitis-B-Virusinfektion: AWMF-Reg.-Nr. 021 11. Z Gastroenterol. Jul;59(7) (2021a) 691–776. doi: 10.1055/a-1498–2512.

European Association for the Study of the Liver (EASL): EASL clinical practice guidelines on the management of chronic hepatitis B virus infection. J Hepatol. Aug;67(2) (2017a) 370–398. doi: 10.1016/j.jhep.2017.03.021.

HEPATITIS B – LITERATUR

Asandem DA, Segbefia SP, Kusi KA, Bonney JHK: Hepatitis B Virus Infection: A Mini Review. Viruses. 16(5) (2024) 724. doi: https://doi.org/10.3390/v16050724.

Brown RS, McMahon BJ, Lok AS et al.: Antiviral therapy in chronic hepatitis B viral infection during pregnancy: A systematic review and meta-analysis. Hepatology 63 (2016) 319–333. doi:https://doi.org/10.1002/hep.28302.

Cornberg M, Sandmann L, Protzer U et al. S3-Leitlinie der Deutschen Gesellschaft für Gastroenterologie, Verdauungs- und Stoffwechselkrankheiten (DGVS) zur Prophylaxe, Diagnostik und Therapie der Hepatitis-B-Virusinfektion – (AWMF-Reg.-Nr. 021-11). Z Gastroenterol. Jul;59(7) (2021b) 691–776. doi: 10.1055/a-1498–2512.

Cornberg M, Wong VW, Locarnini S et al.: The role of quantitative hepatitis B surface antigen revisited. J Hepatol 66 (2017) 398–411. doi:https://doi.org/10.1016/j.jhep.2016.08.009.

Dong HJ, Ni LN, Sheng GF et al.: Risk of hepatitis B virus (HBV) reactivation in non-Hodgkin lymphoma patients receiving rituximab-chemotherapy: a meta-analysis. Journal of clinical virology: the official publication of the Pan American Society for Clinical Virology 57 (2013) 209–214.

European Association for the Study of the Liver (EASL): EASL clinical practice guidelines on the management of chronic hepatitis B virus infection. J Hepatol. Aug;67(2) (2017b) 370–398. doi: 10.1016/j.jhep.2017.03.021.

Huang G, Li PP, Lau WY et al.: Antiviral Therapy Reduces Hepatocellular Carcinoma Recurrence in Patients With Low HBV-DNA Levels: A Randomized Controlled Trial. Ann Surg 268 (2018): 943–954. doi:https://doi.org/10.1097/SLA.0000000000002727.

Kallinowski B, Jilg W, Buchholz L et al.: Immunogenicity of an accelerated vaccination regime with a combined hepatitis a/b vaccine in patients with chronic hepatitis C. Z Gastroenterol. 41 (2003) 983–990.

Mahmood F, Xu R, Awan MUN et al.: HBV Vaccines: Advances and Development. Vaccines (Basel). 11(12) (2023) 1862. doi: https://doi.org/10.3390/vaccines11121862.

Marcellin P, Gane E, Buti M et al.: Regression of cirrhosis during treatment with tenofovir disoproxil fumarate for chronic hepatitis B: a 5-year open-label follow-up study. Lancet 381 (2013) 468–475.

Mofenson LM, Baggaley RC, Mameletzis I: Tenofovir disoproxil fumarate safety for women and their infants during pregnancy and breastfeeding. AIDS 31 (2017) 213–232. doi:https://doi.org/10.1097/QAD.0000000000001313.

Mozessohn L, Chan KK, Feld JJ et al.: Hepatitis B reactivation in HBsAg-negative/HBcAb-positive patients receiving rituximab for lymphoma: a meta-analysis. Journal of viral hepatitis 2015.

Nakaya A, Fujita S, Satake A et al.: Delayed HBV reactivation in rituximab-containing chemotherapy. How long should we continue anti-virus prophylaxis or monitoring HBV-DNA? Leuk Res 50 (2016) 46–49. doi:https://doi.org/10.1016/j.leukres.2016.09.014.

Papatheodoridis G, Vlachogiannakos I, Cholongitas E et al.: Discontinuation of oral antivirals in chronic hepatitis B: A systematic review. Hepatology 63 (2016) 1481–1492. doi:https://doi.org/10.1002/hep.28438.

Papatheodoridis GV, Chan HL, Hansen BE et al.: Risk of hepatocellular carcinoma in chronic hepatitis B: assessment and modification with current antiviral therapy. J Hepatol 62 (2015) 956–967.

Sonneveld MJ, Hansen BE, Piratvisuth T et al.: Response-guided peginterferon therapy in hepatitis B e antigen-positive chronic hepatitis B using serum hepatitis B surface antigen levels. Hepatology 58 (2013) 872–880, doi:https://doi.org/10.1002/hep.26436.

Terrault NA, Bzowej NH, Chang KM et al.: American Association for the Study of Liver. AASLD guidelines for treatment of chronic hepatitis B. Hepatology 63 (2016) 261–283. doi:https://doi.org/10.1002/hep.28156.

Toyoda H, Leong J, Landis C et al.: Treatment and Renal Outcomes Up to 96 Weeks After Tenofovir Alafenamide Switch From Tenofovir Disoproxil Fumarate in Routine Practice. Hepatology 74 (2021) 656–666, doi:https://doi.org/10.1002/hep.31793.

Tseng CH, Chen TH, Wu JL et al.: Serious adverse events after cessation of nucleos(t)ide analogues in individuals with chronic hepatitis B: A systematic review and meta-analysis. JHEP Rep 5 (2023) 100617. doi:https://doi.org/10.1016/j.jhepr.2022.100617.

HEPATITIS C – LEITLINIEN

Sarrazin C, Zimmermann T, Berg T et al.: Prophylaxe, Diagnostik und Therapie der Hepatitis-C-Virus (HCV)-Infektion. Z Gastroenterol. 56(7) (2018) 756–838. doi: https://doi.org/10.1055/a-0599-1320.

Sarrazin C, Zimmermann T, Berg T et al.: Prophylaxe, Diagnostik und Therapie der Hepatitis-C-Virus (HCV)-Infektion. Z Gastroenterol. 58(11) (2020) 1110–1131. doi: https://doi.org/10.1055/a-1226-0241.

HEPATITIS C – LITERATUR

Alter MJ, Moyer LA: The importance of preventing hepatitis C virus infection among injection drug users in the United States. Journal of acquired immune deficiency syndromes and human retrovirology: official publication of the International Retrovirology Association 18 Suppl 1 (2008) S6–10.

Asselah T, Kowdley KV, Zadeikis N et al.: Efficacy of Glecaprevir/Pibrentasvir for 8 or 12 Weeks in Patients With Hepatitis C Virus Genotype 2, 4, 5, or 6 Infection Without Cirrhosis. Clin Gastroenterol Hepatol 16 (2018) 417–426. doi:https://doi.org/10.1016/j.cgh.2017.09.027.

Bochud PY, Cai T, Overbeck K et al.: Swiss Hepatitis, C. Cohort Study Group: Genotype 3 is associated with accelerated fibrosis progression in chronic hepatitis C. J Hepatol 51 (2009) 655–666.

Boonyarad V, Chutaputti A, Choeichareon S et al.: Interspousal transmission of hepatitis C in Thailand. J Gastroenterol 38 (2003) 1053–1059.
Bourliere M, Gordon SC, Flamm SL et al.: Sofosbuvir, Velpatasvir, and Voxilaprevir for Previously Treated HCV Infection. N Engl J Med 376 (2017) 2134–2146. doi:https://doi.org/10.1056/NEJMoa1613512.
Broering R, Lu M, Schlaak JF: Role of Toll-like receptors in liver health and disease. Clin Sci (Lond) 121 (2011) 415–426. doi:https://doi.org/10.1042/CS20110065.
Brown RS Jr., Buti M, Rodrigues L et al.: Glecaprevir/pibrentasvir for 8 weeks in treatment-naive patients with chronic HCV genotypes 1–6 and compensated cirrhosis: The EXPEDITION-8 trial. J Hepatol 72 (2020) 441–449. doi:https://doi.org/10.1016/j.jhep.2019.10.020.
Cacoub P, Poynard T, Ghillani P et al.: Extrahepatic manifestations of chronic hepatitis C. MULTIVIRC Group. Multidepartment Virus C. Arthritis Rheumatism 42 (1999) 2204–2212.
Calvaruso V, Craxi A: Hepatic benefits of HCV cure. J Hepatol 73 (2020) 1548–1556. doi:https://doi.org/10.1016/j.jhep.2020.08.006.
Choo QL, Kuo G, Weiner AJ et al.: Isolation of a cDNA clone derived from a blood-borne non-A, non-B viral hepatitis genome. Science 244 (1989) 359–362.
Davison SM, Mieli-Vergani G, Sira J et al.: Perinatal hepatitis C virus infection: diagnosis and management. Archives of disease in childhood 91 (2006) 781–785.
Feld JJ, Jacobson IM, Hezode C et al.: Sofosbuvir and Velpatasvir for HCV Genotype 1, 2, 4, 5, and 6 Infection. N Engl J Med 373 (2015) 2599–2607. doi:https://doi.org/10.1056/NEJMoa1512610.
Forns X, Lee SS, Valdes J et al.: Glecaprevir plus pibrentasvir for chronic hepatitis C virus genotype 1, 2, 4, 5, or 6 infection in adults with compensated cirrhosis (EXPEDITION-1): a single-arm, open-label, multicentre phase 3 trial. Lancet Infect Dis 17 (2017) 1062–1068. doi:10.1016/S1473–3099(17)30496-6.
Gane E, Lawitz E, Pugatch D et al.: Glecaprevir and Pibrentasvir in Patients with HCV and Severe Renal Impairment. N Engl J Med 377 (2017) 1448–1455. doi:https://doi.org/10.1056/NEJMoa1704053.
Martinello M, Hajarizadeh B, Grebely J et al.: HCV Cure and Reinfection Among People With HIV/HCV Coinfection and People Who Inject Drugs. Curr HIV/AIDS Rep 14 (2017) 110–121. doi:https://doi.org/10.1007/s11904-017-0358-8.
Poynard T, Bedossa P, Opolon P: Natural history of liver fibrosis progression in patients with chronic hepatitis C. The OBSVIRC, METAVIR, CLINIVIR, and DOSVIRC groups. Lancet 349 (1997) 825–832.
Puoti M, Foster GR, Wang S et al.: High SVR12 with 8-week and 12-week glecaprevir/pibrentasvir therapy: An integrated analysis of HCV genotype 1–6 patients without cirrhosis. J Hepatol 69 (2018) 293–300. doi:https://doi.org/10.1016/j.jhep.2018.03.007.
Rockstroh JK, Lacombe K, Viani RM et al.: Efficacy and Safety of Glecaprevir/Pibrentasvir in Patients Coinfected With Hepatitis C Virus and Human Immunodeficiency Virus Type 1: The EXPEDITION-2 Study. Clin Infect Dis 67 (2018) 1010–1017. doi:https://doi.org/10.1093/cid/ciy220.
Seeff LB: Natural history of chronic hepatitis C. Hepatology 36 (2002) S35–46.
Simmons B, Saleem J, Heath K et al.: Long-Term Treatment Outcomes of Patients Infected With Hepatitis C Virus: A Systematic Review and Meta-analysis of the Survival Benefit of Achieving a Sustained Virological Response. Clin Infect Dis 61 (2015) 730–740. doi:https://doi.org/10.1093/cid/civ396.
Smith DB, Bukh J, Kuiken C et al.: Expanded classification of hepatitis C virus into 7 genotypes and 67 subtypes: updated criteria and genotype assignment web resource. Hepatology 59 (2014) 318–327.
Thompson A, Shiffman ML, Cooper C et al.: Sofosbuvir and Velpatasvir for HCV Genotype 2 and 3 Infection. N Engl J Med 373 (2015) 2608–2617. doi:https://doi.org/10.1056/NEJMoa1512612.
Zeuzem S, Foster GR, Wang S et al.: Glecaprevir-Pibrentasvir for 8 or 12 Weeks in HCV Genotype 1 or 3 Infection. N Engl J Med 378 (2018) 354–369. doi:https://doi.org/10.1056/NEJMoa1702417.

HEPATITIS D – LEITLINIEN

Sandmann L, Berg T, Deterding K et al.: Addendum „Antivirale Therapie der chronischen Hepatitis-D-Virusinfektion" zur S3-Leitlinie „Prophylaxe, Diagnostik und Therapie der Hepatitis-B-Virusinfektion" der Deutschen Gesellschaft für Gastroenterologie, Verdauungs- und Stoffwechselkrankheiten (DGVS). Z Gastroenterol. 61 (2023) 1635–1653. doi: 10.1055/a-2181–3046.

HERPATITIS D – LITERATUR

Alfaiate D, Clement S, Gomes D et al.: Chronic hepatitis D and hepatocellular carcinoma: A systematic review and meta-analysis of observational studies. J Hepatol 73 (2020) 533–539. doi:https://doi.org/10.1016/j.jhep.2020.02.030.
Bogomolov P, Alexandrov A, Voronkova N, et al.: Treatment of chronic hepatitis D with the entry inhibitor myrcludex B: First results of a phase Ib/IIa study. J Hepatol 55 (2016) 490–498, doi:https://doi.org/10.1016/j.jhep.2016.04.016.
Erhardt A, Knuth R, Sagir A et al.: Socioepidemiological data on hepatitis delta in a German university clinic – increase in patients from Eastern Europe and the former Soviet Union. Z Gastroenterol 41 (2003) 523–526.
Fattovich G, Giustina G, Christensen E et al.: Influence of hepatitis delta virus infection on morbidity and mortality in compensated cirrhosis type B. The European Concerted Action on Viral Hepatitis (Eurohep). Gut 46 (2000) 420–426. doi:https://doi.org/10.1136/gut.46.3.420.
Khattak A, Vongsavath T, Haque L et al.: The Forgotten Virus, Hepatitis D: A Review of Epidemiology, Diagnosis, and Current Treatment Strategies. J Clin Exp Hepatol. 14(5) (2024) 101395. doi: https://doi.org/10.1016/j.jceh.2024.101395.
Negro F, Lok AS. Hepatitis D: A Review. JAMA. 330 (24) (2023) 2376–2387. doi:https://doi.org/10.1001/jama.2023.23242.
Niro GA, Smedile A, Fontana R et al.: HBsAg kinetics in chronic hepatitis D during interferon therapy: on-treatment prediction of response. Aliment Pharmacol Ther 44 (2016) 620–628, doi:https://doi.org/10.1111/apt.13734.
Stockdale AJ, Kreuels B, Henrion MYR et al.: The global prevalence of hepatitis D virus infection: Systematic review and meta-analysis. J Hepatol 73 (2020) 523–532. doi:https://doi.org/10.1016/j.jhep.2020.04.008.
Wedemeyer H, Manns MP: Epidemiology, pathogenesis and management of hepatitis D: update and challenges ahead. Nat Rev Gastroenterol Hepatol. 7(1) (2010) 31–40. doi: https://doi.org/10.1038/nrgastro.2009.205. Review.
Wedemeyer H, Schoneweis K, Bogomolov P et al.: Safety and efficacy of bulevirtide in combination with tenofovir disoproxil fumarate in patients with hepatitis B virus and hepatitis D virus coinfection (MYR202): a multicentre, randomised, parallel-group, open-label, phase 2 trial. Lancet Infect Dis 23 (2023) 117–129. doi:10.1016/S1473–3099(22)00318-8.
Wedemeyer H, Yurdaydìn C, Dalekos GN et al.; HIDIT Study Group: Peginterferon plus adefovir versus either drug alone for hepatitis delta. N Engl J Med. 364(4) (2011) 322–331. doi: https://doi.org/10.1056/NEJMoa0912696.
Wedemeyer H, Yurdaydin C, Hardtke S et al.: Peginterferon alfa-2a plus tenofovir disoproxil fumarate for hepatitis D (HIDIT-II): a randomised, placebo controlled, phase 2 trial. Lancet Infect Dis 19 (2019) 275–286, doi:10.1016/S1473–3099(18)30663-7.

HEPATITIS E – LEITLINIEN

Für die Hepatitis E gibt es keine nationalen Leitlinien, nur Expertenempfehlungen, z. B. der Ständigen Impfkommission des Robert Koch-Instituts (STIKO RKI).

HEPATITIS E – LITERATUR

Iqbal H, Mehmood BF, Sohal A et al.: World J Virol. Hepatitis E infection: A review. 25 12(5) (2023) 262–271. doi: 10.5501/wjv.v12.i5.262.
Beniwal M, Kumar A, Kar P et al.: Prevalence and severity of acute viral hepatitis and fulminant hepatitis during pregnancy: A prospective study from north india. Indian J Med Microbiol 21 (2003) 184–185.

Kamar N, Mansuy JM, Cointault O et al.: Hepatitis E virus-related cirrhosis in kidney- and kidney-pancreas-transplant recipients. Am J Transplant 8 (2008) 1744–1748.

Pischke S, Behrendt P, Bock CT et al.: Hepatitis E in Germany – an under-reported infectious disease. Dtsch Arztebl Int 111 (2014) 577–583.

Wedemeyer H, Pischke S, Manns MP: Pathogenesis and treatment of hepatitis e virus infection. Gastroenterology 142 (2012) 1388–1397 e1.

Woolson KL, Forbes A, Vine L et al.: Extra-hepatic manifestations of autochthonous hepatitis E infection. Aliment Pharmacol Ther 40(11–12) (2014) 1282–1291. doi: https://doi.org/10.1111/apt.12986. Epub 2014 Oct 10.

Pischke S, Hardtke S, Bode U et al.: Ribavirin treatment of acute and chronic hepatitis E: a single-centre experience. Liver Int 33(5) (2013) 722–726. doi: https://doi.org/10.1111/liv.12114. Epub 2013 Mar 13.

Zhou X, Wang Y, Metselaar HJ et al.: Rapamycin and everolimus facilitate hepatitis E virus replication: revealing a basal defense mechanism of PI3 K-PKB-mTOR pathway. J Hepatol 61(4) (2014) 746–754. doi: https://doi.org/10.1016/j.jhep.2014.05.026. Epub 2014 May 22.

Wang Y, Zhou X, Debing Y et al.: Calcineurin inhibitors stimulate and mycophenolic acid inhibits replication of hepatitis E virus. Gastroenterology 146(7) (2014) 1775–1783. doi: https://doi.org/10.1053/j.gastro.2014.02.036. Epub 2014 Feb 26.

Kamar N, Izopet J, Tripon S et al.: Ribavirin for chronic hepatitis E virus infection in transplant recipients. New Engl J Med 370 (2014) 1111–1120.

Zhang J, Zhang XF, Huang SJ et al.: Long-term efficacy of a hepatitis E vaccine. N Engl J Med 372(10) (2015) 914–922. doi: https://doi.org/10.1056/NEJMoa1406011.

KAPITEL

26

Sebastian Mueller

Alkoholische Lebererkrankungen

26.1 Definition und Basisinformation

In der Bundesrepublik Deutschland ergab sich über die letzten 15 J. ein Pro-Kopf-Verbrauch an reinem Alkohol von 911 l (John, Hanke 2018). Deutschland zählt damit zu den Hochkonsumländern im weltweiten Vergleich. Neben der Alkoholabhängigkeit (ca. 1,6 Mio. Bundesbürger, 4,8 % Männer, 2,0 % Frauen) kommt dem Alkoholmissbrauch (ca. 1,6 Mio. Bundesbürger) und dem riskanten Konsum (ca. 10 Mio.) eine große Bedeutung zu (Mueller, Heilig 2023; JB Sucht 2017). Unter Alkoholmissbrauch versteht man eine oder mehrere organbezogene Störungen durch chronischen Alkoholkonsum. Riskanter Konsum besteht bei einer Menge von > 10–12 g/d reinem Alkohol für Frauen und 24 g für Männer gemäß der Deutschen Hauptstelle für Suchtfragen e. V. Alkohol ist für mehr als 60 verschiedene Krankheiten verantwortlich. Die wichtigste ist die alkoholische Lebererkrankung (ALE).

Die ALE ist die häufigste Lebererkrankung in der Bundesrepublik und weltweit (Mueller 2019). Sie beinhaltet alkoholische Fettleber (AFL), alkoholische Steatohepatitis (ASH), Fibrose, Zirrhose und alkoholbedingtes hepatozelluläres Karzinom (HCC). An den Folgen der ALE sterben in Deutschland etwa 20.000 Menschen/J. (Seitz, Mueller 2019). Wichtig sind nicht nur Todesstatistiken, sondern auch Zahlen zur Hospitalisierung aufgrund von alkoholbezogenen Störungen und Erkrankungen, insbesondere der Leberzirrhose als einer der bedeutsamsten Folgen des chronischen Alkoholkonsums, sowie die Schätzung der Disability Adjusted Life Years (DALYs), die international Erkrankungen bzgl. des früheren Versterbens und der reduzierten Lebensqualität misst und vergleicht.

Die Wirkung des Alkohols ist abhängig von der konsumierten Menge und variiert interindividuell sehr stark. In geringen Mengen wirkt Alkohol stimmungsaufhellend, anxiolytisch, enthemmend und erleichtert die soziale Kontaktaufnahme und Kommunikation. In höherer Dosierung nehmen Gereiztheit, Aggressivität und ggf. Gewaltbereitschaft zu; Aufmerksamkeit und Wahrnehmung, Koordination und Urteilsvermögen sind gestört. Ausgeprägter Alkoholkonsum führt zu komatösen Rauschzuständen, Benommenheit bis hin zu Bewusstlosigkeit und Tod.

Im Folgenden soll das Spektrum der ALE auf dem Boden von Pathophysiologie, Klinik, Diagnostik und Therapiemöglichkeiten beschrieben werden.

MERKE

Alkohol ist weltweit ein bedeutender Risikofaktor. Etwa die Hälfte aller alkoholbezogenen Todesfälle sind leberassoziiert. Die alkoholische Lebererkrankung ist sowohl in Deutschland als auch weltweit die häufigste Lebererkrankung.

26.2 Epidemiologie, natürlicher Verlauf der ALE und Risikofaktoren

Eine AFL entwickelt nahezu jeder zweite Mensch bei einer täglichen Alkoholmenge > 60 g. **Übergewichtige zeigen schneller eine AFL.** In einer italienischen Studie wurde bei Menschen mit einem Konsum von > 60 g/d Alkohol in 46 % eine Fettleber gefunden. Bei Übergewichtigen mit einem BMI > 25 kg/m^2 findet sich in 76 % eine Fettleber. Bei schweren Trinkern (ca. 200 g/d Alkohol über 14 J.) konnte in der Heidelberger monozentrischen prospektiven Studie über 15 J. gezeigt werden, dass 90 % eine Fettleber, 60 % eine Steatohepatitis und 20 % eine Leberzirrhose entwickelten (Mueller, Heilig 2023). Übergewichtige Patienten mit Alkoholkonsum haben in 95 % eine Fettleber (Thiele et al. 2018). Die Prävalenz der AFL wird in Deutschland mit 6 Mio., also 7,3 % der Bevölkerung, angegeben.

Während also beim Risikokonsum von Alkohol > 90 % eine Fettleber entwickeln können, kommt es in < 40–60 % zu einer sog. alkoholischen Steatohepatitis (ASH). Diese ist zu unterscheiden von der klinisch definierten sog. alkoholischen Hepatitis (AH; Mueller, Heilig 2023; Mueller 2019). Sowohl im klinischen Alltag als auch auf Fachkongressen sowie in Fachzeitschriften werden leider beide Begriffe oft überlappend gebraucht. Deswegen sind derzeitig Diskussionen im Gange, die Nomenklatur zu ändern. Die prognostisch ungünstige AH kommt nur in ca. 2 % aller schweren Trinker vor.

Die **alkoholische Steatohepatitis (ASH)** tritt in etwa der Hälfte der Patienten mit kritischem Alkoholkonsum auf und ist histologisch nachweisbar. Allerdings müssen nicht unbedingt erhöhte Leberwerte, insbesondere Transaminasen, vorliegen. Diese klinisch oft nicht apparente Entzündung führt langfristig zur Leberfibrosierung und schließlich nach 10–20 J. zur Leberzirrhose. Der Tod tritt meist durch eine der typischen Komplikationen der Leberzirrhose ein.

Im Unterschied dazu ist die **alkoholische Hepatitis (AH)** viel seltener (2 %). Bei der AH bestimmt ganz klar die alkoholische Hepatitis das Überleben, die Zirrhose steht nicht im Vordergrund. Die AST ist i. d. R. höher als die ALT, wobei die Transaminasen eher nur leicht erhöht sind. Eine schwere AH tritt meist bei Frauen und Übergewichtigen auf (Mueller 2019).

Prävalenz und natürlicher Verlauf (➤ Abb. 26.1): Die exakte Prävalenz einer alkoholischen Leberzirrhose ist schwer zu erheben. Autopsiestudien zeigen eine Prävalenz von 18 % bei Alkoholikern, Biopsiestudien eine Prävalenz von 17–31 % (Seitz, Mueller 2010). Es gibt eine signifikante Korrelation zwischen der Zirrhoseprävalenz, der durchschnittlich konsumierten Alkoholmenge pro Jahr und der Todesrate. Neuere Daten aus Frankreich, ermittelt mit der transienten Elastographie, schätzen eine Zirrhoseprävalenz in der Allgemeinbevölkerung (Erwachsene > 45 J.) von ca. 0,42 % (Roulot et al.2011). Nach offiziellen Zahlen sterben jährlich in der Bundesrepublik ca. 20.000 Menschen an den Folgen einer alkoholischen Leberzirrhose (Mueller, Heilig 2023). Allerdings stehen noch bevölkerungsweite Screening-Studien mit den neuen nichtinvasiven Methoden aus. In der oben erwähnten prospektiven Heidelberg-Studie an schweren Trinkern entwickelten 20 % eine Leberzirrhose. Sowohl für die Leberzirrhose als auch die AH lag die Mortalität bei 50 %.

Pro Jahr entwickelt sich in 1–2 % der Leberzirrhosen ein HCC (Seitz, Mueller 2010). Die ASH ist eine histomorphologische Diagnose mit entzündlicher Komponente (s. u.), die AH eine schwere Erkrankung mit deutlicher klinischer Symptomatik und schlechter Prognose (Mueller 2019).

Die Ursachen sowohl für die ASH als auch die AH sind noch weitgehend unklar. Neueste Daten, basierend auch auf prospektiven Mortalitätsdaten, weisen auf einen vermehrten Zerfall von Erythrozyten **(Hämolyse)** sowie einen erhöhten Umsatz der roten Blutkörperchen durch sog. **Erythrophagozytose** hin (Mueller, Heilig 2023; Mueller, Mueller 2023). Beteiligt ist hier sowohl eine direkte Schädigung der Erythrozyten durch Alkohol als auch ein vermehrtes Priming für eine raschere Elimination durch Makrophagen (Erythrophagozytose). Auch eine Schädigung des blutbildenden Systems im Knochenmark durch Alkohol konnte nachgewiesen werden (Mueller, Scheller 2023).

MERKE

Hämolyse und ein vermehrter Erythrozytenumsatz sind neue und wahrscheinlich die wichtigsten bisher übersehenen Faktoren für die Mortalität bei riskantem Alkoholkonsum. In engem Zusammenhang damit stehen typische Laborbefunde bei Trinkern wie erhöhtes MCV, LDH, Ferritin, γ-GT und AST. Die AST kommt primär in Erythrozyten vor und wird durch die Hämolyse erhöht. Der enge Zusammenhang zwischen alkoholbedingter Hämolyse und Leberschaden wird derzeit intensiv erforscht.

INFO

Risikofaktoren für die Entwicklung einer ALE

- Hohe Alkoholzufuhr
- Trinkmuster bzw. Trinkmenge (sporadisch oder chronisch)
- Weibliches Geschlecht
- Genetik *(PNPLA3, MBOAT7)*
- Übergewicht
- Unterernährung
- Gleichzeitige Medikamenteneinnahme (Paracetamol, INH, Methotrexat)
- Exposition gegenüber Xenobiotika (Spritzlackierer, Reinigungsindustrie, Pflanzenschutzmittel)
- Vorliegen anderer Lebererkrankungen (Hepatitis B, Hepatitis C, nichtalkoholische Fettlebererkrankung [NAFLD], Hämochromatose)
- Vitamin-A-Einnahme

26.3 Pathophysiologie

In der Fettleber bestehen per definitionem > 50 % der Leber aus Fett. Somit kann das Lebergewicht von normalerweise etwa 1,5 kg auf bis zu 2,5 kg ansteigen. Histologisch ist eine mikrovesikuläre von einer makrovesikulären Fettleber zu unterscheiden, wobei hier die Mechanismen und Konsequenzen noch wenig verstanden werden.

Verschiedene Faktoren tragen zur AFL bei. Durch den Überschuss an NADH, das bei der Oxidation von Äthanol via Alkoholdehydrogenase (ADH) entsteht, wird die Triglyzeridsynthese gefördert und die β-Oxidation der Fettsäuren gehemmt (Mueller 2023a). Die Hemmung der durch Adenosinmonophosphat aktivierten Kinase (AMP-K) und der damit verbundene Anstieg des Sterol-Regulatory-Element-Binding-Proteins (SREBP-1c) sowie der Abfall des Peroxisome-Proliferating-Activated-Rezeptors (PPAR-a) hemmen die Lipolyse und fördern die Lipogenese. Eine Fettakkumulation ist die Folge. Durch Acetaldehyd werden weiterhin Mitochondrien und

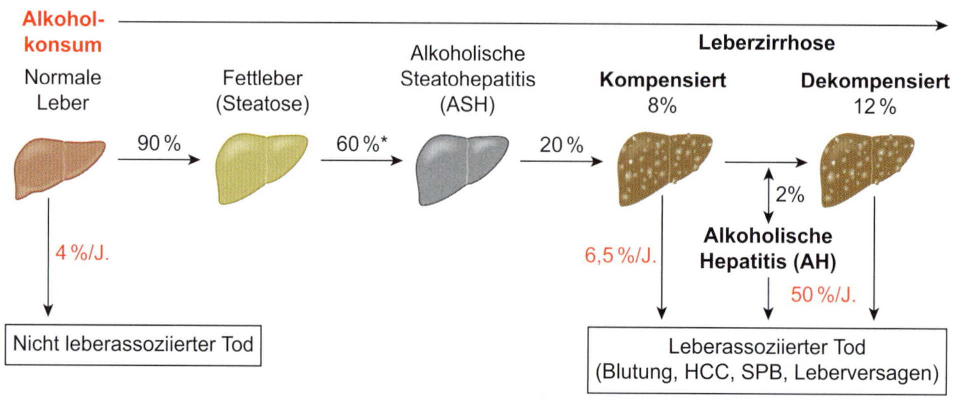

Abb. 26.1 Natürlicher Verlauf der alkoholischen Lebererkrankung bei schwerem Alkoholkonsum. Aktuelle Daten einer prospektiven monozentrischen Mortalitätsstudie. Nur schwere Trinker wurden eingeschlossen, die sich einer stationären Entgiftung unterzogen hatten. Der mittlere Alkoholkonsum lag bei 184 g/d Alkohol für 14 J. (mod. n. Mueller, Heilig 2023) [M1676]
AH = alkoholische Hepatitis; ASH = alkoholische Steatohepatitis

Mikrotubuli beschädigt, wodurch die Sekretion von Zellproteinen einschließlich Lipoproteinen eingeschränkt ist. Die so entstehende AFL wird durch intensiven Konsum an fettreicher Nahrung weiter intensiviert.

Die Ursachen für den Übergang einer reinen AFL in eine **ASH** sind unklar. Massiver Alkoholkonsum, Übergewicht und weibliches Geschlecht scheinen hierbei Risikofaktoren zu sein. Neue Daten weisen darauf hin, dass der **vermehrte Umsatz und Zerfall von Erythrozyten** wahrscheinlich einer der bisher am meisten übersehenen und bedeutendsten Mechanismen der Leberschädigung ist (Mueller, Heilig 2023; Mueller, Scheller 202310).

Pathophysiologisch spielen hierbei vier Mechanismen eine wichtige Rolle (➤ Abb. 26.2):

- Die Aufnahme von Endotoxinen aus dem Darm über die Pfortader mit konsekutiver Bindung an Kupffer-Zellen in der Leber und die daraus resultierende Freisetzung von Zytokinen und Chemokinen mit nachfolgender Entzündungsreaktion.
- Oxidativer Stress über die Induktion von Cytochrom P450 2E1 (CYP2E1). CYP2E1 vermittelt die Oxidation von Äthanol zu Acetaldehyd, wobei gleichzeitig reaktive Sauerstoffradikale (ROS) freigesetzt werden, die für die Lipidperoxidation verantwortlich sind.
- Der toxische Effekt von Acetaldehyd führt nicht nur zu funktionellen Veränderungen von Enzymen und zu einer Reduktion des antioxidativen Abwehrsystems, Acetaldehyd bindet auch an Proteine und führt damit zur Generierung von Neoantigenen mit einer entsprechenden Immunantwort.
- Zerfall (Hämolyse) und erhöhter Umsatz (Erythrophagozytose) von roten Blutkörperchen (Erythrozyten) durch Alkohol.

Die **Fibrogenese** beinhaltet die Aktivierung von Myofibroblasten mit der Produktion extrazellulärer Matrix. Diese Aktivierung kann über Acetaldehyd oder Laktat erfolgen und beginnt immer um die Zentralvene herum. Die sog. perivenuläre Fibrose ist ein frühes Zeichen der Fibrosierung und mit einer sehr schlechten Prognose bei fortgesetztem Alkoholkonsum assoziiert.

Die Pathogenese der alkoholmediierten Hepatokarzinogenese beinhaltet unterschiedliche Mechanismen.

26.4 Alkohol als modulierender Faktor für andere Lebererkrankungen

26.4.1 Nichtalkoholische Fettlebererkrankung (NAFLD) und Steatohepatitis (NASH)

Epidemiologische Untersuchungen haben gezeigt, dass kleine Mengen Alkohol (1–2 Drinks/d) eine periphere Insulinresistenz verbessern und auch die Leber eventuell günstig beeinflussen. Experimentelle Arbeiten konnten dies aber nicht bestätigen. Sowohl in genetischen als auch in diätetischen Modellen für die nichtalkoholische Steatohepatitis (NASH) scheint Alkohol die Leberschäden zu verstärken. Eine retrospektive, epidemiologische Untersuchung konnte zudem zeigen, dass sogar soziales Trinken das Risiko für ein HCC bei NASH signifikant steigert. Aus diesem Grund wird vor Alkohol bei NASH gewarnt.

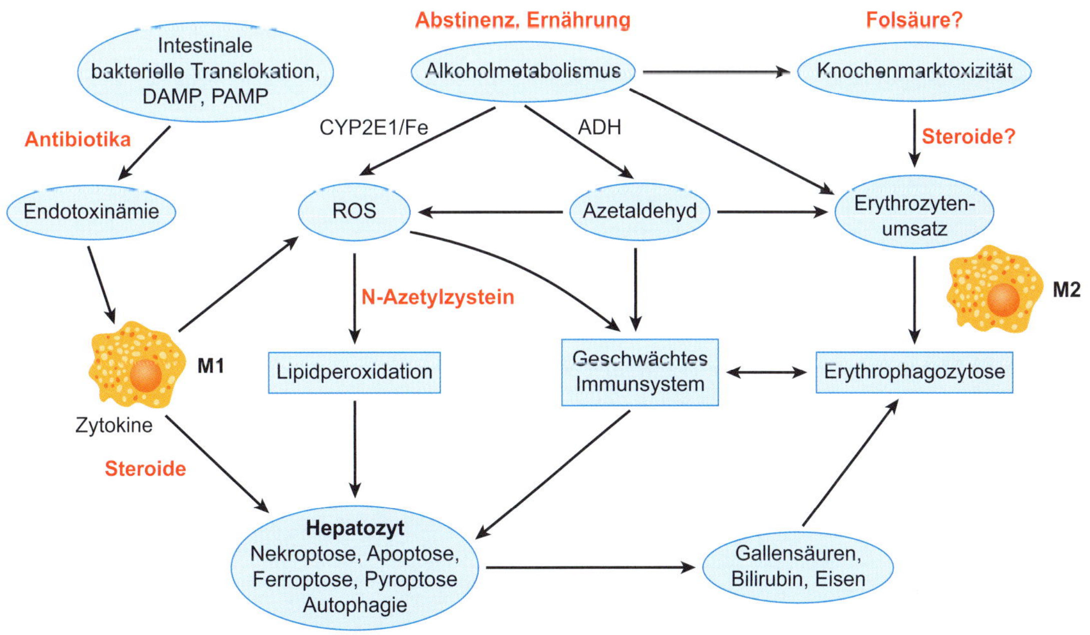

Abb. 26.2 Vereinfachtes Schema zu wesentlichen Pathomechanismen und Therapieansätzen der alkoholassoziierten Lebererkrankung (ALE), insbesondere der alkoholischen Hepatitis (AH): Die etablierten Pathomechanismen sind in Schwarz dargestellt mit den korrespondierenden Therapieansätzen in Rot. Der vermehrte Eryhtrozytenumsatz ist in Blau angezeigt. Es ist anzunehmen, dass viele bewährte therapeutische Ansätze bei der ALE und AH auch über die Protektion der Erythrozyten hinausgehen. Fragenzeichen sind dort angebracht, wo eine endgültige Validierung noch aussteht. [M1676]
M1 = proentzündlicher Makrophagentyp; M2 = antientzündlicher Makrophagentyp; ADH = Alkoholdehydrogenase; CYP2E1 = Cytocrhom p450 vom Subtyp 2E1; Fe = Eisen; DAMPs = Damage-associated Molecular Patterns; PAMPs = Pathogen-associated Molecular Patterns

MERKE

Zunehmend ist bei vielen Patienten die Kombination von riskantem Alkoholkonsum und Zeichen der sog. nichtalkoholischen Fettlebererkrankung (NAFLE oder NASH: Übergewicht, Dyslipidämie, Diabetes mellitus) zu beobachten. Über das Verhältnis der Transaminasen (AST spricht mehr für ALE, ALT mehr für NAFLE) kann das spezifische Risikoprofil beim Patienten eingegrenzt werden. In jedem Fall sollte hier sowohl eine Gewichtsreduktion als auch eine Reduktion des Alkoholkonsums angestrebt werden.

26.4.2 Hepatitis B und C (HBV, HCV)

Auch niedrige Dosen von Alkohol schaden insbesondere bei viralen Hepatitiden. So ist sowohl die Entwicklung einer Leberzirrhose als auch das Entstehen eines HCC bei der HCV-Infektion in Kombination mit Alkoholkonsum deutlich verstärkt (Mueller 2009). Auch die HBV-Infektion zeigt bei gleichzeitigem Alkoholkonsum ein deutlich erhöhtes Risiko zur Entwicklung eines HCC. Dieses tritt bei Alkoholabhängigen etwa 10 J. früher auf als bei Abstinenten.

26.4.3 Hämochromatose

Auch die Hämochromatose wird durch chronischen Alkoholkonsum negativ beeinflusst, da Alkohol zu einer vermehrten Eisenaufnahme aus dem Darm beiträgt, zusätzlich zu einer ineffektiven Erythropoese führen kann und Eisen einen Teilfaktor für die Entstehung von oxidativem Stress darstellt (Mueller et al. 2015).

26.4.4 Medikamenteninduzierte Leberschädigung

Die gleichzeitige Einnahme bestimmter Medikamente, z. B. Acetaminophen, Isoniazid, Methotrexat und Tuberkulostatika, in Kombination mit Alkohol schädigt die Leber aufgrund toxischer Interaktionen am CYP2E1 und der damit verbundenen Produktion toxischer Abbaumetaboliten (Seitz, Mueller 2012).

26.5 Klinik

Eine **AFL** entwickelt sich binnen weniger Wochen und kann sich bei Alkoholabstinenz vollständig zurückbilden. Es treten selten unspezifische Symptome wie Meteorismus, Dyspepsie, Flatulenz, Fatigue, Blähungen oder rechtsseitige Oberbauchschmerzen auf, die aber auch durch den schädigenden Effekt von Alkohol auf den Magen und die intestinale Mukosa erklärt werden können. Die AFL ist immer mit einer Hepatomegalie verbunden. Das Auftreten von Fettleber, Ikterus, Hämolyse und Hyperlipidämie ist selten und wird als Zieve-Syndrom bezeichnet (Mueller, Heilig 2023; Mueller, Scheller 2023). Neueste Studien zur Mortalität legen allerdings nahe, dass die Hämolyse wohl eine größere Rolle spielt als bisher erkannt (Mueller, Heilig 2023; Mueller, Scheller 2023).

Die v. a. histologisch definierte ASH ist klinisch meist inapparent. Später sind die klinischen Symptome aufgrund der Leberzirrhose vielseitig und treten in unterschiedlichen Schweregraden auf. So zeigen sich häufig Zeichen der Leberdekompensation wie Aszites und Enzephalopathie. Gewichtsverlust und Anorexie sind häufig. Bei der deutlich selteneren, aber prognostisch sehr ungünstigen AH stehen plötzlicher Ikterus, gelegentlich Fieber und zunehmendes Leberversagen mit hepatischer Enzephalopathie im Vordergrund.

Patienten mit **Leberzirrhose** im frühen oder kompensierten Stadium weisen oft keine Symptome auf. Neben einer verkleinerten, knotigen Leber treten Hautveränderungen oder kleinere Hautblutungen und Ödeme auf. Lediglich 30 % aller Patienten mit Leberzirrhose weisen Symptome auf. Die Komplikationen der alkoholischen Leberzirrhose sind dieselben wie bei Zirrhosen anderer Genese. Eine erhöhte Lebersteifigkeit ist bei diesen Patienten das erste Frühzeichen (Mueller 2020).

26.6 Diagnostik und Differenzialdiagnostik

26.6.1 Alkoholanamnese

Zur Aufdeckung eines pathologischen Alkoholkonsums werden zumeist Fragebögen, z. B. der CAGE-Test (➤ Tab. 26.1) oder der AUDIT-Test verwendet (DGPPN, DG Sucht 2022).

26.6.2 Serummarker für exzessiven Alkoholkonsum

In der Praxis lässt sich eine alkoholische Lebererkrankung oft schon an der typischen Laborkonstellation erkennen. Dazu gehört immer AST > ALT, oft eine erhöhte γ-GT, ein erhöhtes MCV und Ferritin. Nicht selten besteht zudem eine leichte Anämie bzw. die Erythrozytenzahl ist im unteren und die LDH im oberen Normbereich oder leicht erhöht. Die γ-GT kann auch bei anderen Erkrankungen erhöht sein. Eine bis zu 2000–3000 U/l erhöhte singuläre γ-GT-Aktivität hat eine Spezifität und Sensitivität > 80 % für eine ALE. Besteht eine Lebererkrankung, fällt die Spezifität auf < 20 % (Mueller, Heilig 2023). Typischerweise ist die AST immer höher als die ALT. Häufig ist auch Ferritin erhöht, bei schweren Trinkern sogar in 15 % der Fälle > 1000 mg/ml (Mueller, Heilig 2023). Die erhöhte AST ist nach neuesten Erkenntnissen auf Hämolyse zurückzuführen (Mueller 2023b).

Tab. 26.1 CAGE-Test zur Beurteilung einer Alkoholabhängigkeit (bei > 1 positiven Antwort liegt eine Alkoholabhängigkeit vor)

C	Cut-down Drinking	„Haben Sie jemals daran gedacht, weniger zu trinken?"
A	Annoying	„Haben Sie sich schon einmal über Kritik an Ihrem Trinkverhalten geärgert?"
G	Guilty	„Haben Sie sich jemals wegen Ihres Trinkens schuldig gefühlt?"
E	Eye Opener	„Haben Sie jemals morgens zuerst Alkohol getrunken, um sich nervlich zu stabilisieren oder den Start in den Tag zu erleichtern?"

PRAXISTIPP

In der Praxis lässt sich eine alkoholische Lebererkrankung oft schon an der typischen Laborkonstellation erkennen. Dazu gehört immer AST > ALT, oft eine erhöhte γ-GT, ein erhöhtes MCV und Ferritin. Nicht selten besteht zudem eine leichte Anämie bzw. die Erythrozytenzahl ist im unteren und die LDH im oberen Normbereich oder leicht erhöht.

INFO

Differenzialdiagnose einer isolierten γ-GT-Erhöhung

- Alkohol
- NAFLD
- Medikamente
- Myokardinfarkt/Herzinsuffizienz
- Akute Pankreatitis
- Hypothyreoidismus
- Anorexia nervosa
- Myotonische Muskeldystrophie
- Guillain-Barré-Syndrom
- Porphyria cutanea tarda
- Neurologische Erkrankungen
- Maligne Erkrankungen/Radiotherapie

Das **Carbohydrate Deficient Transferrin** (CDT) ist relativ spezifisch für Alkoholkonsum mit einer Halbwertszeit von 2 Wo., allerdings nicht sehr sensitiv. Insbesondere bei einem Rückfall während eines Entzugs oder zum Wiedererlangen des Führerscheins ist CDT nützlich.

Ethylglukuronid in Serum, Urin oder Haaren sowie **Phosphatidylethanol** sind weitere sehr spezifische Marker für kurzfristigen Alkoholmissbrauch, die besonders in der Vor- und Nachsorge zur Lebertransplantation und forensisch von Bedeutung sind.

Häufig zeigen sich im Thorax-Röntgenbild neue oder ältere Rippen- oder Wirbelsäulenfrakturen, die auf Sturzereignisse unter Alkoholeinfluss und Osteopathien zurückzuführen sind und typischerweise bei Alkoholikern vorkommen.

26.6.3 Labordiagnostik und Sonographie der Leber

Bei **AFL** sind AST und ALT häufig normal. In der **Sonographie** präsentiert sich die Leber als vergrößertes, echoreicheres Organ mit diffus hervorgehobener Echogenität, vereinzelt vergröbertem Parenchym und herabgesetzter Schallweitergabe. Inzwischen gibt es fast in allen Sonographiegeräten neue Fettparameter wie z. B. den Controlled Attenuated Parameter (CAP), der eine quantitative Bestimmung des Leberfetts erlaubt. Sehr genau lässt sich das Leberfett mittels MRT bestimmen, allerdings ist dieses Verfahren aufgrund von Kosten und Verfügbarkeit nicht für ein normales Screening geeignet.

Bei der **ASH** sind die Serum-Transaminasen häufig moderat erhöht. Typisch ist eine Erhöhung auf 200–300 U/l mit einem De-Ritis-Quotienten (AST/ALT) von deutlich > 1 (also AST < ALT). Eine gleichzeitig häufig auf > 1000 U/l erhöhte γ-GT spiegelt die Enzyminduktion der Leber wider. Bei 40–80 % der Patienten mit ASH ist weiterhin die AP erhöht. Auch die Beta- und Gamma-Fraktion der Elektrophorese sind häufig erhöht. Aufgrund der Zytokininduktion zeigen sich bei der ASH zumeist eine Leukozytose mit toxischen Granulationen und eine makrozytäre, hyperchrome Anämie (Mueller, Heilig 2023).

Typische diagnostische Merkmale für eine **AH** sind Ikterus, Fieber, Leberfunktionsstörung und ein erhöhter De-Ritis-Quotient. In den Richtlinien der amerikanischen und europäischen Lebergesellschaft wird bei unklarer Situation eine Leberbiopsie nach konventionellem oder transjugulärem Prinzip empfohlen (EASL 2012), in der Praxis allerdings oft aus praktikablen Gründen nicht umgesetzt. Differenzialdiagnostisch muss bei der AH an eine medikamenteninduzierte Leberschädigung, eine Sepsis oder eine ischämische Hepatitis gedacht werden.

Der Fibrosierungsgrad der Leber lässt sich in der Leberbiopsie oder besser nichtinvasiv mittels einer transienten **Elastographie (Fibroscan)** nachweisen (Mueller 2020). Serum-Fibrosemarker (vielleicht bis auf die Bestimmung der Hyaluronsäure im Serum oder der neuere ELF-Test oder der Forns-Index) haben sich bisher nicht sicher durchgesetzt, können aber interessant sein, falls z. B. die Leberelastographie nicht durchführbar oder verfügbar ist.

PRAXISTIPP

Bei Pat. mit riskantem Alkoholkonsum sollte i. d. R. immer eine elastographische Bestimmung der Lebersteifigkeit zum Ausschluss einer Leberzirrhose vorgenommen werden. Diese Untersuchung ist nichtinvasiv und schnell durchführbar und oft ergänzend hilfreich im Bemühen, den Patienten ein authentisches Feedback über den Status der Leber zu geben. Außerdem ist die Lebersteifigkeit ein hervorragender Prognosefaktor für die Langzeitmortalität bei Trinkern. Die Methode eignet sich auch gut zur Verlaufsbeurteilung geeignet. Bei stark erhöhten AST-Spiegeln kann der Fibrosegrad überschätzt werden.

Im frühen Stadium und bei kompensierter Leberzirrhose treten häufig keine Symptome auf. Die Serum-Transaminasen sind normal oder lediglich leicht erhöht als Zeichen einer ASH in der Zirrhose mit schlechter Prognose. Die Diagnose einer Leberzirrhose wird aufgrund mangelnder Symptomatik und fehlender Laborauffälligkeiten häufig erst bei Routineuntersuchungen gestellt oder nach dem Auftreten von Dekompensationszeichen wie Aszites oder Ikterus. Im fortgeschrittenen Stadium zeigen sich eine Gerinnungsstörung als Hinweis auf eine gestörte Leberfunktion sowie eine Thrombozytopenie und Splenomegalie bei portaler Hypertension.

26.6.4 Differenzialdiagnostik

Zunächst ist die NAFLD auszuschließen, da sie sich ebenfalls mit Symptomen einer **AFL** präsentiert. Zu den Ursachen hierfür ➤ Tab. 26.2.

Bei der **AH** ist differenzialdiagnostisch an eine medikamenteninduzierte Leberschädigung, an eine Sepsis oder an eine ischämische Hepatitis zu denken.

Bei der **Leberzirrhose** sollten andere Ätiologien ausgeschlossen werden.

Tab. 26.2 Sekundäre Ursachen, die zu Leberzellverfettung und Steatohepatitis führen

Ursachenkomplex	Ursachen
Genetische u. metabolische Erkrankungen	• Morbus Wilson • Lipodystrophische Störungen • Hypobetalipoproteinämie • Pfeifer-Weber-Christian-Syndrom (Panniculitis nodularis) • Wolman-Syndrom (Lipidspeicherkrankheit) • Cholesterolester-Speicherkrankheit
Medikamente	• Azetylsalizylsäure • Kortikosteroide • Östrogene • NSAID • Kalziumantagonisten • Amiodaron • Tamoxifen • Tetrazykline • Chloroquin • Antiretrovirale Therapeutika (Didanosine, Stavudine) • Methotrexat
Extrahepatische Ursachen	• (Chronische entzündliche) Darmerkrankungen • Sprue • Intestinale bakterielle Fehlbesiedelung • Hypothyreose • Polyzystisches Ovarsyndrom
Ernährungsbedingte Ursachen	• Jejunoilealer Bypass • Totale parenterale Ernährung • Unterernährung (Hungern, extremes Fasten) • Eiweißmangelernährung
Infektionserkrankungen	• Hepatitis C • Hepatitis B • HIV-Infektion

26.7 Therapie

26.7.1 Alkoholentgiftung und Alkoholentwöhnung

Die wichtigste Therapie der ALE ist die Alkoholkarenz. Bei Alkoholikern muss vor einer Entwöhnungstherapie eine Entgiftungstherapie erfolgen (DGPPN, DG Sucht 2022; Mueller, Heilig 2023). Diese kann unter stationären Bedingungen kontrolliert mit Medikamenten wie Clomethiazol oder Clorazepat in einem spezialisierten Zentrum durchgeführt werden. Daran schließt sich direkt die Entwöhnung an. Diese kann durch Medikamente, die das Verlangen nach Alkohol (Craving) dämpfen, unterstützt werden. Acamprosat (Campral®), ein Glutamat-Antagonist, dämpft die Übererregbarkeit des Gehirns, die bei erhöhter Glutamatkonzentration vorkommt und alkoholassoziiert ist. Nalmefen, ein Opiatrezeptor-Modifier, unterdrückt das bei Alkoholikern durch den Konsum ausgelöste Glücksgefühl beim Trinken. Naltrexon, ein Opioid-Antagonist, wirkt an allen Opioidrezeptoren als kompetitiver Antagonist und wird in den USA eingesetzt. Neueste Daten zeigen, dass sog. GLP1-Antagonisten (z. B. Semaglutide) nicht nur das Gewicht reduzieren, sondern auch den Alkoholkonsum (Mueller, Heilig 2023).

Unter Alkoholabstinenz kann sich eine AFL vollständig zurückbilden und Komplikationen oder eine Verschlechterung der Leberfunktion in der Zirrhose können reduziert werden. Aufgrund dessen sind bei einem Alkoholiker Entgiftung und Entwöhnung in spezialisierten Zentren mit anschließender Weiterbetreuung unentbehrlich.

PRAXISTIPP

Sehr wichtig bei der Prävention der alkoholischen Lebererkrankung ist eine Substitution mit Vitamin B_1, B_6 und Folsäure. Am besten ist hier eine ausgewogene Ernährung, die frische grüne Salate, Hülsenfrüchte sowie moderate Mengen qualitativ hochwertigen Fleisches einschließt.

26.7.2 Leberzirrhose

Leberzirrhotiker benötigen eine tägliche Kalorienzufuhr von 30 kcal/kg KG in mehreren kleinen Portionen. Wasser- und fettlösliche Vitamine sollten substituiert werden. Zur Verhinderung eines Wernicke-Korsakow-Syndroms muss unbedingt Vitamin B_1 (Thiaminpyrophosphat) hoch dosiert i. v. appliziert werden (Plauth et al. 2006; DGPPN, DG Sucht 2022).

Die Komplikationen der alkoholischen Leberzirrhose entsprechen denen anderer Zirrhosen und werden in gleicher Weise behandelt (➤ Kap. 27).

Bei fortgeschrittener Leberzirrhose stellt die Lebertransplantation eine gute Option dar. Voraussetzungen sind eine 6-monatige Alkoholkarenz und das Fehlen von Kontraindikationen, z. B. alkoholischer Hirnschaden, Kardiomyopathie oder Pankreatitis. Die 1-Jahres-Überlebensrate liegt bei > 90 %, die 5-Jahres-Überlebensrate bei 80 % (Foster et al. 1997; Mueller, Heilig 2023).

Ein gutes soziales Netzwerk mit Familie und Freunden sowie Verständnis für die Notwendigkeit lebenslanger medikamentöser immunsuppressiver Therapie sind ebenfalls Voraussetzungen.

Trotz sorgfältiger Auswahlkriterien werden ca. 15–20 % der Patienten nach Lebertransplantation rückfällig, wovon etwa 10 % einen hohen Alkoholkonsum fortführen.

26.7.3 Alkoholische Hepatitis (AH)

Es existieren diverse Scores zur Evaluation des Schweregrads und zur Einschätzung der Prognose bei bereits bestehender alkoholinduzierter Lebererkrankung (➤ Tab. 26.3; ➤ Abb. 26.3; Mueller, Heilig 2023; Mueller 2019). Viele Studien beziehen sich auf den Maddrey-Score (DF), der Bilirubin und Blutgerinnung berücksichtigt (➤ Abb. 26.4). Der Glasgow Alcoholic Hepatitis Score (GAHS) berücksichtigt zudem Nierenfunktion, Alter und Leukozytenzahl. Die ALE mit Aszites oder Enzephalopathie hat im Allgemeinen eine 90-Tages-Mortalität von 25 % und in Kombination von 75 %. Der Lille-Score ermittelt insbesondere Patienten mit schlechter Prognose und Nichtansprechen auf Steroidtherapie durch fehlenden Abfall des Serum-Bilirubins innerhalb von 7 d. In diesem Fall muss die Steroidtherapie pausiert werden (Louvet et al. 2007).

Tab. 26.3 Verschiedene Prognose-Scores bei der ASH

Modell	Bilirubin	PT/INR	Kreatinin	Urea	Alter	Leukozyten	Bilirubin-Veränderung 7. d	Albumin
Maddrey (DF)	✓	✓						
MELD	✓	✓	✓					
GAHS	✓	✓		✓	✓	✓		
ABIC	✓	✓	✓		✓			
Lille-Score	✓	✓	✓		✓		✓	✓

ABIC = Age, Serum Bilirubin, INR = Serum Creatinine-Score; DF = Discriminent Function; GAHS = Glasgow Alcoholic Hepatitis Score

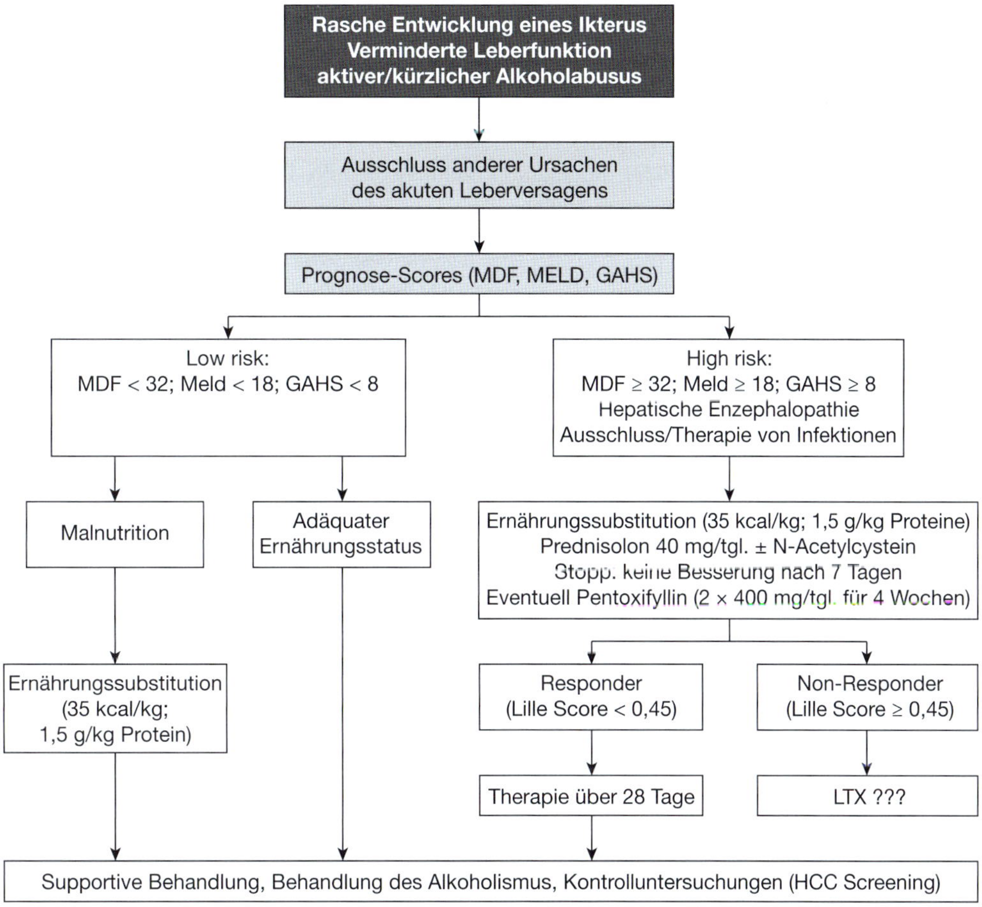

Abb. 26.3 Prognostische Einschätzung und therapeutisches Vorgehen bei der AH [L231]
GAHS = Glasgow Alcoholic Hepatitis Score; MDF = Maddrey Discriminant Function; NAC = N-Acetylcystein

a Originale Formel der MDF mit PT
(publiziert durch Maddrey et al. Gastroenterology 75, 193, 1978)

MDF = 4,6 × (PT-Patient – PT-Kontrolle) + Bilirubin (mg/dl)

b Beispiel einer schweren AH: DF > 32 = 1-Monats-Mortalität von 50 %

c Abgeschätzte MDF auf der Basis von heute üblichen INR-Werten (anstatt PT):

MDF = ca. 46 × (INR – 1) + Bilirubin (mg/dl)

d Beispiel einer schweren AH mit INR-Formel:
INR = 1,5 u. Bili = 24 mg/dl → MDF = 47 → 1-Monats-Mortalität von 50 %

Abb. 26.4 Maddrey-Diskrimierungsfunktion zur Berechnung der kurzfristigen Mortalität in Patienten mit alkoholischer Hepatitis [M1676]
a Originalformel (Quelle: Maddrey et al. 1978)
b Schwere AH mit einer MDF ≥ 32 und einer 1-Monats-Mortalität von 50 % **c, d** Abgeschätze Alternativformel mit der heute international genutzten INR, da die PT in vielen Labors nicht mehr gemessen wird

INFO

Diagnostische Kriterien einer schweren alkoholischen Hepatitis (AH; Mueller, Heilig 2023).

- Klinische Diagnose!
- Vorhergehender starker Alkoholkonsum
- Erhöhte AST und ALT (< 400 U/l)
- AST/ALT > 1,5
- Bilirubin > 3 mg/dl
- Ggf. gestörte Gerinnung (erhöhte INR)
- Ggf. erhöhte Leukozyten (Neutrophilie)
- Bei V. a. Komorbiditäten ggf. Leberbiopsie sinnvoll

Ernährungstherapie

Eine hochkalorische (> 2000 kcal/d), wenn möglich enterale, Ernährung ist notwendig, zusätzlich fett- und wasserlösliche Vitamine, insbesondere Thiamin 3 ×/d i. v. zur Vermeidung eines Wernicke-Korsakow-Syndroms (Mueller, Heilig 2023). Insgesamt wird eine Kalorienzufuhr von > 21,5 kcal/kg KG/d mit einer Proteinzufuhr von 1,5 g/kg KG/d angestrebt.

Die Gesellschaft für parenterale und enterale Ernährung empfiehlt aufgrund einer signifikant niedrigeren Langzeitmortalität gegenüber der Therapie mit Steroiden eine 4-wöchige komplett enterale Ernährung über Nasensonde mit > 2000 kcal/d (Plauth et al. 2006).

Steroide

Es wurden zahllose Studien zum Einsatz von Steroiden durchgeführt. Bei der schweren AH wird in Abhängigkeit vom Prognose-Score (DF > 32) eine Steroidtherapie begonnen. In einer Metaanalyse konnten bei einer Gesamtpatientenzahl von n = 721 drei Studien einen positiven Effekt von Steroiden bei der schweren AH zeigen. In einer kürzlich durchgeführten randomisierten Multicenterstudie (STOPAH) konnte die Wirksamkeit von Steroiden bei strenger Indikationsstellung für einen Teil der Patienten belegt werden (Thursz et al. 2015). Empfohlen werden 40 mg/d Prednisolon über einen Zeitraum von 28 d mit anschließendem Absetzen oder Ausschleichen über 2 Wo. Um Infektionen zu vermeiden, muss jedoch bei Nichtansprechen gemäß Lille-Score (Bilirubinabfall innerhalb von 7 d) die Therapie abgesetzt werden (Mueller, Heilig 2023; Louvet et al. 2007). Keine Rolle mehr spielen Tumornekrosefaktor-Alpha (TNFα)-Antikörper und der nichtselektive Phosphodiesterasehemmer Pentoxyfillin (Mueller, Heilig 2023).

N-Acetylcystein (NAC)

In der Therapie der durch Paracetamol-Überdosierung hervorgerufenen Leberzirrhose ist NAC als medikamentöse Therapie hinreichend studiert und seine Effektivität belegt. In einzelnen Studien zur Therapie der AH konnte die Mortalität durch Kombination des Einsatzes von NAC und Kortison insbesondere durch Reduktion des Auftretens von HRS und Infektionen um 1 Mon. reduziert werden.

Lebertransplantation

Zur Vermeidung von Rückfällen ist vor Transplantation bei alkoholischer Lebererkrankung eine Alkoholkarenz von mind. 6 Mon. notwendig. Jedoch zeigten sich in einer französisch-belgischen Studie mit 22 Patienten eine signifikante Verbesserung des Überlebens sowie vergleichbare Ergebnisse mit Transplantationen nach 6-monatiger Abstinenz (Mathurin et al. 2011).

26.8 Ausblick

Angesichts der hohen Mortalität bei alkoholischer Hepatitis und fehlender wirksamer Therapien sind neue Strategien zur Prävention riskanten Alkoholkonsums sowie zur Behandlung sekundärer Komplikationen dringend erforderlich. Bezüglich der ALE wird auf die europäischen Leitlinien der EASL (EASL 2012) bzw. die nationale Leitlinie (DGPPN, DG Sucht 2022) verwiesen.

LEITLINIEN

Deutsche Gesellschaft für Psychiatrie und Psychotherapie, Psychosomatik und Nervenheilkunde (DGPPN), Deutsche Gesellschaft für Suchtforschung und Suchttherapie e.V (DG-Sucht; Hrsg.): S3-Leitlinie „Screening, Diagnose und Behandlung alkoholbezogener Störungen". Version 3.1. Stand 01.01.2021. AWMF-Reg.-Nr. 076–001. Aktualisierte Version 2020. Weiteres Update: Kiefer F, Batra A, Petersen KU et al.; A. U. D. Guideline Group: German Guidelines on Screening, Diagnosis, and Treatment of Alcohol Use Disorders: Update 2021. Eur Addict Res 28 (2022) 309–322.

EASL clinical practical guidelines: management of alcoholic liver disease. J Hepatol 57 (2012) 399–420.

Plauth M, Cabre E, Riggio O, et al.: ESPEN Guidelines on Enteral Nutrition: Liver disease. Clin Nutr 25 (2006) 285–294.

LITERATUR

Foster PF, Fabrega F, Karademir S et al.: Prediction of abstinence from ethanol in alcoholic recipients following liver transplantation. Hepatology 25 (1997) 1469–1477.

Jahrbuch Sucht (JB Sucht) 2017 der Deutschen Hauptstelle für Suchtfragen.

John U, Hanke M: Trends des Tabak- und Alkoholkonsums über 65 Jahre in Deutschland. Das Gesundheitswesen 80 (2018) 160–171.

Louvet A, Naveau S, Abdelnour M et al.: The Lille model: a new tool for therapeutic strategy in patients with severe alcoholic hepatitis treated with steroids. Hepatology 45 (2007) 1348–1354.

Maddrey WC, Boitnott JK, Bedine MS et al.: Corticosteroid therapy of alcoholic hepatitis. Gastroenterology 75 (1978) 193–199.

Mathurin P, Moreno C, Samuel D et al.: Early liver transplantation for severe alcoholic hepatitis. New Engl J Med 365 (2011) 1790–1800.

Mueller S, Heilig M: Alcohol and Alcohol-related Diseases. Cham: Springer International Publishing, 2023.

Mueller S, Millonig G, Seitz HK: Alcoholic liver disease and hepatitis C: a frequently underestimated combination. World J Gastroenterol 15 (2009) 3462–3471.

Mueller S, Mueller J, Raisi H et al.: Hämochromatose. Falk Gastrokolleg (2015) 1–15.

Mueller S, Mueller J: Alcohol and mortality: first preliminary lessons from a prospective 15 year follow-up study. In: Mueller S, Heilig M (eds.). Alcohol and Alcohol-related Diseases. Cham: Springer International Publishing, 2023 81–102.

Mueller S, Scheller M: Ethanol-mediated bone marrow toxicity and impaired erythropoiesis: implications for alcohol-related liver disease. In: Mueller S, Heilig M, eds. Alcohol and Alcohol-related Diseases. Cham: Springer International Publishing, 2023. 1107–1130.

Mueller S: Alkoholische Hepatitis (AH) und Alkoholische Steatohepatitis (ASH). In: Seitz HK, Mueller S (eds.): Alkoholische Leber- und Krebserkrankungen. Berlin, Boston: de Gruyter 2019a, 91–108.
Mueller S: Ethanol Metabolism. In: Mueller S, Heilig M (eds.). Alcohol and Alcohol-related Diseases. Cham: Springer International Publishing, 2023a. 929–951.
Mueller S: Evidence for Red Blood Cell-Derived Aspartate Aminotransferase in Heavy Drinkers. In: Mueller S, Heilig M (eds.). Alcohol and Alcohol-related Diseases. Cham: Springer International Publishing, 2023b. 785–793.
Mueller S: Krankheiten der Leber. In: Herdegen T (ed.): Medizin für Apotheker, 4th ed. Wiss. Verlagsgemeinschaft Stuttgart, 2019b. 110–128.
Mueller S: Liver elastography: Clinical Use and Interpretation. Springer International Publishing, 2020.
Roulot D, Costres JL, Buyck JF et al.: Transient elastography as a screening tool for liver fibrosis and cirrhosis in a community-based population aged over 45 years. Gut 60 (2011) 977–984.
Seitz HK, Mueller S (eds.): Alkoholische Leber- und Krebserkrankungen. Berlin, Boston: de Gruyter, 2019.
Seitz HK, Mueller S: Alcoholic liver disease. In Dancygier H (ed.): Clinical Hepatology: Principles and Practice of Hepatobiliary Diseases. Heidelberg, Dordrecht, London, New York: Springer, 2010. 1111–1152.
Seitz HK, Mueller S: Metabolism of Alcohol and its Consequences. In: Anzenbacher P, Zanger U (eds.): Metabolism of Drugs and Xenobiotics. Weinheim: Wiley VCH Verlag, 2012. 493–516.
Thiele M, Rausch V, Fluhr G et al.: Controlled attenuation parameter and alcoholic hepatic steatosis: Diagnostic accuracy and role of alcohol detoxification. J Hepatol 68 (2018) 1025–1032.
Thursz M, Forrest E, Roderick P et al.: The clinical effectiveness and cost effectiveness of STeroids Or Pentoxifylline for Alcoholic Hepatitis (STOPAH): a 2 × 2 factorial randomised controlled trial: Health Technol Assess 19 (2015) 1–104.

KAPITEL

27 Metabolisch assoziierte Fettlebererkrankung (MASLD)

Henriette Kreimeyer, Guido Gerken und Ali Canbay

27.1 Definition und Basisinformationen

Durch den westlich geprägten Lebensstil steigt die Prävalenz der metabolisch assoziierten Fettlebererkrankung (MASLD) gleichzeitig mit der des Diabetes mellitus Typ II (DMT2) weltweit an. Übergewicht und Adipositas sind schon lange mit hepatischer Steatose, Hepatozytenschädigung, Inflammation und Fibrose assoziiert (Rinella et al. 2023b). Die höchste Prävalenz ist seit 2016 in Lateinamerika (44 %), gefolgt von der MENA-Region (mittlerer Osten und Nordafrika) und Südasien. In Europa liegt die Prävalenz bei 25 % und zählt damit zu den häufigsten Lebererkrankungen (Younossi et al. 2023a).

Die Nomenklatur wurde 2023 von nichtalkoholischer Fettlebererkrankung (NAFLD) zur metabolisch assoziierten steatotischen Leberkrankung (MASLD) geändert, um die Ätiologie und das pathophysiologische Verständnis der Erkrankung besser abzubilden. Die MASLD ist definiert als hepatische Steatose (> 5 % verfette Hepatozyten) mit mindestens einem kardiovaskulären Risikofaktor und ohne Hinweis auf eine andere Ursache. Abzugrenzen sind die alkoholische Lebererkrankung (ALD) und die Überschneidung der beiden Lebererkrankungen, die als MASLD mit erhöhtem Alkoholkonsum (MetALD) definiert ist (Rinella et al. 2023b). Ab einem Alkoholkonsum von 20–50 g/d bei Frauen und 30–60 g/d bei Männern liegt eine MetALD vor, ein schädigender Alkoholkonsum ist jedoch schon ab 10 g/d für Frauen bzw. 20 g/d für Männer postuliert (Le et al. 2017). Wichtig ist hier zu erwähnen, dass es keinen protektiven Effekt auf die Leber oder andere Organe durch niedrig dosierten Alkoholkonsum gibt. Auch alkoholfreies Bier beeinflusst den Glukose- und Fettstoffwechsel negativ (Jarvis et al. 2022; Kreimeyer et al. 2025).

Der Begriff MASLD umfasst Erkrankungen verschiedener Ausprägungen, von der simplen Steatose ohne Leberzellschädigung oder Inflammation bis hin zur progressiven Form, der metabolischen Dysfunktion assoziierten Steatohepatitis (MASH) und deren Folgezustände Leberzirrhose und hepatozelluläres Karzinom (HCC). Sekundäre Ursachen für eine steatotische Lebererkrankung (z. B. genetisch, metabolisch, infektiös oder autoimmun) sind vielfältig und sollten bei Patienten mit hepatischer Steatose ohne kardiovaskuläre Risikofaktoren ausgeschlossen werden (➤ Tab. 27.1). Kann keine Ursache ermittelt werden, bezeichnet man diese als kryptogene SLD.

27.2 Epidemiologie und natürlicher Verlauf

Die Prävalenz der MASLD ist in den letzten Jahren angestiegen (Younossi et al. 2023) und liegt in Deutschland bei 22,9 % mit steigender Tendenz. Die Prävalenz für die MASH ist mit 4,1 % deutlich geringer. Da eine Abklärung häufig nur bei symptomatischen Patienten mit erhöhten Transaminasen erfolgt, ist eine diagnostische Lücke wahrscheinlich und die tatsächliche Prävalenz höher. Zur Prävalenz der MASH-Zirrhose in Deutschland liegen keine exakten Daten vor. Es wird jedoch ein deutlicher Zuwachs von MASH-Zirrhosen als Indikation zur Lebertransplantation beobachtet und in den USA ist eine MASH-Zirrhose die zweithäufigste Ursache für eine Lebertransplantation. Gleichzeitig ist die MASH die häufigste Grundlage für ein HCC in den USA und Europa (Burra et al. 2020; Cotter, Charlton 2020).

Die Prävalenz der MASLD und MASH ist bei Diabetikern deutlich erhöht und T2DM ist ein unabhängiger Risikofaktor für die Krankheitsprogression (Younossi et al. 2019a; Geier et al. 2023). Männer, über 50-jährige, postmenopausale Frauen, das polyzystische Ovarsyndrom, Schlafapnoe und Genpolymorphismen z. B. in PNPLA3 und TM6SF sind weitere Risikofaktoren für eine fortschreitende Erkrankung (Tacke et al., 2024).

Wie aus den Daten zur Prävalenz hervorgeht, handelt es sich bei der MASLD um ein häufiges Krankheitsbild, welches mit T2DM, Adipositas und dem metabolischen Syndrom assoziiert ist. Nur ein Teil der Patienten entwickelt eine MASH und von diesen Patienten entwickeln ca. 25 % eine Fibrose, die sich zu einer Leberzirrhose entwickeln kann (➤ Abb. 27.1). Bei einer MASH-Leberzirrhose kann es bei zunehmender Fibrosierung zu einer Reduktion der Steatose kommen, die dann als ausgebrannte MASH bezeichnet wird. Es ist möglich, dass kryptogene Leberzirrhosen ohne Hinweis auf eine Ursache auf eine MASH zurückzuführen sind (Le et al. 2017). Das Fortschreiten der Fibrose ist bei MASH ca. doppelt so schnell wie bei MASLD (Dulai et al. 2017). Patienten mit MASH und F2- bis F4-Fibrose werden als Risikopatienten gesehen und haben ein erhöhtes Risiko für leberassoziierte Komplikationen und eine höhere Mortalität (Dulai et al. 2017).

Die Fibrose ist der wichtigste Prognosefaktor für Mortalität (Vilar-Gomez et al. 2018). Bei einer fortgeschrittenen Fibrose beeinflussen nichthepatische Ursachen wie kardiovaskuläre Ereignisse und nichthepatische Malignome die Mortalität, während bei einer Zirrhose

Tab. 27.1 Sekundäre Ursachen der Steatosis hepatis und ihre Diagnostik (mod. n. Rinella et al. 2023a und Younossi et al. 2023a)

Ursache	Beispiele	Diagnostik
Genetische Störungen inkl. Stoffwechselstörungen	Abeta- u. Hypolipoproteinämie Famililäre Hyperlipidämie Lipodystrophie Hereditäre Fruktoseintoleranz LAL-Defizienz Morbus Gaucher Glykogenosen Morbus Wilson Hämochromatose Alpha-1-Antitrypsin-Mangel	Lipoproteinelektrophorese Genetische Diagnostik Anamnese + ggf. Genetik Trockenbluttest Caeruloplasmin Transferrin, Ferritin, Gentest (HFE) Alpha-1-Antitrypsin
Ernährungsbedingte Ursachen	Erworbene Fettstoffwechselstörung Totale parenterale Ernährung Mangelernährung Akuter Gewichtsverlust (bariatrische Chirurgie, Fasten) Pankreatektomie	
Schwangerschaft	Akute Schwangerschaftsleber	
Medikamente	Bsp.: Valproat, Tetrazyklin, Nukledosidanaloga, ASS, Amphethamine, Amiodaron, MTX, Kortikosteroide, Irinotecan, Spironolacton	
Endokrine Ursachen	T2 DM Hypothyreose Growth Hormon Deficency Hypophyseninsuffizienz Nebennierenrindentumoren PCO Östrogendefizienz Männlicher Hypogonadismus	HbA_{1c}, Glukosetoleranztest TSH, T3, T4 Endokrinologische Diagnostikt Sonographie
Virushepatididen	Chronische HCV-Infektion Virushepatitis (Hepatitis A, B, C, E; EBV, VZV, HSV) HIV	Antikörper, PCR
Darmerkrankungen	Zöliakie Chronisch-entzündliche Darmerkrankungen Bakterielle Fehlbesiedlung Dünndarm Kurzdarmsyndrom	Antikörper, ÖGD ÖGD/Koloskopie
Umweltfaktoren, Noxen	Alkohol	Anamnese, Fragebogen
Weitere	Schlafapnoesyndrom	Polygraphie

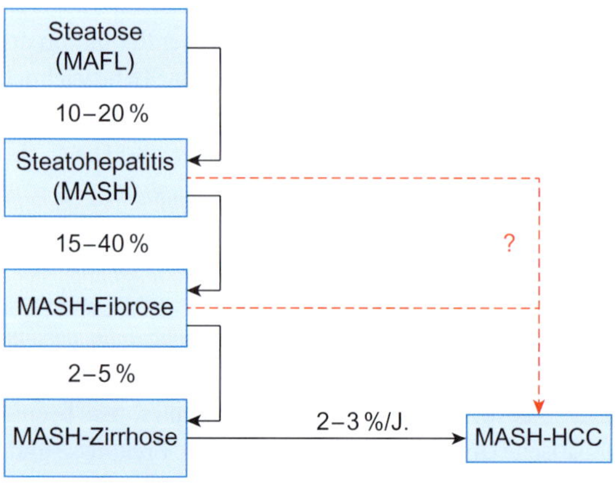

Abb. 27.1 Natürlicher Verlauf der MASLD (mod. n. Lorenz et al. 2022, Rinella et al. 2023a und EASL et al. 2016) [L231]

leberassoziierte Komplikationen wie Dekompensationen und HCCs im Vordergrund stehen. Wichtig ist, dass bei MASLD im Gegensatz zu anderen Lebererkrankungen HCCs auch ohne Vorliegen einer Zirrhose entstehen können (Ertle et al. 2011). Weitere unabhängige Prognosefaktoren für die Mortalität sind arterielle Hypertonie, Übergewicht, T2DM und Niereninsuffizienz (Vilar-Gomez et al. 2018).

27.3 Pathophysiologie

Die wichtigsten Pathomechanismen sind die periphere und hepatische Insulinresistenz. Durch ein Ungleichgewicht in Energiezufuhr und Energieverbrauch entsteht ein Überschuss von Kohlenhydraten, besonders Fruktose, in der Leber, welche diese nicht mehr verstoffwechseln kann und deshalb zu Lipiden umwandelt (De-novo-Lipogenese). Außerdem entstehen durch dysregulierte

Lipolyse im Fettgewebe freie Fettsäuren. In Hepatozyten werden diese entweder durch mitochondriale β-Oxidation oder Re-Esterifizierung zu Triglyceriden umgesetzt. Sind diese beiden Wege ausgeschöpft, entstehen lipotoxische Abbauprodukte, die Stress im endoplasmatischen Retikulum, Leberzellschädigung und Inflammasomaktivierung provozieren. Zudem wandern Entzündungszellen (v. a. Makrophagen) ein und werden zusammen mit hepatischen Sternzellen aktiviert (➤ Abb. 27.2; Friedman et al. 2018). Die freien Fettsäuren aus Muskel- und Fettgewebe führen zu einer systemischen Entzündungsreaktion und Aktivierung von Zytokinen wie Tumornekrosefaktor alpha (Friedman et al. 2018). Erst die systemischen metabolischen Veränderungen durch die Insulinresistenz und die Lipotoxizität mit endoplasmatischem Stress und Zytokinfreisetzung führen zum Zelluntergang und zur Fibrose (Friedman et al. 2018).

Polymorphismen in verschiedenen Genen prädisponieren für das Fortschreiten zur MASH- und HCC-Bildung. Der häufigste Polymorphismus liegt im PNPLA3-Gen und führt zum Funktionsverlust des Enzyms. Dadurch können Lipid Droplets mit Triglyceriden nicht mehr abgebaut werden (Wang et al. 2019; Rosso et al. 2023). Weitere Polymorphismen, die mit der MASH-Zirrhose und dem HCC assoziiert sind, betreffen die Gene TM6SF2 und MBOAT7 (Luo et al. 2022). Eine wichtige Rolle spielen bei der MASLD auch Adipozytokine. Adiponektin wird von den Fettzellen sezerniert und besitzt antiinflammatorische und antiapoptotische Eigenschaften (Bechmann et al. 2013). Ein erhöhter Fruktosekonsum und Palmitinsäure als Bestandteile der westlichen Ernährung können diese protektive Wirkung jedoch deutlich abmildern und zu einer Adiponektinresistenz führen (Park et al. 2015). Liegt eine MASLD vor, ist der Adiponektinspiegel häufig erniedrigt (Bechmann et al. 2013). Rauchen ist ein weiterer wichtiger Risikofaktor (Zein et al. 2011).

Eine Vielzahl an veröffentlichten Daten zeigt zudem, dass eine Reduktion und Veränderungen in der Zusammensetzung des Darmmikrobioms, das neben Bakterien auch Pilze, Viren und Bakteriophagen umfasst, mit der MASH assoziiert sind. Die vom Mikrobiom produzierten Metabolite, wie Gallensäuren und kurzkettige Fettsäuren, und Störungen in der Barrierefunktion des Darms sind zudem mit Adipositas, Insulinresistenz, Erkrankungsschwere und Tumorgenese des HCC assoziiert (Sharpton et al. 2021). Außerdem konnten im Stuhl von MASH-Patienten alkoholproduzierende Bakterien identifiziert werden (Yuan et al. 2019).

MERKE

Die wichtigsten Konzepte der MASH: freie Fettsäuren, periphere und hepatische Insulinresistenz.

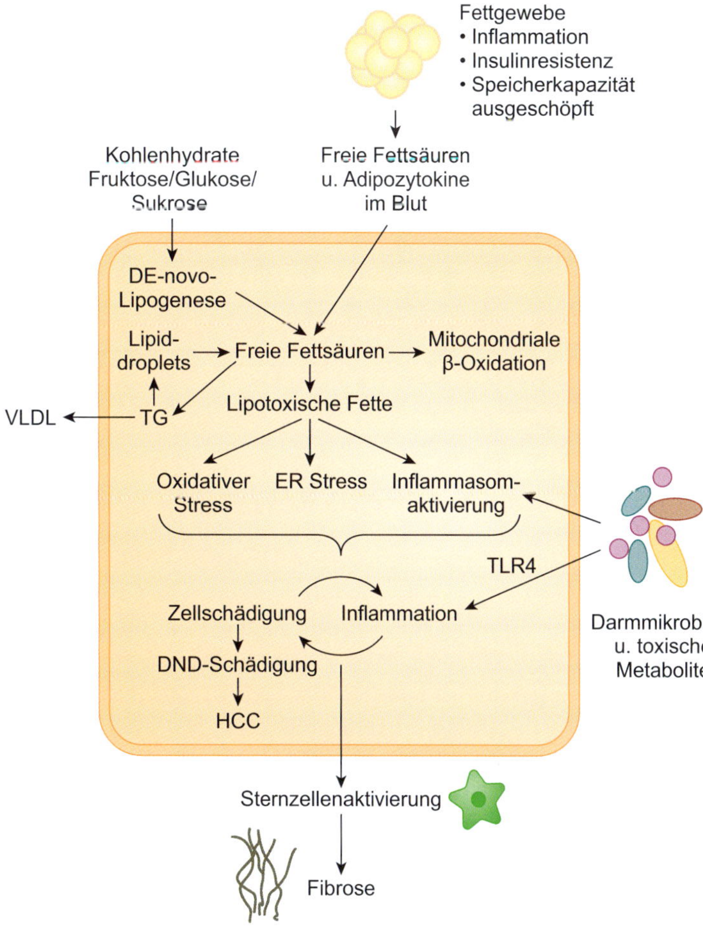

Abb. 27.2 Schematische Darstellung der Pathophysiologie der MASLD (mod. n. Rinella et al. 2023a und Friedman et al. 2018) [L231]
VLDL = Very Low Dense Lipoprotein, TG = Triglyceride, ER = endoplasmatisches Retikulum, TLR4 = Toll-like-Receptor 4, HCC = hepatozelluläres Karzinom

27.4 Symptomatik und klinisches Bild

Patienten mit MASLD sind i. d. R. asymptomatisch, d. h. die Erstdiagnose wird häufig als Zufallsbefund in der Bildgebung oder bei erhöhten Transaminasen gestellt. Die hepatische Steatose macht keine spezifischen Beschwerden. Symptome wie Müdigkeit, Abgeschlagenheit und Antriebslosigkeit sind häufig mit Komorbiditäten assoziiert (metabolisches Syndrom, Adipositas, T2DM, Hypothyreose, Schlafapnoesyndrom, kardiovaskuläre Erkrankungen, Hypercholesterinämie, Depressionen und polyzystisches Ovarsyndrom). Komorbiditäten sollten initial abgeklärt und im weiteren Verlauf regelmäßig überprüft werden. Zudem sollte der Status bezüglich Malnutrition, Sarkopenie und Medikamenten erhoben werden. Die fortgeschrittene MASH kann sich durch Müdigkeit und ein Druckgefühl im rechten Oberbauch bemerkbar machen. Im Falle einer Leberzirrhose imponieren die typischen Zirrhosezeichen sowie bei fortgeschrittenem Verlauf Zeichen der hepatischen Dekompensation. In der körperlichen Untersuchung stehen Befunde der Komorbiditäten und Zeichen der Insulinresistenz im Vordergrund, eine Hepatomegalie und eine Splenomegalie können bei tiefer Palpation wegweisend sein. Ein Screening der Gesamtbevölkerung wird nach aktueller Datenlage nicht empfohlen (Roeb et al. 2022). Bei Risikopopulationen (T2DM, arterielle Hypertonie, metabolisches Syndrom, Übergewicht/Adipositas) sollte auch bei normalen Leberwerten eine hepatische Steatose ausgeschlossen werden (Roeb et al. 2022).

27.5 Diagnostik und Differenzialdiagnose

Zur Basisdiagnostik gehören neben einer primären Bildgebung mit Sonographie eine Risikostratifizierung und der Ausschluss von Differenzialdiagnosen.

27.5.1 Labordiagnostik

γ-GT und Transaminasen mit führender GPT können laborchemisch erhöht sein. Differenzialdiagnostisch sollte eine alkoholische Steatohepatitis ausgeschlossen werden. Laborchemisch können sich dafür einige Hinweise zeigen, zentral ist jedoch die ausführliche Alkohol- und Medikamentenanamnese ggf. gestützt mit strukturierten Fragebogen (AUDIT). Weder histologisch noch laborchemisch kann eine alkoholtoxische Hepatitis sicher ausgeschlossen werden. Ein Hinweis für eine alkoholische Beteiligung kann ein erhöhter De-Ritis-Quotient mit führender GOT sein. Allerdings kann dieser auch bei fortgeschrittener MASH auftreten. Weitere Hinweise sind ein erhöhtes MCV, Ethylglucuronid im Urin (48 h) oder CDT. Diese Verfahren sind umstritten und können eine Anamnese nicht ersetzen. Verschieden Medikamente können ebenfalls eine MASLD auslösen (➤ Tab. 27.1). Eine fortgeschrittene MASH oder Fibrose kann auch bei normwertigen Transaminasen auftreten und normale Laborparameter schließen eine Leberfibrose nicht aus (Gawrieth et al. 2019).

Bei Erstdiagnose sollte, besonders bei einem atypischen klinischen Bild (z. B. keine Assoziation zu Komorbiditäten), eine primäre Lebererkrankung mittels eines laborchemischen Screenings ausgeschlossen werden. Dies beinhaltet eine Virushepatitisserlogie (HAV, HBV, HCV, HEV, HSV, EBV, VZV), Serumelektrophorese, Quantifizierung der Immunglobuline, Autoantikörper (ANA, AMA, SMA, LKM etc.), Transferrinsättigung und Ferritin, Coeruloplasmin und Alpha-1-Antitrypsin. Häufig findet sich auch bei der MASH eine Ferritinerhöhung sowie eine Heterozygotie für den HFE-Gentest, ohne dass eine Hämochromatose vorliegt (Nelson et al. 2012). Für die Diagnostik einer MASH gibt es bis jetzt keine einzelnen Fibrosemarker.

27.5.2 Bildgebung

Die **Abdomensonographie** hat eine hohe Sensitivität und Spezifität zur Detektion der hepatischen Steatose, zeigt aber Limitationen bei geringer Steatose oder Adipositas. Zeichen für eine Steatose sind echogenes Leberparenchym, ein abgerundeter Unterrand, z. T. Areale mit fokaler Mehr- oder Minderverfettung und bei starker Ausprägung eine distale Schallabschwächung und Hepatomegalie. Ein Vorteil der Sonographie ist die gleichzeitige Abklärung von Zeichen portaler Hypertension und HCCs. Als Point-of-Care-Messung der hepatischen Steatose hat sich der **Controlled Attenuation Parameter (CAP),** der mittels VCTE gemessen wird, etabliert. Eine akkurate Quantifizierung der Steatose gelingt nur mittels **MRT.** Aufgrund der hohen Kosten und des apparativen Aufwands wird diese Methode nur bei speziellen Fragestellungen eingesetzt (fokale Mehrverfettung DD HCC). Das CT hat keinen Stellenwert.

Die **transiente Elastographie (Scherwellenelastographie, VCTE) mittels Fibroscan** kann helfen, nichtinvasiv eine fortgeschrittene Fibrose festzustellen. Sie kann gemeinsam mit der CAP-Messung durchgeführt werden und für adipöse Patienten steht eine spezielle Sonde zur Verfügung (➤ Tab. 27.2).

27.5.3 Invasive Diagnostik

Der Goldstandard zur Diagnose der MASH ist die Leberbiopsie, die jedoch durch ein erhöhtes Risiko und erhöhte Kosten limitiert ist. Diese kann mittels transkutaner, transjugulärer und Mini-Laparoskopie gewonnen werden. Indikationen zur Durchführung sind sichere Unterscheidung zwischen Steatose und MASH, unklare/nicht kongruente Ergebnisse der nichtinvasiven Tests (NIT) und Klinik,

Tab. 27.2 Steatose und Fibrosegrad gemessen mit transienter Elastographie (mod. n. Yuan et al. 2019; Eddowes et al. 2019)

Steatosegrad	CAP [dB/m]	Fibrosegrad	VCTE (E-Wert [kPa])
S0	< 294	F0/F1	< 8,2
S1	294–309	F2	9,2–9,6
S2	310–330	F3	9,7–13,6
S3	> 331	F4	> 13,6

Hinweise für eine fortgeschrittene Fibrose, Hinweise auf eine andere oder weitere Diagnose (z. B. erhöhte Autoantikörper) oder erhöhte Transaminasen > 6–18 Mon. (Roeb et al. 2022; Rinella et al. 2023c).

Einschränkungen der Leberpunktion sind „Sampling Errors", die im Rahmen von Zwillingsbiopsien beobachtet wurden, aber auch die Erfahrung und Expertise des befundenden Pathologen. Die Mini-Laparoskopie ermöglicht zusätzlich zur Gewinnung der Histologie die makroskopische Beurteilung der erkrankten Leber und die gezielte Probenentnahme und erhöht somit die Aussagekraft der Untersuchung bei Minimierung des Blutungsrisikos. Bei sehr adipösen Patienten findet sich mitunter eine stark eingeschränkte Durchführbarkeit (Vuppalanchi et al. 2009).

Die pathologische Beurteilung sollte standardisiert erfolgen. Das Stadium (Staging) der Fibrose kann mithilfe des NASH-CRN Score (➤ Tab. 27.3; Bedossa et al. 2012) und die Entzündungsaktivität mittels NAFLD Activity Score (NAS) (➤ Tab. 27.4; Kleiner et al.2005) angegeben werden. Bei einer makrovesikulären Verfettung > 5 % liegt eine Steatose vor. Zeigen sich zusätzlich ballonierte Hepatozyten, ist dies ein Hinweis auf Entzündungsaktivität mit ggf. Einschluss von Mallory Denk Bodies.

Tab. 27.3 Klassifikation der Fibrose

Fibrosegrad	Histologischer Befund
0	Keine Fibrose
1a	Zone 3, perisinusoidal, Faserfärbung
1b	Zone 3, perisinusoidal in H/E
1c	Periportale/portale Fibrose
2	Zone 3 und portale Fibrose
3	Zusätzlich Brückenfibrose
4	Zirrhose

Tab. 27.4 NAFLD-Aktivitäts-Score (NAS; Punkte für den Score in Klammern hinter den Werten)

NAS	Steatose in % der Hepatozyten	Ballooning	Lobäre Inflammation
0	< 5 (0)	Nicht vorhanden (0)	Keine (0)
3	5–33 (1)	Wenig (1)	1–2 Foci (1)
6	34–66 (2)	Zahlreich (2)	2–4 Foci (2)
8	> 66 (3)	Zahlreich (2)	> 4 Foci (3)

27.5.4 Nichtinvasive Methoden und Biomarker

Aufgrund der hohen Prävalenz der MASLD herrscht ein Bedarf an nichtinvasiven diagnostischen Methoden für die initiale Diagnostik und zur Verlaufskontrolle einer MASH. Es stehen eine Reihe nichtinvasiver Tests zur Erfassung von Steatose, Fibrose und MASH zur Verfügung (➤ Tab. 27.5). Bis auf den ELF-Score kann die Berechnung mittels einfacher Labor- oder Ultraschallwerte mittels appbasierter Rechner erfolgen. Leitlinien empfehlen eine Stufendiagnostik (➤ Abb. 27.3). Cytokeratin-18-Fragmente (CK-18) sind ein Surrogatparameter für Apoptose, welche die dominante Zelltodvariante der MASH ist und somit eine Aussage über das Ausmaß der Erkrankung gibt (Lee et al. 2020).

27.5.5 Praktisches Vorgehen

Weder ein generelles Screening auf eine MASLD noch die systematische Untersuchung von Familienangehörigen von MASLD-Patienten können empfohlen werden. Liegen Risikofaktoren für die Entwicklung einer MASH, wie T2DM, Adipositas und mindestens ein Riskofaktor oder anhaltend/rezidivierend erhöhte Leberwerte vor, sollte eine gezielte Untersuchung mittels Sonographie und nichtinvasiven Tests erfolgen. Patienten, bei denen eine Steatose festgestellt wird und die klinische Symptome oder erhöhte Transaminasen aufweisen, sollten für eine Abklärung von Differenzialdiagnosen, in jedem Fall eine alkoholische Lebersteatose, weiter untersucht werden (➤ Tab. 27.1).

Initial sollte neben einer metabolischen Diagnostik, die den BMI, Hüftumfang, Blutdruck, Nüchtern-Blutzucker, HbA_{1c} und Blutfette (Triglyzeride, LDL- und HCL-Cholesterin) umfasst, eine Sonographie mit CAP und Elastographie erfolgen. Ergänzend sollte das

Tab. 27.5 Nichtinvasive Scores (mod. nach Rinella et al. 2023a)

	Test	Parameter	Beurteilung		Referenz
			Hohe Wahrscheinlichkeit Ausschluss	Hohe Wahrscheinlichkeit Diagnose	
Steatose	Fatty Liver Index	BMI, Hüftumfang, γ-GT, Triglyzeride	< 30	> 60	(Lind et al. 2020)
	MASLD Liver Fat Score	Metabolisches Syndrom, T2DM, Insulin, AST, ALT		> –0,640	(Lind et al. 2020)
Fibrose	Fib-4-Score	Alter, ALT, AST, Thromozytenzahl	< 1,3	> 2,67	(Lee et al. 2021)
	MASLD Fibrosis Score (NFS)	Alter, BMI, Glukose, Thromozytenzahl, ALT/AST	< –1,455	> 0,676	(Lee et al. 2021)
	Enhanced Liver Fibrosis (ELF)	Marker assoziiert mit extrazellulärer Matrix (z. B.: Hyaloronsäure)	< 7,7	≥ 9,8	(Lichtinghagen et al. 2013)
MASH	FAST Score	LSM, CAP, AST	< 0,35	≥ 0,67	(Newsome et al. 2020)
	Cytokeratin 18		< 127 U/l	> 399 U/l	(Lee et al. 2021)

27

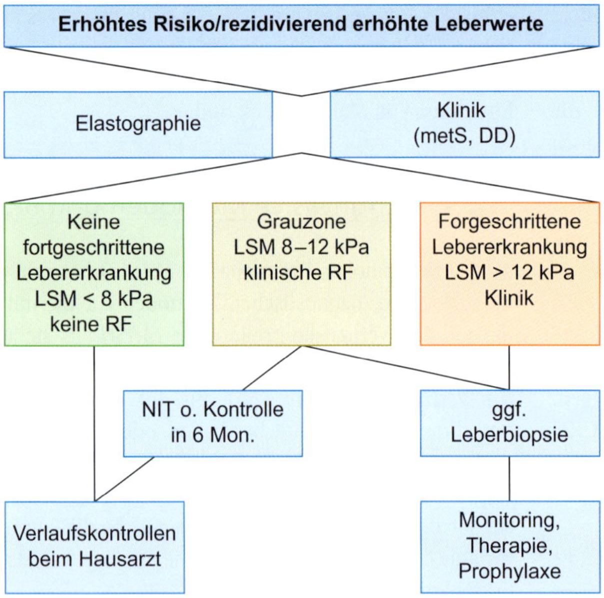

Abb. 27.3 Screening-Algorithmus für MASLD (mod. n. Lorenz et al. 2022) [L231]

Fibrosestadium mittels nichtinvasiver Tests zur Risikostratifizierung bestimmt werden. Abhängig hiervon kann eine weitere Abklärung mittels Leberbiopsie indiziert sein. Außerdem wird empfohlen, ein Screening auf Malnutrition und Sarkopenie durchzuführen.

Bei Vorliegen einer fortgeschrittenen Leberfibrose oder -zirrhose ist ein engmaschiges Screening zum Nachweis bzw. Ausschluss von Folgekomplikationen zu empfehlen. Diese umfasst eine initiale Gastroskopie für Ösophagusvarizen, eine halbjährliche Sonographie mit AFP-Bestimmung für HCCs. Wichtig ist, dass bei MASH ein erhöhtes Risiko für die Entwicklung eines HCC ohne Zirrhose vorliegt. Ein interessanter nichtinvasiver Ansatz zur Erhöhung der Sensitivität des HCC-Screenings bei diesem, z. T. schwer zu diagnostizierenden Patientenkollektiv stellt die Bestimmung des GALAD-Scores dar (Best et al. 2020).

27.6 Therapie

Die Therapie der MASLD gliedert sich in drei Stufen: Lifestyle-Intervention, Behandlung von Komorbiditäten und spezifische Therapie. Die wichtigste Säule ist jedoch die Prävention. Mediterrane Diät, Vermeidung von hochverarbeiteten Lebensmitteln und gesüßten Getränken und ein aktiver Lebensstil können das Risiko, eine MASLD zu entwickeln, senken (Ma et al. 2018; Zhang et al. 2022).

Bei einer Steatose ohne Fibrose und Inflammation steht die Therapie der Komorbiditäten im Vordergrund, da die Lebenserwartung durch das metabolische Syndrom und kardiovaskuläre Folgen eingeschränkt ist. Eine Gewichtsreduktion mittels Ernährungsumstellung, aerobem Training oder bariatrischer Chirurgie von > 5 % sollte bei übergewichtigen Patienten angestrebt werden und kann zu einer Verbesserung der Leberhistologie führen (Vilar-Gomez et al. 2015). Auch bei Normalgewichtigen kann eine Ernährungsumstellung erfolgreich sein. Auf Alkohol- und Nikotinkonsum sollte verzichtet werden, während Filterkaffee einen protektiven Effekt zeigt. Diese Maßnahmen bilden auch die Basis für fortgeschrittene Stadien.

Aktuell gibt außerhalb der USA es keine zur Behandlung zugelassene, spezifische Therapie für MASLD/MASH. Im Vordergrund steht die optimale Einstellung von metabolischen Erkrankungen – falls indiziert – mit entsprechender Medikation. Ziel der Therapie ist die Verbesserung der Insulinantwort, Beeinflussung der Gallensäurensekretion und Reduktion der Inflammation.

GLP-1-Analoga wie Liraglutid und Semaglutid sind für T2DM nur als Kombination mit Metformin oder einzeln bei Adipositas zugelassen. Beide Medikamente zeigen eine Resolution der MASH und in einer Langzeitstudie einen Rückgang der Fibrose nach 72 Wo. (Sanyal et al. 2025) Sie zeichnen sich zudem durch weitere positive Effekte wie Gewichtsverlust und Verbesserung des kardiovaskulären Risikos aus (Armstrong et al. 2016; Newsome et al. 2021). Metformin allein zeigt keinen Effekt auf die Leberfibrose (Manka et al. 2021). Eine bestehende Therapie mit Metformin bei T2DM sollte, außer bei dekompensierter Leberzirrhose, fortgeführt werden. Statine korrelieren mit einer niedrigen MASH- und Fibroseprävalenz und könnten bei Dyslipidämie protektiv für eine MASLD wirken (Ayada et al. 2023). Prospektive Daten für eine Statintherapie bei MASLD liegen nicht vor, bei Fettstoffwechselstörung und MASLD sollte diese jedoch effektiv therapiert werden.

Der Thyroid-Rezeptor-β-Agonist Resmetirom zeigt eine signifikante Reduktion des intrahepatischen Fettgewebes und Verbesserung von Fibrose und Inflammation, sodass es in den USA bereits zugelassen und in Europa zum Schnellzulassungsverfahren eingestuft wurde (Harrison et al. 2019).

Weitere experimentelle Therapieansätze umfassen antifibrotische und antiinflammatorische medikamentöse Ansätze. Der Gallensäuren-Rezeptor-Agonist Obeticholsäure zeigte in Phase-II-Studien eine Besserung der Fibrose, erreichte jedoch genauso wie der PPAR-Agonist Elafibranor keine Zulassung (Younossi et al. 2019b; Ratziu et al. 2016). Die Zulassung von Lanifibranor ist aktuell ausstehend (Francque et al. 2021). Weitere Therapieansätze sind Gegenstand aktueller Forschung. Interessant ist z. B. eine Modulation des Mikrobioms über Prä- und Probiotika.

Impfungen sollten bei MASLD-Patienten gemäß den Empfehlungen der STIKO durchgeführt werden. Ein Influenza-, Hepatitis-A- und -B-Impfschutz wird empfohlen.

LEITLINIEN

Lorenz P, Canbay A, Roeb E et al.: S2k-Leitlinie nicht-alkoholische Fettlebererkrankung der Deutschen Gesellschaft für Gastroenterologie, Verdauungs- und Stoffwechselkrankheiten (DGVS). Z Gastroenterol 60(9) (2022) e715-e732. https://register.awmf.org/de/leitlinien/detail/021-025.

Rinella ME, Neuschwander-Tetri BA, Siddiqui MS et al.: AASLD Practice Guidance on the clinical assessment and management of nonalcoholic fatty liver disease. Hepatology 77(5) (2023a) 1797–1835. doi: https://doi.org/10.1097/HEP.0000000000000323.

Tacke F, Horn P, Wai-Sun Wong V et al.: EASL–EASD–EASO Clinical Practice Guidelines on the management of metabolic dysfunction-associated steatotic liver disease (MASLD). J Hepatol 81, (2024) 492–542. doi: https://doi.org/10.1016/j.jhep.2024.04.031.

LITERATUR

Armstrong MJ, Gaunt P, Aithal GP et al.: Liraglutide safety and efficacy in patients with non-alcoholic steatohepatitis (LEAN): A multicentre, double-blind, randomised, placebo-controlled phase 2 study. Lancet 387 (2016) 679–690.

Ayada I, van Kleef LA, Zhang H et al.: Dissecting the multifaceted impact of statin use on fatty liver disease: a multidimensional study. EBioMedicine 87 (2023) 104392. doi: https://doi.org/10.1016/J.EBIOM.2022.104392.

Bechmann LP, Kocabayoglu P, Sowa J-P et al.: Free fatty acids repress small heterodimer partner (SHP) activation and adiponectin counteracts bile acid-induced liver injury in superobese patients with nonalcoholic steatohepatitis. Hepatology 57 (2013) 1394–1406.

Bedossa P, Poitou C, Veyrie N et al.: Histopathological algorithm and scoring system for evaluation of liver lesions in morbidly obese patients. Hepatology 56 (2012) 1751–1759.

Best J, Bechmann LP, Sowa JP et al.: GALAD Score Detects Early Hepatocellular Carcinoma in an International Cohort of Patients with Nonalcoholic Steatohepatitis. Clin Gastroenterol Hepatol 18 (2020) 728–735.e4.

Burra P, Becchetti C, Germani G: NAFLD and liver transplantation: Disease burden, current management and future challenges. JHEP Reports 2 (2020) 100192.

Cotter TG, Charlton M: Nonalcoholic Steatohepatitis After Liver Transplantation. Liver Transpl 26 (2020) 141–159.

Dulai PS, Singh S, Patel J et al.: Increased risk of mortality by fibrosis stage in nonalcoholic fatty liver disease: Systematic review and meta-analysis. Hepatology 65 (2017) 1557–1565.

Eddowes PJ, Sasso M, Allison M et al.: Accuracy of FibroScan Controlled Attenuation Parameter and Liver Stiffness Measurement in Assessing Steatosis and Fibrosis in Patients with Nonalcoholic Fatty Liver Disease. Gastroenterology 156 (2019) 1717–1730. https://doi.org/10.1053/j.gastro.2019.01.042.

Ertle J, Dechêne A, Sowa JP et al.: Non-alcoholic fatty liver disease progresses to hepatocellular carcinoma in the absence of apparent cirrhosis. Int J Cancer 128 (2011) 2436–2443.

Francque SM, Bedossa P, Ratziu V et al.: A Randomized, Controlled Trial of the Pan-PPAR Agonist Lanifibranor in NASH. N Engl J Med 385 (2021) 1547–1558.

Friedman SL, Neuschwander-Tetri BA, Rinella M et al. Mechanisms of NAFLD development and therapeutic strategies. Nat Med 24 (2018) 908–922.

Gawrieh S, Wilson LA, Cummings OW et al.: Histologic Findings of Advanced Fibrosis and Cirrhosis in Patients with Nonalcoholic Fatty Liver Disease Who Have Normal Aminotransferase Levels. Am J Gastroenterol 114 (2019) 1626–1635.

Geier A, Rau M, Pathil-Warth A et al.: Clinical characteristics of patients with non-alcoholic fatty liver disease (NAFLD) in Germany – First data from the German NAFLD-Registry. Z Gastroenterol 61 (2023) 60–70.

Harrison SA, Bashir MR, Guy CD et al.: Resmetirom (MGL-3196) for the treatment of non-alcoholic steatohepatitis: a multicentre, randomised, double-blind, placebo-controlled, phase 2 trial. Lancet 394 (2019) 2012–2024.

Jarvis H, O'Keefe H, Craig D et al.: Does moderate alcohol consumption accelerate the progression of liver disease in NAFLD? A systematic review and narrative synthesis. BMJ Open 12 (2022) e049767. https://doi.org/10.1136/BMJOPEN-2021-049767.

Kleiner DE, Brunt EM, Van Natta M et al.: Design and validation of a histological scoring system for nonalcoholic fatty liver disease. Hepatology 41 (2005) 1313–1321.

Kreimeyer H, Sydor S, Buchholz L et al.: Non-Alcoholic Beer Influences Glucose and Lipid Metabolism and Changes Body Composition in Healthy, Young, Male Adults. Nutrients 17 (2025) 1625. https://doi.org/10.3390/NU17101625/S1.

Le MH, Devaki P, Ha NB, Jun DW et al.: Prevalence of non-alcoholic fatty liver disease and risk factors for advanced fibrosis and mortality in the United States. PLoS One 12 (2017) e0173499.

Lee J, Vali Y, Boursier J et al.: Accuracy of cytokeratin 18 (M30 and M65) in detecting non-alcoholic steatohepatitis and fibrosis: A systematic review and meta-analysis. PLoS One 15 (2020) e0238717. doi: https://doi.org/10.1371/journal.pone.0238717.

Lee J, Vali Y, Boursier J et al.: Prognostic accuracy of FIB-4, NAFLD fibrosis score and APRI for NAFLD-related events: A systematic review. Liver Int 41 (2021a) 261–270.

Lee J, Vali Y, Boursier J et al.: Prognostic accuracy of FIB-4, NAFLD fibrosis score and APRI for NAFLD-related events: A systematic review. Liver International 41 (2021b) 261–270. https://doi.org/10.1111/liv.14669.

Lichtinghagen R, Pietsch D, Bantel H et al.: The Enhanced Liver Fibrosis (ELF) score: Normal values, influence factors and proposed cut-off values. J Hepatol 59 (2013) 236–242. https://doi.org/10.1016/j.jhep.2013.03.016.

Lind L, Johansson L, Ahlström H et al.: Comparison of four non-alcoholic fatty liver disease detection scores in a Caucasian population. World J Hepatol 12 (2020) 149–159. https://doi.org/10.4254/wjh.v12.i4.149.

Luo F, Oldoni F, Das A: TM6SF2: A Novel Genetic Player in Nonalcoholic Fatty Liver and Cardiovascular Disease. Hepatol Commun 6 (2022) 448–460.

Ma J, Hennein R, Liu C et al.: Improved Diet Quality Associates with Reduction in Liver Fat, Particularly in Individuals With High Genetic Risk Scores for Nonalcoholic Fatty Liver Disease. Gastroenterology 155 (2018) 107–117. https://doi.org/10.1053/J.GASTRO.2018.03.038.

Manka PP, Kaya E, Canbay A et l: A Review of the Epidemiology, Pathophysiology, and Efficacy of Anti-diabetic Drugs Used in the Treatment of Nonalcoholic Fatty Liver Disease. Dig Dis Sci 66 (2021) 3676–3688.

Nelson JE, Brunt EM, Kowdley KV et al.: Lower serum hepcidin and greater parenchymal iron in nonalcoholic fatty liver disease patients with C282Y HFE mutations. Hepatology 56 (2012) 1730–1740.

Newsome PN, Buchholtz K, Cusi K et al.: A Placebo-Controlled Trial of Subcutaneous Semaglutide in Nonalcoholic Steatohepatitis. N Engl J Med 384 (2021) 1113–1124.

Newsome PN, Sasso M, Deeks JJ et al.: FibroScan-AST (FAST) score for the non-invasive identification of patients with non-alcoholic steatohepatitis with significant activity and fibrosis: a prospective derivation and global validation study. Lancet Gastroenterol Hepatol 5 (2020) 362–373. doi: https://doi.org/10.1016/S2468-1253(20)30055-8.

Park M, Sabetski A, Kwan Chan Y et al.: Palmitate induces ER stress and autophagy in H9c2 cells: implications for apoptosis and adiponectin resistance. J Cell Physiol 230 (2015) 630–639.

Ratziu V, Harrison SA, Francque S et al.: Elafibranor, an Agonist of the Peroxisome Proliferator-Activated Receptor-α and -δ, Induces Resolution of Nonalcoholic Steatohepatitis Without Fibrosis Worsening. Gastroenterology 150 (2016) 1147–1159.e5.

Rinella ME, Lazarus JV, Ratziu V et al.: A multisociety Delphi consensus statement on new fatty liver disease nomenclature. J Hepatol 79 (2023b) 1242–1556. doi: https://doi.org/10.1016/j.jhep.2023.06.003.

Rinella ME, Neuschwander-Tetri BA, Siddiqui MS et al.: AASLD Practice Guidance on the clinical assessment and management of nonalcoholic fatty liver disease. Hepatology 77 (2023c) 1797–1835.

Roeb E, Canbay A, Bantel H et al.: Aktualisierte S2k-Leitlinie nicht-alkoholische Fettlebererkrankung der Deutschen Gesellschaft für Gastroenterologie, Verdauungs-und Stoffwechselkrankheiten (DGVS). 2022, AWMF-Registernummer 021-025.

Rosso C, Caviglia GP, Birolo G et al.: Impact of PNPLA3 rs738409 Polymorphism on the Development of Liver-Related Events in Patients with Nonalcoholic Fatty Liver Disease. Clin Gastroenterol Hepatol S1542–3565(23) (2023) 00324–00325.

Sanyal AJ, Newsome PN, Kliers I et al.: Phase 3 Trial of Semaglutide in Metabolic Dysfunction-Associated Steatohepatitis. N Engl J Med (2025). doi:https://doi.org/10.1056/NEJMoa2413258.

Sharpton SR, Schnabl B, Knight R et al.: Current Concepts, Opportunities, and Challenges of Gut Microbiome-Based Personalized Medicine in Nonalcoholic Fatty Liver Disease. Cell Metab 33(2021):21–32.

Vilar-Gomez E, Calzadilla-Bertot L, Wai-Sun Wong V et al.: Fibrosis Severity as a Determinant of Cause-Specific Mortality in Patients with Advanced Nonalcoholic Fatty Liver Disease: A Multi-National Cohort Study. Gastroenterology 155 (2018a) 443–457.e17.

Vilar-Gomez E, Calzadilla-Bertot L, Wai-Sun Wong V et al.: Fibrosis Severity as a Determinant of Cause-Specific Mortality in Patients with Advanced Nonalcoholic Fatty Liver Disease: A Multi-National Cohort Study. Gastroenterology 155 (2018b) 443–457.e17. https://doi.org/10.1053/j.gastro.2018.04.034.

Vilar-Gomez E, Martinez-Perez Y, Calzadilla-Bertot L et al.: Weight loss through lifestyle modification significantly reduces features of nonalcoholic steatohepatitis. Gastroenterology 149 (2015) 367–378.e5.

Vuppalanchi R, Ünalp A, Van Natta ML et al.: Effects of Liver Biopsy Sample Length and Number of Readings on Sampling Variability in Nonalcoholic Fatty Liver Disease. Clin Gastroenterol Hepatol 7 (2009) 481–486.

Wang Y, Kory N, BasuRay S et al.: PNPLA3, CGI-58, and Inhibition of Hepatic Triglyceride Hydrolysis in Mice. Hepatology 69 (2019) 2427–2441.

Younossi ZM, Golabi P, de Avila L et al.: The global epidemiology of NAFLD and NASH in patients with type 2 diabetes: A systematic review and meta-analysis. J Hepatol 71 (2019a) 793–801.

Younossi ZM, Golabi P, Paik JM et al.: The global epidemiology of nonalcoholic fatty liver disease (NAFLD) and nonalcoholic steatohepatitis (NASH): a systematic review. Hepatology 77 (2023) 1335–1347.

Younossi ZM, Ratziu V, Loomba R et al.: Obeticholic acid for the treatment of non-alcoholic steatohepatitis: interim analysis from a multicentre, randomised, placebo-controlled phase 3 trial. Lancet 394 (2019b) 2184–2196.

Yuan J, Chen C, Cui J et al.: Fatty Liver Disease Caused by High-Alcohol-Producing Klebsiella pneumoniae. Cell Metab 30 (2019) 675–688.e7. https://doi.org/10.1016/j.cmet.2019.08.018.

Zein CO, Unalp A, Colvin R et al.: Smoking and severity of hepatic fibrosis in nonalcoholic fatty liver disease. J Hepatol 54(2011):753–759.

Zhang S, Gan S, Zhang Q et al.: Ultra-processed food consumption and the risk of non-alcoholic fatty liver disease in the Tianjin Chronic Low-grade Systemic Inflammation and Health Cohort Study. Int J Epidemiol 51 (2022) 237–249. https://doi.org/10.1093/ije/dyab174.

KAPITEL

28 Autoimmunhepatitis (AIH)

Philipp Lutz und Christian P. Strassburg

28.1 Definition und Basisinformation

Die Autoimmunhepatitis bezeichnet eine rein autoimmun ausgelöste hepatitische Leberschädigung. Eine AIH ist eine seltene Erkrankung mit einer Prävalenz von etwa 18/100.000, die häufiger Frauen mit einem Erkrankungsgipfel zwischen 40 und 70 J. betrifft.

28.2 Symptomatik und klinisches Bild

Die Symptome der Autoimmunhepatitis (AIH) sind unspezifisch. Oft steht Müdigkeit im Vordergrund.

Die Krankheit zeichnet sich häufig durch das gleichzeitige Auftreten auch extrahepatischer **Autoimmunsyndrome** (Thyreoiditis, Arthritis, Vitiligo, Colitis ulcerosa, hämolytische Anämie) aus.

28.3 Diagnostik

28.3.1 Ausschlussdiagnostik

Bei fehlendem Nachweis von Autoantikörpern und gleichzeitigem Fehlen erheblicher entzündlicher Aktivität (Immunglobulin G [IgG] nicht mehr als das 1,5-Fache des Normwerts) sowie von extrahepatischen Immunsyndromen ist die Diagnose einer Autoimmunhepatitis auszuschließen. Auch der Nachweis einer Virushepatitis macht das Vorliegen einer Autoimmunhepatitis sehr unwahrscheinlich.

28.3.2 Nachweisdiagnostik

Einen einzelnen beweisenden Parameter für die Diagnose einer Autoimmunhepatitis gibt es nicht. Die Diagnose kann als gesichert gelten, wenn erhöhte Aminotransferasen, eine Erhöhung von IgG bzw. IgM, der Nachweis leberrelevanter Autoantikörper im Serum und ein passender histologischer Leberbefund im Sinne einer „chronischen Hepatitis" vorliegen. Der AIH-Score der International Autoimmune Hepatitis Group (IAIHG) bzw. seine Kurzfassung kann bei der Diagnosestellung unterstützend eingesetzt werden. Zur Sicherung der Diagnose muss i. d. R. eine Leberbiopsie durchgeführt werden, selbst wenn schon der V. a. einen zirrhotischen Umbau besteht.

Als leberrelevante Autoantikörper für die Diagnose der Autoimmunhepatitis konnten die antinukleären Antikörper (ANA), Antikörper gegen glatte Muskulatur (SMA, häufiges Zielantigen: F-Actin), Leber-Niere-Antikörper (LKM, Zielantigen: Bestandteile des Cytochrom-P450-Systems und selten UDP-Glukuronosyltransferasen), Antikörper gegen lösliche Leberantigene (SLA/LP; Zielantigen: Cytokeratin) und Antikörper gegen die Formiminotransferase-Cyclodeaminase im Lebercytosol (LC1) charakterisiert werden.

Auf ihrem Nachweis beruht die **Einteilung in verschiedene Typen** der Autoimmunhepatitis:

- **Typ 1** ist gekennzeichnet durch den Nachweis von ANA mit oder ohne gleichzeitigen Nachweis von SMA. Dieser Typ repräsentiert etwas 70 % aller Autoimmunhepatitiden in unserer Bevölkerung.
- **Typ 2** ist gekennzeichnet durch LKM-Antikörper.
- Bei **Typ 3,** der als eigenständige Variante umstritten ist, liegen SLA-Antikörper mit oder ohne SMA vor.

Bei etwa 10 % der Autoimmunhepatitiden sind die Befunde für alle bisher bekannten Autoantikörper negativ. Zumindest die Unterscheidung der ersten beiden Typen der AIH hat prognostischen Wert, da bei Typ 2 das Ansprechen auf eine Immunsuppression schlechter und somit die Transplantationsindikation schließlich häufiger ist.

Bei einer Untergruppe der autoimmunen Hepatitiden liegen sowohl LKM-Antikörper als auch serologisch eine Hepatitis-Virusinfektion vor. In diesem Fall besteht keine Autoimmunhepatitis im engeren Sinne, sondern eine durch die Virushepatitis induzierte Autoimmunität.

Bei der initialen Diagnostik sollte TSH mitbestimmt werden, da die Autoimmunhepatitis häufig mit einer autoimmunen Thyreoiditis assoziiert ist. Ein Ansprechen auf Glukokortikosteroide ist nicht beweisend für eine AIH.

MERKE

Die Diagnose einer Autoimmunhepatitis basiert immer auf der Kombination mehrerer Aspekte einschließlich Leberhistologie, ohne dass es einen einzelnen beweisenden oder ausschließenden diagnostischen Test gibt (➤ Abb. 28.1).

28.3.3 Differenzialdiagnose

Andere Lebererkrankungen, die das Bild einer chronischen oder akuten Hepatitis imitieren können, müssen ausgeschlossen sein. Die beiden häufigsten Differenzialdiagnosen sind eine Virushepatitis, die i. d. R. serologisch ausgeschlossen werden kann, und die medikamentös-toxische Leberschädigung. Letztere ist besonders

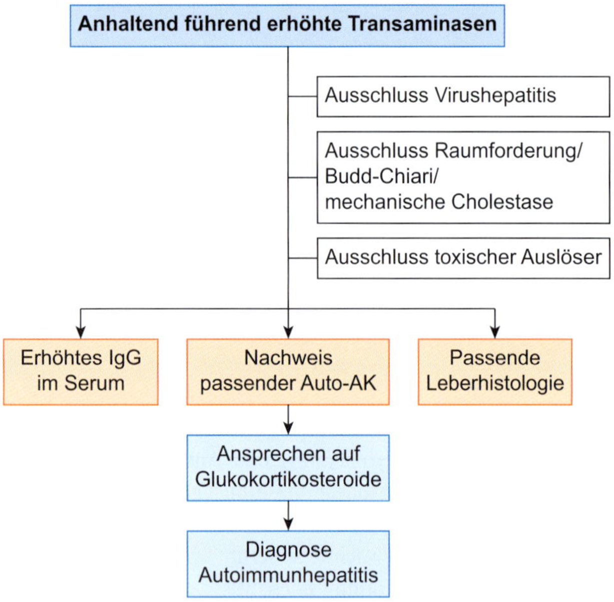

Abb. 28.1 Zusammengefasste vereinfachte Darstellung der Diagnose einer Autoimmunhepatitis [L231]

schwierig abzugrenzen, da eine toxische Leberschädigung mit Autoimmunphänomen einhergehen und durch eine Vielzahl von Substanzen mit z. T. mehrmonatiger Latenz ausgelöst werden kann. Eine oft wiederholt notwendige, detaillierte Anamnese ist besonders wichtig. Unter anderem sollte auch das α_1-Antitrypsin im Serum (als Suchtest für einen α_1-Antitrypsin-Mangel) nicht erniedrigt sein und es sollten Hinweise auf das Vorliegen eines Morbus Wilson (wie erniedrigtes Coeruloplasmin im Serum oder erhöhte Kupferausscheidung im Urin) fehlen.

PRAXISTIPP

Falls nicht sicher zwischen einer Autoimmunhepatitis und einer medikamentös-toxischen Schädigung unterschieden werden kann, kann zunächst eine zeitlich begrenzte Therapie mit Glukokortikosteroiden erfolgen, die oft bei beiden Ursachen der Leberschädigung wirksam ist. Sollte es beim Ausschleichen der Glukokortikosteroide zu einem Wiederanstieg der Transaminasen kommen, ohne dass eine erneute Exposition mit einer möglichen toxischen Substanz erfolgt ist, liegt i.d.R. eine autoimmune Hepatitis vor.

28.4 Therapie

Jede Autoimmunhepatitis sollte immunsuppressiv behandelt werden, da eine Therapie mit Kortikosteroiden allein oder in Kombination mit Azathioprin die Prognose der Patienten signifikant verbessert. Nur bei geringer entzündlicher Aktivität kann in Einzelfällen auf eine Therapie verzichtet werden, da bei geringen Transaminasenerhöhungen und histologisch ausschließlich portaler Hepatitis der Nutzen der Therapie noch nicht eindeutig belegt ist. Sorge besteht dann allerdings vor einer schleichenden Progression der Leberfibrose. Ziel der Behandlung ist eine vollständige – auch histologische – Remission mit einer Normalisierung der Serum-Aminotransferasen sowie des IgG.

28.4.1 Akuter Schub

Die empfohlene initiale Therapie besteht aus einer Kombinationstherapie mit Predniso(lo)n und Azathioprin. Vorzugsweise wird zunächst Prednisolon oder Prednison in einer Dosierung von 0,5–1 mg/kg KG/d verabreicht. Sinken daraufhin die Transaminasen, wird nach 2 Wo. einschleichend mit Azathioprin, beginnend mit 50 mg/d bis zu einer Dosis von 1–2 mg/kg KG/d, begonnen, wobei besonders auf Hepatotoxizität und Blutbildveränderungen als Nebenwirkungen geachtet werden sollte. Alternative Schemata einer Induktionsbehandlung mit 60 mg/d Predniso(lo)n oder 30 mg/d Predniso(lo)n plus 50 mg/d Azathioprin sind ebenfalls möglich. Bei Patienten ohne Leberzirrhose kann statt Predniso(lo) n auch Budesonid in einer Dosierung von 9 mg/d verabreicht werden, das geringere systemische Glukokortikosteroid-Nebenwirkungen aufgrund eines hohen hepatischen First-Pass-Effekts aufweist. Bei Patienten mit Leberzirrhose und Pfortaderhochdruck ist das Risiko für eine Pfortaderthrombose unter Budesonid erhöht, weshalb es bei diesen Patienten nicht eingesetzt werden sollte.

Durch regelmäßige Kontrolle der Serum-Aminotransferasen und des IgG wird das Therapieansprechen überprüft. Da nur etwa 10 % der Patienten nicht auf die initiale Therapie ansprechen, sollten bei diesen Therapieadhärenz und Korrektheit der Diagnose überprüft werden. Bei fehlender oder eingeschränkter Verträglichkeit von Azathioprin kann alternativ Mercaptopurin oder Mycophenolat-Mofetil gegeben werden. Eine Verlaufsbiopsie ist nur indiziert, wenn Patienten laborchemisch nicht oder nur verzögert auf die Therapie ansprechen. Die Steroide sollten innerhalb von 6–12 Mon. ausgeschlichen werden.

INFO

Mycophenolat-Mofetil weist eine relevante Teratogenität auf.

28.4.2 Patienten in Remission

Als **vollständiges laborchemisches Ansprechen** wird eine Normalisierung der Transaminasen und des IgG innerhalb von 6 Mon. bezeichnet. Von einem **fehlenden Ansprechen** wird bei einem Abfall der Aminotransferasen um < 50 % innerhalb der ersten 4 Behandlungswochen gesprochen. Demgegenüber bezeichnet ein **unzureichendes Ansprechen** das Fehlen eines vollständigen Ansprechens. Letzteres sollte immer das therapeutische Ziel sein.

Die **Erhaltungstherapie** besteht aus Azathioprin als Monotherapie, ggf. in Kombination mit einer möglichst niedrigen Predniso(lo)n-Dosis oder 3–6 mg/d Budesonid. Diese Therapie sollte über mind. 2 J. fortgeführt werden. Die meisten Patienten benötigen diese Therapie allerdings lebenslang.

Eine **Beendigung der immunsuppressiven Therapie** ist nach lang anhaltender Remission nur bei einer kleinen Zahl der Patienten erfolgreich. Wenn Patienten unter immunsuppressiver Therapie über 2 J. normale Transaminasen und ein normales IgG aufweisen, kann eine Leberbiopsie zusätzliche Informationen liefern. Falls diese eine noch anhaltende entzündliche Aktivität zeigt, scheint ein Therapieauslass i. d. R. erfolglos. Bei einem Therapieauslass kann z. B. Azathioprin alle 4 Wo. um 25 mg reduziert werden. Wegen des hohen Rezidivrisikos sind engmaschige klinische und laborchemische Kontrollen notwendig.

28.4.3 Sonderfälle

Schwangerschaft und Autoimmunhepatitis: Bei einer Schwangerschaft von Patientinnen mit Autoimmunhepatitis in Remission sollte grundsätzlich die zuletzt durchgeführte Erhaltungstherapie fortgeführt werden, um keinen Krankheitsschub zu riskieren. Eine wichtige Ausnahme ist Mycophenolat, das teratogen ist. Azathioprin kann in der Schwangerschaft nach Aufklärung der Patientinnen wegen des hohen Risikos eines Schubs und des sehr geringen Fehlbildungsrisikos fortgeführt werden. Wird Azathioprin aufgrund der Schwangerschaft pausiert, sollte mit Glukokortikosteroiden behandelt und Azathioprin nach der Entbindung wieder verabreicht werden. In den Wochen nach der Entbindung ist mit einer Exazerbation der Erkrankung zu rechnen, sodass eine sorgfältige Überwachung und ggf. eine prophylaktische Intensivierung der Glukokortikosteroid-Therapie notwendig sind.

Therapieversager: Bei Nichtansprechen, gesicherter Diagnose und Therapieadhärenz stehen verschiedene Optionen (u. a. Ciclosporin A, Tacrolimus, TNFα-Antikörper, Rituximab) zur Verfügung, die aufgrund der eingeschränkten Datenlage und von potenziell schweren Nebenwirkungen nach Möglichkeit nur an Zentren eingesetzt werden sollten.

Leberzirrhose: Bei fortgeschrittenen Fällen mit dekompensierter Leberzirrhose (Aszites, hepatische Enzephalopathie, Varizenblutung) und medikamentösem Therapieversagen kann eine Lebertransplantation notwendig werden. Die Prognose dieser Patienten ist nach Lebertransplantation sehr gut; selten kommt es im Transplantat zum Wiederauftreten der Grundkrankheit, die dann i. d. R. auf eine Erhöhung der Basis-Immunsuppression anspricht.

28.4.4 Begleitmedikation

Unter der Therapie sollte bei allen Patienten mit autoimmuner Hepatitis eine Osteoporoseprophylaxe erfolgen.

LEITLINIEN

Sebode M, Bantel H, Baumann U et al.: S3-Leitlinie „Seltene Lebererkrankungen (LeiSe LebEr) – autoimmune Lebererkrankungen von der Pädiatrie bis zum Erwachsenenalter" der Deutschen Gesellschaft für Gastroenterologie, Verdauungs- und Stoffwechselkrankheiten (DGVS) 2025.

KAPITEL

29 Leberzirrhose und ihre Komplikationen

Matthias M. Dollinger

29.1 Einleitung

Eine Leberzirrhose entwickelt sich über Jahre als Folge einer chronischen Entzündungsreaktion, die schließlich zum Umbau und zur Destruktion des Organs führt. Sie stellt damit das Endstadium jeder chronischen Lebererkrankung unabhängig von deren Ätiologie dar. Die Folgen des Umbaus leiten sich aus der Funktion und der anatomischen Lage des Organs ab. Da die Leber zentrale metabolische, endokrine und immunologische Aufgaben im Körper wahrnimmt, führt eine Zirrhose zu einer graduellen Einschränkung bis hin zum lebensbedrohlichen Verlust dieser Funktionen. Zusätzlich bildet sich durch eine Erhöhung des Flusswiderstands im portalen Stromgebiet ein Pfortaderhochdruck (portale Hypertension) mit Umgehungskreisläufen aus. Funktionsverlust und portale Hypertension werden zusammen als chronisches Leberversagen bezeichnet. Folgeerscheinungen sind extrahepatische Komplikationen wie Varizen, Aszites und Enzephalopathie, die bei der fortgeschrittenen Zirrhose den klinischen Verlauf bestimmen. Kommt es zu einer raschen Dekompensation der Leberfunktion mit auslösendem Ereignis wie Infektion, Blutung oder Medikamententoxizität, spricht man von akut-auf-chronischem Leberversagen. Eine Sonderrolle unter den Komplikationen nimmt das hepatozelluläre Karzinom (HCC) ein (➤ Kap. 30.3.1). Zwar gilt die Zirrhose als präkanzeröse Veränderung, jedoch kann das HCC in jedem Stadium der Erkrankung auftreten und wird weniger beeinflusst durch das Ausmaß des Organumbaus als durch die Ätiologie der Grunderkrankung.

29.2 Leberzirrhose

29.2.1 Definition und Basisinformation

Eine Leberfibrose entsteht als Reaktion auf eine hepatische Schädigung im Sinne einer überschießenden Wundheilung und führt zu einem Ersatz des physiologischen Gewebes durch kollagenes Narbengewebe (Schuppan, Afdhal 2008). Ausmaß und Progress der Fibrose hängen von der Ätiologie der Lebererkrankung, von Umwelteinflüssen und genetischen Faktoren des Patienten ab. Krankheitsverläufe schwanken zwischen < 10 und > 40 J. Aus dem kontinuierlichen Gewebeumbau resultiert auch eine Störung der hepatischen Mikrozirkulation; besonders betroffen ist der Zufluss aus dem Pfortadersystem. Der durch Kollagenablagerungen und vasoaktive Mediatoren erhöhte sinusoidale und portale Gefäßwiderstand führt zu einer hyperdynamen Kreislaufderegulation mit niedrigem systemischem Blutdruck, erhöhtem Herzzeitvolumen und Zunahme des portalen Blutflusses, der wiederum die portale Hypertension perpetuiert (Groszmann, Abraldes 2005). Bislang galt das Dogma, dass die Leberfibrosierung im Stadium der Zirrhose irreversibel sei. Neuere Studien konnten dies aber bei erfolgreicher Behandlung der Grunderkrankung zumindest für frühe Stadien der Zirrhose widerlegen (Bedossa 2015).

Pathophysiologische Folgeerscheinungen

Neben den klinisch dominierenden extrahepatischen Komplikationen führen die beschriebenen Veränderungen zu weiteren wesentlichen Folgeerscheinungen. Metabolisch betroffen sind der Energiestoffwechsel mit einer progredienten Kachexie, Aufnahme und Speicherung von Vitaminen und Spurenelementen, die Entgiftungsfunktion der Leber sowie die Synthese von Serumproteinen und Gerinnungsfaktoren. Auch die häufige Thrombozytopenie als Folge einer Knochenmarkdepression und Splenomegalie wirkt gerinnungshemmend. Gleichzeitig besteht jedoch eine Koagulopathie, die zur Pfortaderthrombose und Dekompensation der Leberfunktion führen kann (Jairath, Burroughs 2013). Hormonelle Veränderungen resultieren aus dem verminderten Abbau von Insulin und Östrogenen in der Leber, einer Störung der Schilddrüsenhormonregulation mit einem Low-T_3-Syndrom und einer adrenergen Insuffizienz. Da aber die portale Hypertension einen Hyperaldosteronismus auslöst, sind Hypokaliämie und Hyponatriämie die charakteristischen Elektrolytstörungen der fortgeschrittenen Zirrhose. Weitere Folgen des Pfortaderhochdrucks sind kardiopulmonale Veränderungen, deren Genese noch nicht endgültig geklärt ist. Das häufigere hepatopulmonale Syndrom (HPS) entsteht bei einer Dilatation, die seltenere portopulmonale Hypertonie (POPH) bei einer Konstriktion der Lungengefäße. Wie das HCC werden beide bei der Lebertransplantation bevorzugt berücksichtigt (BÄK 2019). Die zirrhotische Kardiomyopathie wird dagegen lediglich in Stresssituationen klinisch auffällig und gilt als möglicher Co-Faktor der renalen Dysfunktion bei dekompensierter Zirrhose (Møller, Henriksen 2010).

Epidemiologie

Die Prävalenz der Leberzirrhose ist weltweit nicht genau erfasst; laut globalem Gesundheitsreport von 2017 ist die Erkrankung aber jährlich für den Tod von 1,32 Mio. Menschen oder für 2 % aller Todesfälle verantwortlich (GBD 2017). Während in asiatischen und afrikanischen Ländern die Hepatitis B und C als Ursache der

Leberzirrhose dominiert, leiden Patienten in Europa meist unter einer alkoholischen (ALD) oder einer metabolisch dysfunktionssassoziierten (MASLD) Fettlebererkrankung (➤ Kap. 27; Bosch et al. 2009). Liegen sowohl ein metabolisches Syndrom als auch ein zu hoher Alkoholkonsum vor, wird die Abkürzung MetALD verwendet. In Deutschland wird die Zahl der Patienten mit Zirrhose auf 1 Mio. geschätzt, die Erkrankung rangiert unter den 20 häufigsten Todesursachen.

29.2.2 Klinik

In den frühen kompensierten Krankheitsstadien ist eine Leberzirrhose meist asymptomatisch, nur jeder vierte Patient wird aufgrund abnormer Laborwerte oder als Zufallsbefund diagnostiziert (Jepsen et al. 2010). Erste unspezifische Beschwerden entstehen durch den graduellen Funktionsverlust der Leber. Hierzu gehören Müdigkeit, gastrointestinale Beschwerden oder Schmerzen, Libidoverlust bis hin zur Impotenz oder Amenorrhö, Gewichtsabnahme häufig maskiert durch Ödeme und eine erhöhte Blutungsneigung oder Infektanfälligkeit. Mit zunehmender portaler Hypertension treten extrahepatische Komplikationen in den Vordergrund, die Leberzirrhose dekompensiert. Häufigste Symptome bei Erstdiagnose sind Aszites und Ödeme im Bereich der unteren Extremitäten in 55 % der Fälle, eine Varizenblutung in 10 % und eine Enzephalopathie allein oder kombiniert mit anderen Komplikationen in 11 %. Auch ein relevanter Ikterus zeigt sich erst im dekompensierten Stadium.

29.2.3 Diagnostik

Anamnese und körperliche Untersuchung

Während für die meisten Lebererkrankungen spezifische Labortests zur Verfügung stehen, beruht die Diagnose der alkoholischen Lebererkrankung im Wesentlichen auf der Anamnese. Auch eine seltene chronische Toxizität durch Medikamente oder Umweltgifte muss ausgeschlossen werden. Die körperliche Untersuchung hat aufgrund der Sonographie an Bedeutung verloren. Bei fortgeschrittener Zirrhose finden sich aber Hautveränderungen wie ein Ikterus, ggf. mit Kratzspuren, ein Palmarerythem (geringe Spezifität), Dupuytren-Kontrakturen (geringe Spezifität) oder Spider naevi und ein Caput medusae (beides hohe Spezifität) als Zeichen der portalen Hypertension. Hormonell bedingt sind eine Feminisierung beim Mann mit Gynäkomastie und Bauchglatze. Palpatorisch können außerdem eine Hepatosplenomegalie sowie ein Aszites imponieren.

Labor

Wesentlich für die Beurteilung der Leberfunktion und des Stadiums der Zirrhose sind neben Bilirubin die Syntheseparameter Albumin und Prothrombinzeit (Quick, INR) sowie Kreatinin als Nierenfunktionswert. Natrium und Kalium sollten bestimmt werden, um Elektrolytstörungen auszuschließen. Ein Blutbild, insbesondere eine Thrombozytopenie, liefert einen Hinweis auf eine portale Hypertension. Weitere Parameter unterliegen spezifischen Fragestellungen, für α-Fetoprotein besteht bei fehlender Spezifität nur noch eine Kann-Empfehlung in den Leitlinien zum HCC (**Empfehlungsgrad C;** Malek et al. 2022). Funktionsuntersuchungen spielen heutzutage eine untergeordnete Rolle. Zunehmendes Interesse finden dagegen diverse Formeln zur nichtinvasiven Diagnose einer Fibrose, bestehend aus Laborwerten und klinischen Befunden mit hoher Sensitivität, aber noch mangelnder Spezifität (**Empfehlungsgrad B;** EASL 2021).

Bildgebung

- **Sonographie:** hohe Spezifität (97 %) bei geringer Sensitivität (33 %) für die Diagnose einer Zirrhose. Mittel der Wahl zur Darstellung der Komplikationen einer Zirrhose (Splenomegalie, Aszites, Flussumkehr in der Pfortader [Doppler], HCC [Kontrastmittelsonographie]).
- **CT/MRT/Angiographie:** nur bei spezifischer Fragestellung (Adipositas/Luftüberlagerung, Gallenwegerkrankungen, Abklärung Raumforderungen, präoperative Abklärung).
- **Elastographie:** verschiedene Verfahren mit der besten Validierung (Spezifität 89–94 %, Sensitivität 83–87 %) für die transiente Elastographie (FibroScan). Andere sonographische Verfahren (Sonographie: ARFI = Acoustic Radiation Force Impulse, Supersonic-Shear-Wave-Elastographie, Strain-Elastographie; MRE = Magnetresonanzelastographie) mit vergleichbarer diagnostischer Genauigkeit.

Leberbiopsie

Die Leberbiopsie gilt als Goldstandard zur Beurteilung der Aktivität einer Entzündung (Grading) und des Ausmaßes einer Fibrose (Staging; Tannapfel et al. 2012). Voraussetzung ist eine adäquate Biopsiegröße (15 mm Länge und 11 Portalfelder). Verwendet werden sollten daher eher Cutting- als Aspirationsnadeln (Sensitivität 90 % vs. 66 % für Zirrhose). Häufigste Nebenwirkung sind postinterventionelle Schmerzen. Signifikante Komplikationen (v. a. Blutungen) treten in 1 % der Fälle auf, die Letalität liegt < 0,1 % (Voraussetzung Thrombozyten > 50.000/µl, Quick > 50 % oder INR < 1,4). Zur Minimierung des Risikos und zur Maximierung der Aussagekraft kann zwischen drei Methoden gewählt werden:

- **Perkutane Biopsie:** i. d. R. ultraschallgesteuert. Vorteil: geringste Invasivität. Nachteil: höchste Komplikationsrate, Sedierung nur begrenzt möglich.
- **Mini-Laparoskopie:** laparoskopischer Zugang mit Visualisierung der Leber. Vorteil: makro- und mikroskopische Beurteilung, geringe Komplikationsrate, Einsatz auch bei schlechter Gerinnung oder Aszites möglich, Sedierung möglich. Nachteil: höchste Invasivität, bei Voroperationen oder Verwachsungen ggf. nicht möglich, hoher Personalaufwand.
- **Transjuguläre Biopsie:** transjugulärer Zugang unter Röntgenkontrolle mit und ohne Lebervenendruckmessung. Vorteil:

Beurteilung der portalen Hypertension möglich, geringe Komplikationsrate, Einsatz auch bei schweren Gerinnungsstörungen oder Voroperationen möglich, Sedierung möglich. Nachteil: geringere Biopsiegröße, bei V.-jugularis-Thrombosen ggf. nicht möglich, Strahlenexposition, hoher Personalaufwand.

PRAXISTIPP

Liegen eindeutige klinische oder sonographische Zeichen der Leberzirrhose vor, muss keine bioptische Sicherung der Fibrose erfolgen. Sollen dagegen Genese oder Ausmaß der Entzündung bestimmt werden, ist die Biopsie indiziert, bei Hochrisikopatienten am sichersten transjugulär. Eine fragliche Zirrhose lässt sich am eindeutigsten mittels Mini-Laparoskopie diagnostizieren, für die Verlaufsbeobachtung einer chronischen Lebererkrankung eignet sich die Elastographie.

29.2.4 Klassifikation und Prognose

Die Klassifikation der Leberzirrhose erlaubt das Abschätzen ihrer Prognose und ist damit essenziell für die Patientenführung und Therapieentscheidungen. Ein Patient mit kompensierter Zirrhose hat ein 1- bzw. 5-Jahres-Überleben von 87 % bzw. 67 %, mit dekompensierter Zirrhose von 60 % bzw. 45 % (D'Amico et al. 2006).

INFO

Klassifikation der Leberzirrhose

- **Child-Pugh-Score** (Pugh et al. 1973): Parameter: Bilirubin, Albumin, Quick/INR, Aszites und Enzephalopathie (jeweils max. 3 Punkte). Einteilung diskontinuierlich nach Child A (5–6 Punkte, 1-Jahres-Überleben > 95 %), Child B (7–9 Punkte, 1-Jahres-Überleben 80 %) und Child C (10–15 Punkte, 1-Jahres-Überleben < 45 %).
- **MELD-Score** (Kamath et al. 2001): Parameter: Bilirubin, Kreatinin und INR nach folgender Formel 10 × (0,957 × ln [Serum-Kreatinin] + 0,378 × ln [Bilirubin ges.] + 1,12 × ln [INR] + 0,643). Einteilung kontinuierlich zwischen 6 und 40 Punkten.

Der Child-Pugh-Score zeichnet sich durch eine präzisere Langzeitprognose aus, der MELD-Score erfasst das 3-Monats-Überleben. Aufgrund der geringeren Subjektivität der Laborparameter hat sich in vielen Ländern einschließlich Deutschland der MELD-Score in der Organallokation der Lebertransplantation durchgesetzt. Auch die perioperative Mortalität lässt sich mit den beiden Scores berechnen (Child A 10 %, Child B 30 %, Child C 82 %; MELD < 20 Punkte: 1 % Mortalität/Punkt, MELD ≥ 20 Punkte: 2 % Mortalität/Punkt).

29.2.5 Therapie

Eine etablierte antifibrotische Therapie ist derzeit nicht verfügbar. Experimentelle Erfolge mit Statinen oder Antikoagulanzien konnten bisher in größeren Studien noch nicht bestätigt werden. Die einzige kurative Maßnahme bleibt die Lebertransplantation. Die Allokation der Organe erfolgt entsprechend des MELD-Systems. Folgende allgemeinen Therapiemaßnahmen sollten beachtet werden:

- **Allgemeinmaßnahmen:** absolute Alkoholkarenz auch bei nichtalkoholischen Lebererkrankungen. Kaffeekonsum verringert dosisabhängig den Progress der Fibrose. Körperliche Aktivität beugt Osteoporose und Muskeldystrophie vor.
- **Ernährung:** Der Energiebedarf bei Zirrhose entspricht dem 1,3-Fachen des Ruheenergieverbrauchs (REE): Täglich empfohlen werden eine Gesamtenergiezufuhr von 30–35 kcal/kg KG und eine Eiweißaufnahme von 1,2–1,5 g/kg KG. Bei Enzephalopathie können verzweigtkettige Aminosäuren angereichert werden (**Empfehlungsgrad A;** EASL 2019; Plauth et al. 2024). Eine abendliche/nächtliche Nahrungszufuhr ist effektiver. Ausgleich von Vitaminen/Spurenelementen bei Mangel, insbesondere Vitamin K bei Gerinnungsstörungen (ggf. i.v.) und Thiamin (Vitamin B_1) vor Ernährungs- oder Infusionsbeginn (**cave:** Refeeding-Syndrom mit neurologischer Schädigung).
- **Allgemeine medikamentöse Therapie:** Absetzen aller nicht erforderlichen Medikamente, insbesondere Protonenpumpenhemmer (erhöhtes Risiko für Infektionen). Hepatotoxische Medikamente meiden.
- **Spezielle medikamentöse Therapie:** immer Therapie der Grunderkrankung, soweit nicht kontraindiziert (➤ Kap. 25, ➤ Kap. 26, ➤ Kap. 27, ➤ Kap. 28, ➤ Kap. 30, ➤ Kap. 31), Therapie der Komplikationen der Zirrhose. Eine Antikoagulation zur Prävention einer Pfortaderthrombose wird diskutiert (Jairath, Burroughs 2013). Kontinuierliche Sauerstoffgabe bei HPS und Vasodilatatoren (Prostazykline, Phosphodiesterasehemmer, Endothelin-Rezeptor-Antagonisten) bei POPH evaluieren (**Empfehlungsgrad B;** Humbert et al. 2022; Gerbes et al. 2019).
- **Impfungen:** empfohlene Schutzimpfungen, insbesondere gegen Hepatitis A/B (STIKO-Empfehlung für Patienten mit Lebererkrankung, **Empfehlungsgrad A;** STIKO 2014).

MERKE

- **Erstdiagnose:** Genese der Erkrankung; Staging der Leberzirrhose inklusive Komplikationen (Child-Pugh- und MELD-Score, Sonographie, Ösophagogastroduodenoskopie).
- **Verlauf:** alle 6 Mon. Labor (Child-Pugh-/MELD-Score, Transaminasen und Cholestaseparameter, ggf. α-Fetoprotein), Sonographie. Alle 1–3 J. Ösophagogastroduodenoskopie.
- Regelmäßige Überprüfung einer möglichen Indikation zur Lebertransplantation (ab Child B bzw. MELD > 14 Punkte).

29.3 Portale Hypertension und Varizen

29.3.1 Definition und Basisinformation

Eine portale Hypertension besteht bei einem Pfortaderdruck > 5 mmHg; extrahepatische Komplikationen wie Varizenblutung und Aszites treten ab einem Druck von 10–12 mmHg auf (Vorobioff, Groszmann 2015). Folgen der portalen Druckerhöhung sind portosystemische Shunts, vorwiegend über die Milz- und Magenvenen (Splenomegalie, Fundus- und Ösophagusvarizen, portal-hypertensive Gastropathie), die Umbilikalvene (Caput medusae), die mesenterikohämorrhoidalen Kollateralen (ektope/rektale Varizen)

29

und seltener über gastrophrenosuprarenale Kollateralen. Klinisch am häufigsten sind Ösophagusvarizen, die je nach Größe in vier Grade eingeteilt werden können, für Therapieempfehlungen aber praktischerweise in kleine (Grad 1, < 5 mm) und mittlere bis große (> Grad 2, > 5 mm) Varizen differenziert werden (de Franchis et al. 2022; Khanna, Sarin 2013). Bei gastrischen Varizen unterscheidet man gastroösophageale Varizen von isolierten Fundusvarizen. Während Erstere als Verlängerung der Ösophagusvarizen angesehen und behandelt werden, muss bei Letzteren eine linksseitige portale Hypertension (z. B. Milzvenenthrombose) ausgeschlossen werden. Generell ist zwar die Leberzirrhose die häufigste Ursache einer portalen Hypertension, es können aber auch prähepatische (häufig Pfortader- und Milzvenenthrombosen), präsinusoidale (häufig myeoloproliferative/granulomatöse Erkrankungen, Schistosomiasis) und posthepatische (häufig Budd-Chiari-Syndrom, Rechtsherzinsuffizienz) Erkrankungen für Varizen verantwortlich sein (Khanna, Sarin 2013).

Epidemiologie (de Franchis et al. 2022)

Bei Erstdiagnose einer Leberzirrhose sind bei 40–85 % der Patienten Varizen nachweisbar. Das Risiko der Entwicklung neuer bzw. der Entwicklung kleiner zu großen Varizen liegt bei etwa 8 %. Das Auftreten einer Varizenblutung beträgt 5–15 % mit einer ca. 20-prozentigen Letalität. In rund 60 % der Fälle ist mit einer Rezidivblutung innerhalb von 1–2 J. zu rechnen. Gastrische Varizen werden bei vorliegender portaler Hypertension bei 5–33 % der Patienten gefunden, das Risiko einer Blutung beträgt 25 % innerhalb von 2 J. Liegen Varizen vor, beträgt die Mortalität des Patienten mit Leberzirrhose 3–4 % innerhalb eines Jahres, nach Varizenblutung 57 % (D'Amico et al. 2006).

29.3.2 Diagnostik (de Franchis et al. 2022)

Da die portale Hypertension nur invasiv zu bestimmen ist, werden zur Beurteilung meist Surrogatmarker herangezogen. Dazu gehören bereits vorliegende Komplikationen wie Aszites oder Varizen sowie Hautzeichen (Spider naevi, Caput medusae) oder eine Thrombozytopenie als Zeichen der Splenomegalie. Als spezifische Methoden gelten:

- **Bildgebung (Sonographie, CT/MRT):** Umkehr des Pfortaderflusses mit Rekanalisation der Umbilikalvene, Splenomegalie. Elastographie, insbesondere der Milz (geringe Invasivität, rein diagnostisch).
- **Endoskopie:** Ösophagogastroduodenoskopie bei kompensierter Zirrhose alle 2 J., bei dekompensierter Zirrhose jährlich Kapselendoskopie/Koloskopie bei V. a. ektope/rektale Varizen (mittlere Invasivität, Intervention möglich).
- **Lebervenendruckmessung** (Bosch et al. 2009)**:** transjuguläre Messung des Druckgradienten zwischen Lebervenenverschlussdruck und Druck in der V. cava, der bei Zirrhose dem portalen Druck entspricht (invasive Maßnahme, Kontrolle des Therapieansprechens auf Drucksenkung möglich).

29.3.3 Therapie

Primärprophylaxe

Werden keine Varizen nachgewiesen, sollte eine Kontrolle bei kompensierter Zirrhose nach 2–3 J., bei dekompensierter Zirrhose nach 1–2 J. erfolgen. Eine prophylaktische pharmakologische Therapie verhindert die Ausbildung von Varizen nicht (**Empfehlungsgrad A;** Groszmann et al. 2005). Bei bekannten Varizen ohne vorheriges Blutungsereignis ist eine Primärprophylaxe zur Prävention einer Varizenblutung indiziert. Zur Verfügung stehen primär nichtselektive Betablocker wie Propranolol, Nadolol sowie Carvedilol (Tripathi et al. 2009), die den portalvenösen Einstrom durch Vasokonstriktion der splanchnischen Arteriolen und die Senkung des Herzzeitvolumens vermindern. Idealerweise sollte ein Lebervenendruckgradient < 12 mmHg oder ein Abfall des Gradienten um 20 % erzielt werden. Praktischerweise können die Wirkstoffe anhand der Senkung der Herzfrequenz um etwa 25 % titriert werden. Eine Alternative für größere Varizen stellt die endoskopische Bandligatur dar, insbesondere bei Unverträglichkeit von Betablockern. Eine Eradikation der Varizen wird i. d. R. nach 2–4 Sitzungen alle 2–6 Wo. erreicht, muss aber danach regelmäßig alle 6–12 Mon. kontrolliert werden. Blutungen aus Ligaturulzera treten in 3,5 % der Fälle auf. Prophylaktisch erhalten die Patienten Protonenpumpenhemmer für jeweils 14 d.

MERKE

- Kleine Ösophagusvarizen: Primärprophylaxe mit nichtselektiven Betablockern (**Empfehlungsgrad A;** de Franchis et al. 2022).
- Mittlere bis große Ösophagusvarizen: Primärprophylaxe mit nichtselektiven Betablockern oder Bandligatur je nach Verträglichkeit und lokaler Expertise (**Empfehlungsgrad A;** de Franchis et al. 2022).
- Gastrische Varizen: Primärprophylaxe mit nichtselektiven Betablockern (**Empfehlungsgrad C;** de Franchis et al. 2022).

Akute Varizenblutung

Eine akute Varizenblutung bedarf einer intensivmedizinischen Behandlung, gestaffelt nach Allgemeinmaßnahmen, pharmakologischer und schließlich endoskopischer Therapie. Nur die Kombination dieser Maßnahmen ermöglicht eine Reduktion der sonst hohen Letalität (Carbonell et al. 2004). Erstes Ziel ist die hämodynamische Stabilisierung des Patienten einschließlich seiner Gerinnung. Eine überschießende Substitution des zirkulierenden Blutvolumens ist aber kontraproduktiv und erhöht das Risiko einer weiteren Blutung (Villanueva et al. 2013). Antibiotika verhindern Infektionen und ein renales Versagen, eine wirksame Prophylaxe der Enzephalopathie ist dagegen nicht belegt. Vasopressinanaloga (Terlipressin, Somatostatin oder Octreotid) sollten bereits bei V. a. eine Varizenblutung verabreicht werden; sie bewirken eine Konstriktion der Splanchnikusgefäße, senken den Pfortaderfluss und stabilisieren den systemischen Kreislauf und die Nierendurchblutung (Bañares et al. 2002). Am besten belegt ist dies unter Terlipressin in einer Dosierung von 1–2 mg als Bolus alle 4–6 h. Die kontinuierliche Gabe via Perfusor ist möglich, aber für die Blutung nicht validiert. Die endoskopische Therapie sollte innerhalb von 12 h nach dem Blutungsereignis erfolgen, entweder als Ligaturbehandlung oder – falls technisch nicht anders möglich – als Sklerotherapie. Bei Blutungen aus gastrischen Varizen ist die Injektion von n-Butyl-2-Cyanoacrylat in die blutende Varize Standard. Ist eine Stabilisierung der Blutung nicht möglich oder tritt innerhalb von 72 h eine Rezidivblutung auf, kann eine Tamponade mittels Ballon oder selbstexpandierenden Metall-Stents die Zeit bis zur endgültigen Therapie überbrücken. Mittel der Wahl ist ein transjugulärer intrahepatischer portosystemischer Shunt (TIPS), der als früh elektiver Eingriff auch bei Patienten mit schlechter Leberfunktion (> Child A) in Betracht gezogen werden sollte (Garcia-Pagán et al. 2010).

MERKE

- **Allgemeinmaßnahmen:** Kontrolle von Atemwegen und Kreislauf; Substitution von Blutprodukten (Zielwert: Hb 7–8 g/dl; **Empfehlungsgrad A;** EASL 2018; Götz et al. 2017); Gerinnungssubstitution; Antibiose mit einem Chinolon p.o. oder Cephalosporin (3. Generation) i.v. (**Empfehlungsgrad A;** EASL 2018; Götz et al. 2017); ggf. Lactulose zur Prävention einer Enzephalopathie.
- **Pharmakologische Therapie:** Vasopressinanaloga für 5 d (**Empfehlungsgrad A;** EASL 2018; Götz et al. 2017).
- **Endoskopische Therapie:** ggf. Prokinetikum (Erythromycin) für bessere endoskopische Sicht. Bandligatur bzw. Sklerotherapie bei Ösophagusvarizen (**Empfehlungsgrad A;** EASL 2018; Götz et al. 2017); n-Butyl-2-Cyanoacrylat-Injektion bei gastrischen Varizen (**Empfehlungsgrad A;** EASL 2018; Götz et al. 2017).
- **Risikopatienten für Therapieversagen:** früh elektiver TIPS bei > Child A innerhalb von 72 h (**Empfehlungsgrad A;** EASL 2018; Götz et al. 2017).
- **Therapieversagen:** Tamponade durch Ballon oder Metall-Stent (**Empfehlungsgrad C;** EASL 2018; Götz et al. 2017); Anlage eines TIPS (**Empfehlungsgrad B;** EASL 2018; Götz et al. 2017).

Sekundärprophylaxe

Standard bei der Sekundärprophylaxe akuter Varizenblutungen ist die Kombination der Ligaturtherapie mit der Gabe eines nichtselektiven Betablockers (Bosch et al. 2003). Liegt eine Betablocker-Unverträglichkeit vor, kann eine alleinige Ligaturtherapie erfolgen. Ist eine endoskopische Therapie nicht möglich, kann der Betablocker mit einem Nitrat (Isosorbidmononitrat) kombiniert werden. Bei gastrischen Varizen sind die Injektion von n-Butyl-2-Cyanoacrylat und die TIPS-Anlage gleichwertig möglich. Letztere wird auch bei Therapieversagen empfohlen, geht aber mit einer höheren Rate an neu diagnostizierten hepatischen Enzephalopathien einher. Relative Kontraindikationen für eine elektive TIPS-Anlage sind neben einer schlechten hepatischen (Bilirubin > 3 bzw. 5 mg/dl, Enzephalopathie ≥ Grad 2) oder kardiopulmonalen Funktion eine Pfortaderthrombose oder ein maligner Lebertumor.

MERKE

- **Ösophagusvarizen:** Therapie der Wahl sind Betablocker und Ligatur (**Empfehlungsgrad A;** de Franchis et al. 2022); alternativ Betablocker und Nitrat (**Empfehlungsgrad A;** de Franchis et al. 2022) oder alleinige Ligatur (**Empfehlungsgrad C;** de Franchis et al. 2022).
- **Gastrische Varizen:** n-Butyl-2-Cyanoacrylat-Injektion (**Empfehlungsgrad A;** de Franchis et al. 2022) oder TIPS (**Empfehlungsgrad B;** de Franchis et al. 2022).
- Therapieversagen: TIPS (**Empfehlungsgrad B;** de Franchis et al. 2022, Götz et al. 2017).

Ektope Varizen

Rektale Varizen stellen die häufigste Lokalisation ektoper Varizen dar und werden im Fall einer aktiven Blutung endoskopisch mit n-Butyl-2-Cyanoacrylat injiziert oder chirurgisch umstochen. Varizen im Duodenum oder Kolon können ebenfalls mit Histoacryl-n-Butyl-2-Cyanoacrylat behandelt werden, eine TIPS-Anlage sollte jedoch in jedem Fall zur Rezidivblutungsprophylaxe diskutiert werden. Einen Sonderfall stellt die portal-hypertensive Gastropathie dar. Sie muss vom GAVE-Syndrom (Gastric Antral Vascular Ectasia oder Wassermelonenmagen) unterschieden werden, das ebenfalls gehäuft bei portaler Hypertension auftritt und mit einem Argon-Plasma-Beamer koaguliert wird. Bei der portal-hypertensiven Gastropathie selbst können Betablocker versucht werden (**Empfehlungsgrad A;** Götz et al. 2017), bei Therapieversagen ein TIPS (**Empfehlungsgrad C;** de Franchis et al. 2022).

29.4 Aszites und assoziierte Komplikationen

29.4.1 Definition und Basisinformation

Bei der Leberzirrhose ist die portale Hypertension auch Voraussetzung für die Entstehung eines Aszites und seiner assoziierten Störungen spontan bakterielle Peritonitis (SBP) und hepatorenales Syndrom (HRS; Møller, Henriksen 2005). Die Pathogenese basiert u. a. auf der splanchnischen Vasodilatation und der damit verbundenen Aktivierung des Sympathikus sowie des Renin-Angiotensin-Aldosteron-Systems (RAAS). Die folgende Natriumretention führt zu einer Expansion des extrazellulären Flüssigkeitsvolumens mit Aszites und peripheren Ödemen. Diese Kaskade zusammen mit einer zunehmenden renalen Durchblutungsstörung infolge der systemischen Hypotonie führt auch zur Entwicklung des HRS. Auslöser der renalen Dekompensation sind die SBP (30 %) oder andere Infektionen, großvolumige Parazentesen ohne Albuminsubstitution, nephrotoxische Medikamente, eine ausgeprägte Cholestase oder eine gastrointestinale Blutung. Klassischerweise wird dabei zwischen einem HRS Typ I als akuter Verlaufsform mit rascher Entwicklung (innerhalb 2 Wo.) einer Oligo- bzw. Anurie und dem HRS Typ II mit langsam progredienter Dekompensation der Nierenfunktion unterschieden. Neuerdings werden aber zunehmend auch die Kriterien des akuten Nierenschadens laut dem Acute Kidney Injury Network (AKIN) angewandt, um der schlechten prognostischen Wertigkeit des absoluten Kreatininwerts bei Leberzirrhose Rechnung zu tragen (Belcher et al. 2013).

Epidemiologie (de Francis et al. 2022)

Etwa 60 % der Patienten mit kompensierter Leberzirrhose entwickeln im Verlauf von 10 J. einen Aszites als Komplikation der Leberzirrhose. Besteht ein Aszites, beträgt die Mortalität eines Patienten mit Leberzirrhose 20 % innerhalb eines Jahres (D'Amico et al. 2006). Die SBP gilt als häufigste Infektion bei vorliegendem Aszites, die Letalität sank jedoch in den vergangenen Dekaden von 90 auf 20 %. Allerdings erkranken ca. 70 % der Patienten innerhalb eines Jahres erneut an einer SBP; eine antibiotische Sekundärprophylaxe reduziert die Rezidivrate auf 20 % (Tandon, Garcia-Tsao 2008). Die Überlebenswahrscheinlichkeit beträgt unbehandelt bei beiden Formen des HRS lediglich 3 Mon., speziell beim HRS Typ I 1 Mon. (Alessandra et al. 2005).

29.4.2 Diagnostik (Gerbes et al. 2019)

Ältere Studien diagnostizierten den Aszites „klinisch" anhand von Gewichtszunahme und körperlicher Untersuchung. Heutzutage detektiert der Ultraschall auch kleinere Mengen an „inapparentem" Aszites, die aber prognostisch günstiger sind und daher keine Therapieindikation darstellen (Zipprich et al. 2012). Aufgrund des Risikos einer SBP besteht die Indikation zur diagnostischen Punktion nicht nur bei jedem neu aufgetretenen Aszites, sondern auch bei akuter Dekompensation der Leberfunktion bzw. bei nichtelektiver stationärer Aufnahme. Eine prophylaktische Gabe von Gerinnungsfaktoren oder Thrombozyten ist dabei nur in Ausnahmefällen notwendig (Thrombozyten < 20.000/µl, INR > 2,5). Wichtigste Differenzialdiagnosen sind kardialer und maligner Aszites. Bei infiziertem Aszites muss eine sekundäre Genese bei Perforation ausgeschlossen werden.

PRAXISTIPP

Im Aszites-Punktat sollten immer bestimmt werden:
- **Genese:** Eiweiß zur Differenzierung Transsudat (< 3 g/dl) vs. Exsudat (> 3 g/dl); Serum-Aszites-Albumin-Gradient (diagnostischer Wert 97 % für hepatische Genese, falls > 1,1 g/dl). Optional maligne Zellen bei V. a. malignen Aszites.
- **Infektion:** Granulozyten (SBP bei > 250/µl) bzw. bei fehlender Differenzierungsmöglichkeit Leukozyten (SBP bei > 500/µl); mikrobiologischer Nachweis von Bakterien (positiver Keimnachweis in 30–50 %); Eiweiß (erhöhtes Risiko einer SBP bei < 1,5 g/dl).

Das HRS kann sich klinisch durch Dyspnoe bei pulmonaler Stauung oder Somnolenz bei Urämie manifestieren. Zum Ausschluss eines Volumenmangels als Ursache der renalen Dekompensation sollten für mind. 48 h alle Diuretika pausiert und 1 g/kg KG Albumin i. v. bis max. 100 g/d gegeben werden. Idealerweise sollte dabei ein zentraler Venendruck von 5–8 mmHg erreicht werden. Anschließend müssen für die Diagnose HRS folgende Kriterien erfüllt sein:
- Nachweis einer Leberzirrhose mit Aszites
- Serum-Kreatinin > 1,5 mg/dl (> 133 µmol/l)
- Ausschluss eines Schockgeschehens
- Ausschluss einer parenchymatösen renalen Erkrankung (Proteinurie > 500 mg/d, Mikrohämaturie > 50 Erythrozyten/HPF, auffällige Nierensonographie)

29.4.3 Therapie

Aszites

Ziel der Behandlung ist die symptomatische Kontrolle des Aszites; die inapparente Form muss nicht behandelt werden (**Empfehlungsgrad C;** Gerbes et al. 2019). Betroffene Patienten leiden einerseits unter Mangelernährung, andererseits unter einer Verdünnungshyponatriämie mit Überschuss an extrazellulärem Wasser. Ziel der Basistherapie ist es, die Mangelernährung auszugleichen, die Aszitesneubildung durch übermäßige Salzzufuhr zu verhindern sowie die Verdünnungshyponatriämie auszugleichen (Flüssigkeitsrestriktion). Das primäre Diuretikum ist der Aldosteron-Antagonist Spironolacton, der in das aktivierte RAAS eingreift. In der Monotherapie sind Schleifendiuretika Spironolacton unterlegen und sollten nur bei gleichzeitig bestehender Nephropathie eingesetzt werden. Angestrebt wird ein Gewichtsverlust von 0,5–1 kg/d. Männliche Patienten können unter Spironolacton eine schmerzhafte Gynäkomastie entwickeln, in diesem Fall stellen Amilorid und Xipamid Alternativen dar. Bei therapierefraktärem oder intraktablem Aszites stehen als therapeutische Möglichkeiten die wiederholte Parazentese und der TIPS zur Verfügung (Kontraindikationen ➤ Kap. 29.3.3). Als größter Vorteil der TIPS-Anlage galt bisher die geringere Rezidivneigung, mittlerweile konnte aber in Metaanalysen auch eine Reduktion der Letalität nachgewiesen werden (Rössle, Gerbes 2010). Sind wiederholte Parazentesen unumgänglich, sollte bei Volumina > 5 l zur Prophylaxe einer zirkulatorischen Dysfunktion Albumin eingesetzt werden. Eine neuere Therapieoption ist die Implantation einer s. c. Pumpe in die Harnblase (ALFA®-Pumpe), es fehlen aber ausreichende Daten für eine Bewertung des klinischen Nutzens (Bellot et al. 2013).

MERKE

- **Basistherapie:** tägliche Eiweißaufnahme: 1,2–1,5 g/kg KG (**Empfehlungsgrad A;** Gerbes et al. 2019; EASL 2019); mäßige Salzzufuhr bei allen Patienten und Kochsalzrestriktion (max. 5 g/d NaCl) bei refraktärem Aszites (**Empfehlungsgrad B;** Gerbes et al. 2019); Flüssigkeitsrestriktion auf 1,5 l/d bei Hyponatriämie < 125 mmol/l (**Empfehlungsgrad C;** Gerbes et al. 2019).
- **Medikamentöse Therapie:** Diuretikum der ersten Wahl: Spironolacton 100–400 mg/d (**Empfehlungsgrad A;** Gerbes et al. 2019). Bei fehlendem Ansprechen zusätzlich Schleifendiuretikum, z. B. Furosemid 20–160 mg/d (**Empfehlungsgrad B;** Gerbes et al. 2019). Bei ausgeprägtem Aszites Beginn mit einer Kombinationstherapie (**Empfehlungsgrad B;** Gerbes et al. 2019).
- **Invasive Therapie:** bei diuretikarefraktärem Aszites oder Hyponatriämie frühzeitig TIPS (**Empfehlungsgrad A;** Gerbes et al. 2019). Bei Kontraindikationen therapeutische Parazentesen (> 5 l unter Albuminsubstitution von 6–8 g/l Aszites; **Empfehlungsgrad A;** Gerbes et al. 2019).

Spontan bakterielle Peritonitis (SBP)

Im Rahmen von Metaanalysen konnte mittlerweile der Effekt einer antibiotischen Primärprophylaxe bei Patienten mit Risikofaktoren (Gesamteiweiß im Aszites < 1,5 g/dl, ausgeprägte Leber- oder

Niereninsuffizienz, Behandlung mit Protonenpumpenhemmern) nachgewiesen werden (Loomba et al. 2009). Aufgrund der überwiegend gramnegativen Erreger gelten Chinolone (z. B. Norfloxacin 400 mg/d) als Antibiotika der Wahl. Da Norfloxacin im Gegensatz zu Ciprofloxacin nur in geringem Maß systemisch absorbiert wird, ist es hinsichtlich der Selektion chinolonresistenter Keime als günstiger einzuschätzen. Bei der Therapie der akuten SBP muss zwischen ambulant erworbener und nosokomialer Infektion unterschieden werden. Bei ambulant erworbener Erstmanifestation einer SBP mit unkompliziertem Verlauf kann mit einem Chinolon p. o. behandelt werden. Bei rezidivierender bzw. schwer verlaufender SBP sollte empirisch eine parenterale Therapie mit Cephalosporinen der Gruppe 3a wie Cefotaxim (z. B. 3 × 1–2 g/d i. v.) oder Ceftriaxon (1 × 2 g/d i. v.) begonnen werden, ggf. mit Adaptation der Antibiotika nach Antibiogramm. Zusätzlich kann Albumin in einer Dosierung von 1,5 g/kg KG an d 1 und 1 g/kg KG an d 3 gegeben werden, um das Risiko eines HRS zu mindern. Der Therapieerfolg lässt sich anhand der Kinetik der Zellzahl im Aszites nach 48 h bestimmen. Nach erfolgreicher Therapie der SBP muss unmittelbar mit einer Sekundärprophylaxe begonnen werden. Bisher untersucht im Rahmen kontrollierter Studien ist lediglich der Einsatz von Chinolonen, insbesondere von Norfloxacin 400 mg/d, das die 1-Jahres-Wahrscheinlichkeit eines SBP-Rezidivs von 68 % in der Placebo-Gruppe auf 20 % in der Verum-Gruppe senken konnte (Ginés et al. 1990). Eine neuere Alternative stellt Rifaximin dar, es fehlen aber noch ausreichende Daten.

MERKE

- **Primärprophylaxe:** Chinolon p. o. bei Risikofaktoren (**Empfehlungsgrad B;** Gerbes et al. 2019).
- **Akute SBP:** bei unkompliziertem Verlauf Chinolon p. o. (**Empfehlungsgrad C;** EASL 2018; Gerbes et al. 2019), bei schwerem Verlauf Cephalosporin der Gruppe 3a bzw. Carbapenem i. v. nach lokaler Resistenzlage für 5–8 d (**Empfehlungsgrad A;** EASL 2018; Gerbes et al. 2019). Diagnostische Kontrollpunktion nach 48 h (**Empfehlungsgrad B;** EASL 2018; Gerbes et al. 2019).
- **Sekundärprophylaxe:** Chinolon p. o., bis Resolution des Aszites vorliegt (**Empfehlungsgrad B;** Gerbes et al. 2019).

Hepatorenales Syndrom (HRS)

Die einzige kurative Maßnahme bei HRS ist die Lebertransplantation. Patienten mit renaler Dysfunktion erhalten entsprechend einen hohen MELD-Score. Derzeitige Therapieansätze dienen primär dazu, die Zeit bis zur Organtransplantation zu überbrücken. Ausreichende Daten für eine medikamentöse Therapie liegen nur für das HRS Typ I vor. In Metaanalysen verbesserte die Kombination des Vasokonstriktors Terlipressin mit gleichzeitiger Albumingabe für max. 14 d sowohl die Nierenfunktion als auch das Kurzzeitüberleben innerhalb der ersten 3 Mon. (Gluud et al. 2010). Für eine längere Therapiedauer konnte bisher noch kein Nutzen nachgewiesen werden, individuelle Gegebenheiten wie z. B. Überbrückung bis zur Lebertransplantation müssen jedoch berücksichtigt werden. Zum Einsatz anderer Vasokonstriktoren wie Noradrenalin oder Midodrin/Octreotid können aufgrund geringer Datenlage keine Empfehlungen ausgesprochen werden. Eine Kombination der Substanzen, z. B. auf der Intensivstation, sollte aber vermieden werden. Kontrollierte Studien zum HRS Typ II fehlen. Entsprechend orientiert sich die Behandlung an der Therapie des refraktären Aszites. Zur invasiven Therapie des HRS stehen die TIPS-Anlage sowie die (Albumin-)Dialyse als Nieren- bzw. Leberersatzverfahren zur Verfügung. In unkontrollierten Studien zeigten sich nach TIPS-Anlage eine Besserung der Nierenfunktion sowie eine signifikante Verlängerung des Überlebens für beide Formen des HRS. Jeder Patient sollte daher für einen TIPS evaluiert werden, möglichst bereits am Beginn der Erkrankung, da die zunehmend schlechtere Leberfunktion die TIPS-Anlage bei Patienten im Spätstadium verhindert. Die intermittierende Hämodialyse bzw. kontinuierliche Hämofiltration ist dagegen lediglich geeignet, die Nierenfunktion bis zu einer endgültigen Therapie (TIPS, Transplantation) zu stabilisieren; das Überleben wird nicht beeinflusst. Entsprechend haben extrakorporale Leberunterstützungsverfahren wie die Albumindialyse (MARS®, Prometheus®) einen theoretischen Vorteil, der aber in den bisher publizierten Studien nicht bestätigt werden konnte (Bañares et al. 2013).

MERKE

- **Pharmakologische Therapie:** Terlipressin 2–12 mg/d i. v. als Bolusgaben alle 6–12 h oder kontinuierliche Infusion und Albumin 20–40 g/d i. v. für 14 d (**Empfehlungsgrad A;** EASL 2018; Gerbes et al. 2019).
- **Invasive Therapie:** Evaluation für TIPS (**Empfehlungsgrad B;** EASL 2018; Gerbes et al. 2019) und Lebertransplantation (**Empfehlungsgrad A;** Gerbes et al. 2019) mit Beginn der pharmakologischen Therapie. Nierenersatzverfahren nur als Überbrückung oder in Studien (**Empfehlungsgrad D;** EASL 2018; Gerbes et al. 2019).

29.5 Hepatische Enzephalopathie (HE)

29.5.1 Definition und Basisinformation

Definiert ist die hepatische Enzephalopathie als Störung der Gehirnfunktion mit neurologischen oder psychischen Veränderungen aufgrund einer Leberinsuffizienz bzw. eines portosystemischen Shunts (Gerbes et al. 2019). Das Ausmaß der Veränderungen reicht von subklinischen oder latenten Verlaufsformen wie der minimalen HE (MHE) bis zur klinischen oder overten HE (OHE) einschließlich des hepatischen Komas. Pathogenetisch handelt es sich um eine mangelnde Verstoffwechselung toxischer Substanzen wie dem im Darm durch Bakterien gebildeten Ammoniak. Die verminderte hepatische Entgiftung führt zum Anstieg toxischer Metaboliten im Gehirn, zur Freisetzung proinflammatorischer Zytokine und zu oxidativem Stress. Es folgen eine reversible Schwellung der Astrozyten und dadurch ausgelöst neuropsychiatrische Störungen. Entscheidend für Prognose und Therapie der HE ist nicht nur die klassische Einteilung nach klinischen Symptomen, sondern auch die Einbeziehung der zugrunde liegenden Erkrankung, des zeitlichen Verlaufs und der auslösenden Faktoren (Gerbes et al. 2019; ➤ Kap. 29.5.2). So ist einerseits eine HE bei chronischer Leberinsuffizienz i. d. R. reversibel und führt lediglich bei Koma und Aspiration sekundär zum Tod, während die HE bei akutem Leberversagen mit dem charakteristischen progredienten Hirnödem ohne Transplantation letal verläuft (EASL 2017). Andererseits ist eine einmalige Episode einer HE, z. B. als Folge einer Varizenblutung, für therapeutische Maßnahmen wie einen TIPS (Kontraindikationen ➤ Kap. 29.3.3) nicht von Bedeutung, eine persistierende HE ohne Auslöser sollte dagegen auf das Vorliegen eines relevanten portosystemischen Shunts hin abgeklärt werden (Laleman et al. 2013).

INFO

Klassifikation der HE

- Zugrunde liegende Erkrankung:
  - Typ A = akutes Leberversagen
  - Typ B = portosystemischer Shunt
  - Typ C = Leberzirrhose
- Schweregrad (West Haven/ISHEN):
  - MHE (latent) = Konzentrations- und Reaktionsschwäche in Testverfahren
  - Grad 1 (latent) = gestörter Schlafrhythmus, kognitiv/im Verhalten verändert
  - Grad 2 (overt) = Persönlichkeitsänderung, Tremor, Dysarthrie, zeitlich desorientiert
  - Grad 3 (overt) = Somnolenz, Verwirrtheit, Inkontinenz, Ataxie, örtlich desorientiert
  - Grad 4 (overt) = Koma ohne Reaktion auf Schmerzreize
- Zeitlicher Verlauf:
  - Episodisch
  - Rezidivierend
  - Persistierend
- Auslösende Faktoren:
  - Spontan
  - Sekundär (z. B. Infektionen, gastrointestinale Blutungen, Elektrolytstörungen, Konstipation)

Epidemiologie (Gerbes et al. 2019)

In der Regel tritt die HE bei fortgeschrittener Zirrhose auf und gilt zusammen mit der Varizenblutung und dem Aszites als Zeichen der Dekompensation (D'Amico et al. 1986). Eine Genese ohne Zirrhose lediglich bei portosystemischen Shunts ist selten und findet sich nach TIPS-Anlagen oder Shunt-Operationen (Ding et al. 2010). Aufgrund der uneinheitlichen diagnostischen Verfahren variiert die Prävalenz der HE je nach Publikation und beträgt für die MHE zwischen 20 und 80 %. Das Risiko, eine OHE zu entwickeln, liegt bei 5–25 % innerhalb von 5 J. nach Erstdiagnose der Zirrhose. 40 % der Patienten mit einer ersten Episode entwickeln innerhalb eines Jahres eine erneute OHE. Sonderfälle sind TIPS bzw. Shunt-OP mit einer 1-Jahres-Inzidenz einer OHE von 10–50 %, je nach Selektion der Patienten (Bai et al. 2011).

29.5.2 Diagnostik (de Franchis et al. 2022)

Die HE präsentiert sich klinisch mit einem weiten Spektrum an Symptomen, die Störungen von Bewusstsein, Gedächtnis und Kognition, der motorischen Fähigkeiten und Persönlichkeit umfassen. In ihrer maximalen Ausprägung führt die HE zum Koma oder zur hepatischen Myelopathie mit Paraplegie. Während die OHE durch die klinische Untersuchung anhand der West-Haven- oder ISHEN-Kriterien diagnostiziert werden kann (**Empfehlungsgrad B;** Gerbes et al. 2019), gelingt die Detektion der MHE lediglich durch neuropsychometrische oder -physiologische Testverfahren. Zu Ersteren gehören der Papier-Bleistift-Test und der computergestützte Inhibitory Control Test, zu Letzteren die Bestimmung der kritischen Flimmerfrequenz (Critical Flicker Frequency = CFF-Test) und die Elektroenzephalographie (EEG). Klinisch praktikabler erscheinen der Animal Naming Test oder die neu validierte Smartphone-App Stroop (Bajaj et al. 2013). Dagegen werden Labortests wie der Ammoniak-Spiegel im Blut lediglich einmalig wegen ihres negativen Prädiktionswerts empfohlen (Lockwood 2004). Bei normalem Spiegel oder klinischem V. a. eine nichthepatische Genese müssen andere neuropsychiatrische Erkrankungen ausgeschlossen werden.

29.5.3 Therapie

Ziel der Behandlung ist die symptomatische Kontrolle der HE. Eine Primärprophylaxe wird ebenso wenig empfohlen wie eine Therapie der latenten HE (**Empfehlungsgrad C;** Gerbes et al. 2019). Eine Ausnahme kann bei eingeschränkter Lebensqualität im Einzelfall erfolgen, insbesondere bei Sturzgefahr oder Fahruntüchtigkeit im Straßenverkehr (Bajaj et al. 2011). Über diese Komplikationen sollte der Patient bereits beim Vorliegen einer MHE aufgeklärt werden. Eine Eiweißrestriktion ist heutzutage obsolet. Die Kachexie gilt als Risikofaktor einer HE. Entsprechend zielt die Basistherapie auf einen Ausgleich der Mangelernährung, ggf. sollten Eiweiß aus Milchprodukten und Gemüse bevorzugt und die p. o. Gabe verzweigtkettiger Aminosäuren (BCAA) erwogen werden (Gluud et al. 2013). Behandlungsbedürftig ist die OHE; unterschieden wird aber zwischen der episodischen, rezidivierenden und persistierenden Form. Insbesondere bei der episodischen HE müssen auslösende Faktoren ausgeschlossen werden, deren Beseitigung in 90 % der Fälle zu einer Besserung der HE führt (Strauss et al. 1992). Für die spezifische medikamentöse Behandlung stehen nicht resorbierbare Disaccharide und Antibiotika zur Verfügung, die beide ihre Wirkung über eine Reduktion bakterieller Abbauprodukte entfalten. Vorrangiges Disaccharid ist die Lactulose, deren Dosierung so zu steuern ist, dass 2–3 weiche Stühle/d auftreten (Als-Nielsen et al. 2004). Eine Überdosierung führt zu signifikanten Nebenwirkungen bis hin zum Auslösen einer erneuten HE. Antibiotikum der Wahl ist Rifaximin (Bass et al. 2010). Neomycin und Metronidazol kommen wegen ihrer Toxizität nur als Reserve in Betracht. Allerdings fehlen für Rifaximin ausreichende Daten als Monotherapie ohne Lactulose. Auch die p. o. Gabe von BCAA oder die i. v. Gabe von L-Ornithin-L-Aspartat (LOLA) kann erwogen werden. Für andere Darreichungsformen oder Substanzen einschließlich Probiotika und Laxanzien fehlt die Evidenz. Nach Elimination der auslösenden Faktoren kann bei der episodischen HE die Therapie beendet werden (**Empfehlungsgrad C;** Gerbes et al. 2019), bei der rezidivierenden HE stehen wiederum Lactulose und Rifaximin für die Sekundärprophylaxe zur Verfügung. Schwere rekurrierende Verläufe werden als Indikation zur Lebertransplantation gesehen. Als Ausnahme gilt die HE als Folge eines TIPS oder großer spontaner portosystemischer Umgehungskreisläufe, bei denen eine Reduktion oder Okklusion des Shunts therapeutisch genutzt werden kann (Laleman et al. 2013).

MERKE

- **Basistherapie:** tägliche Eiweißaufnahme: 1,2–1,5 g/kg KG (**Empfehlungsgrad A;** EASL 2019; Gerbes et al. 2019). Gegebenenfalls p. o. Gabe von BCAA (**Empfehlungsgrad B;** Gerbes et al. 2019). Therapie auslösender Faktoren (**Empfehlungsgrad A;** Gerbes et al. 2019). Nasogastrale Sonde bzw. Schutzintubation und intensivmedizinische Betreuung bei Somnolenz/Koma.
- **Medikamentöse Therapie:** Therapeutikum der ersten Wahl: Lactulose 25 ml alle 12 h titriert, bis Patient 2–3 Stühle/d absetzt, ggf. zusätzlich als Einlauf (**Empfehlungsgrad B;** Gerbes et al. 2019). Bei fehlendem Ansprechen zusätzlich Rifaximin 550 mg alle 12 h (**Empfehlungsgrad A;** Gerbes et al. 2019). Mögliche Alternativen: BCAA p. o., LOLA i. v., Neomycin/Metronidazol p. o. (**Empfehlungsgrad B;** Gerbes et al. 2019).
- **Sekundärprophylaxe:** Lactulose nach erstem Rezidiv (**Empfehlungsgrad A;** Gerbes et al. 2019); zusätzlich Rifaximin nach zweitem Rezidiv (**Empfehlungsgrad A;** Gerbes et al. 2019).
- **Invasive Therapie:** bei TIPS/portosystemischen Umgehungskreisläufen Reduktion/Okklusion des Shunts. Bei häufig rezidivierender oder persistierender HE Evaluation zur Lebertransplantation (**Empfehlungsgrad A;** Gerbes et al. 2019).

LEITLINIEN

de Franchis R, Bosch J, Garcia-Tsao G et al.: Baveno VII – Renewing consensus in portal hypertension. J Hepatol 76 (2022) 959–974.

European Association for the Study of the Liver (EASL): EASL Clinical Practical Guidelines on the management of acute (fulminant) liver failure. J Hepatol 66(5) (2017) 1047–1081.

European Association for the Study of the Liver (EASL). EASL Clinical Practice Guidelines for the management of patients with decompensated cirrhosis. J Hepatol 69(2) (2018) 406–460.

European Association for the Study of the Liver (EASL): EASL Clinical Practice Guidelines on nutrition in chronic liver disease. J Hepatol (2019) 70(1) (2019) 172–193.

European Association for the Study of the Liver (EASL): EASL Clinical Practice Guidelines on non-invasive tests for evaluation of liver disease severity and prognosis – 2021 update. J Hepatol 75(3) (2021) 659–689.

Gerbes A, Labenz J, Appenrodt B et al.: Aktualisierte S2k-Leitlinie der Deutschen Gesellschaft für Gastroenterologie, Verdauungs- und Stoffwechselkrankheiten (DGVS) Komplikationen der Leberzirrhose. Z Gastroenterol 57 (2019) 611–680.

Götz M, Anders M, Biecker E et al.: S2k-Leitlinie Gastrointestinale Blutung. Z Gastroenterol 55 (2017) 883–936.

Humbert M, Vachiery JL et al.: 2022 ESC/ERS Guidelines for the diagnosis and treatment of pulmonary hypertension. Eur Heart J 43 (2022) 3618–3731.

Malek NP, Galle PR et al.: S3-Leitlinie Diagnostik und Therapie des Hepatozellulären Karzinoms und biliärer Karzinome – Version 2.0. Z Gastroenterol 60 (2022) e131–e185.

Plauth M, Bechmann L, Grajecki D et al.: S2k-Leitlinie Klinische Ernährung in der Hepatologie. Aktuel Ernahrungsmed 49 (2024) 256–317.

LITERATUR

Alessandria C, Ozdogan O, Guevara M et al.: MELD score and clinical type predict prognosis in hepatorenal syndrome: relevance to liver transplantation. Hepatology 41 (2005) 1282–1289.

Als-Nielsen B, Gluud LL, Gluud C: Non-absorbable disaccharides for hepatic encephalopathy: systematic review of randomised trials. BMJ 328 (2004) 1046.

Bai M, Qi X, Yang Z et al.: Predictors of hepatic encephalopathy after transjugular intrahepatic portosystemic shunt in cirrhotic patients: a systematic review. J Gastroenterol Hepatol 26 (2011) 943–951.

Bajaj JS, Heuman DM, Wade JB et al.: Rifaximin improves driving simulator performance in a randomized trial of patients with minimal hepatic encephalopathy. Gastroenterology 140 (2011) 478–487.

Bajaj JS, Thacker LR, Heumann DM et al.: The Stroop smartphone application is a short and valid method to screen for minimal hepatic encephalopathy. Hepatology 58 (2013) 1122–1132.

Bañares R, Albillos A, Rincón D et al.: Endoscopic treatment versus endoscopic plus pharmacologic treatment for acute variceal bleeding: A meta-analysis. Hepatology 35 (2002) 609–615.

Bañares R, Nevens F, Larsen FS et al.: Extracorporeal albumin dialysis with the molecular adsorbent recirculating system in acute-on-chronic liver failure: the RELIEF trial. Hepatology 57 (2013) 1153–1162.

Bass NM, Mullen KD, Sanyal A et al.: Rifaximin treatment in hepatic encephalopathy. N Engl J Med 362 (2010) 1071–1081.

Bedossa P: Reversibility of hepatitis B virus cirrhosis after therapy: who and why? Liver Int 35 Suppl 1 (2015) 78–81.

Belcher JM, Garcia-Tsao G, Sanyal AJ et al.: Association of AKI with mortality and complications in hospitalized patients with cirrhosis. Hepatology 57 (2013) 753–762.

Bellot P, Welker MW, Soriano G et al.: Automated low flow pump system for the treatment of refractory ascites: a multi-center safety and efficacy study. J Hepatol 58 (2013) 922–927.

Blachier M, Leleu H, Peck-Radosavljevic M et al.: The burden of liver disease in Europe: A review of available epidemiological data. J Hepatol 58 (2013) 593–608.

Bosch J, Abraldes JG, Berzigotti A et al.: The clinical use of HVPG measurements in chronic liver disease. Nat Rev Gastroenterol Hepatol 6 (2009) 573–582.

Bosch J, García-Pagán JC: Prevention of variceal rebleeding. Lancet 361 (2003) 952–954.

Bundesärztekammer (BÄK): Richtlinien zur Organtransplantation gem. § 16 Abs. 1 S. 1 Nrn. 2 und 5 TPG. Dtsch Arztebl. DOI: 10.3238/arztebl.2019.rili_baek_OrgaWIOvLeberTx20190924.

Carbonell N, Pauwels A, Serfaty L et al.: Improved survival after variceal bleeding in patients with cirrhosis over the past two decades. Hepatology 40 (2004) 652–659.

D'Amico G, Garcia-Tsao G, Pagliaro L: Natural history and prognostic indicators of survival in cirrhosis: a systematic review of 118 studies. J Hepatol 44 (2006) 217–231.

D'Amico G, Morabito A, Pagliaro L et al.: Survival and prognostic indicators in compensated and decompensated cirrhosis. Dig Dis Sci 31 (1986) 468–475.

Ding A, Lee A, Callender M et al.: Hepatic encephalopathy as an unusual late complication of transjugular intrahepatic portosystemic shunt insertion for non-cirrhotic portal hypertension caused by nodular regenerative hyperplasia in an HIV-positive patient on highly active antiretroviral therapy. Int J STD AIDS 21 (2010) 71–72.

Empfehlungen der Ständigen Impfkommission (STIKO) am Robert Koch-Institut/Stand: August 2014. Epidemiologisches Bulletin (2014) 34.

García-Pagán JC, Caca K, Bureau C et al.: Early Use of TIPS in Patients with Cirrhosis and Variceal Bleeding. N Engl J Med 362 (2010) 2370–2379.

GBD 2017 Cirrhosis Collaborators: The global, regional, and national burden of cirrhosis by cause in 195 countries and territories, 1990–2017: a systematic analysis for the Global Burden of Disease Study 2017. Lancet Gastroenterol Hepatol 5 (2020) 245–266.

Ginés P, Rimola A, Planas R et al.: Norfloxacin prevents spontaneous bacterial peritonitis recurrence in cirrhosis: Results of a double-blind, placebo-controlled trial. Hepatology 12 (1990) 716–724.

Gluud LL, Christensen K, Christensen E et al.: Systematic review of randomized trials on vasoconstrictor drugs for hepatorenal syndrome. Hepatology 51 (2010) 576–584.

Gluud LL, Dam G, Borre M et al.: Oral branched chain amino acids have a beneficial effect on manifestations of hepatic encephalopathy in a systematic review with meta-analyses of randomized controlled trials. J Nutr 143 (2013) 1263–1268.
Groszmann RJ, Abraldes JG: Portal hypertension: from bedside to bench. J Clin Gastroenterol 39 (2005) S125–S130.
Groszmann RJ, Garcia-Tsao G, Bosch J et al. for the Portal Hypertension Collaborative Group: Beta-Blockers to Prevent Gastroesophageal Varices in Patients with Cirrhosis. N Engl J Med 353 (2005) 2254–2261.
Jairath V, Burroughs AK: Anticoagulation in patients with liver cirrhosis: complication or therapeutic opportunity? Gut 62 (2013) 479–482.
Jepsen P, Ott P, Andersen PK et al.: Clinical course of alcoholic liver cirrhosis: a Danish population-based cohort study. Hepatology 51 (2010) 1675–1682.
Kamath PS, Wiesner RH, Malinchoc M et al.: A model to predict survival in patients with end-stage liver disease. Hepatology 33 (2001) 464–470.
Khanna R, Sarin SK: Non-cirrhotic portal hypertension – Diagnosis and management. J Hepatol 60 (2013) 421–441.
Laleman W, Simon-Talero M, Maleux G et al.; EASL-CLIF-Consortium: Embolization of large spontaneous portosystemic shunts for refractory hepatic encephalopathy: a multicenter survey on safety and efficacy. Hepatology 57 (2013) 2448–2457.
Lockwood AH: Blood ammonia levels and hepatic encephalopathy. Metab Brain Dis 19 (2004) 345–349.
Loomba R, Wesley R, Bain A et al.: Role of fluoroquinolones in the primary prophylaxis of spontaneous bacterial peritonitis: meta-analysis. Clin Gastroenterol Hepatol 7 (2009) 487–493.
Møller S, Henriksen JH: Cirrhotic cardiomyopathy. J Hepatol 53 (2010) 179–190.
Møller S, Henriksen JH: The systemic circulation in cirrhosis. In: Ginès P, Arroyo V, Rodés J et al. (eds.): Ascites and renal dysfunction in liver disease. Malden: Blackwell; 2005. p. 139–155.
Pugh RN, Murray-Lyon IM, Dawson JL et al.: Transection of the oesophagus for bleeding oesophageal varices. Br J Surg 60 (1973) 646–649.
Rössle M, Gerbes AL: TIPS for the treatment of refractory ascites, hepatorenal syndrome and hepatic hydrothorax: a critical update. Gut 59 (2010) 988–1000.
Schuppan D, Afdhal NH: Liver Cirrhosis. Lancet 371 (2008) 838–851.
Strauss E, Tramote R, Silva EP et al.: Doubleblind randomized clinical trial comparing neomycin and placebo in the treatment of exogenous hepatic encephalopathy. Hepatogastroenterology 39 (1992) 542–545.
Tandon P, Garcia-Tsao G: Bacterial infections, sepsis, and multiorgan failure in cirrhosis. Semin Liver Dis 28 (2008) 26–42.
Tannapfel A, Dienes HP, Lohse AW: Indikationen zur Leberbiopsie. Dt Aerztebl 109 (2012) 477–483.
Tripathi D, Ferguson JW, Kochar N et al.: Randomized controlled trial of carvedilol versus variceal band ligation for the prevention of the first variceal bleed. Hepatology 50 (2009) 825–833.
Villanueva C, Colomo A, Bosch A et al.: Transfusion Strategies for Acute Upper Gastrointestinal Bleeding. N Engl J Med 368 (2013) 11–21.
Vorobioff JD, Groszmann RJ: Prevention of portal hypertension: from variceal development to clinical decompensation. Hepatology 61 (2015) 375–381.
Zipprich A, Seufferlein T, Dollinger MM: Subclinical ascites defines an intermediate stage between compensated and decompensated cirrhosis. Z Gastroenterol 50 (2012) 996–1001.

KAPITEL

30 Neoplasien der Leber

Jan Best, Leonie Jochheim und Guido Gerken

30.1 Einteilung

Bei bis zu 20 % der asymptomatischen Patienten wird sonographisch zufällig eine Leberläsion nachgewiesen, bei der es sich in den meisten Fällen um eine benigne Veränderung handelt (Chiche, Adam 2013). Die Leber ist jedoch das am häufigsten von hämatogen metastasierenden Tumoren betroffene Organ. Zusätzlich ist in den letzten Jahren ein kontinuierlicher Anstieg der Inzidenz des hepatozellulären Karzinoms (HCC) zu verzeichnen – insbesondere vor dem Hintergrund chronischer Lebererkrankungen wie der Fettleberhepatitis oder Virushepatitiden.

Die Klassifikation von Lebertumoren erfolgt histologisch nach dem Herkunftgewebe (hepatozellulär vs. cholangiozellulär) und der Dignität (benigne vs. maligne; ➤ Tab. 30.1). Zu den häufigsten benignen Lebertumoren zählen kavernöse Hämangiome, die fokal noduläre Hyperplasie (FNH) sowie das Leberzelladenom. Pseudotumoröse Läsionen wie unkomplizierte Leberzysten oder fokale Fettverteilungsstörungen wie z. B. Mehr- oder Minderverfettungen sind ebenfalls häufige Zufallsbefunde.

Die wichtigsten malignen Leberläsionen sind zum einen Metastasen solider extrahepatischer Malignome – insbesondere kolorektaler Karzinome – und zum anderen primäre Lebertumoren wie das hepatozelluläre Karzinom (HCC) und das cholangiozelluläre Karzinom (CCC).

30.2 Benigne Lebertumoren

Benigne Lebertumoren werden häufig als Zufallsbefunde bei asymptomatischen Patienten entdeckt, was primär auf die breite Verfügbarkeit und den routinemäßigen Einsatz der Sonographie zurückzuführen ist, durch die fokale Leberläsionen zunehmend häufiger detektiert werden.

30.2.1 Hämangiom

Definition und Basisinformation

Es handelt sich um eine angeborene vaskuläre Malformation. Das Hämangiom ist der häufigste benigne Lebertumor mit einer Prävalenz von 0,5–7 % in der Normalbevölkerung (Ros, Li 1989). Frauen sind je nach Literaturangaben 3- bis 5-mal so häufig betroffen wie Männer.

Bisher konnte keine sichere Kausalität zu einer Hormongabe nachgewiesen werden. Es gibt jedoch Hinweise auf eine Größenzunahme unter hormoneller Kontrazeption und während der Gravidität.

Symptomatik und klinisches Bild

Das Hämangiom ist häufig klinisch asymptomatisch.

Rechtsseitige Oberbauchschmerzen sind möglich bei Kapselspannungsschmerz durch große Läsionen, bei Rupturen, spontanen Einblutungen oder Thrombosen. Spontane Rupturen sind jedoch selten.

Diagnostik

Nativsonographisch zeigt sich die Läsion glatt berandet und homogen echoreich.

Bei der kontrastmittelgestützten Sonographie (CEUS), der kontrastmittelgestützten Computertomograpie (KM-CT) sowie in der Magnetresonanztomographie (MRT) zeigt sich in der arteriellen Phase ein noduläres Enhancement in der Tumorperipherie mit einer zentripetalen Kontrastmittelanreicherung in der portalvenösen Phase (Irisblendenphänomen). Im Falle eines teilthrombosierten Hämangioms kann sich gelegentlich auch eine Kontrastmittelaussparung zeigen.

Therapie

Eine Resektion asymptomatischer Hämangiome ist nicht indiziert. Nur bei spezifischen Beschwerden wie z. B. anhaltenden abdominellen Schmerzen oder bei Komplikationen wie z. B. der Kompression umliegender Strukturen sollte eine Enukleation erfolgen. Die Gefahr spontaner Rupturen ist sehr gering. Eine maligne Entartungstendenz besteht nicht.

30.2.2 Fokal noduläre Hyperplasie (FNH)

Definition und Basisinformation

Es handelt sich um eine unspezifische Hyperplasie von Hepatozyten, die typischerweise als Antwort auf eine lokale Hyperperfusion entsteht. Ursächlich ist eine zugrunde liegende vaskuläre Malformation.

Die FNH ist nach dem Hämangiom der zweithäufigste benigne Lebertumor und weist eine Prävalenz von etwa 3 % in der Allgemeinbevölkerung auf. Frauen sind etwa 6-mal häufiger betroffen als Männer. Eine mögliche Assoziation mit einer langjährigen Einnahme östrogenhaltiger oraler Kontrazeptiva wird in der Literatur kontrovers diskutiert. Zwar wurde über eine mögliche Wachstumsförderung bestehender Läsionen unter hormoneller

Tab. 30.1 Einteilung der benignen und malignen Lebertumoren

Ursprung		Benigne	Maligne
Epithelial	Hepatozellulär	Hepatozelluläres Adenom Fokal noduläre Hyperplasie (FNH)	Hepatozelluläres Karzinom (HCC) Fibrolamelläres HCC
	Cholangiozellulär	Biliäres Adenom Biliäres Zystadenom Biliäres Hamartom	Cholangiozelluläres Karzinom (CCC) Biliäres Zystadenokarzinom
Mesenchymal		Hämangiom Hämangioendotheliom Lymphangiom Leiomyom Benignes Mesenchymom Fibrom Angiomyelolipom	Hämangiosarkom Undifferenziertes Sarkom Lymphangiosarkom Leiomyosarkom Malignes Mesenchymom Fibrosarkom
Gemischte Tumoren		Teratom	Malignes Teratom Hepatoblastom HCC/CCC-Mischtumor Karzinosarkom
Tumorartige Leberläsionen		Dysontogenetische Leberzyste Fokale Mehr-/Minderverfettung Regeneratknoten (Leberzirrhose) Nodulär regenerative Hyperplasie Inflammatorischer Pseudotumor Peliosis hepatis	

Stimulation berichtet, eine konsistente Größenregression nach Absetzen der Medikation konnte jedoch in Studien nicht beobachtet werden (Mathieu et al. 1998; Mathieu et al. 2000).

Symptomatik und klinisches Bild

Eine klinische Symptomatik tritt i. d. R. nur bei größeren FNH-Läsionen auf und ist dann v. a. auf verdrängende Effekte zurückzuführen. Durch das raumfordernde Wachstum kann es zur Kompression benachbarter Strukturen oder Organe kommen. Solche Beschwerden sind jedoch selten und meist unspezifisch.

Diagnostik

In der konventionellen Sonographie zeigt sich die FNH typischerweise als homogen echoarme bis isoechogene Läsion im Vergleich zum umgebenden Leberparenchym. Die Herde sind meist rund bis oval geformt und scharf begrenzt. Charakteristisch – jedoch nicht immer nachweisbar – ist eine zentrale, sternförmige Narbe.

Die differenzialdiagnostische Abgrenzung gegenüber Leberzelladenomen und malignen Lebertumoren (v. a. HCC und CCC) sollte zwingend mittels kontrastmittelgestützter Bildgebung erfolgen. In der Kontrastmittelsonographie (CEUS), der kontrastmittelverstärkten Computertomographie (KM-CT) und der Magnetresonanztomographie (MRT) zeigt sich typischerweise das sog. Radspeichenphänomen, das auf die zentral ausstrahlende Gefäßarchitektur der FNH zurückzuführen ist.

Eine ergänzende Farbduplexsonographie kann hilfreich sein, um die charakteristischen Gefäßstrukturen darzustellen. Dennoch ist insbesondere bei atypischen Befunden in der dynamischen Bildgebung eine sichere Abgrenzung gegenüber anderen fokalen Leberläsionen nicht immer möglich. In unklaren Fällen sollte daher zur definitiven Diagnosesicherung eine gezielte Biopsie erwogen werden.

Therapie

Bei asymptomatischer fokal-nodulärer Hyperplasie (FNH) besteht aufgrund der fehlenden Tendenz zur malignen Entartung i. d. R. keine Indikation zur operativen Resektion. Ein chirurgisches Vorgehen sollte ausschließlich bei eindeutiger symptomatischer Relevanz oder bei diagnostischer Unsicherheit in Erwägung gezogen werden.

Eine routinemäßige Pausierung hormoneller Kontrazeptiva ist nach aktuellem Kenntnisstand nicht erforderlich

30.2.3 Leberzelladenom (LZA)

Definition und Basisinformation

Das Leberzelladenom (LZA) ist ein seltener, benigner Lebertumor, der aus Hepatozyten besteht, jedoch charakteristischerweise keine Portalfelder oder Gallengänge enthält. Frauen sind etwa 4-mal häufiger betroffen als Männer (insbesondere Frauen im gebärfähigen Alter). Eine klare Assoziation besteht mit der Einnahme östrogenhaltiger oraler Kontrazeptiva, insbesondere bei langjähriger Anwendung. Weitere Risikofaktoren umfassen die Anwendung anaboler Steroide sowie bestimmte Stoffwechselerkrankungen, insbesondere Glykogenspeicherkrankheiten.

Histologisch und molekularbiologisch lassen sich verschiedene Subtypen des LZA differenzieren, darunter inflammatorische, HNF1α-inaktivierte und β-Catenin-aktivierte Formen. Letztere, insbesondere Adenome mit aktivierender β-Catenin-Mutation, weisen ein erhöhtes Risiko für maligne Entartung in ein HCC auf und bedürfen daher einer besonders sorgfältigen Abklärung und ggf. einer chirurgischen Resektion.

Symptomatik und klinisches Bild

Klinisch präsentieren sich LZA häufig asymptomatisch. Bei etwa einem Drittel der Patienten treten jedoch unspezifische Oberbauchbeschwerden auf.

Bei LZA mit einem Durchmesser > 5 cm besteht ein erhöhtes Risiko für eine spontane Ruptur, insbesondere bei kapselnahen Läsionen. Diese kann zu potenziell lebensbedrohlichen intraabdominellen Blutungen führen.

Diagnostik

Nativsonographisch erscheinen LZA i. d. R. isoechogen und weisen keine charakteristischen Vaskularisationsmuster auf. In einzelnen Fällen können inhomogene Echostrukturen auftreten, verursacht durch intraläsionale Einblutungen. Die Mehrheit der LZA ist im rechten Leberlappen lokalisiert.

Die kontrastmittelgestützte Bildgebung ist zur weiteren Charakterisierung indiziert, erlaubt jedoch nicht in allen Fällen eine zuverlässige Differenzierung zwischen Leberzelladenom, atypischer fokaler nodulärer Hyperplasie (FNH) und hoch differenziertem hepatozellulärem Karzinom (HCC). Auch LZA können eine früharterielle Hypervaskularisation sowie eine Angleichung an das Leberparenchym in der portalvenösen bzw. späten Phase aufweisen. Im Gegensatz zur FNH verläuft die Perfusionsdynamik beim LZA zentripetal.

Trotz des potenziellen Blutungsrisikos kann eine histologische Sicherung essenziell sein, insbesondere zur molekularpathologischen Subtypisierung, welche prognostisch und therapeutisch relevant ist.

Differenziert wird zwischen HNF1α-inaktivierten, β-Catenin-aktivierten, inflammatorischen sowie nicht klassifizierbaren Leberzelladenomen (Not Otherwise Specified, NOS). Von besonderer klinischer Bedeutung ist der Nachweis einer β-Catenin-Aktivierung, da hier ein signifikant erhöhtes Risiko für eine maligne Transformation besteht (Zucman-Rossi et al. 2006).

Therapie

Generell müssen beim LZA regelmäßige bildmorphologische Verlaufskontrollen erfolgen.

Bei gesichertem Nachweis eines Leberzelladenoms (LZA) sollte eine hormonelle Kontrazeption sowie jede Form sexualhormonbasierter Therapie beendet werden. Vor einer geplanten Schwangerschaft ist die Indikation zur operativen Resektion kritisch zu prüfen, da hormonelle Veränderungen während der Schwangerschaft mit einem erhöhten Risiko für Tumorwachstum und Ruptur einhergehen können.

Bei männlichen Patienten besteht grundsätzlich eine Resektionsindikation aufgrund des erhöhten Risikos einer malignen Transformation. Bei weiblichen Patienten ist eine operative Entfernung bei einer Tumorgröße > 5 cm oder bei dokumentiertem Größenprogress indiziert. Auch beim Nachweis einer β-Catenin-Aktivierung sollte unabhängig von der Tumorgröße eine Resektion erfolgen.

MERKE

Bei Patientinnen mit dem Nachweis von LZA muss eine bestehende östrogenhaltige hormonelle Kontrazeption abgesetzt werden.

30.3 Maligne Lebertumoren

In einer nichtzirrhotischen Leber sind Metastasen die häufigsten malignen Leberläsionen. Bei den primären malignen Lebertumoren ist das HCC am häufigsten, gefolgt von dem wesentlich selteneren CCC.

30.3.1 Hepatozelluläres Karzinom (HCC)

Definition und Basisinformation

Das HCC ist die dritthäufigste krebsbedingte Todesursache weltweit. In Europa liegt die altersstandardisierte Inzidenz bei etwa 8–9/100.000 Einwohner/J., mit steigender Tendenz. Männer sind 2- bis 4-mal häufiger betroffen als Frauen.

Die Leberzirrhose ist der wichtigste Risikofaktor – unabhängig von der zugrunde liegenden Ursache. Das Risiko variiert je nach Ätiologie deutlich. Patienten mit metabolischer dysfunktionsassoziierter Steatohepatitis (MASH) oder chronischer Hepatitis B können auch ohne vorliegende Leberzirrhose ein relevantes HCC-Risiko aufweisen.

Das fibrolamelläre HCC ist eine seltene Sonderform, die typischerweise bei jungen Erwachsenen ohne vorbestehende Lebererkrankung auftritt. Es handelt sich um einen molekular und histologisch eigenständigen Subtyp.

PRAXISTIPP

Bei Patienten mit bekannter MASH oder chronischer HBV-Infektion sollte an ein HCC-Screening gedacht werden.

Symptomatik und klinisches Bild

Die Symptome sind meist unspezifisch: Inappetenz, Appetitlosigkeit, Gewichtsabnahme, rechtsseitiger oder diffuser Oberbauchschmerz. In fortgeschrittenen Tumorstadien auch Ikterus oder Aszites.

Diagnostik

Bei Patienten mit erhöhtem Risiko für die Entwicklung eines HCC – insbesondere bei Leberzirrhose jeder Ätiologie, chronischer HBV-Infektion sowie bei MASH bei höherem Fibrosegrad – sollte alle 6 Mon. ein sonographisches HCC-Screening durchgeführt werden **(Empfehlungsgrad A, Evidenzstärke 2).** Die Bestimmung des Tumormarkers Alpha-Fetoprotein (AFP) kann die Sensitivität der Früherkennung erhöhen **(Empfehlungsgrad 0, Evidenzstärke 1).** Weitere Tumormarker (z. B. AFP-L3, Des-Gammacarboxyprothrombin, DCP) befinden sich derzeit in der klinischen Validierung.

Die Diagnostik des HCC basiert primär auf kontrastmittelverstärkten bildgebenden Verfahren, insbesondere der MRT, der CT sowie dem CEUS. Als diagnostischer Goldstandard gilt weiterhin das kontrastverstärkte MRT. Bei Leberherden ≥ 1 cm in einer zirrhotischen Leber kann die HCC-Diagnose anhand des charakteristischen Kontrastmittelverhaltens gestellt werden. Dieses ist definiert durch eine Hypervaskularisation in der arteriellen Phase mit anschließendem Wash-out in der portalvenösen und/oder späten venösen Phase **(Empfehlungsgrad A, Evidenzstärke 2).** Im Falle eines unklaren Befunds in der MRT sollte eine zweite Bildgebung mittels triphasischem CT oder CEUS erfolgen.

Ist die Bildgebung weiterhin nicht konklusiv, sollte eine histologische Sicherung mittels Biopsie erfolgen, sofern daraus therapeutische Konsequenzen resultieren **(Empfehlungsgrad EK).** In palliativen Therapiesituationen wird eine bioptische Sicherung empfohlen, insbesondere vor dem Beginn einer systemischen Therapie oder der Aufnahme in klinische Studien **(Empfehlungsgrad EK).**

Zur Einschätzung der Prognose sowie zur Therapieplanung wird die Barcelona-Clinic-Liver-Cancer (BCLC)-Klassifikation verwendet. Dieses Klassifikationssystem berücksichtigt Tumorstadium, Leberfunktion (Child-Pugh-Klassifikation) und den Allgemeinzustand des Patienten (ECOG-Performance-Status; **Empfehlungsgrad A, Evidenzstärke 2**).

Therapie

Die Therapie orientiert sich am BCLC-Algorithmus (Good Clinical Practice, GCP; ➤ Abb. 30.1).

Die Auswahl der Therapie sollte individualisiert und interdisziplinär in einem Tumorboard diskutiert werden, unter Berücksichtigung von Tumorbiologie, Patientenpräferenzen, Komorbiditäten sowie dem übergeordneten Therapieziel.

Bei Patienten mit einem unifokalen HCC im **Stadium BCLC 0 oder A** in einer nichtzirrhotischen Leber ist die Resektion die Therapie der Wahl **(Empfehlungsgrad EK).** Bei kleinen Tumoren (< 3 cm), insbesondere bei zentraler Lage oder erhöhter OP-Morbidität, ist eine Ablation mittels Radiofrequenzablation (RFA) oder Mikrowellenablation (MWA) eine kurative Alternative **(Empfehlungsgrad EK).** Beide Verfahren weisen vergleichbare Langzeitergebnisse zur Resektion bei geringen postinterventionellen Leberfunktionsstörungen auf und sollten insbesondere bei Patienten mit eingeschränkter Leberfunktion in Betracht gezogen werden **(Empfehlungsgrad A, Evidenzstärke 1).**

Für Patienten mit einem HCC in einer zirrhotischen Leber innerhalb der Mailand-Kriterien (eine Läsion ≤ 5 cm oder max. 3 Läsionen, jeweils ≤ 3 cm, keine extrahepatische Manifestation, keine makrovaskuläre Invasion) wird die Evaluation zur Lebertransplantation empfohlen **(Empfehlungsgrad EK).** Die Lebertransplantation ist die einzige Therapieoption, die sowohl das HCC als auch die zugrunde liegende chronische Lebererkrankung kurativ behandeln kann. Auch bei HCC außerhalb der Mailand-Kriterien kann eine Transplantation in Erwägung gezogen werden. Hierbei kommen z. B. die UCSF- oder Up-to-seven-Kriterien zur Anwendung **(Empfehlungsgrad EK).**

Im **BCLC-Stadium B** (multifokales HCC ohne extrahepatische Manifestation oder makrovaskuläre Invasion) kommen lokoregionäre Therapieverfahren wie z. B. die transarterielle Chemoembolisation (TACE; **Empfehlungsgrad A, Evidenzstärke 2**), die selektive interne Radiotherapie (SIRT; **Empfehlungsgrad 0, Evidenzstärke 2**) oder auch die Hochpräzisionsradiotherapie (Stereotactic Body Radiotherapy SBRT; **Empfehlungsgrad EK**) zum Einsatz. Bei diffuser Tumormanifestation wird der Einsatz einer systemischen Therapie analog zum Stadium BCLC C empfohlen. Die Kombination von lokoregionären Therapieverfahren mit systemischer Therapie wird aktuell intensiv in klinischen Studien geprüft (z. B. LEAP 012, EMERALD 1).

Im **BCLC-Stadium C,** das durch eine makrovaskuläre Tumorinvasion, extrahepatische Metastasierung oder einen reduzierten tumorbedingten ECOG charakterisiert ist, stellt die systemische Therapie die empfohlene Behandlungsstrategie dar. In der Erstlinie haben sich immunonkologische Kombinationstherapien als neuer Standard etabliert. Derzeit gibt es vier zugelassene immunonkologische Therapieregime:

- Atezolizumab (PD-L1-Inhibitor) plus Bevacizumab (Anti-VEGF-Antikörper) basierend auf der IMbrave150-Studie (Finn et al. 2020),
- STRIDE, bestehend aus der einmaligen Gabe von Tremelimumab (CTLA-4-Inhibitor) in Kombination mit Durvalumab

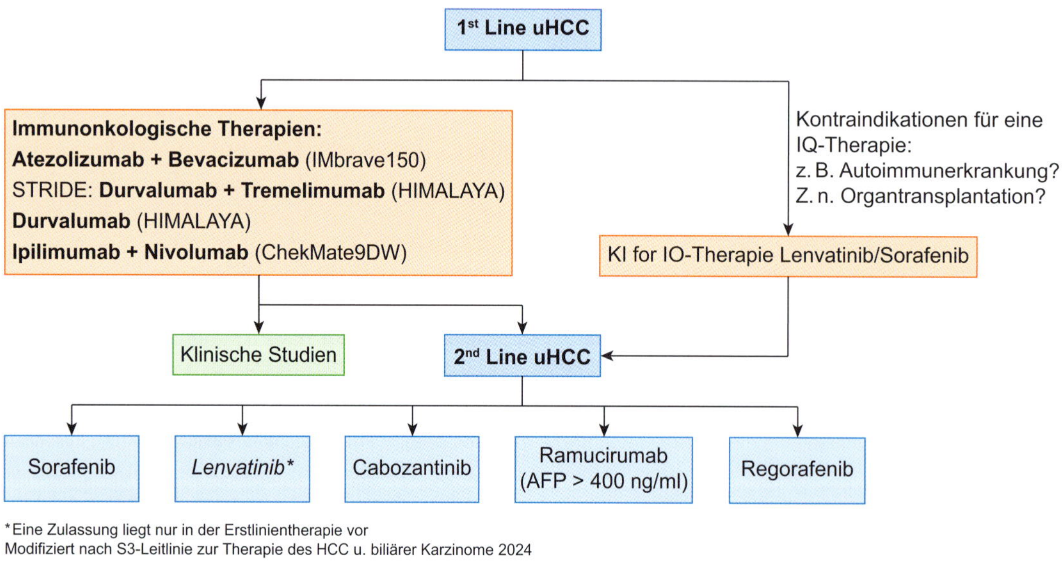

Abb. 30.1 Sequenztherapie beim fortgeschrittenem nicht resektablem HCC (mod. n. S3-Leitlinie der DGVS 2024) [L231]

(PD-L1-Inhibitor) gefolgt von einer 4-wöchentlichen Gabe von Durvalumab (HIMALAYA-Studie) analog zur HIMALAYA-Studie (Abou-Alfa et al. 2022),
- die Durvalumab-Monotherapie (Abou-Alfa et al. 2022) sowie
- die Kombination aus dem CTLA-4-Inhibitor Ipilimumab mit dem PD1-Inhibitor Nivolumab (CheckMate-9DW-Studie; Yau et al. 2022).

Bei Kontraindikationen für eine immunonkologische Therapie – wie etwa bei Patienten mit schweren Autoimmunerkrankungen oder Z. n. Transplantation solider Organe – sind die Tyrosinkinase-Inhibitoren (TKI) Lenvatinib (REFLECT-Studie; Kudo et al. 2018) oder Sorafenib (SHARP-Studie; Llovet et al. 2008) die Therapie der Wahl.

In der Zweitlinie stehen mehrere zugelassene Substanzen zur Verfügung. Dazu zählen neben Sorafenib die Multikinase-Inhibitoren Regorafenib (RESORCE-Studie; Bruix et al. 2017), Cabozantinib (CELESTIAL-Studie; Abou-Alfa et al. 2018) sowie der VEGFR-2-Inhibitor Ramucirumab für Patienten mit einem AFP-Wert ≥ 400 ng/ml (REACH-2-Studie; Zhu et al. 2019). Derzeit wird zudem der Einsatz von Immuntherapieregimen in der Zweitlinie z. B. in Kombination mit TKIs untersucht (z. B. IMbrave251-Studie). Darüber hinaus befinden sich neue immunonkologische Wirkansätze wie z. B. Antikörper gegen TGIT in klinischer Entwicklung (z. B. IMbrave152-Studie).

Nachsorge

Im Falle einer kurativ intendierten Therapie erfolgt im ersten Jahr nach Resektion und Ablation, aber auch nach lokoregionärer Therapie z. B. mittels TACE oder SIRT eine engmaschige bildgebende Kontrolle im Dreimonatsintervall. Im zweiten Jahr wird ein Intervall von 3–6 Mon. empfohlen **(Empfehlungsklasse EK).** Bevorzugt sollte die Nachsorge mittels dynamischer Magnetresonanztomographie (MRT) mit leberspezifischem Kontrastmittel und diffusionsgewichteten Sequenzen erfolgen. Bei Kontraindikationen kann alternativ eine dreiphasige kontrastmittelverstärkte Computertomographie (CT) durchgeführt werden.

Bei AFP-positiven Tumoren zum Zeitpunkt der Diagnosestellung sollte eine AFP-Kontrolle postinterventionell/-operativ und im weiteren Verlauf alle 6 Mon. über insgesamt 5 J. erfolgen.

Sofern in den ersten 2 J. kein Tumorrezidiv auftritt, sollen die Patienten erneut in das reguläre HCC-Screening-Programm überführt werden (Sonographie der Leber alle 6 Mon.; **Empfehlungsklasse EK**).

Nach Resektion in einer nichtzirrhotischen Leber sollte die regelmäßige Nachsorge über 5 J. erfolgen.

Unterlaufender Systemtherapie sollte alle 6–12 Wo. eine Schnittbildgebung (MRT, CT) zum Staging durchgeführt werden **(Empfehlungsgrad EK).**

30.3.2 Cholangiozelluläres Karzinom (CCC)

Definition und Basisinformation

Das cholangiozelluläre Karzinom (CCC) ist ein seltener maligner Tumor des biliären Systems. Mit einer jährlichen Inzidenz von etwa ca. 2/100.000 Einwohner in Deutschland tritt das CCC deutlich seltener auf als das hepatozelluläre Karzinom (HCC), jedoch mit weltweit steigender Tendenz. Die Erkrankung manifestiert sich bevorzugt in der sechsten Lebensdekade, wobei Männer etwas häufiger betroffen sind als Frauen.

Histologisch handelt es sich beim CCC meist um cholangiozytär differenzierte Adenokarzinome, die aus dem biliären Epithel hervorgehen. Entsprechend ihrer anatomischen Lokalisation wird zwischen intrahepatischen (iCCA) und extrahepatischen Cholangiokarzinomen (eCCA) sowie Gallenblasenkarzinomen unterschieden. Die perihiläre Form des eCCA, auch als Klatskin-Tumor bezeichnet, wird nach der Bismuth-Corlette-Klassifikation in vier Typen unterteilt (Typ I, II, IIIa/b, IV).

Die Pathogenese des CCC ist häufig mit bestimmten Grunderkrankungen assoziiert z. B. mit der primär sklerosierende Cholangitis (PSC) oder rezidivierenden pyogenen Cholangitiden. Daneben sind auch kongenitale Anomalien der Gallenwege, wie z. B. das Caroli-Syndrom oder Choledochuszysten, relevante Risikofaktoren. In endemischen Regionen Südostasiens spielen chronische Infektionen mit Gallengangparasiten wie *Clonorchis sinensis* oder *Opisthorchis viverrini* eine bedeutende Rolle. Zusätzlich wird die Entstehung des CCC mit der Exposition gegenüber chemischen Karzinogenen wie Nitrosaminen oder Aflatoxinen sowie – zunehmend – mit metabolischen Grunderkrankungen wie NASH und Diabetes mellitus in Verbindung gebracht.

Symptomatik und klinisches Bild

Die Klinik ist variabel, oft unspezifisch (Inappetenz, Gewichtsverlust, Oberbauchschmerzen).

Extrahepatische cholangiozelluläre Karzinome führen häufiger zu schmerzlosem Ikterus bei Gallenwegobstruktion, aber auch zu Cholangitiden.

Diagnose

Die Diagnostik des CCC stützt sich auf kontrastmittelgestützte Schnittbildverfahren und eine histologische Sicherung. Bei Verdacht soll eine multiphasische CT des Abdomens und des Thorax sowie eine MRT der Leber mit MRCP durchgeführt werden. Die MRT ist der CT in der lokalen Beurteilung überlegen und wird präoperativ empfohlen **(Empfehlungsgrad A, Evidenzstärke 1).**

Der Nachweis extrahepatischer CCC ist häufig erschwert, da eine perkutane Biopsie meist nicht möglich ist. In diesen Fällen kommt der endoskopischen Diagnostik besondere Bedeutung zu. Eine ERCP mit Bürstenzytologie oder Biopsie sowie ggf. Cholangioskopie ermöglicht eine gezielte Probenentnahme. Ergänzend kann bei unklaren Befunden eine EUS-FNA durchgeführt werden. Die PET-CT wird selektiv zur Metastasensuche oder Rezidivdiagnostik eingesetzt.

Therapie

Die Therapie des Cholangiokarzinoms (CCC) richtet sich nach Lokalisation, Resektabilität und Tumorstadium. Eine R0-Resektion stellt bei lokal begrenzten Tumoren die einzige potenziell kurative

Therapieoption dar und sollte bei intrahepatischen, perihilären oder distalen Tumoren angestrebt werden **(Empfehlungsgrad EK).** Postoperativ wird eine adjuvante Chemotherapie mit Capecitabin über 6 Mon. empfohlen **(Empfehlungsgrad B, Evidenzstärke 2).**

Bei lokal fortgeschrittenem oder metastasiertem Cholangiokarzinom (CCC) mit gutem Allgemeinzustand (ECOG 0–1) stellt die Kombination aus Gemcitabin, Cisplatin und einem Immuncheckpoint-Inhibitor den aktuellen Erstlinienstandard dar **(Empfehlungsgrad A, Evidenzstärke 2).** Zwei Kombinationspartner sind zugelassen: Durvalumab, basierend auf der TOPAZ-1-Studie (Oh et al. 2022), sowie Pembrolizumab gemäß der KEYNOTE-966-Studie (Tao et al. 2023). Beide Regime zeigten in randomisierten Phase-III-Studien eine signifikante Verlängerung des Gesamtüberlebens im Vergleich zur alleinigen Chemotherapie.

Bei Progression in der Erstlinie sind vor Therapiewechsel eine umfassende molekulare Diagnostik sowie spezielle histologische Analysen (immunhistochemische Färbungen z. B. für HER2) obligat **(Empfehlungsgrad EK).** Ziel ist die Identifikation therapierbarer genetischer Alterationen, die den Einsatz zielgerichteter Substanzen ermöglichen. Dazu zählen z. B. FGFR2-Fusionen, IDH1-Mutationen, MSI-H/dMMR oder NTRK-Fusionen, für die Medikamente wie Pemigatinib (Abou-Alfa et al. 2020a), Futibatinib (Goyal et al. 2023), Ivosidenib (Abou-Alfa 2020b), Pembrolizumab (Marabelle et al. 2020) oder Larotrectinib (Drilon et al. 2018) verfügbar sind **(Empfehlungsgrad A, Evidenzstärke 2/3).** Sofern keine therapierelevante Alteration vorliegt, kann in der Zweitlinie eine Chemotherapie mit FOLFOX gemäß der ABC-06-Studie (Lamarca et al. 2021) erfolgen **(Empfehlungsgrad A, Evidenzstärke 2).**

Auch interventionelle Verfahren haben beim CCC insbesondere in der palliativen Situation sowie bei lokal fortgeschrittenen, nicht resektablen Tumoren einen festen Stellenwert. Thermoablative Verfahren wie die RFA können bei kleinen intrahepatischen Tumoren (< 3 cm) eingesetzt werden, während transarterielle Therapien (TACE, TARE) ab der Zweitlinie eine ergänzende Option zur Systemtherapie v.a im Rahmen von klinischen Studien darstellen. Bei perihilären Tumoren bieten intraduktale Verfahren wie die photodynamische Therapie oder die intraduktale Radiofrequenzablation eine Möglichkeit zur lokalen Tumorkontrolle und Verbesserung der biliären Drainage. In ausgewählten Fällen kann auch die stereotaktische Strahlentherapie zur lokalen Stabilisierung beitragen.

30

LEITLINIEN

Leitlinienprogramm Onkologie (Deutsche Krebsgesellschaft, Deutsche Krebshilfe, AWMF): S3-Leitlinie Diagnostik und Therapie des hepatozellulären Karzinoms und biliärer Karzinome. Version 5.1. Stand 31.08.2024. AWMF-Reg.-Nr. 032-053OL (2024). https://register.awmf.org/de/leitlinien/detail/032-053OL.

LITERATUR

Abou-Alfa GK et al.: Ivosidenib in IDH1-mutant cholangiocarcinoma. J Clin Oncol. 38(29) (2020b) 3405–3412.

Abou-Alfa GK et al.: Pemigatinib for FGFR2-fusion advanced CCC (FIGHT-202). Lancet Oncol. 21(5) (2020a) 671–684.

Abou-Alfa GK, Lau G, Kudo M et al.: Tremelimumab plus Durvalumab in unresectable hepatocellular carcinoma. N Engl J Med. 387(20) (2022) 1774–1788.

Abou-Alfa GK, Meyer T, Cheng AL et al.: Cabozantinib in patients with advanced HCC previously treated with Sorafenib (CELESTIAL). N Engl J Med. 379(1) (2018) 54–63.

Bruix J, Qin S, Merle P et al.: Regorafenib for patients with HCC who progressed on sorafenib (RESORCE). Lancet. 389(10064) (2017) 56–66.

Chiche L, Adam JP: Diagnosis and management of benign liver tumors. Semin Liver Dis 33(3) (2013) 236–247.

Drilon A et al.: Larotrectinib in TRK fusion-positive cancers. N Engl J Med. 378(8) (2018) 731–739.

Ertle J et al.: Non-alcoholic fatty liver disease progresses to hepatocellular carcinoma in the absence of apparent cirrhosis. Int J Cancer 128(10) (2011) 2436–2443.

Ferlay J et al.: Cancer incidence and mortality worldwide: sources, methods and major patterns in GLOBOCAN 2012. Int J Cancer 136(5) (2015) E359–386.

Finn RS, Qin S, Ikeda M et al.: Atezolizumab plus Bevacizumab in unresectable hepatocellular carcinoma. N Engl J Med. 382(20) (2020) 1894–1905.

Goyal L et al.: Futibatinib in FGFR2-fusion iCCA (FOENIX-CCA2). Lancet Oncol. 24(3) (2023) 294–307.

Kudo M, Finn RS, Qin S et al.: Lenvatinib versus sorafenib in first-line treatment of unresectable hepatocellular carcinoma: REFLECT study. Lancet. 391(10126) (2018) 1163–1173.

Lamarca A, Palmer DH, Wasan HS et al.: ABC-06: FOLFOX in advanced BTC after progression on cisplatin/gemcitabine. Lancet Oncol. 22(5) (2021) 690–701.

Llovet JM, Ricci S, Mazzaferro V et al.: Sorafenib in advanced hepatocellular carcinoma. N Engl J Med. 359(4) (2008) 378–390.

Marabelle A et al.: Pembrolizumab in MSI-H/dMMR tumors (KEYNOTE-158). N Engl J Med. 378(23) (2020) 2208–2218.

Mathieu D et al.: Oral contraceptive intake in women with focal nodular hyperplasia of the liver. Lancet 352(9141) (1998) 1679–1680.

Mathieu D et al.: Oral contraceptive use and focal nodular hyperplasia of the liver. Gastroenterology 118(3) (2000) 560–564.

Oh DY, He AR, Qin S et al.: Durvalumab plus Gemcitabine and Cisplatin in advanced biliary tract cancer. N Engl J Med. 386(10) (2022) 898–909.

Ros PR, Li KC: Benign liver tumors. Curr Probl Diagn Radiol 18(3) (1989) 125–155.

Tao Z, Wu D, Li W et al.: Pembrolizumab plus chemotherapy in advanced BTC: results from KEYNOTE-966. ASCO (2023) Abstract LBA490.

Yau T, Kang YK, Kim TY et al.: Nivolumab plus Ipilimumab versus Sorafenib in first-line treatment of advanced HCC: CheckMate 9DW. J Clin Oncol. 40(suppl 4) (2022) Abstract 267.

Zhu AX, Kang YK, Yen CJ et al.: Ramucirumab in advanced HCC and elevated AFP (REACH-2). Lancet Oncol. 20(2) (2019) 282–296.

Zucman-Rossi J et al.: Genotype-phenotype correlation in hepatocellular adenoma: new classification and relationship with HCC. Hepatology 43(3) (2006) 515–524.

KAPITEL

31

Wolfgang Stremmel

Hereditäre Hämochromatose

31.1 Definition und Basisinformation

Die hereditäre Hämochromatose ist eine angeborene **Eisenspeicherkrankheit,** die autosomal-rezessiv vererbt wird. Die Störung besteht in einer erhöhten intestinalen Eisenresorption. Bei Gesunden sind Eisenresorption und Eisenverlust etwa gleich groß. Vom Nahrungseisen (10–20 mg/d) werden abhängig vom Eisenbedarf nur etwa 10 % (1–2 mg/d) resorbiert. Gesteuert wird die Eisenaufnahme je nach Bedarf über das in der Leber synthetisierte Peptidhormon Hepcidin. Hoher Hepcidinspiegel bei Eisenüberladung hemmt die Resorption, während niedriger Spiegel bei Eisenmangel die Resorption steigert. Bei Hämochromatose ist der Hepcidinspiegel paradoxerweise erniedrigt. So wird Eisen vermehrt resorbiert. Bei der klassischen HFE-assoziierten Hämochromatose (Typ 1; 99,9 % der Patienten) führen Mutationen des in der Leber exprimierten HFE-Gens zur verminderten, jedoch nicht aufgehobenen Synthese des Hepcidins und konsekutiv zu einer vermehrten Eisenresorption mit einer Restregulation auf hohem Niveau. In der Folge wird etwa 2- bis 3-mal mehr Eisen aufgenommen als unter physiologischen Bedingungen (4–5 mg/d). Hepcidin (codiert vom HAMP-Gen) interagiert mit Ferroportin (codiert vom FPN1-Gen), dem Eisenexportprotein an der basalen Seite der Mukosazellen und in der Membran der RES-Zellen sowie in geringerer Menge auch an Hepatozyten. Hepcidinbindung an Ferroportin führt zur Internalisierung und Degradation des Ferroportins, sodass es für den Transport von Eisen ins Blut nicht mehr zur Verfügung steht. Das bedeutet umgekehrt, dass Hepcidinmangel, wie er bei Typ 1 der Hämochromatose paradoxerweise vorliegt, die Eisenresorption und die Eisenausschleusung aus RES-Zellen über unbehindertes Ferroportin fördert (➤ Abb. 31.1).

Die Hepcidinsynthese wird zur Homeostase des Körpereisenspiegels über einen Regulationskomplex in der Leberzellmembran gesteuert. Hauptspieler ist das HFE-Protein, das mit Transferrinrezeptor 1 (TFR 1) interagiert. TFR 1 bindet mit hoher Affinität an transferringebundenes Eisen und verdrängt so kompetitiv bindendes HFE, das jetzt in diesem Komplex an TFR 2 bindet. Bei hohem Eisenspiegel aktiviert der TFR 2 entweder über einen eigenen Aktivierungsweg oder vornehmlich über das in diesem Komplex lokalisierte Hämojuvelin (HJV) die Hepcidinsynthese und wirkt damit der Eisenüberladung entgegen (➤ Abb. 31.1). Auch Infektionen stimulieren die Hepcidinsynthese, während erythropoetischer Bedarf und Hypoxie diese hemmen. Daran ist im Eisenregulationskomplex ein Mosaik verschiedener Proteine beteiligt. Bei der HFE-Mutation und der seltenen Mutation im TFR-2-Gen (Typ 3) findet sich ein ähnlicher, meist milder Hämochromatose-Phänotyp. Die Eisenüberladung bei den sehr seltenen Mutationen in den HJV-Genen (Typ 2A) und HAMP-Genen (Typ 2B) ist deutlicher und tritt schon im frühen Lebensalter auf (juvenile Hämochromatose). Während alle diese Mutationen autosomal-rezessiv vererbt werden, ist die sehr seltene Gain-of-Function-Mutation im FPN1-Gen (Typ 4) autosomal-dominant vererbt und führt zu einem Phänotyp ähnlich der HAMP-Gen-Mutation bedingten Eisenüberladung.

Die Zahlen zur Prävalenz der klassischen homozygoten C282Y-Mutation im HFE-Gen schwanken von Land zu Land und können in der weißen Bevölkerung mit 0,44 % angenommen werden. Die milde Form der Eisenüberladung mit einer zusammengesetzten Mutation C282Y/H63D des HFE-Gens wird auf eine Prävalenz von 2 % geschätzt. Allerdings ist die Penetranz der homozygoten C282Y-Mutation bei gleicher Geschlechterverteilung der Mutation in Bezug auf relevante Eisenüberladung bei Männern 82 % und bei Frauen 55 %. Eine Hämochromatose mit klinischen Eisenüberladungsmerkmalen findet sich bei 28 % der Männer und nur 1 % der Frauen. Dafür verantwortlich sind modifizierende Gene und Umweltfaktoren.

Beim klassischen Bild der Hämochromatose wird das überschüssige Eisen in die Parenchymzellen der Leber und anderer Organe aufgenommen, welches zur Organschädigung führt. Verantwortlich scheint das bei Eisenüberschuss entstehende nicht transferringebundene Eisen (NTBI) zu sein, das über reaktive Sauerstoffverbindungen Zellschädigung hervorruft. In der Leber führt die von periportal nach zentral fortschreitende, hepatozelluläre Eisenüberladung über 20–40 J. zur Fibrose und Zirrhose. Der hepatische Eisengehalt überschreitet dann typischerweise 10–20 mg/g Lebertrockengewicht. Be den seltenen jugendlichen Formen der Hämochromatose mit Mutationen in den HJV-und HAMP-Genen kommt es zu einer noch stärkeren Eisenanreicherung, die in Form von Hämosiderin in den B-Zellen des Pankreas, im Myokard und in den gonadotropen Zellen der Hypophyse die Funktionsbeeinträchtigungen auch dieser Organe erklärt. Bei allen Formen der Hämochromatose sind die Gelenke in Form einer Arthritis bis hin zur degenerativen Arthropathie betroffen.

31.2 Symptomatik und klinisches Bild

Beschwerdebild und klinische Befunde hängen davon ab, ob die Diagnose bei klinisch manifester Erkrankung oder bereits in der Frühphase gestellt wird. Ohne Therapie führt die zunehmende Eisenüberladung in den betroffenen Organen zu progredienten klinischen Symptomen, die meist im 40. bis 50. Lj. beginnen. Männer sind viel häufiger befallen als Frauen, die aufgrund der physiologischen

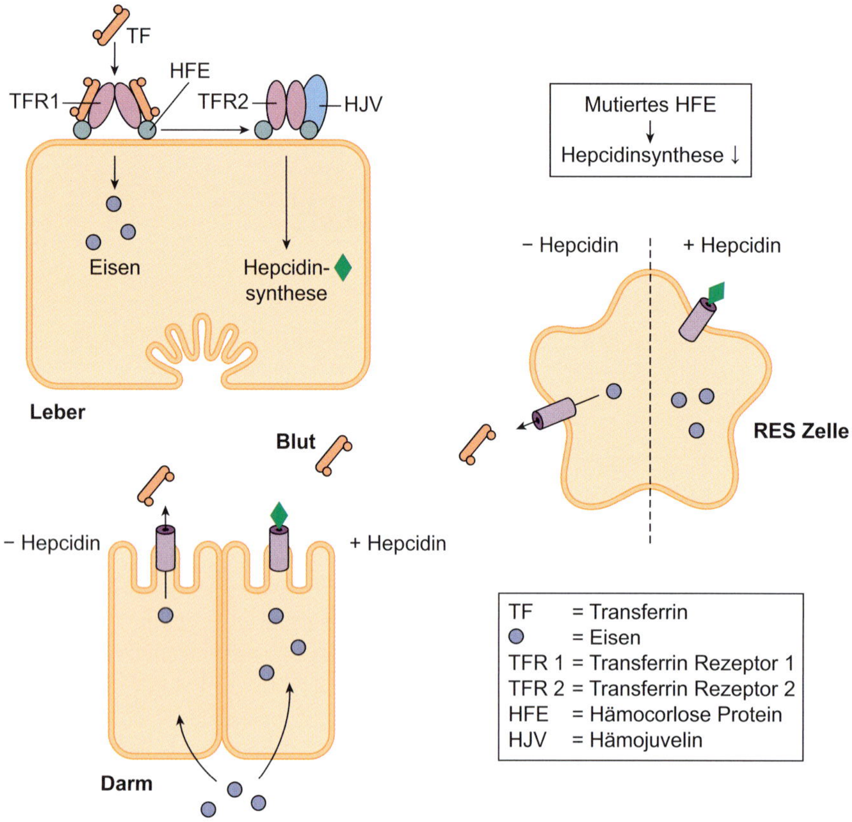

Abb. 31.1 Der Eisenstoffwechsel und seine Regulation. Das in der Leber synthetisierte Hepcidin steuert über Bindung an den Eisenexporter Ferroportin die Eisenfreisetzung aus dem Darm und den RES-Zellen. So sorgt es für die Homeostase des Eisenstoffwechsels. Niedriges Hepcidin stimuliert die Eisenabgabe ins Blut, während Hepcidin in höherer Konzentration diese reduziert. Mutiertes HFE, aber auch ein mutierter Transferrin-Rezeptor 2 (TFR2), mutiertes Hämojuvenil (HJV) und das mutierte Hepcidin-Gen (HAMP) unterdrücken/blockieren die Hepcidinsynthese mit der Konsequenz einer systemischen Eisenüberladung. [L231]

Eisenverluste durch Menstruation, Schwangerschaft und Lactation meist erst nach der Menopause Eisen akkumulieren. Zunächst treten unspezifische Allgemeinsymptome als Ausdruck der Lebererkrankung auf: verminderte Leistungsfähigkeit, Müdigkeit, Abgeschlagenheit und Oberbauchschmerzen. Arthralgien können sich zu jedem Zeitpunkt der Erkrankung entwickeln. Die Lebererkrankung schreitet langsam über eine Fibrose zur Zirrhose fort. Bei 90 % der Patienten besteht eine Hepatomegalie, bei 15 % eine Splenomegalie. Komplikationen wie Aszites, Ikterus oder Zeichen einer ausgeprägten portalen Hypertonie ebenso wie Leberfunktionsstörungen treten, wenn überhaupt, erst im Spätstadium auf. Das Risiko der Entwicklung eines hepatozellulären Karzinoms (HCC) ist bei Vorliegen einer Leberzirrhose deutlich erhöht und liegt nach weiteren 20–30 J. bei 20–30 %.

Bei der sehr starken Eisenüberladung kommt es zu Störungen des Glukosestoffwechsels. Diese beruhen einerseits auf einer mit der Leberzirrhose assoziierten Insulinresistenz und andererseits auf einem Insulinmangel, insbesondere bei juvenilen Formen der Hämochromatose, der durch Eisenablagerungen in den B-Zellen des Pankreas und deren nachfolgende Zerstörung hervorgerufen wird. Eine oft beobachtete verstärkte Hautpigmentierung an belichteten Hautarealen wird nicht durch Eisenablagerungen, sondern durch einen erhöhten Melaningehalt hervorgerufen. Schmerzhafte Gelenkveränderungen betreffen meist symmetrisch die Metakarpophalangealgelenke II und III, aber auch große Gelenke können betroffen sein. Eisenablagerungen im Herzmuskel führen bei massiver Eisenüberladung nicht selten zu einer Kardiomyopathie mit Arrhythmien und Herzinsuffizienz. Endokrine Veränderungen beruhen meist auf einer Störung der hypothalamisch-hypophysären Achse und können sich in einer Verminderung von Libido und einer erektilen Dysfunktion oder Amenorrhö manifestieren (hypogonadotroper Hypogonadismus). Diese sind jedoch selten und wiederum meist bei deutlicher Eisenüberladung zu finden (➤ Abb. 31.2).

31.3 Diagnostik

Die meisten Betroffenen weisen laborchemisch erhöhte Eisenstoffwechselparameter auf. Bereits im Frühstadium der Erkrankung zeigt sich eine Erhöhung der Sättigung des Serum-Transferrins mit Eisen (> 45 %). Später zeigt sich eine Erhöhung des Serum-Ferritins (> 200 µg/l bei Frauen, > 300 µg/l bei Männern), wobei der Ferritinspiegel im Serum mit dem Ausmaß der Eisenüberladung korreliert. Im Spätstadium liegt die Transferrinsättigung meist über 90 % und das Ferritin über 900 µg/l. Die Serum-Eisenspiegel liegen meist > 30 µmol/l (Referenzbereich 11–36 µmol/l), sind aber aufgrund der starken Schwankungen für Diagnose und Verlaufsbeurteilung weniger geeignet.

Sind Ferritin und Transferrinsättigung erhöht, sollte ein HFE-Gentest erfolgen. Eine homozygote C282Y-Mutation oder eine „Compound"-Heterozygotie (zusammengesetzte Mutation von C282Y und H63D) in Verbindung mit pathologisch erhöhten Eisenstoffwechselparametern erlaubt die Diagnose einer manifesten HFE-assoziierten Hämochromatose. Wenn bei massiver Eisenüberladung der HFE-Test negativ ist, sollten die übrigen Gene des Eisenstoffwechsels (TFR 2, HJV, HAMP, FNP1) untersucht werden.

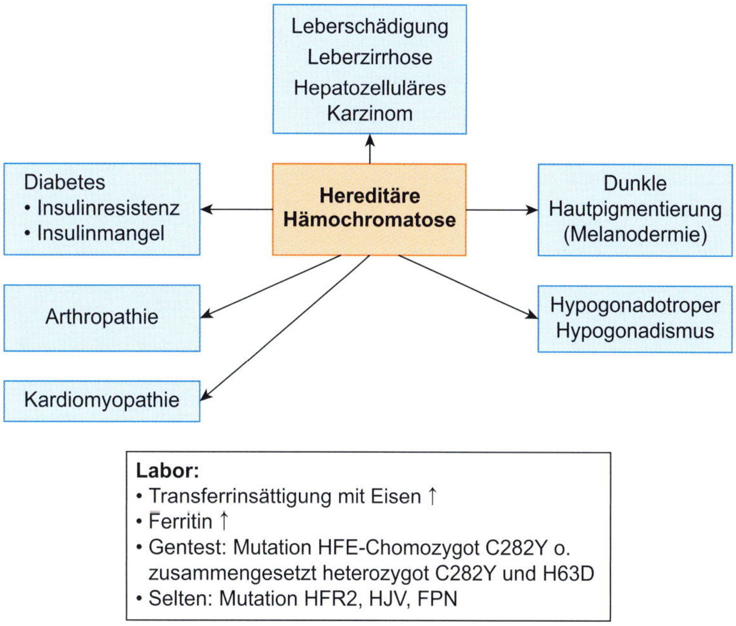

Abb. 31.2 Klinisches Spektrum und Labor bei hereditärer Hämochromatose [L231]

MERKE

Zur Diagnose gehören:
- Transferrinsättigung > 45 % (meist > 90 %)
- Ferritin > 200–300 ng/ml (meist > 900 ng/ml)
- HFE-Mutation (C282Y oder zusammengesetzt C282Y und H63D)

Bei positivem Gentest, Ferritin < 1000 µg/l, normal großer Leber und normalen Transaminasen kann man davon ausgehen, dass eine Hämochromatose im Frühstadium ohne relevante Leberparenchymschädigung vorliegt. Zu beachten ist, dass aufgrund der geringen Penetranz nur ein Teil der C282Y-homozygoten Patienten eine Eisenüberladung (55,4 % der Frauen, 81,8 % der Männer) und Krankheitssymptome (1,2 % der Frauen, 28,4 % der Männer) entwickelt, sodass der Nachweis der HFE-Mutation ohne Eisenüberladung (normales Ferritin) nicht identisch mit der Diagnose einer Hämochromatose ist. Der Genträger ist vielmehr nur als prädisponiert einzustufen.

Eine Leberbiopsie kann bei Ferritinwerten > 1000 µg/l, erhöhten Transaminasen und einer Hepatomegalie erwogen werden, um das Ausmaß der Leberbeteiligung zu beurteilen. Eine quantitative Bestimmung des Lebereisengehalts gibt Auskunft über das Ausmaß der Eisenüberladung. Diese kann aber auch über das MRT mit der Möglichkeit der Eisenkonzentrationsmessung im Gewebe erfasst werden. Histologisch kann Eisen mittels der Berliner-Blau-Färbung dargestellt werden. Typischerweise findet sich hier im Anfangsstadium der Hämochromatose eine periportale, parenchymale Speicherung von Eisen in Form von Hämosiderin-Eisen, wohingegen RES- und Sinusoidalzellen eisenfrei sind.

Zusätzlich kann man fakultativ den sog. Eisenindex in der Leberbiopsie bestimmen. Hierfür dividiert man den quantitativen Eisengehalt (mg/g Trockengewicht) des Lebergewebes durch das Lebensalter des Patienten. Die Diagnose einer homozygoten Hämochromatose ist gesichert bei einem Eisenindex > 2. Auch die familiäre Vorgeschichte ist ein diagnostisches Kriterium.

PRAXISTIPP

- Ferritinerhöhung ist oft Ausdruck von Entzündung, Tumoren oder Fettleber (cave: Fehldiagnose).
- Transferrinsättigung nüchtern bestimmen!
- Bei Leberzirrhose und Leberfunktionsstörung ist Transferrin niedrig und deshalb ist die Transferrinsättigung hoch, oft auch mit Ferritinerhöhung (cave: Fehldiagnose).
- Die HFE-Gentypisierung (homozygot C282Y oder zusammengesetzt heterozygot C282Y und H63D) und keine andere HFE-Mutation ist typisch für eine hereditäre Hämochromatose. Nicht-HFE-Hämochromatosen sind sehr selten.
- Aderlassherapie: Ziel Ferritin 100 ng/ml.

31.4 Therapie

Eine Behandlung ist indiziert, wenn eine manifeste Hämochromatose vorliegt, auch wenn die Transaminasen noch nicht erhöht sind. Das Therapieziel bei Hämochromatose besteht in der Entspeicherung der Eisendepots des Körpers. Die effektivste Methode, Eisen aus dem Körper zu entfernen, ist der Aderlass. Mit einem Aderlass von 500 ml Blut werden dem Körper 250 mg Eisen entzogen. Die Normalisierung des Körpereisenbestands zeigt sich in der Reduktion des Serum-Ferritinspiegels. Dieser sollte unter Therapie alle 2–3 Mon. kontrolliert werden. Ziel ist das einmalige Erreichen eines Ferritinwerts < 50 µg/l und dann langfristig ein Ferritinwert < 100 µg/l. Meist sind hierzu 50–100 Aderlässe in wöchentlichen Abständen notwendig. Der Hämoglobin-Wert sollte dabei nicht < 10 g/dl absinken. Nach Normalisierung des Ferritins kann meist die Aderlassfrequenz auf drei bis vier Aderlässe pro Jahr reduziert werden.

Es kann sinnvoll sein, zusätzlich auch die Transferrinsättigung < 50 % zu halten, um den Schaden durch „freies Eisen“ (NTBI) mit der Bildung freier Radikale möglichst gering zu halten.

Ein Anstieg der Verlaufsparameter des Eisenstoffwechsels und der Transaminasen muss zu einer Erhöhung der Aderlassfrequenz führen. Eine Leberfibrose bessert sich oft unter Eisenentspeicherung, wohingegen die Arthralgien meist schlecht auf die Therapie ansprechen. Medikamentöse Möglichkeiten zur Reduktion der Körpereisenspiegel sind nur bei sekundären Formen der Eisenüberladung, die mit einer Anämie einhergehen, indiziert. Wenn die Körpereisenspeicher entleert sind, ist die Prognose für die Patienten gut. Solange keine Leberzirrhose vorliegt, ist die Lebenserwartung der Patienten wie die der Normalbevölkerung. Die Prognose ist eingeschränkt, wenn eine Leberzirrhose vorliegt. Das Risiko, an einem hepatozelluläres Karzinom zu erkranken, ist bei Leberzirrhose erhöht. Natürlich schränkt auch ein manifester Diabetes mellitus oder eine Kardiomyopathie die Lebenserwartung ein. Deshalb ist eine frühzeitige Diagnose und konsequente Therapie entscheidend für einen guten Krankheitsverlauf.

INFO

Die Selbsthilfegruppe Hämochromatose-Vereinigung Deutschland e.V. (HVD) bietet Beratung und Informationen an.

LEITLINIEN

Bacon BR, Adams PC, Kowdley KV et al: Diagnosis and Management of Hemochromatosis: 2011 Practice Guideline by the American Association for the Study of Liver Diseases. Hepatology 54(1) (2011) 328–343.

European Association For The Study Of The Liver: EASL Clinical Practice Guidelines for HFE hemochromatosis. J Hepatol 53(1) (2010) 3–22.

Kowdley KV, Brown KE, Ahn J et al.: ACG Clinical Guideline: Hereditary Hemochromatosis. Am J Gastroenterol 114()8 (2019) 1202–1218.

LITERATUR

Adams PC, Barton JC: Haemochromatosis. Lancet 370(9602) (2007) 1855–1860.

Beutler E: Hemochromatosis: Genetics and Pathophysiology. Annu Rev Med 57 (2006) 331–347.

Brissot P, Pietrangelo A, Adams PC et al.: Hemochromatosis. Nat Rev Dis Primers 4 (2018) 18016.

Pietrangelo A: Hereditary hemochromatosis – a new look at an old disease. N Engl J Med 350(23) (2004) 2383–2397.

Niederau C, Fischer R, Sonnenberg A et al.: Survival and causes of death in cirrhotic and noncirrhotic patients with primary hemochromatosis. N Engl J Med 313 (1985) 1256–1262.

KAPITEL 32

Marcial Sebode und Martina Sterneck

Lebertransplantation

32.1 Einleitung und rechtlicher Hintergrund

32.1.1 Hintergründe zur Lebertransplantation

Die Lebertransplantation ist für viele Patienten mit akut-fulminanter, chronischer und akut-auf-chronischer Lebererkrankung die einzige lebensverlängernde Therapie. Eine Lebertransplantation bietet eine hervorragende Chance für ein Langzeitüberleben, mit einer 1-Jahres-Überlebensrate von ca. 85 % und einer 10-Jahres-Überlebensrate von ca. 60–70 % je nach Indikation, Alter und Gesundheitszustand des Patienten zum Zeitpunkt der Transplantation.

Bevor jedoch eine Aufnahme auf die Warteliste erfolgen kann, müssen zunächst die Indikation und die Erfolgswahrscheinlichkeit der Lebertransplantation geprüft werden.

Neben den rechtlichen Grundlagen, die im Transplantationsgesetz in der jeweils aktuell gültigen Version der Richtlinie zur Lebertransplantation der Bundesärztekammer festgelegt sind, steht seit 2023 erstmalig eine S2k-Leitlinie der Deutschen Gesellschaft für Gastroenterologie, Verdauungs- und Stoffwechselkrankheiten (DGVS) und der Deutschen Gesellschaft für Allgemein- und Viszeralchirurgie (DGAV) zur Lebertransplantation zur Verfügung (BÄK 2025; Berg et al. 2024). Die Leitlinie umfasst sowohl Aspekte vor wie auch nach der Transplantation.

Grundsätzlich erfolgt in Deutschland am häufigsten eine Vollorgantransplantation mit einem Organ eines Spenders mit irreversiblem Hirnfunktionsausfall (umgangssprachlich sog. Hirntod). Menschen, die in einem Kreislaufstillstand verstorben sind, werden im Gegensatz zu vielen anderen Ländern bisher in Deutschland nicht als Organspender eingesetzt. Die Teilung der Leber in einen linkslateralen und einen rechts erweiterten Leberlappen ermöglicht es in Form der Split-Lebertransplantation, zwei Empfänger durch ein Spenderorgan zu versorgen. Für das kleinere linkslaterale Leberteilstück bieten sich vorrangig Kinder mit entsprechender Körperkonstitution an. Hinzukommend konnten durch die Leberlebendspende die Optionen, eine Lebertransplantation in Zeiten des Organmangels zu realisieren, erweitert werden. Das Szenario für eine Leberlebendspende beschränkt sich allerdings i. d. R. auf Empfänger mit kompensierter Lebererkrankung. Auch aus ethischen Gründen sollte die Evaluation eines Lebendspenders nicht unter Zeitdruck erfolgen, sondern der potenzielle Spender seine Entscheidung gut überdacht treffen können. Zusätzlich hat sich in den letzten Jahren durch die Maschinenperfusion eine weitere Möglichkeit ergeben, die Verfügbarkeit von Organen zu erweitern (➤ Kap. 32.1.4).

Die Lebertransplantation ist eine anspruchsvolle Operation, die in Deutschland nur in einigen Universitätskliniken von speziell ausgebildeten Transplantationschirurgen und geschulten Anästhesisten durchgeführt wird. Daneben ist für eine erfolgreiche Transplantation ein spezialisiertes Team von Intensivmedizinern, Transplantationshepatologen, Infektiologen, Mental Health Professionals und Pflegekräften notwendig.

Nach der Transplantation ist zur Verhinderung einer Abstoßung lebenslang eine immunsuppressive Therapie notwendig. Grundsätzlich ist die Leber ein sehr tolerogenes Organ, was sich im Vergleich zu Transplantationen anderer Organe durch ein geringeres Maß an Immunsuppression auszeichnet. Weiterhin spielt der Abgleich (Matching) von HL-Antigenen bei der Lebertransplantation nur eine sehr untergeordnete und am ehesten für eine Re-Lebertransplantation relevante Rolle. Eine weitergehende Erforschung der genauen molekularen Mechanismen von Toleranz und Abstoßung ist notwendig, um den transplantierten Patienten zukünftig eine individualisierte immunsuppressive Erhaltungstherapie anbieten zu können.

Aufgrund der geringen Bereitschaft zur Organspende ist weiterhin die größte Herausforderung in der Transplantationsmedizin in Deutschland, den großen Bedarf an Organen für schwerstkranke Leberpatienten zu decken. Neuere Entwicklungen wie die Maschinenperfusion erlauben möglicherweise in Zukunft suboptimale, sog. marginale Organe von Spendern mit Risikofaktoren, wie z. B. hohes Alter, Adipositas oder langer Intensivaufenthalt, derart zu regenerieren, dass sie als Transplantat nutzbar werden. Dennoch ist dringend eine höhere Spendenbereitschaft notwendig, um die Mortalität der Patienten von derzeit über 20 % auf der Warteliste zu senken und die Ergebnisse der Transplantation zu verbessern. Derzeit werden aufgrund langer Wartezeiten Patienten häufig in einem so schlechten Gesundheitszustand – oft von der Intensivstation heraus im Multiorganversagen – transplantiert, dass die perioperative Mortalität deutlich höher ist als in anderen Ländern, die mehr Organe zur Verfügung haben und Patienten frühzeitiger transplantieren können. Außerdem führt die Transplantation von marginalen Organen auch im Langzeitverlauf zu Transplantatdysfunktionen, insbesondere durch Schädigung der Gallengänge zu rezidivierenden Cholangitiden, die schließlich in einer Zirrhose des Transplantats resultieren.

32.1.2 Richtlinie Lebertransplantation

Die rechtlichen Vorgaben zur Listung zur Lebertransplantation und Priorisierung der Organverteilung sind im Transplantationsgesetz

(TPG) in der Richtlinie gem. § 16 Abs. 1 S. 1 Nr. 2 TPG für die Wartelistenführung und Organvermittlung zur Lebertransplantation geregelt. Hier wird auch das für Deutschland aktuell gültige Maß zur Beurteilung der Dringlichkeit einer Transplantation definiert. Ursprünglich erfolgte die Dringlichkeitseinstufung zur Lebertransplantation durch den Child-Pugh-Score. Seit 2006 wird dieser durch den MELD-Score (Model for Endstage Liver Disease) ersetzt, in den ausschließlich objektiv messbare Laborparameter eingehen. Ursprünglich diente der MELD-Score zur Abschätzung der 3-Monats-Überlebenswahrscheinlichkeit von Patienten mit Leberzirrhose nach Anlage eines transjugulären intrahepatischen portosystemischen Shunts (TIPS) zur Therapie eines portalen Hypertonus mit den entsprechenden Komplikationen (Malinchoc et al. 2000). Der MELD-Score berechnet sich aus einer mathematischen Formel, die die Laborparameter Kreatinin, Bilirubin und International Normalized Ratio (INR) enthält. Hieraus errechnet sich ein Punktwert, der Werte von 6–40 annehmen kann und einer 3-monatigen Überlebenswahrscheinlichkeit zwischen 7 % und 90 % entspricht. Im internationalen Vergleich haben sich in den letzten Jahren alternative Scores durchgesetzt, die zusätzliche Komponenten in die Formel aufgenommen haben, wie z. B. das Geschlecht, da Frauen durch die geringere Muskelmasse bei der Variable Kreatinin bisher benachteiligt waren, oder den Faktor Natrium, da eine Hyponatriämie ein zusätzlicher relevanter Risikofaktor für die Mortalität darstellt. In einer aktualisierten Version der deutschen Richtlinie ist 2025 der ReMELD-Na-Score (Refitted-Model for Endstage Liver Disease-Natrium-Score) eingeführt worden, der im Vergleich zum klassischen MELD-Score den Serum-Natriumwert in die Formelberechnung aufgenommen hat. Der ReMELD-Na-Score kann Punktwerte von 1–36 annehmen. Beispielsweise repräsentiert ein ReMELD-Na-Score von 15 Punkten eine Mortalität von 8 % in den nächsten 3 Mon. Für die Berechnung muss angegeben werden, ob Patienten dialysiert werden oder unter Therapie mit einem extrakorporalen Leberunterstützungsverfahren stehen. Da direkte orale Antikoagulantien einen Einfluss auf den INR-Wert haben können, sind auch hier besondere Aspekte zu bedenken, die der Richtlinie zu entnehmen sind.

32

32.1.3 Eurotransplant

Deutschland ist Mitglied von Eurotransplant (Eurotransplant International Foundation, ET). Die gemeinnützige Stiftung Eurotransplant wurde 1967 gegründet und ist verantwortlich für die Organisation der Zuteilung von Spenderorganen (Allokation) in 8 europäischen Ländern (Belgien, Deutschland, Kroatien, Luxemburg, Niederlande, Österreich, Ungarn und Slowenien). Die Allokation erfolgt aktuell auf der Basis der medizinischen Dringlichkeit einer Transplantation, die Erfolgsaussicht geht nicht direkt in die Organvergabe ein. Durch den Austausch von Organen für hochdringliche Patienten mit akutem Leberversagen innerhalb des länderübergreifenden Verbunds steigt die Chance auf eine Organzuteilung.

32.1.4 Maschinenperfusion

Die Richtlinienänderung zur Lebertransplantation mit Inkrafttreten am 25.03.2025 ermöglicht die Verwendung der Maschinenperfusion und legt die Rahmenbedingungen hierfür fest. Der langjährige Standard zur Konservierung der Organe beim Transport und im Zentrum ist die Lagerung in einer statischen kalten Lösung. Durch die kalte Ischämie kommt es dabei zur Hypoxie im Organ mit Freisetzung von Radikalen und Zytokinen bei der Reperfusion im Empfänger. Je länger die kalte Ischämiezeit ist, desto höher ist das Risiko eines Reperfusionsschadens bei Wiedererwärmung des Organs bei erfolgter Transplantation, insbesondere für marginale Organe.

Der Begriff „marginale Organe" bezeichnet Organe von Spendern mit sog. erweiterten Spenderkriterien, also z. B. von Spendern mit Adipositas und erhöhtem Fettgehalt der Organe. Die Maschinenperfusion ermöglicht, das Organ kontinuierlich mit einer kalten, oxygenierten Lösung (sog. hypotherme Perfusion; Hypothermic Oxygenated Machine Perfusion, HOPE) oder auch mit warmer Lösung wie z. B. Blut (sog. normotherme Perfusion; normotherme Maschinenperfusion, NMP) zu perfundieren. Hierdurch kann die Organqualität besser erhalten oder möglicherweise auch regeneriert werden. Die Möglichkeit einer Testung der Viabilität, also das Überprüfen der Organqualität und Funktionsfähigkeit einer Spenderleber während der Maschinenperfusion und damit schon vor der Implantation, ist ein Vorteil von NMP gegenüber HOPE, was v. a. relevant für marginale Organe ist. Die größere klinische Erfahrung liegt allerdings für HOPE mit mehreren veröffentlichten randomisiert kontrollierten Studien vor (Parente et al. 2023). Aktuell erfolgt der Einsatz der Maschinenperfusion aus logistischen und praktikablen Gründen endischämisch beim Eintreffen des Lebertransplantats im Transplantationszentrum. Da noch viel Forschungsbedarf besteht, sollte der Einsatz der Maschinenperfusion im Rahmen von klinischen Studien erfolgen.

MERKE

- Die Lebertransplantation stellt für viele Patienten mit akutem oder chronischem Leberversagen die einzige lebensrettende Maßnahme dar.
- Bedingt durch den Organmangel kann eine zeitnahe Lebertransplantation nur jeweils den Patienten mit höchster medizinischer Dringlichkeit auf der Warteliste angeboten werden.

32.2 Indikation zur Lebertransplantation

32.2.1 Allgemeine Indikation und Kontraindikationen zur Lebertransplantation

Die Indikation zur Organtransplantation ist entsprechend dem Transplantationsgesetz gegeben, wenn eine lebensbedrohliche Erkrankung oder eine schwerwiegende Beeinträchtigung der Lebensqualität vorliegt, die nur durch eine Organtransplantation behandelt werden kann. Alternative Therapiemöglichkeiten sollten genutzt worden sein und eine positive Nutzen-Risiko-Abwägung für eine Transplantation vorliegen. Natürlich müssen die Patienten oder die gesetzlichen Vertreter aufgeklärt sein und der Transplantation zugestimmt haben. Das Spektrum der konkreten Indikationen zur Lebertransplantation ist sehr breit, da sich Lebererkrankungen auf unterschiedliche Art mit unterschiedlichen Komplikationen präsentieren können. Hierzu gehört z. B. eine massive Organvergrößerung mit abdominellen Verdrängungserscheinungen bei der polyzystischen Organdegeneration, eine portale Hypertonie mit der Folge von Aszites und bakteriellen Peritonitiden bei der Leberzirrhose oder Komplikationen einer chronischen Cholestase mit rezidivierenden aufsteigenden Cholangitiden und ausgeprägtem Pruritus (➤ Abb. 32.1).

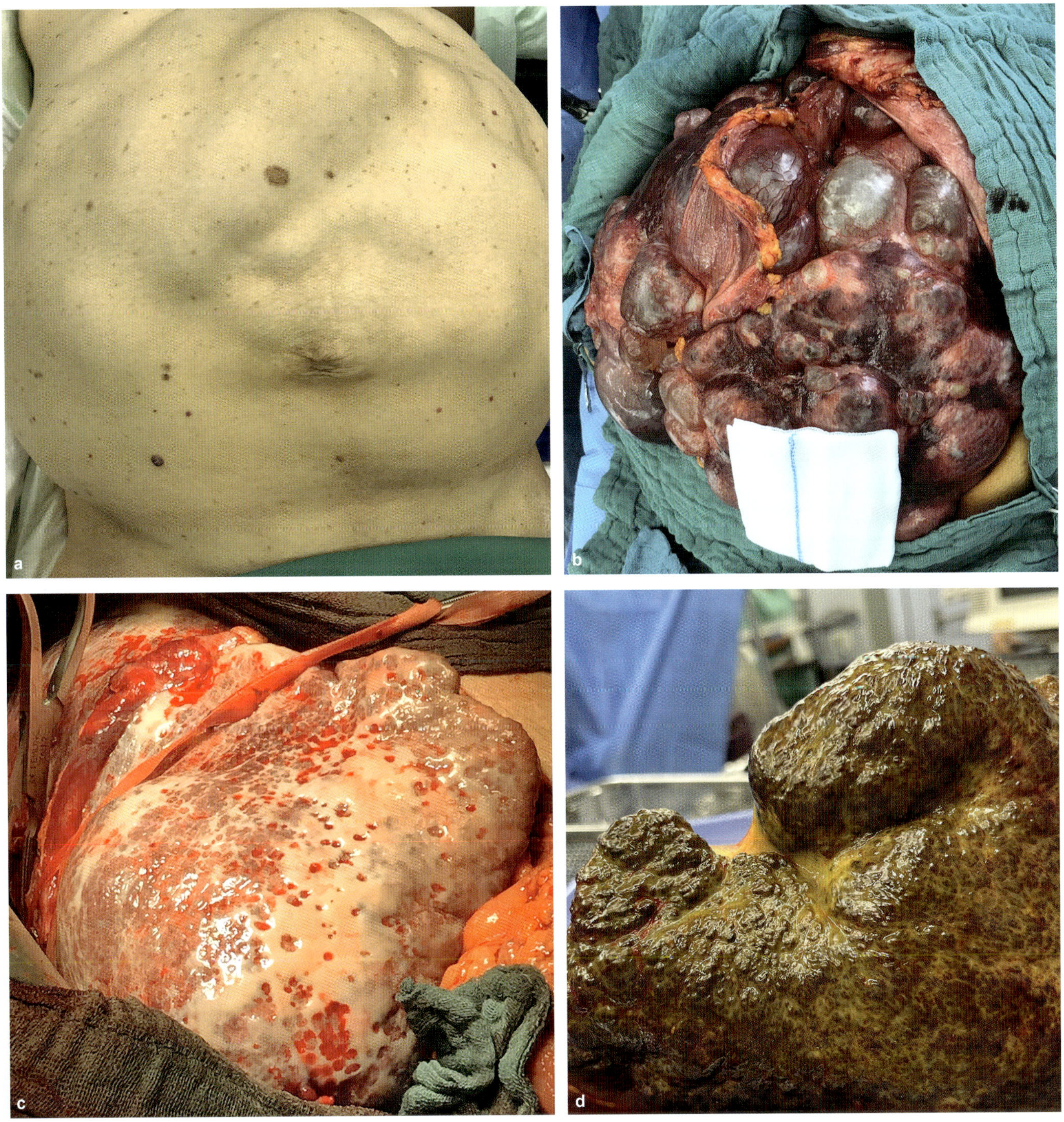

Abb. 32.1 Spektrum der Erscheinungsformen von Lebererkrankungen, die eine Lebertransplantation notwendig machen können [M1677]
a Ausladendes Abdomen eines Patienten mit polyzystischer Leberdegeneration vor Lebertransplantation.
b Intraoperativer Situs während der Lebertransplantation desselben Patienten mit polyzystischer Leberdegeneration. Zur Abschätzung der Größenverhältnisse ist eine sterile Kompresse mit einer Länge von 10 cm aufgelegt.
c Intraoperativer Situs während der Lebertransplantation eines Patienten mit einer Leberzirrhose bei metabolischer Dysfunktion assoziierter steatotischer Lebererkrankung (MASLD). Als Ausdruck rezidivierender spontan bakterieller Peritonitiden ist es zu flächenhaften, weißlichen Fibrinauflagerungen auf der Leber gekommen.
d Explantierte Leber eines Patienten mit primär sklerosierender Cholangitis (PSC). Aufgrund der chronischen Cholestase durch die PSC ist es zu einer grünlichen Verfärbung der zirrhotisch umgebauten Leber gekommen.

Grundsätzlich muss die Überlebenswahrscheinlichkeit mit Transplantation höher sein als ohne. Bezüglich genetisch bedingter Erkrankungen gibt es auch die Konstellation, dass der genetische Defekt in der Leber lokalisiert und durch die Transplantation korrigiert werden kann.

Kontraindikationen zur Transplantation können sich aus Befunden ergeben, die das Operationsrisiko maßgeblich erhöhen oder auch den langfristigen Erfolg der Transplantation gefährden. Derartige Befunde könnten z. B. eine fortgeschrittene Herzinsuffizienz sein, die das perioperative Risiko relevant erhöht, oder eine nicht kurativ behandelte maligne Erkrankung, die mit einem erhöhten Risiko einhergeht, dass der Patient daran im kurzfristigen Intervall verstirbt.

Die Indikation und die Kontraindikationen zur Transplantation und die Transplantabilität sollten durch ein interdisziplinäres Team – bestehend aus den Fachdisziplinen Viszeralchirurgie, Innere Medizin und Gastroenterologie mit der Zusatzweiterbildung Transplantationsmedizin, „Mental Health" („psychische Gesundheit") und Anästhesie oder Intensivmedizin – geprüft und bestätigt werden.

Akutes Leberversagen

Das akute Leberversagen (ALV) ist definiert als akute Leberwerterhöhung mit eingeschränkter Leberfunktion und Lebersynthese (Ikterus, INR > 1,5) und hepatischer Enzephalopathie (HE) ohne zugrunde liegende chronische Leberschädigung. Die Abwesenheit einer vorbestehenden Lebererkrankung ist eine wichtige Abgrenzung gegenüber dem akut-auf-chronischen Leberversagen (Acute-on-Chronic Liver Failure, ACLF). Aufgrund der schnellen Dynamik des Krankheitsbildes sollte frühzeitig und schon bei V. a. ein sich entwickelndes ALV Kontakt mit einem Transplantationszentrum aufgenommen werden. Für einige Entitäten bestehen krankheitsspezifische Therapieansätze beim beginnenden ALV, wie z. B. eine antivirale Therapie mit Entecavir oder Tenofovir für das Hepatitis-B-bedingte ALV. Beim Paracetamol-induzierten ALV sollte bei Nachweis von einem erhöhten Serum-Paracetamolspiegel eine Therapie mit N-Acetylcystein erfolgen (NAC). Darüber hinaus können supportive, aber krankheitsunspezifische Therapien durchgeführt werden. Eine Therapie mit NAC kann auch für das ALV unklarer Genese erfolgen, solange noch keine HE ≥ Grad III vorliegt. Hierdurch werden die Glutathion-Reserven der Leber aufgefüllt, wodurch lebertoxische Metaboliten neutralisiert werden. Es kann auch ein großvolumiger Plasmaaustausch erwogen werden. Hierbei werden toxische Substanzen aus dem Plasma entfernt, die eine fortdauernde Leberschädigung unterhalten. Bei dem V. a. eine fulminante autoimmune Hepatitis (AIH) kann je nach Stadium des Leberversagens noch eine Therapie mit Prednisolon erwogen werden. Allerdings schreitet ein größerer Anteil der Patienten auch trotz hochdosierter Steroidtherapie zum ALV voran.

Für das ALV kann bei fulminantem Verlauf eine Listung zur Lebertransplantation im Status der hohen Dringlichkeit (High Urgency, HU) beantragt werden. Bei Bestätigung des HU-Status erfolgt dann die Organzuteilung vorrangig vor allen anderen Patienten im ET-Bereich. Anhand von Kriterien, die an die King's-College-Kriterien des ALV angelehnt sind, wird abgeschätzt, ob eine kurzfristige Lebertransplantation notwendig wird (O'Grady et al. 1993). Die Komponenten der King's-College-Kriterien unterscheiden sich zwischen dem Paracetamol-induzierten ALV und dem nicht Paracetamol-induzierten ALV und sind der Richtlinie zur Lebertransplantation zu entnehmen.

INFO

Kriterien für das nicht Paracetamol-induzierte akute Leberversagen (ALV)

- Hepatische Enzephalopathie und INR > 6,5
  oder
- hepatische Enzephalopathie und mind. 3 der folgenden 5 Kriterien:
  - kryptogene Hepatitis, toxininduzierte Hepatitis **oder** Medikamententoxizität (falls nicht die Spezialkriterien für die Paracetamolintoxikation vorliegen)
  - Ikterus > 7 d vor Enzephalopathie
  - Alter < 10 J. oder > 40 J.
  - INR > 3,5
  - Serum-Bilirubin > 300 µmol/l (> 17,5 mg/dl)

Krankheitsspezifische Kriterien für die Listung im HU-Status liegen für die fulminante Manifestation des Morbus Wilson und des Budd-Chiari-Syndroms (Lebervenenthrombose) in der Richtlinie Lebertransplantation vor. Bei diesen Erkrankungen kann auch eine Leberzirrhose vorliegend sein, da sich diese Erkrankungen häufig erst im Endstadium erstmalig manifestieren.

INFO

Differenzialdiagnosen des akuten Leberversagens (ALV)

- Medikamentöse Genese (Paracetamol, Antibiotika, Analgetika wie NSAR oder Metamizol, u. a.)
- Virale Genese (vorrangig Hepatitis A, B, E, weniger häufig HSV, CMV, VZV, Dengue u. a.)
- Toxische Genese (Knollenblätterpilz/Amanita-induziert, Drogen wie MDMA u. a.)
- Autoimmune Genese (autoimmune Hepatitis, AIH)
- Schwangerschaftsassoziierte Lebererkrankungen (akute Schwangerschaftsfettleber, HELLP)
- Stoffwechselbedingte Lebererkrankungen (Morbus Wilson u. a.)
- Vaskuläre Genese (Budd-Chiari-Syndrom u. a.)

Chronisches Leberversagen

Zu den häufigsten Grunderkrankungen, die zu einer Leberzirrhose führen können, gehören weltweit die steatotischen Lebererkrankungen und die viralen Hepatitiden. Im Vergleich zur alkoholbedingten Lebererkrankung mit relativ stabiler Prävalenz in den letzten Jahren zeigt sich für die metabolische dysfunktionsassoziierte steatotische Lebererkrankung und die Steatohepatitis (MASLD und MASH) in den westlichen Industrienationen eine deutlich steigende Inzidenz. Dies ist durch den parallelen Anstieg von Risikofaktoren wie Diabetes mellitus Typ 2 und Übergewicht bedingt.

Grundsätzlich soll bei jedem Patienten mit Leberzirrhose, auch unabhängig vom aktuellen MELD-Score, die Frage gestellt werden, ob es sich um einen Kandidaten für eine Lebertransplantation handelt und ob absolute oder relative Kontraindikationen für eine Lebertransplantation vorliegen. Bestandteile einer initialen Einschätzung zur Indikation zur Lebertransplantation sind die Erhebung der vorliegenden Komplikationen der Zirrhose (wie Aszites, hepatische Enzephalopathie, stattgehabte Varizenblutung, hepatozelluläres Karzinom, hepatorenales Syndrom etc.), der Lebersynthesefunktion anhand von Laborwerten wie INR, Albumin und evtl. auch Faktor V oder Cholinesterase sowie der Dynamik der Lebererkrankung unter konservativer Therapie.

Als Faustregel kann gelten, dass eine Lebertransplantation indiziert ist, wenn mindestens eine lebensbedrohliche Komplikation im Rahmen der portalen Hypertension der Zirrhose aufgetreten ist und eine erniedrigte Lebersynthesefunktion vorliegt. Dies entspricht ungefähr einem Child-Pugh-Score Stadium B oder C. Da das Risiko, im Rahmen der Transplantation im 1. J. postoperativ zu versterben, bei ca. 15 % liegt, ist i. d. R. eine Transplantation dann indiziert, wenn die 3-Monats-Mortalität des Patienten gemessen am MELD-Score bei 15–20 % liegt. Dies ist bei einem MELD-Score von 22–24 bzw. einem ReMELD-Na-Score von 18–20 Punkten der Fall. Dennoch können auch bei einem MELD-Score < 15 Punkten Komplikationen der Leberzirrhose vorliegen, sodass der Überlebensvorteil mit Lebertransplantation größer ist als ohne. Somit sollte auch bei Patienten mit niedrigem MELD-Score eine Listung zur Lebertransplantation individuell geprüft werden

Von Beginn an sollten die Adhärenz, das soziale Umfeld und das Vorhandensein eines Substanzabusus geprüft werden, da sich diese Faktoren maßgeblich auf die Erfolgswahrscheinlichkeit der Transplantation ausüben können. Aufgrund des Mangels an Spenderorganen sollte bei potenziellen Kandidaten für eine Lebertransplantation auch frühzeitig die Option einer Leberlebendspende thematisiert werden.

INFO

Häufige Indikationen für eine Lebertransplantation bei chronischer Lebererkrankung

- Steatotische Lebererkrankung
  - Alkoholische Lebererkrankung
  - Metabolische dysfunktionsassoziierte steatotische Lebererkrankung (MASLD, Metabolic Dysfunction-associated Steatotic Liver Disease)
- Autoimmune Lebererkrankungen: autoimmune Hepatitis (AIH), primär biliäre Cholangitis (PBC), primär sklerosierende Cholangitis (PSC)
- Sekundär sklerosierende Cholangitis (SSC)
- Virale Lebererkrankungen (Virushepatitis B ± Co-Infektion mit D, Virushepatitis C)
- Stoffwechselerkrankungen (Alpha-1-Antitrypsin-Mangel, Morbus Wilson, Hämochromatose, Oxalose)
- Polyzystische Leber- und Nierenerkrankung

Akut-auf-chronisches Leberversagen

Nach der Definition der europäischen Lebergesellschaft EASL ist das ACLF eine schwere Form der akut dekompensierten Leberzirrhose, welches durch ein Versagen von einem oder mehreren Organsystemen und einem hohen kurzzeitigen Mortalitätsrisiko gekennzeichnet ist (EASL 2024). Pathophysiologisch kommt es bei einem ACLF zu einer systemischen Inflammationsreaktion, die das Multiorganversagen bedingt. Infektionen und Alkoholkonsum sind die häufigsten Auslöser für ein ACLF. Je mehr Organsysteme ausfallen, umso höher ist die Letalität ohne Lebertransplantation. Allerdings steigen auch die Risiken einer Lebertransplantation bei einem höhergradigen ACLF. Somit stellt sich insbesondere beim Szenario eines ACLF mit Ausfall von ≥ 3 Organsystemen die Frage, ab wann die Erfolgschance so gering ist, dass eine Transplantation insbesondere auch im Hinblick auf den Organmangel nicht mehr erfolgen sollte. Ein wichtiger Aspekt bei der Abwägung von Kontraindikationen ist hierbei auch der Ausschluss eines aktiven und unkontrollierten Infekts als Trigger des ACLF. Bedingt durch die Dynamik eines ACLF muss die Entscheidung für oder gegen eine Transplantation schnell getroffen werden. Da das Fenster zur Lebertransplantation insbesondere bei höhergradigem ACLF sehr klein ist, ist es günstig, wenn Patienten bereits auf der Warteliste stehen und die Evaluationsuntersuchungen abgeschlossen sind. Dies spricht auch dafür, potenzielle Transplantationskandidaten rechtzeitig zu evaluieren, auch wenn der MELD bei der Evaluation noch nicht so hoch ist, dass sie direkt ein Organangebot erhalten.

32.2.2 Spezielle Indikationen zur Lebertransplantation

Alkoholische Lebererkrankung

Patienten mit einer alkoholassoziierten Lebererkrankung oder einer Erkrankung, bei der Alkohol einen Co-Faktor darstellt, sollen eine 6-monatige Alkoholkarenz aufweisen, bevor sie auf die Warteliste zur Lebertransplantation aufgenommen werden, einerseits um zu überprüfen, ob sich die Leberfunktion regeneriert und andererseits, um eine Adhärenz bezüglich der zu fordernden strikten Alkoholkarenz nach der Lebertransplantation mit Vermeidung einer ethyltoxischen Schädigung der Transplantatleber einschätzen zu können. Nur bei Vorliegen eines schweren ACLF mit hoher Mortalität ohne unmittelbare Transplantation sollte ein Patient ohne 6-monatige Alkoholabstinenz für eine Transplantation evaluiert werden. Dabei kann nur dann von der standardmäßig anzuwendenden Notwendigkeit einer 6-monatigen Alkoholkarenz vor Listung abgewichen werden und eine „vorzeitige" Listung aufgrund der dringenden medizinischen Notwendigkeit erfolgen, wenn eine günstige Abstinenzprognose anhand der Einschätzung eines Suchtmediziners vorliegt und eine Stellungnahme durch die Sachverständigengruppe der Ständigen Kommission Organtransplantation der Bundesärztekammer erfolgt ist.

Generell ist die suchtmedizinische Einschätzung (bzw. die Beurteilung durch einen „Mental Health Professional") der Alkoholkonsumstörung und deren Prognose ein wichtiger Bestandteil der Evaluation zur Lebertransplantation von Patienten mit alkoholischer Lebererkrankung. Zur Kontrolle der Alkoholabstinenz muss nach der aktuellen Richtlinie als direkter Alkoholmarker das Ethylglucuronid im Urin (uEtG) bestimmt werden, das den Alkoholkonsum der letzten 1–max. 5 d reflektiert. Die Kontrolle muss bei Wartelistenpatienten mindestens alle 3 Mon. erfolgen. Andere direkte Alkoholmarker, die zusätzlich bestimmt werden können, sind das EtG in einer 3 cm langen Haarsträhne (HaarEtG), welches bei Negativität eine Abstinenz der letzten 3–6 Mon. mit hoher Spezifität bestätigt. Des Weiteren eignet sich als direkter Alkoholmarker auch Phosphatidylethanol (PEth), welches einen Alkoholabstinenzzeitraum von 2–6 Wo. verifizieren kann.

Metabolische dysfunktionsassoziierte steatotische Lebererkrankung

Die metabolische dysfunktionsassoziierte steatotische Lebererkrankung (Metabolic Dysfunction-Associated Steatotic Liver Disease, MASLD) und die metabolische dysfunktionsassoziierte Steatohepatitis (Metabolic Dysfunction-Associated Steatohepatitis, MASH) stellen immer häufiger die zugrunde liegende Erkrankung dar, die eine Lebertransplantation notwendig macht. In den westlichen Industrienationen geht man von einer Prävalenz der MASLD von 30–40 % in der erwachsenen Normalbevölkerung aus, woraus sich dann eine MASH, eine Leberzirrhose und/oder ein HCC entwickeln kann. Für die Evaluation zur Lebertransplantation sollte ein besonderer Fokus auf die kardiovaskulären Risikofaktoren gelegt werden, die eine Kontraindikation zur Lebertransplantation darstellen können.

Infektiöse Lebererkrankungen

Virushepatitis B und D

32 Die viralen Hepatitiden gehören weiterhin weltweit zu den häufigsten Indikationen zur Lebertransplantation. Dennoch hat die antivirale Therapie bei der Hepatitis B zu einem starken Rückgang der Indikation zur Lebertransplantation geführt. Im Verlauf der letzten Jahre ist das hepatozelluläre Karzinom (HCC) die vergleichsweise häufigere Indikation zur Lebertransplantation als die Leberinsuffizienz bei Patienten mit chronischer Hepatitis-B-Infektion geworden. Bei Patienten mit dekompensierter Leberzirrhose aufgrund einer Hepatitis B besteht die Indikation zum umgehenden Beginn einer antiviralen Therapie, parallel sollen die Patienten aber auch zur Lebertransplantation evaluiert werden. Durch die antivirale Therapie kann die Notwendigkeit einer Lebertransplantation bei vielen Patienten, sogar noch im Stadium der dekompensierten Leberzirrhose, abgewendet werden.

Die Hepatitis B kann sich auch akut präsentieren, wobei der überwiegende Großteil dieser Verläufe spontan ausheilt. Nur bei einem fulminanten Verlauf mit starker Einschränkung der Lebersynthese (entsprechend den sog. Clichy-Kriterien, die in der Richtlinie Lebertransplantation hinterlegt sind) sollte eine Lebertransplantation für die akute Manifestation der Hepatitis B bedacht werden.

Um eine Rekurrenz nach Lebertransplantation zu verhindern, soll bei allen Patienten auf der Warteliste eine antivirale Therapie gestartet werden, die nach Lebertransplantation fortgeführt wird. Das Ziel der Therapie vor Lebertransplantation ist die nicht mehr nachweisbare HBV-DNA. Direkt nach Lebertransplantation sollte entsprechend der deutschen und europäischen Leitlinie bei allen Patienten zur Verhinderung einer Rekurrenz die antivirale Therapie lebenslang fortgesetzt werden (Berg et al. 2024; EASL 2024). Zusätzlich sollte als Prophylaxe einer rekurrenten Infektion mit HBV eine Therapie mit Hepatitis-B-Immunglobulin (HBIG) durchgeführt werden. Im Verlauf kann bei Patienten mit niedrigem Rezidivrisiko das HBIG dann unter Fortführung einer potenten antiviralen Therapie mit Tenofovir oder Entecavir abgesetzt werden. Bei Patienten mit hohem Risiko für ein Rezidiv sollte HBIG fortgeführt werden. Hierzu gehören Patienten, die vor der Lebertransplantation einen positiven HBV-DNA-Nachweis hatten, und solche mit begleitender HDV- oder HIV-Infektion, mit HCC als Grunderkrankung (innerhalb der ersten 5 J.) oder mit chronischer Niereninsuffizienz.

Mit Bulevirtid ist erstmalig eine antivirale Therapie für die chronische Hepatitis-D-Infektion zugelassen. Es liegen allerdings für die Anwendung bei dekompensierter Leberzirrhose nur unzureichende Daten vor. Die Therapie mit Bulevirtid wird spätestens zum Zeitpunkt der Transplantation dann abgesetzt und nach Transplantation die Therapie auf die Rezidivprophylaxe von HBV wie oben beschrieben reduziert.

Virushepatitis C

Alle Patienten mit einer chronischen Virushepatitis C werden mit den neuen direkten antiviralen Substanzen (Direct-acting Antivirals, DAA) behandelt. Bei Patienten mit dekompensierter Leberzirrhose soll die Therapie sogar eilig begonnen werden. Auf die entsprechenden Zulassungen der antiviralen Substanzen in Bezug auf den Genotyp, das Child-Pugh-Stadium und die Empfehlungen bei Niereninsuffizienz soll geachtet werden. Beispielsweise sind Protease-Inhibitoren kontraindiziert bei dekompensierter Leberzirrhose. Die antivirale Therapie vor Lebertransplantation hat grundsätzlich zwei Ziele: Stabilisierung der Leberfunktion vor Lebertransplantation und Vermeidung einer Re-Infektion des Transplantats mit dem Hepatitis-C-Virus. Teilweise kann durch die Therapie auch eine Transplantation abgewendet werden. Die Therapie sollte aber nur begonnen werden, wenn kein ausgeprägtes ACLF vorliegt, da sonst die Wartelisten-Mortalität zu stark erhöht ist und die erforderliche Therapiedauer der DAA nicht eingehalten werden kann. Als Orientierungsgrenze wurde ein MELD-Score von ca. 20 Punkten vorgeschlagen. Liegt der MELD-Score darunter, soll antiviral vor Lebertransplantation behandelt werden, liegt der Wert darüber, soll erst nach Lebertransplantation die antivirale Therapie begonnen werden. Kommt es nach einer Lebertransplantation zur Rekurrenz der HCV, soll zeitnah antiviral therapiert werden. Aufgrund der hohen Ansprechraten der antiviralen Therapie nach Lebertransplantation ist es heutzutage sogar möglich, dass HCV-naiven Empfängern HCV-positive nichtzirrhotische Spenderorgane angeboten werden können und damit das Risiko der Übertragung von HCV bewusst in Kauf genommen wird, um rechtzeitig ein Organangebot zu erhalten. Diese Option erweitert das Spektrum der Organangebote in Zeiten des generellen Organmangels. Voraussetzung ist eine Zustimmung der Patienten nach ausführlicher Aufklärung und dass zügig nach Lebertransplantation antiviral behandelt werden kann.

Hepatozelluläres Karzinom (HCC) und Cholangiokarzinom (CCA)

Die Option einer Lebertransplantation soll bei bestehendem HCC und vorliegender Leberzirrhose geprüft werden, wenn das HCC hierdurch in kurativer Intention behandelt werden kann. Die Lebertransplantation liefert für das auf die Leber begrenzte HCC innerhalb einer bestimmten Größenklasse die beste Langzeitprognose und Rezidivfreiheit und ist die einzige Therapieform, bei der Tumor und Leberzirrhose gleichzeitig behandelt werden. Das Rückfallrisiko korreliert mit Größe und Anzahl der HCC-Herde, die somit die Selektionskriterien für Patienten darstellen, die für eine Lebertransplantation geeignet sind (➤ Tab. 32.1). Die UNOS-T2-Kriterien werden in der aktuellen Richtlinie zur Lebertransplantation zur Vergabe einer Standard Exception (SE) angewandt. Dadurch erhalten die Patienten Sonder-MELD-Punkte auf der Warteliste, die, sofern der Tumor innerhalb der Größenklasse verbleibt, alle 3 Mon. steigen. In jedem Fall soll bildgebend eine Gefäßinvasion und extrahepatische Metastasierung ausgeschlossen werden.

Weitere Kriterien, die eine Einschätzung des Rezidivrisikos ermöglichen, aber nicht in die SE-Kriterien einfließen, ist die Höhe des AFP und der Differenzierungsgrad bei vorliegender Histologie des Tumors. Wenn der SE-Status vergeben wurde, muss alle 3 Mon. mittels einer 3-Phasen-Schnittbildgebung überprüft werden, ob der Tumor weiterhin die bildmorphologischen Kriterien erfüllt. Bei AFP-Werten > 1000 ng/ml sollte eine Transplantation nur nach neoadjuvanter Therapie erfolgen. Patienten mit erfüllten SE-Kriterien sollten bis zur Lebertransplantation eine überbrückende Therapie in Form eines lokalablativen Verfahrens wie u. a. chirurgische Resektion, transarterielle Chemoembolisation (TACE) oder Mikrowellenablation (MWA) erhalten, um einen relevanten Tumorprogress mit Größenwachstum oder zusätzlichen Herden, die zum Verlust von SE-Punkten führen könnten, zu vermeiden (Bridge to Transplant).

Aber auch Patienten mit HCC außerhalb der UNOS-T2-Kriterien haben eine bessere Prognose nach Lebertransplantation als mit konservativen Therapien, sofern diese in den in der Tabelle 1 angegebenen Größenklassen liegen. Die Prognose bzw. das Rezidivrisiko kann unter Einbeziehung der Anzahl und Größe der Raumforderungen sowie Höhe des AFPs durch die Metroticket-2.0-Formel (➤ Tab. 32.1) abgeschätzt werden. Allerdings wird für alle Patienten außerhalb UNOS T2 auf der Warteliste kein SE-Status vergeben. Die Chance, ein Organangebot zu erhalten, ist außerhalb der UNOS-T2-Kriterien somit klein. Eine Option in dieser Situation wäre ein Lebendspender oder ein maschinenperfundiertes marginales postmortales Spenderorgan. Ein Downstaging des Tumors durch lokalablative Verfahren wird für HCC-Patienten außerhalb UNOS T2 empfohlen. Auch Checkpoint-Inhibitor-basierte Systemtherapien des HCC scheinen zum Downstaging verwendet werden zu können. Nach derzeitigem Wissensstand scheint eine ca. 6-monatige Pause zwischen Beendigung der Checkpoint-Inhibitor-basierten Systemtherapie und der Lebertransplantation notwendig zu sein, um die stimulierenden Effekte der Checkpoint-Inhibitoren auf das Immunsystem abklingen zu lassen und frühe fulminante Abstoßungsreaktionen zu vermeiden.

Nach Lebertransplantation aufgrund eines HCC bedarf es einer Nachsorge mit regelmäßigen Bildgebungen zum Screening auf ein Rezidiv des HCC. Generell liegt das Rezidivrisiko nach Transplantation von Patienten mit HCC innerhalb UNOS T2 bei ca. 10–15 %.

Das nichtresektable hiläre Cholangiokarzinom (CCA) sollte in Deutschland nur im Rahmen der sog. „pro-duct002"-Studie einer Lebertransplantation zugeführt werden. Der Durchmesser des Tumors darf dabei 3 cm nicht überschreiten und es muss eine extrahepatische Metastasierung und Lymphknoteninfiltration vorab durch eine Staging Laparotomie oder -skopie ausgeschlossen worden sein.

Tab. 32.1 Auswahlkriterien für Patienten mit HCC, die für eine Lebertransplantation geeignet sein können

Kriterien	1 HCC-Herd	Mehrere HCC-Herde
Mailand	< 5 cm	2–3 Herde jeweils < 3 cm
UNOS T2[1]	≥ 2 cm u. ≤ 5 cm	2–3 Herde Jeweils ≥ 1 cm u. ≤ 3 cm
UCSF (San Francisco)	≤ 6,5 cm	Max. 3 Herde jeweils ≤ 4,5 cm **und** Summe der addierten Tumordurchmesser ≤ 8 cm
Up-to-Seven	≤ 6 cm	Summe aus Durchmesser des größten Herdes (in cm) **und** Anzahl der Herde ≤ 7
Metro-Ticket	Die Variablen AFP, Tumorgröße u. -anzahl gehen in eine Formel zur Berechnung der HCC-bezogenen Mortalität nach Lebertransplantation ein, die der Originalpublikation zu entnehmen ist (Mazzaferro et al. 2018)	

[1] Entsprechen den Kriterien, die in der aktuellen Richtlinie zur Lebertransplantation als SE-Kriterien angewandt werden

32.2.3 Autoimmune Lebererkrankungen und sklerosierende Cholangitiden

Autoimmune Hepatitis (AIH)

Die AIH ist i. d. R. gut durch eine immunsuppressive Therapie zu behandeln, sodass zumeist eine Lebertransplantation abgewendet werden kann. In wenigen Fällen wird eine Lebertransplantation dennoch notwendig, entweder beim seltenen Szenario eines fulminanten Leberversagens oder häufiger in Form einer dekompensierten Leberzirrhose. Die Rezidivrate einer AIH nach Lebertransplantation wird mit 20–30 % innerhalb von 5–20 J. angegeben. Ob die Wahl der immunsuppressiven Therapie nach Lebertransplantation eine Auswirkung auf das Rezidivrisiko der AIH oder generell auf den Verlauf nach Transplantation hat, ist weiterhin unklar. Bei Vorliegen eines Rezidivs sollte mithilfe von Steroiden eine Remission induziert und die langfristige Immunsuppression um Azathioprin oder MMF ergänzt werden, zusätzlich zur Fortführung der CNI-basierten Basisimmunsuppression nach Transplantation. Protokollbiopsien gerade in den ersten Jahren nach Lebertransplantation können bei der AIH dabei helfen, eine rekurrente AIH frühzeitig zu detektieren. Von den drei autoimmunen Lebererkrankungen hat die AIH die schlechteste Prognose nach Lebertransplantation, vorrangig durch ein erhöhtes Infektrisiko unter intensivierter Immunsuppression bedingt.

Primär biliäre Cholangitis (PBC)

Die guten Therapiemöglichkeiten der PBC haben dazu geführt, dass die Rate an notwendigen Lebertransplantationen für die PBC deutlich rückläufig ist. Pruritus kann ein sehr quälendes Symptom bei der PBC sein, das in wenigen Fällen auf keine medikamentöse Therapie anspricht. Für diese Fälle kann die Lebertransplantation eine Option sein. Fatigue, ein weiteres typisches Symptom der PBC, besteht i. d. R. nach Lebertransplantation weiter und sollte dementsprechend nicht die primäre Indikation zur Lebertransplantation bei der PBC sein. Die Rezidivrate der PBC nach Lebertransplantation wird auch mit 20–30 % innerhalb von 10 J. angegeben. Für die PBC konnte gezeigt werden, dass die Basistherapie der Erkrankung mit Ursodeoxycholsäure (UDCA) nach Lebertransplantation die Rezidivrate der PBC senkt, sodass die Prophylaxe mit UDCA nach Transplantation verordnet werden sollte. Auch das Rezidiv der PBC sollte mit UDCA behandelt werden. Die Diagnose eines Rezidivs bedarf häufig einer Leberbiopsie, da die PBC-spezifischen Autoantikörper (v. a. AMA) nach Lebertransplantation persistieren und somit nicht hilfreich für die Diagnosestellung eines PBC-Rezidivs sind.

Primär sklerosierende Cholangitis (PSC)

32

Von den drei autoimmunen Lebererkrankungen verläuft die PSC öfter progressiv, sodass eine Lebertransplantation häufiger notwendig wird. Es ist weiterhin unsicher, ob die Therapie mit UDCA und die endoskopische Dilatationstherapie von Gallengangsstenosen vor Lebertransplantation den Verlauf der Erkrankung prognostisch günstig beeinflusst. Während der Evaluation zur Lebertransplantation muss das erhöhte Tumorrisiko bei der PSC bedacht werden und entsprechend sorgfältig muss auf ein Cholangiokarzinom (CCA) der intra- oder extrahepatischen Gallenwege oder der Gallenblase und bei gleichzeitig vorliegender chronisch-entzündlicher Darmerkrankung auch auf ein kolorektales Karzinom gescreent werden. Da der MELD-Score nicht für alle PSC-Patienten die erhöhte Sterblichkeit widerspiegelt, die sich v. a. durch die chronische Cholestase aufgrund der Gallengangsstrikturen und dem Risiko einer bakteriellen Cholangitis bzw. Cholangiosepsis ergibt, liegen für die PSC in der Richtlinie zur Lebertransplantation SE-Kriterien vor. Das Rezidiv einer PSC nach Lebertransplantation ist etwas häufiger als bei der AIH oder PBC und kann zumindest symptomatisch mit UDCA behandelt werden. In der Vergangenheit wurde aus Sorge vor einem Rezidiv der PSC und vor einem fortbestehenden, erhöhten CCA-Risiko der empfängerseitige Ductus hepatocholedochus (DHC) während der Transplantation entfernt und eine biliodigestive Anastomose (BDA) angelegt. Aktuell besteht aber die Empfehlung, dass bei intraoperativ unauffälligem Befund auch bei der PSC eine End-zu-End-Gallengangsanastomose durchgeführt werden kann, da die entsprechenden Risiken gering sind. PSC-Lebertransplantierte mit einer Colitis haben ein erhöhtes Risiko für kolorektale Karzinome und sollen im Rahmen der Screening-Untersuchungen nach Lebertransplantation 1 ×/J. eine Surveillance-Koloskopie erhalten.

Sekundär sklerosierende Cholangitis (SSC)

Im Gegensatz zur PSC ist bei der sekundär sklerosierenden Cholangitis (SSC) ein Auslöser der Gallengangsschädigung zu identifizieren. Dies können ischämische Gallengangsschädigungen im Rahmen von komplizierten Operationen im Bereich der Gallenwege oder prolongierte Intensivaufenthalte aufgrund anderer schwerwiegender Erkrankungen sein. Weitere Ursachen sind u. a. eine chronische Choledocholithiasis, aber auch immunologische Erkrankungen wie Langerhans-Histiozytose, eine IgG4-assoziierte oder eosinophile Cholangitis oder Infektionskrankheiten wie eine Besiedlung der Gallenwege mit Leberegel sowie eine AIDS-bedingte Gallenwegserkrankung.

Seltene Stoffwechselerkrankungen

Alpha-1-Antitrypsin-Mangel

Der Alpha-1-Antitrypsin-Mangel ist eine seltene autosomal-rezessive Erkrankung, bei der das fehlgefaltete Alpha-1-Antitrypsin in der Leber akkumuliert und zur Leberschädigung führt und der Mangel des Proteins in der Lunge eine pulmonale Schädigung verursacht. Dementsprechend muss bei der Evaluation zur Lebertransplantation aufgrund eines Alpha-1-Antitrypsin-Mangels insbesondere ein Fokus auf die pulmonologische Abklärung gelegt werden. Anhand des Genotyps werden unterschiedliche aggressive Verläufe unterschieden, wobei der homozygote Pi*ZZ-Genotyp den schwersten Verlauf aufweist. Es liegen Einzelfallberichte vor, dass für dieses Krankheitsbild kombinierte Leber-Lungen-Transplantationen durchgeführt worden sind. Ein Heterozygotenstatus für den Alpha-1-Antitrypsin-Mangel kann ein Co-Faktor für die Entwicklung einer Leberzirrhose beim Vorliegen einer steatotischen Lebererkrankung (sowohl bei alkoholische Lebererkrankung als auch MASLD) sein. Hinweisend können z. B. PAS-positive Globuli in Hepatozyten in der Leberbiopsie sein, bei deren Nachweis eine genetische Testung auf Alpha-1-Antitrypsin-Mangel durchgeführt werden sollte.

Hämochromatose

Nur ein geringer Anteil der Patienten mit Hämochromatose (insbesondere bei Vorliegen der C282Y-Mutation im HFE-Gen) entwickelt eine dekompensierte Leberzirrhose, die eine Lebertransplantation notwendig macht. Bei der Evaluation zur Lebertransplantation muss bei Hämochromatose das stark erhöhte HCC-Risiko bedacht und entsprechende Screening-Untersuchungen vor Transplantation strikt durchgeführt werden. Auch extrahepatische Organschäden durch die Eisenüberladung sind möglich, insbesondere muss eine schwerwiegende kardiale Funktionsstörung ausgeschlossen werden, da diese zu intra- und postoperativen Komplikationen führen können. Auch Infektionen liegen gehäuft nach Lebertransplantation bei Hämochromatose vor. Somit sollte eine eisendepletierende Medikation der Hämochromatose vor Lebertransplantation durchgeführt werden, um die entsprechenden Risiken zu minimieren. Nach Transplantation sind diese Maßnahmen i. d. R. nicht mehr notwendig, obgleich die Erkrankung mit der Transplantation nicht kurativ behandelt ist.

Morbus Wilson

Der Morbus Wilson kann sich mit einem breiten Spektrum klinisch manifestieren: von einem akuten Leberversagen bis hin zur dekompensierten Leberzirrhose. All diese Manifestationsformen können eine Lebertransplantation notwendig machen. Für die Diagnosestellung des sich akut manifestierenden Morbus Wilson liegen in der Richtlinie Lebertransplantation Diagnosekriterien vor, die erfüllt sein müssen, um den HU-Status für diese Patienten beantragen zu können. Eine vor Lebertransplantation bestehende neurologische Symptomatik kann sich bessern, kann aber auch persistieren oder sich nach Transplantation sogar verschlechtern. Eine laborchemische Überwachung des Kupfer-Metabolismus oder eine spezifische kupferdepletierende Therapie des Morbus Wilson braucht nach Lebertransplantation nicht fortgeführt werden, da der Gendefekt, der zu einer gestörten Kupfer-Sekretion über die Gallenwege führt, mit der Lebertransplantation korrigiert wird.

Hyperoxalurie

Die primäre Hyperoxalurie Typ I ist eine sehr seltene autosomal-rezessiv vererbte Erkrankung mit einem Defekt der hepatischen Alanin-Glyoxylat-Aminotransferase, wodurch eine Überproduktion von Oxalat und Glykolat resultiert. Klinisch manifest wird die Erkrankung vorrangig durch eine Niereninsuffizienz. Die Lebertransplantation behebt den zugrunde liegenden Gendefekt und die kombinierte Nierentransplantation kuriert den oxalatbedingten renalen Endorganschaden.

Amyloidose

Patienten mit angeborenen Formen einer familiären Amyloidose, bei denen Amyloidvorläuferproteine, die überwiegend in der Leber synthetisiert werden, in anderen Organen zu Funktionsstörungen führen, können von einer Lebertransplantation profitieren. Die familiäre amyloidotische Polyneuropathie (FAP) ist die häufigste Form, für die eine Lebertransplantation angeboten werden kann.

32.2.4 Zystische Lebererkrankungen

Patienten mit adulter autosomal-dominant vererbter polyzystischer Degeneration der Leber und ggf. auch der Nieren können einen SE-Status für eine Lebertransplantation erhalten, sofern bestimmte Kriterien erfüllt sind. Diese beinhalten vorrangig Komplikationen der portalen Hypertonie wie Aszites oder Varizenblutung, eine Malnutrition (größtenteils bedingt durch eine Kompression des Magens), eine Ausflussbehinderung der Leber durch Kompression der Lebervenen durch die Zysten und eine stark eingeschränkte oder dialysepflichtige Niereninsuffizienz. Weitere Faktoren, die eine Lebertransplantation notwendig machen können, aber nicht Bestandteil der SE-Kriterien sind, sind chronische abdominelle Schmerzen in Verbindung mit reduzierter Lebensqualität und rezidivierende Zysteninfektionen.

32.3 Seltene Lebertumoren und seltene Malignome mit hepatischer Metastasierung

Das hepatische Hämangioendotheliom kann bei fehlendem Progress über eine Zeit von einem Jahr eine Indikation zur Lebertransplantation darstellen, wenn die Erkrankung durch eine Leberresektion nicht therapierbar ist.

Patienten mit nichtresektablen Lebermetastasen eines gastroenteropankreatischen neuroendokrinen Tumors können ebenfalls von einer Lebertransplantation profitieren, wenn mind. 6 Mon. lang eine stabile Situation nach Resektion des Primärtumors und keine extrahepatische Manifestation zum Zeitpunkt der Lebertransplantation vorliegt.

32.4 Ausnahmeregelungen zur Lebertransplantation

32.4.1 Standard Exceptions (SE)

Bei einigen Erkrankungen reflektiert der MELD-Score nicht die Mortalität der Patienten und damit auch nicht die Dringlichkeit zur Lebertransplantation. Für eine Auswahl von Erkrankungen sind in der Richtlinie zur Lebertransplantation Kriterien hinterlegt, bei deren Erfüllung ein sog. matchMELD zugewiesen werden kann. Dieser matchMELD entspricht einem MELD-Score, wie er sich hinsichtlich Dringlichkeit für vergleichbare Patienten mit anderen Lebererkrankungen berechnet.

INFO

Auswahl von Erkrankungen und Syndrome, für die Standard Exceptions für die Lebertransplantation definiert sind[1]

- Hepatozelluläres Karzinom (HCC) bei Vorliegen einer Leberzirrhose im Stadium UNOS T2 ohne extrahepatische Metastasierung und ohne makrovaskuläre Infiltration
- Primär sklerosierende Cholangitis (PSC)
- Biliäre Sepsis/sekundär sklerosierende Cholangitis (SSC)
- Adulte polyzystische Degeneration der Leber (APDL)
- Hepatopulmonales Syndrom (HPS)
- Portopulmonale Hypertonie (PPS)
- Lebermetastasen von gastroenteropankreatischen neuroendokrinen Tumoren (NET)

[1] Die genauen Kriterien sind der Richtlinie Lebertransplantation zu entnehmen; es werden hier nur Kriterien für erwachsene Patienten aufgeführt

32

32.4.2 Non-Standard Exceptions (NSE)

In seltenen Ausnahmefällen kann bei Patienten, deren Mortalitätsrisiko weder durch den Labor-MELD-Score noch durch SE-MELD abgebildet wird, ein Antrag auf einen Non-Standard Exceptional-Meld (NSE-MELD) gestellt werden. Ein Beispiel wäre persistierender Aszites trotz TIPS-Anlage. Über die Vergabe eines NSE-Status entscheiden von der Bundesärztekammer beauftragte Gutachter.

32.5 Evaluation zur Lebertransplantation

32.5.1 Eignung zur Lebertransplantation

Bevor Patienten mit Indikation zu Lebertransplantation auf die Warteliste aufgenommen werden, muss geprüft werden, ob Kontraindikationen, z. B. schwerwiegende somatische oder psychiatrische Begleiterkrankungen inklusive Suchterkrankung, vorliegen, die den Erfolg der Transplantationsoperation oder auch den Langzeitverlauf deutlich beeinträchtigen können. Hierzu gehört auch die Überprüfung einer ausreichenden Adhärenz des Patienten. Eine feste Altersgrenze, die zum Ausschluss eines Patienten von der Listung führt, gibt es nicht. Es sollte das biologische, nicht das numerische Alter berücksichtigt werden.

32.5.2 Ernährungszustand

Patienten mit Leberzirrhose leiden häufig (teilweise bis zu 70 % der Fälle) an einer Sarkopenie und Gebrechlichkeit (Frailty). Diese stellen relevante Risikofaktoren für den Erfolg der Lebertransplantation dar. Ein Screening auf Sarkopenie durch Funktions- und Muskelkrafttests, wie im Liver Frailty Index standardisiert (https://liverfrailtyindex.ucsf.edu/), oder auch die Bestimmung des Skelettmuskelindex (SMI) in Höhe des 3. Lendenwirbelkörpers mittels CT erlauben eine objektive Diagnostik. Aktuell kann die Sarkopenie bei Patienten mit Zirrhose noch nicht durch Medikamente verbessert werden, sodass eine frühzeitige Ernährungsberatung, am besten unterstützt durch eine Empfehlung zur regelmäßigen sportlichen Betätigung, den höchsten Stellenwert einnimmt. Einfache Maßnahmen sind die tägliche Einnahme einer Spätmahlzeit, um eine längere nächtliche Nüchternphase zu vermeiden, und ein täglicher Spaziergang.

Mit der zunehmenden Prävalenz von MASLD und MASH als Ursache für die Notwendigkeit einer Lebertransplantation steigt parallel auch der Anteil von adipösen Organempfängern. Der BMI allein, auch wenn $\geq 40\,kg/m^2$, sollte keine Kontraindikation für eine Lebertransplantation darstellen, ist aber ein deutlicher Risikofaktor für chirurgische Komplikationen, für das pulmonale Infektionsrisiko bei schwieriger Mobilisation nach der Transplantation, für einen verlängerten Intensivstationsaufenthalt und insbesondere auch für Wundheilungsstörungen. Eine Gewichtsabnahme kann bei Patienten mit fortgeschrittener Leberzirrhose vor Transplantation häufig nicht mehr gezielt erfolgen, da die Patienten unter kataboler Stoffwechselsituationen vermehrt dekompensieren und sich auch primär Muskelmasse und nicht Fett abbaut. Dennoch sollten die Patienten in ein multimodales Adipositasprogramm eingeschlossen, ernährungsmedizinisch beraten und medikamentös gut eingestellt werden bezüglich Diabetes mellitus Typ 2. Dies ist insbesondere vor Lebertransplantation auch vor dem Hintergrund anzustreben, da die Rezidivrate einer Steatosis im Transplantat sehr hoch (bis zu 50 %) ist und durch eine optimale Therapieeinstellung vor Transplantation auch der Verlauf nach Lebertransplantation beeinflusst werden kann. Die neuen GLP-1-Agonisten bzw. der GIP/GLP-1-Rezeptor-Agonist Tirzepatid stellen möglicherweise auch für transplantierte Patienten zukünftig eine Therapieoption zur Verhinderung eines Rezidivs der Steatosis dar. Bei fehlendem Ansprechen auf die konservative und medikamentöse Therapie der Adipositas und des Diabetes mellitus Typ 2 und bei Vorliegen einer dekompensierten Leberzirrhose kann eine kombinierte Operation aus Lebertransplantation und bariatrischer Chirurgie erwogen werden.

32.5.3 Suchtmedizinische Risikofaktoren

Ein Patient mit aktiver Suchterkrankung und damit relevant erhöhtem Rückfallrisiko ist vorerst nicht für eine Lebertransplantation geeignet und sollte zunächst suchtpsychiatrisch behandelt werden.

Bei Patienten mit alkoholassoziierter Leberzirrhose muss laut Transplantationsrichtlinie eine 6-monatige Karenz erfüllt sein, bevor eine Listung zur Lebertransplantation angeboten werden kann. Bei Patienten mit alkoholassoziierter Lebererkrankung oder Alkoholabhängigkeit bzw. schädlichem Alkoholkonsum muss die Abstinenz mittels Alkoholmarkern überprüft werden. Eine suchtmedizinische Begleitung vor und nach der Lebertransplantation ist essenziell für das Erreichen und den Erhalt der Abstinenz.

Raucher sollten vor einer Listung zur Lebertransplantation auf die durch den Nikotinkonsum bedingten peri- und postoperativen Risiken hingewiesen werden. Eine Nikotinkarenz sollte vor Lebertransplantation angestrebt werden.

32.5.4 Kardiovaskuläre Risikofaktoren

Zur Einschätzung des kardiovaskulären Risikos zählen als Basisdiagnostik ein EKG, eine transthorakale Echokardiographie und in höherem Alter auch eine Carotis-Doppler-Sonographie. Besonders wichtig ist hierbei auch der Ausschluss einer relevanten pulmonalen Hypertonie, die das Risiko einer Transplantation deutlich erhöht. Des Weiteren sollte das Vorliegen einer koronaren Herzerkrankung (KHK) abgeklärt werden. Je nach Alter und Risikokonstellation kann dies nichtinvasiv z. B. durch Koronar-CT, Stress-Echokardiographie, Myokardszintigraphie oder Kardio-Stress-MRT erfolgen. Alternativ bzw. additiv bei konkretem V. a. KHK kann dann eine Koronarangiographie mit potenzieller Stentversorgung von Koronarstenosen erfolgen. Zu berücksichtigen ist dabei, dass unter dualer Plättchenaggregationshemmung, die im Rahmen der vaskulären Stenteinlage zunächst notwendig ist, die meisten Transplantationszentren aufgrund des Blutungsrisikos keine Lebertransplantation durchführen, sondern die Aktivierung auf der Warteliste erst dann erfolgt, wenn der Patient nach 3–6 Mon. auf eine einfache Plättchenhemmung umgesetzt werden kann.

32.5.5 Pulmonologische Risikofaktoren

Im Rahmen der Evaluation zur Lebertransplantation sollte auf Dyspnoe und Hypoxie geachtet werden. Eine pulmonale Bildgebung (bei jüngeren Patienten in Form eines Röntgen-Thorax und bei älteren Patienten mittels CT-Thorax) und eine Lungenfunktionstestung sind standardmäßiger Bestandteil der Evaluation zur Lebertransplantation. Schwere lungeneigenständige Erkrankungen wie COPD oder Asthma bronchiale können eine Kontraindikation zur Lebertransplantation darstellen. Für den Listungsstatus relevant sind das hepatopulmonale Syndrom (HPS) und das portopulmonale Syndrom (PPS), da aufgrund des hohen Mortalitätsrisikos hierbei eine besonders hohe Dringlichkeit zur Lebertransplantation besteht und daher SE-Kriterien definiert worden sind. Das HPS basiert auf einer Gasaustauschstörung aufgrund intrapulmonaler Shunts. Es ist mit erhöhter Mortalität auch nach Lebertransplantation (Kontraindikation bei mPAP > 40 mmHg) assoziiert und nicht immer reversibel.

32.5.6 Nephrologische Risikofaktoren

Eine eingeschränkte Nierenfunktion ist bei Patienten mit Leberzirrhose mit einer deutlich erhöhten Mortalität assoziiert. Im Rahmen der Evaluation zur Lebertransplantation muss überprüft werden, ob die Niereninsuffizienz hepatorenal bedingt oder Ausdruck einer niereneigenständigen Erkrankung ist. Eine Niereninsuffizienz ist der häufigste extrahepatische Organausfall im Rahmen eines ACLF. Es ist möglich, dass eine Nierentransplantation bei vorbestehender Dialysepflichtigkeit im Rahmen einer Lebertransplantation notwendig werden kann. Dies kann in Form einer simultanen Leber-Nieren-Transplantation, vorrangig bei autosomal-polyzystischer Nieren- und Lebererkrankung, oder sequenziell mit Nierentransplantation nach Lebertransplantation erfolgen. Ein relevanter Vorteil der kombinierten Leber-Nieren-Transplantation von demselben Spender besteht darin, dass durch die Lebertransplantation das Nierentransplantat vor Abstoßung geschützt wird. Andererseits kann sich das hepatorenal bedingte Nierenversagen mit guter Lebertransplantatfunktion erholen und damit eine zusätzliche Nierentransplantation unnötig machen.

32.5.7 Maligne Erkrankungen

Eine nicht kurativ behandelte maligne Grunderkrankung ist eine Kontraindikation für die Lebertransplantation, da die immunsuppressive Therapie zu einem Progress des Malignoms nach Transplantation führen kann. Dies sollte vorab stets mit dem behandelnden Onkologen diskutiert werden. Historische maligne Erkrankungen mit entitätsspezifischen zeitlichen Heilungsbewährungen sind dagegen kein Grund zum Ausschluss von der Lebertransplantation.

32.5.8 Infektiologische Risikofaktoren

Klinisch manifeste oder durch Immunsuppression erfahrungsgemäß sich verschlimmernde Infektionserkrankungen stellen eine Kontraindikation für die Lebertransplantation dar. Als Teil der Transplantationsevaluation sollten serologische Untersuchungen hinsichtlich bestehender bzw. abgelaufener viraler Infektionen erfolgen (HBV, HCV, HIV, CMV, EBV) und der Impfstatus überprüft und ergänzt werden (Hepatitis A, Hepatitis B, Pneumokokken, Meningokokken der Serogruppen ACWY, jährlich Influenza und Covid, sowie je nach Alter unter Immunsuppression auch RSV, Herpes zoster). Bei entsprechendem Risikoprofil sollte auf eine Tuberkulose gescreent werden. Eine CT der Nasennebenhöhlen (zum Ausschluss einer Sinusitis) und evtl. Erhebung des Zahnstatus sind vor Lebertransplantation ebenfalls sinnvoll. Durch die Verfügbarkeit effektiver antiretroviraler Therapien stellt die Lebertransplantation heute bei Patienten mit HIV-Infektion keine generelle Kontraindikation mehr dar, solange die T Helferzellen > 200/µl liegen und keine AIDS-definierende Erkrankung vorliegt.

32.6 Postoperatives Management der Lebertransplantation

32.6.1 Immunsuppression

Zur Verhinderung einer akuten und chronischen Abstoßungsreaktion ist eine immunsuppressive Therapie notwendig. Gleichzeitig ist das langfristige Überleben insbesondere durch Komplikationen der immunsuppressiven Therapie gefährdet. Somit muss sowohl eine strenge Einstellung und Kontrolle der Immunsuppressiva, aber auch ein frühzeitiges und regelmäßiges Screening auf Komplikationen der immunsuppressiven Therapie erfolgen.

Die immunsuppressive Therapie nach Lebertransplantation sollte individuell unter Berücksichtigung der zugrunde liegenden Lebererkrankung, Begleiterkrankungen, Schwangerschaftswunsch und Nebenwirkungsprofil der Immunsuppressiva in Bezug auf Infektions- oder Malignomrisiko oder Nephrotoxizität zusammengestellt werden. Effektivität und Nebenwirkungen der Immunsuppression müssen regelmäßig überwacht und ggf. bei veränderter klinischer Situation durch das Transplantationszentrum angepasst werden. Im Vergleich zu anderen Organtransplantationen bedarf es nach Lebertransplantation einer relativ milden Immunsuppression.

Direkt postoperativ erfolgt häufig die Induktionstherapie mit Basiliximab (Antikörper gegen Interleukin-2-Rezeptor) und der Start der Erhaltungstherapie mit einem Calcineurin-Inhibitor (vorrangig Tacrolimus, seltener Cyclosporin A) und Steroiden. Nach Abschluss der Wundheilung und beim Ausbleiben von infektiologischen Komplikationen kann ein mTOR-Inhibitor (Everolimus) oder als andere antiproliferative Substanz Mycophenolat Mofetil (MMF) eingesetzt werden. Alternativ kann statt MMF auch Azathioprin verwendet werden, was insbesondere bei Patienten mit anderen Indikationen für Azathioprin sinnvoll ist, wie z. B. bei Patienten mit chronisch-entzündlicher Darmerkrankung oder zugrunde liegender AIH. Zur

Therapiesteuerung sind aus dem Blut Talspiegelbestimmungen der Calcineurin-Inhibitoren und mTOR-Inhibitoren notwendig, da es sich um sog. Critical Dose Drugs handelt. Der therapeutische Bereich ist also sehr eng und die Resorption inter-, aber auch intraindividuell in Abhängigkeit von Co-Medikation und Nahrungsaufnahme stark schwankend. Die immunsuppressive Therapie wird lebenslang durchgeführt, wenn auch mit langfristig geringerer Intensität. Ein kompletter Ausschleichversuch der Immunsuppression sollte nur im Rahmen von Studien durchgeführt werden.

32.6.2 Basismaßnahmen

Eine Aufklärung und Schulung des Patienten über Basismaßnahmen in Bezug auf ein Leben als Organtransplantierter sollte schon vor Transplantation begonnen und nach Transplantation intensiviert und komplettiert werden. Dies umfasst umfangreiche Informationen zu Ernährung, Hygienemaßnahmen, Umgang mit Immunsuppressiva wie Spiegelkontrollen und Aufklärung über Nebenwirkungen, Krebsvorsorge und Impfungen. Grundsätzliche Empfehlungen zur Ernährung umfassen z. B. den Verzicht auf rohen Fisch, rohe Eier oder rohes Fleisch und nicht pasteurisierte Milchprodukte. Über Interaktionen der Immunsuppressiva mit Nahrungsmitteln, Lifestyleprodukten und Medikamenten, wie z. B. Johanniskraut oder Grapefruit sollte aufgeklärt werden, da es aufgrund von CYP3A4-Enzyminduktion oder -hemmung zu starken Spiegelschwankungen kommen kann. Weiterhin sollte auch die Familienplanung angesprochen und bei geplantem Nachwuchs eine entsprechende Beratung erfolgen. Geschultes Pflegepersonal und transplantationserfahrene Rehabilitationseinrichtungen sind wichtige Partner für die Vermittlung der Basismaßnahmen nach Lebertransplantation. Zur Sicherstellung einer fortgesetzten Alkohol- und/oder Nikotinkarenz können unterstützende Gespräche mit Mental Health Professionals (wie z. B. Suchtpsychiater und Transplantationspsychologen) sinnvoll sein. Auch die Wiedereingliederung in den Beruf sollte frühzeitig thematisiert werden.

Die höchste Letalität und Morbidität besteht im 1. J. nach Lebertransplantation, sodass dementsprechend in dieser Zeit eine engmaschige Betreuung durch das Transplantationszentrum erfolgen muss. In den ersten 3 Mon. nach Lebertransplantation erfolgen i. d. R. die Laborkontrollen wöchentlich. Für die Langzeitbetreuung werden fortgesetzte 3-monatige Kontrollen empfohlen. Zur apparativen Basisdiagnostik gehört in der Nachsorge auch eine Ultraschalluntersuchung der Leber mit Doppler-Sonographie, um auf leberspezifische Komplikationen nach Lebertransplantation zu screenen, wie z. B. vaskuläre oder Gallengangskomplikationen. Im Rahmen der HCC-Nachsorge nach Lebertransplantation oder zur detaillierteren Darstellung von Gallengangskomplikationen kann eine abdominelle Schnittbildgebung wie CT oder MRT/MRCP notwendig werden. Zur Überwachung einer Leberschädigung dienen nichtinvasive Tests zur Erhebung des Fibrosegrades der Leber, z. B. mittels transienter Elastographie. Zusätzlich führen einige Zentren auch regelmäßige Protokollbiopsien der Leber durch, um je nach histologischem Grad einer Abstoßung die Immunsuppression optimal zu steuern.

32.6.3 Leberspezifische Komplikationen nach Lebertransplantation

Abstoßungsreaktionen

Eine frühe akute Abstoßungsreaktion verläuft i. d. R. asymptomatisch und wird allein durch laborchemische Kontrollen in Form von Leberwerterhöhungen detektiert. Im 1. J., insbesondere in den ersten 3 Mon., nach Lebertransplantation ist das Risiko einer akuten, T-Zell-vermittelten Abstoßungsreaktion am größten, weshalb eine engmaschige Nachsorge im 1. J. nach Lebertransplantation sinnvoll ist. Risikofaktoren sind eine unzureichende immunsuppressive Therapie (z. B. bedingt durch eine zu niedrig dosierte Erhaltungstherapie) oder auch eine zugrunde liegende autoimmune Lebererkrankung, die häufig eine überdurchschnittlich hohe immunsuppressive Therapie erfordert.

Beim Auftreten erhöhter Leberwerte sollten Differenzialdiagnosen der Abstoßungsreaktion mittels Laboruntersuchungen und Doppler-Sonographie ausgeschlossen werden, wie eine Virushepatitis, z. B. in Form einer Reaktivierung oder Neuinfektion mit CMV oder eine Infektion mit anderen hepatotropen Viren wie Hepatitis-E-Virus, eine Steatosis der Transplantatleber, vaskuläre oder biliäre Komplikationen oder medikamentös-induzierte Leberschäden. Auch eine Cholangitis bei Gallengangsveränderungen ist eine wichtige Differenzialdiagnose, wenngleich hier häufig auch Fieber auftritt und die Entzündungsparameter erhöht sind. Nach Durchführung von Laboruntersuchungen und Sonographie inklusive Farbdoppler erfolgt zur Diagnosesicherung einer Abstoßungsreaktion dann immer eine Leberbiopsie. Die Art und der Schweregrad der Abstoßung werden anhand der Banff-Klassifikation eingeteilt. Es werden die akute und chronische T-Zell-vermittelte Abstoßung differenziert. Die chronische Rejektion führt zum Verschwinden der kleinen Gallengänge (Ductopenie). Im Gegensatz zur akuten Rejektion ist die chronische Form häufig schwieriger immunsuppressiv behandelbar.

Neben T-Zell-vermittelten Abstoßungsreaktionen gibt es viel seltener auch humorale Abstoßungen. Sehr selten kann direkt nach Transplantation eine fulminante humorale Abstoßung durch präformierten HLA-Antikörper auftreten. Häufiger ist die chronische antikörpervermittelte Rejektion im späteren Verlauf. Es sind zumeist donorspezifische Antikörper gegen HLA Klasse II im Serum sowie immunhistochemisch in der Leberbiopsie der Komplementfaktor C4d nachweisbar. Eine Sonderform der humoralen Abstoßung ist die plasmazellreiche Rejektion, die im histologischen Erscheinungsbild einer autoimmunen Hepatitis (AIH) ähnelt.

Standardtherapie einer zellulären Rejektion ist eine Steroidstoßtherapie und bei schweren Verläufen die Gabe von Thymozytenglobulin. Die Basisimmunsuppression wird nach einer Abstoßung i. d. R. intensiviert. Für die humorale Rejektion gibt es keine klare Therapieempfehlung. Steroide sind zumeist nicht wirksam, es kann bei schweren Verläufen die Therapie um Everolimus, Thymozytenglobulin oder Rituximab erweitert oder es können auch Plasmapheresen erwogen werden.

Gallenwegskomplikationen

Grundsätzlich können anastomotische von nichtanastomotischen Gallengangsstenosen nach Lebertransplantation unterschieden werden. Eine Stenose der Choledocho-Choledochostomie oder der biliodigestiven Anastomose kann endoskopisch aufgedehnt werden, entweder mittels Ballondilatation oder seltener bei erhaltenem Empfängergallengang durch ergänzende Stenttherapie. Letztere bedarf regelmäßiger endoskopischer Wechsel der Stents. Die Anastomosenstenose ist i. d. R. mit wenigen wiederholten endoskopischen Eingriffen gut behandelbar und erfordert nur selten eine chirurgische Revision.

Der nichtanastomotische Gallengangsschaden, die sog. ITBL (Ischemic Type Biliary Lesions), führt dagegen zu einer diffusen intrahepatischen Gallengangsschädigung mit Ausbildung eines Bildes, das einer sklerosierenden Cholangitis bedingt durch arterielle Minderperfusion ähnelt. Ursächlich ist häufig ein Ischämie- oder auch Reperfusionsschaden des Transplantats, aber auch eine chronische Rejektion kann das Bild der ITBL hervorrufen. Bei ITBL kann es zur Bildung von Casts kommen, die aus nekrotischen Gallengangsepithelien, Sludge und Konkrementen bestehen und neben den eigentlichen Stenosen Gallenabflussprobleme hervorrufen. Klinisch führen die beschriebenen Gallengangskomplikationen i. d. R. zu rezidivierender Cholangitiden. Neben einer antibiotischen Therapie der Cholangitis besteht auch bei ITBL die Indikation zur endoskopischen Dilatationstherapie der Stenosen und zur Bergung von Cast und Konkrementmaterial. Gegebenenfalls kann auch über einen perkutanen transhepatischen Zugang (PTCD) eine interventionelle Therapie der Gallengangsstenosen erfolgen. Bei progredientem Befund und fehlendem Ansprechen auf eine endoskopische Therapie sollte die Notwendigkeit einer Leberretransplantation geprüft werden.

Vaskuläre Komplikationen

Nach Lebertransplantation können zu verschiedenen Zeitabschnitten nach Transplantation unterschiedliche Gefäßkomplikationen auftreten. Innerhalb der ersten drei Monate ist das technische Risiko für vaskuläre Komplikationen am höchsten, direkt nach Lebertransplantation besteht v. a. das Risiko eines thrombotischen Verschlusses der Leberarterien. Laborchemisch findet sich häufig ein deutlicher Anstieg der Transaminasen und der GLDH. Thrombosen können aber auch in der Pfortader, den Lebervenen oder der V. cava auftreten. Die Abklärung des Verdachts von vaskulären Komplikationen erfolgt vorrangig mit der Doppler-Sonographie als funktionelle Diagnostik. Abhängig vom Zeitpunkt nach der Transplantation und der Ausprägung der Perfusionsstörung der Transplantatleber werden die vaskulären Komplikationen vorrangig durch die Transplantationschirurgie operativ revidiert oder im späteren Verlauf durch die Radiologen interventionell behandelt. Bei leichteren Verläufen ist ein konservatives Management mittels Antikoagulation oder Plättchenhemmung ausreichend.

32.7 Maligne Komplikationen und Vorsorge nach Lebertransplantation

De-novo-Malignome stellen die häufigste Todesursache im Langzeitverlauf (> 5 J.) nach Lebertransplantation dar. Am häufigsten treten nichtmelanozytäre Hauttumoren und Posttransplantationslymphome (PTLD) auf. Ein relevanter Risikofaktor für die PTLD stellt die Neuinfektion oder auch Reaktivierung einer EBV-Infektion dar. Im Gegensatz zu anderen Non-Hodgkin-Lymphomen manifestiert sich die PTLD häufiger außerhalb der Lymphknoten, und zwar gastrointestinal, hepatisch oder im ZNS. Patienten mit ethyltoxischer Leberzirrhose sind aufgrund des vorbestehenden Alkoholabusus und des oft in Kombination auftretenden Nikotinabusus durch ein höheres Risiko für gastrointestinale und bronchiale Karzinome und Tumoren im Kopf-Hals-Bereich gefährdet. Bei PSC-Patienten mit assoziierter Kolitis ist das erhöhte Risiko für kolorektale Karzinome relevant. Entsprechend dem erhöhten Malignomrisiko liegen Empfehlungen zur Früherkennung in Form von regelmäßigen Screening-Untersuchungen vor. Beispielweise sollte jährlich ein Hautkrebsscreening und bei Männern > 45 J. jährlich eine urologische Vorsorge erfolgen. Bei einer Lebertransplantation aufgrund eines HCC sollte in regelmäßigen Abständen nach Lebertransplantation für ca. 3 J. mittels Schnittbildgebung auf ein Rezidiv oder eine Metastasierung gescreent werden. Risikofaktoren für ein Rezidiv oder eine Metastasierung waren ein HCC außerhalb der Mailand-Kriterien, eine schlechte Differenzierung (G3-Status), Venen- oder Lymphgefäßinfiltration und ein hoher AFP-Wert zum Zeitpunkt der Transplantation.

32.7.1 Infektiologische Komplikationen und Vorsorge nach Lebertransplantation

Organtransplantierte Patienten unter immunsuppressiver Therapie sind einem erhöhten Infektionsrisiko ausgesetzt. Dabei ergibt sich ein breiteres Erregerspektrum als im Vergleich zu Nichttransplantierten. Insbesondere die frühe Phase nach Transplantation ist durch Infektionen mit nosokomialen Erregern, und auch Re-Aktivierungen und Übertragungen von Erregern durch das Spenderorgan gekennzeichnet. Pilzinfektionen mit Candida-Spezies und mit Aspergillen sollten bedacht werden und bedürfen des kulturellen Nachweises. Interaktionen zwischen der antiinfektiven Therapie und den Immunsuppressiva müssen geprüft und ggf. Spiegelkontrollen der Calcineurin-Inhibitoren oder der mTOR-Inhibitoren durchgeführt werden. Opportunistische Erreger wie z. B. *Pneumocystis jirovecii* spielen v. a. in den ersten 6 Mon. nach Lebertransplantation eine Rolle, wohingegen in der Spätphase nach 6 Mon. nach Lebertransplantation die konventionellen Erreger wie Influenza, *Hämophilus influenzae* und endemische Systemmykosen Infektionen bei lebertransplantierten Patienten verursachen können (Buchholz et al. 2021).

CMV

Das Zytomegalievirus (CMV) kann auf unterschiedliche Arten für Organtransplantierte relevant werden, und zwar in Abhängigkeit davon, ob vor der Transplantation eine Primärinfektion erfolgt war oder nicht. Bei stattgehabter Primärinfektion des Spenders, ist eine Transmission von CMV durch das Organ möglich, was mit dem größten Risiko einer klinisch signifikanten CMV-Neuerkrankung mit ggf. Organmanifestation beim Empfänger einhergeht, sollte dieser eine Seronegativität aufweisen. Im Falle einer durchgemachten Infektion des Transplantatempfängers besteht das Risiko einer Reaktivierung von CMV unter der immunsuppressiven Therapie. Sind sowohl der Spender als auch der Empfänger naiv für CMV, ist eine Primärinfektion aus dem Umfeld heraus möglich. Grundsätzlich ist das CMV-Infektionsrisiko in den ersten 6 Mon. nach Transplantation am größten. In dieser Zeit sollte bei seronegativen Empfängern von positiven Spendern eine Prophylaxe mit Valganciclovir oder ein regelmäßiges präemptives Monitoring der CMV-PCR erfolgen. Sobald eine Virämie auftritt, erfolgt dann die antivirale medikamentöse Behandlung. In Abhängigkeit des klinischen Verlaufs der CMV-Infektion muss zwischen einer asymptomatischen CMV-Virämie, einem CMV-Syndrom (Virämie mit Symptomen wie Fieber, Arthralgien etc.) und einer invasiven CMV-Erkrankung mit Organbeteiligung wie Colitis, Hepatitis, Pneumonitis oder anderen unterschieden werden.

Bei einer klinisch relevanten CMV-Erkrankung mit Organbeteiligung wird stets mit intravenösem Ganciclovir behandelt. Bei refraktären Verläufen (klinisch oder auch mittels Resistenztestung nachgewiesen) ist Maribavir zugelassen. Als zusätzliche Maßnahme sollte eine Reduktion der immunsuppressiven Therapie, z. B. Absetzen des MMF oder auch eine Umstellung auf das antiviral wirksame Everolimus, durch das Transplantationszentrum erwogen werden.

Impfungen

Der Impfstatus sollte schon vor Lebertransplantation überprüft und ggf. möglichst komplettiert werden, da unter immunsuppressiver Therapie eine reduzierte Impfantwort vorliegt. Dies gilt insbesondere für die ersten 6 Mon. nach Transplantation. Der Impferfolg soll soweit möglich mittels Titerbestimmung überprüft werden. Die entsprechenden Impfempfehlungen der STIKO sollen umgesetzt werden. Nach Transplantation sollen unter Immunsuppression Lebendimpfungen vermieden werden.

32.7.2 Kardiovaskuläre Komplikationen und Vorsorge nach Lebertransplantation

Patienten nach Lebertransplantation weisen ein erhöhtes kardiovaskuläres Risiko auf. Entsprechend soll ein regelmäßiges Screening erfolgen. Grundsätzlich sollen Basismaßnahmen wie Lebensstiländerungen inklusive körperlicher Betätigung, Ernährungsverhalten und Nikotinkarenz empfohlen werden. Eine optimale Blutdruckeinstellung soll angestrebt werden. Bei begleitender Niereninsuffizienz, Diabetes mellitus Typ 2 oder Proteinurie sollten ACE-Hemmer oder AT-II-Blocker zur Therapie des arteriellen Hypertonus eingesetzt werden. Unter Calcineurin- und mTOR-Inhibitoren kommt es häufig als Nebenwirkung zu einer Hypercholesterinämie. Dann besteht die Indikation zur Statintherapie, ggf. auch in Kombination mit Ezetimib. Hierbei muss auf Interaktionen mit den Calcineurin-Inhibitoren geachtet werden. Pravastatin, Fluvastatin und Rosuvastatin als potentestes Statin haben ein relativ geringes Interaktionspotenzial. Des Weiteren können Tacrolimus und Steroide die Entwicklung eines Transplantations-Diabetes-mellitus bedingen. Regelmäßige Blutzuckerkontrollen sind daher sinnvoll nach Transplantation.

32.7.3 Nephrologische Komplikationen und Vorsorge nach Lebertransplantation

Die Mehrheit der Patienten nach Lebertransplantation weist eine chronische Niereninsuffizienz auf. Risikofaktoren für eine chronische Niereninsuffizienz nach Transplantation sind eine vor Transplantation bestehende und/oder perioperative Nierenfunktionseinschränkung. Besteht eine chronische Dialysepflichtigkeit vor Lebertransplantation, kann bei fortbestehender Dialysepflichtigkeit nach Lebertransplantation eine sequenzielle Leber-Nieren-Transplantation notwendig werden. Weitere Risikofaktoren für eine chronische Niereninsuffizienz nach Lebertransplantation sind eine Calcineurin-Inhibitor-basierte Immunsuppression, eine arterielle Hypertonie und ein Diabetes mellitus Typ 2. Entsprechend sollte eine niedrig dosierte CNI-basierte Immunsuppression durch Kombination mit einem mTOR-Inhibitor oder einer antiproliferativen Medikation wie MMF angestrebt werden. Weiterhin sollte auf kardiovaskuläre und metabolische Risikofaktoren gescreent und diese bei Vorliegen auch konsequent therapiert werden. Regelmäßige Bestimmungen der glomerulären Filtrationsrate und Testungen auf eine Proteinurie sind angeraten.

32.7.4 Osteologische Komplikationen und Vorsorge nach Lebertransplantation

Cholestatische Lebererkrankungen, aber auch eine Leberzirrhose an sich stellen Risikofaktoren für eine verminderte Knochendichte dar. Entsprechend sollen der Vitamin-D-Status und die Knochendichte mittels DXA-Messung vor und nach Lebertransplantation überprüft werden. Ein Vitamin-D-Mangel wird substituiert und eine Osteoporose ggf. mit spezifischen Medikamenten wie z. B. Denosumab, Bisphosphonaten oder Teriparatid therapiert. Eine hoch dosierte und prolongierte Steroidtherapie nach Lebertransplantation erhöht noch einmal das Risiko für osteologische Komplikationen.

32.8 Prognose nach Lebertransplantation

Die Prognose nach Lebertransplantation hat sich im Laufe der letzten Jahrzehnte stetig verbessert. Dennoch ist eine Schädigung des Organs u. a. durch einen zirrhotischen Umbau, z. B. durch Rekurrenz der Grunderkrankung, Gallengangskomplikationen oder seltener auch chronische duktopene Abstoßungsreaktionen möglich, sodass eine Re-Lebertransplantation notwendig wird. Risiken nach

Lebertransplantation ergeben sich vorrangig durch die Immunsuppression und entsprechende Komplikationen. Durch Reduktion dieser Risiken, z. B. durch regelmäßige Screening-Untersuchungen und engmaschige Betreuung durch das Transplantationszentrum, können die Lebensqualität und die Lebenserwartung der Patienten gesteigert werden.

LEITLINIEN

Berg T, Aehling NF, Bruns T et al.: S2k-Leitlinie Lebertransplantation der Deutschen Gesellschaft für Gastroenterologie, Verdauungs- und Stoffwechselkrankheiten (DGVS) und der Deutschen Gesellschaft für Allgemein- und Viszeralchirurgie (DGAV). Z Gastroenterol. 2024; 62: 1397–1573. doi: https://doi.org/10.1055/a-2255–7246.

European Association for the Study of the Liver. EASL Clinical Practice Guidelines on acute-on-chronic liver failure [published correction appears in J Hepatol. 2024 Aug; 81: 370. doi: 10.1016/j.jhep.2024.03.012.]. J Hepatol. 2023; 79: 461–491. doi:10.1016/j.jhep.2023.04.021.

European Association for the Study of the Liver. EASL 2017 Clinical Practice Guidelines on the management of hepatitis B virus infection. J Hepatol. 2017; 67: 370–398. doi: https://doi.org/10.1016/j.jhep.2017.03.021.

LITERATUR

Buchholz BM, Herden U, Fischer L: Besonderheiten bei Infektionen in der Transplantationshirurgie/Immunsuppression. In: Maier S, Eckmann C, Infektionen in der Allgemein- und Visceralchirurgie (2021). https://doi.org/10.1007/978-3-662-62508-8_13.

Bundesärztekammer (BÄK): Richtlinie für die Wartelistenführung und Organvermittlung zur Lebertransplantation. Deutsches Ärzteblatt. 122 (2025). doi: https://doi.org/10.3238/arztebl.2025.RiliOrgaWlOvLeberTx20250325.

Malinchoc M, Kamath PS, Gordon FD et al.: A model to predict poor survival in patients undergoing transjugular intrahepatic portosystemic shunts. Hepatology. 2000; 31: 864–871. doi:https://doi.org/10.1053/he.2000.5852.

Mazzaferro V, Sposito C, Zhou J et al. Metroticket 2.0 Model for Analysis of Competing Risks of Death After Liver Transplantation for Hepatocellular Carcinoma. Gastroenterology. 2018; 154: 128–139. doi:https://doi.org/10.1053/j.gastro.2017.09.025.

O'Grady JG, Schalm SW, Williams R. Acute liver failure: redefining the syndromes [published correction appears in Lancet 1993 Oct 16;342(8877):1000]. Lancet. 1993; 342: 273–275. doi:https://doi.org/10.1016/0140-6736(93)91818-7.

Parente A, Tirotta F, Pini A et al.: Machine perfusion techniques for liver transplantation – A meta-analysis of the first seven randomized-controlled trials. J Hepatol. 2023; 79(5): 1201–1213. doi: https://doi.org/10.1016/j.jhep.2023.05.027.

DANKSAGUNG

Wir danken PD Dr. med. Bettina M. Buchholz, Klinik für viszerale Transplantationschirurgie, Universitätsklinikum Hamburg-Eppendorf, für die Bereitstellung der Fotoaufnahmen der ➤ Abb. 32.1, die im Rahmen von Lebertransplantationen erstellt wurden.

VIII Neuroendokrine Neoplasien

VIII

KAPITEL

33

Alexander von Werder

Neuroendokrine Neoplasien des gastroenteropankreatischen Systems

33.1 Basisinformation

Neuroendokrine Neoplasien (NEN) sind eine Gruppe seltener Tumoren, die sich in allen Organen, die dem embryonalen Verdauungstrakt einschließlich den Bronchien entstammen, bilden können. Innerhalb des gastroenteropankreatischen (GEP-)Systems finden sie sich daher in nahezu allen Organen (➤ Abb. 33.1).

NEN haben ihren Ursprung im disseminierten neuroendokrinen Zellsystem und bilden spezifische sekretorische Vesikel, die sowohl für endokrine Zellen als auch für neuronale Synapsen charakteristisch sind, daher die Bezeichnung „neuroendokrin". Endokrine Tumoren der Nebennieren, der Schilddrüse, der Nebenschilddrüse(n) und der Hypophyse werden nicht zu den NEN gerechnet.

Neuroendokrine Neoplasien des gastroenteropankreatischen (GEP-)Systems sind im Hinblick auf klinische Manifestation, Therapie und Prognose eine heterogene Gruppe.

Nach der WHO-Klassifikation aus dem Jahr 2022 fasst der Begriff neuroendokrine Neoplasien (NEN) alle Tumoren unabhängig von ihrer primären Lokalisation zusammen (Solcia, Vanoli 2014). NEN werden seit 2017 (Pankreas) und 2019 (Gastrointestinaltrakt) in gut differenzierte neuroendokrine Tumoren (NET) und schlecht differenzierte neuroendokrine Karzinome (NEC) unterteilt (Perren et al. 2017; Jonasch et al. 2021, Stelwagen et al. 2021; Jonasch et al. 2021; Tirosh et al 2018; WHO. 2022). Die eigentlichen neuroendokrinen Tumoren werden in langsam wachsende mit niedrigem Grading (NET G1), mittelschnell wachsende mit mittlerem Grading (NET G2) und schnell wachsende mit hohem Grading (NET G3) eingeteilt. Die gering differenzierten neuroendokrinen Karzinome sind immer schnell wachsend und werden wiederum in kleinzellig und großzellig unterschieden (s. u., ➤ Tab. 33.1). Die Proliferation der gut differenzierten NET G3 liegt häufig zwischen 20 und 55 %. NEC wiederum haben sehr häufig eine Proliferation > 55 %, ein definierter Cut-off existiert jedoch nicht (Coriat et al. 2016). In der WHO-Klassifikation existieren daneben noch die gemischt neuroendokrinen Neoplasien mit nicht neuroendokrinen Anteilen, die früher meist als MANEC- bzw. MANEC-Tumoren zusammengefasst wurden. Diese heterogene Gruppe an Tumoren werden nun als MiNEN (Mixed Neuroendocrine and Non-Neuroendocrine Neoplasm) klassifiziert, da nicht nur eine Adenokarzinom-Komponente, wenn auch häufig der Fall, neben der NEN-Komponente vorliegen kann (Solcia, Vanoli 2014).

Neuroendokrine Neoplasien, v. a. neuroendokrine Tumoren, können funktionell (hormonaktiv) oder nonfunktionell (hormoninaktiv) sein. Aber nicht der Nachweis eines Hormons im Gewebe oder Blut per se, sondern ausschließlich das **klinische manifeste Hormonhypersekretionssyndrom (Funktionalität)** klassifiziert den NET als funktionell aktiv. Ist kein klinisches Syndrom nachweisbar, gilt ein NET als nonfunktionell (ca. 50–60 % aller NET; Falconi et al. 2016; Grozinsky-Glasberg etz al. 2022; Hofland et al. 2023; Kaltsas et al. 2017; Lamarca et al. 2024; Niederle et al. 2016; Oberg et al. 2017; Auernhammer et al. 2018; Felder et al. 2019; Fottner et al. 2017).

NET exprimieren wie die endokrinen Zellen des diffusen endokrinen Systems (DES) **Somatostatinrezeptoren (SSTR)** zur Regulation durch Somatostatin, das u. a. die Sekretionsaktivität der endokrinen Zellen steuert. Dabei sind fünf verschiedene SSTR voneinander zu unterscheiden (Typ 1–5). Vor allem der SSTR-2 spielt bei NET eine wichtige Rolle. Er ist von großer diagnostischer, aber auch therapeutischer Bedeutung, da bei vorhandener SSTR-2-Expression eine spezifische SSTR2-PET-Diagnostik möglich ist und die SSTR-2-Expression sowohl die logische Voraussetzung für eine Somatostatinanaloga-Therapie (Kasajima et al. 2018) als auch für eine Radiorezeptor-Therapie (PRRT) ist. Aber auch die anderen SSTR werden exprimiert und in Studien bzgl. ihrer diagnostischen und therapeutischen Wertigkeit untersucht (Papotti et al. 2002).

33.2 Epidemiologie

Neuroendokrine Tumoren (NET) stellen mit < 5 % innerhalb der malignen epithelialen Neoplasien des Gastrointestinaltrakts (Dasari et al. 2017; Klöppel 2017) eine im Vergleich zu den Adenokarzinomen kleine Gruppe von Tumoren dar. Allerdings nimmt ihre Bedeutung aufgrund mehrerer wesentlicher Einflussfaktoren zu: Erstens wird die Diagnose eines NET aufgrund sensitiverer und spezifischerer diagnostischer Methoden (sowohl in der klinischen als auch in der histopathologischen Diagnostik) häufiger gestellt (Dasari et al. 2017; Scherübl, Cardiot 2017). Zweitens ergeben sich hieraus aufgrund neuer Studienergebnisse und Medikamentenzulassungen zunehmend therapeutische Konsequenzen, und – drittens – führt die zunehmende Diagnosestellung früherer Tumorstadien auch zu einem zunehmenden Nachsorgebedarf und damit einer höheren Prävalenz von NET. Nach Orphanet zählen NET weiterhin zu den „seltenen" Tumoren (www.orpha.net/de/disease).

Eine Analyse der SEER-Datenbank in den USA (Dasari et al. 2017) hat eine Zunahme der Inzidenz maligner NET von ca. 1/100.000/J. Anfang der 1980er-Jahre auf zuletzt 7/100.000/J. gezeigt. Dies zeigte sich über alle Primärtumor-Lokalisationen hinweg, aber v. a. in Bezug auf frühe, lokalisierte Tumorstadien. In Europa zeigen verschiedene Untersuchungen auch eine Zunahme der Inzidenz

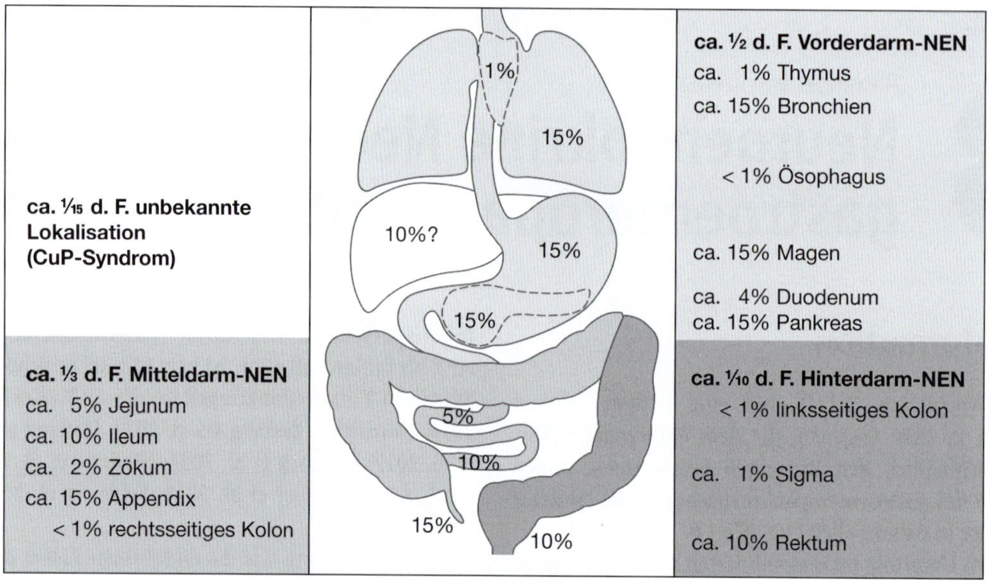

Abb. 33.1 Primärlokalisation und nach Literaturangaben geschätzte Häufigkeiten von NEN [L231]

Tab. 33.1 Aktuelle WHO-Klassifikation neuroendokriner Neoplasien (2022)

Ki-67-Index [%]	Grad	Differenzierung	WHO-Klassifikation
<3	G1	Gut differenziert	NET G1
3–20	G2	Gut differenziert	NET G2
>20	G3	Gut differenziert	NET G3
>20	G3	Gering differenziert • Kleinzellig • Großzellig	NEC
			MiNEN (früher MANEC)

Cave: Es gibt nur noch hohe/gute o. geringe/schlechte, aber keine „mäßige" Differenzierung mehr.

G1/2/3 = Grading; MANEC = Mixed Adeno-Neurocrine Carcinoma; MiNEN = Mixed Neuroendocrine Non-Neuroendocrine Neoplasm; NEC = neuroendokrines Karzinom; NET = neuroendokriner Tumor

(Scherübl, Cadiot 2017). Die Prävalenz von NET ist aufgrund der vergleichsweise langen Überlebensraten geschätzt bis zu 10-fach höher bei ca. 15–30/100.000/J. (Dasari et al. 2017). Insgesamt werden NET mit Tumormanagement und Tumornachsorge sowie mit der Umsetzung verschiedener Therapien eine zunehmende Rolle im internistisch-onkologischen Alltag spielen.

33.3 Pathogenese und Pathophysiologie

NET des GEP-Systems stammen vermutlich wie andere epitheliale Neoplasien auch von intestinalen bzw. pankreatischen Stammzellen ab, die sich aufgrund von Mutationen entlang ihres Differenzierungspfads der Proliferationskontrolle entziehen und so maligne entarten können. Sie leiten sich somit von den gemeinsamen Vorläuferzellen des diffusen endokrinen Systems (DES) des Verdauungstrakts ab. Die Funktion des DES ist v.a. die Steuerung von Verdauung, postprandialem und Nüchternstoffwechsel (Salazar et al. 2022).

Grundsätzlich sind alle NET durch die **Expression sekretorischer Vesikel** charakterisiert, die auch anhand eines immunhistochemischen Nachweises von Markermolekülen dieser Vesikel die Artdiagnose begründen. So wird die histopathologische Verdachtsdiagnose eines NET durch den immunhistochemischen Nachweis von **Synaptophysin** (als Vesikelbestandteil von sog. Small Synaptic Vesicle Analogues, SSV) und/oder von **Chromogranin A** (als Vesikelbestandteil von sog. Large Dense Core Vesicles, LDCV) belegt (Klöppel 2017; Solcia, Vanoli 2014; Stelwagen et al. 2021; Tirosh et al. 2018). Der Nachweis mindestens eines dieser beiden Moleküle wird von der WHO als **Conditio sine qua non (unerlässliche Bedingung)** für die Definition einer Neoplasie als „neuroendokrin" betrachtet (Klöppel 2017; Stelwagen et al. 2021; Tirosh et al. 2018).

Die sekretorischen Vesikel können neben dem jeweiligen neuroendokrinen Markerprotein auch – vor allem in LDCV – Peptidhormone bzw. ihre entsprechenden Prohormone (z.B. Proinsulin, Progastrin oder Proglukagon) oder – in SSV – biogene Amine (vor allem Serotonin) speichern; diese können ebenfalls immunhistochemisch nachgewiesen werden.

Die unkontrollierte Sekretion von Peptidhormonen und/oder biogenen Aminen aus diesen Vesikeltypen kann zu spezifischen klinischen Hormonhypersekretionssyndromen führen (Falconi et al. 2016; Grozinsky-Glasberg et al. 2022; Hofland et al. 2023; Kaltsas et al. 2017; Lamarca et al. 2024; Niederle et al. 2016; Oberg et al. 2017; Auernhammer et al. 2018; Felder et al. 2019; Fottner et al. 2017).

33.4 Pathologie

Die neueste Klassifikation der Weltgesundheitsorganisation (WHO-Klassifikation) von 2022 fasst alle neuroendokrinen Neoplasien unabhängig von ihrer primären Lokalisation zusammen (Solcia, Vanoli 2014). Der histopathologische Befundbericht sollte die aktuelle WHO-Klassifikation 2019 für NEN des Gastrointestinaltrakts und WHO-Klassifikation 2017 für NEN des Pankreas (Perren et al. 2917; Rinke et al. 2018; Klöppel 2017; WHO 2022; WHO 2017; WHO 2019) und die TNM-Klassifikation nach der 8. UICC 2017 (Rinke et al. 2018; Wittekind 2017) benutzen.

Die immunhistochemischen Standardmarker zur Diagnosestellung umfassen Synaptophysin und Chromogranin A (Baudin et al. 2021; WHO 2022; WHO 2017; WHO 2019). Für das histopathologische Grading ist eine Bestimmung des Proliferationsindex Ki-67 (Mib-1) mittels Immunhistochemie zu fordern (Perren et al. 2017; Rinke et al. 2018; WHO 2022; WHO 2017; WHO 2019). Das Grading unterscheidet Ki-67 < 3 % (G1), Ki-67 3–20 % (G2) und Ki-67 > 20 % (G3; Baudin et al. 2021; Ambrosini et al. 2021; Auernhammer, Reincke 2018; Auernhammer et al. 2018; ➤ Tab. 33.2). Ergänzend kann auch der sog. Mitoseindex (Mitosezahl pro 10 hochauflösende Gesichtsfelder im Mikroskop, HPF) zum Grading herangezogen werden (Rinke et al. 2018; Klöppel 2017; WHO 2022; WHO 2017; WHO 2019).

Die aktuelle WHO-Klassifikation (Baudin et al. 2021; WHO 2022; WHO 2017; WHO 2019) geht von einem prinzipiellen Malignitätspotenzial aller neuroendokrinen Neoplasien aus und unterscheidet gut differenzierte neuroendokrine Tumoren NET G1, neuroendokrine Tumoren NET G2 sowie in seltenen Fällen auch NET G3 von den gering differenzierten neuroendokrinen Karzinomen NEC vom kleinzelligen und vom großzelligen Typ. Für die neuroendokrinen Tumoren NET G1 kann alternativ auch der historische Begriff des „Karzinoids" verwendet werden.

Das proliferationsbasierte Grading anhand des Ki-67-Index bzw. der Mitoserate korreliert mit der Prognose und ist essenziell für die Behandlungsplanung (Rinke et al. 2018, Baudin et al. 2021; Del Rivero et al. 2023, Delle Fave 2016; Falconi et al. 2016; Garcia-Carbonero et al. 2017; Garcia-Carbonero 2016; Hicks et al. 2017; Hofland et al. 2023; Kaltsas et al. 2017; Kaltsas et al. 2023; Knigge et al. 2017; Kos-Kudła et al. 2023; Lamarca et al. 2024, Niederle et al. 2016; Oberg et al. 2017; Panzuto et al. 2023; Pape et al. 2016; Partelli et al. 2017; Pavel et al. 2020; Pavel et al. 2016; Pavel et al. 2017). So liegen über alle Stadien hinweg die 5-Jahres-Überlebensraten für NET G1 bei 80–90 %, für NET G2 bei 65–80 % und für NEC bei 10–30 %. Die häufig für die Pathologie schwierige Unterscheidung von NET G3 und NEC G3 ist von großer Relevanz hinsichtlich der Prognose aber auch der Therapie, sodass ab 2017 zwischen NET G3 und NEC G3 in der WHO-Klassifikation differenziert wird. Allerdings zeigt sich auch eine Abhängigkeit von der Tumorlast bzw. -ausbreitung im Sinne des TNM-basierten Stagings. So liegen bei NET G1/2 die 5-Jahres-Überlebensraten bei lokalen Tumorstadien (I/II) bei 95–100 %, im Stadium III (ausgedehnter lokaler, organüberschreitender NET und/oder Lymphknotenbefall) bei 80–95 % und im Stadium IV (Fernmetastasen) bei 40–70 %. Bei NEC liegen die 5-Jahres-Überlebensraten im Stadium I/II bei ca. 40–50 %, im Stadium III bei ca. 10–30 % und im Stadium IV bei < 10 %.

INFO

Die Klassifikation von NEN des GEP-Systems mit Angabe des Proliferationsindex ist entscheidend für die Prognose und die Therapie.

Entsprechend ihrer **Primariuslokalisation** werden NET des GEP-Systems unterschieden in NET ausgehend von Magen, Duodenum/Papille, Jejunum/Ileum, Appendix, Kolon, Rektum oder Pankreas (Rinke et al. 2018; Perren et al. 2017; WHO 2022; WHO 2017, WHO 2019; Wittekind 2017). Es existieren jeweils spezifische Diagnostik- und Therapieempfehlungen für die einzelnen Primariuslokalisationen, da sich die Tumorbiologie und das Metastasierungspotenzial der einzelnen Lokalisationen signifikant unterscheiden (Baudin et al. 2021; Del Rivero et al. 2023, Delle Fave 2016; Falconi et al. 2016; Garcia-Carbonero et al. 2017; Garcia-Carbonero 2016; Hofland et al. 2023; Kaltsas et al. 2017; Kaltsas et al. 2023; Knigge et al. 2017; Kos-Kudła et al. 2023; Lamarca et al. 2024; Niederle et al. 2016; Oberg et al. 2017; Panzuto et al. 2023; Pape et al. 2016; Partelli et al. 2017; Pavel et al. 2020; Pavel et al. 2016; Pavel et al. 2017). In den letzten Jahren konnte in molekularen Analysen gezeigt werden, dass sich NEN auch molekular erheblich unterscheiden, typisch ist z. B. ein Verlust von RB1 (Retinoblastomgen-1) sowie eine Überexpression von p53 bei NEC (Mafficini, Scarpa 2019). Der Verlust von ATRX, DAXX und Menin ist wiederum häufig bei pankreatischen NET. Insbesondere bei pankreatischen NET zeigt sich zunehmend eine molekulare Tumorheterogenität, die zukünftig zur Abschätzung der Prognose, aber auch zur Vorhersage des Therapieansprechens helfen kann (Scarpa et al. 2017). In etwa 17 % der Fälle treten neuroendokrine Neoplasien bei hereditären Tumorerkrankungen wie der multiplen endokrinen Neoplasie Typ 1 (MEN1), aber auch MEN4, dem Von-Hippel-Lindau (VHL)-Syndrom sowie der Neurofibromatose Typ 1 (NF1) und der tuberösen Sklerose (TSC) auf. Hierbei handelt es sich überwiegend um NET des Pankreas (➤ Tab. 33.2; Hofland et al. 2023; Marini et al. 2021; Tirosh et al. 2017).

Tab. 33.2 Hereditäre Tumorerkrankungen mit neuroendokrinen Tumoren (Pankreas)

Erkrankung	Gen	Locus	Vererbung	Häufigkeit von pNET [%]	Besonderheiten
MEN1	MEN1	11q13.1	AD	30–80	Gastrinom/Insulinom
MEN4	CDKN1B	12p13.1	AD	8	Gastrinom
VHL	VHL	3p25.2	AD	9–17	Hormoninaktiv
NF1	NF1	17q11.2	AD	< 2	Insulinom/Somatostatinom
TSC	TSC1/TSC2	9q34.13/16p13.3	AD	1–2	Insulinom

MEN1 = multiple endokrine Neoplasie Typ 1; MEN4 = multiple endokrine Neoplasie Typ 4; VHL = Von-Hippel-Lindau-Syndrom; NF1 = Neurofibromatose Typ 1; TSC = tuberöse Sklerose; AD = autosomal-dominant; pNET = pankreatischer neuroendokriner Tumor

Bei der autosomal-dominant vererbten oder auch durch Spontanmutation entstandenen multiplen endokrinen Neoplasie Typ 1 (MEN-1; Wermer-Syndrom) können neben NET des Pankreas aber auch NET von Lunge und Thymus gemeinsam mit Nebenschilddrüsen- und Hypophysenadenomen bzw. -hyperplasien vorkommen. Die pankreatischen NET sind häufig multifokal und prognosebestimmend und bedürfen daher eines engen interdisziplinären Managements (Hofland et al. 2023; Marini et al. 2021).

Besonderheit: Eine spezifische Veränderung zeigt sich bei pankreatischen NET bei der Von-Hippel-Lindau-Erkrankung. HIF-2α, ein konstitutiv aktiver hypoxieinduzierter Faktor-2α (HIF-2α), der als onkogener Treiber bei pankreatischen NET gilt, steht im Zusammenhang mit der Von-Hippel-Lindau-Genmutation. Belzutifan ist ein oral wirksamer niedermolekularer Inhibitor von HIF-2α, der bereits in einer Phase-II-Studie ein Therapieansprechen bei pankreatischen NET in 91 % der Fälle gezeigt hat und in Zukunft eine hochspezifische Therapie bei NET bei der Von-Hippel-Lindau-Erkrankung sein wird (Else et al. 2024; Jonasch et al. 2021).

Es existiert eine eigene **TNM-Klassifikation für NET** (8. UICC 2017) der jeweiligen Primariuslokalisationen (Perren et al. 2017; Wittekind 2017). Die Metastasierung von NET erfolgt vornehmlich in Lymphknoten (80–85 %), Leber (60–75 %), Peritoneum (15–20 %), Knochen (ca. 10 %), Lungen (5–10 %) und Ovarien (ca. 5 %). Seltene Metastasen finden sich in nahezu allen denkbaren Lokalisationen, z. B. in Mammae, Haut, Nieren, Gehirn, Herz.

33.5 Symptomatik und Diagnostik von funktionell aktiven NET

33.5.1 Symptome

Die Funktionalität von NET wird ausschließlich über die Klinik beurteilt (Falconi et al. 2016; Grozinsky-Glasberg et al. 2022; Hofland et al. 2023; Kaltsas et al. 2017; Lamarca et al. 2024; Niederle et al. 206; Oberg et al. 2017; Auernhammer, Reincke 2018; Felder et al. 2019; Fottner et al. 2017). **Funktionell aktive Tumoren** machen nur 25–30 % aller NEN aus und führen definitionsgemäß zu symptomatischen Patienten mit einem klinischen Syndrom, das durch Hormonhypersekretion verursacht ist (Kos-Kudła et al. 2023; Lamarca et al. 2024). Funktionell aktive Tumoren können häufig über das jeweilige durch die Hormonhypersekretion verursachte klinische Syndrom zur Diagnose führen (➤ Tab. 33.3). Bei den **funktionell nicht aktiven NET** sind insbesondere bei nicht weit fortgeschrittenen Tumoren häufig keine Symptome zu erwarten und wenn, dann nur durch die raumfordernde Wirkung (z. B. Oberbauchschmerzen oder Subileus), lokale Komplikationen (z. B. Ikterus, gastrointestinale Blutung) sowie unspezifische Symptome oder einen unerklärlichen Gewichtsverlust.

Tab. 33.3 Übersicht über fuktionell aktiven NET

Syndrom/Tumor	Sezernierte(s) Hormon(e)	Primärtumorlokalisation	Klinik
(Klassisches) Karzinoidsyndrom	Serotonin (Substanz P, Neuropeptid K, Kinine)	Dünndarm (v. a. Ileum), Bronchialsystem, (selten), Pankreas u. Rektum (sehr selten)	Flush (85 %), sekretorische Diarrhö (75 %), Karzinoidherz-/Hedinger-Syndrom (30 %), Bronchospasmus (< 10 %)
Atypisches Karzinoidsyndrom	Histamin	Magen (selten)	Flush, Bronchospasmus
Gastrinom/Zollinger-Ellison-Syndrom	Gastrin	Duodenum (30 %), Pankreas (70 %)	Rezidivierende Magen-Darm-Ulzera (v. a. in atypischer Lokalisation u. multipel), sekretorische Diarrhöen, Steatorrhöen, Maldigestion
Insulinom	Insulin	Pankreas	Hyperinsulinämische Hypoglykämie Whipple-Trias: Nüchternhypoglykämie, Neuroglykopenie, Reversibilität bei Glukosegabe
Glukagonom	Glukagon	Pankreas	Diabetes mellitus, nekrolytisches migratorisches Erythem, Anämie, Malnutrition
VIPom/Verner-Morrison-Syndrom (WDHA)	Vasoaktives intestinales Peptid (VIP)	Pankreas (90 %)	Wässrige Diarrhöen, Hypokaliämie, Achlorhydrie u. Azidose, gelegentlich atypischer Flush
Somatostatinom	Somatostatin	Pankreas (50 %), Duodenum (50 %)	Steatorrhöen, Diarrhöen, Cholelithiasis, Diabetes mellitus
ACTHom	ACTH	Vor allem Bronchialsystem, Thymus (selten), Pankreas (selten)	Cushing-Syndrom
PTHrPom	PTHrP	Pankreas	Hyperkalzämie
Calcitoninom	Calcitonin	Pankreas	Diarrhöen, Flush
GHRHom	IGF-1/GHRH	Pankreas/Dünndarm	Akromegalie
Nonfunktionelle NET	Keine	Gesamtes GEP-System	Keine

ACTH = adrenokortikotropes Hormon; WDHA = Watery Diarrhea, Hypokalemia, Achlorhydria

Leitsymptome des Karzinoidsyndroms

Leitsymptome des Karzinoidsyndroms bei serotoninproduzierenden Tumoren sind chronische, sekretorische Diarrhöen und/oder Flush (➤ Abb. 33.2; Grozinsky-Glasberg et al. 2022; Lamarca et al. 2024; Niederle et al. 20165).

Die Symptomatik tritt allerdings i. d. R. jedoch erst in einem fortgeschrittenen Tumorstadium mit Lebermetastasen auf. Ursächlich sind meisten NET G1 bzw. NET G2 des Dünndarms (Jejunum/Ileum) mit hepatischer Metastasierung. Bei exzessiver Hormonfreisetzung kann es zur lebensbedrohlichen Karzinoidkrise mit schwerer Hypotonie aufgrund von Vasodilatation kommen. Ein Karzinoidsyndrom kann selten auch z. B. durch Karzinoide der Lunge verursacht werden (Fottner et al. 2017; Jin et al. 2018). In bis zu 30 % aller Fälle ist auch eine Herzbeteiligung mit serotoninvermittelter Endokardfibrose und rechtskardialen Klappenveränderungen – v. a. Trikuspidalinsuffizienz – vorhanden (sog. Karzinoidherz- oder Hedinger-Syndrom; Grozinsky-Glasberg et al. 2022). Die Herzbeteiligung ist für die Prognose der Patienten mit Karzinoidsyndrom entscheidend und sollte aus diesem Grund frühzeitig erkannt und behandelt werden. Asthmatische Beschwerden durch eine serotoninvermittelte Bronchokonstriktion im Rahmen eines Karzinoidsyndroms sind eher selten.

Zur Hormondiagnostik wird die Ausscheidung des Serotoninabbauprodukts 5-Hydroxyindolessigsäure (5-HIES) im angesäuerten 24-h-Urin bestimmt (➤ Tab. 33.4); wegen zahlreicher Interferenzen muss eine entsprechende adäquate Patienteninformation bzgl. erlaubter Nahrungsmittel und Medikamente erfolgen (➤ Tab. 33.5; Grozinsky-Glasberg et al. 2022; Lamarca et al. 2024). Eine Echokardiographie zur Evaluation einer Endokardfibrose und Klappenveränderungen sollte elektiv bei Diagnosestellung und in jährlichen Abständen durchgeführt werden (Grozinsky-Glasberg et al. 2022; Lamarca et al. 2024; Rinke et al. 20186). Die Bestimmung des NT-proBNP kann bei entsprechender Erhöhung einen Hinweis auf eine beginnende rechtskardiale Dekompensation geben und sollte Anlass zur weiteren kardiologischen Diagnostik sein (Grozinsky-Glasberg et al. 2022). Bei Dyspnoe/Zyanose unklarer Genese ist eine transthorakale Echokardiographie inklusive Kontrastmittelgabe zur Erkennung eines möglichen Rechts-links-Shunts bei peristierendem Foramen ovale (PFO) zu fordern. Durch den gesteigerten Tryptophan-Stoffwechsel beim Karzinoidsyndrom kann es gelegentlich bei sehr ausgeprägtem Syndrom zu einem Niacinmangel mit Pellagra kommen. Hinweis kann hier insbesondere eine Dermatitis unklarer Genese sein (Grozinsky-Glasberg et al. 2022).

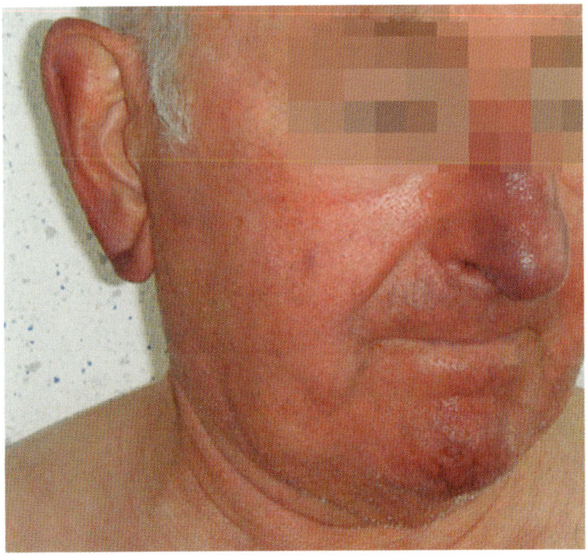

Abb. 33.2 Typische Flush-Symptomatik [M529]

Tab. 33.4 Labordiagnostik bei NET

Syndrom/Tumor	Spezifische Labordiagnostik
Alle NET	Tumormarker Chromogranin A (CgA)
Alle NEC	Tumormarker CgA, neuronenspezifische Enolase (NSE), LDH
(Klassisches) Karzinoidsyndrom	5-HIES im 24-h-Urin
Zollinger-Ellison-Syndrom	Gastrin im Serum, pH-Metrie Magen
Insulinom	72-h-Fasten-Test, Glukose, Insulin, C-Peptid, Proinsulin i. S.
Glukagonom	Glukose i. S., Glukagon im Plasma
Verner-Morrison-Syndrom (WDHA)	Vasoaktives intestinales Peptid (VIP) im Plasma, venöse BGA
Ektopes ACTHom	Kortisol im 24-h-SU, ACTH im Plasma, ggf. 1-mg-Dexamethason-Hemmtest

BGA = Blutgasanalyse; SU = Sammelurin

Tab. 33.5 Mögliche Ursachen für falsch positive/negative 5-HIES-Diagnsotik

Erhöhte 5-HIES-Ausscheidungswerte nach Einnahme von	Erniedrigte 5-HIES-Ausscheidungswerte nach Einnahme von
• Cumarin • Paracetamol • Reserpin • Nikotin • Koffein • Schwarzem Tee • Schokolade • Tomaten • Auberginen • Avocados • Ananas • Bananen • Kiwis • Melonen • Pekannüssen • Pflaumen • Walnüssen	• Aspirin • Heparin • Imipramin • Phenothiazinen • Promethazin • Ranitidin • Alkohol

Konsequenz: entsprechende Medikamente, Genuss- und Nahrungsmittel möglichst 2 d vor und während der Sammelperiode meiden

Leitsymptom des Insulinoms

Leitsymptom des Insulinoms ist die Whipple-Trias mit rezidivierenden spontanen Nüchternhypoglykämien (Falconi et al. 2016; Hofland et al. 2023; Oberg et al. 2017). Ursächlich sind häufig kleine insulinsezernierende NET des Pankreas. Nur etwa 10–20 % sind bei Diagnosestellung bereits metastasiert (N1 oder M1). Bei Hypoglykämieneigung sollte im Rahmen der Differenzialdiagnostik unter stationären Bedingungen eine Testmahlzeit als verlängerter 5-h-Glukosetoleranztest, gefolgt von einem max. 72-h-Hungerversuch erfolgen. Bereits nach 48 h zeigt sich in 95 % der Fälle bereits eine signifikante Hypoglykämie im Fall eines Insulinoms (Hofland et al. 2023). Diagnostisch wegweisend für ein Insulinom ist eine Hypoglykämie mit inadäquater/fehlender Suppression von Insulin (Delle Fave et al. 2016; Kos-Kudła et al. 2023; de Mestier et al. 2017; Dieckhoff et al. 2014; Eick et al. 2016) am spezifischsten durch inadäquat nicht supprimierte C-Peptid-Serum-Spiegel belegt. Eine Serum-Glukose < 2,5 mmol/l (< 45 mg/dl) mit zeitgleich inadäquater/fehlender Suppression von Insulin > 3 mU/l (> 20,8 pmol/l), C-Peptid > 0,6 ng/ml (> 0,2 nmol/l) und Proinsulin > 5 pmol/l führt somit zur Diagnose eines Insulinoms (➤ Tab. 33.6; Hofland et al. 2023).

Leitsymptom des Gastrinoms

Leitsymptom des Gastrinoms ist das Zollinger-Ellison-Syndrom mit rezidivierenden, meist *Helicobacter-pylori*-negativen und häufig atypisch (v. a. postbulbär im Duodenum oder proximalen Jejunum) lokalisierten Ulzera bei Hyperazidität des Magens und Hypergastrinämie, die sogar zu teilweise rezidivierenden Dünndarmperforationen an den ulzerierten Darmwandabschnitten führen können. Gelegentlich können auch chronische, charakteristischerweise PPI-sensible sekretorische Diarrhöen beim Gastrinom auftreten (Hofland et al. 2023; Falconi et al. 2016). Ursächlich sind gastrinsezernierende NET von Pankreas oder Duodenum. Die Primärtumoren sind häufig sehr klein und multipel. Über 50 % aller Gastrinome sind bei Diagnosestellung bereits metastasiert (N1 oder M1). Die Tumoren treten in bis zu 25 % der Fälle im Rahmen einer multiplen endokrinen Neoplasie Typ 1 (MEN1) auf. Vor Bestimmung des Serum-Gastrins sollte zunächst mittels Endoskopie plus pH-Metrie des Magens und Biopsien aus Antrum und Fundus eine Hypo-/Anazidität bzw. chronisch-atrophische Gastritis ausgeschlossen sein. Vor Bestimmung des Serum-Gastrins sollten PPI (sofern klinisch vertretbar) für 7–10 d pausiert werden, da es unter PPI ansonsten regelhaft zu einem Anstieg des Serum-Gastrins kommt.

Tab. 33.6 Differenzialdiagnosen der Hormondiagnostik bei funktionellen pankreatischen NET

Laborbefund	Differenzialdiagnosen u. weitere endokrinologische Diagnostik	
Hypergastrinämie	**Differenzialdiagnostik**	
	Hypergastrinämie mit Hyperazidität: • Gastrinom, sporadisch o. familiär • G-Zell-Hyperplasie	**Hypergastrinämie ohne Hyperazidität:** • Perniziöse Anämie • Chronisch-atrophische Gastritis • Medikamentöse Magensäureblockade (H_2-Rezeptor-Blocker, PPI)
	• Lokalisationsdiagnostik mit dem Ziel der histologischen Sicherung des Gastrinoms, da Sekretintest nicht verfügbar • **Sekretintest** (Sekretin derzeit auf absehbare Zeit nicht verfügbar, Stand 11/2024): – Indikation: Gastrin i. S. < 10-fach erhöht u. fragliche Hyperazidität – Durchführung: 2-malige Bestimmung des basalen Gastrinspiegels i. S. im Abstand von 15 min, i. v. Gabe von 1–2 KE Sekretin/kg KG, Bestimmung des Gastrinspiegels i. S. nach 2, 5, 10 u. 15 min • **Diagnostisches Ergebnis:** pathologischer (paradoxer) Gastrinspiegelanstieg auf > 200 % des basalen Werts als Ausdruck der autonomen Hormonsekretion bzw. um > 120 pg/ml über den basalen Ausgangswert	
Hypoglykämie	**Differenzialdiagnostik**	
	Hypoglykämie mit Hyperinsulinismus: • Insulinom • Hypoglycaemia factitia (Einnahme von Sulfonylharnstoffen, Insulinapplikation) • Reaktive Hypoglykämie • Non-insulinoma Pancreatogenous Hypoglycemia Syndrome (NIPHS) • Post-gastric Bypass Hypoglycemia (PGBH) • Autoantikörper gegen Insulin	**Hypoglykämie ohne Hyperinsulinismus:** • Tumorassoziierte Hypoglykämie • Glykogenspeichererkrankung • Addison-Krise • Wachstumshormonmangel • Terminale Leberinsuffizienz • Sepsis
	Konsequenz: 5-h-oGTT gefolgt von 72-h-Fastentest (stationär): • Indikation: V. a. Nüchternhyperinsulinämie bei Insulinom • Vorbereitung: Während des Tests ist nur energiefreie Flüssigkeit erlaubt, letzte Mahlzeit um 24 Uhr des Vortags • Durchführung: Bestimmung der basalen Insulin- u. Blutglukose (BZ)-Spiegel, regelmäßige BZ-Spiegelbestimmung alle 2–4 h über max. 72 h; bei Hypoglykämiesymptomatik umgehend Bestimmung des BZ (venöses Plasma) und der Serum-Spiegel von Insulin, C-Peptid, Proinsulin bei BZ-Spiegel < 45 mg/dl (< 2,5 mmol/l, venöses Plasma) Testabbruch **Diagnostisches Ergebnis:** Hypoglykämiesymptomatik u. BZ-Spiegel < 45 mg/dl (< 2,5 mmol/l) mit zur Glukosekonzentration relativ inadäquat hohen Serum-Spiegeln von Insulin, C-Peptid u. Proinsulin als Ausdruck der autonomen Hormonsekretion (Baudin et al. 2021; Delle Fave et al. 2016; de Mestier et al. 2017; Dieckhoff et al. 2014; Eick et al. 2016)	

In der PPI-Pause kann zunächst bis zu 24–48 h vor der geplanten Nüchternblutentnahme noch eine überbrückende Therapie mit dem H_2-Blocker Ranitidin erfolgen. Unter diesen Voraussetzungen ist ein basales Nüchtern-Serum-Gastrin 10-fach (> 1000 ng/l) über der Norm (13–115 ng/l) bei Magensaft-pH < 2 beweisend für ein Gastrinom. Bei etwa 50 % aller Gastrinome finden sich nur mäßig erhöhte basale Serum-Gastrin-Spiegel im diagnostischen „Graubereich"; hier wurde früher ein Sekretin-Stimulationstest (Sekretin derzeit auf absehbare Zeit nicht verfügbar; Stand 11/2024) zur Diagnosesicherung durchgeführt. Beim klinischen V. a. ein Gastrinom und einem Gastrin-Spiegel im „Graubereich" empfiehlt die aktuelle Leitlinie der Europäischen Gesellschaft für Neuroendokrine Tumoren (ENETS) von 2023 eine frühzeitige Lokalisationsdiagnostik mittels ÖGD mit Endosonographie, ein CT oder MRT oder sogar eine Somatostatin-Rezeptor-PET-CT-Diagnostik mit dem Ziel einer histologischen Sicherung und dem Nachweis eines immunhistochemischen gastrinpositiven NET (Hofland et al. 2023).

Leitsymptom des VIPoms

Leitsymptom des VIPoms ist das WDHA-Syndrom (Watery Diarrhea, Hypokalemia und Achlorhydria/Acidosis; *Syn.:* Verner-Morrison-Syndrom). Typisch sind schwerste wässrige Diarrhöen mit Elektrolytentgleisungen und Exsikkose. Ursächlich sind meist große VIP-sezernierende NET des Pankreas; > 70 % aller VIPome sind bei Diagnosestellung bereits metastasiert (N1 oder M1). Labordiagnostik: venöse Blutgasanalyse, Bestimmung von VIP (nüchtern) im Plasma (Hofland et al. 2023).

Leitsymptome des Glukagonoms

Leitsymptome des Glukagonoms sind Erythema necrolyticum migrans und Diabetes mellitus. Ursächlich sind glukagonsezernierende NET des Pankreas. Über 30 % aller Glukagonome sind bei Diagnosestellung bereits metastasiert (N1 oder M1). Labordiagnostik: Beleg der gestörten Glukosetoleranz/des Diabetes mellitus und Bestimmung von Glukagon im Plasma (Hofland et al. 2023).

33.5.2 Diagnostik

Zur jeweils spezifischen Labordiagnostik und Bildgebung bei NEN sei insbesondere sowohl auf die deutschsprachige S2 K-Leitlinie (Rinke et al. 2018) und die Leitlinienempfehlungen der European Neuroendocrine Tumor Society (Knigge et al. 2017; Oberg et al. 2017; Sundin et al. 2017) als auch die Leitlinienempfehlungen der European Society of Medical Oncology (ESMO; Pavel et al. 2020) verwiesen.

In der Endoskopie werden häufig als Zufallsbefunde NET des Magens, des Duodenums und der Papille sowie des Rektums diagnostiziert (Delle Fave et al. 2016; Rinke et al. 2018; Ramage et al. 2016; Marini et al. 2021; Maasberg et al. 2016; Scherübl, Cadiot 2017). Die Endosonographie (EUS) ist entscheidend für das Staging der Tiefeninfiltration und der lokalen Lymphknotenbeteiligung. Für die Lokalisationsdiagnostik von kleinen, funktionell aktiven NET des Pankreas (Insulinom, Gastrinom) ist die EUS die derzeit sensitivste Methode (Rinke et al. 2018; Sundin et al. 2017). Bei nicht funktionell aktiven NET des Pankreas kann die endosonographische Feinnadel- oder Stanzbiopsie zur Diagnosesicherung beitragen. Auch das Grading der Tumoren lässt sich hierdurch mit relativ gutem prädiktivem Wert ermitteln.

Aufgrund der häufig vorhandenen Hypervaskularisation der NET sollte bei der Schnittbildgebung mittels **Multidetektor-CT immer ein triphasisches Protokoll inklusive arterieller Phase** zur Anwendung kommen (Ramage et al. 2016; Sundin et al. 2017), da hier v. a. hepatische und pankreatische NET-Manifestationen häufig am sensitivsten erkennbar sind. Ein portal- und spätvenöses Kontrastmittel-Wash-out sichert die maligne Entität und erlaubt die Differenzialdiagnose zu anderen (benignen) hypervaskularisierten Leberläsionen. Auch im **kontrastverstärkten Ultraschall (CEUS)** kann die Hypervaskularisation der NET diagnostisch ausgenutzt werden. **Hepatozytenspezifische Kontrastmittel beim MRT der Leber** ermöglichen eine sehr sensitive Diagnostik von Lebermetastasen (Sundin et al. 2017). Bei Lebermetastasierung als Initialbefund ist eine **sonographie- oder CT-gesteuerte Biopsie der Lebermetastasen** häufig zielführend in der Diagnosesicherung.

Die **nuklearmedizinische Bildgebung** wird bei V. a. metastasierten NET im Rahmen des Stagings empfohlen und beruht auf der in 80–95 % aller NET G1/2 vorhandenen SSTR-Expression. Die SSTR-Szintigraphie in SPECT-Technik mit dem Radiopharmazeutikum ^{111}In-Pentetreoide wurde durch neue spezifische PET/CT-Techniken mit ^{68}Gallium-markierten Somatostatin-Analoga wie z. B. das ^{68}Ga-DOTATATE-PET/CT (^{68}Ga-DOTA^{0}-Tyr^{3}-Octreotate), das ^{68}Ga-DOTATOC-PET/CT (^{68}Ga-DOTA^{0}-Tyr^{3}-Octreotide) oder aber das stabilere ^{18}Fluor-SiFAlin-TATE-PET/CT abgelöst. Diese PET/CT-Verfahren weisen im Vergleich zur Szintigraphie eine deutlich höhere Sensitivität auf (Kos-Kudła et al. 2023; Lamarca et al. 2024; Rinke et al. 2018; Sundin et al. 2017) und sollten entsprechend der Empfehlung nationaler und internationaler Leitlinien deshalb bevorzugt zum Einsatz kommen (Sundin et al. 2017). Diese SSTR-basierten PET-/CT-Verfahren sind an den meisten tertiären Zentren im deutschsprachigen Raum verfügbar. NEC weisen im Gegensatz zu NET G1/2 nur selten eine SSTR-Expression auf; bei NEC ist das ^{18}Fluor-Desoxy-Glukose (FDG)-PET/CT zur Darstellung eines gesteigerten intratumoralen Glukosemetabolismus zu bevorzugen (Rinke et al. 2018; Sundin et al.2017). Bei einem indolenten (benignen) Insulinom stellt bei in der konventionellen Bildgebung nicht lokalisierbaren Fällen die funktionelle Bildgebung mit Exenidin-PET/CT (GLP-1-Rezeptor-PET/CT) die sensitivste funktionelle Bildgebung dar. Die Exenidin-PET/CT ist allerdings nur an wenigen Zentren verfügbar.

Bei diagnostiziertem NET wird **Chromogranin A (CgA) im Serum als Tumormarker** empfohlen (Kos-Kudła et al. 2023; Lamarca et al. 2024; Oberg et al. 2017); von einem allgemeinen Tumor-Screening ist dagegen abzuraten. Häufige Ursachen für falsch positive Erhöhungen von CgA sind u. a. PPI, chronisch-atrophische Gastritis und Niereninsuffizienz (Kos-Kudła et al. 2023; Lamarca et al. 2024; Oberg et al. 2017).

33.6 Therapie von NET und NEC

Zur jeweils stadiengerechten operativen Therapie für die einzelnen Primariuslokalisationen und den verschiedenen palliativen Therapieoptionen sei insbesondere auf die entsprechenden Leitlinienempfehlungen der nationalen S2 K-Leitlinie „Neuroendokrine Tumoren" AWMF-Registernummer 021–027 (Rinke et al. 2018) und die zahlreichen der European Neuroendocrine Tumor Society (ENETS-Guidelines; Delle Fave et al. 2016; Falconi et al. 2016; Garcia-Carbonero et al. 2017; Garcia-Carbonero et al. 2016; Grozinsky-Glasberg et al. 2022; Hicks et al. 2017; Hofland et al. 2023; Kaltsas et al. 2017; Kaltsas et al. 2023; Kos-Kudła et al. 2023; Lamarca et al. 2024; Niederle et al. 2016; Oberg et al. 2017; Panzuto et al. 2023; Pape et al. 2016; Partelli et al. 2017) sowie der European Society of Medical Oncology (ESMO) (Pavel et al. 2020) und der American Society of Clinical Oncology (ASCO; Del Rivero et al. 2023) verwiesen.

PRAXISTIPP

GEN-NEN-Patienten sollten in einem spezialisierten Zentrum vorgestellt werden.

Bei NET von Magen, Duodenum und Papille sowie Rektum besteht nach Ausschluss von Metastasen (TNM-Staging) und in Abhängigkeit vom Grading bzw. von der Typisierung (NET des Magens Typ 1–3) die Möglichkeit einer lokalendoskopischen Resektion (Delle Fave et al. 2016; Panzuto et al. 2023; Rinke et al. 2023).

Für alle anderen Fälle und Primariuslokalisationen ist ansonsten die chirurgische Therapie als kurativer Ansatz indiziert. **Operationsstrategie und -ausmaß sind je nach Primariuslokalisation, TNM-Staging und -Grading in Anlehnung an die Leitlinien zu planen.** Eine aggressive Lebermetastasenchirurgie ± Radiofrequenzablation bei NET ist in vielen Fällen indiziert, sodass die Vorstellung an einem entsprechenden Zentrum und die Therapieplanung im interdisziplinären Tumorboard anzuraten sind (Pavel et al. 2016; Rinke et al. 2018). Bisher ist keine Überlegenheit einer konzeptionell „kurativen" Lebertransplantation gegenüber einer konservativen multimodalen Therapie bei inoperabler Lebermetastasierung bei NET gesichert. Die Indikation zur Lebertransplantation kann bei entsprechend geeigneten Patienten, die bei isolierter Lebermetastasierung eines GEP-NET mit Ki-67 < 10 % eine stabile Tumorlast über mind. 6 Mon. aufweisen, erwogen werden (Rinke et al. 2018; Richtlinien zur Organtransplantation 2017). Die Indikation „neuroendokrine Tumoren" ist seit 2017 gelistet als matchMELD-Standardkriterium (Standard-Exception) zur Lebertransplantation (Richtlinien zur Organtransplantation 2017).

Eine **adjuvante Therapie** nach R0-Resektion von NET G1, G2 und G3 des GEP-Systems ist bisher nicht etabliert und wird derzeit nicht empfohlen. Im Gegensatz hierzu sollte bei NEC eine adjuvante platinbasierte Chemotherapie in Anlehnung an die Leitlinienempfehlungen (Garcia-Carbonero et al. 2016; Rinke et al. 2018; Sorbye et al. 2023) interdisziplinär und individuell mit den Patienten besprochen werden. In Abhängigkeit von Primariuslokalisation, Staging und Grading muss in jedem Fall eine entsprechend angepasste Tumornachsorge erfolgen (s. u.). Analog gilt eine interdisziplinäre Diskussion und sorgfältige Selektion bei schwacher Evidenzlage als Voraussetzung für die in Einzelfällen sinnvolle neoadjuvante Therapieindikation vor potenziell kurativ intendierter Resektion.

33.6.1 Therapie bei funktionell aktiven NET

Zur Symptomkontrolle (v. a. NET G1 und G2) sind Somatostatin-Analoga (SSA) aufgrund ihrer die Hormonsekretion hemmenden Wirkung von einer herausragenden Bedeutung (Kaltsas et al. 2017; Lamarca et al. 2024; Pavel et al. 2017). Eine initiale Verträglichkeitstestung kann durch kurz wirksames Octreotid 3 × 50 µg bis 3 × 200 µg/d s. c. über einige Tage erfolgen. Zur Dauertherapie können hinsichtlich der Symptomkontrolle die als äquipotent zu beurteilenden Depotpräparationen Octreotid LAR 30 mg alle 28 d gluteal i. m. oder Lanreotid Autogel 120 mg alle 28 d gluteal tief s. c. eingesetzt werden. Eine adäquate Symptomkontrolle beim Karzinoidsyndrom kann hierdurch in etwa 65–75 % erwartet werden (**Evidenzstärke Ic/IIa;** Kaltsas et al. 2017; Pavel et al. 2016; Auernhammer et al. 2017; Jin et al. 2018). Sollte keine ausreichende Symptomkontrolle erreicht werden, kann bei den Depotpräparaten eine Verkürzung der Dosisintervalle auf alle 21 oder sogar 14 d zu einer Verbesserung der Symptomatik führen oder zusätzlich die Gabe eines kurz wirksamen SSA erfolgen (Grozinsky-Glasberg et al. 2022), auch wenn hierfür keine Zulassung besteht und im Zweifel ein Antrag bei der Krankenkasse zur Intensivierung der Therapie gestellt werden muss.

Zur Prävention einer potenziell lebensbedrohlichen Karzinoidkrise bei NET mit Karzinoidsyndrom sollte prä- und periinterventionell (Operation, Biopsie, Embolisation etc.) immer eine Therapie mit SSA eingeleitet werden. Im Falle einer Karzinoidkrise kann Octreotid auch i. v. als Bolus von bis zu 500 µg verabreicht oder über einen Perfusor mit 50–200 µg/h kontinuierlich appliziert werden (Grozinsky-Glasberg et al. 2022; Kaltsas et al. 2017; Pavel et al. 2017).

Bei Unverträglichkeit der SSA oder bei SSTR-negativen Tumoren kann zur Behandlung des Karzinoidsyndroms alternativ auch Interferon-α 3–5 Mio. I.E. 3 ×/Wo. oder auch (off-label!) PEGyliertes Interferon-α-2b 50–100 µg 1 ×/Wo. zur Symptom- und Tumorkontrolle eingesetzt werden (Garcia-Carbonero et al. 2017; Grozinsky-Glasberg et al. 2022; Eick et al. 2016; Kasajima et al. 2018; Klöppel 2017), auch wenn die Interferon-α-Therapie mehr und mehr als Therapieoption in den Hintergrund rückt (Lamarca et al. 2024).

Bei trotz SSA-Therapie inadäquat kontrolliertem Karzinoidsyndrom mit chronischen Diarrhöen kann zur Symptomkontrolle der periphere Serotoninsynthesehemmer (Inhibitor der Tryptophan-Hydroxylase, des für die Serotoninsynthese entscheidenden Enzyms) Telotristat Ethyl 3 × 250 mg/d p. o. als zusätzliche Therapie eingesetzt werden (Grozinsky-Glasberg et al. 2022; Kaltsas et al. 2017; Pavel et al. 2017; Auernhammer et al. 2017; Jin et al. 2018; Rinke et al. 2021).

Bei ausgeprägtem Karzinoidsyndrom mit V. a. Niacinmangel wird Nikotinsäureamid 200–250 mg/d p. o. empfohlen (Grozinsky-Glasberg et al. 2022).

Beim inoperablen malignen Insulinom werden v. a. Diazoxid oder auch Everolimus zur medikamentösen Hypoglykämiekontrolle ein-

33

gesetzt (Hofland et al. 2023). Die gastrale Hyperazidität beim Zollinger-Ellison-Syndrom kann sehr erfolgreich durch PPI, allerdings z. T. in sehr hohen Dosierungen von bis zu 5-facher Standarddosierung, kontrolliert werden (Hofland et al. 2023). Eine Überprüfung der adäquaten Magensäuresuppression mittels gastraler pH-Metrie unter Therapie ist anzuraten (Hofland et al. 2023). Bei Glukagonom und VIPom mit WDHA-Syndrom sind zur Syndromkontrolle SSA in vergleichbarer Dosierung zur Anwendung beim Karzinoidsyndrom wirksam (Hofland et al. 2023; Kaltsas et al. 2017). In der Regel führt auch jede Form der antiproliferativen Therapie bei Ansprechen ebenfalls immer zu einer Verringerung der Symptomatik bei funktionellen NET, da durch die Abnahme der Tumorlast auch die Hormonaktivität abnimmt.

33.6.2 Therapie zur Tumorkontrolle

Die **palliative antiproliferative Therapiestrategie** zur Tumorkontrolle bei inoperablen Tumoren ist u. a. abhängig von Primariuslokalisation, Staging und hepatischer/extrahepatischer Tumorlast, Grading, Tumordynamik sowie SSTR-Expression.

Bei **NET G1 und G2** steht zur palliativen Tumorkontrolle prinzipiell eine Reihe verschiedener Therapieverfahren zur Verfügung; die Therapieauswahl muss individualisiert anhand der o. g. Parameter erfolgen (Baudin et al. 2021; Del Rivero et al. 2023; Falconi et al. 2016; Garcia-Carbonero et al. 2017; Garcia-Carbonero et al. 2016; Hicks et al. 2017; Hofland et al. 2023; Kaltsas et al. 2017; Kos-Kudła et al. 2023; Lamarca et al. 2024; Niederle et al. 2016; Pavel et al. 2020; Pavel et al. 2016; Pavel et al. 2017). Die in den Leitlinien angeratenen Therapiealgorithmen beruhen zum großen Teil auf klinischer Erfahrung und Expertenmeinungen. Alle Patienten sollte der Zugang zu allen Therapieoptionen durch Kooperation mit entsprechenden Zentren ermöglicht werden. Eine Vorstellung und Diskussion der Fälle im Rahmen eines interdisziplinären Tumorboards unter Abwägung von Tumorbiologie, Vorbehandlungen, Progressionsverhalten, Nebenwirkungsspektrum und Komorbiditäten sowie spezifischer Zentrumsexpertise sollten erfolgen.

Somatostatin-Analoga (SSA)-Therapie

Die Effektivität von SSA zur Tumorkontrolle wurde in zwei placebokontrollierten Phase-III-Studien gezeigt (Grozinsky-Glasberg et al. 2022; Kasajima et al. 2018). Die PROMID-Studie zeigte bei 85 Patienten mit inoperablen NET aus dem Midgut (= NET des Dünndarms) unter Octreotid LAR 30 mg i. m. alle 28 d vs. Placebo eine signifikante Verlängerung der Zeit bis zur Tumorprogression (TTP) auf 14,3 vs. 6,0 Mon. Die CLARINET-Studie zeigte bei 204 Patienten mit nicht funktionellen NET des GEP-Systems (73 NET aus dem Midgut, 91 NET des Pankreas) unter Lanreotid Autogel 120 mg tief s. c. alle 28 d vs. Placebo eine signifikante Verlängerung des progressionsfreien Überlebens (PFS) mit „noch nicht erreicht" im Verum-Arm vs 18,0 Mon. im Placebo-Arm.

Die Biotherapie mit den SSA Octreotid LAR und Lanreotid Autogel ist bei funktionellen wie auch bei nicht funktionellen NET des Jejunums/Ileums mit niedrigem Proliferationsindex (Ki-67 bis max. 10 %) zur Tumorkontrolle gut geeignet. Der Einsatz von SSA in dieser Indikation zur Tumorkontrolle wird in verschiedenen Leitlinien empfohlen (**Empfehlungsgrad A Evidenzstärke 1b;** Lamarca et al. 2024).

Die Biotherapie mit dem SSA Lanreotid Autogel kann auch bei NET des Pankreas mit niedrigem Proliferationsindex < 10 % und zeitgleich niedriger Tumorlast zur Tumorkontrolle eingesetzt werden (**Empfehlungsgrad A, Evidenzstärke 2b;** Kasajima et al. 2023). Jedoch weisen NET des Pankreas per se eine ungünstigere Prognose auf als NET des Jejunums/Ileums und erfordern deshalb häufiger eine intensivere Therapie.

MERKE

Die Somatostatin-Analoga (SSA) sind bei metastasierten niedrigproliferativen GEP-NET G1/G2 (Proliferation < 10 %) und einer moderaten Tumorlast die Therapie der 1. Wahl und führen zu einem verzögerten Fortschreiten der Tumorerkrankung.

Interferon-α-Therapie

Interferon-α führt nach retrospektiven Fallserien ebenfalls häufig zu einer Tumorstabilisierung bzw. in bis 10 % der Fälle zu einer partiellen Remission und kann bei NET mit niedrigem Proliferationsindex eingesetzt werden (Lamarca et al. 2024; Niederle et al. 2016; Oberg et al. 2017; Pavel et al. 2017). Aufgrund seines im Vergleich zu SSA deutlich ungünstigeren Nebenwirkungsprofils wird Interferon-α von den meisten Zentren eher selten eingesetzt. Verbliebene Indikationen sind v. a. SSTR-negative NET bzw. fehlendes Therapieansprechen oder Unverträglichkeit gegenüber einer Therapie mit SSA.

Lokalablative Verfahren bei Lebermetastasen

Thermische und nicht thermische lokalablative Verfahren wie die Radiofrequenzthermoablation (RFTA) und die Brachytherapie sowie lokoregionale Verfahren wie transarterielle Embolisation (TAE), Chemoembolisation (TACE) oder selektive intraarterielle Radiotherapie (SIRT) werden bei ausschließlich hepatischer Metastasierung eingesetzt (Pape et al. 2016; Pavel et al. 2016; Rinke et al. 2018; Auernhammer et al. 2017). Mit diesen Verfahren lässt sich neben einer Tumorkontrolle häufig auch eine Symptomkontrolle bei funktionell aktiven NET erreichen **(Empfehlungsgrad A, Evidenzstärke 2a).** Auch die Stereotactic Body Radiation Therapy (SBRT) mittels CT- oder MRT-gesteuerter externer Radiochirurgie stellt eine Möglichkeit der lokalablativen Therapie in individualisierten Therapiekonzepten dar.

Radiorezeptor-Therapie

Die peptidbasierte Radiorezeptor-Therapie (PRRT) mit ^{177}Lutetium-(^{177}Lu-)DOTA-TATE, ist bei allen SSTR-positiven NET G1/2 mit ausreichendem Tracer-Uptake prinzipiell möglich (Baudin et al. 2021; Hicks et al. 2017; Niederle et al. 2016; Panzuto et al. 2023; Kasajima et al. 2018; Maasberg et al. 2016; Mafficini, Scarpa 2019). Zur Therapie ist derzeit ^{177}Lu-DOTA-TATE am gebräuchlichsten, ein Somatostatin-Agonist gekoppelt an das Nukleotid ^{177}Lutetium, das Beta-/Gammastrahlung emittiert. In der **NETTER-1-Studie,** einer Phase-III-Studie bei Patienten mit progredienten neuroendokrinen Dünndarmtumoren, zeigte die Therapie mit 4 Zyklen PRRT mit ^{177}Lu-DOTA-TATE vs. einer Hochdosistherapie mit Octreotid LAR 60 mg alle 28 d eine signifikante Verbesserung des PFS und des Overall Survival (OS) zugunsten der PRRT (Hicks et al. 2017; Kasajima et al. 2018; Maasberg et al. 2016; Mafficini, Scarpa 2019). Die **NETTER-2-Studie** ist die zweite große Phase-III-Studie, um die Effektivität einer Radiorezeptor-Therapie bei Patienten mit inoperablen höherproliferativen NET G2 (Proliferation 10 %-20 %) und NET G3 (Proliferation 20–55 %) zu untersuchen. Es zeigte sich, dass eine Therapie mit 4 Zyklen PRRT mit ^{177}Lu-DOTA-TATE vs. einer Hochdosistherapie mit Octreotid LAR 60 mg alle 28 d ebenfalls zu einer signifikanten Verbesserung des PFS zugunsten der PRRT mit eine Ansprechrate in 43 % der Fälle führt. Die PRRT mit ^{177}Lu-DOTA-TATE wurde für die Therapie von gastrointestinalen **(Empfehlungsgrad A, Evidenzstärke 1b)** und pankreatischen NET **(Empfehlungsgrad B, Evidenzstärke 2b)** jeweils zugelassen. Das Nebenwirkungsprofil der PRRT umfasst akut v. a. gastrointestinale Toxizitäten und subakut-chronisch insbesondere Nephro- und Myelotoxizität, schwerwiegende Toxizitäten wie terminale Niereninsuffizienz oder myelodysplastisches Syndrom treten unter Therapie mit ^{177}Lu-DOTA-TATE in jeweils 0,5–1 % bzw. 1–2 % auf (Hicks et al. 2017; Auernhammer et al. 2017; Rinke et al. 2021). Große Fallserien zeigen auch eine gute Effektivität der PRRT mit ^{177}Lu-DOTA-TATE in der Therapie von NET der Lunge (Baudin et al. 2021; Hicks et al. 2017; Auernhammer et al. 2017; Rinke et al. 2021). Die Radiorezeptor-Therapie ist mittlerweile eine wichtige Behandlungsoption bei der Behandlung von neuroendokrinen Tumoren in Hinblick auf Tumorstabilisierung und Ansprechen (Auernhammer et al. 2017). Weiterentwicklungen der PRRT in Kombination mit Radiosensitizern als Peptide Receptor Chemoradionuclide Therapy (PRCRT) oder die Verwendung neuer Radiopharmazeutika wie z. B. Somatostatinrezeptor-Antagonisten mit höherer Affinität zum SSTR oder höherenergetischen Alpha-Emittern als Radionuklide befinden sich bereits in klinischer Erprobung (Hicks et al. 2017; Ambrosini et al. 2021). Die OCLURANDOM-Studie, eine multizentrische Phase-II-Studie zeigte prospektiv eine deutliche bessere Tumorkontrolle durch eine Radiorezeptor-Therapie im Vergleich zu einer Therapie mit Sunitinib bei Patienten mit eine Pankreas-NET (Baudin et al. 2022). Weitere Studien bezüglich der Effektivität der Radiorezeptor-Therapie im Vergleich zu anderen Therapien sind derzeit auf dem Weg (COMPOSE-Chemotherapie vs. Radiorezeptor-Therapie) oder (COMPETE-Everolimus vs. Radiorezeptor-Therapie), um zukünftig über den bestmöglichen Therapiealgorithmus zu entscheiden. In der neuesten ENETS-Leitlinie wird der Radiorezeptor-Therapie bereits ein Stellenwert in der Zweitlinie eingeräumt (Kasajima et al. 2023; Lamarca et al. 2024).

Chemotherapie

Konventionelle Chemotherapieprotokolle sind für NET des Pankreas als Standardtherapieoption anerkannt (Del Rivero et al. 2023; Falconi et al. 2016; Garcia-Carbonero et al. 2017; Garcia-Carbonero et al. 2016; Kasajima et al. 2023; Pavel et al. 2020). Als Standard werden Streptozotocin (STZ)-basierte Protokolle in Kombination mit 5-Fluorouracil (5-FU) mit objektiven Response-Raten um 40 % empfohlen **(Empfehlungsgrad B, Evidenzstärke 2b;** Kasajima et al. 2023). Auf der ESMO-Tagung 2022 wurde eine erste vergleichende, multizentrische, randomisierte Phase-3-Studie mit dem mTOR-Inhibitor Everolimus und STZ/5-FU bei pankreatischen NET vorgestellt. In der SEQTOR-Studie wurden Patienten mit einem progredienten pankreatischen NET G1/G2 sequenziell zu Beginn mit STZ/5-FU oder Everolimus behandelt. Bei einem dokumentierten Progress wurde die jeweils andere Therapie fortgeführt, bis sich wieder ein Progress der Tumorerkrankung zeigte. Es zeigte sich in beiden Behandlungsarmen eine ähnliche Effektivität in Bezug auf das progressionsfreie Überleben mit einem mPFS von 21,5 Mon. im Therapiearm Everolimus, gefolgt von STZ/5-FU, vs. 23,8 Mon. im Therapiearm STZ/5-FU, gefolgt von Everolimus. Nach Chemotherapie mit STZ/5-FU, gefolgt von Everolimus, zeigte sich eine bessere Ansprechrate (ORR 30 % vs. 11 %; Salazar et al. 2022). Ein von vielen Zentren bevorzugt angewandtes und empfohlenes Alternativ-/Second-Line-Protokoll ist die orale Chemotherapie mit Capecitabin/Temozolomid mit hohen objektiven Response-Raten von > 50 % **(Empfehlungsgrad B, Evidenzstärke 2b;** Kasajima et al. 2023). Oxaliplatin-basierte Chemotherapieprotokolle wie 5-FU/Oxaliplatin (FOLFOX) oder 5-FU/Irinotecan (FOLFIRI) können im Einzelfall nach Ausschöpfen aller anderen etablierten Therapieoptionen eingesetzt werden, v. a. bei rascher proliferierenden (meist G3) NEN **(Evidenzstärke 2b).**

PRAXISTIPP

Sicherheitshinweis: In allen Fällen, in denen ein Fluoropyrimidin-basiertes (5-FU oder Capecitabin) Chemotherapieregime Anwendung finden soll, wird im Vorfeld immer eine humangenetische Untersuchung zum Ausschluss einer DPD-Defizienz empfohlen (Wörmann et al. 2020)!

Im Gegensatz zu den insgesamt positiven Ergebnissen bei NET des Pankreas gelten NET des Jejunums/Ileums als eher chemoresistent. Die Chemotherapie bei NET des Jejunums/Ileums wird deshalb nur als Ultima Ratio und v. a. bei Tumoren mit höherer Wachstumsfraktion (Ki-67) bzw. rasch progredienter Wachstumsdynamik (in der Bildgebung Progressive Disease innerhalb von 3–6 Mon.) empfohlen (Lamarca et al. 2024; Niederle et al. 2016). In diesen Fällen kommen dann bevorzugt Chemotherapieprotokolle wie 5-FU/Oxaliplatin (FOLFOX), 5-FU/Irinotecan (FOLFIRI) oder CAP/TEM zum Einsatz.

MERKE

Eine Chemotherapie ist nur bei pankreatischen NET G1/G2 empfohlen. Eine Chemotherapie kann bei hoher Tumorlast und/oder hoher Proliferation (> 10 %) primär erfolgen oder im Verlauf bei einem relevanten Progress. Eine Chemotherapie bei NET des Gastrointestinaltrakts ist i. d. R. Regel nicht wirksam.

Molekular zielgerichtete Therapien

Molekular zielgerichtete Therapien sind eine weitere wichtige Therapieoption bei NET. Der mTOR-Inhibitor **Everolimus** ist für die Therapie von NET G1/G2 des Pankreas **(Empfehlungsgrad A, Evidenzstärke 1a),** funktionell nicht aktiven NET G1/G2 des Gastrointestinaltrakts **(Empfehlungsgrad A, Evidenzstärke 1b)** und NET (typische/atypische Karzinoide) der Lunge zugelassen (Baudin et al. 2021; Kasajima et al. 2023; Lamarca et al. 2024; Pavel et al. 2016). Everolimus zeigte in einer weiteren placebokontrollierten Phase-III-Studie bei Patienten mit funktionell nicht aktiven NET G1/G2 des Gastrointestinaltrakts und NET (typische/atypische Karzinoide) der Lunge eine Verbesserung des PFS unter Everolimus von 11,0 vs. 3,9 Mon. unter Placebo (Evidenzstärke Ia); die Therapie zeigte in beiden Subgruppen Effektivität. Der Multityrosinkinase-Inhibitor **Sunitinib** ist für die Therapie von NET G1/2 des Pankreas zugelassen (**Empfehlungsgrad A, Evidenzstärke 1a;** Kasajima et al. 2023). In placebokontrollierten Phase-III-Studien zeigte sich bei Patienten mit NET des Pankreas jeweils eine Verbesserung des PFS unter Everolimus von 11,0 vs. 4,6 Mon. (Evidenzstärke Ib; Kasajima et al. 2018; Maasberg et al. 2016) bzw. unter Sunitinib von 11,4 vs. 5,5 Mon. (**Evidenzstärke Ib;** Kasajima et al. 2018; Maasberg et al. 2016). Zahlreiche weitere Tyrosinkinase-Inihibitoren wie Axitinib, Cabozantinib, Lenvatinib, Pazopanib und Surufatinib haben in verschiedenen klinischen Studien (Phase II und III) sowohl bei pankreatischen als auch bei extrapankreatischen NET eine Wirksamkeit gezeigt, auch bei Patienten mit teilweise zahlreichen Vortherapien. Bis jetzt sind jedoch bis auf Sunitinib keine weiteren TKI für die Indikation NET in Europa zugelassen (Stand 11/2024; Rinke et al. 2021). Die CABINET-Studie (NCT03375320), eine große Phase-III-Studie in den USA, zeigt eine Verbesserung des PFS unter Cabozantinib von 8,4 vs. 3,9 Mon. in extrapankreatischen NET und von 13,8 vs. 4,4 Mon. bei pankreatischen NET (Chan et al. 2024). Die Zulassung von Cabozantinib bei GEP-NET (G1/G2) und Lungen-NET ist sehr wahrscheinlich.

INFO

Verschiedene Multi-Tyrosinkinase-Inhibitoren sind bei GEP-NET-Tumoren in Studien untersucht worden und effektiv, bis jetzt ist jedoch nur Sunitinib bei pankreatischen NET G1/G2 zugelassen.

Neuroendokrine Karzinome (NEC)

Für die **klein- und großzelligen neuroendokrinen Karzinome (NEC)** extrapulmonalen Ursprungs wird als initiale Standardchemotherapie Cisplatin/Etoposid oder (bei Kontraindikationen/Unverträglichkeit) Carboplatin/Etoposid empfohlen (**Empfehlungsgrad B, Evidenzstärke 2a;** Del Rivero et al. 2023; Garcia-Carbonero et al. 2016; Panzuto et al. 2023; Sorbye et al. 2023; Maasberg et al. 2016; McNamara et al. 2020; Stelwagen et al. 2021). Für die Zweitlinientherapie von extrapulmonalen NEC existiert kein etablierter Standard. Aufgrund der publizierten Datenlage können für die Zweitlinientherapie Therapieprotokolle v. a. mit FOLFIRI, aber auch FOLFOX oder Capecitabin/Temozolomid (**Empfehlungsgrad B,** Evidenzstärke 2a; Sorbye et al. 2023; Garcia-Carbonero et al. 2016; Pavel et al. 2016) in Erwägung gezogen werden. Eine Therapie in Analogie zum kleinzelligen Lungenkarzinom (SCLC) kann ebenfalls erwogen werden, wobei die publizierten Ergebnisse zu Topotecan p. o. in dieser Indikation eher enttäuschend sind (McNamara et al. 2020; Stelwagen et al. 2021). Klinischer Hinweis: Da heutzutage in der Therapie des metastasierten kleinzelligen neuroendokrinen Karzinoms der Lunge (SCLC) und in der Therapie des Merkelzellkarzinoms (MCC) die Immuntherapie einen etablierten Stellenwert hat, werden neuroendokrine Karzinome nicht mehr pauschal mit Platin/Etoposid behandelt. Vor diesem Hintergrund ist eine sichere Primariuslokalisation, ggf. inkl. FDG-PET/CT, essenziell.

In Einzelfällen scheint auch bei (extrapulmonalen) NEC die Immuntherapie einen Stellenwert zu besitzen und ist v. a. bei Chemotherapierefraktärität in Betracht zu ziehen. Bei den GEP-NET G1/G2 spielt die Immuntherapie mit Checkpoint-Inhibitoren dagegen bisher keine Rolle. Alle bisherigen Studienergebnisse mit verschiedenen Checkpoint-Inhibitoren sind nach wie vor enttäuschend (Stand 11/2024). In Basket-Studien zeigten lediglich NET G3/NEC unter Immuntherapie mit Nivolumab plus Ipilimumab ein mäßiges Therapieansprechen (McNamara et al. 2021; Rinke et al. 2020). Weitere Studien zur Immuntherapie als Mono- und in Kombinationstherapien bei NET G3/NEC erscheinen deshalb indiziert.

Für die seltenen **Mixed Adeno-Neuroendocrine Carcinoma (MANEC) oder nach neuer Terminologie Mixed Neuroendocrine Non-Neuroendocrine Neoplasm (MiNEN)** wird im Allgemeinen eine Therapieplanung und eine adjuvante/palliative Chemotherapie mit Stratifizierung nach der jeweils prognostisch führenden Tumorkomponente empfohlen (de Mestier et al. 2017). Beim Vorliegen eines Mischtumors mit Anteilen eines neuroendokrinen Karzinoms (NEC) und eines Adenokarzinoms muss das neuroendokrine Karzinom als prognostisch führend angesehen werden (de Mestier et al. 2017). Beim Vorliegen eines Mischtumors mit Anteilen eines Adenokarzinoms und eines neuroendokrinen Tumors (NET) muss das Adenokarzinom als prognostisch führend angesehen werden (de Mestier et al. 2017).

33.7 Nachsorge

Grundsätzlich gilt für alle neuroendokrinen Neoplasien (NEN), dass eine langjährige (> 10–15 J. bzw. lebenslang) strukturierte Nachsorge (Klinik, Bildgebung, Tumormarker) indiziert ist (Knigge et al. 2017). Grundprinzip der lebenslangen Nachsorge ist, dass langsam wachsende Neoplasien auch lange Zeiträume benötigen, um bildgebend zum Rezidiv heranwachsen zu können (Dieckhoff et al. 2014; Pape et al. 2016). Für NET G1/2 werden i. d. R. 6-monatige, aber auch 12-monatige Nachsorgeintervalle als ausreichend erachtet, NET G3/NEC benötigen initial eine 2- bis 3-monatige Nachsorge (Knigge et al. 2017; Pavel et al. 2006; Richtlinien zur Organtransplantation 2017). Bezüglich detaillierterer Nachsorgeempfehlungen wird auf die Leitlinienempfehlungen der European Neuroendocrine Tumor Society (Knigge et al. 2017) verwiesen.

Ausnahmen: Sehr kleine Appendix-NET, die im Rahmen einer Appendektomie als Zufallsbefund diagnostiziert werden. Unter der Voraussetzung der kompletten R0-Resektion, der Lokalisation in der Appendixmitte oder -spitze, eines G1-Gradings, einer Größe ≤ 10 mm und fehlenden Risikofaktoren mit allenfalls minimaler Invasion in die Mesoappendix (< 3 mm), L0, V0, Pn0, sind diese Befunde als geheilt zu betrachten und bedürfen keiner weiteren Nachsorge (Kaltsas et al. 2023).

LEITLINIEN

Insbesondere sei auf die zahlreichen Leitlinienempfehlungen der European Neuroendocrine Tumor Society (ENETS) (www.enets.org/guidelines.html) verwiesen. Die deutschsprachigen S2 K-Leitlinie Neuroendokrine Tumoren AWMF Registernummer 021-27 (https://register.awmf.org/assets/guidelines/021-026l_S2k_Neuroendokrine_Tumore_2018-07-abgelaufen.pdf) wurde seit mehr als 5 J. nicht mehr aktualisiert und wird derzeit überarbeitet (Stand 11/2024). Weitere spezifische Leitlinienempfehlungen zu neuroendokrinen Neoplasien haben die North American Neuroendorine Tumor Society (NANETS; https://nanets.net/net-guidelines-library), das National Comprehensive Cancer Networks (NCCN; www.nccn.org/professionals/physician_gls/default.aspx), die European Society of Medical Oncology (ESMO; www.esmo.org/Guidelines) und die American Society of Clinical Oncology (ASCO); www.asco.org/gastrointestinalcancer-guidelines. Die Leitlinien wurden jeweils in PubMed-gelisteten internationalen Fachzeitschriften publiziert und sind über die jeweilige Homepage der Fachgesellschaften zusätzlich frei zugänglich.

Baudin E, Caplin M, Garcia-Carbonero R et al.; ESMO Guidelines Committee: Lung and thymic carcinoids: ESMO Clinical Practice Guidelines for diagnosis, treatment and follow-up. Ann Oncol Jan 19 (2021) S0923-7534(21)00011–9. doi: https://doi.org/10.1016/j.annonc.2021.01.003. Epub 2021 Jan 19. PMID: 33482246.

Del Rivero J, Perez K, Kennedy EB et al.; Systemic Therapy for Tumor Control in Metastatic Well-Differentiated Gastroenteropancreatic Neuroendocrine Tumors: ASCO Guideline. J Clin Oncol 41, September 29 (2023) 5049–5067.

Delle Fave G, O'Toole D, Sundin A et al.; Vienna Consensus Conference participants: ENETS Consensus Guidelines Update for Gastroduodenal Neuroendocrine Neoplasms. Neuroendocrinology 103(2) (2016) 119–124. doi: https://doi.org/10.1159/000443168. Epub 2016 Jan 19. No abstract available. PMID: 26784901.

Falconi M, Eriksson B, Kaltsas G et al.; Vienna Consensus Conference participants: ENETS Consensus Guidelines Update for the Management of Patients with Functional Pancreatic Neuroendocrine Tumors and Non-Functional Pancreatic Neuroendocrine Tumors. Neuroendocrinology 103(2) (2016) 153–171. doi: https://doi.org/10.1159/000443171. Epub 2016 Jan 5. No abstract available. PMID: 26742109.

Garcia-Carbonero R, Rinke A, Valle JW et al.; Antibes Consensus Conference participants: ENETS Consensus Guidelines for the Standards of Care in Neuroendocrine Neoplasms. Systemic Therapy 2: Chemotherapy. Neuroendocrinology 105(3) (2017) 281–294. doi: https://doi.org/10.1159/000473892. Epub 2017 Apr 5. No abstract available. PMID: 28380493.

Garcia-Carbonero R, Sorbye H, Baudin E et al.; Vienna Consensus Conference participants: ENETS Consensus Guidelines for High-Grade Gastroenteropancreatic Neuroendocrine Tumors and Neuroendocrine Carcinomas. Neuroendocrinology 103(2) (2016) 186–194. doi: https://doi.org/10.1159/000443172. Epub 2016 Jan 5. No abstract available. PMID:26731334.

Grozinsky-Glasberg S, Davar J, Hofland J et al; European Neuroendocrine Tumor Society (ENETS): 2022 Guidance Paper for Carcinoid Syndrome and Carcinoid Heart Disease. J Neuroendocrinol. 34 (2022) e13146.

Hicks RJ, Kwekkeboom DJ, Krenning E et al.; Antibes Consensus Conference participants: ENETS Consensus Guidelines for the Standards of Care in Neuroendocrine Neoplasia: Peptide Receptor Radionuclide Therapy with Radiolabeled Somatostatin Analogues. Neuroendocrinology 105(3) (2017) 295–309. doi: https://doi.org/10.1159/000475526. Epub 2017 Apr 13. No abstract available. PMID:28402980.

Hofland J, Falconi M, Christ E et al.; European Neuroendocrine Tumor Society 2023 Guidance paper for functioning pancreatic neuroendocrine tumour syndromes. J Neuroendocrinol. 35 (2023) e13318.

Kaltsas G, Caplin M, Davies P et al.; Antibes Consensus Conference participants: ENETS Consensus Guidelines for the Standards of Care in Neuroendocrine Tumors: Pre- and Perioperative Therapy in Patients with Neuroendocrine Tumors. Neuroendocrinology 105(3) (2017) 245–254. doi: https://doi.org/10.1159/000461583. Epub 2017 Mar 2. No abstract available. PMID:28253514.

Kaltsas G, Walter T, Knigge U et al.; European Neuroendocrine Tumor Society (ENETS): 2023 Guidance paper for appendiceal neuroendocrine tumours (aNET). J Neuroendocrinol. 35 (2023) e13332.

Knigge U, Capdevila J, Bartsch DK et al.; Antibes Consensus Conference Participants: ENETS Consensus Recommendations for the Standards of Care in Neuroendocrine Neoplasms: Follow-Up and Documentation. Neuroendocrinology 105(3) (2017) 310–319. doi: https://doi.org/10.1159/000458155. Epub 2017 Feb 17. No abstract available. PMID: 28222443.

Kos-Kudła B, Castaño JP, Denecke T et al.; European Neuroendocrine Tumour Society (ENETS): 2023 Guidance paper for nonfunctioning pancreatic neuroendocrine tumours. J Neuroendocrinol. 35 (2023) e13343.

Lamarca A, Bartsch DK, Caplin M et al.; European Neuroendocrine Tumor Society (ENETS): 2024guidance paper for the management of well-differentiated small intestine neuroendocrine tumours. J Neuroendocrinol. 36 (2024) e13423.

Niederle B, Pape UF, Costa F et al.; Vienna Consensus Conference participants: ENETS Consensus Guidelines Update for Neuroendocrine Neoplasms of the Jejunum and Ileum. Neuroendocrinology 103(2) (2016) 125–138. doi: https://doi.org/10.1159/000443170. Epub 2016 Jan 12. No abstract available. PMID:26758972.

Oberg K, Couvelard A, Delle Fave G et al.; Antibes Consensus Conference participants: ENETS Consensus Guidelines for Standard of Care in Neuroendocrine Tumours: Biochemical Markers. Neuroendocrinology 105(3) (2017) 201–211. doi: https://doi.org/10.1159/000472254. Epub 2017 Apr 8. No abstract available. PMID: 28391265.

Panzuto F, Ramage J, Pritchard DM et al.; European Neuroendocrine Tumor Society (ENETS): 2023 Guidance paper for gastroduodenal neuroendocrine tumours (NETs) G1–G3. J Neuroendocrinol. 35 (2023) e13306.

Pape UF, Niederle B, Costa F et al.; Vienna Consensus Conference participants: ENETS Consensus Guidelines for Neuroendocrine Neoplasms of the Appendix (Excluding Goblet Cell Carcinomas). Neuroendocrinology 103(2) (2016a) 144–152. doi: https://doi.org/10.1159/000443165. Epub 2016 Jan 5. No abstract available. PMID:26730583.

Partelli S, Bartsch DK, Capdevila J et al.; Antibes Consensus Conference participants: ENETS Consensus Guidelines for Standard of Care in Neuroendocrine Tumours: Surgery for Small Intestinal and Pancreatic Neuroendocrine Tumours. Neuroendocrinology 105(3) (2017) 255–265. doi: https://doi.org/10.1159/000464292. Epub 2017 Feb 25. No abstract available. PMID: 28237989.

Pavel M, O'Toole D, Costa F et al.; Vienna Consensus Conference participants: ENETS Consensus Guidelines Update for the Management of Distant Metastatic Disease of Intestinal, Pancreatic, Bronchial Neuroendocrine Neoplasms (NEN) and NEN of Unknown Primary Site. Neuroendocrinology 103(2) (2016) 172–185. doi: https://doi.org/10.1159/000443167. Epub 2016 Jan 5. No abstract available. PMID:26731013.

Pavel M, Öberg K, Falconi M et al.; ESMO Guidelines Committee: Gastroenteropancreatic neuroendocrine neoplasms: ESMO Clinical Practice Guidelines for diagnosis, treatment and follow-up. Ann Oncol Jul;31(7) (2020) 844–860. doi: 10.1016/j.annonc.2020.03.304. Epub 2020 Apr 6. PMID: 32272208.

Pavel M, Valle JW, Eriksson B et al.; Antibes Consensus Conference Participants: ENETS Consensus Guidelines for the Standards of Care in Neuroendocrine Neoplasms: Systemic Therapy – Biotherapy and Novel Targeted Agents. Neuroendocrinology 105(3) (2017): 66–280. doi: https://doi.org/10.1159/000471880. Epub 2017 Mar 29. No abstract available. PMID: 28351033.

Perren A, Couvelard A, Scoazec JY et al.; Antibes Consensus Conference participants Neuroendocrinology: ENETS Consensus Guidelines for the Standards of Care in Neuroendocrine Tumors: Pathology: Diagnosis and Prognostic Stratification. Neuroendocrinology 105(3) (2017) 196–200. doi: https://doi.org/10.1159/000457956. Epub 2017 Feb 11. No abstract available. PMID: 28190015.

Ramage JK, De Herder WW, Delle Fave G et al.; Vienna Consensus Conference participants: ENETS Consensus Guidelines Update for Colorectal Neuroendocrine Neoplasms. Neuroendocrinology 103(2) (2016) 139–143. doi: https://doi.org/10.1159/000443166. Epub 2016 Jan 5. No abstract available. PMID: 26730835.

Rinke A, Ambrosini V, Dromain C et al.; European Neuroendocrine Tumor Society (ENETS): 2023 Guidance paper for colorectal neuroendocrine tumours. J Neuroendocrinol. 35 (2023) e13309.

Rinke A, Wiedenmann B, Auernhammer C et al.: S2k Leitlinie Neuroendokrine Tumore AWMF Register Nr. 021–27. www.awmf.org/uploads/tx_szleitlinien/021-026l_S2k_Neuroendokrine_Tumore_2018-07.pdf. [Practice guideline neuroendocrine tumors – AWMF-Reg. 021–27]. Z Gastroenterol Jun;56(6) (2018) 583–681. doi: 10.1055/a-0604–2924. Epub 2018 Jun 11. German. PMID:29890561.

Sorbye H, Grande E, Pavel M et al.; European Neuroendocrine Tumor Society (ENETS): 2023 Guidance paper for digestive neuroendocrine carcinoma. J Neuroendocrinol. 35 (2023) e13249.

Sundin A, Arnold R, Baudin E et al.; Antibes Consensus Conference participants: ENETS Consensus Guidelines for the Standards of Care in Neuroendocrine Tumors: Radiological, Nuclear Medicine & Hybrid Imaging. Neuroendocrinology 105(3) (2017) 212–244. doi: https://doi.org/10.1159/000471879. Epub 2017 Mar 30. No abstract available. PMID 28355596.

LITERATUR

Ambrosini V, Kunikowska J, Baudin E et al.: Consensus on molecular imaging and theranostics in neuroendocrine neoplasms. Eur J Cancer Mar;146 (2021) 56–73. doi: 10.1016/j.ejca.2021.01.008. Epub 2021 Feb 12. PMID: 33588146.

Auernhammer CJ, Reincke M: [Functional diagnostics in endocrinology]. Internist (Berl) Jan;59(1) (2018) 38–47. doi: 10.1007/s00108-017-0360-7. Review. German. PMID: 29260252.

Auernhammer CJ, Spitzweg C, Angele MK et al.: Advanced neuroendocrine tumours of the small intestine and pancreas: clinical developments, controversies, and future strategies. Lancet Diabetes Endocrinol May;6(5) (2018) 404–415. doi: 10.1016/S2213–8587 (17)30401–1. Epub 2017 Dec 8. Review. PMID: 29229497

Baudin E, Walter T, Docao C et al.; First multicentric randomized phase II trail investigating randomized phase II trial investigating the antitumor efficacy of peptide receptor radionuclide therapy with 177Lutetium – Octreotate (OCLU) in unresectable progressive neuroendocrine pancreatic tumor: Results of the OCLURANDOM trial, on behalf of the ENDOCAN RENATEN network and GTE (2022).

Chan JA, Geyer S, Zemla T et al.; Phase 3 Trial of Cabozantinib to Treat Advanced Neuroendocrine Tumors. N Engl J Med. Sep 16 (2024) doi: https://doi.org/10.1056/NEJMoa2403991.

Coriat R, Walter T, Terris B; et al.; Gastroenteropancreatic Well-Differentiated Grade 3 Neuroendocrine Tumors: Review and Position Statement. Oncologist Jul 8;21(10) (2016) 1191–1199. doi: https://doi.org/10.1634/theoncologist.2015-0476.

Dasari A, Shen C, Halperin D et al.: Trends in the Incidence, Prevalence, and Survival Outcomes in Patients with Neuroendocrine Tumors in the United States. JAMA Oncol Oct 1;3(10) (2017) 1335–1342. doi: https://doi.org/10.1001/jamaoncol.2017.058 PMID: 28448665.

de Mestier L, Cros J, Neuzillet C et al.: Digestive System Mixed Neuroendocrine-Non-Neuroendocrine Neoplasms. Neuroendocrinology 105(4) (2017) 412–425. doi: https://doi.org/10.1159/000475527. Epub 2017 Aug 12. PMID: 28803232.

Dieckhoff P, Runkel H, Daniel H et al.: Well-Differentiated Neuroendocrine Neoplasia: Relapse-Free Survival and Predictors of Recurrence after Curative Intended Resections. Digestion Sep 4;90(2) (2014) 89–97.

Eick J, Steinberg J, Schwertner C, Ring W, Scherübl H: [Rectal neuroendocrine tumors: endoscopic therapy]. Chirurg Apr;87(4) (2016) 288–291. doi: https://doi.org/10.1007/s00104-015-0141-6. Review. German. PMID: 26801755.

Else T, Jonasch E, Iliopoulos O et al.; Belzutifan for von Hippel-Lindau Disease: Pancreatic Lesion Population of the Phase 2 LITESPARK-004 Study. Clin Cancer Res 30(9) (2024) 1750–1757.

Felder S, Jann H, Arsenic R et al.: Gastric neuroendocrine neoplasias: manifestations and comparative outcomes. Endocr Relat Cancer 2019 Sep;26(9) (2019) 751–763.

Fottner C, Ferrata M, Weber MM: Hormone secreting gastro-entero-pancreatic neuroendocrine neoplasias (GEP-NEN): When to consider, how to diagnose? Rev Endocr Metab Disord Dec;18(4) (2017) 393–410. doi: https://doi.org/10.1007/s11154-017-9438-8. Review. PMID: 29256148.

Jin XF, Spampatti MP, Spitzweg C, Auernhammer CJ: Supportive therapy in gastroenteropancreatic neuroendocrine tumors: Often forgotten but important. Rev Endocr Metab Disord Feb 20 (2018). doi: https://doi.org/10.1007/s11154-018-9443-6. [Epub ahead of print] Review. PMID: 29464446.

Jonasch E, Donskov F, Iliopoulos O et al.: Belzutifan for Renal Cell Carcinoma in von Hippel-Lindau Disease N Engl J Med 385;22 (2021) 2036–2046.

Kasajima A, Papotti M, Ito W et al.: High interlaboratory and interobserver agreement of somatostatin receptor immunohistochemical determination and correlation with response to somatostatin analogs. Hum Pathol. 72 (2018) 144–152.

Klöppel G: Neuroendocrine Neoplasms: Dichotomy, Origin and Classifications. Visc Med Oct;33(5) (2017) 324–330. doi: 10.1159/000481390. Epub Oct 16. Review. (2017) PMID: 29177160.

Maasberg S, Jürgensen C, Scheerer F et al.: [Endoscopic therapy for gastroduodenal neuroendocrine neoplasms]. Chirurg Apr;87(4) (2016) 271–279. doi: https://doi.org/10.1007/s00104-016-0157-6. Review. German. PMID: 26960437.

Mafficini A, Scarpa A: Genetics and epigenetics of gastroenteropancreatic neuroendocrine neoplasms. Endocr Rev. 40(2) (2019) 506–536.

Marini F, Giusti F, Tonelli F, Brandi ML: Pancreatic Neuroendocrine Neoplasms in Multiple Endocrine Neoplasia Type 1. Int J Mol Sci Apr 14;22(8) (2021) 4041.

McNamara MG, Scoazec JY, Walter T: Extrapulmonary poorly differentiated NECs, including molecular and immune aspects. Endocr Relat Cancer Jul;27(7) (2020) R219–R238. doi: https://doi.org/10.1530/ERC-19–0483. PMID: 32357308.

Pape UF, Maasberg S, Jann H et al.: Management of follow-up of neuroendocrine neoplasias. Best Pract Res Clin Endocrinol Metab Jan;30(1) (2016b) 129–140. doi: https://doi.org/10.1016/j.beem.2016.02.001. Epub 2016 Feb 23. Review. PMID: 26971849.

Papotti M, Bongiovanni M, Volante M et al.: Expression of somatostatin receptor types 1–5 in 81 cases of gastrointestinal and pancreatic endocrine tumors. A correlative immunohistochemical and reverse-transcriptase polymerase chain reaction analysis. Virchows Arch. 440(5) (2002) 461–475.

Pavel ME, Baum U, Hahn EG et al.: Efficacy and tolerability of pegylated IFN-alpha in patients with neuroendocrine gastroenteropancreatic carcinomas. J Interferon Cytokine Res Jan; 26(1) (2006) 8–13.

Richtlinien zur Organtransplantation gemäß § 16 TPG Richtlinie gemäß § 16 Abs. 1 S. 1 Nrn. 2 u. 5 TPG für die Wartelistenführung und Organvermittlung zur Lebertransplantation – in Kraft seit 20.06.2017, www.bundesaerztekammer.de/fileadmin/user_upload/_old-files/downloads/pdf-Ordner/RL/RiliOrgaWlOvLeberTx20190924.pdf

Rinke A, Auernhammer CJ, Bodei L et al.: Treatment of advanced gastroenteropancreatic neuroendocrine neoplasia, are we on the way to personalised medicine? Gut Mar 10 (2021) gutjnl-2020–321300. doi: https://doi.org/10.1136/gutjnl-2020–321300. Online ahead of print.PMID: 33692095.

Salazar R, Tafuto S, Krogh M et al.: Randomized open label phase III study comparing the efficacy and safety of everolimus followed by chemotherapy (CT) with streptozotocin (STZ)-5FU upon progression or the reverse sequence, in advanced progressive panNETs: The SEQTOR study (GETNE 1206) Annals of Oncology 33 (suppl_7) (2022) S808–S869.

Scarpa A, Chnang DK, Nones K et al.: Whole-genome landscape of pancreatic neuroendocrine tumours. Nature. Mar 2;543(7643) (2017) 65–71.

Scherübl H, Cadiot G: Early Gastroenteropancreatic Neuroendocrine Tumors: Endoscopic Therapy and Surveillance. Visc Med Oct;33(5) (2017) 332–338. doi: https://doi.org/10.1159/000459404. Epub 2017 Oct 10. Review. PMID: 29177161.

Solcia E, Vanoli A: Histogenesis and natural history of gut neuroendocrine tumors: present status. Endocr Pathol Jun;25(2) (2014) 165–170.

Stelwagen J, de Vries EGE, Walenkamp AME: Current Treatment Strategies and Future Directions for Extrapulmonary Neuroendocrine Carcinomas: A Review. JAMA Oncol May 1; 7(5) (2021) 759–770. doi: https://doi.org/10.1001/jamaoncol.2020.8072. Online ahead of print. PMID: 33630040.

Tirosh A, Sadowski SM, Linehan WM et al.; Association of VHL Genotype with pancreatic neuroendocrine Tumor Phenotype in patients with von Hippel-Lindau Disease. JAMA Oncol. Jan; 4(1) (2018) 124–126. Published online 2017 Oct 26. Doi: https://doi.org/10.1001/jamaoncol.2017.3428.

WHO Classification of Tumours. Editorial Board: Endocrine and Neuroendocrine tumours, 2022, Vol. 8. 5th ed. (IARC, International Agency for Research on Cancer). Lyon France.

WHO Classification of Tumours of Endocrine Organs. 4th ed.: Lloyd RV, Osamura RY, Klöppel G, Rosai J: Lyon: IARC Press; 2017.

WHO Classification of Tumours. Digestive System Tumours. 5th ed. Edited by The WHO Classification of Tumours Editorial Board. Lyon: IARC Press (2019).

Wittekind C (Hrsg.): UICC International Union Against Cancer. TNM-Klassifikation maligner Tumoren. 8th ed: Wiley-VCH, 2017.

Wörmann B, Bokemeyer C, Burmeister T et al.: Dihydropyrimidine Dehydrogenase Testing prior to Treatment with 5-Fluorouracil, Capecitabine, and Tegafur: A Consensus Paper. Oncol Res Treat 43(11) (2020) 628–636. doi: https://doi.org/10.1159/000510258. Epub 2020 Oct 23. PMID: 33099551.

IX Anhang

IX

Appendix – die wichtigsten klinischen Symptome

Symptom	Kapitel	
Arthralgie	11.4	Morbus Whipple
Aszites und Ödeme im Bereich der unteren Extremitäten	29	Leberzirrhose und ihre Komplikationen
Aufstoßen	6.1	Gastritis
Bauchschmerzen	2	Nahrungsmittelallergien und -unverträglichkeiten
	6.1	Gastritis
	11.3	Zöliakie und Nicht-Zöliakie-Nicht-Weizenallergie-Weizensensitivität
	13.3	Cholera
	13.5	Staphylokkoken-Enteritis
	13.6	*Campylobacter*-Enteritis
	13.8	*Clostridioides difficile*-Infektion
	14.1.2	*Clostridioides-difficile*-assoziierte Diarrhö (CDAD)
	22.1	Intrapapilläre muzinöse Neoplasie (IPMN)
Blähungen	6.1	Gastritis
	11.1	Bakterielle Fehlbesiedelung
	11.3	Zöliakie und Nicht-Zöliakie Nicht-Weizenallergie-Weizensensitivität
	14.1.3	*Giardia intestinalis*-Infektion
Blutauflagerungen im Stuhl	18.2	Kolorektales Karzinom
Blutung, gastrointestinale	9.2	Magenkarzinom
Blutungsanämie	10.2	Nichtvariköse obere GI-Blutung
Caput medusae	29	Leberzirrhose und ihre Komplikationen
Diabetes mellitus, pankreopriver	22.1	Intrapapilläre muzinöse Neoplasie (IPMN)
Diarrhö	11.1	Bakterielle Fehlbesiedelung
	11.3	Zöliakie und Nicht-Zöliakie-Nicht-Weizenallergie-Weizensensitivität
	11.4	Morbus Whipple
	13.2	Salmonellosen
	13.3	Cholera
	13.6	*Campylobacter*-Enteritis
	14.1.1	Virale und bakterielle Enterokolitiden
	14.1.2	*Clostridioides-difficile*-assoziierte Diarrhö (CDAD)
	14.1.3	*Giardia intestinalis*-Infektion

Symptom	Kapitel	
Diarrhö, blutig schleimige	13.11	Amöbenruhr
	14.1.3	*Entamoeba-histolytica*-Infektion
Dysphagie	4.1	Schluckstörungen
	5	Ösophagustumoren
	9.2	Magenkarzinom
Eisenmangelanämie	9.2	Magenkarzinom
Erbrechen	13.3	Cholera
	9.2	Magenkarzinom
Exsikkose	13.3	Cholera
Eyanthem	2	Nahrungsmittelallergien und -unverträglichkeiten
Fieber	13.8	*Clostridioides-difficile*-Infektion
	14.1.1	Virale und bakterielle Enterokolitiden
	14.1.2	*Clostridioides-difficile*-assoziierte Diarrhö (CDAD)
	14.1.3	*Entamoeba-histolytica*-Infektion
	14.1.3	*Giardia-intestinalis*-Infektion
	23	Gallensteinleiden
Fieber mit Übelkeit und Erbrechen	13.2	Salmonellosen
Flush	2	Nahrungsmittelallergien und -unverträglichkeiten
Gewichtsverlust	5	Ösophagustumoren
	9.2	Magenkarzinom
	11.4	Morbus Whipple
	22.1	Intrapapilläre muzinöse Neoplasie (IPMN)
	29	Leberzirrhose und ihre Komplikationen
Hämatemesis (schwallartiges Bluterbrechen)	10.1.1	Ösophagusvarizenblutung
	10.1.2	Magenvarizenblutung
Ikterus	22.1	Intrapapilläre muzinöse Neoplasie (IPMN)
	23	Gallensteinleiden
Inappetenz	9.2	Magenkarzinom
Kolik	23	Gallensteinleiden
Malnutrition	14.1.3	*Giardia intestinalis*-Infektion
Müdigkeit	5	Ösophagustumoren
Oberbauchschmerzen	8	Funktionelle Dyspepsie (Reizmagen)
	20	Akute Pankreatitis
Pankreatitis, akute	22.1	Intrapapilläre muzinöse Neoplasie (IPMN)

Symptom	Kapitel	
Regurgitation	5	Ösophagustumoren
	7.2	Refluxkrankheit
Schmerzen, abdominelle	11.1	Bakterielle Fehlbesiedelung
	11.3	Zöliakie und Nicht-Zöliakie-Nicht-Weizenallergie-Weizensensitivität
	11.4	Morbus Whipple
	14.1.2	*Clostridioides-difficile*-assoziierte Diarrhö (CDAD)
	21	Chronische Pankreatitis
Schmerzen, kolikartige	14.1.3	*Entamoeba-histolytica*-Infektion
	23	Gallensteinleiden
Schmerzen, retrosternale	4.1	Schluckstörungen
	5	Ösophagustumoren
Schockzeichen	10.1.1	Ösophagusvarizenblutung
	10.2	Nichtvariköse obere GI-Blutung
Sodbrennen	7.2	Refluxkrankheit
Spider naevi	29	Leberzirrhose und ihre Komplikationen
Stuhl, blutiger	13.8	*Clostridioides-difficile*-Infektion
	14.1.2	*Clostridioides-difficile*-assoziierte Diarrhö (CDAD)

Symptom	Kapitel	
Tachykardie	10.2	Nichtvariköse obere GI-Blutung
Übelkeit und Erbrechen	2	Nahrungsmittelallergien und -unverträglichkeiten
	6.1	Gastritis
	8	Funktionelle Dyspepsie (Reizmagen)
	13.5	Staphylokkoken-Enteritis
	14.1.1	Virale und bakterielle Enterokolitiden
	20	Akute Pankreatitis
	22.1	Intrapapilläre muzinöse Neoplasie (IPMN)
	23	Gallensteinleiden
Urtikaria	2	Nahrungsmittelallergien und -unverträglichkeiten
Varizen	29	Leberzirrhose und ihre Komplikationen
Vitamin-B_{12}-Mangel	9.2	Magenkarzinom
Völlegefühl	6.1	Gastritis
	8	Funktionelle Dyspepsie (Reizmagen)
	11.1	Bakterielle Fehlbesiedelung

Register